中文翻译版

施瓦茨儿科手册

Schwartz's Clinical Handbook of Pediatrics

原书第 5 版

原　　著　Joseph J.Zorc
主　　审　孙　锟
主　　译　韩　波
副 主 译　孙文秀　张建军　赵立健　伊迎春
译　　者　（以汉语拼音为序）
陈　娜　郭家敏　韩　波　姜殿东
吕建利　孙文秀　王　京　王　静
王　琦　王玉娟　信晓伟　杨晓斐
伊迎春　张建军　赵立健

科 学 出 版 社
北　京

图字：01－2017－8286

内 容 简 介

本书为美国儿科权威专家鼎力合作编写的经典儿科诊治手册，深受儿科医师欢迎，目前已修订至第5版。首次引进中文版。本书介绍了儿科常规病史采集、体格检查、发育监测、免疫接种及婴儿喂养、护理方面的基本知识，重点阐述儿科临床常见的各类问题和疾病，最后还单独介绍了儿科毒理学、心脏病学检查方法，涉及儿童生长发育、营养、监护、疾病等方面，内容全面、丰富，科学性强、学术价值高。

本书适合儿科专科医师或医学生参考阅读。

图书在版编目(CIP)数据

施瓦茨儿科手册：原书第5版／（美）约瑟夫·佐尔克（Joseph J. Zorc）著；韩波主译. —北京：科学出版社，2018. 12

书名原文：Schwartz's Clinical Handbook of Pediatrics

ISBN 978-7-03-055990-6

Ⅰ. ①施… Ⅱ. ①约… ②韩… Ⅲ. ①儿科学－手册 Ⅳ. ①R72-62

中国版本图书馆 CIP 数据核字（2017）第312613号

责任编辑：路 弘／责任校对：张小霞

责任印制：肖 兴／封面设计：龙 岩

Joseph J. Zorc, Schwartz's Clinical Handbook of Pediatrics, 5th ed.

ISBN-13：978-1-60831-578-9

本书中提到了一些药物的适应证、不良反应和剂量，它们可能需要根据实际情况进行调整。

读者须仔细阅读药品包装盒内的使用说明书，并遵照医嘱使用，本书的作者、译者、编辑、出版者和销售商对相应的后果不承担任何法律责任。

科学出版社 出版

北京东黄城根北街16号

邮政编码：100717

http://www.sciencep.com

北京画中画印刷有限公司 印刷

科学出版社发行 各地新华书店经销

*

2018年12月第 一 版 开本：850×1168 1/16

2018年12月第一次印刷 印张：28 3/8

字数：750 000

定价：149.00元

（如有印装质量问题，我社负责调换）

Schwartz's

Clinical Handbook of Pediatrics

FIFTH EDITION

EDITOR

Joseph J. Zorc

ASSOCIATE EDITORS

Elizabeth R. Alpern
Lawrence W. Brown
Kathleen M. Loomes
Bradley S. Marino
Cynthia J. Mollen
Leslie J. Raffini

Wolters Kluwer | Lippincott Williams & Wilkins
Health

Philadelphia • Baltimore • New York • London
Buenos Aires • Hong Kong • Sydney • Tokyo

原 著 者

Nicholas S. Abend, MD
Elizabeth R. Alpern, MD, MSCE
Craig Alter, MD
Jeffrey Anderson, MD, MPH
Paul L. Aronson, MD
Oluwakemi B. Badaki-Makun, MD, CM
Fran Balamuth, MD, PhD
Christina Bales, MD
Andrew J. Bauer, MD
Suzanne E. Beck, MD
Mercedes M. Blackstone, MD
Lawrence W. Brown, MD
Diane P. Calello, MD
Leslie Castelo-Soccio, MD, PhD
Christine S. Cho, MD, MPH
Cindy W. Christian, MD
Esther K. Chung, MD, MPH
Richard J. Czosek, MD
Jennifer A. Danzig, MD
Katherine MacRae Dell, MD
Joel A. Fein, MD, MPH
Alexander G. Fiks, MD, MSCE
Kristin N. Fiorino, MD
Susan A. Friedman, MD
Marc H. Gorelick, MD, MSCE
Monika Goyal, MD
Adda Grimberg, MD
Toni Gross, MD, MPH
Andrew Grossman, MD
Andrew N. Hashikawa, MD, MS
Timothy M. Hoffman, MD
Kan N. Hor, MD
Evelyn K. Hsu, MD
Patty Huang, MD
Paul Ishimine, MD
Beth Ann Johnson, MD, MA
Sara Karjoo, MD
Lorraine E. Levitt Katz, MD
Leslie S. Kersun, MD
Timothy K. Knilans, MD
Dorit Koren, MD
Kate H. Kraft, MD
Richard M. Kravitz, MD
Christopher J. LaRosa, MD
Valerie Lewis, MD, MPH
Chris A. Liacouras, MD
Kathleen M. Loomes, MD
Angela Lorts, MD
Bradley S. Marino, MD, MPP, MSCE
Shoshana T. Melman, MD
Kevin E. C. Meyers, MD
Okeoma Mmeje, MD, MPH
Cynthia J. Mollen, MD, MSCE
Thomas Mollen, MD
Amanda Muir, MD
Frances Nadel, MD, MSCE
Sara Pentlicky, MD
Michael A. Posencheg, MD
Jill C. Posner, MD, MSCE
Madhura Pradhan, MD
Leslie J. Raffi ni, MD, MSCE
Rebecca Ruebner, MD
Andria Barnes Ruth, MD
Matthew J. Ryan, MD
Jack Rychik, MD
Marta Satin-Smith, MD
Esther M. Sampayo, MD, MPH
Matthew G. Sampson, MD
Courtney Schreiber, MD, MPH
Jeffrey A. Seiden, MD
Kara Shah, MD, PhD
Samir S. Shah, MD, MSCE
Laura N. Sinai, MD, MSCE, FAAP
Kim Smith-Whitley, MD
Philip R. Spandorfer, MD, MSCE
Katherine S. Taub, MD

David T. Teachey, MD
Lisa K. Tuchman, MD, MPH
René VanDeVoorde Ⅲ, MD
Brenda Waber, RD, CSP, CNSD, LDN
Stuart A. Weinzimer, MD
Amy L. Weiss, MD, MPH
Catherine C. Wiley, MD
James F. Wiley II, MD, MPH
Clyde J. Wright, MD
Donald Younkin, MD
Catherine S. Zorc, MD
Joseph J. Zorc, MD, MSCE
Kathleen Wholey Zsolway, DO

中文翻译版前言

随着医学和社会的迅速发展，对于疾病的诊断和认识越来越依赖于各种先进的检查手段，但详尽的病史采集、细致的体格检查，以及对病情衍变的密切观察、诊断、鉴别诊断及病情评估，始终都是临床医生尤其是儿科医生最重要的基本功。

由美国费城儿童医院 Joseph J. Zorc 教授编著的《施瓦茨儿科手册》，从病史采集、体格检查、儿童正常发育监测、免疫接种、新生儿及婴幼儿保健，到临床各种疾病常见症状体征的诊断、鉴别诊断、病情评估等，均作了系统全面的介绍，并在每个章节对容易出现问题的部分均给予特别警示 。本书内容丰富，语言精炼，条理清楚，科学实用，指导性强，随身携带方便，便于快速查阅，是一部不可多得的儿科临床医生必备的参考读物。

本书第 5 版由山东省立医院儿科具有较高英文翻译水平且在临床一线工作的医生担任翻译任务，他们在繁忙的临床工作之余，高质量、高效率地完成了翻译工作。翻译过程中力求准确、恰当的表达原作者的意图，对于书中出现的纰漏和不足，敬请广大读者批评指正。

孙　锟

中国医师协会儿科分会　会长

2018 年 8 月 30 日

原版前言

在第5版《施瓦茨儿科手册》中，我们将延续创始人 William Schwartz 的思路，用更实用的方法对儿童疾病进行评估、鉴别诊断和管理。并应读者建议，继续精简并缩小规格，使其成为更实用、方便的案头书。希望我们成功地做到了这些，并希望读者在未来版本的设计上给予更多的建议。

特别感谢 Elizabeth Alpern，Larry Brown，Kathy Loomes，Brad Marino，Cynthia Mollen 和 Leslie Raffini 等副主编。他们和作者密切合作，为提高本书质量倾注了大量心血。感谢所有的作者，他们不仅对各自领域的知识及时更新，并且经常带来年轻同事增添新的视角。还要感谢 Lippincott/Wolters Kluwer 的团队，包括 Steve Boehm 和 Stacey Sebring。这本书的完成包含着许多人的努力。希望我们的编撰是成功的，能使临床医师及患儿们从中受益。

目　录

第 1 章

采集和书写病史

Joseph J.Zorc,M.William Schwartz

本章提供的是一个采集患儿病史及陈述病例的指南,其中描述的每一项并非都是必需的。目的是沟通有关病人的主要信息,不要因为病人没有主动告知而忽略细节。

一、病 史

(一)主诉

总是要求病人或家属描述他们所担心的问题,并且记录他们真实的言语。以一个开放式的方法开始可能会发现问题,但如果临床医师过早地关注病情导向则可能会遗漏问题。介绍主诉时,同时也要记录病人的年龄、性别和病情持续时间。

提示:有经验的儿科医师得出诊断的大部分主要证据是通过询问病史获得的。体格检查和实验室检验可进一步证实病史所描述的信息。

(二)现病史

记录是谁提供了病史(如患儿、父母或监护人)。围绕病情按一定的时间顺序提供清晰、简明的重要信息:病情什么时候开始、随着时间如何变化、进行过的检查和治疗,包括有助于鉴别诊断的主要阴性结果。

(三)医疗史

1.产前史　母亲生产年龄、妊娠次数、妊娠持续时间;产前保健、异常出血、疾病或疾病接触史;妊娠期药物或物质应用史(酒精、毒品、烟草)。

2.出生史　出生体重、产程、分娩方式、麻醉、产钳的使用、并发症、新生儿 Apgar 评分。

3.新生儿史　住院时间、地点(婴儿室或重症监护室)、并发症如黄疸、呼吸问题及喂养史。

提示：关于出生史的细节都包含在相关的文书中，一般2岁以下的儿童均应拥有这样的文书。

4.发育史　微笑、翻身、坐、站立、说话、上厕所训练等重要标志的时间；体重增加和身长增长的时间。如果存在延迟，确定孩子运动、言语、社会技能等功能近似的年龄。

5.行为史　从低敏感事情开始到高敏感事情。助记符SHADSSS有助于进行青少年的访视。

(1)学校(S)：年级、爱好/厌恶及对未来的规划。

(2)家庭(H)：与其他人及与家庭的关系。

(3)活动(A)：有无朋友和业余爱好。

(4)抑郁(D)：情绪如何？是否有知己、自杀的想法/行为。

(5)滥用药物(S)：是否接触或使用毒品、烟草和酒精。

(6)性(S)：是否有伴侣、避孕、性传播疾病(STDs)史。

(7)安全(S)：暴力和获得武器。

6.免疫接种史　免疫接种的类型和日期，最近加强疫苗注射的日期，最近的结核病检测结果。

提示：在病历中声明病人的免疫接种是"最新的"，并不表明是否最近的变化是接踵而至的。在可能的情况下应提供详细的信息。

7.既往史　儿童期疾病、估计感染的频率及住院治疗。

8.手术史　每次手术的过程、并发症和日期。

(四)系统回顾

不要在这一部分中重复记录现病史。

1.头　外伤、头痛、脱发、头皮感染。

2.眼　视力、眼镜的使用；分泌物、异常撕裂、外伤史；既往手术史。

3.耳　听力、耳炎史、分泌物、异物史。

4.鼻　呼吸困难、分泌物、出血和鼻窦感染。

5.口腔和咽喉　喉咙痛的频率、牙齿问题、牙龈出血、疱疹感染、溃疡。

6.肺　运动耐量(运动时跟上同龄人的能力)、呼吸困难、咳嗽(白天或晚上)、肺炎、哮喘、疼痛、咯血、肺结核接触史及以前的X线胸片。

7.心脏　运动耐量、杂音史、病人或家属风湿热史、莱姆病或其他可能影响心脏的感染史以及心跳加速、呼吸困难、端坐呼吸、心悸、胸痛、发绀、水肿。

8.胃肠道系统　食欲、体重变化、食品方面问题(如过敏和不耐受)、腹痛(位置、强度、诱因)、大便(次数及性状)、黄疸、直肠出血。

9.泌尿生殖系统　感染、尿频、排尿困难、血尿史、尿流特征、尿床及尿道或阴道分泌物、月经初潮的年龄。

10.四肢　关节或肌肉疼痛、肌力、肿胀、运动受限。

11.神经系统　癫痫发作、无力、头痛、震颤、运动异常、发育、学习成绩、多动症。

12.皮肤　皮疹、使用肥皂和洗涤剂的类型。

(五)家族史

1.父母和兄弟姐妹的年龄

2.家族疾病史　癫痫发作、哮喘、癌症、行为问题、过敏、心脏病、不明原因的死亡、脂质代谢紊乱。

3.家族成员的死亡　死亡的原因和死亡的年龄。

4.社会史　其他的家庭成员、睡眠的安排、父母的婚姻状况、父母的就业状况、健康保险的情况。

提示：对于一个疑似代谢紊乱的病人，最重要的问题是关注病人的兄弟姐妹或表/堂兄弟姐妹的早期死亡。对于一个疑似传染性疾病的病人，最重要的问题是关注病人与其他确诊病人的接触史。

二、病人陈述病情时的提示

令我觉得恐怖的是被迫花一天时间听取医学生介绍病例。

——伯特斯隆

(一)考虑听众和环境

该组人群通常注意力持续时间短，一般是站立的，并经常有其他任务。做一个简单的陈述，不超过2min，提出问题的要点，使听众得出诊断。这不是证明你的思维缜密或强制性的时候。

同时也要考虑上级医师和参与者的风格。有些人可能更喜欢苏格拉底式的对话，而其他人则希望更详细的陈述。谨记苏格拉底式的风格可引起互动问答。然而，重要的是掌握好住院病人查房和门诊的时间。

而大查房或正式病例介绍可能只持续 10min。这些陈述聚焦在包含许多鉴别诊断的诊断难题，为别人提供相关数据，以便围绕检查结果和诊断或治疗进行讨论，包括详细的病史、许多阴性的发现和大多数实验室检验结果。

(二)判断哪些数据是重要的

判断包括：在陈述中的哪些阴性数据是有用的、哪些是不需要的。阴性数据可能有助于排除一个或两个主要的鉴别诊断。例如，你应该在心力衰竭的病例中提及呼吸窘迫，而在尿路感染的病例中则不需要。同样，你应该在哮喘或精神发育迟滞的病例中提及家族史，而在下肢创伤的病例中则不需要。

收集关于病人病情的信息后，选择重点，以一个令人关注和合乎逻辑的方式得出诊断。

(三)组织陈述

建议使用以下格式。

1.主诉　以病人或家长的话阐述转诊或住院的原因。提及病人的年龄和转诊来源。避免以一系列的描述开始(例如，"孕妇第一胎第一产，足月妊娠"或"一直很好直到入院前 2 天发病")。

2.现病史　总结病人住院前的有关情况和促使就诊的病情变化。

3.病史回顾　只包括得出诊断或排除主要鉴别诊断的信息。考虑病人的发育史、预防接种史、既往史、家族史及社会史。

4.体检结果　详述患儿的体检情况，但只包括相关的阳性结果及一些有助于诊断和鉴别诊断的阴性结果。

(四)总结

总结得出疑似诊断的要点，鉴别其他诊断。概述将进行的检查计划。即使这些尚不确定，在陈述前也要思考你的诊断和计划，因为这是加强诊断能力的途径。

听众提问　准备好回答问题。恭维话意味着听众正聆听和思考你所讨论的问题和信息。对于一个不完整陈述，听众提出问题并不意味着批评。

(姜殿东　孙文秀　译)

第 2 章

体格检查

Shoshana Melman

一、总体思路

(一)进行体检

对孩子进行体检是一门如同科学程序一般的艺术。目标是尽可能进行有效的和非创伤性的检查。

为尽可能减少幼儿的恐惧,让孩子坐在父母膝盖上或靠在他们肩膀上进行大部分的体检项目。如果孩子感觉害怕,首先和父母交谈以便孩子有机会观察你。用友好的语气小声说话,轻轻地、慢慢地进行,避免大声和突然的动作。

体格检查一般按照标准的(成年人)顺序进行和记录,但有时也可能并不按照这个顺序。大约 8 岁及以上的孩子可以按照标准的成年人顺序来进行,但对于年龄较小的病人,在孩子啼哭之前,首先检查最关键的区域非常重要。通常从观察开始。其次,对于幼儿来说,如果有明确的主诉,检查相应的器官系统会有所帮助。如果没有明确的主诉,触摸囟门然后听诊心肺。最后检查有危险的区域(如耳朵和口腔)。

(二)特别关注

1.精神状态　因为孩子们经常不能说出自己的症状,他们整个的精神状态对于病情的严重程度是一个重要的提示。孩子是微笑还是玩耍?观察他们与父母或兄弟姐妹的互动。注意区分一个孩子只是疲乏还是嗜睡(难以唤醒)。同样,须辨别孩子是脾气急躁(容易安慰)还是真正的烦躁不易安抚。

提示:脾气急躁、发热的孩子当体温降下来后往往会变得比较友好。患脑膜炎的儿童抱着也不易安慰,事实上,当抱起时他们可能哭得更厉害。

2.水化状态 与脱水相符的体检结果包括心率增快、血压降低、囟门凹陷、黏膜干燥、皮肤弹性下降、毛细血管再充盈时间延长(>2s)。

二、生命体征和统计数据

(一)体温

儿童的体温比成年人更不稳定,一天中的某个时间(如傍晚)或剧烈活动、兴奋甚至进食都可导致体温升高。

孩子的正常口腔温度与成年人类似,约37℃(98.6°F)。肛温通常比口腔温度高大约1℃,腋温(最不准确的方法)通常低大约1℃。关于鼓膜温度计可靠性的研究结果说法不一,它们一般用于低风险的年长儿。

提示:婴幼儿即使有轻微的感染,体温也可能升至39.4℃~40.6℃(103°F~105°F)。相反,病情较重的新生儿体温则可能低于正常。

(二)脉搏

在肱动脉处触摸婴儿脉搏。年长儿或成年人最佳的位置一般在手腕。新生儿脉率通常是120~160次/分,随着年龄增长脉率稳步下降。青少年的脉率一般为70~80次/分。

提示:婴儿或儿童的脉率在疾病、运动或应激时变化比成年人更明显。

(三)呼吸频率

病人睡熟后可获得最准确的测量。婴幼儿主要是膈式呼吸,呼吸频率可通过计算腹部运动而确定。年长儿和青少年,可直接观察胸廓运动。表2-1总结了正常小儿呼吸频率。

提示:婴儿通常表现出周期性呼吸,短时间快速呼吸后几秒钟内停止呼吸。暂停10s以上为异常。

表2-1 正常小儿呼吸频率(次/分)

新生儿	幼儿	学龄儿童	青少年
30~50	20~40	15~25	12

(四)血压

为准确测量血压,病人放松尤其重要。向幼儿解释气囊将会挤压他的胳膊并鼓励他看显示器。

袖带宽度也很重要。选择袖带的宽度应覆盖上臂长度的 50%～75%。太窄的袖带可能人为地增加血压读数。

如果你担心有心脏病的可能性,应检查四肢血压。血压测量结果需要与相应年龄和性别的血压标准来进行比较。

(五)身长(身高)

测量身长时,将婴儿放在牢靠的桌子上。将孩子的脚抵在固定板上,保持膝盖伸直,头顶抵在可移动的垂直固定板上以测量婴儿身长。

大于 2 岁的孩子可以垂直站立测量。孩子应该双脚放平站立,眼睛直视前方,枕、肩膀、臀部、足跟靠在垂直的测量板上。

图 2-1～图 2-6 所示为美国国家卫生统计中心统计的从出生至 20 岁男女身体增长的百分位数。美国疾病控制和预防中心建议,美国儿童的医疗保健人员使用世界卫生组织的生长曲线图来监测 0～2 岁儿童的生长发育,使用美国疾病控制和预防中心的生长曲线图来监测 2 岁以上儿童的生长发育。

(六)体重

通常婴儿不穿衣服称体重。对于患儿来说即使体重出现小的变化也很重要,最好在一天的同一时间始终使用专一的秤测量。

图 2-3 和图 2-6 中的生长曲线包括了体重指数(BMI)(体重/身高^2)。这个数据是用来确定大于 2 岁的孩子体重相对于身高是否合适。通过绘制不同年龄的 BMI,医疗保健人员可以对病人超重/肥胖的风险做到早期识别。

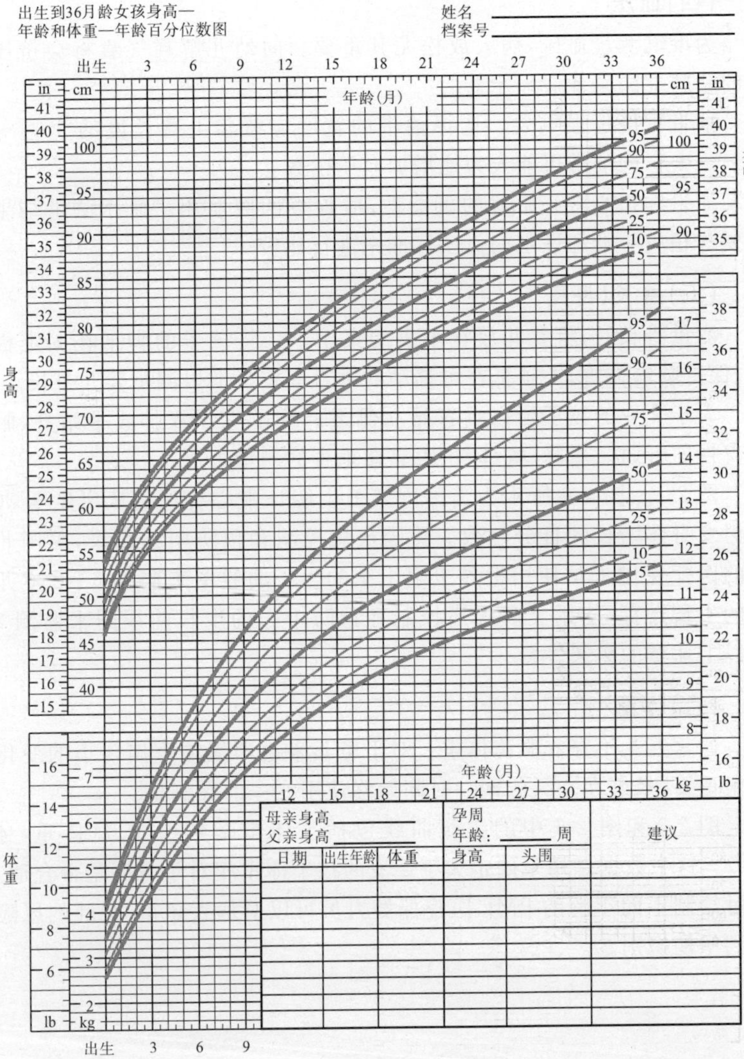

图 2-1 女孩，出生到 36 月龄：身高一年龄和体重一年龄的百分位数图

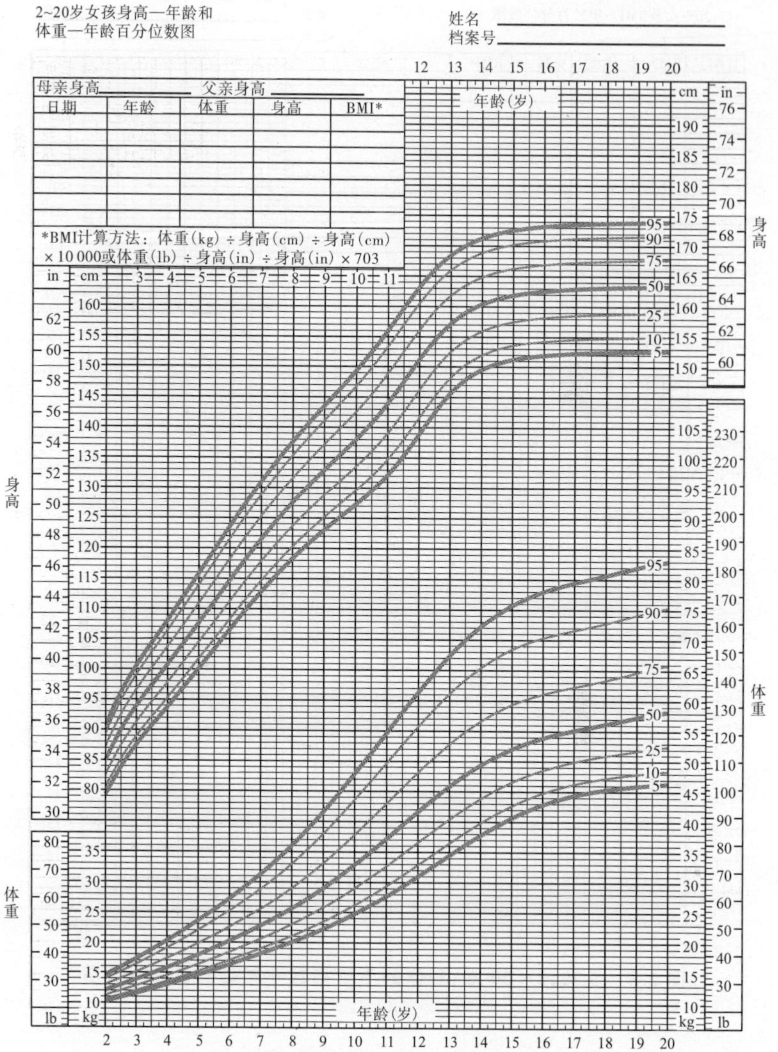

图 2-2　女孩，2～20 岁：身高一年龄和体重一年龄的百分位数图

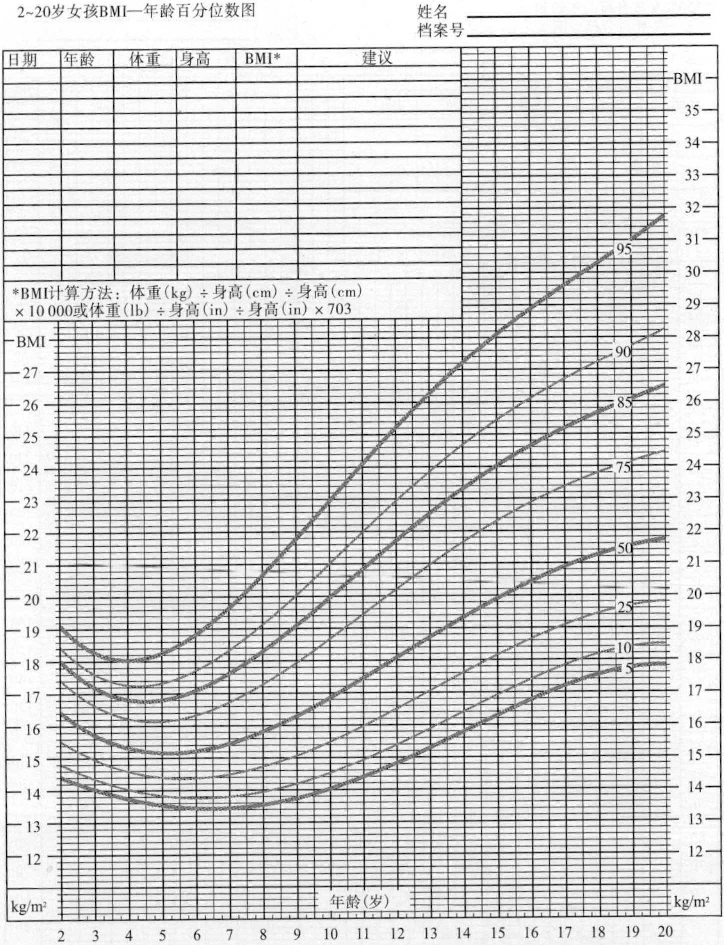

图 2-3 女孩，2～20 岁：身体的质量指数一年龄的百分位数图

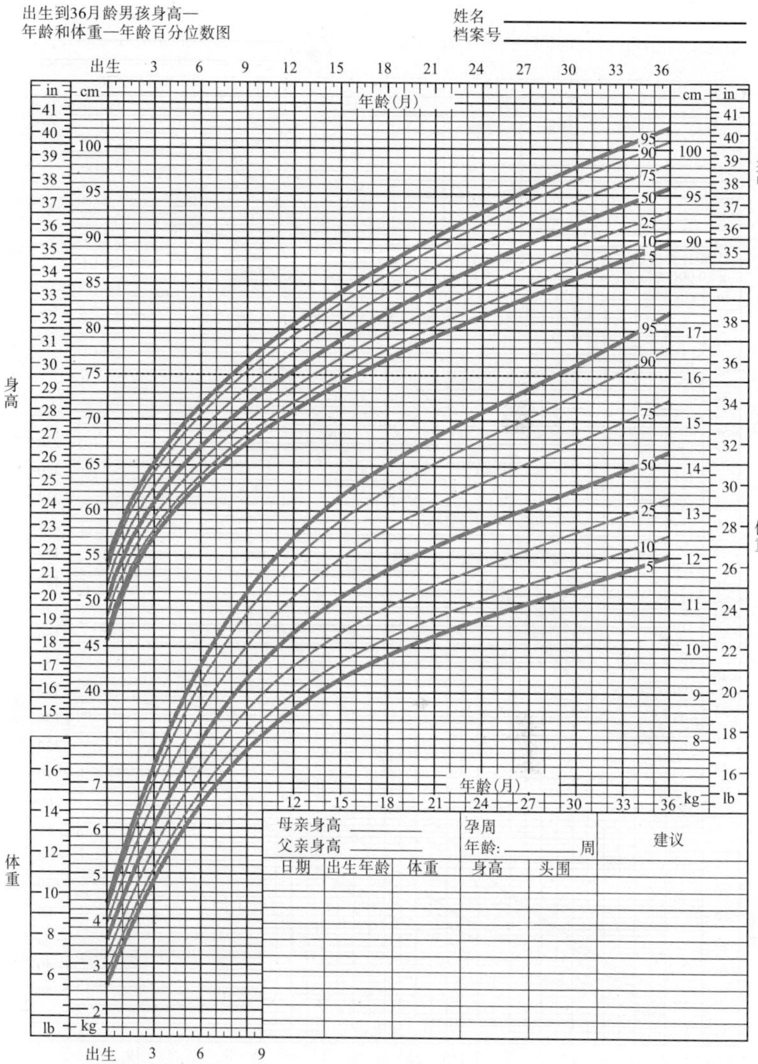

图 2-4　男孩，出生到 36 月龄：身高一年龄和体重一年龄百分位数图

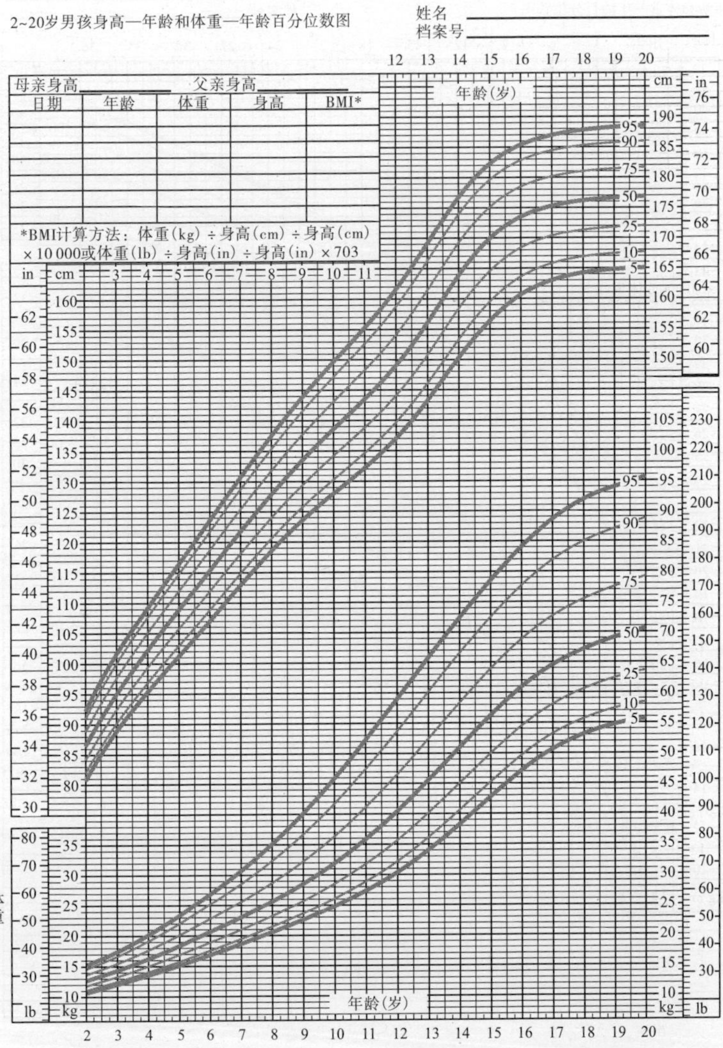

图 2-5 男孩，2～20 岁，身高一年龄和体重一年龄的百分位数图

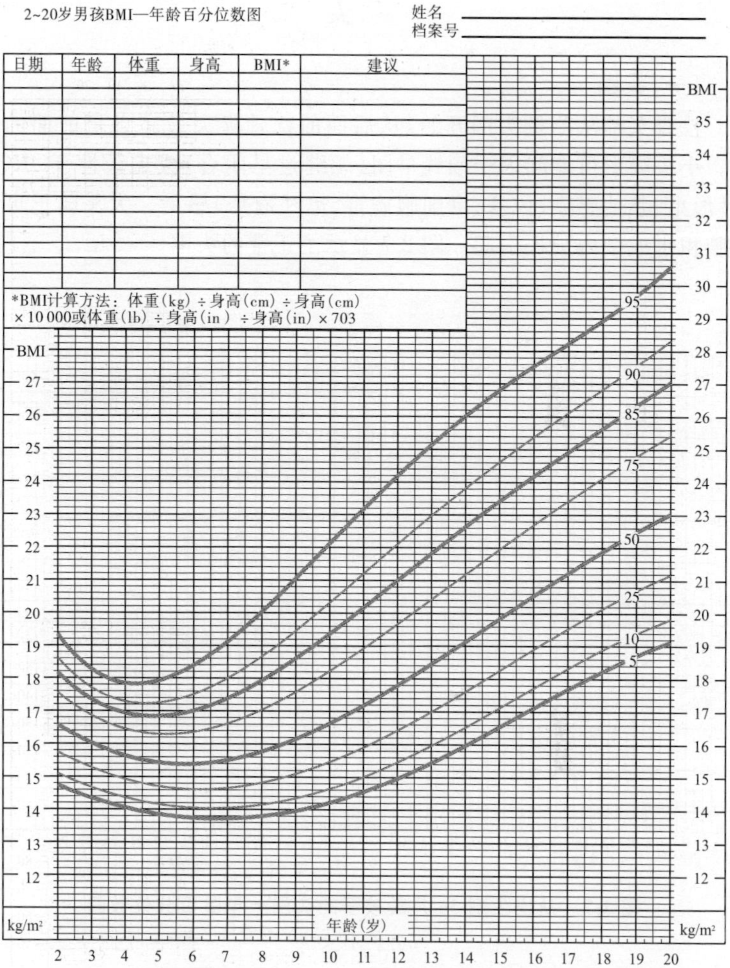

图 2-6　男孩，2～20 岁，身体的质量指数一年龄的百分位数图

三、头

(一)头围

检查头部从测量头围开始，从后面的枕骨隆突最高点至前面的天庭。小头畸形可能起因于颅缝早闭(颅缝过早闭合)或先天性 TORCH(弓形虫、其他感染、风疹、巨细胞病毒、单纯疱疹)感染。大头畸形可能由脑积水或颅内肿块引起。图 2-7 显示了正常的头围。

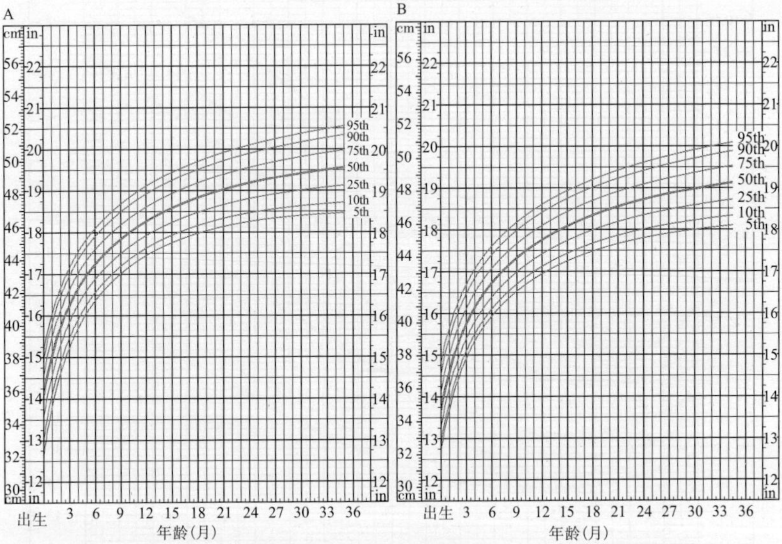

图 2-7 从出生到 36 月龄孩子的头围一年龄百分位数图

A.男孩；B.女孩

(二)颅骨凹陷

颅脑凹陷可能代表骨折，但通常大多数是颅缝(即分隔头骨的膜组织间隙)和囟门(主要的颅缝交叉区域，也称为"软区")的部位。由于宫内压力，新生儿期通常颅缝重叠。5～6 月龄后广泛触及颅缝可能提示脑积水。

前囟出生时直径通常为 1～4cm，一般 4～26 月龄时闭合。后囟出生时直径通常为 0～2cm，一般 2 月龄时闭合。描述囟门时，提及它们的状态（开启或闭合）、大小、饱满度。如果在婴儿坐着的时候触诊，囟门紧张或隆起可以反映颅内压增高，囟门凹陷可能是脱水的迹象。

提示：出生时，由于分娩期间头部变形，前囟可出现闭合。

提示：尝试让孩子安静，笔直坐着，检查其前囟。

（三）头形

观察孩子头的形状。平整的地方，尤其在枕叶和顶叶区域，可能由于用一个姿势躺得太久所致，也可能发生在疏于照看、早产或精神发育迟滞的婴儿。前额隆起可能是佝偻病的征兆。头局部水肿可能由肿瘤、感染或外伤引起。

因出生期间的损伤，新生儿经常有产瘤（顶枕部头皮软组织肿胀）。另一种出生时的损伤是头颅血肿，是由于骨膜下出血导致的肿胀。头颅血肿不越过颅缝线，而产瘤越过颅缝线。

（四）头部的叩诊和听诊

头部叩诊可显示 Macewen 征（囟门闭合的孩子提示颅内压增高的一种洪亮的声音）或 Chvostek 征（叩击颧骨下方引起的面肌收缩）。Chvostek 征可见于正常新生儿及低钙搐搦的孩子。颅缝闭合前叩诊顶骨上方产生“破壶音”，属正常现象。

听诊头部有杂音对年幼孩子来说意义不大，因为 5 岁之前都可能在颞区听到收缩期或连续性杂音。与杂音相关的可能异常情况包括动静脉畸形、脑血管瘤、脑肿瘤及主动脉缩窄。

（五）头发和头皮的视诊

对孩子的头发应该评估数量、颜色、纹理和寄生虫。脱发的原因包括真菌感染（头癣）、压力（静止期脱发）及过度拽头发（拔毛癖）。

干燥、粗糙的头发可能是甲状腺功能减退的征象。稀疏的头发可见于高胱氨酸尿症的孩子。头虱病的孩子，仔细检查可见小的附着的虱卵（蛋）。

四、眼

眼部检查非常重要，除提供与眼睛有关的信息外，在许多情况下，还可提示一些全身性的问题。试图费力使孩子的眼睛睁开通常会适得其反。相反，用玩具或其他东西分散病人注意力以尽可能地取得合作。通过助手轻轻地摇晃小宝宝，可令不合作的新生儿睁开眼睛。

（一）双眼的评估

1.运动范围和定向力　通过玩具或设备吸引孩子的注意力进行全方位的运动检查。斜视往往表现为内斜视或外斜视。以下试验可用来进行关于斜视的测试。

（1）角膜映光反射：使孩子注视微弱的亮光，当孩子看向光源时，每侧角膜的映光点应该是对称的，不对称表明斜视的存在。

（2）遮盖-不遮盖试验：孩子聚焦在亮光，蒙上一只眼睛然后揭开，如果任一眼睛移动，可能存在斜视。

提示：小婴儿间歇性的内斜视或外斜视可能是正常的，但超过6月龄，斜视可导致永久性的视力丧失。

2.眼距　观察眼距，可记录内眦或瞳孔间距。眼距过近常见于前脑无裂畸形、母亲苯丙酮尿症、13-三体和20p-三体。眼距过宽经常与广泛的综合征相关联，包括 Apert 综合征、DiGeorge 综合征、Noonan 综合征、8-三体和 9p-三体以及胼胝体缺如。

3.眼球震颤和落日征　观察眼球震颤（眼球有节奏的运动）和落日征（眼睛不断地向下看）。眼球震颤可能是生理性的，也可能出现在中央视觉丧失的早期、迷路炎、多发性硬化、颅内肿瘤或药物毒性。落日征可见于脑积水或颅内肿瘤，也可在一些健康婴儿短暂地出现。

4.一般外观　检查有无异常眼外侧上斜和内眦赘皮（内眦角前方垂直的皮肤皱襞），均与唐氏综合征有关。

（二）单个眼睛的评估

需注意以下内容。

1.瞳孔大小及对光反射，直接对光反射和间接对光反射。

2.眼睑情况，包括水肿（肿胀）、红斑（发红）、下垂或肿块的存在等可能的异常。

3.混浊的角膜，原因包括青光眼和先天性代谢缺陷。

4.结膜充血或发炎。

5.巩膜黄染。

提示：黄疸的孩子巩膜黄染，患有胡萝卜素血症（如大量喂食胡萝卜或红薯）的孩子巩膜清澈。

6.虹膜上 Brushfield 斑，常与唐氏综合征相关的白色小斑点。

7.过多眼泪，常由先天性鼻泪管阻塞引起。

（三）眼底检查

在婴儿，最小的眼底镜评估由红光反射评估组成：眼底镜设在 0°。在距离病人大约 30cm（1 英尺）远，通过瞳孔可看见橙红色（通常在白种人最亮）。白瞳症，是一种白色的瞳孔反射，可能提示白内障、视网膜脱离或视网膜母细胞瘤等严重的疾病。应注意角膜炎症或混浊。最后，如果可能的话应检查视盘和血管以排除眼底病变和视盘水肿。

视力筛查　使用一个颜色鲜艳的物体对婴儿视力进行筛查。注意婴儿的反应和跟踪物体的能力。通常 3 岁左右开始（详见第 3 章）正式的视觉检测（通常采用 Snellen E 图）。

提示：正常新生儿通常有大约 20/400 的视野，到 6 月龄时可提高到大约 20/100。

提示：在出生后头几天新生儿通常没有明显的眼泪。

五、耳

（一）外表检查

脂溢性皮炎、麻疹和风疹的皮疹喜欢出现在耳后。耳郭或耳屏轻微的牵拉痛提示外耳炎。

（二）耳镜检查

检查鼓膜前，确保任何不合作的孩子都能较好地约束。一个简单的方法就是父母紧紧握住仰卧着的孩子举起的胳膊靠在头的任一侧。这样也容易进行接下来的口腔检查。

提示：对于不合作的孩子，可用拿耳镜的手压着孩子的脸。孩子已被很好地约束了，即便万一孩子突然移动，耳镜也将同步移动可减少孩子受伤的可能性。

把孩子的耳朵放在适当的位置也很关键。对于婴幼儿,把耳郭向下和向后拉。对于学龄期儿童,直接向后拉。对于青少年,可采取向上向后拉。

1.连续的检查鼓膜。它是完整的还是穿孔?在适当的位置是否有鼓膜置管?

2.注意颜色和透明度。红色可提示炎症或仅仅因为孩子哭引起。阴暗的、脓性外观提示感染。

3.观察鼓膜凸起,这表明在中耳存在脓液。

4.检查骨性标志的清晰度和光反应锥(炎症时消失)。

5.挤压球评估移动性。无力的运动提示中耳中液体或脓性物质的存在。

(三)确定听敏度

临床上确定婴幼儿的听敏度比较困难。当用拨浪鼓或沙沙的纸在每只耳朵后面制造响声时注视孩子的脸,观察孩子是否被声音吓了一跳(通常 1 月龄)或转向声源(大约 5 月龄)。

提示:评估婴幼儿听敏度的一个有用的办法就是直接去问父母。

六、鼻

检查鼻黏膜。苍白、潮湿的含有稀薄分泌物的黏膜提示过敏,反之充血的含有脓性分泌物的黏膜提示感染。警惕鼻腔异物的可能性,它常常表现为单侧的恶臭鼻涕。检查鼻中隔有无偏曲、溃疡、穿孔或出血。检查鼻甲是否有息肉。

提示:新生儿平静时发绀而哭闹时红润,可能有导致肺泡塌陷的肺部疾病。另一个可能的诊断是后鼻孔闭锁。

七、口　　腔

(一)唇和颊黏膜

检查嘴唇颜色、有无不对称、裂伤、裂缝、病变。灰色或紫色的嘴唇可提示发绀。有力的吮吸可在唇上产生结痂。红斑基底上的小囊泡可提示单纯疱疹病毒感染。

评估颊黏膜的湿度并检查有无病变。例如，在红斑基底上的蓝白色斑点可能是 Koplik 斑（麻疹的早期征兆）。白色的附着小斑块可能是鹅口疮（念珠菌感染）。注意呼出的任何奇怪的气味［如芳香的（丙酮）、氨味的（尿毒症）］。

（二）舌

检查舌的颜色、大小、覆盖层、干湿度。蓝色的舌提示中央型发绀，反映未饱和血红蛋白的存在。草莓舌（以大的红色乳头为特征）可见于猩红热或川崎病。

（三）牙齿和口咽

检查牙齿的数量和健康状况。观察扁桃体颜色或渗出。检查腭有无裂缝或黏膜病变。新生儿的腭上经常有小的白色的上皮团块被称为"Epstein 小结"。检查后咽部，是否存在渗出、小囊泡，并观察腭垂。

八、颈

（一）斜颈

检查斜颈（头的一侧固定位置），这可能是先天或后天的。先天性斜颈可能由胸锁乳突肌损伤引起。后天获得性斜颈的原因很多，包括颈椎病、胃食管反流、颅后窝或脑干肿瘤、头或颈部感染。

（二）运动范围

让孩子用下巴触摸胸部（以测试下颈椎），抬头并移动头部从一边到另一边（以测试寰枢关节），横向弯曲颈部从耳朵至肩膀（以测试下颈椎）。通常检查发现患儿颈项强直，可可提示脑膜炎的可能性。为帮助幼儿排除颈项强直，可通过闪烁亮光或摇动发出声音的物体吸引他向上、下看。

提示：小于 2 岁的孩子脑膜炎时并不总是出现颈项强直。

（三）颈部触诊、听诊和视诊

触诊甲状腺，评估两叶是否肿胀、对称性、一致性和表面特性（如光滑还是结节）。

提示：淋巴结在儿童比成年人相对更为常见。年龄＜10 岁的儿童弹丸样的颈部（腋窝、腹股沟）淋巴结（直径≤1cm）是正常的。

听诊可显示杂音，提示甲状腺功能亢进。

检查颈部有无其他肿胀或缺陷，包括皮样囊肿、鳃裂囊肿和甲状舌管囊肿。甲状舌管囊肿起源于胚胎甲状舌管的残余部分，它通常位于中线，在舌头和舌骨间的任何地方，当病人伸出舌头或吞咽时它会移动升高。

九、神经系统

（一）发育状态的评估

一个幼儿的发育状态的评估是全面的神经系统检查的关键。因此，筛选发育检查，如年龄和阶段问卷调查，应该作为婴儿期至 6 岁孩子的神经系统评估的一部分。

（二）反射的评估

表 2-2 描述了婴儿反射的检查。

使用手指、叩诊锤或钟式听诊器的侧面来测试深腱反射。检查踝或膝阵挛（快速、重复的肌肉收缩）。双侧阵挛在婴儿期可能正常，但也可反映出增强的肌张力和深腱反射。

表 2-2 婴儿反射

反射	通常的年龄	引出的方法	反射的描述
莫罗（惊跳）反射	出生到 4 ～ 6 月龄	举起孩子的头然后让他轻轻落在你手里	手臂突然伸展然后弯曲，腿的各种运动
非对称性紧张性颈反射	出生到 4 月龄	孩子仰卧，头转向一侧	同侧手臂和腿伸展，对侧手臂屈曲
巴宾斯基反射	出生到 18 月龄	划孩子足背	趾背屈，展开
抓握反射	出生到 4 月龄	将手指放在孩子手掌	无意识的抓握动作

续表

反射	通常的年龄	引出的方法	反射的描述
觅食反射	出生到 4 月龄	触摸孩子嘴角	头转向一侧，孩子张开嘴
降落伞反射	6～7 月龄	孩子俯卧位，举起孩子，小心向下移动	手臂伸展（防止掉下）

（三）脑神经功能的评估

表 2-3 描述了脑神经的检查。

表 2-3　脑神经的检查

脑神经	功能	引出方法	潜在的异常
Ⅰ：嗅神经	嗅觉	无法评估直到孩子可说话	无反应
Ⅱ：视神经	视觉	在新生儿，注意对后面带来物体的反应（周围视力）及在前面跟踪物体的能力（中心视力），＞4 岁的孩子可接受正式测试	典型的视敏度视力测试偏差（新生儿 20/400 至 6 月龄提高到大约 20/100）
Ⅲ：动眼神经	上眼睑抬高，向上或向下注视	观察眼球运动和瞳孔反射	上睑下垂、瞳孔放大、眼球震颤
Ⅳ：滑车神经	向上注视		
Ⅴ：三叉神经	咀嚼、面部、前额、嘴唇、舌头的感觉	评价角膜反射；用一块纱布检查面部感觉	无反应

续表

脑神经	功能	引出方法	潜在的异常
Ⅵ:展神经	侧面凝视		
Ⅶ:面神经	面部肌肉的控制(眼睑闭合,额头皱纹,面部不对称),味觉(舌的前2/3)	在休息时、当孩子微笑或哭泣时检查面部对称性	不对称
Ⅷ:前庭耳蜗神经	听力	在新生儿,检查声学眨眼(对喧闹的噪声做出反应);到4月龄时,孩子应转向声音	无反应
Ⅸ:舌咽神经	味觉(舌的前2/3)上腭抬高,感觉反射	观察处理分泌物或饮品的能力	吞咽困难
Ⅹ:迷走神经	吞咽,咽部运动		
Ⅺ:副神经	回头,耸肩	评估孩子的姿势	头倾斜或落肩
Ⅻ:舌下神经	伸舌	要求合作的孩子伸出舌头	肌束震颤或中线偏差(舌移向患侧)

(四)感官检查

通过观察婴儿对轻触摸的反应来评估其感觉功能。

(五)协调能力评估

当孩子伸手去拿玩具、爬或走时评估他的协调能力,检查肌肉异常运动。

1.肌束震颤　肌肉纤维群的颤搐。

2.震颤　四肢的抖动。

3.舞蹈症　不规则的、痉挛的、不自主的运动。

4.手足徐动症　恒定的、缓慢的扭动，有时见于正常婴儿和脑瘫及结节性硬化症的孩子。

5.点头痉挛　周期性的点头，有时与胃食管反流、低智商或神经母细胞瘤相关，常合并眼球震颤和头倾斜。

提示：常规神经检查最关键的部分是你对孩子发育能力和一般反应的印象。如果父母远离孩子几步并鼓励他，一个不愿走路的幼儿将会开始走路。吸引孩子玩有趣的玩具或其他东西。

十、胸　和　肺

（一）胸部形状

大于 6 岁的孩子桶状胸可能与急性哮喘或慢性肺部疾病如囊性纤维化相关。漏斗胸是由于先天性胸骨和肋软骨凹陷所致。鸡胸以胸骨和肋软骨突出为特点。虽然这通常是特发性的，与其他疾病无关，但有时鸡胸可由佝偻病或骨质疏松所致。

（二）呼吸的评估

仔细检查有无呼吸窘迫的征象，包括鼻孔张开、收缩或呼噜音。鼻孔张开是指鼻孔变宽，通常在呼吸窘迫时伴随每次吸气发生。收缩在呼吸窘迫时伴随每次呼气发生。呼噜音是一种呼气末的声音，在呼吸窘迫的新生儿或婴儿最常听到。

（三）肺部叩诊

过清音通常是由于胸部有过量的空气造成的（如哮喘患者）。浊音通常在肩胛骨、肝、心脏或膈等处听到。

（四）肺部听诊

将小型听诊器的膜片紧密地按在婴儿的胸壁上，将头向前，固定在中线上。检查哭闹孩子的肺部时不要犹豫，呼吸音实际上在深吸气时增强了。

提示：听诊前温暖听诊器。

1.呼吸音和空气运动　仔细听呼吸音，比较两肺的空气运动。呼吸音减低提示空气交换减少。评估吸气运动非常重要，因为重度哮喘的病人可有严重的阻塞以致听不到哮鸣音。重度哮喘病人听不到哮鸣音可能即将出现呼吸衰竭。

提示：因为孩子胸壁薄，不能有效地减弱呼吸音，因此孩子的呼吸音相对成年人来说更加粗糙。

2.胸部声音　辨别获得的胸部声音。

(1)细湿啰音通常在吸气末听得最清楚，它通常反映肺泡内液体或渗出液的存在。病人闻及细湿啰音，可考虑支气管肺炎、肺不张和充血性心力衰竭。

(2)干啰音是粗糙的吸气和呼气的声音，由上呼吸道分泌物引起。经常由于哭闹或上呼吸道感染所致。

(3)哮鸣音是明显的、可听得到的振动，通常悦耳，气流受限时产生。呼气性哮鸣音最常见，通常反映较低的气道阻塞。哮鸣音常见于哮喘和毛细支气管炎。其他原因包括充血性心力衰竭和异物吸入。

3.额外的声音　(1)如果在肺部检查听到肠鸣音，可能提示膈疝的可能(膈的异常裂隙，使腹部内容物异常突入胸腔)。

(2)胸膜摩擦音(伴随每次呼吸的粗糙刺耳的声音)有时出现在肺炎、肺脓肿或肺结核。

提示：肺部检查时年幼儿不可能像年长儿那样配合。因此，年幼儿的肺部听诊并不是像年长儿那样可靠，更需要进行X线胸片检查。

十一、循环系统

许多一般体格检查的线索可以提示孩子患有心脏病。重要的观察内容包括生长缓慢(体重影响多于身长)、发育迟缓、发绀、杵状指或趾、气促、心动过速及外周水肿。常规比较右侧桡动脉与股动脉搏动强度，主动脉缩窄病人股动脉搏动减弱。

检查心脏时，首先观察胸部畸形和心脏搏动。触诊心尖冲动最强点(PMI)。<7岁的孩子，心脏大致的水平位置通常导致PMI位于左锁骨中线第4肋间。>7岁的孩子，PMI通常位于锁骨中线第5～6肋间。PMI向下或侧面移位可能提示充血性心力衰竭。

对于瘦孩子、刚刚做完运动的孩子或焦虑、发热、即将心力衰竭或甲状腺功能亢进的孩子，PMI可能较明显。心包或胸腔积液或纵隔气肿(在纵隔组织中存在气体或空气)的孩子PMI减弱。震颤和心包摩擦音表现为细微或粗糙的振动。

听诊时取仰卧位或坐位。听整个心前区，尤其是心尖区、肺动脉瓣区（胸骨左缘第2肋间）、主动脉瓣区（胸骨右缘第2肋间）和三尖瓣区（胸骨第4肋间）。听分裂的第2心音（S_2）最好在吸气时肺动脉瓣区。（学龄期儿童比成年人更明显。如果有一个明显心音固定分裂通常有潜在的问题，如在房间隔缺损中所见。）

1.心音清楚吗？心音遥远可提示心包积液。

2.是否有第三心音（S_3）（通常在心尖闻及，S_3 可能提示二尖瓣脱垂或房间隔缺损）？

3.是否有奔马律和其他体征与充血性心力衰竭相一致？

（一）节律

窦性心律不齐是指因呼吸而引起的脉搏的正常变化，在青少年尤为突出。吸气时脉率增加而呼气时脉率减少。室性期前收缩在小儿人群中很常见。一般来说，休息时期前收缩少于6次/分，活动时减少。

（二）杂音

1.描述　杂音描述如下。

（1）响度：记录为Ⅰ～Ⅵ级。

（2）在心动周期的时间：描述为舒张期或收缩期，早或晚。

（3）音调：高或低。

（4）性质：吹风样、柔和的或粗糙的。

（5）位置：如心尖、胸骨左下缘。

（6）胸部传导：如放射至胸骨右下缘。

2.良性杂音　童年通常听到的非病理性的杂音包括Still杂音和静脉嗡鸣音。Still杂音是2岁至青春期儿童最常见的杂音，它通常描述为柔和或振动的、短的、尖锐的、早期的收缩、Ⅰ～Ⅲ级杂音，通常在心尖区最易听到。静脉嗡鸣音是在锁骨下和颈部听到的连续的、低调的杂音，由血流引流至颈静脉引起（详见第53章）。

提示：评估杂音最重要的第一步是区分杂音是良性的还是病理性的。良性杂音通常是Ⅲ级或更小，周期性收缩，并没有心血管疾病的伴随迹象。

十二、腹　　部

成功的腹部检查特别需要病人处于放松状态。病人仰卧位，膝盖弯曲，手臂放在身体两侧。温暖听诊器和手，在进行最初的探查动作前让你的手在病人的腹部静静地放置一会。为减少怕痒，把孩子的手放在你手里。与孩子谈论他的兄弟姐妹、朋友或学校可有效地让其分心。当查体时允许孩子查看你的听诊器对完成检查也有帮助。

(一)腹部外形

检查腹部外形。腹部是平坦、突起(通常见于幼儿)、舟状(扁平，有时见于膈疝)还是膨隆？检查腹直肌分离症(腹直肌的垂直分离)。

(二)腹壁运动

小于6～7岁的孩子一般是腹式呼吸。在幼儿，腹膜炎、膈肌麻痹或腹部大量液体或空气可引起腹壁运动消失。在年长儿，若以腹式呼吸为主可提示肺炎或其他肺部疾病。

(三)听诊

为避免改变肠蠕动的声音，腹部的听诊应在触诊前进行。正常的声音是短而刺耳的，每10～30s出现1次。过于频繁和尖锐的声音可提示早期腹膜炎、胃肠炎或肠梗阻。超过3min听不到声音可能发生于麻痹性肠梗阻或腹膜炎。主动脉或肾动脉杂音可提示血管狭窄。对有高血压的孩子检查血管是否狭窄尤其重要。

(四)叩诊

叩诊对评估肝(有时脾)，鉴别腹水、腹部肿块或胃肠道胀气有益。婴儿往往会比成年人吞咽更多的空气至胃肠道。

轻轻叩诊所有4个象限来评估鼓音和浊音的大概分布。鼓音一般是主要的声音。腹部膨隆而鼓音较轻可能存在液体或实体包块。浊音通常在肝、充盈的膀胱或包块处存在。

在右锁骨中线叩诊肝上下边界并测量垂直距离以测定肝的跨径。肝正常的跨径大约是6月龄时2cm、3岁时4cm、10岁时6cm、成年人8cm。肝大的原因包括静脉淤血、肝炎和肿瘤。

(五)触诊

提示:对于哭闹的孩子,吸气时立即触诊,孩子往往会放松一会儿腹部肌肉组织。

1.腹 最好在吸气和深呼气时进行腹部触诊。一只手放在病人背部,另一只放在腹部。首先轻轻触诊,然后深触。从左下象限开始按顺时针方向继续。如果某一区域表现出疼痛,最后触诊这个区域。

僵硬(紧张的腹部)可能提示外科情况,但有时也可能是孩子受惊肌肉不自主收紧引起。

检查压痛时尽量确定最显著疼痛点。压痛的位置可提供病因的线索(表2-4)。反跳痛与腹腔炎症相关。

表2-4 根据腹部压痛的位置联想到的原因

腹部压痛的位置	可能的原因
右上象限	急性肝大,肝炎,肠套叠
左上象限	肠套叠,脾大或破裂
上腹部中线	胃肠炎,胃或十二指肠溃疡
右下象限	阑尾炎,脓肿
左下象限	便秘
耻骨上区中线	膀胱炎
下腹部	胃肠炎,肿瘤,梅克尔憩室,卵巢或睾丸扭转
难以定位	肺炎,肠系膜淋巴结炎,腹膜炎,镰状细胞危象

提示:当检查腹部压痛时,问孩子"感觉好吗?"幼儿和学龄期儿童当被问及是否受伤或哪里受伤时,经常不分青红皂白地点头回答是。观察面部表情是判断是否存在真实压痛最可靠的依据。

2.脾 出生后最初几年脾通常可正常触及。感染(尤其是传染性单核细胞增多症)、镰状细胞或其他溶血性贫血、白血病时脾可增大(详见第73章)。

3.肝 肝通常在右肋缘下可触及1～2cm。它的边缘一般尖而软。异常增大的肝通常在右肋缘下>2cm,边缘圆而硬(详见第42章)。

4.肾　在新生儿,肾可在检查者双手触诊时轻轻地触及,注意检查有无肿块。在所有孩子,轻叩双侧肋脊角可显示肾压痛。

十三、生　殖　器

对于婴儿首先评估生殖器是否具有不明确性。"男孩"实际上是否只是具有阴蒂肥大和融合阴唇皱襞的男性化的女性?"女孩"是否只是具有小阴茎的男性?

当检查儿童和青少年时,要照顾患儿的羞怯心理。提供一件长袍并确保有陪伴人员在场。

(一)男孩

1.检查龟头和定位尿道　是腹侧移位(尿道下裂)还是背侧移位(尿道上裂)?观察有无龟头发炎(龟头炎)或包皮发炎(包皮炎)。有没有发现可能存在损伤(如擦伤或瘢痕)或感染(如阴茎分泌物、囊泡或疣状病变)?

2.注意孩子是否包皮环切过　在一个未受割礼的男孩,有包茎(即不能缩回包皮)吗?通常情况下,2岁以下幼儿的包皮是不可缩回的。

3.观察阴囊肿块　鞘膜积液是由鞘膜积水引起的。可以通过照亮光到阴囊上证实液体存在(与腹股沟疝不同,鞘膜积液不能复位)。触诊睾丸并注意其位置。确定可回缩睾丸的存在时,让孩子盘腿而坐,睾丸可从腹股沟管"挤下来"。检查睾丸肿块。

表2-5 Tanner分期描述了阴茎、睾丸、阴囊及阴毛发育情况。

表 2-5　阴茎、睾丸、阴囊及阴毛的 Tanner 分期

Tanner 分期	阴茎	睾丸	阴囊	阴毛
1	幼稚	小	幼稚	无
2	幼稚	初步增大	开始皱褶,变红	近阴茎根部少量增加
3	初步增大	继续增大	皱褶增加,变红	量增加,散布,粗糙,卷曲
4	继续增大	继续增大	皱褶增加,变红	如上增加

续表

Tanner 分期	阴茎	睾丸	阴囊	阴毛
5	完全成年人	完全成年人	完全成年人	成年人的量和分布(耻骨区和大腿内侧)

(二)女孩

1.观察大阴唇、小阴唇、阴蒂。这些结构完整吗?有阴唇融合吗?有受伤的迹象吗?有阴蒂增大吗?

2.分开阴唇和牵引检查外生殖器以使阴道前庭结构可见。观察处女膜孔的外观,注意孔口的先天变化和结构。有急性或陈旧性损伤或感染的迹象吗?检查任何异常程度的红肿、阴道分泌物或恶臭。另外需找性传播疾病征象(如囊泡或疣状病变)及外伤的额外特征(如擦伤或结痂等)。若有异物时,可能伴随特别恶臭的阴道分泌物出现。

3.<21 岁的女性如果疑有特别的问题可做盆腔检查,性行为开始 3 年后每年一次(宫颈细胞学检查)。青春期女孩即使否认有性经历,也总是需先考虑怀孕的可能性。

女性阴毛的 Tanner 分期同男性(表 2-5)。

表 2-6 描述了女性乳房的 Tanner 分期。

表 2-6 女性乳房的 Tanner 分期

Tanner 分期	乳房	乳晕
1	青春期前	青春期前
2	小乳腺芽	开始增大
3	继续发育	随着乳房不断发育
4	继续发育	突起与乳房分离
5	完全成年人乳房	乳晕扁平,乳头突出

十四、直肠和肛门

排除肛裂或脱肛。检查新生儿肛门是否通畅。只在有腹部或直肠的症状、盆腔肿块或畸形时，才行直肠指诊以检查括约肌的张力、肿块和压痛。

十五、皮　　肤

1.首先评估整体肤色。一般红斑可反映发热、阳光暴晒或阿托品中毒。苍白可见于休克、贫血或局部循环差的孩子。周围性发绀(甲床变蓝可证明)可由冷应激、局部静脉梗阻或休克引起。

提示：正常新生儿手足发绀较常见，尤其是暴露在寒冷的环境时。

2.检查皮肤色素沉着(全身或局部区域颜色变化)。色素减退性病变可由花斑癣、白癜风、结节性硬化或白化病引起。蓝黑色病变，尤其是在婴儿的下背部和臀部，往往是蒙古斑。

3.血管痣常见于婴儿和儿童。鲜红斑痣病变表现为扁平、不规则的粉红色斑块。草莓状血管瘤通常是软的、可压缩的病变。鲜红斑痣是嵌入皮肤的扁平纹理。

4.烧伤分为Ⅰ°(只有红斑)、Ⅱ°(红斑和水疱形成)和Ⅲ°(包括皮下组织)。

5.水肿(过量的细胞外的水和钠潴留)所致的皮肤肿胀可能与肾、心脏和肝疾病有关。

十六、肌肉骨骼系统

(一)严重畸形和先天异常

大部分畸形通常由骨折引起，但也可以是先天性的(如多指/趾或并指/趾)。

提示：评估损伤时，如果损伤比以前记载的严重、有多发伤、有新老伤混合或延迟就诊，需考虑孩子可能受到虐待。

1.手指和足趾　观察杵状指(趾)。杵状指(趾)可与很多不同的全身性疾病有关，包括先天性心脏病、肺部疾病(如囊性纤维化)、慢性肝脏疾病、胃肠道疾病(如克罗恩病、溃疡性结肠炎)。

2.腿　观察腿骨的形状。

(1)婴儿期直到大约 18 月龄时可出现发育性膝内翻。严重膝内翻可能提示患有佝偻病或 Blount 病(胫骨生长障碍)。

(2)膝外翻一般多见于>2 岁的孩子并常常持续到青春期。

(3)胫骨扭转认为是由于子宫压力引起发育中的胎儿的胫骨扭曲所致。一旦孩子开始走路通常可自行消退。

3.足　跖内收时,足的外侧缘为"C"形而不是直线。最严重的先天性足畸形是马蹄内翻足,这种情况包含 3 个主要畸形:跖内收、固定足内翻和马蹄足。

(二)步态和站姿

婴儿开始行走时通常有一个宽基步态,一直持续到大约 2 岁。

1.关节　应检查关节运动范围、温度、红肿、压痛和有无积液存在。<6 个月的婴儿,运用 Ortolani 手法(图 2-8)检查先天性髋关节脱位。其他先天性髋关节脱位的有用的体征包括不同的腿长度和不对称的大腿皮肤褶皱。

2.肌肉　在被动的运动过程中握住肌肉,估计其硬度以检查肌张力。评估肌力,观察有无肌无力或瘫痪。寻找挛缩(经常伴有肌萎缩的固定畸形)。检查肌肉,观察萎缩或肥大。

3.脊柱　检查脊柱,观察有无簇毛、隐窝、异常染色、肿块或囊肿,其中任一项都可提示脊柱裂。在中线任何地方的一个小隐窝可提示皮样窦。检查脊柱肿块,包括脑膜膨出、畸胎瘤或脂肪瘤。

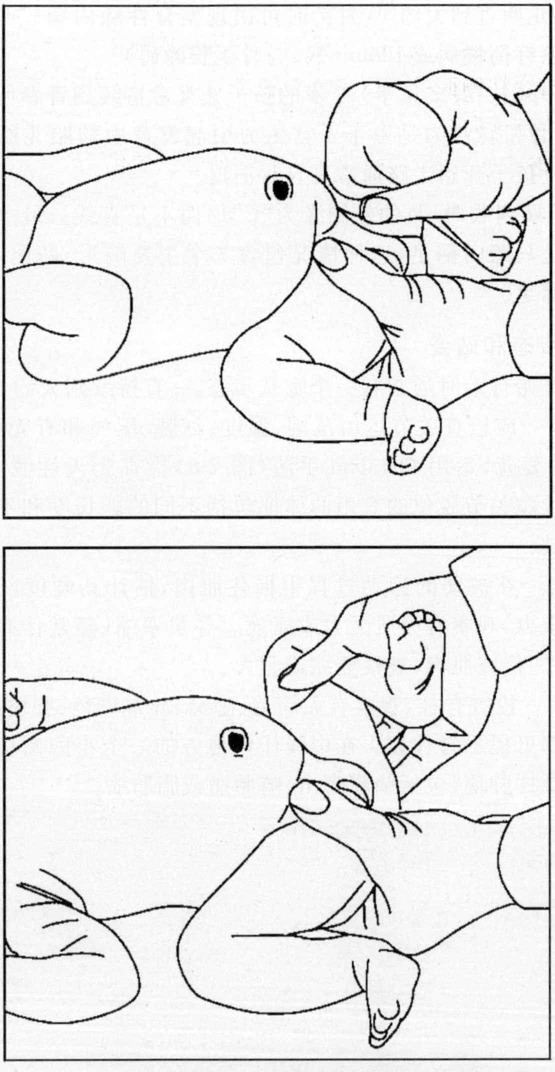

图 2-8 Ortolani 手法检查髋关节脱位

检查者的示指在股骨大转子上，拇指在大腿内侧，髋关节弯曲 90°，慢慢从中线外展。当脱位的股骨头滑入髋臼时，可感觉异常的“咔啷声”

4.姿势　观察孩子的姿势，观察异常的脊柱弯曲。在脊柱前凸，弯曲是前后位的、向前凸。脊柱前凸对孩子来说通常是正常的，但若严重则提示佝偻病或腹壁薄弱。在脊柱后凸，脊柱的前后弯曲向后凸。脊柱侧凸是指脊柱侧面的弯曲。所有学龄儿童和青少年都应检查有无脊柱侧凸。让孩子向前弯曲，查看肋骨和髋的单侧高度。

提示：新生儿的姿势经常反映新生儿的宫内位置，如婴儿臀位分娩往往有屈髋和展开的膝盖。

（姜殿东　赵立健　译）

续表

年龄(月)	适应性/精细运动	语言	粗大运动	个人-社会
4	张开手 将物体送到嘴里	笑和尖叫 转向声音	坐:头稳定 滚动至仰卧位	自发微笑
6	手掌握紧物体	牙牙学语(辅音)	独坐 握着手站立	伸手拿玩具 识别陌生人
9	指尖抓握	非特异地说“妈妈”“爸爸” 理解“不”的意思	牵拉站立	自己进食 挥手拜拜
12	帮助下可翻书	会说 2～4 个字 通过手势服从命令	独自站立 握着一只手行走	指想要的东西
15	乱画	会说 4～6 个字 不通过手势服从命令	独自行走	用杯子喝水 模仿行为
18	翻书	会说 10～20 个字 会指 4 个身体部位	上台阶	用勺子自己进食
24	做拼图游戏	连说 2～3 个字 会用“我”和“你”	跳,踢球	脱外套,用语言表达想要的东西
30	模仿画水平线和垂直线	会命名身体所有部位	用脚蹬骑三轮车	提裤子 洗手,擦干手
36	模仿画圆 分 3 部分画人	给出完整的姓名、年龄和性别 会说两种颜色的名字	举手过肩扔球,两脚交替上楼梯	如厕训练,知道从后到前穿衬衣
42	模仿十字	理解“冷”“累”“饿”	一只脚站立 2～3s	参加相关游戏

续表

年龄(月)	适应性/精细运动	语言	粗大运动	个人-社会
48	数 4 个物体，识别一些数字和字母	理解介词(在……之下，在……之上，在……之后，在……之前)问"如何""为什么"	单足跳	在少许帮助下穿外套 准确穿鞋
54	模仿正方形 以 6 部分画人	理解对立面	跳 24 英寸远	指挥和批评，炫耀
60	书写人名 数 10 个物体	问词的含义	双脚交替跳跃	系鞋带

二、体格检查

(一)头围

头围增长的主要因素是脑的发育，因此，头围过小提示可能存在脑发育异常，儿童存在发育障碍的风险。头围过大提示可能有脑积水、遗传性综合征或代谢贮积病(详见第 51 章)。但在判断头围大小是否是病理性之前，应测量其父母的头围，以排除家族性因素。

提示：小头畸形定义为头围<第 3 百分位数；巨头畸形为头围>第 97 百分位数。

(二)先天性异常或畸形

与许多遗传综合征有关的先天性异常或畸形可导致智力发育迟缓或学习障碍。这些遗传综合征最好的初筛是染色体核型分析，但缺失较小者(如 Williams 综合征、Prader-Willi 综合征、腭心面综合征)通过常规的核型分析无法检测出来，需要通过荧光原位杂交技术，针对染色体的特定区域使用探针进行研究。需要进行这些检测时可进行遗传咨询。

(三)神经皮肤综合征的皮肤病变

1.白化斑　是90%的结节性硬化患者可出现的皮肤色素脱失斑。紫外线下观察更明显。正常人身上也可见1～2处色素脱失。大约50%的结节性硬化患者存在智力发育迟缓。

2.咖啡牛奶斑　是一种浅褐色的扁平斑,见于神经纤维瘤病患者,也可见于10%的普通人群(图3-1)。躯干比四肢多见。存在6个及以上的病灶,青春期前>5mm或青春期后>15mm者,均应进行检查以排除神经纤维瘤病。该病患者有听力丧失和学习障碍的风险。

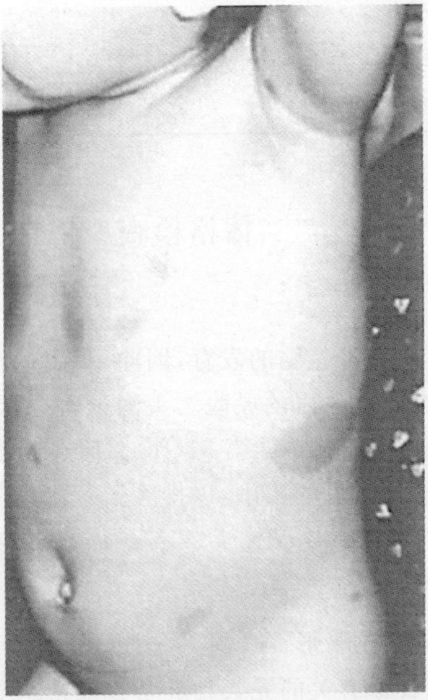

图3-1　咖啡牛奶斑

3.鲜红斑痣　10%的上面部(额头和眼睛)皮肤血管瘤的患者合并颅内血管瘤[斯特奇-韦伯综合征(Sturge-Weber syndrome)]。近50% Sturge-Weber综合征患者有精神发育迟滞(图3-2)。

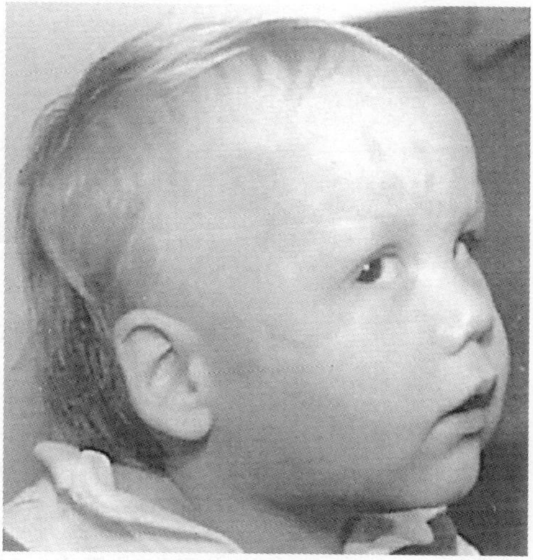

图 3-2　鲜红斑痣

(四)肌张力

1.肌张力过高(即肌群活动的阻力增加)可能提示脑瘫(cerebral palsy,CP),但出生第 1 年的儿童,单纯的肌张力增高者不应诊断为脑瘫,随着年龄增长可能改善。

2.肌张力减低(即肌群活动的阻力减低)发生于患有神经肌肉疾病或大脑或脊髓损伤的婴儿。肌张力减低很少是代谢紊乱性疾病的唯一体征(如过氧化物酶体病、酸性麦芽糖酶缺乏症)。肌张力减低也可发生在一些染色体疾病如唐氏综合征,所以如果孩子有先天畸形及肌张力减低,需进行核型检测。

(五)原始反射

原始反射不对称可帮助识别偏瘫或其他神经损伤。原始反射超过正常消失时间仍持续存在,或强制性反应(表 3-3)可能提示脑瘫。

表 3-3 原始反射

原始反射	消失年龄（月）	描述
握持反射	3～4	按压婴儿的手掌引起所有手指屈曲
觅食反射	3～4	触摸口角周围皮肤可引起头转向刺激侧并口张开
格兰特反射	2～3	沿着椎旁区域触摸可引起躯干向刺激侧侧屈
拥抱反射	4～6	头部突然活动引起手臂对称的外展和伸展，随后手臂逐渐内收和屈曲
非对称性紧张性颈反射	4～6	把头转向一侧导致同侧肢体伸展对侧肢体屈曲，使婴儿处于“击剑”的姿势
紧张性迷路反射	2～3	在仰卧位，颈部伸展导致肩回缩及躯干和下肢伸展，颈部屈曲时相反
被动支持反射	2～3	刺激足底导致对抗肌群的协同收缩，以承担体重
放置反射/踏步反射	不定	当一只脚的背面接触桌子的下面，婴儿把脚放在桌面上

三、听力评估

（一）筛查

推荐对所有婴儿在新生儿期进行听力筛查，因为仅对有听力损伤高危因素（表 3-4）的婴儿进行筛查只能查出近一半的明显听力障碍患儿。美国 50 个州中的大约 3/4 强制进行该筛查，但性价比最高的筛查方法仍具有争议，目前有用的方法包括耳声发射和听觉脑干诱发电位。

表 3-4　听力损伤的危险因素

听力损伤的危险因素
耳聋家族史
先天性 TORCH 感染：弓形虫病，其他感染，风疹，巨细胞病毒，单纯疱疹病毒
头颈部先天畸形
早产（出生体重>1500g）
长期住在 NICU（>48h）
高胆红素血症需要换血
脑膜炎或脑炎
缺氧

1.耳声发射（otoacoustic emissions，OAEs）　耳声发射是被认为产生于耳蜗毛细胞的声音。听觉阈值是指不能再检测到反应的分贝（dB）水平。对于一个听觉阈值≥20dB 的个体，可通过制造滴答音诱发耳声发射。如果听觉阈值在 30～40dB 以上，诱发耳声发射无法实现。测试需要 2～5min，且相对比较便宜。然而，中耳分泌物或外耳道耳垢可能干扰测试，可导致新生儿期高达 10%的假阳性率。

2.听觉脑干诱发电位（auditory brainstem responses，ABRs）　将脑电图（EEG）电极贴在前额和耳后，检测当对耳朵造成 30～40dB 的滴答音时大脑的活动。预期的大脑活动缺乏提示听力异常。测试需要进行 5～15min，比耳声发射要昂贵，但假阳性率较低（2%～3%）。

在某些情况下进行两个步骤的筛查，适用于 OAEs 检测失败再用 ABRs 检查；这两个检查均失败者需进行进一步的评估。进行两个步骤的筛查假阳性率极低。

提示：语言表达的标志（如笑、喔啊声和咿呀语）可能会出现误导，因为耳聋的婴儿在最初的 4～6 月龄也会出现这些表现。到 12 月龄时，咿呀语在耳聋的婴儿减少而在正常听力的婴儿持续增多并且听起来更像宝宝说话。

（二）正式的听力测试

1.0～6 月龄　听觉脑干诱发电位（ABRs）。ABRs 用于听力筛查如前所述。当听力学家进行测试时，声音的强度是多变的，因此可以获得听觉阈值。这个测试高度敏感(假阴性结果罕见),但也可出现假阳性结果。因此,结果阳性者在患儿足够大时应该进行正式的听力测试。

2.6～24 月龄　视觉强化测听。一个声音配以一个视觉事件(如一个洋娃娃的眼睛亮了)。一旦孩子学会了这种联系,当她听到声音时即可预期地看向洋娃娃。

3.2～5 岁　制约游戏听力检查。孩子每次听到声音时被要求从事一项游戏任务。

4.6 岁以上　标准的听力测定。

四、视觉评估

弱视的检测是早期视觉筛查最重要的原因,因为早期检测可防止“被忽视”眼睛的视力下降。弱视最常见的原因是斜视(详见第 2 章)和屈光参差(双眼相差≥1.5 屈光度的折射误差)。

视力随着年龄增长逐渐发育。新生儿应该能够专注于面部;1～2 月龄婴儿眼睛应该能够水平的追随一个物体;到 6 月龄时,视力大约是 20/100;3 岁时视力是 20/30～20/40;5～6 岁时,孩子应该有 20/20 的视力。

对认识字母表的儿童,可运用 Snellen 视力表进行视力筛查。作为对 Snellen 表的变体,对更小的幼儿可用 Tumbling “E”视力表和 Allen 视力表进行检测。在使用 Tumbling “E”视力表时,要求孩子指出字母“腿”的方向。Allen 视力表包含玩具、动物,以及其他熟悉物体的图片。

五、发育筛查测试

(一)全身发育

1.0～5 岁　年龄和阶段问卷调查。年龄和阶段问卷调查是一系列由家长完成的问卷调查,包括评估沟通、粗大运动、精细动作、解决问题及个人的适应能力等范畴。基准是来自于对不同种族和社会经济背景来源的 2008 名孩子的测试结果。测试成绩分为合格/不合格;不合格的评分表示可能需要进一步的评估。

2.0～8 岁　父母对于发育现状的评价(PEDS)。这个由父母完成的问卷调查反映了父母对孩子发育和行为方面的关注。依据父母对问卷的回答,经过推理可指导临床医师决定儿童是否需要转诊、进一步筛查或持续的监测。

(二)自闭症筛查

16～30月龄 修正的幼儿自闭症量表(M-CHAT)。这个由父母完成的问卷调查用于识别儿童有无患自闭症障碍的风险。如果父母的回答在23个项目中有3个为“否”或6个关键项目中2个是“否”,筛查结果为阳性。

(三)语言发育

年龄大于2岁6月龄 皮博迪图片词汇测验-Ⅳ(PPVT-Ⅳ)。PPVT-Ⅳ测试儿童善于接受的语言能力。从一组4张照片中,儿童必须选择一张最能够说明一个特定词的图片。单词和图片越来越难,直致儿童不能频繁地而不是偶然地识别正确的图片。成绩往往易于与语言智商的相关性较好。

(四)视觉运动能力

3～12岁 格赛尔图。儿童以可预见的方式发展,逐渐出现画出越来越复杂图形的能力(图3-3)。

六、实验室评估

(一)基因检测

对发育延迟或智力发育迟缓的孩子进行病因诊断,应进行单核苷酸多态性(SNP)序列分析与脆性X检测。如果SNP检测正常,需查染色体核型以评估平衡的改变。进一步的基因检测包括对严重发育迟缓的女孩进行MECP2基因突变检测(详见第4章)。5%～10%的全面发育迟缓患儿,即使没有畸形特征也可检测出异常基因。

(二)神经系统检查

小头畸形或局灶性神经功能异常均应进行神经影像学检查。与CT相比,磁共振扫描在检测与发育迟缓相关的大脑异常方面更为敏感。

(三)代谢检查

对由代谢紊乱家族史、父母为近亲结婚、发育退化或新生儿筛查结果难以获得者,应进行代谢检查(如尿有机酸、血清氨基酸、乳酸、丙酮酸、氨、极长链脂肪酸)。

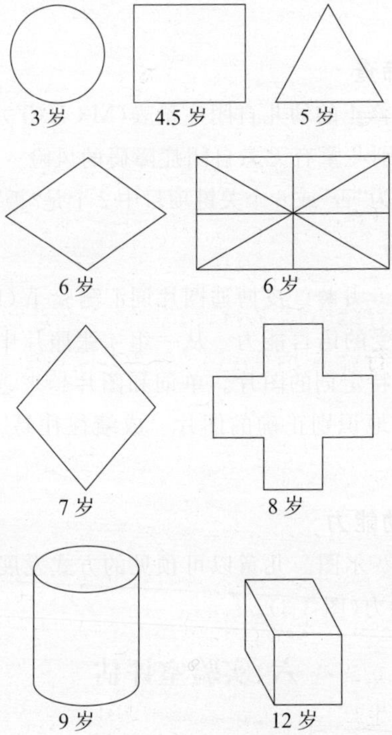

图 3-3 格赛尔图用于评估视觉运动能力

孩子有能力绘制越来越复杂的图形

(四)进一步检查

进一步的实验室检查包括：肌张力减低者查肌酸激酶；有甲状腺功能减退的症状或体征者，或新生儿筛查结果无法获得者查甲状腺功能；铅是一种可致儿童发育迟缓的病原，而已发育迟缓的儿童有逐渐增多的用口接触东西的行为，又增加了铅中毒的风险；铁，检测缺铁性贫血。怀疑癫痫发作时需行脑电图检查。

（姜殿东　孙文秀　译）

第 4 章

发育障碍

Patty Huang

当关心儿童发育障碍时，医师必须考虑引起障碍可能的因素，对与障碍相关的问题进行筛查，采取干预措施以尽可能减少功能障碍并预防长期并发症。

一、脑　　瘫

（一）定义和病因学

脑瘫（CP）是由于发育中的中枢神经系统损伤导致的非进行性的运动和姿势障碍。每 1000 名活产儿童中有 1.5～2.5 名儿童发生脑瘫。早产是最重要的独立的危险因素，8%～10%出生体重<1500g 的婴儿发生脑瘫。尽管围生期窒息曾被认为是引起脑瘫的一个主要因素，目前认为它所导致的脑瘫不到所有因素的 10%。大约 10%的脑瘫病例中存在遗传异常，可能足月儿比早产儿更多见。有 15%～20%的病人病因无法确定。

（二）分类

1.痉挛型　这种形式脑瘫的特征是深腱反射亢进和类似于“折刀”样肌张力增高（开始运动时的阻力很大，然后突然减弱）。可根据四肢受累的情况进一步分类。

（1）偏瘫：身体一侧的上下肢受累。

（2）四肢麻痹：整个四肢显著受累。

（3）双侧瘫痪：双侧下肢受累，上肢可能有轻度损伤。

2.锥体外系型　锥体外系型脑瘫最常见的形式是舞蹈样手足徐动症样的脑瘫。其特点是四肢突然不自主的运动。对个体而言，在一定时间内肌张力是可变的。运动的阻力称为“铅管样”僵硬（即持续的压力导致的肢体缓慢运动)。

3.混合型　痉挛型和锥体外系型同时存在。

(三)相关问题

1.认知缺陷　精神发育迟滞(50%)和学习障碍。

2.语音和语言缺陷　沟通障碍和发音困难。

3.感觉障碍　视觉障碍、斜视和听力障碍。

4.胃肠道问题　口腔运动功能障碍、胃食管反流和便秘。

5.泌尿道问题　痉挛型膀胱和复发性尿路感染。

6.神经系统问题　痉挛状态和癫痫发作。

7.肌肉骨骼问题　关节挛缩、髋关节脱位和脊柱侧凸。

8.其他　社会心理和行为问题。

提示:许多方法可用于控制痉挛状态并预防或控制痉挛型脑瘫个体的挛缩,包括物理治疗和复位、口服药物(如巴氯芬、丹曲林和地西泮)、肉毒杆菌毒素注射、鞘内注射巴氯芬及手术(如肌腱延长术和脊神经后根切断术)。

二、脊髓脊膜膨出

(一)定义和病因学

脊髓脊膜膨出是一个包含脑膜和畸形脊髓的囊通过缺损的椎骨疝出(相比之下,脑膜膨出是一个只包含脑膜的囊,脊髓是正常的)。

如果神经管未闭,脊髓脊膜膨出发生于受孕后28d内。发病率随种族和地域而变化,为(1～5)/1000个活产儿。此缺陷的原因尚不清楚,但环境因素和遗传因素很重要。孕妇在妊娠前至妊娠后3个月口服叶酸可降低婴儿脊髓脊膜膨出50%～70%的发病率。有家族史的人发生脊髓脊膜膨出的风险比一般人群高15～30倍;脊髓脊膜膨出也可能发生在染色体异常的群体。

(二)分类

病变的水平可预测功能障碍的程度。几乎所有病变都发生肠和膀胱的功能问题。

1.胸部病变　双下肢弛缓性瘫痪伴躯干肌无力。

2.$L_1 \sim L_2$ 病变　膝盖、足踝的弛缓性瘫痪，髋关节屈曲和内收不受影响。

3.L_3 病变　同 $L_1 \sim L_2$ 病变，但膝反射同时存在。

4.$L_4 \sim L_5$ 病变　膝关节屈伸和踝关节背屈正常，但趾屈和伸髋减弱或消失。

5.骶骨病变　足踝和足趾轻微的无力。

(三)相关问题

相关问题的程度和类型也与病变的水平相关。

1.认知缺陷　精神发育迟滞(33%)和学习障碍。

2.神经系统问题　脑积水(70%～80%)和阿-希畸形(Ⅱ型)。

3.泌尿道问题　尿失禁、复发性尿路感染、膀胱输尿管反流、肾损害。

4.肠功能紊乱　失禁和便秘。

5.肌肉骨骼疾病　脊柱侧凸和髋关节脱位。

6.性功能障碍　不完全勃起和逆行射精。

7.眼科疾病　斜视。

8.皮肤疾病　压疮。

提示：在一些中心，胎儿手术闭合脊髓脊膜膨出在孕中期晚期或孕晚期早期进行。尽管结果是初步的，这类手术似乎有减少神经功能缺损的可能性。

三、智力障碍(以前称为精神发育迟滞)

(一)定义和病因学

智力障碍(ID)定义为“发病年龄在 18 岁前，智力功能和适应性行为都存在显著限制性。适应行为表现为概念的、社会的和应用的适应性功能。”(美国智力和发育障碍协会，华盛顿，2010 年)。

提示：智力障碍不能靠单纯的智力测试诊断。个体必须有适应行为方面的不足。

确定病人智力障碍原因的可能性取决于障碍的严重程度。一种原因可在大约 50%轻微智力障碍及在 80%严重或极度智力障碍的病人身上确定。染色体异常(如唐氏综合征和脆性 X 综合征)是智力障碍最常见的确定病因。智力障碍其他原因包括围生期或产后损伤、致畸剂(如胎儿酒精综合征)、宫内感染及先天性代谢缺陷。

(二)分类

一个人的优点、弱点和需要支持的程度(间歇的、有限的、广泛的或普遍的)的描述在规划教育/职业、社会/娱乐及日常生活的需要方面是最有帮助的。基于IQ(智商)的详细分类常用但对干预规划并不那么有用。

1.轻微智力障碍　IQ 50～55至70。

2.中等的智力障碍　IQ 35～40至50～55。

3.严重的智力障碍　IQ 20～25至35～40。

4.极度的智力障碍　IQ 20～25以下。

提示:在详细分类间若IQ得分处于重叠的范围内,个人的适应能力应该用于确定适当的分型。

提示:在幼儿和学龄期儿童发育测试结果常被描述为发育商(DQ)而不是IQ。DQ等于心理年龄除以实足年龄,再乘以100。例如一名4岁的孩子功能为2岁孩子水平,他的DQ将是50。

(三)相关问题

对具有特异性综合征的孩子,相关问题与综合征有关。通常情况下,智力障碍的孩子,听力障碍或视觉缺陷的风险增加,可发生于25%的轻微智力障碍的儿童和>50%的严重智力障碍的孩子。在这个人群中,癫痫发作和行为问题,如多动、自我损伤的发生率增加。

提示:医师倾向于低估智力障碍孩子的潜在能力。许多被诊断为轻微智力障碍的孩子在社会上能同成年人一样独立。

四、广泛性发育障碍

(一)定义和病因学

广泛性发育障碍(PDD)包含多种障碍(如自闭症、亚斯伯格征、雷特综合征),其特点是社交互动、沟通技巧和兴趣及行为方面的障碍。许多孩子从事刻板的行为以及执着坚持无功能的程序。PDD有时被称为"自闭症障碍"(ASD)。

在过去20年中，ASD的患病率在不断上升。目前估计为1/110，男女比例约为4∶1。患病率的增加是由于诊断标准的变化，还是患病率真正的增加，或者两者均包括还不清楚。这些疾病可能由于大脑受到损害或大脑异常发育所致，有很强的遗传性。在受影响儿童的兄弟姐妹中ASD的发病率比一般人群高5～15倍。无证据支持免疫和ASD之间的关联。

最近发现大部分典型雷特综合征的病例是由于X染色体上的基因突变所致，表现为编码甲基CpG结合蛋白2(MECP2)突变。有趣的是，不是所有具有这种突变的女性都有雷特综合征(可能与X染色体失活模式有关)。以前认为这种突变对男性来说几乎总是致命的，但最近的研究已经描述了男性MECP2突变不同的表型，包括严重的脑病(导致早期的婴儿死亡)、雷特综合征、伴有癫痫发作的发育迟滞及非特异性的MR。

(二)分类

1.自闭症　社交互动、沟通技巧和兴趣及行为方面的严重障碍。

2.阿斯伯格综合征(幼儿孤独症)　社会交往中的严重障碍，频繁的重复性的行为，以及限制范围内兴趣或活动，但在语言技能或整体认知能力方面无显著障碍。

3.无特殊说明的PDD(PDD-NOS)　问题如同孤独症和阿斯伯格综合征描述的那样，但严重性不足以满足这些诊断的标准。

4.雷特综合征　特点是言语不能，有目的的手部动作的丧失，后天获得的小头畸形，以及不典型的呼吸模式。

5.儿童期分裂障碍　特点是至少2年正常发育后多个功能区域的技能丧失，排除代谢和神经退行性疾病后才能诊断。

提示：自闭症的孩子可能学会几句话，然后在12～24月龄间停止使用这几句话。然而，他们不应该丧失学会更复杂的语言及其他领域的技能。

(三)相关问题

1.认知缺陷　精神发育迟滞(60%～70%自闭症的病人)和学习障碍。

2.神经系统问题　癫痫症状。

续表

白内障
青光眼
后天性
早产儿视网膜病变
斜视
遗传综合征(可能与先天性或后天性的视力丧失有关)
黄斑病
肿瘤(如视网膜母细胞瘤)
创伤
感染
缺氧(与皮质性视损伤相关)

(二)相关问题

1.认知缺陷　精神发育迟滞(20%～25%失明的孩子)。

2.语音和语言缺陷　发育迟滞(嘴的动作模仿是语音发展的一个重要组成部分)。

3.社会心理和行为问题　刻板、自我伤害行为。

提示:智力正常的失明的孩子发育迟滞。失明孩子粗大运动技能(如坐)的发育比正常视力孩子的晚大约2个月,失明的孩子开始走路要比正常视力的孩子晚3～7个月。感情的迹象也可发生在不同的时间。正常视力的孩子看见陌生人后焦虑大约同时发生,而分离后的焦虑直到很晚才会发生。

七、语音和语言障碍

(一)定义和病因学

语音是指用来交流信息的声音,语言是指赋予声音意义的方式。当孩子运用语言的技能明显低于它的非语言认知能力时,可出现语言障碍。

语言障碍可能是脑损伤所致，也可能是先天性的。在某些情况下，听觉信息处理的差异被认为是先天性语言障碍的原因。

提示：常规测试孩子的听力。

提示：评估语言及非语言能力。对许多患有 MR 的孩子来说，最初关注的往往是关于孩子的语言能力。

（二）分类

1.表达性语言障碍　孩子用文字表达想法的能力低于理解语言和执行非语言技巧的能力。

2.混合性感受-表达性语言障碍　孩子用文字表达想法和理解语言的能力低于非语言认知能力。

3.语音障碍　孩子不能使用适合于年龄和方言的语音。

（三）相关问题

1.基于语言的学习障碍，如阅读、拼写及书写障碍。

2.行为问题。

八、学习障碍

（一）定义和病因学

2004 年残疾人教育法案的重新授权继续定义学习障碍为“一个或多个的基本心理过程障碍，涉及口头或书面的理解语言，表现为听、说、读、书写、拼写或做数学计算能力方面的缺陷。”然而，法律不再要求学习障碍的孩子在实际和预期成绩间严重差异的基础上被确认。相关法律鼓励学校考虑孩子如何对循证性教学干预做出回应以确定孩子是否有学习障碍。

提示：在确定学习障碍时，差异评价的标准要求孩子被诊断和接受干预前明显地落后于同龄人。

学习障碍可伴随其他情况发生，但不是感觉障碍、精神发育迟缓、社会情绪障碍、文化差异或不适当指令的直接结果。尽管学习障碍的原因尚不清楚，遗传因素似乎发挥了至关重要的作用。一个家族的多个成员往往有学习障碍，尽管这种模式并不遵循典型的孟德尔遗传。此外，在许多遗传综合征病人中学习障碍的发生频率增加。

(二)分类

读写障碍,即阅读和学习障碍,是最常见的学习障碍。学习障碍也可发生在数学、拼写和书面表达领域。阅读障碍通常与语音意识障碍有关。因此,有阅读障碍的人往往有如拼写等其他语言技能方面的障碍。非语言学习障碍的孩子经常有数学、视觉感知、精细运动、组织或社会技能方面的问题。

(三)相关问题

社会心理和行为问题,注意缺陷多动障碍(ADHD),缺乏自尊,逃避上学。

提示:让孩子留级对学习障碍来说并不是一个适当的干预。医师应该坚持对任何在学校有困难的孩子进行心理教育评估。在少数情况下,留级是一个适当的干预。

九、注意缺陷多动障碍

(一)定义和病因学

ADHD的特点是与发育水平不匹配的注意力不集中、冲动,以及多动。几乎在所有情况下,学校功能受损。许多孩子在家庭和社会关系方面无法达到预期。

研究表明,患有ADHD的人基底神经节和额叶神经元活动减少,包括多巴胺和去甲肾上腺素神经递质系统。遗传学是增加患ADHD风险的最强的预报器。其他增加患ADHD的风险因素包括产前暴露于环境中的有毒物质(如香烟和酒精),以及出生后的脑损伤(如感染、先天性代谢缺陷、创伤)。

提示:"不匹配发育"的注意力不集中或活动的程度很难定义。临床上,标准化的家长和教师问卷调查用来帮助进行评估。

(二)分类

1.主要注意力不集中型　孩子注意力不集中但没有很强烈的活动或冲动。

2.主要多动冲动型　孩子有强烈的活动或冲动但没有强烈的注意力不集中。

3.复合型　ADHD最常见的类型;孩子有强烈的多动、冲动及注意力不集中。

提示:多动冲动型最常在7岁以下的儿童诊断。这些儿童中许多长大后诊断为复合型。

(三)相关问题

1.认知学习障碍。

2.神经系统问题,如精细运动技能差。

3.社会心理和行为问题,如对立违抗性障碍、品行障碍、焦虑症、抑郁、缺乏自尊、社会技能差。

提示:有些孩子似乎出现ADHD的症状,但实际上有其他问题影响他们的注意力(如混乱的或紧张的家庭环境,无法识别的学习障碍、感觉障碍、精神障碍或失神发作障碍)。然而,有任何这些问题的孩子可同时患有ADHD。

(四)治疗

行为咨询和兴奋性药物是ADHD最有效的治疗方法。

(姜殿东　孙文秀　译)

第 5 章

免疫接种

Alexander G. Fiks

一、免疫接种计划

图 5-1 介绍了推荐的儿童期免疫接种计划。以下是需要考虑的重要的问题。

疫苗▼ 年龄▶	出生时	1月龄	2月龄	4月龄	6月龄	12月龄	15月龄	18月龄	19~23月龄	2~3岁	4~6岁
乙型肝炎	HepB	HepB			HepB						
轮状病毒			RV	RV	RV						
白喉，破伤风，百日咳			DTaP	DTaP	DTaP	见脚注	DTaP				DTaP
B型流感嗜血杆菌			Hib	Hib	Hib	Hib					
肺炎球菌疫苗			PCV	PCV	PCV	PCV				PPSV	
脊髓灰质炎病毒灭活疫苗			IPV	IPV	IPV						IPV
流感					流感疫苗(每年接种)						
麻疹、腮腺炎、风疹						MMR		见脚注			MMR
水痘						水痘		见脚注			水痘
甲型肝炎						HepA(两针)				HepA系列	
脑膜炎球菌										MCV	

除某些高危人群外，针对所有儿童推荐接种的年龄范围　针对高危人群推荐接种的年龄范围

疫苗▼ 年龄▶	7~10岁	11~12岁	13~18岁
破伤风，白喉，百日咳		Tdap	Tdap
人乳头瘤病毒	见脚注2	HPV(3针)	HPV系列
脑膜炎球菌	MCV	MCV	MCV
流感	流感疫苗(每年接种)		
肺炎球菌疫苗	PPSV		
甲型肝炎	HepA 系列		
乙型肝炎	HepB 系列		
脊髓灰质炎病毒灭活疫苗	IPV系列		
麻疹、腮腺炎、风疹	MMR系列		
水痘	水痘系列		

除某些高危人群外，针对所有儿童推荐接种的年龄范围
针对追加免疫推荐接种的年龄范围
针对高危人群推荐接种的年龄范围

图 5-1　2010 美国儿童免疫计划推荐

1.常规推荐给婴儿、儿童和青少年进行多种疫苗的同时接种。若可提供，则联合疫苗比单独注射通常更合适。

2.一次免疫接种计划失误并不需要重新启动一系列疫苗接种。如果一次剂量的疫苗错过了，只要有指征则可下次再接种。许多疫苗有年龄限制。

3.青少年需要越来越多的疫苗接种。在每个青少年就诊时回顾疫苗接种史是非常重要的。

4.免疫接种，尤其是活病毒疫苗，对先天或后天性免疫缺陷的儿童可能是禁忌的。

5.由于短缺和不断变化的推荐，免疫接种计划不断的更新。当决定接种疫苗时，一定要了解目前的接种计划。

二、接种指导

(一)程序

联邦法律要求供应商在每次疫苗接种前发布疫苗的信息，这些信息可从美国疾病控制和预防中心(CDC)获得。

(二)接种部位

疫苗接种首选的部位在大腿前外侧(皮下注射或肌内注射)、上臂三角肌区(肌内注射)或上臂的肱三头肌区外(皮下注射)。小于 1 岁的儿童，肌内注射应在大腿前外侧。大于 1 岁的儿童，三角肌是首选的注射部位。一般来讲，婴儿免疫接种不应选择臀部外上象限作为接种部位。

(三)白喉、破伤风、无细胞性百日咳(DTaP)疫苗

肌内注射(IM)：0.5ml。免疫实践咨询委员会(ACIP)和美国儿科学会(AAP)推荐首次接种为 4 个剂量，前 3 次接种从 2 月龄开始，每次间隔 4～8 周，第 4 个剂量在第 3 个剂量接种后 6 个月及 1 岁后接种。第 5 个剂量推荐在入学前 4～6 岁时接种。随后的加强剂量应该在 11 岁时开始接种，给予破伤风、白喉、百日咳联合疫苗(Tdap)。Tdap 只能给一次。随后所有的加强接种均应用破伤风白喉(Td)疫苗，并且每 10 年给予一次，持续终身。一个不完整的 DTaP 接种序列是婴幼儿疫苗延

迟的一个常见原因。

1.破伤风免疫球蛋白 肌内注射250U,作为暴露后预防的一个单剂量。预防的需要取决于伤口的清洁性和严重程度,以及先前的破伤风类毒素(TT)疫苗接种史。TT应该与免疫球蛋白同时给予。

2.禁忌证 随着非细胞百日咳疫苗的研制,不良反应较前明显少见,DTaP的禁忌证包括如下。

(1)即刻过敏反应。

(2)7d内的脑病。

(3)渐进性的神经系统疾病(婴儿痉挛),病情平稳并且诊断明确之前。

(四)B型流感嗜血杆菌(Hib)结合疫苗

肌内注射:在2、4、6及12～15月龄时接种3或4个0.5ml的剂量。如果用了3个剂量的产品,第3次的剂量可省略。在不知道以前使用疫苗品牌的情况下,4个剂量是必需的。60月龄后Hib疫苗不是必需的。

(五)甲肝疫苗(HAV)

肌内注射:建议所有孩子于12月龄开始常规三角肌肌内注射HAV 25U(甲肝纯化灭活疫苗)或720EL.U(甲肝减毒活疫苗)。第2次剂量应该6个月后给予。对于年龄＞23月龄的儿童和青少年,建议HAV计划目标范围为高风险及需要免疫的年长儿。

(六)乙肝疫苗(HBV)

肌内注射:第1次接种是出生时在新生儿育婴室给予,随后必须添加到孩子初级预防保健卡上。第2次接种是1～4个月后给予,在1～2月龄最常见。第3次接种推荐6月龄时开始,必须在第2次接种8周后、第1次接种16周后给予。如果使用组合产品,HBV的第4剂接种是可以接受的。

(七)乙肝免疫球蛋白(HBIg)

HBsAg阳性母亲的婴儿:推荐生后12h内同时给予HBV(0.5ml)和HBIg。HBV第2次剂量1～2月龄时给予,第3次剂量6月龄时给予。应该在9月龄或该系列接种结束后首次回访时开始检查乙肝表面抗原和表面抗体。

HBsAg 不详母亲的婴儿：母亲应在入院分娩时检查。至生后 12h 接种 HBV。如果母亲检测 HBsAg 阳性，应在出生后 7d 内尽快给予 HBIG。

(八)人乳头瘤病毒(HPV)疫苗

肌内注射：应该在 11～12 岁时首次给予 0.5ml。第 2 次剂量在首次 1 个月(HPV2)或 2 个月(HPV4)后给予，第 3 次剂量在首次 6 个月后给予。女性如果还未结束整个序列并还未妊娠，可接种疫苗到 26 岁。这个年龄组的男性也可接种，以预防生殖器疣。在所有青春期疫苗中，HPV 系列是目前完成率最低的。

(九)麻疹-腮腺炎-风疹(MMR)疫苗

皮下注射：首次 0.5ml 在 12～15 月龄接种。在 4～6 岁时接种加强剂量。

禁忌证：麻疹、腮腺炎和风疹疫苗接种的禁忌证包括严重的疾病(不是简单的发热或上呼吸道感染)、妊娠、对明胶或新霉素过敏、血小板减少、最近注射过免疫球蛋白、使用高剂量类固醇至少 14d，以及免疫力低下(见后面关于 HIV 的详述)。自闭症与 MMR 疫苗的接种无关。

提示：接触过麻疹病毒的患者，在暴露 72h 内给予疫苗可提供保护。另外，对易患人群而言，如果暴露 6d 内给予免疫球蛋白(0.25ml/kg，肌内注射)可能会预防或减轻麻疹。患有症状的 HIV 感染的儿童和青少年接触了麻疹，不管他们的免疫状态如何都应给予免疫球蛋白预防(0.5ml/kg)。对所有患者而言，最大剂量是 15ml。

(十)脑膜炎球菌结合疫苗(MCV4)

肌内注射：推荐所有青少年 11～12 岁时开始接种脑膜炎球菌疫苗。目前要求一次剂量为 0.5ml。有吉兰-巴雷综合征病史应避免接种此疫苗。目前推荐 2～10 岁儿童流行性脑脊髓膜炎风险增加者，MCV4 代替脑膜炎球菌多糖疫苗(MPS4)。在这个年龄组，主要的接受者是终端补体成分不足的儿童、解剖或功能上无脾的人群及高发病率地区的旅行者。MCV4 加强剂量可能在 16 岁或首次剂量 5 年后需要。参考现行的疫苗接种计划。

(十一)肺炎球菌结合疫苗(PCV13)

肌内注射:目前所有接种 PCV 的儿童,均用新型的 PCV13 代替旧的 PCV7。以前已完成 PCV7 系列接种的孩子,应在 14~59 月龄接种单一剂量的 PCV13,至少在最后一次接种 8 周后进行。PCV13 常规的接种计划如下。

1.婴儿和儿童 2、4、6 月龄时每剂给予 0.5ml,12~15 月龄时给予加强一剂。

2.以前未接种疫苗的大婴儿和儿童

(1)7~11 月龄:接种两次剂量,间隔至少 2 个月。第 3 剂 1 岁时给予。

(2)12~23 月龄:给予两个总剂量,至少间隔 2 个月。

(3)24~59 月龄:健康儿童给单剂量。如果以前未接种过,高风险(镰状细胞病/血红蛋白病、无脾、HIV、人工耳蜗植入术)或假定为高风险(先天性免疫缺陷、慢性心脏疾病、慢性肺疾病、脑脊液漏、慢性肾功能不全、糖尿病、接受免疫抑制药或放射治疗)的孩子,需要在 24~71 月龄给予两次剂量。此外,6~18 岁高风险的孩子,即使他们以前接受过 PCV7 或 PPSV 疫苗,也应给予单剂量的 PCV13。

(十二)23 价肺炎球菌多糖疫苗(PPSV23)

皮下注射或肌内注射:0.5ml。患肺炎球菌疾病高风险或假定高风险的孩子,除了 PCV13 外推荐在 24 月龄时给予此疫苗。只对免疫功能低下、患有镰状细胞病或功能性无脾的孩子在首次剂量 5 年后给予一次额外的剂量。必须在最后一剂 PCV13 后,至少间隔 8 周后给予。

(十三)脊髓灰质炎病毒疫苗

皮下注射:给予两剂 0.5ml,至少间隔 4 周,但最好在 2 月龄开始间隔 8 周给予。第 3 次剂量在 6~18 月龄时给予,第 4 次剂量应该在入学或 4~6 岁时给予。在美国不再推荐口服脊髓灰质炎疫苗。

(十四)轮状病毒疫苗(Rota)

口服:推荐在 2、4、6 月龄时给予 3 剂轮状病毒疫苗。第 1 剂必须在 6~15 周龄期间给予。如果到 15 周龄时仍未给予首次剂量,则不应进行该系列的疫苗接种。此外，轮状病毒疫苗接种必须在 8 月龄前完成。只要有可能，一种产品应用于整个系列。已患轮状病毒病的孩子仍可以完成这个系列。

轮状病毒疫苗接种需警惕急性中至重度疾病，包括胃肠炎、先前存在的慢性胃肠道疾病、肠套叠、脊柱裂及膀胱外翻。值得注意的是，改变的免疫活性对疫苗接种来说是谨慎而非禁忌证，因为病毒疫苗在肠黏膜表面不能较好的复制，野生型病毒感染是难免的。

(十五)水痘疫苗

皮下注射：每剂 0.5ml 接种 2 剂，首次在 12～15 月龄，第 2 次在 4～6岁。对于＜13 岁推迟接种的孩子，2 剂接种之间应至少间隔 3 个月。对于≥13 岁以前未接种疫苗的青少年，2 剂接种至少间隔 28d。

特别注意：被认为没有接种免疫者，个人必须有免疫的实验室证据或疾病、诊断的实验室确认，或卫生保健者提供的水痘或带状疱疹病史的诊断或验证。

(十六)流感疫苗

1.三价灭活流感疫苗(TIV)　肌内注射：推荐 6 月龄至 18 岁的所有孩子每年常规的接种 TIV。年龄＜36 月龄剂量为 0.25ml，年长儿为 0.5ml。虽然大多数孩子需要单剂，但＜9 岁首次接种或在前一季节只接种 1 剂的孩子则需要 2 剂，之间至少间隔 1 个月。建议也会有所不同，取决于先前 H1N1 流感疫苗接种的情况。在预防孩子流感方面，家庭接触者的接种优先考虑。

特别注意：严重鸡蛋过敏是禁忌证。

2.流感减毒活疫苗(LAIV)　鼻内：对于＞2 岁的健康儿童 LAIV 可取代 TIV。那些具有高风险的疾病不能接种 LAIV，如哮喘或慢性肺疾病、血流动力学显著异常的心脏病、免疫性疾病、HIV、镰状细胞贫血和血红蛋白病、需要长期水杨酸治疗的疾病、慢性肾功能不全，以及包括糖尿病在内的慢性代谢性疾病。

(十七)取代疫苗接种计划

家属经常貌似科学但其实毫无根据的引证而担心疫苗，有些人主张延缓疫苗接种并随之用替代的接种计划。医师应该与家人一起劝阻替代疫苗接种计划，因为这些计划：①增加个别孩子延迟剩余的疫苗接种及潜在危及生命的感染的机会；②减少人群中孩子们的免疫接种率，导致疫苗可预防疾病暴发的风险增加；③当孩子未按照标准方案进行疫苗接种时，错过疫苗接种时机的风险将增加；④增加医疗机构的负担，必须将卫生资源从常规的预防和紧急医护转向处理需要更频繁探视的孩子。

(十八)拒绝接种疫苗

医师和护士是儿童免疫接种信息的最可靠的来源。因此，临床医师的建议对家庭疫苗接种的决策具有重大的影响，当父母提出与临床证据不相符的问题时尤其重要。当问题出现时，临床医师应为父母或孩子特殊的担忧提供合适的信息。列在本章末的资源可提供科学有效的信息以帮助解决家庭问题。建议临床医师在将来的访视中关于家庭拒绝接种疫苗的话题再次访问。此外，临床医师应要求父母在接受或拒绝疫苗接种的记录单上签署拒绝接种疫苗的行为。

三、特殊情况

(一)有医学问题的早产儿和婴儿

早产儿应在相应的年龄给予相应的剂量进行接种。不推荐减少或分次接种疫苗剂量。

出生后不久有脑室内出血或其他神经系统问题但2月龄时稳定的婴儿也应该接种疫苗。2月龄时仍在医院的婴儿也可接受免疫接种。应在6月龄时接种TIV，家庭接触者及看护者也应进行接种。小于32周的早产儿，患有慢性肺疾病及某些心脏病，也可从接种呼吸道合胞病毒单克隆抗体(帕利珠单抗)中受益。

(二)免疫缺陷和免疫抑制的孩子

正使用糖皮质激素治疗的病人，需根据其应用激素的剂量、途径及治疗的持续时间考虑存在免疫功能低下。一般来说，活疫苗不应用于先天性或继发性免疫功能障碍的病人。

(三)无脾儿

经历过脾切除术、功能性无脾(镰状细胞病)和先天性无脾的孩子暴发菌血症的风险增加，这与高死亡率相关。无脾儿重要的病原体包括肺炎链球菌、脑膜炎奈瑟菌、B 型流感嗜血杆菌、金黄色葡萄球菌、大肠埃希菌和沙门菌。

除了包括 Hib 和 PCV13 在内的常规的儿童疫苗，应给所有无脾儿在 2 岁时接种 PPSV23 和 MCV4。不管无脾儿的疫苗接种情况如何，通常推荐进行日常的抗生素预防。

(四)有癫痫发作个人史或家族史的儿童

惊厥性疾病家族史既不是 DTP、也不是其他疫苗的免疫禁忌证，不是推迟免疫的理由。

(五)患有慢性疾病的孩子

总的来说，患有慢性疾病的儿童应接受同健康儿童推荐一样的免疫接种。

然而，有免疫性疾病的儿童通常不应接种活疫苗。但是，HIV 阳性及无严重免疫受损的病人应接种 MMR 和水痘疫苗。免疫功能低下对于轮状病毒疫苗接种来说是谨慎而非禁忌证。

如上所述，对 LAIV 来说某些慢性疾病是禁忌证。患有这些疾病的儿童，也存在流行性感冒并发症的高风险，应该接种灭活 TIV。

慢性肝病的孩子处于急性肝炎并发症的高风险。临床医师应确定最近他们甲型肝炎病毒和乙型肝炎病毒情况。

等待移植的孩子应在免疫抑制治疗开始之前接受免疫接种。

(六)有伤口的孩子

伤口的治疗取决于伤口的性质及病人的免疫接种史。表 5-1 列出了年长儿和青少年破伤风预防指南。在＜7 岁孩子中，当需要伤口预防感染时推荐用 DTaP。

表 5-1　常规伤口处理时破伤风预防指南(7 岁儿童、年长儿和青少年)

吸附破伤风类毒素的病史(剂量)	干净小的伤口		所有其他的伤口[a]	
	Td 或 Tdap[b]	TIg[c]	Td 或 Tdap[b]	TIg[c]
未知或<3	是	否	是	是
≥3[d]	否[e]	否	否[f]	否

改编自美国儿科学会

Td.成年人型破伤风和白喉类毒素；Tdap.加强剂量破伤风类毒素(TT)，减少的白喉类毒素及无细胞百日咳；TIg.破伤风免疫球蛋白(人)

[a].包括污物、粪便、土壤或唾液污染的伤口及刺伤、撕脱伤和飞弹、破碎、烧伤或冻伤导致的伤口

[b].对于从未接种 Tdap 的青少年，Tdap 优于 Td。对于以前接种过 Tdap 的青少年或当 Tdap 不可用时 Td 优于 TT

[c].当 TIG 不可用时应静脉注射免疫球蛋白

[d].如果只接种过 3 个剂量的液体类毒素，应给予第 4 个剂量的类毒素，吸附类毒素更好

[e].是，如果接种最后一次剂量已≥10 年

[f].是，如果接种最后一次剂量已≥5 年(不需要更频繁的加强剂量)

四、关于免疫接种禁忌证常见的误解

关于免疫接种禁忌证存在许多误解。根据 AAP，以下是不适当的免疫接种禁忌证。

1.孩子患有轻度的急性疾病，表现为低热或轻度腹泻，其他方面健康。

2.抗菌药物治疗或处于疾病恢复期。

3.前一剂的反应包括立即在接种部位附近单纯的疼痛、发红或肿胀或体温<40.5℃(105°F)。

4.妊娠的家族接触者。

5.最近接触一种传染病。

6.早产。

7.母乳喂养。

8.非特异性过敏或家庭过敏史。

9.对青霉素过敏(在美国没有疫苗被授权含有青霉素)。

10.惊厥家族史(允许有惊厥家族史的病人接种百日咳和麻疹疫苗)。

11.婴儿猝死综合征家族史(这些病人允许接种 DTP 疫苗)。

12.疫苗接种导致的不良事件的家族史。

13.营养不良。

五、其他信息来源

儿童的免疫接种计划是不断变化的。以下出版物是最新信息的最佳来源,已经在本章中出现过。

1. 2009 RED BOOK。第 28 版传染病委员会报告。AAP 传染病委员会每 3 年发表一次。

2.发病率和死亡率周报。http://www.cdc.gov/mmwr/.CDC 每周出版这份报告,包含了当前疫苗接种的建议和最新资料。

3.疫苗接种计划。在网上通过 CDC 可见,www.cdc.gov/vaccines/recs/schedules/child-schedule.htm。

4.国际旅行健康信息。在网上通过 CDC 可见,www.cdc.gov/travel/contentVaccinations.aspx。

5.家庭疫苗信息表。在网上通过 CDC 可见,www.cdc.gov/vaccines/pubs/vis/default.htm。

6.疫苗的一般信息及常见问题解答。费城儿童医院疫苗教育中心,www.chop.edu/service/vaccine-education-center/home.html。

(姜殿东 孙文秀 译)

第 6 章

婴幼儿的喂养

Susan A. Friedman，Brenda Waber

一、健康足月儿的营养需求

表 6-1 总结了健康足月儿的营养需求

提示：母乳及人工喂养的禁忌证。

1.呼吸频率＞80 次/分。

2.吸吮力或吞咽功能差的婴幼儿。

3.无咽反射。

4.有败血症或窒息的症状。

表 6-1　健康足月儿的营养需求

营养成分	每日需要
热量	～110kcal/(kg·d)[a]
液量	～160ml/(kg·d)[b]
糖类	总热量的 37%～44%
蛋白质	总热量的 10%～12%
脂肪	总热量的 40%～50%，3%来自亚油酸

a.第一年之后的热量逐渐减少，如下。

能效比 kcal/d

0～3 月龄 89×体重(kg)－100＋175

4～6 月龄 89×体重(kg)－100＋56

7～12 月龄 89×体重(kg)－100＋22

b.不管配方奶或母乳，都应能提供足够的热量

二、母乳喂养

母乳喂养是绝大多数婴幼儿的最佳选择，且母乳是大多数常见配方奶的“金标准”。

(一)人工喂养的风险

1.增加了感染性疾病的发生率及严重程度，包括腹泻、呼吸道感染、细菌性脑膜炎、中耳炎、泌尿道感染、坏死性小肠结肠炎及菌血症。

2.增加了婴儿猝死综合征的风险。

3.增加了儿童肥胖的风险。

4.增加了 1 型和 2 型糖尿病的风险。

5.增加了白血病、淋巴瘤及霍奇金病的风险。

6.有增加高胆固醇血症风险的可能。

7.可能影响大脑认知的发展。

8.对于母亲来讲，增加了产后出血的风险，体重恢复到产前水平时间延长，增加了乳腺癌及卵巢癌的风险，同时也增加了绝经后骨质疏松综合征及产后抑郁的风险。

(二)母乳喂养的禁忌证

1.一些先天性代谢性缺陷(如经典型半乳糖血症)。

2.母亲为 HIV 阳性。

3.活动性的(未治疗的)结核病。

4.母亲酗酒或使用非法药品。吸烟(每天超过 4 支)应根据具体情况评估。

5.乳房的单纯疱疹感染。

6.乳腺癌(正在治疗中的)。

7.母亲为高泌乳素血症患者(大多数情况下)。

8.有乳房缩小术的病史包括大多数的乳腺导管的结扎(倘若必须时也可以母乳喂养)。

9.根据美国儿科学会药学委员会 2001 年的调查结果，孕产妇使用药物和(或)放射性物质应禁止母乳喂养。

提示：孕产妇乙型肝炎的感染不是母乳喂养的禁忌证，应在出生后不久注射乙肝疫苗及肝炎免疫球蛋白。

孕产妇丙型肝炎的感染也不是母乳喂养的禁忌证。

(三)患者咨询

1.哺乳期药物的使用　孕产妇在咨询医师之前，应避免使用所有的药物，包括非处方药及中草药。Hale的建议是一个很好的评估孕产妇药物使用的资源(见参考文献)。应限制酒精的摄入。如果母亲偶尔喝了少许酒(相当于6盎司的啤酒或者4盎司的红酒)，那她应该至少2～3h后再进行哺乳。建议不吸烟，但吸烟不是母乳喂养的绝对禁忌证，因为少量吸烟的益处大于风险。母亲应该知道如果每天吸烟超过4支则有奶量减少的风险，且尼古丁对婴儿有影响。

2.营养和休息　哺乳期的母亲需要大量的营养，包括维生素、蛋白质、锌及液体。在哺乳期，钙及其他矿物质的需求并没有增加。建议母亲均衡饮食，包括高蛋白食物、水果、蔬菜、奶制品及谷类。可使用多种维生素制剂。母亲生产后因体重下降可能需要消耗额外的热量。充分的休息也是非常重要的(如果母亲能在婴儿小睡的时候也小憩一会儿是十分理想的)。

3.母乳喂养的技巧　清洗乳头不是必需的，但是清洁双手是非常重要的。母亲应感觉到舒适，或许在肘关节下方或膝盖上方垫上枕头感觉更舒服。婴儿应该被放在母亲的怀里，面对母亲，头部后仰，下巴朝上，使鼻子与乳头在一条线上(注意不能抓住婴儿)。

母亲应该撑着乳房，并小心把手指从乳晕上拿开。从鼻子到下巴抚摸婴儿，可以使他更好地张开嘴，此刻他应该更接近母亲的身体，鼓励他尽可能多的暴露牙槽组织。双侧乳房都可以哺乳，且保证每一侧乳房婴儿的吸吮不被中断。在最初几天，一侧乳房可能满足婴儿需求，但在以后的时间里应两侧乳房交替。哺乳结束、覆盖乳房前，应使乳房风干或轻拍使之干燥。

4.哺乳的频率及摄入量　健康的婴儿应在出生后第1个小时内哺乳。不间断的母婴同室可以促进母乳喂养。在最初的几周里，应按需喂养，至少每2～3h哺乳1次，理想状态下每24h哺乳8～12次。除非有医嘱，否则在前2个周内，不应该给婴儿补充水分或其他婴儿食品。表6-2总结了足月母乳喂养婴儿的营养供给。在出院前，应记录并确保婴儿有有效的吸吮及哺乳。

表 6-2　足月母乳喂养的婴儿的营养供给

婴儿食品	除非有医嘱，否则在前 2 个周内，不应该补充
氟化物	0.25mg/d，6 个月后（如果水没有被氟化）。在 2 岁以前避免使用含氟的牙膏
维生素 D	400U/d，出生后尽快给
铁剂	元素铁[1mg/(kg・d)4 个月时开始]，从 6 个月开始，煮熟的肉类为第一选择

（四）面临的问题

1.肿胀　肿胀可能发生在产后的第 3 天或第 4 天，并可引起母亲的强烈不适。让母亲相信高度的肿胀通常只持续 24～48h 是非常重要的。按照以下方法解决。

(1)频繁的连续喂养。

(2)可以在哺乳前采用热敷法或冲热水澡来减轻不适。

(3)在哺乳后冷敷乳房或者冷冻的白菜叶子同样有效。

(4)应用对乙酰氨基酚或布洛芬。

(5)用吸奶器只吸取少量奶液避免增加乳汁的分泌（如果只是用一个吸奶器）。

2.乳头疼痛、破裂或出血

(1)应该通过医学专业人员或者哺乳顾问重新评估婴儿吸吮的姿势。婴儿吸吮一个产乳不足的乳头，是乳头疼痛的常见原因，母亲应该确保婴儿的下唇向外卷起。

(2)把乳头暴露在空气中是很重要的。另外，一些患者应用乳汁涂抹在破裂的乳头上并使其风干也有一定的作用。羊毛脂和舒适的衬垫也是有用的。

(3)建议母亲不使用患侧乳头哺乳。可将母乳挤出，这样可能缓解乳汁过度旺盛分泌。在严重情况下，应该停止使用患侧乳头喂养或使用吸奶器。

(4)在哺乳前 20min 使用布洛芬（不要超过推荐剂量）可以缓解不适。

3.乳腺导管堵塞　乳腺导管堵塞或者乳腺囊肿表现为圆形或线形的硬块，通常位于乳房的外下象限。在每次哺乳前 20min 可以进行热治疗，由体侧向乳头方向按摩乳房，尤其是受累的区域。建议母亲频繁地使用一侧乳房哺乳，每次至少 10min（每 1～2h 1 次）。首先使用患侧哺乳，使婴儿的下颌面向受累区域，这样可以促进受累象限的排空。可能需要多哺乳才能使堵塞的导管排空。建议完全排空乳房，可能在哺乳后需要用到吸奶器。很少有乳腺囊肿会发展到需要外科手术处理。

4.乳腺炎　哺乳期母亲发生乳腺炎后表现为发热、恶寒、萎靡，可伴随有乳房局部红斑和疼痛。建议母亲频繁哺乳。治疗上可以口服氨苄西林、热疗、休息，必要时可以口服镇痛药物。

5.早期体重增加　母乳喂养的足月儿在出生后几天内体重会下降 10％左右，但是在出生后的 7～10d 可恢复至出生时体重。体重下降超过 10％的婴儿应重新评估婴儿及母乳喂养的技巧，可以与先前的记录做对比。

6.母乳喂养儿的随访　儿科医师或健康专家对 3～5d 的婴儿进行评估，这对于尽早发现问题是很重要的。随访内容包括婴儿的体重、查体，主要包括是否缺水及黄疸情况。应向母亲询问以下问题。

（1）哺乳的频率及持续时间。

（2）建立哺乳的标志（如哺乳后乳房变小、溢奶、停止哺乳后乳头不适消失、哺乳时子宫痉挛）。

（3）正常婴儿小便（每天至少 4～6 次白色的小便）。注意：婴儿可能在换纸尿裤时排泄 2 次，因此排泄的次数可能会有变化。

（4）正常排便（出生后 3～4d 每日排 3～4 次黄色稀便，出生后 4～6d 每日排 4～6 次黄色稀便，出生后 2～4 周每日排 8～10 次黄色稀便）。注意：出生 5d 以后持续排胎便提示喂养不足。

（5）根据 Lawrence 的研究（6th，ed.2005），以下这些为影响早期体重增加的常见因素，即无效的哺乳技巧。

①哺乳次数少和不合适的哺乳（如夜间间隔时间太长）。

②增加水的摄入。

③由于母亲的问题禁止了泌乳反射。

三、人工喂养

(一)患者咨询

1.人工喂养的技巧　避免空气进入奶瓶的奶嘴中，并且应避免人工喂养，人工喂养大大增加了中耳炎的发病风险。

2.喂养频率与摄入　每 3～4h 喂配方奶 1 次。对于小于胎龄儿，应减少喂养频率直到他的胃内容量增加，但是对于糖尿病母亲所生的大于胎龄儿，应尽早喂奶并增加频率，同时应监测血糖，避免发生低血糖症。

正常足月儿在生后的最初几天内每次只能进食 15～30ml。因为这是婴儿在宫内的供给，所以母亲应保证足够的供给。在出生后第 1 周末母亲应该保证每次哺乳 2～4 盎司的容量(大约每 3～4h 1 次)

(二)配方奶分类

表 6-3 及表 6-4 列出了大多数婴幼儿配方奶的组成成分及适应证。牛奶直到 1 岁以后才能添加。生产商频繁地更换配方的名称及组成，在本章最后的网站可以检测大多数正确的资料。

1.以牛奶为主的配方奶　足月儿配方奶(标准)，提供的热量为每盎司 20kcal，适合出生体重在 2000g 的婴儿及足月的小于胎龄儿。

2.豆奶(无乳糖)的配方奶　无乳糖配方奶适合于短期或慢性对乳糖不耐受的婴儿及伴有半乳糖血症的婴儿。在怀疑对牛奶蛋白不耐受时，经常会选择无乳糖配方奶。但是，由于牛奶蛋白与大豆蛋白之间存在交叉过敏反应，在上述情况下不推荐使用无乳糖配方奶。无乳糖配方奶中的肌醇六磷酸盐成分可能导致低磷血症和佝偻病，早产儿不推荐或不建议长期使用无乳糖配方奶。

3.早产儿配方奶　母乳喂养因为其具有易吸收、抗感染的成分，对早产儿有更重大的意义。如果不能母乳喂养，则需要早产儿奶。早产儿奶的热量大概是每盎司 20kcal、24kcal、30kcal，更能满足早产儿的需求。可以根据不同婴儿的营养需求混合不同热量的早产儿奶。早产儿奶应用到矫正胎龄 40 周(如果出生体重 1000g，则时间更久)。在早产儿的校正年龄到 9～12 月龄时，才能使用可以提供每盎司 22kcal 的热量的过渡奶。

表 6-3 选择性婴儿配方奶粉的成分(注意:名称及成分经常会改变,请参考公司网站的最新信息)

商品名(制造商)	热量(kcal/oz)	糖类(g/100ml)	蛋白质(g/100ml)	脂肪(g/100ml)	铁(mg/100ml)	渗透压[mOsm/(kg·H_2O)]
A:母乳/配方奶						
成熟母乳	20	乳糖(7.2)	成熟母乳(乳清蛋白、酪蛋白)(1.1)	成熟母乳(3.9)	0.3	290
Enfamil Premium (Mead Johnson)	20	乳糖(7.5)	乳清蛋白脱脂奶(1.4)	棕榈油、椰油、大豆油、高油酸葵花油DHA/ARA(3.6)	1.2	300
Similac Advance (Abbott)	20	低聚半乳糖(7.3)	乳清蛋白浓缩脱脂奶(1.4)	高油酸红花油、大豆油、椰油、DHA/ARA(3.7)	1.2	310
Similac Advance Organic (Abbott)	20	有机玉米麦芽糖、有机乳糖、有机糖(7.1)	有机脱脂奶(1.4)	有机高油酸葵花油、大豆油、椰油、DHA/ARA(3.7)	1.2	225

续表

商品名(制造商)	热量(kcal/oz)	糖类(g/100ml)	蛋白质(g/100ml)	脂肪(g/100ml)	铁(mg/100ml)	渗透压[mOsm/(kg·H_2O)]
Good Start Gentle Plus (Gerber/Nestle)	20	乳糖 70%、麦芽糖 30%(7.8)	乳清蛋白浓缩水解物(1.5)	棕榈油、椰油、大豆油、高油酸葵花油，DHA/ARA(3.4)	1	250
Good Start Protect Plus probiotics (Gerber/Nestle)	20	乳糖 70%、麦芽糖 30%(7.5)	乳清蛋白浓缩水解物(1.5)	棕榈油、椰油、大豆油、高油酸葵花油，DHA/ARA(3.4)	1	250
Bright Beginnings Premium (Bright Beginnings)	20	乳糖(7.4)	乳清蛋白浓缩脱脂奶(1.4)	高油酸葵花油、红花油、棕榈油及椰油(3.6)	1.2	300

续表

商品名(制造商)	热量(kcal/oz)	糖类(g/100ml)	蛋白质(g/100ml)	脂肪(g/100ml)	铁(mg/100ml)	渗透压[mOsm/(kg·H_2O)]
Bright Beginnings Organic(Bright Beginnings)	20	乳糖 7.1	乳清蛋白浓缩脱脂奶(1.5)	高油酸葵花油、红花油、棕榈油及椰油(3.6)	1.2	274
B:大豆配方奶粉						
Similac Sensitive Isomil Soy (Abbott)	20	玉米糖浆及蔗糖(7.0)	分离大豆蛋白、L-蛋氨酸(1.7)	高油酸葵花油、大豆油、椰油、DHA/ARA(3.7)	1.22	200
Enfamil ProSobee (Mead Johnson)	20	玉米淀粉糖浆干粉(7.1)	分离大豆蛋白、L-蛋氨酸(1.7)	棕榈油、椰油、大豆油、高油酸葵花油，DHA/ARA(3.6)	1.2	170
Bright Beginnings Soy (Bright Beginnings)	20	玉米糖浆(7.1)	分离大豆蛋白、L-蛋氨酸(1.7)	棕榈油、椰油、大豆油、高油酸葵花油，DHA/ARA(3.6)	1.2	162

续表

商品名(制造商)	热量(kcal/oz)	糖类(g/100ml)	蛋白质(g/100ml)	脂肪(g/100ml)	铁(mg/100ml)	渗透压[mOsm/(kg·H_2O)]
Good Start Soy Plus(Gerber/Nestle)	20	麦芽糖糊精(7.5)	酶促水解大豆蛋白(1.7)	棕榈油、椰油、大豆油、高油酸葵花油,DHA/ARA(3.4)	1.2	180
C:添加剂						
Good Start Soy Plus(Gerber/Nestle)	4kcal/oz 强化剂(每 4 袋)	玉米淀粉糖浆干粉(1.8)	脱脂奶及乳清浓缩蛋白(1.0)	中链三酸甘油脂油及卵磷脂(0.36)	0.35	增加 90
Prolact+H2MF+4(20∶80 to maternal BM)(Prolacta)	4kcal/oz 强化剂(每 20ml)	母乳浓缩(2.0)	母乳(1.2)	母乳(1.8)	0.2	增加 76
MCT oil(Nestle)	7.6kcal/ml	无	无	中链三酸甘油脂油		
Microlipid(Nestle)	4.5kcal/ml	无	无	红花油乳剂		

续表

商品名(制造商)	热量(kcal/oz)	糖类(g/100ml)	蛋白质(g/100ml)	脂肪(g/100ml)	铁(mg/100ml)	渗透压[mOsm/(kg·H_2O)]
Beneprotein (Nestle)	25kcal/勺=1.5汤匙	无	乳清分离蛋白卵磷脂(6.0)	无		
Polycose(Abbott)	23kcal/6g粉剂=1汤匙	高分子葡萄糖(5.6)	无	无		
Duocal(Nutricia)	42kcal/汤匙	水解玉米淀粉(6.2)	无	玉米油、椰油、中链三酸甘油脂油(1.9)		
Rice cereal (per Tbsp)	9kcal/汤匙	米淀粉(1.9)	无	无		
D:早产儿奶/早产儿配方奶						
早产儿母乳	20	母乳(6.6)	早产儿母乳(乳清蛋白、酪蛋白)(1.4)	成熟母乳(3.9)	0.12	290

续表

商品名(制造商)	热量(kcal/oz)	糖类(g/100ml)	蛋白质(g/100ml)	脂肪(g/100ml)	铁(mg/100ml)	渗透压[mOsm/(kg·H_2O)]
Enfamil Premature 20(Mead Johnson)	20	淀粉糖浆干粉及乳糖(7.4)	乳清蛋白及脱脂奶(2.0)	中链三酸甘油脂油、棕榈油、大豆油、葵花/红花油 DHA/ARA(3.4)	1.2	240
Enfamil Premature 24(Mead Johnson)	24	淀粉糖浆干粉及乳糖(8.7)	乳清蛋白及脱脂奶(2.4)	中链三酸甘油脂油、棕榈油、大豆油、葵花/红花油 DHA/ARA(4.1)	1.4	300
Good Start Premature 24(Gerber/Nestle)	24	玉米麦芽糖糊精、乳糖(8.4)	水解乳清蛋白(2.4)	中链三酸甘油脂油、棕榈油、大豆油、红花油 DHA/ARA(4.2)	1.44	275
Similac Special Care 20(Abbott)	20	玉米淀粉糖浆干粉及乳糖(7.0)	脱脂奶及浓缩乳清蛋白(2.0)	中链三酸甘油脂油、大豆油、椰油 DHA/ARA(3.7)	1.22	235

续表

商品名(制造商)	热量(kcal/oz)	糖类(g/100ml)	蛋白质(g/100ml)	脂肪(g/100ml)	铁(mg/100ml)	渗透压[mOsm/(kg·H_2O)]
Similac Special Care 24(Abbott)	24	玉米淀粉糖浆干粉及乳糖(8.4)	脱脂奶及浓缩乳清蛋白(2.4)	中链三酸甘油脂油、大豆油、椰油 DHA/ARA(4.4)	1.46	280
Similac Special Care 30(Abbott)	30	玉米淀粉糖浆干粉及乳糖(7.8)	脱脂奶及浓缩乳清蛋白(3.0)	中链三酸甘油脂油、大豆油、椰油 DHA/ARA(6.7)	1.83	325
Enfamil Enfacare (Mead Johnson)	22	玉米淀粉糖浆干粉及乳糖(7.7)	脱脂奶及浓缩乳清蛋白(2.1)	大豆油、高油酸葵花油、中链三酸甘油脂油、椰油 DHA/ARA(3.9)	1.33	250
Similac Expert Care Neosure (Abbott)	22	玉米淀粉糖浆干粉及乳糖(7.5)	脱脂奶及浓缩乳清蛋白(2.1)	大豆油、椰油、中链三酸甘油脂油 DHA/ARA(4.1)	1.34	250

续表

商品名(制造商)	热量(kcal/oz)	糖类(g/100ml)	蛋白质(g/100ml)	脂肪(g/100ml)	铁(mg/100ml)	渗透压[mOsm/(kg·H_2O)]
E:蛋白转化配方奶粉						
Similac Expert Care Alimentum (Abbott)	20	蔗糖、改良木薯淀粉(6.9)	水解酪蛋白,L-半胱氨酸、L-酪氨酸、L-色氨酸、L-蛋氨酸(1.9)	葵花油、中链三酸甘油脂油、大豆油DHA/ARA(3.7)	1.2	370
Nutramigen with Enflora LGG (Mead Johnson)	20	玉米淀粉糖浆干粉、改良玉米淀粉(6.9)	水解酪蛋白,L-半胱氨酸、L-酪氨酸、L-色氨酸(1.9)	棕榈油、椰油、大豆油、高油酸葵花油,DHA/ARA(3.6)	1.22	300
Pregestimil (Mead Johnson)	20	玉米淀粉糖浆干粉、改良玉米淀粉(6.8)	水解酪蛋白,L-半胱氨酸、L-酪氨酸、L-色氨酸(1.9)	中链三酸甘油脂油、大豆油、高油酸红花/葵花油 DHA/ARA(3.8)	1.28	290

续表

商品名(制造商)	热量(kcal/oz)	糖类(g/100ml)	蛋白质(g/100ml)	脂肪(g/100ml)	铁(mg/100ml)	渗透压[mOsm/(kg·H_2O)]
EleCare(Abbott)	20	玉米淀粉糖浆干粉(7.2)	L-氨基酸(2.1)	高油酸红花油、中链三酸甘油脂油、大豆油、DHA/ARA(3.3)	1	350
Nutramigen AA(Mead Johnson)	20	玉米淀粉糖浆干粉(6.9)	L-氨基酸(1.9)	棕榈油、椰油、大豆油、高油酸葵花油，DHA/ARA(3.6)	1.2	350
Neocate Infant with DHA/ARA(Nutricia)	20	玉米淀粉糖浆干粉(7.8)	L-氨基酸(2.1)	棕榈和(或)椰油、高油酸葵花油、大豆油、DHA/ARA(3.0)	1.24	375
F:"温和"配方奶粉						

续表

商品名(制造商)	热量(kcal/oz)	糖类(g/100ml)	蛋白质(g/100ml)	脂肪(g/100ml)	铁(mg/100ml)	渗透压[mOsm/(kg·H_2O)]
Enfamil Gentlease (Mead Johnson)	20	玉米淀粉糖浆干粉、乳糖25%(7.2)	部分水解的脱脂奶、浓缩乳清蛋白颗粒(1.5)	棕榈油、椰油、大豆油、高油酸葵花油、DHA/ARA(3.6)	1.2	220
Enfamil AR 也叫作 Enfamil Restful(Mead Johnson)	20	大米淀粉、乳糖、麦芽糖糊精(7.4)	脱脂奶(1.7)	棕榈油、椰油、大豆油、高油酸葵花油，DHA/ARA(3.4)	1.2	240
Similac Sensitive for Spit up (Abbott)	20	玉米糖浆、大米淀粉、糖(7.2)	分离牛奶蛋白(1.5)	高油酸红花油、椰油、大豆油、DHA/ARA(3.7)	1.22	180

表 6-4 婴儿配方奶的适应证

母乳

- 大多数足月儿最好的选择

足月儿(若没有母乳)

以牛奶为主的配方奶

- 美赞臣新生儿奶粉(益生菌)(0～3 月龄)
  美赞臣 Premium(益生菌)
- 美赞臣婴幼儿奶粉(益生菌)(0～12 月龄)
- 雅培一段(益生菌)或者雅培有机奶粉
- 嘉宝温和添加或保护添加(益生菌)
- 旭贝尔一段(益生菌)或有机奶粉

无乳糖的以牛奶为主的配方奶

用于短期腹泻或乳糖不耐受

乳糖减少或部分水解蛋白

- 美赞臣 Gentlease
- 雅培一段防过敏奶粉
- 旭贝尔 Gentle

用于有简单反流的足月儿

- 美赞臣 AR(添加大米)
- 雅培 Sensitive for Spit Up(米淀粉)

大豆配方奶粉

用于原发性或继发性的乳糖不耐受或者半乳糖血症

- 旭贝尔豆奶粉
- 雅培爱心美防过敏豆奶粉
- 雅培防腹泻奶粉(>6 个月以上添加了纤维-大豆配方)
- 美赞臣豆奶粉

续表

转化蛋白配方奶粉:水解酪蛋白

不含有 MCT 的转换蛋白质配方奶粉

用于对酪蛋白及大豆蛋白敏感/牛奶蛋白过敏

- Nutramigen 及 Nutramigen with Enflora LGG

含有 MCT 的转换蛋白质配方奶粉

用于吸收、消化及运输功能异常、难治性腹泻:

- 哺丽美
- 雅培 Expert Care Alimentum

转化蛋白质配方奶粉:基本要素

- 氨基酸配方奶粉

转化蛋白质配方奶粉:基本要素伴低 MCT

用于严重过敏

- Nutramigen 氨基酸粉

转化蛋白质配方奶粉:基本要素伴高 MCT

用于严重过敏伴有吸收、消化、运输异常、难治性腹泻

- EleCare
- Neocate Infant DHA and ARA

早产儿配方奶粉

满足早产儿额外的蛋白质、钙及磷酸盐需求

- 美赞臣早产儿奶粉 20
- 雅培特殊配方奶粉 20

满足早产儿额外的热量、蛋白质、钙及磷酸盐需求

- 美赞臣早产儿奶粉 24

嘉宝早产儿奶粉 24(水解乳清蛋白)

- 雅培特殊配方奶粉 24 及特殊配方高蛋白奶粉 24

续表

满足液体受限制的早产儿额外的热量、蛋白质、钙及磷酸盐需求
• 雅培特殊配方奶粉 30
早产儿过度奶粉
为出院后的早产儿提供充足的营养
• EnfaCare
• Similac Expert Care NeoSure
早产儿强化剂
满足以母乳喂养的早产儿额外的热量、蛋白质及电解质需求
• 雅培母乳强化剂
• 美赞臣母乳强化剂(2011 年液态商业无菌形式)
• Prolact H2MF(液态冷冻的经巴氏消毒的含各样热量的人乳产品)

四、膳食热量的补充

热量补充剂通常为婴儿提供了高于正常的热量，减少了经口摄入及液体的耐受，或者由于多种因素共同作用(如早产儿、支气管肺发育不良及先天性心脏病的婴儿)应注意保持营养的均衡。总体来说，增加热量的第一步是在配奶的时候减少水分，以增加浓度。应该给父母详细地说明以确保他们调配的水量正合适。

五、多种营养补充

举个例子，母乳强化剂、高热量、浓缩的配方奶及母乳，分别可以有4、6、8、10 种成分，这些成分可以增加热量(注意:费用极其昂贵)。

(一)糖类

糖类补充剂(如多糖及玉米糖浆)更容易耐受且物美价廉，但是它的热量及养分密度低。这些成分易引发腹泻。每 6g 多糖粉提供 23kal 热量。

(二)脂肪

脂肪含有高热量。最容易耐受的是微脂类(每盎司 1ml 配方奶),价格更昂贵且热量密度低。不易耐受的植物油,可能引起腹泻。中长链脂肪油可以为特殊人群提供更好的选择,例如短肠综合征或吸收障碍者。微脂类每毫升提供 4.5kcal 热量,MCT 每毫升提供 7.6kcal 热量,植物油每毫升提供 9kcal 热量。配方奶中增加的脂肪可以延缓胃排空的时间。

(三)蛋白质

蛋白质更容易耐受但是热量较低。蛋白质通常只用于需要高蛋白者。乳清铁蛋白可以提供每勺 25kcal 的热量(6g 蛋白)。

六、维生素-矿物质成分

(一)维生素

母乳喂养及配方奶喂养的婴幼儿每天需要摄入 400U 的维生素 D。有吸收障碍的婴儿需要额外补充维生素,维生素 A、维生素 D、维生素 E、维生素 K 可以满足这个需求。建议每个婴儿每天摄入 400U 的维生素 D。从表 6-5 中可以看出,婴儿维生素 D 滴剂每滴含 400U 的维生素 D,能够很好地耐受,且价格便宜。

表 6-5　健康婴幼儿的维生素 D 制剂(不断变化-参考制造商的网站)

制造商	成分	用法	维生素 D 含量/剂量	相关
Baby D drops (Carlson Labs)	维生素 D	1 滴/d (0.03ml/滴)	400U 维生素 D	一瓶 365d 量,价格不同(15～26 美元/年)无添加剂,不在保险内
Tri-Vi-Sol (Mead Johnson)	维生素 D	1ml/d	400U 维生素 D、1500U 维生素 A、35mg 维生素 C	一瓶 50d 量,价格 10～15 美元/瓶或 73～110 美元/年

续表

制造商	成分	用法	维生素 D 含量/剂量	相关
Tri-Vi-Sol w/Iron	维生素及铁剂		多加 10mg 元素铁	添加剂、高渗，可能在保险内
Poly-Vi-Sol (Mead Johnson)	维生素制剂	1ml/d	400U 维生素 D、1500U 维生素 A	一瓶 50d 量
Poly-Vi-Sol w/Iro	维生素及铁剂	1ml/d	35mg 维生素 C、5U 维生素 E、0.5mg 维生素 B_1、0.6mg 维生素 B_2、8mg 烟酸、0.4mg 维生素 B_6、2mg 维生素 B_{12}、多加 10mg 元素铁	价格 10～18 美元/瓶或 73～110 美元/年，添加剂、高渗，可能在保险内
D-Vi-Sol(Mead Johnson)	维生素 D 制剂	1ml/d	400U 维生素 D	一瓶 50d 量，价格 10 美元/瓶或 73 美元/年，添加剂、高渗

(二)氟化物

母乳喂养 6 个月以后的婴幼儿及人工喂养的婴幼儿推荐摄入氟化物(0.25mg/d)，准备转为人工喂养的婴幼儿应使用转化的不含氟的水。为防止摄入过量的氟，至少 2 岁以前应使用不含氟的牙膏。

(三)铁剂

1 岁以内的人工喂养的婴幼儿应使用含铁的配方奶，可以满足铁的需求。1 岁以内的混合喂养的婴幼儿也应使用含铁剂的配方奶。对于纯母乳喂养的婴幼儿，应该在生后 4 个月时开始补铁剂 1mg/(kg·d)，直到添加含铁剂的辅食。以母乳喂养为主的婴幼儿建议遵守以下原则：母乳喂养的早产儿从出生后 1 个月至 1 岁，需要 2mg/(kg·d)的铁剂。足月儿从生后 6～12 个月，每天需要摄入 11mg 的铁剂，6 个月时应添加含高铁的食物，比如肉类及富含铁的食物以满足需要，如果不能通过饮食满足铁剂的需要则需要口服液体的铁剂。

(四)固体食物

6 个月时应添加固体食物，如果婴幼儿需要＞每天 32 盎司的配方奶且能够耐受食物，则可以早些添加(4～5 个月)固体食物，这样可以满足需要并且避免挨饿。

最初，每天添加 1 次小体积的食物，食物的量逐渐增加，并且加一些小零食，频率可以增加至每日 3 次，母乳或配方奶仍是婴幼儿第 1 年的主食，并保证每天 24～32 盎司。

食物添加的顺序由于文化的差异及耐受性的不同差别很大。表 6-6 推荐了固体食物添加的时间表。自己做饭的父母应保证食物在 24h 内或冷冻，尤其对于胡萝卜及蜂蜜制品，避免高亚硝酸盐的蓄积。

表 6-6　添加固体食物的推荐时间

年龄	合适的固体食物
6～8 月龄	含铁的婴儿强化米粉混合母乳、水或果汁，混合至芥末样的黏稠物，用小勺喂养(不用瓶子)；在混合喂养前给予米糊、燕麦粥及各种各样的谷物糊肉松、水果及蔬菜
	注意：母乳喂养的婴幼儿添加肉类及谷物早于人工喂养的婴幼儿
7～9 月龄	原味酸奶及松软干酪
	煮熟的蔬菜及面食
	软的“小点心”(如香蕉块及薄煎饼)
	麦圈、水果及蔬菜泡芙、咸饼干
	豆腐及炸豆泥
	建议量：水、果汁限制 4oz/d，与家人一起进餐
9～12 月龄	减少糊类食物增加软的食物

续表

年龄	合适的固体食物
>12 月龄	由配方奶全部改为牛奶(超重的婴幼儿可以使用低脂奶)
	可以添加更有可能引起过敏的蛋白(如蛋清、柑橘类水果、巧克力及浆果类);直到 3 岁前避免添加干果类食物(目前正在研究中)
	继续母乳喂养,不使用奶瓶,避免苏打或加糖的饮料

提示:应避免食用一些食物防止发生窒息(如提子、坚果、爆米花、硬糖、热狗、生的胡萝卜、磨牙棒及葡萄);因有可能增加婴幼儿肉毒杆菌病的风险,在出生后 1 年内不添加蜂蜜。

七、早产儿的特殊注意事项

(一)热量的需求

100～130kcal/(kg・d)的热量可以满足健康早产儿的生长需求。有并发症的早产儿(如支气管肺发育不良和先天性心脏病)则需要130～180kcal/(kg・d)的热量以满足生长需求。

(二)增加热量的密度

要增加热量,则需要增加喂养量(如果不需要限制液体量)和(或)热量密度。如果增加的液体量较多,额外的液体可以通过鼻饲管或口饲管给予。

在排泄之前,大多数早产儿最初需要热量密度至少为每盎司 24kcal(大多数早产儿奶的热量密度)。可以将每盎司 30kcal 的配方奶与每盎司 24kcal 的配方奶按 1∶1 比例混合,从而得到每盎司 27kcal 的配方奶。排泄后,可以通过少加水增加配方奶的热量密度、添加热量补充剂增加额外的热量密度(见食物热量供应章节)。

(三)母乳

母乳降低了肾的溶解负担并且容易被消化、吸收。对于早产儿长期的生长发育来说,母乳是必需的。美赞臣及雅培的母乳强化剂增加了母乳中热量、蛋白质、矿物质及维生素的含量，能够满足早产儿的需求。这些强化剂价格昂贵且难以在院外获得。如果不能耐受牛奶强化剂，可以添加含 H2MF 成分的泌乳素，它是一种浓缩的、经巴氏消毒的母乳，需要注意的是这种强化剂的费用是牛奶强化剂的 50 倍。

提示：对于出院后仍需要每盎司 24kcal 热量密度的早产儿，早产儿奶或者过渡型的配方奶粉（每 3 盎司母乳加 1 茶匙）是更物美价廉的选择。母乳喂养可以与每盎司 24kcal 或每盎司 27kcal 热量密度的配方奶交替喂养。

（四）配方奶粉

在校正胎龄达到 40 周前，所有出生体重 2000g 的没有母乳喂养的早产儿，都应使用早产儿配方奶。早产儿护理或新生儿护理中心，早产儿从出院直到校正胎龄至出生后 9 个月，应该使用特殊配方的奶粉，以提供早产儿所需的额外的热量及矿物质。

（五）固体食物

假设早产儿的咀嚼功能是正常的，应该根据校正年龄按照足月儿固体食物的推荐添加。但是咀嚼功能异常和喂养失调在早产儿中是比较常见的，所以应仔细地评估他们对流质食物及固体食物的喂养方式。

（王玉娟　孙文秀　译）

第 7 章

健康新生儿的护理

Andria Barnes Ruth, Kathleen Wholey Zsolway

一个新婴儿的诞生是一个家庭的美好时光，充满了兴奋及一些不确定性，神奇的育儿之旅开始了。健康新生儿的探访为父母提供了询问孩子健康和发育问题的机会。医师可以通过这类探访评估孩子的健康、生长、发育，并且为父母提供婴儿早期的指导。对儿科医师而言，这也是评价婴儿的脾气秉性、评估父母与婴儿的融洽程度及培养任何家庭压力敏感性的重要时机。医师的角色包括鼓励父母培养对于正常新生儿所发出的关于喂养、睡眠、换尿布、抱着甚至哭泣的需求信号的敏感性。认识到正常新生儿体格检查和发育的多方面表现经常能让父母感到安心。本章介绍了在新生儿探访期间最经常遇到的、受关注的问题。

一、皮　　肤

(一)全身皮疹

新生儿皮疹是父母关注的常见问题。关于皮疹的完整论述详见第64章。

(二)尿布性皮炎(尿布疹)

尿布性皮炎是婴儿期常见的问题。多种情况可造成婴儿尿布疹，包括敏感皮肤、尿布潮湿、大便和尿的酸碱平衡。应告知父母预防是最好的治疗。尿布区应尽可能地保持干燥，频繁换尿布可减少尿布性皮炎的发生。也应指导父母尽可能地使会阴区暴露于空气中，并使用防护霜来防止局部刺激。

体格检查可以对尿布区一些较常见皮肤过敏做出诊断：①刺激性接触性皮炎表现为主要分布在臀部、大腿、腹部和肛周区伴有浅表溃疡的红斑。做出临床诊断后，治疗包括消除刺激、使用防护霜，以及病变区域尽可能地暴露于空气中。②念珠菌尿布炎可出现在任何年龄，特点是牛肉红色、伴有卫星状损害的鳞片状斑块、丘疹和脓疱。大部分根据皮肤的外观特性可做出临床诊断。然而，氢氧化钾药剂将提示酵母菌的存在。治疗包括局部抗真菌药的应用（如制霉菌素或克霉唑软膏）和会阴区暴露于空气中。

提示：依靠皱褶牵涉（在刺激性尿布炎可幸免）和卫星状损害的存在，念珠菌尿布炎很容易与刺激性尿布炎区分。

（三）蒙古斑（先天性皮肤黑变病）

蒙古斑是蓝灰色斑，在亚洲人、拉美裔和非洲裔美国婴儿中最常见。它们通常直径几厘米，位于臀部和腰骶部；它们很少更大或位于面部或四肢。通常到 7～13 岁时消退，但一些病变（尤其是较大的）可持续到成年。

（四）鲑鱼斑（痣疱疹和血管痣）

鲑鱼斑是一种先天性血管畸形，发生在眼睑、眉间、前额或枕部。它由光滑的粉色或红色黄斑病变组成，常伴有毛细血管扩张。在眉间区或上眼睑的鲑鱼斑通常到 1 岁消失，而颈背上的可持续大约半生。

（五）葡萄酒色斑

0.1%～0.3%的新生儿存在葡萄酒色斑或鲜红斑痣。它们是粉色或红色的低流量的血管畸形、通常在单侧。它们在 40%～60%受累的患者中持续存在。斯德奇-韦伯综合征是一种罕见的综合征，婴儿患有面部毛细血管畸形，涉及第一或第二、三叉神经分支区，与眼睛或神经系统异常有关，包括青光眼和癫痫发作。

（六）牛奶咖啡斑

牛奶咖啡斑是边缘不规则、大小范围从 2mm 至 2cm 的淡褐色斑。出生时或幼儿期出现。单独的牛奶咖啡斑可发生在 10%～20%的正常人群。青春期前 6 个或更多＞5mm 的牛奶咖啡斑结合以下附加条件即可诊断为神经纤维瘤病：两个或更多的神经纤维瘤，腋窝或腹股沟雀斑，视神经胶质瘤，Lisch 结节（虹膜错构瘤），骨病变，或一级亲属患有神经纤维瘤病。

二、头颅

(一)囟门

通常有两个可触及的囟门:前囟和后囟。前囟可能在婴儿出生后立即增大,然后逐渐减小,通常在 6～18 月龄关闭。一般后囟比前囟小,通常 4 月龄时闭合。

(二)产瘤

产瘤是头皮软组织弥漫性肿胀,通常涉及经头分娩期间头的先露部分。水肿在生后头几小时内较明显,越过颅缝,可跨中线。在产瘤不复杂的情况下,不必特殊的治疗,肿胀在出生后前几天内可消退。在罕见的情况下,可能发生头部出血,可引起失血性休克。这种情况下,输血及循环支持是必需的。广泛瘀斑可能导致高胆红素血症,需要光疗。头部的塑形和顶骨的重叠常与产瘤有关。然而,出生后前几周内这些情况会消退。

(三)头颅血肿

头颅血肿是骨膜下出血导致的局限性分布在一侧颅骨的肿胀(即肿胀不越过颅缝)。骨膜下出血是一个缓慢的过程,因此,头颅血肿可能在出生后几小时仍不明显。颅骨骨折通常是线形的,可能是一个伴随的发现。大部分头颅血肿在 2 周龄至 3 月龄间吸收,在某些情况下,可残留骨隆凸。虽然有这种残留钙化,但没有特殊的治疗建议。

提示:可依靠头颅血肿肿胀不越过颅缝与产瘤相鉴别。

(四)塑型

颅骨外形不对称,称为儿头变形或体位性扁平颅,由于婴儿长期采取一个姿势导致颅骨不对称的轻微受压造成。自从以仰卧位放置婴儿睡觉的建议实现后,这种情况的发病率显著增加。非对称斜头畸形的婴儿应仔细检查斜颈的存在,表现为颈部运动幅度减少及头歪向一侧。患儿受累的胸锁乳突肌上可有特有的肿块。体位性扁平颅可通过推拿和复位以消除不对称的压力来解决。在斜颈存在的情况下,还建议被动地拉伸。严重者,可用颅骨成形头盔疗法以减少不对称。

颅缝早闭(颅缝的过早闭合)是进行性头颅不对称的另一个原因。可通过临床特点区分体位性扁平颅和颅缝早闭。当临床诊断不明确时,可进行影像学研究。计算机断层扫描(包括三维表面重建)可用于描绘颅缝早闭的程度及评估颅内结构。在颅缝早闭的情况下,由于存在非对称大脑的生长及颅内结构压缩的可能性,提示需要神经外科的干预。

提示:早期区分颅缝早闭与体位性扁平颅对改善临床结局非常重要。

三、眼

(一)眼睛颜色

眼睛的颜色是父母提出的一个常见问题。眼睛的颜色通常到 3～6 月龄确定。然而,额外的虹膜色素沉着持续贯穿出生后第 1 年。眼睛颜色的深度直到 1 岁时才会变得明显。

(二)斜视

在新生儿期,眼神频繁偏斜。但在出生后前 2～3 月龄内偏斜应该减少(直到最终消失)。3 月龄后由眼科医师评价间歇性或持续性的内斜视或外斜视。

提示:应用角膜反射和遮盖、不遮盖试验来区别真正的斜视与假性斜视。

(三)鼻泪管阻塞

出生后 3～4 年泪道系统发育完全。出生后 3～4 周泪腺开始产生眼泪。约 6%的新生儿 1 个或两个泪道阻塞,阻止眼泪流出。

受影响的孩子表现眼泪过多。治疗需要向下方轻柔地按摩泪道,用温暖的湿布擦拭眼泪和眼睛的黏液。大部分(大约 90%)阻塞的泪道到 6 月龄时会自然开放。在 1 岁仍阻塞的,可自然开放的小于 1%。超过 6～12 月持续泪道阻塞的孩子应由眼科医师进行评估。如果结膜变红、眼分泌物为脓性或眼周或鼻子内侧区肿胀,应提醒家长给儿科医师打电话。这些体检结果可能提示结膜炎、新生儿眼炎或泪囊炎(详见第 65 章)。

四、耳

听力

每1000个健康的新生儿中有1～3个存在明显的双侧听力损失(>35dB),在重症监护病房每1000个有2～4个。因为在生后前6个月听觉刺激对语音和语言技能的发育非常重要,未被发现的严重的听力损失可阻止语音、语言和认知的发育。出院前应进行普遍的听力筛查,未通过初步测试的需进行适当的复筛。对显著的听力损失的婴儿,应在3月龄前进行听力学和医学的评估,6月龄前进行集中干预。

五、口　　腔

(一)牙

通常在6月龄乳牙萌出(范围3～16月龄)。诞生牙是出生时或出生后不久出现的牙齿。这些牙齿通常釉质薄、构成差,常位于未钙化茎的末端。诞生牙经常是早期萌出的乳牙,如果去除,二次生牙的空间可能受到影响。因此,只有当对舌头有明显的刺激、继发于附着差存在误吸的危险或妨碍进食时,才建议拔除诞生牙。

(二)牙腔囊肿、Bohn小结、马牙

牙腔囊肿是清澈的或淡蓝色的充满液体的囊,位于牙龈表面的双侧或四边。这些囊肿一般不疼痛,不影响进食,与周围红斑无关。它们几周内消失,不需要任何干预。

当上皮细胞组成的淡黄白色的囊肿位于牙槽嵴时称为Bohn小结,当它们在软硬腭交界处靠近腭中缝时称为马牙。这些囊肿不需要治疗,通常在几周内消失。

(三)鹅口疮

婴儿口腔的白斑可能提示鹅口疮的存在,是由白色念珠菌引起的一种很常见的感染。不同于残留的母乳或配方奶,这些白斑不容易从口腔黏膜或舌头表面拭去。当去除口腔黏膜的鹅口疮,暴露的黏膜通常是红色和露肉的,可能会出血。治疗包括局部抗真菌药的使用(如制霉菌素口服混悬液)。应注意重新消毒或更换乳头或奶嘴,以避免乳头

和奶嘴所引起的再感染。

提示:依靠用压舌板尝试轻柔地刮抹,很容易区分鹅口疮和舌表面残留的母乳。

六、胸　部

(一)乳腺增生和溢乳

乳腺芽存在于大多数妊娠 36 周后出生的婴儿(男孩和女孩)。

1.乳腺增生是母体激素在妊娠期间通过胎盘传递的结果。

2.溢乳发生在高达 6%的正常足月新生儿,通常发生在有较大乳腺结节的婴儿。薄的乳白色分泌物可能由母体雌激素或新生儿催乳素所致。

一般来说乳腺增生和溢乳在几周内消退,但偶尔也会持续几个月。

(二)乳腺炎

乳腺炎表现为蜂窝织炎或脓肿,发生在细菌入侵已经肥大的乳房组织的新生儿。金黄色葡萄球菌是最常见的病原体,但 5%～10%的感染是由革兰阴性菌引起。

通常,乳腺芽有红斑、扩大、温度增高及触痛,乳头脓性分泌物可能存在。婴儿通常表现良好,只有 25%表现为发热或病态。获得适当的培养后(包括乳头脓性分泌物培养),给予婴儿经静脉注射抗生素治疗。有时,波动感的脓肿形成需手术引流。

七、脐

(一)正常的脐

脐带由两条脐动脉和一条脐静脉组成,由胶状的组织沃顿胶状物环绕。出生后,脐带被夹紧并剪断。无抗菌药物的干燥脐带护理趋势在许多地区已成为普遍的做法。脐带的残留部分暴露在外面使之干燥。

脐带一般在 7～21d 自行脱落,也可能需更长的时间。脐带延迟脱落可能与脐尿管异常、感染或潜在的免疫缺陷尤其是白细胞黏附缺陷综合征有关。父母应确保存在的渗出如几滴血或淡淡的气味是正常的。关注的征象是皮肤显著的发红(尤其是周围的)、显著的恶臭排放或轻压不能止血。

(二)脐疝

脐疝是皮肤表层、筋膜和(或)腹膜的突出,由开放的筋膜未完全关闭所致,表现为肚脐的膨出。脐疝多见于非洲裔的美国婴儿、早产的婴儿,以及患某些疾病的婴儿,如先天性甲状腺功能减退症、Ehlers-Danlos综合征、Beckwith-Wiedemann综合征、18-三体综合征及唐氏综合征。

大多数缺陷到5岁时自行消失,很少发生嵌顿或窒息。一般来说,关闭的可能性与疝的大小呈负相关,大多数小到中等大小的疝自行关闭。直径>2cm的疝自行闭合可能性小。如果疝持续超过5d则提示需要修复。传统的补救措施(如用带子将硬币捆在脐带上)不会加快疝的闭合,还可能会刺激周围的皮肤,因此并不推荐。

(三)脐炎

脐炎是当细菌定植和入侵脐带残端时导致的脐带和(或)周围组织的感染。脐炎曾经是新生儿死亡的主要原因,目前在发达国家罕见。

病变通常表现为从脐带分泌的脓性、恶臭味的分泌物及红斑(往往周围的)进展为硬结和腹壁红斑。嗜睡、烦躁、发热、进食差等全身症状提示更严重的感染。病原体通常包括金黄色葡萄球菌、化脓性链球菌、大肠埃希菌、肺炎克雷伯菌、变形杆菌及偶见的厌氧菌。并发症包括脓毒症、坏死性筋膜炎、肝脓肿、腹膜炎及门静脉血栓形成。

脐部脓性分泌物、血液及脑脊液的培养应在开始治疗前获取。治疗包括静脉注射抗葡萄球菌的青霉素或万古霉素(耐甲氧西林金黄色葡萄球菌发病率高的地区)和氨基糖苷类。

(四)脐肉芽肿

断脐后,当未被上皮覆盖的过量的肉芽组织蓄积时,可导致脐肉芽肿。在脐根部可见持续渗出和结痂的粉红色的小肿块。区分比较常见的良性病变与脐部息肉非常重要,脐部息肉是硬的肿块,是未闭的卵黄管或脐尿管的胚胎残余(见下一节)。

治疗包括硝酸银用于肉芽组织,每周1～2次,持续几周,但一般只需用几次。应注意避开可被硝酸银烧伤的周围正常皮肤。

(五)卵黄管与脐尿管

脐肠系膜管是胎儿发育期间肠道和卵黄囊之间的连接,一般到妊娠第 9 周时退化。如果它完全保持开放,管状附件持续存在于回肠和脐部间,则肠内容物通过此排泄。通过探查脐表面看得见的管道可证明卵黄管开放。不同程度的持续开放可能导致脐息肉、梅克尔憩室或卵黄管囊肿。这需要进一步的评估和外科治疗。

如果出生后脐尿管完全保持开放,在膀胱和腹壁间有一个自由的连接,尿可通过。本病患者可能不断出现脐部潮湿或尿路感染。不完全的开放和永存组织可能导致脐息肉、膀胱憩室或脐尿管囊肿。这种情况下,治疗方法是迅速评估和手术修复。

八、生　殖　器

(一)男孩

1.阴茎的正常护理　未受割礼的男孩,出生时包皮一般不能自如伸缩。父母应努力保持包皮的清洁,避免尝试强制伸缩包皮而导致瘢痕形成及真正的包茎手术。随着时间推移包皮逐渐变得可回缩,清洗时轻柔的拉伸。在受割礼的新生儿,每次换尿布时暴露的龟头均应涂上凡士林直至上皮形成。

2.尿道下裂和尿道上裂　在尿道下裂,尿道口异常位于龟头的尖腹侧。尿道下裂的分类基于尿道口的解剖位置(即阴茎头、中段、远端轴、阴囊或会阴)。常有包皮相关的异常(包皮腹侧部分缺失)以及相关的阴茎下弯畸形(阴茎的腹侧弯曲)。包皮的异常通常是可能存在尿道下裂或阴茎下弯畸形的暗示。疑似尿道下裂的患者,应推迟行包皮环切术,因为包皮的存在有利于尿道下裂随后的修复。

尿道上裂,尿道开放于阴茎的背侧,是一个更严重但不常见的畸形,是一系列异常的一部分,这其中最严重的形式是膀胱外翻。尿失禁是常见的伴随症状。

3.隐睾(睾丸未降)　隐睾在 3.4%～5.8%的足月男孩中可见,可以是单侧或双侧。大多数出生时未降的睾丸在前 3～6 个月可自行下降,之后睾丸很少再下降。1 岁时隐睾的发生率约是 0.8%。

隐睾的治疗是睾丸固定术,最好在 1 岁前、满 4 月龄后进行,这样可降低不育、恶性肿瘤，以及睾丸扭转的风险。因为时限非常重要，故探访时所有 4～6 月龄单侧或双侧睾丸未降的婴儿都应由泌尿科医师进行评估。

提示：在表型为男性患有双侧隐睾的婴儿，临床医师应立即排除先天性肾上腺皮质增生症和两性畸形以提高临床疗效。

4.腹股沟疝和鞘膜积液　疝气和鞘膜积液都是胎儿期鞘状突进行融合和管腔闭合失败的结果。

(1)腹股沟疝发生在 1%～5%的儿童，在男孩更普遍，是女孩的 10 倍，可发生在 30%的妊娠 36 周前早产的婴儿。

(2)腹股沟斜疝表现为腹股沟管处的凸起，可能休息时出现或仅在用力或哭闹期间当一段小肠下降到疝囊时可鉴别。适当的治疗包括作出诊断后短时间内进行外科修复以使嵌顿或绞窄的风险降至最低。

(3)鞘膜积液表现为部分关闭的鞘状突持续存在，液体可通过进入阴囊。这种疾病可通过存在阴囊肿胀来证明。婴儿鞘膜积液可能与腹膜腔相通，也可能是阻塞性的。鞘膜积液经常与腹股沟疝有关或只是一个孤立的发现。大多数孤立鞘膜积液的婴儿，随着鞘膜积液的消退鞘状突可逐渐自行闭合，因此无需担心。鞘膜积液持续存在超过 6 月龄到 1 岁(外科医师对于手术时限的不同选择)或尺寸变大和变小，提示与腹膜腔相通及伴随疝的风险，应向父母推荐外科医师。

(二)女孩

阴道分泌物和出血　由于母体激素通过胎盘，正常的女新生儿有良好雌激素化的阴道黏膜。因此，正常的女新生儿黏稠的白色阴道分泌物是正常情况。许多新生儿在出生后第 1 周由于母体雌激素的撤退也可有少量的阴道出血。这两种结果都是正常的，父母应该安心。

九、髋关节检查

婴儿在新生儿期和随后的探访中应检查是否存在髋关节发育不良(DDH)，包括髋关节不稳定、半脱位或脱位。髋关节不稳定在新生儿发病率为 1/1000，髋关节脱位在婴儿发病率为(1～1.5)/1000。女孩、有 DDH 家族史的婴儿、臀位婴儿及有其他运动受限危险因素的婴儿，如神经肌肉病变和羊水过少等，其发病率较高。Ortolani 和 Barlow 手法用于评估新生儿关节的稳定性(详见第 2 章)。Ortolani 手法检测已复位到髋臼的股骨头脱位，Barlow手法检测髋关节遭受轻微的内收和后部压力后出现脱位。它们只在最初2～3月龄时存在。其他提示髋关节脱位的症状包括大腿或臀部褶皱不对称、Galeazzi征阳性（随着髋和膝屈曲，股骨相对短小）、腿长度不一致及髋关节外展受限制。

如果发现Ortolani或Barlow征阳性，婴儿应交由骨科医师处理。有其他可疑阳性体征的婴儿应在2周内进行随访检查。如果检查结果仍如此，婴儿应交由骨科医师处理或到3周龄时行髋关节超声检查。对于大于4月龄发现问题的婴儿，髋关节平片是首选的影像学检查方法。由于臀位出生（DDH的绝对危险率是12/1000）及有DDH阳性家族史（44/1000的绝对危险率）的女孩患DDH的风险高，推荐在6周龄时行超声检查或4月龄时行骨盆和髋关节平片检查。

十、排尿和排便

（一）尿酸结晶（粉红尿布综合征）

父母可能发现在尿布上的粉红色结晶物质或尿布表面上的橙红色的残余物，是尿酸结晶沉积造成的。尿酸结晶在外观上通常很容易与血液区分，但也可进行隐血试验。尿酸结晶通常在尿液浓缩的环境中出现，可提示脱水，所以对水合状态仔细的评估是必要的（包括湿尿布的频率、生命体征、存在囟门凹陷或黏膜干燥）。如果父母担心婴儿的水合，应建议增加喂养的频率和数量。

（二）胎便、过渡便和典型便

通常出生后12h内可排一定量的胎便，99%的足月儿和95%的早产儿在出生后48h内排胎便。随后是过度便，一直持续到新生儿建立典型的大便排泄为止。通常，大便在母乳喂养的婴儿为黄色，在配方奶喂养的婴儿为黄色或褐色。

由于肛门闭锁、功能性肠梗阻（即先天性巨结肠）、疾病或张力减低，则不能排胎便。排胎便后不能排过渡便可能提示肠扭转或旋转不良。任何未排胎便或未进一步排典型便的新生儿应及时进行评估以排除肠梗阻。

（三）排便模式的建立和便秘

在每一个新生儿，正常排便模式随着时间而建立，并随着成长而发生变化。典型母乳喂养的婴儿最初每次喂奶后排大便，并且正常的模式从每次喂奶后排便到每1～7d排便一次是变化的。典型配方奶喂养的婴儿每1～3d排便排一次大便。

便秘是很少发生的排便困难或排便疼痛或相对于已建立的排便模式排便频率下降。便秘可发生于任何年龄。与父母探讨新生儿随着时间的推移排便的稠度和规律发生变化这一事实是非常重要的。如果婴儿发生腹胀、呕吐、拒绝进食、便血或大便非常硬，建议父母联系医生。这些临床症状和体征可提示包括许多实体在内的病理状态，详见第22章。

十一、日常护理

分娩后应通过肌内注射给予维生素K以减少新生儿出血性疾病的风险。推荐红霉素或四环素眼药膏以预防新生儿眼部感染淋病。

提示：局部用眼膏对预防衣原体性结膜炎无效，可能因为它并不能消除鼻咽部衣原体。筛查所有经适当应用抗生素治疗的可接触婴儿的孕妇，通常推荐口服红霉素。

(一)乙型肝炎免疫

不管母亲乙肝表面抗原(HBsAg)的状态如何，所有的新生儿出院前均应接种疫苗预防乙型肝炎。母亲HBsAg阳性的婴儿出生后，应在生后12h内给予乙肝疫苗初始剂量并同时给予乙型肝炎免疫球蛋白0.5ml，但应在不同的解剖位置给予。母亲HBsAg状态不清楚的婴儿出生后，应在生后12h内给予乙肝疫苗初始剂量并同时等待母亲的结果。如果母亲HBsAg阳性，足月的婴儿应尽快且应在7d内给予乙型肝炎免疫球蛋白。

(二)新生儿筛查试验

出生24h后以及出院前(理想的年龄是出生后2～4d)，每一个婴儿需采取足跟毛细血管血。这血用于新生儿筛查试验，查找各种代谢和遗传性疾病。国家不同具体的试验不同，但所有国家都应检验苯丙酮尿症、先天性甲状腺功能减退症、血红蛋白病(镰状细胞病、镰刀C病、珠蛋白生成障碍性贫血)、半乳糖血症。大多数国家筛查生物素酰胺酶缺乏症和先天性肾上腺皮质增生症。新的质谱技术使大多数国家检验脂肪酸障碍(如中链酰基辅酶 A 脱氢酶缺乏症)、有机酸障碍(包括甲基丙二酸血症)及氨基酸障碍(如酪氨酸血症和高胱氨酸尿症)。一些国家也筛查葡萄糖-6-磷酸酶缺乏、弓形虫病、囊性纤维化。

随访筛查试验异常的新生儿,行适当及时有效的验证试验、转诊及护理,需要儿科医师和出生医院、国家新生儿筛查实验室及内分泌、代谢或血液学方面的专科医师密切合作。

(三)推荐的睡姿

美国儿科学会推荐健康足月的婴儿睡眠时不要置以俯卧的姿势。仰卧睡眠将婴儿猝死综合征(SIDS)的风险降至最低,为首选的姿势。全世界各地大量的研究分析证明俯卧位睡姿和 SIDS 的风险增加有关联,推荐仰卧睡眠是基于此基础上的。自 1992 年以来,美国俯卧位睡觉的婴儿已从 70%降至 20%,随之婴儿的猝死率降低 40%。

此外,应指导父母不要将婴儿放置于水床、沙发或软床垫上睡觉。不应在婴儿睡眠环境中放置任何软的物体(如枕头、被子、羊毛毯或毛绒玩具),应该意识到床上用品也可对小婴儿构成危险。应避免过热和包裹过紧。

十二、常见的父母关注的问题

有许多新父母分享共同关注的问题。以下的讨论有助于父母安心。许多婴儿打嗝,尽管很多人觉得这是未成熟的神经系统的反射,但具体的原因还不清楚。如果打嗝持续 5～10min,照顾孩子的人是非常苦恼的,喂奶或少量吮吸糖水可能缓解打嗝。

在婴儿,打喷嚏和咳嗽可能是一种保护机制,以从呼吸道清理物质。因此,间断的打喷嚏或咳嗽不应被关注。持续的咳嗽或打喷嚏可能提示某种疾病,需要医师的评估。此外,察觉鼻塞也是新父母关注的问题。大多数时间,鼻塞与正常新生儿鼻腔狭窄或分娩时通过鼻内的分泌物有关。持续的鼻塞或堵塞可能提示鼻孔狭窄或后鼻孔闭锁,应进行评估。

婴儿的下巴可能间歇性的颤抖。这个运动是不成熟神经系统的一种反射,这并不提示婴儿冷。随着神经系统发育成熟这种颤抖将停止。

(姜殿东　孙文秀　译)

第 8 章

腹部包块

Marc H. Gorelick

儿童腹部包块的表现形式多种多样。有一些有症状和体征，而另一些则很大时依然没有症状。腹部包块通常由患儿父母或者监护者发现，或者在查体时被偶然发现。年龄是儿童腹部包块鉴别诊断的重要因素。在新生儿期发现的包块多数是良性的，而年长儿中50％是恶性的(表 8-1)。表 8-2 根据患儿的年龄将腹部包块最常见的来源给出了定位。

提示：在新生儿，膀胱属于腹部脏器。

提示：新生儿的腹部包块多数是肾源性的——肾积水和多囊肾是新生儿腹部包块最常见的原因。

表 8-1　常见的腹部包块

新生儿	婴幼儿	年长儿
肾积水	肾积水	便秘
肾盂输尿管梗阻	肾母细胞瘤	肾母细胞瘤
多囊肾	神经母细胞瘤	神经母细胞瘤
膀胱扩张	膀胱扩张	肾积水
异位肾	多囊肾	阑尾脓肿
子宫阴道积水	幽门狭窄	卵巢囊肿
胃肠重叠	肠套叠	
后尿道瓣膜	子宫阴道积水	
肾母细胞瘤		

表 8-2　腹部包块的来源

	肾	腹膜后	消化道	生殖系统
新生儿	20%	15%	55%	10%
婴幼儿及年长儿	55%	23%	18%	4%

一、鉴别诊断列表

1.感染性因素　①阑尾脓肿。②输尿管卵巢脓肿。③肝脓肿。④肾周脓肿。

2.肿瘤性因素

(1)恶性:肾母细胞瘤、神经母细胞瘤、淋巴瘤、横纹肌肉瘤、横纹肌样瘤、肝母细胞瘤、肉瘤(腹膜后和胚胎)、卵巢癌、转移癌。

(2)良性:卵巢畸胎瘤、骶尾部畸胎瘤、中肾胚母细胞瘤。

3.创伤因素　①肾周血肿。②胰腺假性囊肿。③肾上腺血肿。④十二指肠血肿。

4.先天或血管因素　①囊肿,如卵巢、胆总管、肝、肠系膜、脐尿管。②子宫阴道积水或者阴道积血。③前脊髓脊膜突出。④肾静脉血栓。⑤肝海绵状血管瘤。

5.消化系统因素　①胃肠(肠)重叠。②便秘。③幽门狭窄。④肝炎。⑤肠管扩张,如肠套叠、肛门闭锁、先天性巨结肠、肠扭转、胎粪性肠梗阻。⑥胆囊积液。

6.泌尿生殖系统因素　①肾积水。②多囊肾。③异位肾(马蹄肾)。④后尿道瓣膜。⑤膀胱扩张。⑥妊娠(宫内或异位)。

提示:由于在新生儿、婴幼儿及儿童中腹部包块的发病原因不同,患儿的年龄是缩小腹部包块鉴别诊断范围的重要因素。

二、鉴别诊断讨论

(一)便秘

便秘在第 22 章中讨论。

(二)肠套叠

肠套叠在第9章中讨论。

(三)阑尾脓肿

1.病因　未治疗的急性阑尾炎导致穿孔及脓肿形成。

2.临床特征　阑尾脓肿的患儿表现无特异性。发热及腹痛是最常见的症状。尽管一些患儿可能有明确的阑尾炎的病史,但一些患儿并没有典型的病史,可能存在几天至几周的亚急性过程。

提示:阑尾脓肿的患者(尤其是儿童)可能早期并没有阑尾炎的典型腹部体征,如食欲缺乏和腹膜刺激征。

3.评估　在右下腹部可触及柔软的包块,有时可有腹膜刺激征。通过直肠指检可触及包块。对于青春期后的女性,通过盆腔检查排除盆腔炎是非常重要的。

白细胞增多伴核左移是很有力的证据。如果阑尾炎诊断明确,则不需要进行额外的检查。对于疑难病例,尽管腹部X线可能有一定的发现(如在<10%的病例可能发现粪石、腹腔内的游离气体、伴随肠梗阻的右下腹包块),但明确诊断需行超声检查。

4.治疗　需要急症外科手术者,应在术前静脉应用能够覆盖革兰阴性菌及厌氧菌的广谱抗生素。

(四)膀胱扩张

1.病因　能够确定的导致膀胱扩张的因素有梗阻(如男孩的后尿道瓣膜病、外来的包块及狭窄)、神经功能失调(如脊髓损伤、脊髓脊膜膨出、使用抗胆碱能的药物)或者尿潴留(是排尿困难的结果)。

2.评估　要详细询问病史,包括小便的频率、是否有排尿困难及小便量,如果由神经源性膀胱引起的,还需要注意询问排便功能。

腹部触诊可在耻骨弓上缘触及光滑的包块,如果腹肌紧张的话有时可能稍微有点紧张。

包块叩诊呈囊性。寻找尿道或阴道刺激的证据并评估其神经功能。与支配骶骨区域的神经相同,支配膀胱的神经是$S_2 \sim S_4$,因此,测定肛门功能能够帮助发现支配膀胱的神经受损的患者。

超声能够证实包块就是膀胱,排泄性尿路造影可以确定扩张的原因。如果怀疑排尿困难是膀胱炎引起的可以进行尿液分析。

3.治疗　导尿可以缓解膀胱扩张。最后的治疗方案取决于引起梗阻的根本原因,通常需要泌尿外科医师会诊。

(五)肾盂积水

1.病因　肾盂积水(肾集合系统扩张)的原因在于部分或者完全的尿路梗阻。其原因包括肾盂输尿管连接处梗阻、后尿道瓣膜、膀胱输尿管反流、输尿管疝,以及集合系统的重复。肾盂积水可以是单侧的,也可以是双侧的。

2.临床特征　大多数患儿无明显症状,一部分可以有腹痛的表现(通常为慢性的或反复的),极少数病例有肾衰竭的表现。肾盂积水在男性更常见,且左侧肾较常见。

3.评估　腹部查体表现为单侧或双侧可触及光滑的包块,尤其在婴儿更明显。在 3 岁以上的儿童查体时触到肾就像在更小的患儿触诊到不对称的包块一样都是可疑的。

超声可协助诊断,表现为被数个囊性结构(肾盏)包围的扩张的肾盂。

4.治疗　大多数需要外科手术。

(六)肾母细胞瘤

1.病因　肾母细胞瘤是儿童第二位常见的腹腔内恶性肿瘤,甚至儿科所有的肾脏恶性肿瘤均为肾母细胞瘤。肾母细胞瘤与一些先天发育畸形有关,如泌尿生殖系统畸形、偏身肥大、先天性虹膜缺损、隐睾、Beckwith-Wiedemann 综合征、Denys-Drash 综合征、肾母细胞瘤、先天性虹膜缺损、泌尿生殖系统异常、精神迟滞(WAGR 综合征)。肾母细胞瘤有家族遗传性。

2.临床表现　3 岁时发病率达到高峰。大多数患者表现为无症状的腹部包块或者腹部膨隆。由于位于腹膜后及无疼痛感常常被忽视。任何腹部膨隆的儿童均应注意是否存在肾母细胞瘤。偶发症状包括腹痛、呕吐、血尿及高血压。

3.评估　包块固定且光滑,5%～10%的患者通常是双侧的。在一些情况下,由于包块巨大(根据研究,平均直径达 11cm 时)呈弥漫扩张,但呈连续性的包块。

尽管有一部分人表现为少量血尿，但尿液分析没有特异性，对诊断没有帮助。腹部声像图或者CT可以发现位于肾内的固定包块。

4.治疗　肾母细胞瘤需要外科手术联合化疗治疗。成功率依赖于肿瘤的范围及诊断时的临床分期。约15%的患者在诊断时发生了转移，大多数转移至肺。

提示：新生儿最常见的实体性肾肿瘤是先天性的中胚层肾瘤。它与肾母细胞瘤的鉴别要点在于它是良性的，并且通常在出生后3个月内发现，而肾母细胞瘤则多在出生后6个月以后发现。

(七)神经母细胞瘤

1.病因　神经母细胞瘤来源于神经嵴细胞，是儿童第二位最常见的实体瘤，也是儿童最常见的颅外实体瘤。将近2/3的患者原发部位在腹部(通常是肾上腺)，其次是胸部。

2.临床表现　同肾母细胞瘤一样，神经母细胞瘤也可能表现为无症状的包块。然而，神经母细胞瘤的患者发病年龄较小(平均发病年龄2岁)，并且表现更明显，在诊断时已发生转移的(约60%)相关症状，可能表现为腹痛、尿路梗阻、发热、出汗、腹泻(由于肿瘤分泌血管活性肠肽)、食欲缺乏、萎靡及相应的转移灶的症状。尽管大多数分泌儿茶酚胺，但代谢旺盛导致高血压及易激惹的症状并不常见。

提示：肌阵挛，包括肌肉抽动、共济失调、眼球震颤是与神经母细胞瘤相关的独特的副肿瘤综合征。

有时在没有发现腹部包块前，肌阵挛可能有助于隐匿性神经母细胞瘤的发现。

3.评估　在腹部可以触及固定的、不规则的、无触痛的包块。其他查体可以有面色苍白、皮下结节、肝大的表现。

提示：神经母细胞瘤是巨大肝的少见原因。

过去常用尿中儿茶酚胺代谢产物的增加来进行筛查，90%～95%的患者儿茶酚胺代谢产物增加(也就是苦香草杏仁酸、高香草酸及肾上腺素)。但是腹部超声或者CT是目前最常选的检查手段。识别肾上腺的或者脊椎旁的包块，有80%的患者发生钙化，在这种情况下应高度怀疑神经母细胞瘤。通常引起胆道梗阻伴有黄疸及大便发白。骨扫描和骨骼X线检查有助于确定是否合并骨骼受累。

4.治疗　治疗包括骨髓移植、化疗、放疗及手术切除或减瘤术。预后依赖于疾病的分期、发病年龄、原发部位及病理改变。N-myc致癌基因的扩增与不良预后和复发(约20%的患者)相关。IV-S期的患者,通常在出生后几个月内发生,可能会出现原发肿瘤的自然退化。

(八)囊肿

1.病因　囊肿可能来源于许多结构的发育变异。

2.临床表现　症状多变且与囊肿原发部位有关,非特异性的腹痛是最常见的症状。卵巢囊肿可能引起月经初潮的女性周期性的疼痛,胆总管囊肿通常引起胆道梗阻,表现为黄疸及大便发白。

3.评估　多数囊肿在腹部或盆腔可被触及,表现为位于起源脏器的光滑的、柔软的或者固定的包块。

超声是合适的诊断工具。

4.治疗　偶然发现的卵巢或者肠系膜囊肿在大多数情况下能够自行衰退,但有明显症状的囊肿需要切除。

(九)肾囊性疾病

1.肾囊性疾病的分型

(1)多囊性肾发育不全相关肾病:是新生儿腹部包块最常见的原因。受累的肾脏由大量的囊肿组成而没有明确的肾组织(超声显示"葡萄串样"改变),通常表现为单侧。散发症状包括腹痛、血尿、泌尿系感染,双侧受累通常与肾衰竭相关。

(2)多囊肾:多囊肾的患者,一侧或双侧肾脏含有多种皮质以及由扩张的肾小管组成的髓质囊肿。常染色体显性遗传通常在成年人才表现出症状,但有时在儿童期也可以被诊断。常染色体隐性遗传更少见且更可能双侧受累,通常在婴儿期发现。这两种遗传方式在儿童都不常见。超声检查可以发现集合管有很多小囊肿,但没有肾脏本身发育不良。

提示:大多数常染色体隐性遗传的多囊肾婴幼儿患者同时合并肝囊肿,有时可导致严重的肝脏疾病。

2.临床表现　婴幼儿除了双侧肾受累,多囊性肾发育不全相关肾病的婴幼儿多表现为无症状的不规则的无触痛腹部包块。双侧肾囊肿的婴幼儿通常有羊水过少的病史,一些严重病例,可以出现Potter综合征。合并多囊性肾发育不全相关肾病的儿童,通常相关尿路发育异常发病率高且需要完全的泌尿科评估。

多囊肾患者通常合并镜下或肉眼血尿、高血压,但很少发生肾衰竭。也可以在单侧或双侧触及包块。

3.评估 超声可以确诊。

4.治疗 囊性肾病的患者需要密切随访,注意是否有肾功能不全或者高血压的征象,这些患者通常需要透析直至能进行移植。

(十)胃肠(肠)重叠

1.病因 可以发生于胃肠道的任何部位,但以回盲部最常见,因形态学缺陷引起囊性重叠。囊肿大小不一,呈管状或球形,与肠腔相连或不相连,形成紧密的囊性包块。可以表现为无症状的腹部膨隆,也可表现为梗阻、出血或穿孔。胃肠(肠)重叠是新生儿胃肠包块的最常见原因。

2.评估 肠重叠可以无症状也可引起肠套叠。包块可以被压缩也可以移动,呈圆形或管状。诊断依赖于超声或胃肠双对比造影。

提示:不管位置如何,囊肿的黏膜层可以来源于胃肠道的任何部位,当胃黏膜受累时可能发生溃疡或穿孔。憩室扫描可能有助于发现胃黏膜受累的地方。

3.治疗 外科切除是有效的治疗方法。

(十一)子宫阴道积水和阴道积血

1.病因 阴道闭锁导致阴道分泌物的累积,如果直到青春期才发现,聚集的月经血可导致阴道积血。

2.临床表现 扩张的阴道可能影响排便,但婴幼儿通常无症状。

3.评估 通过直肠指检,通常于耻骨弓上可触及光滑的包块。处女膜闭锁在外部也可以发现。超声表现为阴道扩张及液性暗区。

4.治疗 处女膜闭锁必须行手术治疗。

三、腹部包块的诊断

(一)病史

需注意以下方面。

1.新生儿，母亲妊娠期羊水过少或羊水过多，或者任何侵入性操作（如羊膜腔穿刺）。

2.症状（如发热、腹痛、呕吐或黄疸）。

3.排便方式（频率及黏稠度）。

4.排尿方式（频率及血尿）。

5.外伤史。

6.月经史。

7.腹部手术史或导尿史。

（二）体格检查

需注意以下内容。

1.包块的大小及位置（是否对称，与脐部的位置）。

2.是否压痛。

3.叩诊。

4.质感（实性的或囊性的）。

5.血压。

6.巩膜黄染。

7.脱水的表现。

（三）实验室检查

根据症状及体征选择实验室检查。

1.尿液分析。

2.全血细胞计数。

3.血尿素氮及肌酐。

4.电解质。

5.肝转氨酶及胆红素。

（四）诊断方法

1.超声　大多数情况下，腹部包块的诊断措施是超声。除异常情况，临床上被诊断为便秘、宫内妊娠及阑尾炎者，不需要更进一步的检查。超声可以明确腹部包块的位置及性质（实性的或囊性的，同源的或异源的，钙化），且在大多数情况下是首选诊断方法。

2.腹部射线　尽管被频繁地使用，腹部射线在相当一部分无症状的患儿中只能提供有限的信息。利用射线可以检测包块的钙化、巨大器官或肠道的移位，以上这些可以缩小鉴别诊断的范围（表 8-3）。

3.腹部 CT　CT 比超声更能提供解剖学上的信息。然而，由于大量的辐射，CT 可以作为更进一步确定包块的检查。当不能进行超声检查时，CT 可以替代超声成为第一选择。

4.磁共振成像　MRI 可以提供最好的组织学信息，但由于费用及资源有限，很少被用来初诊。在很多医院，MRI 代替 CT 作为确诊的手段。

5.静脉尿路造影术　曾经是第一选择，现在已被上述方法取代。

表 8-3　通常与钙化有关的腹部包块

神经母细胞瘤
畸胎瘤
卵巢癌
骶尾部包块
肾上腺血肿
肝脏海绵状血管瘤
胎粪性腹膜炎

四、对患者的处理方法

对于急性病容的患儿，腹部包块的诊断检查应伴随支持治疗及复苏，包括脱水时给予液体疗法，呼吸衰竭者给予供氧及呼吸支持，有症状的高血压患儿控制血压（图 8-1）。这些患者最初应检查腹部（平卧或直立）了解是否存在梗阻或穿孔。一旦患儿病情稳定，则需要进行其他的检查。

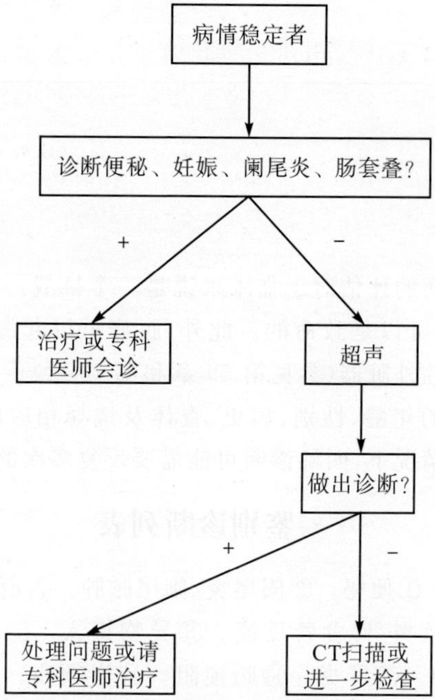

图 8-1　腹部包块的诊断

（王玉娟　孙文秀　译）

第 9 章

急性腹痛

Paul Ishimine

儿童急性腹痛的评估对于临床来说是一个挑战。引起腹痛的原因可以是良性的，也可以是致命的。此外，腹痛可以起源于腹腔内脏器，也可以起源于腹腔外脏器（参见第 59 章和第 70 章）。正确的评估腹痛需要考虑到患儿的年龄、性别、病史、查体及选择相应的实验室及影像学检查。在多数情况下，明确诊断可能需要反复多次的评估。

一、鉴别诊断列表

1.消化系统　①便秘。②阑尾炎/阑尾脓肿。③消化性溃疡/胃炎。④胃肠炎。⑤食管炎/胃食管反流。⑥异物摄入。⑦胆囊炎。⑧胰腺炎/胰腺假性囊肿。⑨肝炎。⑩肠梗阻。⑪嵌顿疝。⑫肠套叠。⑬腹部肿瘤。⑭先天性巨结肠。⑮炎性肠病。⑯腹膜炎。⑰坏死性小肠结肠炎。⑱肠系膜炎。⑲肠扭转/肠扭转不良。⑳感染性结肠炎。㉑抗生素相关性结肠炎（假膜性肠炎）。㉒食物过敏（如牛奶或蛋白）。㉓吸收障碍综合征。

2.泌尿生殖系统　①泌尿系统感染（如膀胱炎、肾盂肾炎）。②肾结石。③妊娠（如宫内或异位妊娠）。④慢性盆腔炎。⑤卵巢囊肿。⑥附件扭转。⑦痛经。⑧经间痛。⑨子宫内膜异位症。⑩阴道积血/子宫阴道积水。⑪睾丸扭转/阑尾睾丸扭转。⑫睾丸炎。⑬附睾炎。

3.呼吸系统　①胸痛。②链球菌咽炎。③窒息。

4.恶性肿瘤　①肾母细胞瘤。②神经母细胞瘤。③白血病。④淋巴瘤。⑤肝母细胞瘤。⑥卵巢癌。⑦畸胎瘤。⑧盲肠炎。⑨横纹肌肉瘤。

5.系统性疾病　①糖尿病酮症酸中毒。②血管炎（过敏性紫癜）。③胶原血管疾病（如狼疮、结节性多动脉炎、青少年型皮肌炎、硬皮病）。④川崎病。⑤溶血性尿毒症综合征。⑥传染性单核细胞增多症。⑦镰状细胞病。⑧囊肿纤维化。⑨卟啉病。

6.各种各样的其他因素　①功能性的。②疝气(绞痛)。③心肌炎。④心包炎。⑤毒素(如烧碱摄入、“黑寡妇”毒蜘蛛咬伤)。⑥骨科因素(如感染性关节炎、骨髓炎、椎间盘炎)。⑦腹型偏头痛。⑧家族性地中海热。⑨带状疱疹。⑩热痉挛。

任何因素引起的慢性腹痛均可表现为急性的疼痛加剧(详见第 10 章)。

二、鉴别诊断讨论

(一)急性胃肠炎

急性胃肠炎在第 27 章中讨论。

(二)附件扭转

附件扭转在第 59 章中讨论。

(三)阑尾炎

1.病因　阑尾炎是腹痛的常见原因,可以发生在儿童的任何年龄。阑尾炎是因阑尾管腔梗阻,导致了阑尾扩张,抑制淋巴管及血液引流,引起水肿、穿孔。

2.临床特征　阑尾炎的典型临床表现为脐周痛,伴随发热、食欲缺乏及呕吐。随着病情进展,疼痛的位置转移至右下腹(麦氏点)。然而,阑尾炎患者的症状多不典型且没有特异性症状。位于右侧结肠沟的阑尾可能导致一侧腹痛,而更接近中线位置的阑尾可能引起膀胱激惹、排尿困难及耻骨上疼痛。另外,位于盆腔的阑尾,若炎症刺激乙状结肠可能导致腹泻。由于发炎的阑尾导致腹膜刺激,患者更喜欢平卧,当咳嗽或跳跃时,疼痛会加重。

注意:由于症状不典型,如腹泻、便秘、排尿困难或嗜睡等,阑尾炎患者经常被漏诊,所以出现上述症状时需要进一步检查。

不幸的是,阑尾炎的诊断面临挑战,尤其是在疾病早期的学龄前儿童,导致幼儿通常在发生穿孔后才被发现。这些患者在穿孔后会马上出现转移性的、进展性的疼痛,很快会因腹膜炎出现弥散性腹痛。合并阑尾穿孔的患者可能进展为腹腔内脓肿(详见第 8 章)。

3.评估　腹部查体触诊通常表现为右下腹发热及紧张,由于阑尾的位置不同，侧腹部或者腹部可触及肌紧张。还可能见到结肠充气征（右下腹牵拉痛）、腰大肌征（当患者左侧卧位时，由于腹肌紧张可引起右下腹疼痛）、闭孔内肌征（患者仰卧位，右侧大腿及膝盖屈曲，右髋内旋时，右下腹疼痛）等体征。因阑尾炎症刺激直肠，指检时可发现直肠易激惹。如果阑尾已经穿孔或者出现腹膜炎，患儿可有弥散性腹肌紧张、反跳痛和板状腹的表现，这些患儿通常还有全身中毒症状，如高热、心动过速或心动过缓。

在一些病史及查体不十分明确的病例，需要做实验室检查。当阑尾坏疽或破裂时，外周血白细胞计数表现为轻度增高伴随核左移。然而，细胞数正常不能排除阑尾炎。除非有重度脱水，电解质一般正常。如果阑尾接近膀胱或者泌尿道，尿中会有少许白细胞。腹部平片有时可能发现发炎的阑尾，而通常情况下，X 线检查无特异性表现。阑尾炎的确诊依赖于腹部超声或腹部 CT。超声使患儿远离电离辐射，但通常不能确诊。CT 扫描更有助于明确腹部疼痛的原因，而且比超声检查更容易，但是幼儿检查通常需要镇静。

注意：阑尾炎的诊断主要是临床诊断，并且部分阑尾炎的患者实验室检查及影像学检查可能是正常的。如果患儿实验室检查正常，但有可疑病史或者查体，则需要严密观察腹部体征的变化。

4.治疗　阑尾炎的治疗需要阑尾切除术，因此一旦怀疑阑尾炎的诊断则需要外科会诊。在等待手术间期需要疼痛处理及支持治疗。在手术前应给予抗生素治疗。

（四）便秘

便秘在第 22 章中讨论。

（五）过敏性紫癜

过敏性紫癜在第 18 章中讨论。

（六）肠套叠

1.病因　当近端肠管套入远端肠管时发生肠套叠，引起水肿、淋巴管梗阻、血管挛缩。肠套叠的经典型为回结型，但也可以是回回或结结型。若未及时诊断，缺血的肠管会发生坏死并且最终导致穿孔，引起腹膜炎。大多数病例是原发性的，尤其是年长儿，肠套叠可能源于肠道内的某一起始点。在婴幼儿，肥大的派尔斑可能是肠套叠的起始部位。在年长儿，肿瘤、息肉、梅克尔憩室、肠道重复或由过敏性紫癜引起的肠道损伤所在的部位通常是可辨别的起始点。从 1999 年口服的轮状病毒疫苗应用开始肠套叠的风险增加了。新型的轮状病毒疫苗尚未发现增加肠套叠的风险。

肠套叠是儿童小肠梗阻最常见的原因,好发于 4～12 月龄的婴幼儿。典型的肠套叠表现为放射性腹痛、呕吐、果酱样大便。疼痛加重时,常导致患儿蹬腿,随后进入无明显不适的间歇期。偶尔有患儿在疼痛间歇时有嗜睡症状。当小肠水肿及缺血加重时,患儿开始出现呕吐症状且疼痛更持久。这种恶性循环导致小肠黏膜的脱落,最终引起果酱样大便,是肠套叠的晚期表现。

注意:患儿监护人提供的间歇性腹痛的病史是十分重要的,这种情况下需要高度警惕肠套叠的发生。这类患儿在疼痛间期往往无临床表现。

2.评估　患儿可能无临床表现,也可能表现为生命体征不平稳。由于部分或完全性梗阻,腹部查体可以表现为肠管扩张,有时可触及腊肠样包块,通常位于右上腹部。直肠指检可发现血便,实验室检查对诊断通常没有帮助。腹部 X 线检查可以发现小肠梗阻的位置、右下腹少量气体及结肠内的包块。很少情况下,因肠穿孔可见到游离气体。如果有上述表现,X 线检查对诊断有所帮助,但是通常情况下,腹部平片检查没有特异性表现。对可疑肠套叠的患儿可以进行差异性灌肠检查,其本身也是一种治疗手段。CT 或超声也有助于发现肠套叠(虽然部分患者经非侵入性检查诊断为肠套叠,但仍需要介入治疗)。在特殊情况下,当超声提示肠套叠的位置可能偏下时,通常需要进行 CT 检查。

3.治疗　静脉补液缓解脱水症状并给予鼻饲减轻胃肠道的收缩。在可疑肠套叠的患儿,空气或钡灌肠可以同时作为诊断和治疗手段。如果空气灌肠或者钡灌肠治疗失败,或者在灌肠前已出现全身中毒症状,需要手术中复位。因为灌肠复位可能失败,以及差异性灌肠可能引起肠穿孔,当怀疑肠套叠时建议及早进行手术治疗。由于有穿孔的风险,在尝试复位前有时给予广谱抗生素。成功非手术复位的肠套叠患儿的复发率为 5%～10%,在年长儿复发率更高些。

(七)肠旋转不良

1.病因　肠旋转不良是由胚胎发育异常引起小肠的肠系膜异常固定所致。尽管旋转不良可以无症状,但是对易感儿童而言,围绕在肠系膜周围的小肠系带，也可以导致肠梗阻。另外，由于供给小肠的血管位于肠系膜带内，肠扭转可以导致缺血和腹痛，且在数小时内出现小肠坏死。肠旋转不良最常见于小婴儿，但是到学龄期会出现多种无痛形式的扭转。年长儿通常有伴随胆汁性呕吐的喂养困难表现，或者由于喂养不耐受出现生长落后。

肠旋转不良的婴幼儿常表现为突发性的呕吐及腹痛。呕吐物含胆汁，且腹痛呈持续性。患儿通常呈痛苦貌，若已经发生坏死会出现生命体征不稳定。查体时腹肌紧张，因扭转的位置不同，可有不同程度的腹胀。直肠指检发现血样便提示已经发生小肠黏膜损伤，是肠扭转的晚期表现。

2.评估　临床上有肠旋转征象的患儿需要马上进行评估。腹部平片可见气液平及扩张的肠袢，在胃肠道的下段也可以见到气体缺，如胃及十二指肠近端扩张引起的“双泡征”及肝上缘的小肠袢均是肠扭转的表现。腹部立位平片可能正常。胃肠道上段的造影有助于诊断且能够显示扭曲的肠袢内螺旋形的改变。超声对于肠扭转不良的诊断没有明确的价值。超声检查可能发现肠系膜上血管位置的异常或涡轮征（肠系膜围绕肠系膜血管旋转），但是其准确度次于胃肠道上段的连续造影。

注意：小儿胆汁性呕吐需要怀疑是否有肠旋转不良，且需要紧急诊断直到能够排除。

3.治疗　肠旋转不良需要外科手术。患者生存率及小肠的功能与诊断的及时性直接相关。对于胆汁性呕吐及腹痛的患儿，需要马上排除是否存在肠旋转不良。在进行影像学检查前需要马上进行外科会诊。怀疑肠旋转不良的患儿，需给予鼻胃管及静脉营养。情况不稳定的患者需要进行液体复苏及抗生素治疗。因唯一确定的治疗手段为外科手术，所以需要急症外科手术治疗。

（八）呼吸道感染

1.A组链球菌咽喉炎　A组链球菌咽炎的患者有时除咽喉痛、发热及颈部淋巴结病外，也会有腹痛的表现（详见72章）。腹痛伴有可疑链球菌性咽喉炎的患儿，需要马上进行咽拭子的链球菌抗原快速测定或培养。链球菌咽喉炎的患儿需要抗生素治疗。

2.下叶肺炎　下叶肺炎的患儿可以有呼吸道症状及腹痛。呼吸频率加快或者没有明确病因的高热都是肺炎的证据。有些腹痛的患儿在进行腹部立位平片检查时发现有下叶肺炎的表现。治疗主要是针对肺炎选用合适的抗生素。

(九)睾丸扭转

睾丸扭转在第 67 章中讨论。

(十)接触毒物及异物摄入

尽管很多物质的摄入都可以引起恶心及呕吐的症状,但是毒物摄入与腹痛的关系更密切。如摄入铁剂、阿司匹林、腐蚀剂、铅及其他金属。除清理消化道及活性炭治疗外,需要特异性的解毒药(如去铁胺治疗铁中毒)。有毒物摄入的患者需要毒理学家及毒物控制中心共同治疗。很多吞入的异物不会有症状,但是吞入针及盘状电池后,由于胃肠道黏膜的刺激或穿孔会导致腹痛。大多数被吞咽的异物随胃肠道排出,但是若异物有导致穿孔或其他并发症的风险,则需要通过胃肠病专家、耳鼻喉科专家及外科专家去除异物,且依赖于异物的定位及熟练的操作。一个独特的引起腹痛的毒物为"黑寡妇"毒蜘蛛咬伤。"黑寡妇"毒蜘蛛分泌的毒液("黑寡妇"蜘蛛毒)可以导致儿童心力衰竭及腹部绞痛,当有全身症状时需给予抗蛛毒血清。

(十一)创伤

1.病因　病史对于诊断腹部创伤的患儿十分重要。腹部创伤可以是钝挫伤或者穿刺伤,且大多数为钝挫伤。伤害的原因包括坠楼、机动车伤害及儿童虐待。尽管病史对腹部创伤的儿童的诊断十分重要,但是有可能不能发现由儿童虐待带来的伤害。

提示:如果记录的损伤的机制与查体不相符或监护人提供了前后矛盾的病史,需要高度怀疑是否遭受了虐待,且遭受虐待的儿童的伤害更为严重及多样化。

2.临床特征及评估　在伤害发生后,腹部症状可能是轻微的,且由于创伤引起精神状态的改变使得腹部症状表现更为不明显。在诊断创伤的患者时,需要高度怀疑是否存在腹部创伤。腹部创伤的患者需要进行彻底检查。儿童有出血时最初可出现心动过速的表现,大量出血后期会出现低血压。患儿为缓解疼痛,呼吸时可能出现呼吸急促及浅表呼吸。实质器官受损可以有疼痛及压痛,脏器穿孔或腹膜内出血的刺激疼痛呈弥漫性。在车祸中被猛烈撞击的儿童,因安全带引起的腹壁挫伤增加了腹腔内损伤的风险。

腹部疼痛的进一步诊断依赖于病史及查体的结果。若儿童损伤的可能性较小,需要适当的观察及反复查体。然而,若患儿出现令人不安的表现,则需要另外的评估。实验室检查包括全血细胞分析、肝功能测定、胰酶测定、血型测定及筛查、尿液分析。这些检查若有异常有助于发现腹腔内损伤,若检验结果正常也不能排除腹腔内损伤,因此,若临床高度怀疑腹腔内损伤的话,应进行影像学检查。除了发现骨折外,盆腔X线检查对于腹部创伤的诊断价值是有限的。影像学检查可以选择腹部及盆腔的CT扫描,通常采用静脉注射与口服对比显影进行CT扫描。CT扫描对于发现实质脏器的损伤很敏感,但是对于检查空腔脏器及胰腺损伤敏感度相对较低。在极少数的情况下(如当患者一般情况差不能进行CT检查时),需要进行诊断性腹腔灌洗(DPL)。尽管DPL在诊断是否存在腹腔内出血方面较CT更敏感,但是因为实质脏器受损未进行手术导致DPL假阳性,故DPL特异性较低,且需要外科修补。腹部超声广泛应用于成人创伤的患者,但是对于儿科创伤患者的诊断不太清楚。对于有明确的腹部创伤的患者需要急症外科会诊。

3.治疗　腹部创伤的患者需要首先解除威胁生命的状态。在气道、呼吸、循环及颈椎稳定的情况后,处理腹部损伤。腹部的穿透性损伤需要急症外科手术,累及腹膜腔的枪伤一般需要在手术室探查。实质脏器损伤者通常需要进行非手术管理,但是治疗决策需要外科医师制定。对于那些经初步诊断没有任何明确的损伤但存在持续腹痛的患者,需要密切观察。

三、急性腹痛的评估

儿童急性腹痛的鉴别诊断范围广泛,且病因的诊断依赖于主治医师的诊断能力。

(一)病史

疼痛的类型及位置

1.内脏痛通常由腹腔脏器周围的神经纤维牵拉所致,位置不明(尽管典型的位于中线上),表现为酸痛。

2.上腹部疼痛起源于前肠部的结构(如胃、十二指肠、胰腺、肝及胆道系统)。

3.脐周疼痛起源于中肠结构(如空肠、回肠及大肠直到结肠左曲)。

4.耻骨上疼痛由后肠结构产生(如末端结肠及直肠)。

5.当腹膜自身或者邻近脏器的炎症刺激腹膜壁层疼痛纤维时会导致躯体痛。躯体痛较内脏痛易于定位,且活动时加重。

6.颈部及肩部的牵涉性疼痛与胰腺炎、脾或肝胆系统疾病刺激膈神经有关。

(二)疼痛的特点

1.突发的疼痛提示内脏穿孔或缺血。

2.缓慢发生的疼痛提示炎症,如阑尾炎引起的疼痛。

3.绞痛提示疼痛来源于空腔脏器,如肠套叠、肾结石或胆结石。

(三)相关症状

1.发热或寒战。

2.恶心或呕吐(尤其是呕吐物中有胆汁或血性分泌物)。

3.腹部膨胀。

4.大便不规则(如便秘、腹泻、便血、黑粪或黏液便)。

5.其他症状,如咽喉痛、呼吸困难或者尿频、腹部之外的疼痛。

6.青少年需要询问性生活史,青少年女性需要询问月经史、阴道出血或者阴道分泌物。

7.相似的疼痛发作前的表现。

8.外科手术史。

9.既往史及用药史。

(四)体格检查

在检查腹部前,对腹痛患者需要进行完整的查体,应着重注意如下内容。

1.生命体征及一般情况。

2.头部、耳、眼睛、鼻及喉部。注意眼睛及黏膜是否有黄疸,需要检查咽部。

3.肺部及心脏。肺部听诊有助于发现肺炎,心肌炎或心包炎的患者心脏查体时有心音遥远、奔马律或心包摩擦音的表现。

4.下肢。过敏性紫癜的患者在下肢可以发现紫癜。

5.视诊。寻找擦伤、挫伤、包块、腹部是否膨隆及蠕动波。

6.听诊。高调的肠鸣音是肠梗阻的典型表现,肠麻痹患者肠鸣音消失。

7.触诊。询问患儿疼痛最明显的区域,最后进行该区域的触诊。可能发现包块或拒绝触诊。

8.不明原因的腹痛患者,应进行直肠检查包括粪便隐血试验。所有青春期后的女性都应进行妇科检查。青春期前的女性,需要检查外生殖器。

提示:由于泌尿生殖系统的病变,患者通常会出现腹部的反射性疼痛,但患者一般不愿提供这方面的信息。

(五)实验室检查

以下的实验室检查有助于诊断。

1.感染情况下,外周血白细胞计数、红细胞沉降率、C反应蛋白会有异常,但是既不敏感也不特异。

2.电解质、血尿素氮及肌酐对诊断是有限的,但是有助于液体复苏的治疗。

3.当患者怀疑糖尿病酮症酸中毒时,需要检测血糖。

4.怀疑肝或胰腺疾病时,应检测肝功能、淀粉酶及脂肪酶。

5.如果需要输血,需进行血型测定及抗体筛查。

6.尿液分析可以提示感染或血尿。

7.所有伴有腹痛的青春期女性需进行尿妊娠试验。

8.若怀疑感染,应进行咽喉部、大便、子宫颈分泌物及尿液的培养。

(六)影像学检查

以下多种影像学检查可以用于患者的评估。

1.腹部平片　腹部梗阻的双重造影比平片更有助于发现肠梗阻、肠阻塞、粪块、游离气体或腹部包块。X线胸片可能发现胸部解剖学异常引起的腹痛。

2.双对比X线检查　有助于发现肠旋转不良(上消化道造影)或肠套叠(空气或钡灌肠)。

3.超声检查　有助于发现右上腹、肾或妇科疾病引起的腹痛,可疑的阑尾炎及肠套叠,也可以检测腹膜的游离液体。

4.腹部及盆腔的CT扫描　有助于腹部包块及实质脏器受损的诊断。CT通常用于可疑阑尾炎的诊断。

(七)诊断思路

见图 9-1。

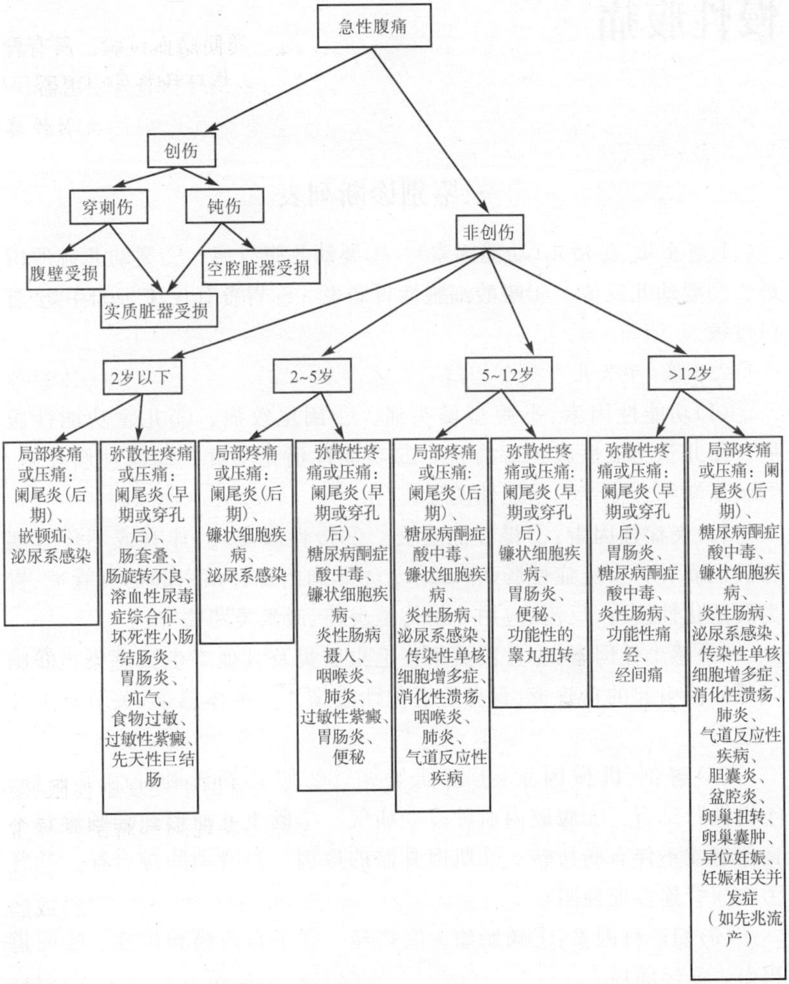

图 9-1　急性腹痛患者的诊断思路

（王玉娟　孙文秀　译）

第 10 章

慢性腹痛

Kristin N.Fiorino

一、鉴别诊断列表

1.新生儿/婴幼儿(功能因素) ①婴幼儿腹绞痛。②婴幼儿排便困难。③婴幼儿反流。④嗜酸细胞性胃肠炎。⑤胃食管反流。⑥牛奶-蛋白过敏。

2.儿童/年长儿

(1)功能性因素:①腹型偏头痛。②阑尾绞痛。③儿童功能性腹痛。④儿童功能性腹痛综合征。⑤功能性消化不良。⑥假性肠梗阻。⑦肠易激综合征。⑧功能性便秘。

(2)炎症性因素:①慢性胆囊炎。②慢性胰腺炎,伴有或不伴有胰腺假性囊肿。③炎症性肠病(IBD)。④非幽门螺杆菌引起的食管炎、胃炎及消化性溃疡(反流、应用非甾体消炎药、激素类药物等)。

(3)感染性因素:①蓝氏贾第鞭毛虫肠炎及其他寄生虫感染。②幽门螺杆菌引起的食管炎、胃炎及消化性溃疡。③椎体感染,关节盘炎及骨髓炎。

(4)解剖/机械因素:①腹肌紧张。②胆总管囊肿。③胆石症。④慢性肾结石。⑤腹腔内血肿。⑥疝气。⑦肠重复畸形。⑧肠旋转不良伴有或不伴有肠扭转。⑨肌肉骨骼的原因。⑩滑动肋综合征。⑪肾盂输尿管连接处梗阻。

(5)妇产科因素:①畸胎瘤。②痛经。③子宫内膜异位症。④阴道积血。⑤经间痛。

(6)毒物因素 铅中毒。

(7)全身因素:①腹部肿瘤,肾母细胞瘤及神经母细胞瘤。②急性间歇性卟啉病。③糖类不耐受/吸收不良。④乳糜泻。⑤慢性过敏性紫癜。⑥胶原血管病。⑦肝炎。⑧遗传性血管性水肿。⑨白血病。⑩淋巴瘤,包括胃肠道的淋巴瘤。⑪镰状细胞疾病。⑫脊柱肿瘤,如白血病、骨肉瘤。

(8)神经/精神因素:①转换反应。②抑郁。③假性腹痛。

二、鉴别诊断讨论

慢性腹痛是儿科最常见的症状之一。现在其定义已经发展。20 世纪 50 年代首先由 Apley 描述为:4～16 岁儿童间歇性的腹痛,持续 3 个月且影响日常活动。在临床实践中,疼痛持续 2 个月以上认为是慢性的。流行病学调查显示,多达 20%的初中生及高中生有频繁的腹痛经历。这些儿童中大约 90%有功能性的或非器质性的腹痛,没有明确的证据表明疼痛是病理性的,如感染、炎症、解剖异常或生化机制。其余的儿童有器质性的腹痛,这里详细解释其最常见的原因。

(一)婴幼儿腹痛

1.婴儿肠绞痛　是指小于 4～5 月龄的婴儿没有明确的器质性病变的胃肠道功能紊乱。绞痛这一词是指继发于脏器如肾、膀胱或肠管的血运障碍所引起的腹痛,婴幼儿肠绞痛是一组包括阵发性的哭闹以及难以安慰的行为混杂而成的症候群,通常受家庭、社会、心理因素的影响。没有明确的证据表明绞痛来源于胃肠脏器或机体的其他部位。然而,过度的肠绞痛经常被假设起源于胃肠道。

(1)病因:因绞痛造成的婴幼儿长时间的哭闹通常被定义为肠绞痛综合征。从 20 世纪 50 年代由 Wessel 提出基本定义到现在,婴幼儿肠绞痛定义已经发生变化,包括阵发性的哭闹、易激惹持续 3h/d,并且至少每周 3d,需要排除如无法满足生长所需等器质性原因引起的哭闹。肠绞痛的病因不是十分清楚,其发病机制也十分模糊。婴儿神经系统发育不成熟可能起到一定作用,特别是在婴幼儿过渡到更觉醒的状态时。随着使婴幼儿能更多保持安静清醒状态技巧的获得,肠绞痛逐渐减少。异常打嗝或者喂养时哭闹致摄入空气(吞气症)等行为因素,可能是肠绞痛的原因。但是有些人认为这些表现是由于肠绞痛造成的,而不是其原因。基线胃泌素水平增加表明,增加的胃排空导致小肠蠕动加快从而引起肠道疼痛。尽管很少有证据表明牛奶不耐受的患儿有肠绞痛，且其并没有类似肠绞痛综合征的症状，但一些人仍然认为牛奶可能是肠绞痛的病因。

(2)评估：在出生后6周时，肠绞痛引起的哭闹通常在晚上达到高峰，在出生后3～4月龄后逐渐减少。其他表现包括运动及面部特征与疼痛一致，胃肠道症状例如积气及腹部膨隆。显然，这些标准很宽松，而且这有可能属于正常婴儿的行为。肠绞痛患儿的查体及实验室检查均正常。

(3)治疗：肠绞痛治疗的目的是缓解患儿家长的压力。避免对患儿滥用药物，并防止压力过大的父母伤害这些孩子是治疗的重要目标。肠绞痛婴儿的父母应学习如何管理压力，如向看护学习，确保最终能让婴儿停止哭闹是很有帮助的。改变环境，如增加摇晃的频率、使用安慰奶嘴，利用吸尘器或洗衣机掩盖令人心烦的杂音或使用推车或在车内兜风，都可以促进清醒减少哭闹。因为镇静药及抗胆碱药物可引起呼吸困难和窒息，因此不推荐使用。不建议由母乳喂养改为人工喂养，除非有证据表明对蛋白不耐受，否则不建议更换配方奶。

2.婴幼儿排便困难

(1)病因：婴幼儿排便困难被认为是胃肠道功能紊乱。以6月龄以下的健康婴幼儿成功排软便至少需要10min且伴有哭闹为特征。婴幼儿排便困难，是继发于骨盆底松弛不能协调增加腹腔内压力所致。在学会如何调节及更有效的控制前，哭闹会增加腹部压力(Valsalva手法)。

(2)评估及治疗：在排便前患儿会出现尖叫、哭闹、面色潮红或发绀的表现。在父母亲能够进行安慰的前提下，查体及直肠指检通常是正常的。不需要进行诊断性检查，避免直肠刺激产生假阳性的感官体验。婴幼儿排便困难很少持续1～2周以上，且能自愈。

3.婴儿胃食管反流

(1)病因：3～12月龄的健康婴儿单纯的胃食管反流是由于胃肠道的功能紊乱所致。定义为每天2～3次的胃食管反流持续3周，同时没有病态表现，如窒息、生长落后、叹气、喂养困难、恶心或呕血。当反流引起食管组织损伤或炎症时，称之为胃食管反流病。

(2)评估及治疗：家长通常发现患儿在喂奶后出现弓背或易激惹。

反流发生于超过 2/3 的健康的 4 月龄大小的婴儿。10～12 月龄大的婴儿，每日反流随着年龄降低至 5%。高危因素包括胸廓、肺、中枢神经系统、口咽部、心脏或胃肠道的发育畸形。可能同时合并牛奶过敏，尤其是与皮疹或哮喘相关者，可能需要更换配方奶。婴幼儿胃食管反流可自行改善。左侧卧位或增加奶液的浓度可能能够缓解症状。改善亲子关系和减少家庭压力有助于病情的缓解。婴幼儿胃食管反流可以用质子泵抑制药治疗，通常是 H_2 受体拮抗药。

(二)儿童/青少年腹痛

儿童胃肠道功能紊乱通常表现为以下 3 种之一，包括单独的阵发性的腹痛，消化不良引起的腹痛，根据标准Ⅲ及表 10-1 中提到的肠易激综合征引起的腹痛。腹型偏头痛、阑尾绞痛及功能性便秘也包括在其中。慢性肠道假性梗阻是由于肠道动力缺陷所致。将近 20% 的学龄期儿童，通常年龄在 4～16 岁，都有各种各样的功能性腹痛。平均发病年龄 4～8 岁，9 岁以前男女发病率一致，9 岁以后女孩发病率更高。14 岁以上症状通常与肠易激综合征一致，4 岁以下的患儿则更有可能是器质性病变。虽然心理因素很重要，但功能性腹痛与人格，如完美主义者或者慢性焦虑无相关性。

表 10-1　儿童功能性腹痛诊断的罗马标准(持续的疼痛，至少每周 1 次且持续 2 个月以上)

儿童功能性腹痛	儿童功能性腹痛综合征	功能性消化不良	肠易激综合征
间断或持续性的腹痛	25%的时间呈间断或持续性的疼痛	上腹部(肚脐以上)持续或反复的疼痛或不适	25%的时间呈腹痛或不适伴以下中至少 2 点：排便后缓解，排便频率或粪便性状的改变

续表

儿童功能性腹痛	儿童功能性腹痛综合征	功能性消化不良	肠易激综合征
症状非结构或生化异常可以解释	日常功能的一些缺失	排便后症状无缓解或者发生排便的频率或性状改变	排便频率异常(≤2次/周或者≥4次/日),大便性状交替,变形,里急后重,黏液便,腹胀
儿童不能满足任何一型功能性腹痛的诊断标准	躯体症状,如头痛、肢体疼痛或失眠。症状非结构或生化异常可以解释	症状非结构或生化异常可以解释	症状非结构或生化异常可以解释

1.病因　引起功能性腹痛的病因尚不十分明确。病理生理学研究着重于自主神经系统及胃肠动力方面。胃动力的改变及内脏对肠管收缩的高敏感性可能与功能性腹痛有关。尽管社会心理因素不能区别器质性或非器质性改变,但仍有人认为社会心理因素如家庭压力可以是腹痛的诱因。患儿多有酗酒、欣慰问题、腹痛或腹型偏头痛的家族史。家长对疼痛的态度也十分重要,从精神支持到离校或免于做家务通常会强化腹痛的感受。

(1)儿童功能性腹痛:儿童功能性腹痛定义为持续的疼痛,至少每周一次且持续2个月以上,无明确的器质性病因。儿童功能性腹痛综合征的诊断包括至少25%的时间有临床表现,且满足以下1条或1条以上。①日常功能受到一定影响;②其他躯体症状,如头痛、四肢疼痛或睡眠困难。疼痛多位于脐周,持续时间小于1h,并且与进食无关。

(2)功能性消化不良:功能性消化不良是指持续的、反复发生的、以脐部以上为中心的腹痛或不适,排便后不能缓解,与排便的频率及是否排便无关。没有明确的证据表明症状由潜在的病因,包括炎症、解剖学的、代谢或肿瘤等引起。在诊断前,症状至少持续2个月,每周至少1

次。往往进食与症状之间呈暂时性相关。相关症状通常表现为恶心、早饱、餐后腹胀、嗳气等。

(3)肠易激综合征:肠易激综合征表现为腹部不适或疼痛,发生于至少25%的时间,而没有潜在的病因且符合以下2点。①排便后症状缓解;②排便频率或性状的改变。症状至少持续2个月,每周至少1次。肠易激综合征与功能性腹痛不同,与环境因素相关,呈自愈性。

2.评估 功能性腹痛根据不同的症候群分类。功能性腹痛的特点为反复发作的阵发性疼痛。通常在数天或数周内有集中的疼痛发作,在过去的几个月中有高峰也有低谷。儿童通常难以描述疼痛的性质,与进食或活动无关,但是常在一天的同一时间发生且持续不超过1h。当出现体重下降、黑粪或者表10-2中列出的临床表现时,需高度怀疑是否存在器质性病因引起的疼痛。

表10-2 器质性病因引起的腹痛的临床特征

年龄<4岁
疼痛位于右上腹部
疼痛可以放射至背部、颈部、肩部或下肢
相应的关节疼痛或肿胀
排便困难、侧腹部痛、血尿或酱油色尿
性交困难或阴道分泌物增加
全身症状,如发热、体重下降、生长迟缓、皮疹或夜汗
明显的呕吐
明显的腹泻
血便或粪便隐血试验阳性
间歇性的大便失禁
肛周疾病(肛裂、肛瘘)
疼痛过后精神萎靡或嗜睡
查体异常(如张力减低)
实验室检查异常,包括白细胞计数升高或者红细胞沉降率加快、低白蛋白血症、贫血

因为所有的诊断是临床诊断，故详细彻底的询问病史有助于功能性腹痛的诊断。病史可以排除是否存在器质性病变的高危因素。功能性腹痛的患儿查体、直肠指检及大便检查均无异常发现。尽管不推荐使用没有鉴别诊断价值的检查，但是常规的实验室检查筛选可以使临床医师及家长确认无器质性病变引起的腹痛。实验室检查包括血常规、红细胞沉降率、肝功能（包括转氨酶及白蛋白）、尿常规及大便常规（包括寄生虫及虫卵）。如果消化不良引起的疼痛治疗效果欠佳，或经过4～6个疗程的治疗后症状复发，则需要进行上消化道内镜检查。如果怀疑乳糖不耐受可以行乳糖呼气试验，若患儿不配合查体或怀疑器质性病变者可以行超声检查。

除了寻找器质性病变的因素，临床医师需要与家长合作，寻找疼痛的规律，并尝试寻找是否存在儿童或家庭的社会心理因素。家长的疼痛日志对协助诊断非常有用，有时可能成为治疗的工具。尽管压力和其他社会心理因素对疾病有明确的影响，但是在排除了其他“更严重”的引起腹痛的因素时，这些仍然是十分重要的。因为腹痛可能来自孩子和家庭的压力，作为辅助治疗，心理学家或精神病学家对腹痛的治疗可能有一定的帮助。临床医师需要利用实验室检查确定腹痛的原因，尽量避免过度依赖于详细的检查及不必要的专家会诊。

3.治疗　胃肠功能紊乱治疗前应首先做出诊断，并让家长了解这是一个真正存在的情况。治疗的目的是使患者能够恢复正常的生活状态且缓解或治愈疼痛。通常情况下，包括解释疼痛是真实存在的，多数是因为肠道动力或内脏高敏感引起的。另外，缓解压力及使患儿正确面对是十分重要的。出勤率是打破这个循环的关键，学校卫生负责人必须避免负面强化。在独特的压力情况下，心理专家的参与可能有助于治疗。阵发性功能性腹痛的患者不推荐使用药物治疗，并且应避免住院。功能性消化不良的患者，避免使用非甾体类消炎药及可能加重症状的食物。成年人肠易激综合征治疗的重点是进食高纤维食物，在儿童尚有争议。薄荷油和解痉药如莨菪碱可能有所帮助。曾经应用的治疗方法有钙离子通道拮抗药、抗胆碱药物及生物反馈疗法和心理治疗。儿童肠易激综合征的治疗依赖于安慰和教育，如果有必要可以进行心理学及行为学支持。

(三)慢性小肠假性梗阻

1.病因　慢性小肠假性梗阻是由于不同的功能性胃肠动力失调引起的梗阻性症状,而没有机械性阻塞的证据。可能与小肠平滑肌的收缩功能减退有关,通常由多种可导致神经或肌肉病变的内脏或全身性疾病如肌营养不良引起。

2.评估及治疗　临床表现与真性肠梗阻类似,包括呕吐、腹部膨隆、便秘及早饱。诊断比较困难时,需要腹部平片或胃动力核医学检查排除梗阻性因素。尽管小肠测压在儿童并不常用,但仍有一定的帮助。应用肠道营养或静脉营养进行支持治疗,药物治疗并不是总是有利的。

(四)消化道疾病

1.病因　慢性消化道疾病包括小肠、十二指肠的溃疡及食管炎、胃炎、十二指肠炎。在儿童,胃食管反流、非甾体类消炎药、COX-2 抑制药或皮质醇类药物的应用,以及大面积烧伤、头部创伤是消化道疾病的常见病因。在年长儿及青少年,幽门螺杆菌感染及十二指肠炎更常见一些。此类患儿通常有溃疡性疾病家族史。

2.评估　慢性消化道疾病的症状随着年龄而变化。在幼儿,疼痛通常位于中腹部到上腹部,且与进食无关。相反,年长儿通常表现为上腹痛,有时与呕吐有关,发生于餐后或清晨。在儿童,进餐时疼痛缓解不是消化道疾病的典型表现。在任何年龄组的患儿,由于炎症引起出血可导致黑粪或者大便隐血阳性。尽管轻型病例的诊断可以通过成功药物治疗追踪正确推断出来,但诊断需依靠内镜检查及穿刺活检。尿素呼气试验、Hp 血清学检测及粪便克隆抗原测定是检测 Hp 感染的不同方法。

3.治疗　治疗消化道疾病的药物有抑酸药、H_2 受体拮抗药或质子泵抑制药。如果反流较重,在排除解剖学异常的因素如扭转不良后,可以尝试给予甲氧氯普胺或琥乙红霉素等促动力药。幽门螺杆菌的治疗包括质子泵抑制药及二联抗生素的使用(阿莫西林联合克拉霉素或甲硝唑)。

(五)糖类不耐受

1.病因　糖类饮食可以作为细菌发酵的底物,导致恶心、腹胀及伴随腹痛和腹部痉挛的过度胀气。乳糖吸收障碍是糖类不耐受最常见的类型。乳糖不耐受是由于位于小肠刷状缘的乳糖酶缺乏所致。先天性的乳糖酶缺乏很少见，最常见的原因是遗传引起的晚发性乳糖酶缺乏，或黏膜损伤导致乳糖酶缺乏。基因遗传引起的晚发性乳糖酶缺乏北欧及西欧血统少见，印第安人、东南亚、土耳其人、意大利人及非洲人很常见。黏膜损伤可能继发于胃肠炎，部分是由于轮状病毒或者寄生虫感染引起，如蓝氏贾第鞭毛虫、腹泻病、克罗恩病。辐射或者药物暴露也可引起黏膜损伤。山梨醇及果糖是其他两种常见的糖类。山梨醇通常存在于无糖食品中，而果糖通常是很多食物的甜味剂，包括苏打水及果汁。

2.评估　摄入含乳糖的食物通常会导致腹胀、过度胃肠胀气、恶心，且可以进展为脐周痛、痉挛、最终导致水样便。有时候青少年会有呕吐的表现。尽管诊断的金标准是乳糖呼气试验，但病史仍相当重要。乳糖呼气试验，是指患者摄入乳糖并且监测由未被结肠细菌发酵的乳糖所产生的氢气。

3.治疗　治疗包括避免摄入糖类。很多乳制品，包括配方奶，都不含乳糖。另外，乳糖的膳食补充剂可以在乳糖被消耗前进行预消化。尽管针对很多类型的糖类不耐受已经有特殊的配方奶及营养补充剂，但避免其他糖类的摄入仍比较困难。不接触相关物品而症状完全消失可以协助诊断。

(六)乳糜泻

1.病因　乳糜泻是一种有遗传倾向的小肠功能紊乱，是由炎症性T细胞对小麦、燕麦、薏米等中所含蛋白(也就是谷蛋白)的应答所致。尽管已经有证据表明燕麦作为无麸质饮食的一部分并没有带来不良影响，但是仍有部分乳糜泻患者对燕麦不耐受。如果不治疗，乳糜泻可能导致贫血、不孕不育、骨质疏松及肠道的淋巴瘤。乳糜泻最多见于白种人，常见于从印度来的亚洲人、巴基斯坦及爱尔兰人，在本土美国人、日本人及中国人则比较少见。

2.评估　最常见的症状包括慢性腹泻、吸收不良、缺铁性贫血、腹胀、肌萎缩、身材矮小及生长发育落后。腹痛通常与其他症状伴随，且与肠易激综合征相关。诊断依靠病史、实验室检查及内镜检查。血清学标志物包括组织谷氨酰胺酶的 IgA 抗体及肌内膜 IgA 抗体。IgA 水平的测定有助于排除选择性 IgA 缺乏症，它通常与儿童乳糜泻有关。抗麦醇溶蛋白抗体的阳性预测价值很低。上消化道内镜活检是诊断的"金标准"。取十二指肠远端或空肠近端的组织活检，可以发现患者饮食中含有谷蛋白，当从饮食中剔除谷蛋白后，活检可发现蛋白被分解。内镜检查的发现包括全部或部分绒毛萎缩、隐窝延长、表皮细胞受损、上皮内淋巴细胞增加及炎症细胞的浸润。乳糜泻与由 HLA 复合物编码的基因相关，尤其是 HLA-DQ2 和 HLA-DQ8。

3.治疗　治疗包括去除饮食中的谷蛋白。小麦、黑麦及薏米是含有多肽类的主要谷物。无麸质饮食能很快改善临床症状，但是组织学恢复需要 2 年以上。严格的饮食控制对很多人尤其是青少年来讲比较困难。很小量的谷蛋白就可以引起小肠的改变。

(七)炎性肠病(IBD)

1.病因　IBD 包括克罗恩病及溃疡性结肠炎，胃肠道的炎症反应导致儿童及青少年的慢性腹痛。病因尚不明确，但可能是多因素影响。环境、基因及免疫因素等多种因素共同导致了 IBD 的发生。克罗恩病及溃疡性结肠炎均好发于北半球及工业化国家。

2.评估　病史及查体对 IBD 患者来说非常重要，因为患者的临床表现取决于黏膜炎症的部位及范围，且患者可伴有肠外表现。有必要了解家族史及生长曲线表。最常见的症状包括腹痛、体重减轻、腹泻带血或不带血、皮损、发热、关节痛及生长缓慢。因为多数克罗恩病患者的病变部位位于末端回肠及升结肠，故克罗恩病患者的腹痛多位于右下腹。而溃疡性结肠炎患者的病变部位多位于直肠、乙状结肠，故其腹痛通常限于排便时。肛周疾病多与克罗恩病有关。实验室检查包括缺铁性贫血、炎症标志物及白蛋白和前白蛋白水平的评估。抗酵母菌抗体和核周抗中性粒细胞胞质抗体测定分别与克罗恩病及溃疡性结肠炎相关。上消化道与小肠病变的连通性对于小肠疾病的评估是必需的，其连通性可能受到克罗恩病的影响。通过内镜组织活检可做出诊断。溃疡性结肠炎累及直肠及其附近部位，而克罗恩病则可以发生于胃肠道的任何部位且可能呈跳跃式损害。肉芽肿病史有助于克罗恩病的诊断。

3.治疗　治疗的目的在于减轻肠道炎症反应，且防止复发或病情恶化。轻型患者最基本的治疗是5-氨基水杨酸；病情严重者，需要皮质激素治疗。严重病例可能需要使用免疫抑制药或生物疗法。对于生长落后的患者需要给予经口的或鼻饲或胃造瘘的营养支持。药物治疗无效者需要外科手术。结肠癌或者硬化性胆管炎都是高危因素。

(八)慢性胰腺炎

1.病因　慢性胰腺炎通常由反复发生的急性胰腺炎发展而来，典型表现为间断性的、反复发作的、伴有缓解期的阵发性腹痛，最终可能导致胰腺功能不全。儿童慢性胰腺炎的病因尚不明确。病因可能包括遗传性胰腺炎、先天或后天的胰腺管异常、囊性纤维化、肿瘤、高钙血症、有机酸血症及各种高血脂综合征。通常情况下，慢性胰腺炎与假性囊肿的形成有关。

2.评估　胰腺炎的症状包括可能因压力或进食油腻食物引起的中腹部疼痛。疼痛可放射至背部，且经常伴有恶心及呕吐，通常发生在1周内。在一般情况下，症状与胰腺功能不足或糖尿病有关。尽管疼痛的程度与淀粉酶和脂肪酶的水平不呈正相关，但诊断仍然需依靠病史及淀粉酶和脂肪酶水平的测定做出。淀粉酶通常在发病3d以后达到高峰，而脂肪酶的水平呈可变性。当胰腺功能不足时，血清淀粉酶及脂肪酶水平可能正常。在疾病后期，可以出现脂溶性维生素缺乏、低白蛋白血症、葡萄糖不耐受及肝转氨酶异常。腹部超声及CT可以发现胰腺肿胀或炎症。内镜逆行性胰胆管造影有助于诊断，对于怀疑有胆结石或解剖学异常者，可以行磁共振下非侵袭性的逆行性胰胆管造影。

3.治疗　急性胰腺炎的治疗包括肠道休息及控制疼痛。慢性胰腺炎患者需要肠外营养。怀疑存在胰腺功能不足的患儿，胰酶补充剂可能有所帮助。对于胰腺假性囊肿患者，需要引流或切除以防止感染或破裂。

(九)肾盂输尿管连接部梗阻及其他泌尿生殖系统异常

肾盂输尿管连接部梗阻是指输尿管与肾盂连接处扭结。输尿管梗阻在儿童可以导致腹痛及肾损害。这种情况在男性更常见，多位于左侧，通常伴有呕吐。年龄不同，症状也不相同。婴幼儿通常表现为腹部包块或肾盂肾炎的症状，而儿童则以频繁的腹痛更常见。疼痛呈痉挛性及间歇性，通常每周 2 次，可以放射至腹股沟区或侧腹部。年长儿可能表现为腹部包块或者尿液分析异常如血尿，但是没有这些症状并不能排除梗阻。诊断依赖于肾超声或 CT 扫描，当有症状时应进行相应检查。治疗包括外科手术解决梗阻。

其他的泌尿生殖系统异常也可以引起腹痛。慢性肾结石可以表现为反复发作的阵发性腹痛或腹股沟区疼痛，常伴有血尿。卵巢的囊性畸胎瘤可以导致慢性的反复发作的腹痛，通常位于下腹部或盆腔区域。与肾盂输尿管梗阻一样，超声有助于诊断以上两种疾病。在儿童尤其是幼儿，虽然需要进一步针对病因行诊断性评估，但支持治疗仍是肾结石的主要治疗手段。

(十)寄生虫感染

1.病因　最常引起腹痛的寄生虫感染是由蓝氏贾第鞭毛虫引起的肠梨形鞭毛虫病，在儿童，托儿所可能是传染源，但感染通常与饮用被污染的淡水有关。

2.评估及治疗　症状通常几周内自愈，但偶尔有儿童患者发展为慢性症状，表现为痉挛性腹痛、恶心、腹部膨隆、胀气、水样便及由吸收不良引起的体重下降。诊断主要是大便中寻找包囊或滋养体。若没有阳性发现且高度怀疑该病，需要进行十二指肠引流或组织活检。可应用甲硝唑治疗。

其他寄生虫感染，如蛔虫、鞭毛虫(更常见于热带地区)、人酵母菌或变形虫也可以导致腹痛。伴随症状包括厌食、腹泻、直肠脱垂，偶有小肠梗阻。通过大便寻找虫卵和寄生虫做出诊断。脆弱双核阿米巴染者外周血中可有嗜酸性粒细胞增多。治疗蛔虫病或鞭毛虫病的药物是甲苯达唑或阿苯达唑。治疗脆弱双核阿米巴的药物是双碘喹啉。甲硝唑、双碘喹啉及复方磺胺甲噁唑是根除致病性人酵母菌的有效治疗药物。环境卫生对于根除人群感染是必需的。

(十一)病史：重要问题

1.疼痛的位置及持续时间？

2.疼痛与月经的关系？

3.是否接触过毒物？

4.是否服用过药物：处方药、中草药或非处方药？

(十二)病史:令人担忧的几点

1.伴随发热、体重减轻、关节痛或皮疹。

2.伴随呕吐,尤其是含有胆汁或血性。

3.伴随大便性状改变,尤其是腹泻、血便或者黑粪。

(十三)病史:不能分辨出功能性或器质性

1.进食或排便可影响疼痛。

2.夜间痛醒。

3.有 IBD、溃疡性疾病、功能性腹痛及偏头痛的家族史。

(十四)体格检查:非常重要的线索

1.生命体征、一般情况、以及其他的关联性。

2.体重及身高的百分位数。

3.口腔:溃疡或牙釉质损害?

4.腹部查体:紧张或者柔软?疼痛的位置?反跳痛?是否可触及包块或者粪块?是否有肝脾大?

5.直肠指检:直肠的颜色?直肠穹窿的大小?肛周疾病?硬大便?血性或隐血阳性?

6.皮肤:黄染?皮疹?

7.骨骼肌系统:关节肿胀、发红或压痛?

(十五)支持的实验室检查

1.全血细胞分析。

2.红细胞沉降率。

3.肝功能测定包括转氨酶、白蛋白及胆红素。

4.淀粉酶及脂肪酶。

5.尿液分析及培养。

6.电解质,血尿素氮及肌酐。

7.大便寻找虫卵及寄生虫。

(十六)诊断性检查:基于临床疑诊

1.腹部双对比 X 线检查。

2.腹部超声。

3.乳糖或者其他呼气试验。

4.内镜检查及活检。

表 10-3 列出了不同原因引起的慢性腹痛的不同特征。儿童腹痛的准确原因可能需要多次观察,偶尔需要专家会诊。所有的医务人员及列出所有的可能引起慢性腹痛的病因对儿童来说是十分必要的。

表 10-3 不同病因引起的慢性腹痛的鉴别诊断

诊断	病史	查体	实验室/诊断性检查
婴幼儿肠绞痛	哭闹,易激惹持续 3h/d,并且至少每周 3d,持续 1 周以上;突然发生且多发生于夜间	正常	正常
儿童功能性腹痛	持续的疼痛,持续 2 个月以上,与进食或排便无关;儿童功能性腹痛综合征包括日常功能受到一定影响或其他躯体症状	正常	正常
功能性消化不良	腹痛位于脐以上,持续 2 个月以上,与排便无关	正常	实验室检查及内镜检查均正常
肠易激综合征	持续时间>2 个月,伴有里急后重,排黏液便,腹胀;排便后疼痛缓解或伴排便习惯改变	正常	实验室检查正常

续表

诊断	病史	查体	实验室/诊断性检查
腹型偏头痛	强烈的阵发性的脐周痛影响正常活动；介于日常健康周期中；可能有头痛、呕吐、畏光、面色苍白、厌食或恶心；偏头痛家族史	正常	抗偏头痛药治疗有效，回避触发
慢性假性小肠梗阻	间歇性的痉挛痛、呕吐及排气减少；呕吐可能是胆汁性的；可能有腹部手术史	腹部紧张及压痛；手术瘢痕	腹部X线表现为固定的气液平面及远端充气减少
功能性便秘	弥散性的或模糊的疼痛；排便次数减少，大便硬或大便量很多；可能伴有大便失禁或排便困难	直肠指检可触及大的粪块；直肠穹窿扩张	实验室检查正常；腹部X线表现为大便较多、结肠扩张
消化性疾病	上腹部疼痛，疼痛多发生于进食后；溃疡性疾病家族史	可能有上腹部压痛；粪便隐血可能阳性	可能有贫血；pH测定可能有助于诊断；内镜检查表现为食管炎、胃炎、十二指肠炎或溃疡；HPA检测可能为阳性

续表

诊断	病史	查体	实验室/诊断性检查
糖类不耐受	饭后弥散性的痉挛痛，典型的水样便，可能有体重不增，可能为感染后的；某些少数民族更常见	正常	可以选择呼气试验
乳糜泻	可能有慢性腹泻、喂养困难、腹部膨隆	牙齿脱色或牙釉质发育不良	缺铁性贫血；抗组织谷氨酰胺转移酶抗体及抗肌内膜抗体异常；内镜及组织学检查可以发现十二指肠/空肠绒毛扁平
炎性肠病	疼痛呈弥散性或固定；全身症状，如发热、体重下降、皮疹、关节痛；腹泻或血便、呕吐、口腔溃疡或肛周疾病	发热、心动过速 腹部压痛；频繁的血样便 皮疹或关节改变	红细胞沉降率增快、贫血及低白蛋白血症；克罗恩病，上消化道-小肠造影可以出现狭窄；诊断需要内镜及组织学检查
慢性胰腺炎	中腹部疼痛，可放射至背部；呕吐或食欲缺乏，可能有代谢综合征	表现为慢性病容或恶病质，中腹部肌紧张	淀粉酶及脂肪酶升高；超声或 CT 可以发现胰腺扩张或假性囊肿形成
输尿管肾盂连接处梗阻	弥散性的、间歇性的疼痛，可以放射至腹股沟或侧腹部；可能有血尿，通常伴有呕吐	腹部可触及包块，可能有肋脊角压痛	超声或 CT 可发现异常

续表

诊断	病史	查体	实验室/诊断性检查
泌尿系结石	腹部和(或)侧腹部强烈的间歇性的痉挛痛,可放射至腹股沟;通常有血尿,伴有恶心及呕吐	通常有腹部或肋椎角压痛	超声或CT检查可发现结石
贾第虫病	弥散性的痉挛痛,体重下降或体重不增;恶心、水样便、腹胀、胃肠胀气;通过托儿所或受污染的水源传播	通常有腹部腹胀	粪便检查可以发现包囊或滋养体,可能需要十二指肠抽出液检测或内镜检查
胆绞痛	进食后,特别是油腻食物后,右上腹或中腹部痉挛痛;可能有呕吐、肥胖或共患病	右上腹或中腹部压痛	胆红素或转氨酶升高,超声可以发现结石或胆囊壁增厚
卵巢畸胎瘤	间歇性的下腹痛,通常为单侧;可能有呕吐	下腹部膨隆及压痛	超声或CT可发现异常,超声可测定血流
痛经	月经期间,下腹部痉挛性的疼痛;通常有痛经的家族史	正常	尽管可能有子宫内膜异位症,但实验室检查正常
铅中毒	弥散性疼痛,有异食癖病史,高风险暴露环境	通常正常	血清铅升高,小细胞性贫血,可能见到嗜碱性点彩

(王玉娟　孙文秀　译)

第 11 章

秃头症

Catherine S. Zorc

在儿童，95%以上的秃头症是由于头癣、拔毛狂、斑秃及静止期脱发引起的。头发的生长包括生长期、过渡期及静止期 3 个阶段。在静止期过后，头发脱落并被新的生长期毛发替代。在正常头皮，接近 85%～90%的头发处于生长期。正常头皮大约有 100 000 根头发。当患者头发减少 20%～50%时，临床上会出现脱发的表现。

一、鉴别诊断列表

1.传染因素　①头癣。②二期梅毒。

2.毒物因素　①细胞毒类药物。②抗癫痫药。③辐射。④维生素 A 过多症。⑤抗凝药。

3.肿瘤因素　组织细胞增多症。

4.创伤因素　①拔毛狂。②牵拉脱发。③摩擦脱发。

5.先天因素　①先天性皮肤发育不全。②脂肪痣。③表皮痣。④海绵状血管瘤。⑤长期发疏松综合征。⑥外胚层发育不良。⑦毛干缺陷。

6.代谢或遗传因素　①雄激素性脱发。②肠病变性皮炎。③神经性厌食。④营养不良。⑤甲状腺功能减退或亢进症。⑥垂体功能减退症。⑦糖尿病。

7.炎症因素　①斑秃。②系统性红斑狼疮。③硬皮病。

8.混杂因素　①特应性皮炎。②脂溢性皮炎。③银屑病。④静止期脱发。⑤生长期脱发。

二、鉴别诊断讨论

(一)头癣

1.病因 儿童50%以内的脱发是由头皮真菌感染引起头癣所致。在美国,引起头癣最常见的真菌是断发毛癣菌。

2.临床特征 头癣最常见于学龄期儿童。感染引起片状脱发伴或不伴有鳞状皮肤。一些区域完全光秃以至于不能和斑秃相鉴别,但是进一步的检查能够发现很短的头发,称为“黑点”状头癣。可能伴有颈后或者枕部的淋巴结病变。

3.评估 与19世纪40年代由犬小孢子菌引起的流行性的头癣暴发不同,断发毛癣菌在Wood灯下并未表现出免疫荧光反应。诊断依赖于头发或头皮的氢氧化钾制备及真菌培养。氢氧化钾制备可以显示毛干的内部结构。

4.治疗 儿童头癣的标准治疗是口服小剂量灰黄霉素20~25mg/(kg·d),或极小剂量10~15mg/(kg·d),每日1次,持续6~8周。进食油腻食物后服药更易吸收。药物治疗对于儿童是安全的,家长在开始药物治疗前没必要进行实验室检查。新型的抗真菌药物,如氟康唑、伊曲康唑及特比萘芬也有效且疗程较短。抗真菌或硒的洗发香波与全身性抗真菌治疗相结合可能加速治愈。需要确诊及治疗感染的家庭成员以避免再感染。

提示:头癣可能伴随有被称为“癣脓肿”的超敏反应,是一种呈沼泽状的炎性包块,其表面有脓疮且通常伴有颈部淋巴结病变。尽管看起来好像是严重感染,但是通过灰黄霉素和口服泼尼松可以治愈。

提示:在治疗之前,应注意头癣与其他相鉴别。

(二)斑秃

1.病因 斑秃是儿童秃头症第二位常见的原因,且在任何年龄的学龄期儿童可隐匿性发生。病理生理学改变受到遗传、器官特异性、自身免疫及非特异性免疫等因素的影响。

2.临床特征 脱发呈大小不等的片状甚至于完全没有头发。脱发周围的毛发在显微镜下呈现杨柳腰样改变。整块头皮呈现脱发甚至于出现全身脱毛(可见感叹号样毛发)。可伴随有指甲上的凹陷或呈格子样改变。这些患者可同时伴有自身免疫失调，如桥本甲状腺炎、糖尿病、白癜风、艾迪生病及炎性肠病等。

3.评估　显微镜下发现典型的"感叹号"样改变可以证实斑秃的诊断。自身免疫性疾病的常规检查一般没有阳性发现。

4.治疗　治疗起来相对简单。局部或全身性应用皮质激素，米诺地尔及地蒽芬都已经应用于临床，但不幸的是，没有任何一种治疗方法能够逆转疾病的病程。有 1/3 的患者，6 个月内病情可自行缓解。大多数病例没有治愈。应对患者及家属交代病情并严密随访。假发对于治疗心理创伤可能有用。在所有情况下，儿科皮肤科医师对患儿进行积极的治疗可能是必要的。

(三)拔毛狂

1.病因　拔毛狂儿童比成年人更常见，是一种无法控制的拔除自己头发的行为。青春期女孩更常见，而 6 岁以下多见于男孩。

2.临床特征　拔头发可以引起不常见区域的界线不清楚的脱发。诊断有赖于不同长短的头发。尽管有用左手或右手的习惯，但涉及的区域呈多变性。头皮的外缘也有受累。少数情况下，其他部位的毛发也受累。通常伴有咬甲癖、吮拇癖及其他强迫行为。

3.评估　需要排除斑秃。头皮活检有助于证实诊断。

4.治疗　通常家长难以接受这一诊断，治疗方法包括认知行为疗法，少数病例需要精神科医师指导应用辅助控制症状的药物。

(四)静止期脱发

静止期脱发发生于当大部分头皮进入静止期时 2～4 个月后。分娩、大手术、麻醉、发热、饮食改变或者心理上的创伤可能是其诱因。静止期脱发的特点是弥散性的急性脱发，在数个月后可自愈。拉扯毛发可见不成比例的毛囊处于静止期。最终，头发生长可完全恢复而不需要任何的治疗。

(五)牵拉性脱发及摩擦性秃发

毛干的牵拉可以导致头皮大部分区域脱发(牵拉性脱发)。头发绑得太紧、扎马尾辫、玉米辫及电热梳都是引起脱发的原因。尽管头皮功能正常，头发被压，如仰卧位的婴幼儿的枕骨部位，也可以引起脱发(摩擦性脱发)。脱发区域呈片状分布。诊断依赖于临床。如果经非手术治疗无效,需要重新评估对疾病的诊断,建议改变发型。随后会有正常头发生长。

(六)生长期脱发

与静止期脱发相似,生长期脱发也表现为弥散性的急性脱发。生长期脱发由于头发正常的生长周期被破坏,伴随有毛囊中毒。常见的原因有细胞毒类药物的应用,如长春新碱及环磷酰胺。其他还有重金属中毒、甲状腺功能减退及严重的营养不良。如果未发现诱因,拉扯头发可以区别生长期脱发与静止期脱发。尽管新生长的头发的颜色及质感不同,在去除诱因后,头发能够重新生长。

三、秃头症的评估

(一)病史

病史采集对于疾病的诊断十分重要,包括如下内容。

1.开始的时间,先天的与后天的。

2.相关压力,分娩、近期手术、毒物接触、癫痫、热性病。

3.任何不正常的行为,如吮拇癖、咬甲癖。

(二)体格检查

查体包括毛发缺失的分布、占头皮的比例,破坏的头发的比例及指甲查体。放大镜及合适的光源有助于发现头皮微小病变。

(三)实验室检查

当怀疑头癣的诊断时,应进行氢氧化钾制备试验,同时应进行真菌培养。毛发拉拽用于鉴别静止期脱发或斑秃。毛干的形态学检查有助于发现组织缺陷。

提示:如果经初步诊断后仍不能确诊,建议看皮肤科医师。

四、对患者的处理方法

秃头症患者的诊断思路见图 11-1。

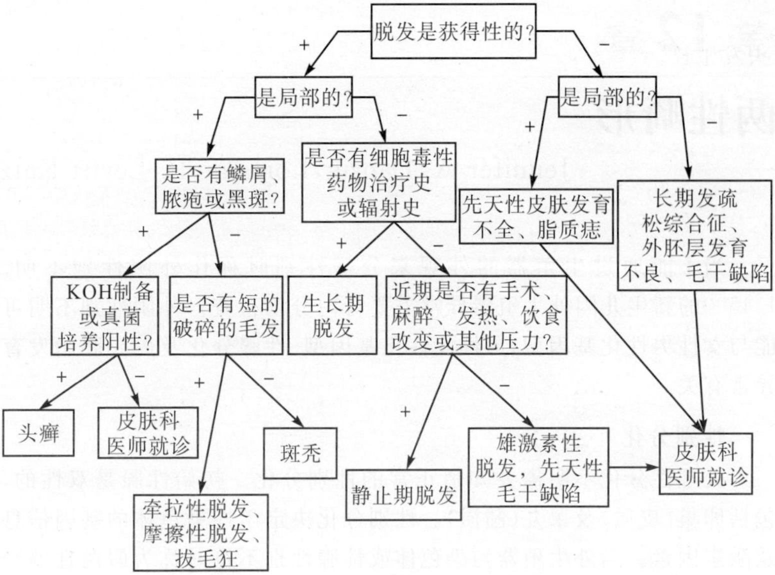

图 11-1　秃头症患者的评估

（王玉娟　孙文秀　译）

第 12 章

两性畸形

Jennifer A. Danzig, Lorraine E. Levitt Katz

当不能通过生殖器的外观来分辨性别时称作外阴性别不明。1/4500的新生儿因外生殖器异常需要行内分泌检查。外阴性别不明可能与女性男性化基因型、男性女性化基因型、性腺分化及先天胚胎发育异常有关。

性别分化

处理性分化不明需要知道正常的性别分化。初始性腺是双性的，包括卵巢(皮质)及睾丸(髓质)。性别分化决定于性染色体的基因信息及激素因素。当外生殖器与染色体或性腺性别不符时称为假两性畸形(如 XX 染色体的女性出现男性化，或 XY 染色体的男性出现女性化)，内生殖器发育正常。

1.男性性别分化　Y 染色体短臂上的 SRY 基因(如性别决定区)是初始睾丸形成的决定因素。其他与性别分化相关的重要基因包括 DAX-1、SOX-9 和 Wnt-4。WT1 和 SF-1 基因的转录是性腺分化必需的。在妊娠的 6～7 周睾丸决定因素诱导双性性腺转化为睾丸。在妊娠的 7～8 周，睾丸内的支持细胞分泌抗米勒管激素(AMH)，也就是米勒管抑制物，可以引起男性胎儿米勒管的退化。

人体绒毛膜促性腺激素及胎儿垂体促性腺激素刺激男性胎儿的睾丸间质细胞分泌睾酮，这一物质可以使霍夫曼结构发展为输精管、附睾及精囊。睾酮经 5α-还原酶转化为二氢睾酮(DHT)。DHT 对于阴囊及阴茎的发展是必需的。

尽管在妊娠的 12 周男性外生殖器已完全形成，但米勒管抑制物在妊娠中期促使腹部的睾丸下降。在妊娠的中晚期，睾酮刺激睾丸下降及阴茎生长。

2.女性性别分化　在妊娠 10 周时性腺分化为卵巢，需要两条 X 染色体存在及 Y 染色体消失(如 SRY 基因)。因未产生米勒管抑制物,米勒管分化为子宫、输卵管及上 2/3 的阴道。因没有雄激素,霍夫曼管退化,外生殖器分化为阴蒂及阴唇,泌尿生殖隔分化为下 1/3 的阴道及尿道。

一、鉴别诊断列表

提示:最常见的引起女性男性化的原因为 21-羟化酶的缺陷。最常见的引起男性女性化的原因为雄激素不敏感综合征(AIS)。

1.女性男性化(女性假两性畸形)

(1)先天性肾上腺皮质增生症(CAH),如 21-羟化酶的缺陷、3β-羟基类固醇脱氢酶缺陷症、11β-羟化酶缺陷症。

(2)接触外源性的雄激素,外源性的雄激素产生过多。

(3)芳香酶缺乏。

2.男性女性化(男性假两性畸形)

(1)雄激素不敏感综合征及部分雄激素受体缺乏。

(2)CAH,如类固醇急性调节蛋白(StAR)缺乏、17,20-碳链裂解酶缺陷、3β-羟基类固醇脱氢酶缺陷症、17α-羟化酶缺陷症。

(3)其他的雄激素合成缺陷,如 17-裂解酶缺陷症、17-类固醇还原酶缺乏、5α-还原酶缺乏症、Smith-Lemli-Opitz 综合征。

(4)米勒管永存综合征。

(5)莱氏细胞发育不全。

3.性腺发育不全

(1)部分性腺发育不全。

(2)混合型性腺发育不全,染色体畸变(XO/XY,XX/XY)。

(3)真两性畸形。

4.先天性胚胎病

二、鉴别诊断讨论

(一)女性男性化

1.病因 基因型为女性的胎儿男性化系因产生雄激素或者雄激素透过胎盘所致。妊娠 12 周前接触雄激素影响泌尿生殖窦的分离及一定程度的阴唇阴囊融合。妊娠12周以后接触雄激素，可引起阴蒂肥大但不伴有阴唇阴囊融合。以下是雄激素的来源。

先天性肾上腺皮质增生症(CAH)：是女性男性化最常见的原因，其中21-羟化酶缺陷占CAH病例的90%。CAH是一种由合成类固醇的酶缺乏导致的常染色体隐性疾病。皮质醇的缺乏导致促肾上腺皮质激素释放激素及促肾上腺皮质激素的升高，从而刺激肾上腺增生，导致肾上腺雄激素及类固醇前体在体内蓄积。21-羟化酶缺陷导致皮质醇及醛固酮合成受损，且婴幼儿更容易发生肾上腺危象。11β-羟化酶缺陷症是CAH第二位常见的原因，除了因11-脱氧皮质醇及11-去氧皮质酮引起的高血压症状外，其余症状与21-羟化酶缺陷相同。3β-羟类固醇脱氢酶缺陷症影响皮质醇、醛固酮及睾丸素的合成。由于外周脱羟表雄酮转换为雄激素的增加，女性出现轻微男性化症状。

2.临床特征　外生殖器呈男性化。21-羟化酶及3β-羟类固醇脱氢酶缺陷症的患儿，在出生后数周内出现失盐型危象。

3.评估　CAH的诊断可以通过测量类固醇基础水平及给予促肾上腺皮质激素(ACTH)后类固醇水平做出(表12-1，表12-2)。类固醇的基础水平及激发后水平均升高。

表12-1　先天性肾上腺皮质增生症(CAH)患儿临床及生化特征

酶缺陷	性别不明		其他的临床表现	主要的类固醇
	女性	男性		
类固醇急性调节蛋白，碳链裂解酶	－	＋	失盐型	－
3β-羟类固醇脱氢酶	＋	＋	失盐型	17-羟孕酮，DHEA
21-羟化酶	＋	－	失盐型	17-羟孕酮及雄烯二酮
11-羟化酶	＋	－	高血压	11-脱氧皮质醇
17-羟化酶	－	＋	高血压	DOC，皮脂酮

DHEA.脱氢表雄酮；DOC.去氧皮质酮

表 12-2　婴幼儿 ACTH 刺激试验 1h 后血清肾上腺激素水平

激素	异常早产儿（24～28 周）	健康婴幼儿（2～12 月龄）[a]	
		女性	男性
皮质醇（μg/dl）	18.3±6.8	40±8.1	38.2±4.4
17-OH-Preg(ng/dl)	5730±4461	1610±800	1242±753
17-OH-Pro(ng/dl)	968±876	142±50	196±85

ACTH.促肾上腺皮质激素；17-OH-Preg. 17-羟孕烯醇酮；17-OH-Pro.17-羟孕酮

a.无足月儿的 ACTH 刺激试验后激素水平的参考值

4.*治疗*　CAH 患者需要糖皮质激素及盐皮质激素替代治疗。外科整形手术适用于所有患者。

(1)外源性雄激素暴露：外源性雄激素包括防止自然流产的促孕剂及母亲应用雄激素类药物。母亲产生的雄激素是由于 CAH 的异常调节或者卵巢分泌雄激素所致，或肾上腺肿瘤也可导致女性男性化。

(2)芳香酶缺乏：芳香酶缺乏是一种少见的常染色体隐性异常。胎儿体内和胎盘内的芳香酶在子宫内将肾上腺雄激素转化为雌激素。因此，芳香酶的缺乏可以引起雄激素的升高及女性男性化。胎盘内的芳香酶缺乏，也可以引起母亲妊娠期男性化。

(二)男性女性化

1.*病因*　基因表型为男性的胎儿出现未完全男性化是由于睾丸素合成酶的异常或者对睾丸反应缺乏所致(雄激素抵抗综合征)。

2.*临床特征*　男性假两性畸形可以表现为小阴茎、尿道下裂、阴囊发育不良或睾丸未降，或者出现正常女性的表型。

(1)雄激素不敏感综合征(AIS)：是引起男性女性化最常见的原因。由雄激素受体的 X-连锁突变、缺失，或者感受器缺陷所致。部分雄激素不敏感导致了不同程度的雄激素抵抗的一系列的表型。完全型的雄激素不敏感综合征患者表现出女性表型，伴有女性外生殖器及阴道盲端，没有霍夫曼和米勒管的组织结构。如果呈女性表型的婴儿在触诊时发现阴唇内或者腹股沟管内有生殖腺，则在婴儿期即可诊断，但是通常在青春期女孩初潮闭经时才被诊断。由于外周血中高浓度的睾丸素被转化为雌二醇，青春期并没有男性化及乳房发育的表现。

患者基因型呈XY，没有米勒管结构，在新生儿期睾丸素及促黄体生成素水平增高。部分雄激素不敏感可以表现为尿道下裂、小阴茎畸形、阴囊开裂及睾丸未降，但是由于对雄激素的反应性不同，临床表现差别很大。

(2)CAH：当睾丸中合成睾丸素的酶缺乏时会引起男性女性化。17α-羟基酶缺陷症是少见的引起性激素产生减少的原因，先天性的脂质肾上腺增生与StAR缺陷有关，胆固醇裂解酶的缺乏导致盐皮质激素、糖皮质激素及雄激素的合成减少。

3.评估及治疗　见上文中关于女性男性化的CAH的诊断与治疗。

(1)其他雄激素合成缺陷：睾丸中17-类固醇还原酶缺乏阻止了雄烯二酮向睾丸素的转化；17-裂解酶对于C21类固醇转化为C19雄激素类固醇是必须的。两者都可引起不同程度的女性化。

评估：17-类固醇还原酶缺陷症者，无论是基础水平还是经HCG刺激后，雄烯二酮与睾丸素比值均异常。17-裂解酶缺陷症者，雄激素水平降低而促性腺激素水平升高。

(2)5α-还原酶缺乏：阻止了睾丸素向DHT的转化，DHT是男性外生殖器发育必须的。此类患者表现为阴道盲端、小阴茎及严重的尿道下裂。睾丸产生米勒管抑制物及睾酮，使米勒管退化及霍夫曼结构正常发育。伴随着青春期睾酮的增加，患者出现阴茎增大、睾丸由腹股沟内降至阴囊，并伴有第二性征的发育(如出现阴毛、肌肉质量增加)。

评估：基础水平及HCG刺激后睾酮与DHT的比值在正常状态下应<16，若比值>30可以诊断5α-还原酶缺乏(表12-3)。生殖器皮肤的纤维母细胞中5α-还原酶活性减低可协助诊断。

(3)莱氏细胞发育不全：是由LH受体活性突变引起的少见的常染色体异常。患者通常有女性外生殖器、未降到阴囊的性腺、完全性米勒管退化及缺少霍夫曼结构。

评估：血清睾酮水平降低，并且经HCG刺激后无增加。类固醇前体无增加。

表 12-3　血清睾酮及二氢睾酮(DHT)的正常实验室参考值

	睾酮(ng/dl)		DHT(ng/dl)	
	男性	女性	男性	女性
脐带血	13～55	5～45	<2～8	<2～8
妊娠 26～28 周	59～125	5～16	—	—
妊娠 31～35 周	37～198	5～22	10～53	2～13
足月	75～400[a]	20～64[b]	5～60[c]	<2～15[d]

a.在 1 周内降至 20～50ng/dl，然后在 20～60d 时增加到 60～400ng/dl，在 7 个月时降至青春前期水平

b.在第 1 个月降至 10ng/dl，并持续至青春期

c.在第 1 周下降，然后在 30～60d 内增加至 12～85mg/dl。在 7 个月时降至青春前期水平

d.在第 1 个月降至 10ng/dl，并持续至青春期

(三)性腺发育不全

病因及临床特征

(1)完全型性腺发育不全：由于生殖嵴发育不全引起性腺发育不全。可以是遗传的或者由畸变所致。表型是正常女性。

(2)部分性腺发育不全：由于畸变或者血管因素可能损害性腺进一步分化为睾丸(在男性)。分泌 AMH 及米勒管结构退化，但是没有男性外生殖器的发育(依赖于睾酮转化为 DHT)。外生殖器表现为女性表型或者分化不明，但没有性腺或米勒管结构。妊娠中晚期睾丸的损害可能较小，且可能导致小阴茎畸形或者隐睾。

(3)混合型性腺发育不全患者：基因型呈嵌合型 XO/XY 及 XX/XY 者生殖腺有皮质及髓质成分。外生殖器可能为正常女性、双性或者正常男性化表现。基因型为嵌合型 XO/XY 者通常有特纳综合征的大部分典型表现。混合型性腺发育不全患者有正常的睾丸组织，增加了雄激素功能及霍夫曼管结构存在的可能性。

(四)真性假两性畸形

真两性畸形者表现为卵巢及睾丸组织并存，见于混合型性腺发育不全、46，XX 及少许 46，XY 者。有卵巢及睾丸分别存于对侧或者呈两

者联合的状态(卵睾体)。内部输送管结构的分化依赖于同侧生殖腺内睾丸组织的数量。米勒管结构存在于有卵巢的一侧,而霍夫曼管则位于对侧。

1.临床特征　有功能性的睾丸组织的比例决定了外在表现。

2.评估　诊断依赖于染色体分析。在一些病例,可能需要进行性腺活检。

3.治疗　混合型性腺发育不全的患者生殖腺恶化的风险增加,需要行外科性腺切除术。

(五)先天性胚胎病

泌尿生殖道的发育畸形可以单独发生,常常伴随有其他先天发育异常。

在无雄激素影响时,胃肠道和泌尿道异常可能伴有女性外生殖器男性化。

1.尿道下裂　可以见于各种各样的双性异常。尽管单独的轻度尿道下裂通常与内分泌异常无关,但是与此有关的双性异常的发病率伴随着尿道下裂的严重程度而增加,且与双侧睾丸未降有关。

2.小阴茎畸形　是指阴茎外观正常,长度与直径比值正常,但阴茎体的长度小于同年龄组正常阴茎长度平均值 2.5 个标准差以上,可伴有先天性垂体功能减退、单独的促性腺激素缺乏(Kallmann 综合征)、睾丸功能障碍,或者部分雄激素抵抗。

三、对患者的处理方法

新生儿外阴性别不明应作为急症对待,且尽可能早的进行诊断性评价(图 12-1)。应组织内分泌科、遗传科、泌尿科及精神科进行会诊讨论。

通常情况下,在最后的性别决定出来前,不给孩子起名或者宣布孩子的出生是明智的。应在 48～72h 告知孩子的性别。在等待血清实验室检查期间,性别的决定依赖于查体、染色体核型及内在的盆腔结构。然而,因为性腺功能及未来的性功能也很重要,因此染色体核型并不是唯一的决定性别的因素。另外,需要考虑阴茎的大小及尿道下裂的程度。已知有 CAH 基因突变家族史者,产前诊断及治疗可以减少女性胎儿男性化的发生。

提示:女性CAH患者,即便是严重男性化,也需要被作为女性对待,因为整形手术可以如外科手术那样解决畸形,且这部分患者可能有正常的性功能及生殖功能。

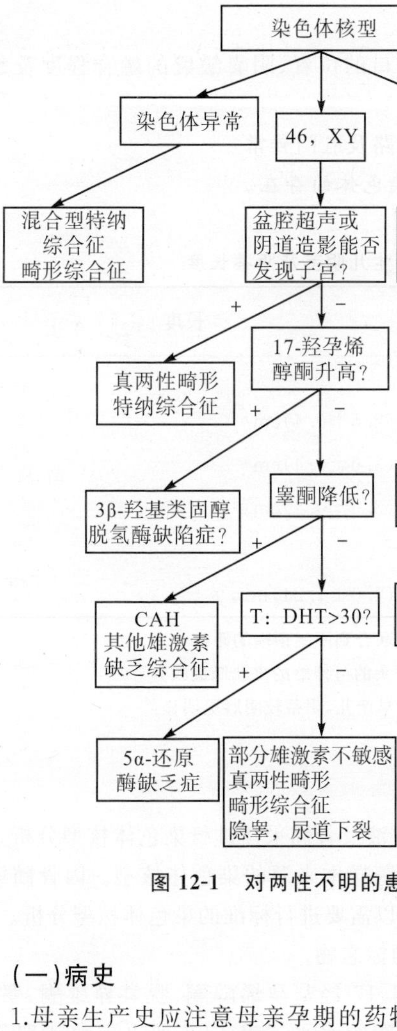

图12-1　对两性不明的患者的处理方法

(一)病史

1.母亲生产史应注意母亲孕期的药物应用、接触致畸物或妊娠期尤其是妊娠初期感染。

2.家族史应注意母亲雄激素的改变及家族中有疑似 CAH 者(如新生儿死亡、女性男性化或性早熟)。

(二)体格检查

需要进行全面查体,并注意以下几点。

1.性腺触诊。

2.阴茎的长度及直径、尿道口的位置、阴囊皱襞的融合程度及是否有阴道(表 12-4)。

3.其他异常特征,尤其是尿路及肛门异常。

提示:性腺的存在提示 Y 染色体的存在。

表 12-4 新生儿阴茎及阴蒂长度

胎龄	长度
男性[a]	
30 周	(2.5±0.4)cm
34 周	(3.0±0.4)cm
足月	(3.5±0.4)cm
女性[b]	
足月[c]	(4.0±1.24)mm

a.当使用温和的压力时测量从耻骨联合到阴茎顶端的距离

b.测量时将大阴唇分开及覆盖阴蒂头的可伸缩的皮肤皱襞拉开

c.阴蒂在妊娠 27 周时发育完成,在早产儿,阴蒂较阴唇更明显

(三)实验室检查

1.人类染色体核型分析。血液及骨髓采样进行染色体核型分析。有些实验室能够在 6h 内获得由骨髓样本来源的染色体核型。因骨髓染色体核型分析可能漏检嵌合型,所以需要进行标准的染色体核型分析。

2.AMH 水平是睾丸组织的标志物。

3.需要测定血清 17-羟孕酮、17-羟基孕烯醇酮、脱氢异雄酮、睾酮、DHT、11-脱氧皮质醇及雄烯二酮的水平。表 12-3 列出了血清睾酮及

DHT 的参考值。需要注意早产儿肾上腺类固醇水平是升高的，尤其是患儿生病时或处于压力之下（表 12-2 和表 12-5）。

4.检测 LH 及母亲雄激素水平。

5.活组织检查，行性腺或者皮肤的活检可以评估睾酮的代谢水平。

6.对特定的畸形进行 DNA 分析。

表 12-5　新生儿正常肾上腺激素水平

激素	病态早产儿（24～28 周）	一般情况较好早产儿（31～35 周）	足月儿（31～35 周）	
			女性	男性
皮质醇（μg/dl）	7.5±4	6±2.7	6.9±3.8	6.2±3.9
17-OH-Preg（ng/dl）	1794±1818	1395±694	942±739	245±291
17-OH-Pro（ng/dl）	651±661	373±317	169±95	36±13[a]
11-脱氧皮质醇（ng/dl）	662±548	294±239	111±62	87±42
DHEA（ng/dl）	1872±4038	675±502	920±1227	286±238
DHEAS（μg/dl）	467±312	459±209	341±93	162±88
雄烯二酮（ng/dl）	479±1032	206±86	215±134	149±67

17-OH-Preg. 17-羟孕烯醇酮；17-OH-Pro. 17-羟孕酮；DHEA，脱氢表雄酮；DHEAS，硫酸脱氢表雄酮

a. 17-羟孕烯醇酮水平在病态足月儿可能是基线值的 2～3 倍，没有病态足月儿的激素水平参考值

（四）影像学诊断

1.盆腔超声能确定子宫及性腺。

2.阴道显影：在尿道或者阴道口注入显影剂可以显示米勒管结构（如果存在）。米勒管系统的缺乏提示睾丸组织处于胚胎期及 MIS 的分泌。

（王玉娟　孙文秀　译）

第 13 章

闭　　经

Valerie Lewis

闭经是指在青春期无月经。要知道引起闭经的根本原因必须了解正常的月经周期，尽管鉴别诊断已涵盖了遗传、内分泌、结构、环境及心理紊乱等因素，但仍需要考虑妊娠期异常。诊断应从发现闭经后马上开始，因为根本的病理学改变可以导致身体及心理的巨大伤害。

月经初潮是青春期的大事，需要完整的以及功能正常的下丘脑、垂体、卵巢及子宫内膜间的相互作用。正常的月经周期需要没有梗阻的子宫、子宫颈及阴道。机体必须有足够的脂肪且不承受极端的压力（例如过度训练、精神压力）。正常的月经周期标志着排卵期的开始。初潮是女性青春期开始的最早的标志，发生于大多数青少年的坦纳期（性成熟期）Ⅳ期。初潮通常发生于急速增长期的 3 年内，乳房开始发育后2～2.5 年及身高高峰后的 1 年内。在美国，月经初潮的平均年龄为 12.5 岁（黑种人女性更小些，白种人女性更晚些，墨西哥人位于中间）。种族、营养状况、机体脂肪状态及母亲月经初潮的年龄均会影响个体的初潮年龄。第 1 年的月经周期是无排卵性的，并且平均持续 2 年以上。正常的月经周期为 21～45d，持续 2～7d，平均出血量为 30～40ml。

提示：尽管闭经诊断的年龄为 16 岁，但如果一个女孩在 13 岁时或者更大些仍没有乳房发育，则需要马上进行相关检查，因为在接下来的 21 年内不见得有月经初潮。

正常的月经周期始于下丘脑促性腺激素释放激素的规律释放，从而引起促卵泡激素（FSH）的释放及垂体促黄体生成素的释放。在 FSH 的影响下，卵泡开始发育。膜细胞产生的雄激素在颗粒细胞的作用下转换为雌激素。增加的雌激素不仅能抑制垂体 FSH 的释放，导致卵泡排卵，同时还能刺激子宫发育及内膜生长。在月经周期初始，增加的雌激素抑制了 FSH 的释放，在周期中间，FSH 引起促黄体生成素的大量释放及排卵。在青春期早期，尽管雌激素水平升高，但是没有成熟的反馈，月经可能是无排卵的，仅仅表示子宫内膜的脱落而不是继发于黄体期的排卵周期。临床上，以月经不规则或者重度出血（功能失调性子宫出血）不伴有痛经为特征。

原发性闭经可以发生于 16 岁（伴有正常的青春期发育）、13 岁（不伴有正常的青春期发育）或者性成熟后 2 年内。继发性闭经是指至少连续 3 个月（若周期规律）或者 6 个月（若周期不规律）无月经。尽管原发性及继发性闭经有助于月经周期中断时间的诊断，但是并不能揭示其根本原因或者提供关于治疗或诊断的相关信息。另外，原发性或继发性闭经可能需要数个过程参与，因此，需要更多的信息评估及诊断是否为正常的青春发育期或者性发育是否正常。

一、鉴别诊断列表

（一）闭经伴青春期延迟

促性腺激素分泌过多的性腺功能减退。

1.性腺发育不全

（1）先天因素

①遗传异常：特纳综合征（45，XO）。

②卵巢异常：单纯或嵌合型核型性腺发育异常。

③受体缺乏：雄激素不敏感或完全性睾丸女性化。

（2）后天因素

①药物、化疗或接触放射线。

②卵巢促性腺激素抵抗综合征、自身免疫性卵巢炎。

③浸润、缺血或失调。

（3）低促性腺激素性性功能减退症。

2.下丘脑和（或）垂体异常

（1）先天因素：下丘脑发育异常（如 Kallmann 综合征）。

（2）后天因素：中枢神经系统损伤或肿瘤（如下垂体腺瘤）；头部创伤；药物、化疗或接触放射线；浸润、缺血或失调；慢性疾病；体重下降（神经性厌食症、神经衰弱）；锻炼，压力；吸食毒品。

(3)内分泌

①慢性病:甲状腺疾病、糖尿病、艾迪生病。

②高泌乳素血症:垂体腺瘤、肾衰竭、精神药品(如氟哌啶醇)。

(4)其他

①原发性延迟。

②生殖系统结构异常:先天性无子宫。

(二)伴有正常青春期的闭经

促性腺激激素分泌过多的性腺功能减退。

性腺发育不全

(1)后天因素:药物、化疗或接触放射线;卵巢发育不良;自身免疫性卵巢炎;浸润、缺血或失调。

(2)促性腺激素分泌过多的性腺功能减退。

(3)后天因素:中枢神经系统损伤或肿瘤(如下垂体腺瘤);头部创伤;药物、化疗或接触放射线;浸润、缺血或失调;慢性疾病;体重下降(神经性厌食症、神经衰弱);锻炼,压力;吸食毒品。

(4)内分泌

①慢性病:甲状腺疾病、糖尿病、艾迪生病。

②高泌乳素血症:垂体腺瘤、肾衰竭、精神药品(如氟哌啶醇)。

③雄激素过多症:多囊卵巢综合征、晚发型的先天性肾上腺皮质增生症、库欣病、卵巢或肾上腺肿瘤、卵巢滤泡膜细胞增生症(卵巢间质过度肥大)。

④无排卵性周期:下丘脑-垂体-卵巢轴不成熟。

(5)其他

①妊娠期。

②哺乳期。

二、鉴别诊断讨论

提示:妊娠是生育期女性继发性闭经最常见的原因,诊断时需要首先排除妊娠。

(一)性腺发育不全

1.病因　性腺发育不全(如卵巢雌激素生成缺乏)是原发性闭经最

常见的原因，约占 50%。有时，可能是治疗的反应（化疗或放疗）或者疾病的过程，但是通常是由于染色体异常或者 X 染色体部分或全部缺失所致。染色体异常引起的性腺发育不全通常是染色体减数分裂或者有丝分裂异常的结果（也就是未被遗传）。如果染色体正常（46，XX 或者 46，XY 单纯型特纳综合征），则基因异常可能是原发性闭经的原因。两条正常的 X 染色体对于卵巢的正常发育是必需的，特纳综合征的患者（45，XO），嵌合型累及了一条 X 染色体或者一条 X 染色体的异常可以引起卵巢皱缩，在卵巢的正常解剖结构上有大量的纤维组织。这些皱缩的卵巢不能产生雌激素，因此，雌激素诱导的负反馈不能抑制下丘脑-垂体轴发生异常，且促性腺激素水平升高。

2.评估　FSH 水平＞40mU/ml 提示卵泡功能缺乏，可确诊性腺衰竭。

（二）完全性雄激素不敏感（睾丸女性化）

1.病因　雄激素不敏感综合征是由位于 X 染色体长臂上的雄激素受体基因突变所致。呈 X-连锁隐性遗传或者由母体携带的常染色体伴性显性遗传。患者有正常的 46，XY 核型，且睾丸有正常的功能，能够维持睾酮及二氢睾酮的水平。然而，在胚胎发育期，因为受体对雄激素不敏感及雌激素产生增加，形成了女性行为习惯及外生殖器，胎儿睾丸产生米勒管抑制物质，可引起米勒管的退化（这就解释了输卵管、子宫及阴道上段不发育的原因）。

2.临床特征　患者有正常女性外生殖器伴有阴道短或缺失。由于缺乏雄激素受体，阴毛及腋毛稀疏或没有。因为没有能对抗由睾丸及肾上腺产生的少量雌激素的雄激素，乳房发育正常或过度发育。这些患者内生殖器是正常的，有 20% 发生恶变（性腺母细胞瘤或恶性胚胎瘤）。

提示：睾丸女性化的患者可以通过没有正常的阴毛与子宫发育不全相鉴别。

3.治疗　完全雄激素不敏感的患者表型呈女性化且被当作女性抚养。他们被告知没有生育能力，且由于恶化的高风险，生殖腺必须被摘除。在 20 岁以前很少发生恶性肿瘤，因此，性腺可保留到青春期正常性腺发育为止。

(三)下丘脑及垂体功能紊乱

1.病因 患者有正常的女性内生殖器,但由于中枢神经系统-下丘脑-垂体的异常,导致促性腺激素及雌激素水平较低,从而影响第二性征的发育。另外,任何下丘脑或垂体腺结构的损伤都可引起促性腺激素生成减少。这些损伤可以是先天性的(如中脑导水管硬化或者空蝶鞍),也可以是后天的(如肿瘤)。最常见的肿瘤是垂体腺瘤,可以引起泌乳素水平升高(大多数但不是全部垂体腺瘤分泌泌乳素。嫌色性腺瘤是最常见的无泌乳素分泌的垂体腺瘤)。

2.评估 对于可疑中枢神经系统-下丘脑-垂体异常的患者应进行磁共振检查,或者下丘脑-垂体的 CT 扫描以排除病变。血清泌乳素水平升高有助于发现垂体腺瘤。

(四)生殖道结构上的缺陷

1.病因 先天性无子宫(子宫发育不全、子宫阴道发育不全、Rokitansky-Kuster-Hauser 综合征)是位于性腺无功能之后原发性闭经的第二位常见原因。原发性闭经患者中有 15%是由于先天性无子宫所致,发病率为 1/4000~5000。先天性无子宫呈散发而且很少呈遗传倾向。患者没有任何内分泌的异常,而是由于器官末端的缺乏引起闭经。

2.临床特征 患者有正常的乳房、阴毛及腋毛,但阴道短或者缺失并伴有无子宫。卵巢及周期性的排卵功能正常存在。约 33%的患者伴有先天性肾畸形,12%的患者伴有骨骼畸形。心脏及其他的先天畸形的发病率也升高。

三、闭经的评估

(一)病史

月经推迟或者没有月经是一件令人非常焦虑的事情。在病史中,应注意父母的敏感性及青少年的关注水平。搜集来自于父母及患者的生长发育史、详细的月经史(如初潮、痛经、持续的时间及月经量的多少)、既往史、用药史。详细的信息,如性生活史、社会心理学评估,以及用药史,需要从患者处私下获得。如果有进食异常,有关饮食、体育活动(持续时间及强度)、体重改变及体型问题可以给出相应提示。

症状主要如下。

1.新出现的男性化症状，如痤疮、多毛症及阴蒂肥大。

2.血管舒缩的症状，如面色潮红与雌激素低循环有关。

3.溢乳（高泌乳素血症）。

4.周期性腹痛、腹胀或乳房变化（阴道出口阻塞）。

5.心悸、疲劳或者精神紧张，（甲状腺功能亢进症）。

（二）体格检查

需要测量身高、体重、形体、习惯及生命体征（高血压提示高雄性功能，如库欣综合征）。神经性厌食的症状包括心动过缓、低血压及低体温。彻底的眼底检查及神经系统检查有助排除垂体或其他中枢神经系统病变。还应检查甲状腺、乳房（坦纳分期及是否有溢乳）、生殖区（坦纳分期、雄激素过多症、女性男性化或者处女膜闭锁的体征，若需要排除卵巢包块需进行妇科检查）。如果患者没有性生活及生殖器异常，不推荐做妇科检查。妇科检查可以协助判断处女膜闭锁及子宫、卵巢的存在。根据青春发育情况决定实验室检查（图 13-1 至图 13-3）。

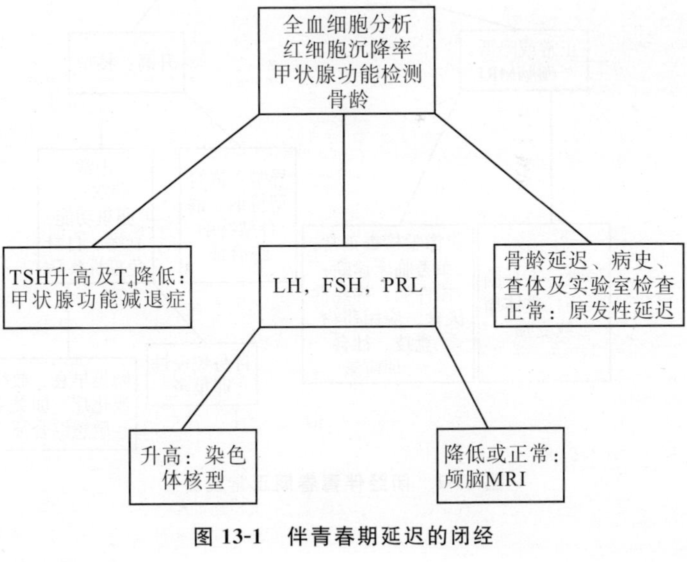

图 13-1　伴青春期延迟的闭经

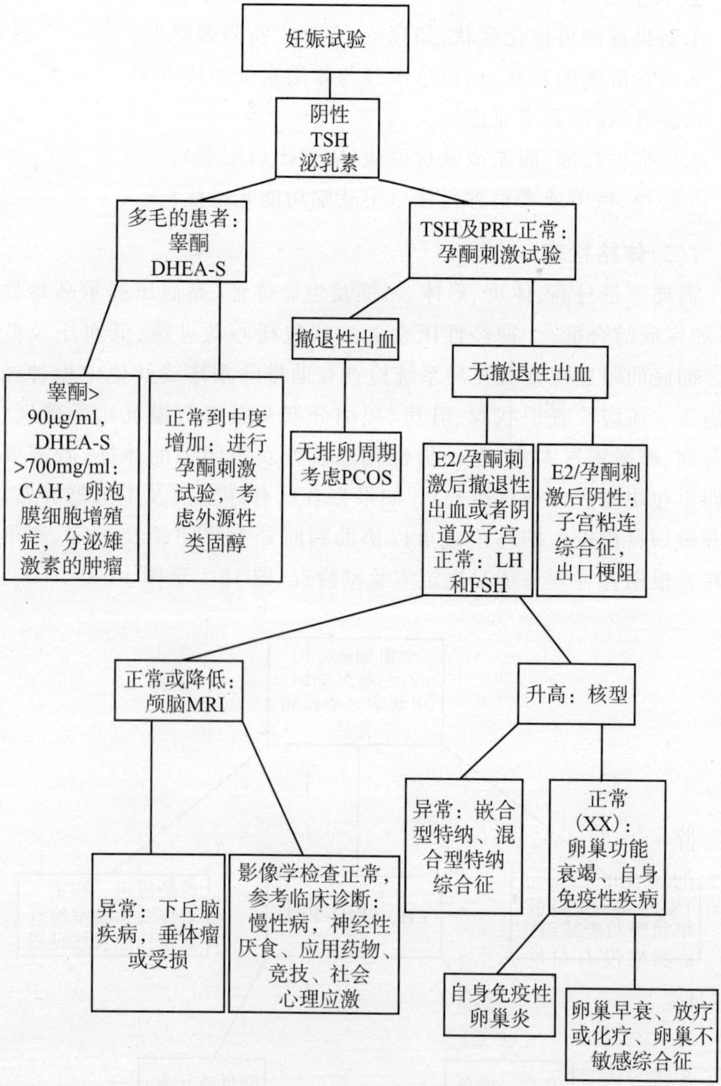

图 13-2 闭经伴青春期正常发育

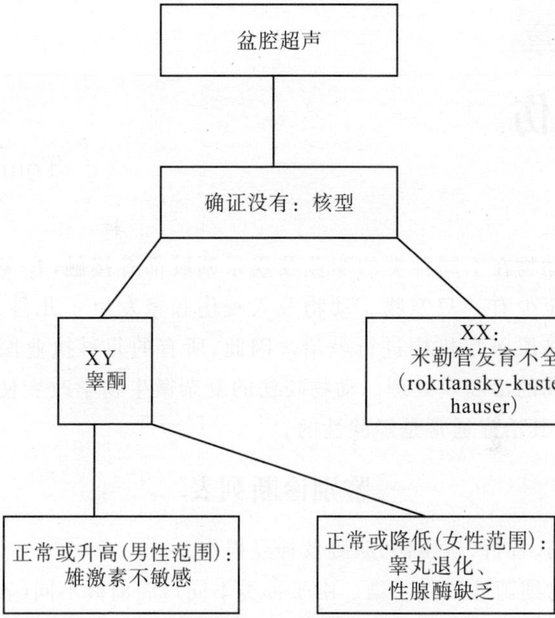

图 13-3　生殖道异常

四、闭经的治疗

除了鉴别诊断列表中给出的与诊断相关的特异治疗外，任何原因导致的闭经的治疗原则是一样的。

1.恢复排卵周期以确保长期预后。

2.如果没有自然的排卵周期，推荐使用雌激素-黄体酮治疗（保护骨骼，抵消子宫内膜上的雌激素无抵抗）。

3.消除患者及父母疑虑。

4.频繁再评估。

（王玉娟　孙文秀　译）

第 14 章

动物咬伤

Toni Gross

人类与动物在不同种类的职业及娱乐领域都有接触，在美国超过一半的家庭至少有一只宠物。动物及人咬伤频繁发生于儿科人群，且在急诊室及基层医疗机构进行救治。因此，所有的儿科执业医师都应知道动物咬伤的诊断及处理。动物咬伤的复杂微生物学改变使得临床面临挑战，且其治疗通常是经验性的。

一、鉴别诊断列表

1.撕裂伤、骨折、挤压伤、肌腱及神经损伤。

2.局部的细菌性创伤感染。由于种类不同口腔菌群不同(表 14-1)。

3.狂犬病见于很多种动物，尤其是狗、猫、蝙蝠、狐狸、浣熊、臭鼬。

4.兔热病见于很多种动物，尤其是兔子、猫、松鼠、猪、羊、土狼及壁虱。

5.鼠咬热。

6.猫抓病(CSD)。

7.蝮蛇毒液蜇入。

表 14-1　动物咬伤的常见微生物

动物	微生物	特殊注意事项
狗和猫	巴氏杆菌属 链球菌属 金黄色葡萄球菌属 奈瑟菌属 厌氧菌：杆菌、梭菌、卟啉单胞菌、普氏菌属	狂犬病的预防基于免疫状态、观测动物的能力、地方流行病学

续表

动物	微生物	特殊注意事项
马	与狗和猫相似	挤压伤、骨髓炎
猪和羊	狗和猫的微生物＋土拉弗朗西斯菌	
	及其他	
鼠	狗和猫的微生物＋念珠状链杆菌、螺旋体	通常不需要进行狂犬病预防
雪貂及沙鼠	鼠的微生物＋不动杆菌	抗铜绿假单胞菌的青霉素类
浣熊、蝙蝠、狐狸	狂犬病高风险	RIG、HDCV
松鼠	土拉弗朗西斯菌	庆大霉素
水栖动物	嗜水气单胞菌、弧菌、肠杆菌属、假单胞菌	
鸟类	葡萄球菌、梭菌、曲霉菌、拟杆菌、假单胞菌	
人类	链球菌属	手外伤高风险
	金黄色葡萄球菌属	
	侵蚀艾肯菌	
	厌氧菌：普氏菌属、梭菌属、韦永氏球菌属、消化链球菌属	
猴子	人类微生物＋B型疱疹病毒	抗病毒治疗

表中所列并不是微生物的详细清单

HDCV.人二倍体细胞疫苗；RIG.狂犬病免疫球蛋白

二、鉴别诊断讨论

(一)狗及猫咬伤

狗及猫咬伤占了动物咬伤的大多数，分别为85%及10%。由于孩子好奇的天性及保护机制低，儿童被狗及猫咬伤者是成年人的3倍多，5～9岁是高发年龄。由于儿童大小与动物相似，尤其是大型犬更易咬伤儿童的面部，导致更严重的撕裂伤、感染、功能丧失及死亡。猫咬伤以手及手足末端的刺伤为特征。猫的锋利及细长的牙齿能穿透骨骼，使得复杂创伤的发病率更高。

狗咬伤的感染率5%～15%，是所有哺乳类动物咬伤中最低的。猫咬伤更易被感染(约50%)。伤口的特征及初期护理决定了感染的风险。穿刺伤、伤口位于手或足、累及关节、肌腱或者深部结构、有共患病或者免疫低下者，是感染的高风险因素。伤口超过12h及未进行合适的清创者更易被感染。已经研究了狗及猫咬伤的微生物学(表14-1)。大多数咬伤口是多种微生物感染，包括厌氧菌感染。

(二)人咬伤

仅次于狗及猫咬伤，人咬伤是哺乳动物咬伤常见的类型。人咬伤最常见于十几岁的孩子及年轻男性，通常与过激的行为、运动及性生活有关。伤口感染的发病率为15%～50%。

未及时治疗直接影响感染率及预后。单纯的牙齿咬伤皮肤，如儿童咬伤，很少发生感染。人咬伤的感染是混合厌氧菌及需氧菌的多种微生物的感染(表14-1)。需要特别注意啮蚀艾肯菌，25%孤立的第一次咬伤可感染该菌并与其他需氧菌共存。

提示：当受害人的手部被直接咬伤后，通常会有穿刺伤合并手背部的掌指关节受损(握拳综合征)。关节囊的穿刺伤可以伴有肌腱、神经或者骨骼损伤。最初这些损伤看起来是轻微的，但却是一种假象，在后期可以导致广泛的感染，以至于需要外科手术探查、清创及静脉应用抗生素。

其他一些需要注意的、重要的感染性疾病，如疱疹病毒、梅毒、结核感染、放射菌病、破伤风及乙型肝炎、丙型肝炎都可以经过人咬伤传播。尽管没有确切的病例表明HIV可以通过这一途径传播，但是由于唾液中含有HIV，经过这一途径造成获得性HIV感染也是有可能的。

(三)并发症

1.局部伤口感染　感染性伤口的特征为皮肤发红、皮温升高、有波动感、有脓液流出，伴有或不伴有局部压痛，也可以引起周围水肿及局部淋巴腺炎。局部伤口的感染也可以伴有全身症状，如发热、寒战、萎靡，以及白细胞计数升高。

不同的临床症状有助于区别咬伤处感染的主要微生物种类。由巴氏杆菌引起的感染可以在 24h 内引起快速的强烈的蜂窝织炎及淋巴管炎。由葡萄球菌或链球菌引起的蜂窝织炎通常出现的较慢且伴有脓肿形成。更严重的感染如骨髓炎及化脓性关节炎，可以表现为疼痛增加及患部活动减少。直接的深部组织的接种或者局部蜂窝织炎的扩散可以引起深部感染。免疫功能不全者可以表现为全身或者局部的感染，且侵袭性疾病的感染风险更高，尤其是犬咬二氧化碳噬纤维菌的感染，死亡率可达 25%。

2.狂犬病　由于担心得狂犬病，被动物咬伤后患者会主动就医。狂犬病由棒状病毒感染引起，通过被感染动物的唾液传播，通常可以通过咬伤或抓伤传播。此类患者往往是由于未意识到感染的风险而没有及时接种疫苗所致。在美国，2009 年疾病控制中心（CDC）报道了 4 例病例。狂犬病的预防管理包括区域及动物的种类。在美国，蝙蝠、臭鼬、浣熊、狐狸、狗及土狼都被认为是狂犬病的宿主，且大部分病例是由于蝙蝠所致。若在室内被咬醒需要注意是否接触了宿主。治疗将在下面讨论。

提示：在 2004 年，1 名十几岁的女孩是第 1 例被狂犬病毒感染后的幸存者。狂犬暴露后及时的预防是阻止临床疾病进展的唯一有效方法。一旦狂犬病进展，通常是致死性的。

狂犬病早期以发热、萎靡、头痛及焦虑为特征。随后出现进行性神经系统症状，包括肌肉痉挛、不能自律、精神状态改变伴幻觉、呼吸肌麻痹、流泪、流涎、流汗及昏迷。可以通过特异性血清学试验证实感染。

3.兔热病　兔热病是由于土拉弗朗西斯菌感染所致，为蜱传播的疾病，但是可能通过被咬伤的动物，如兔子、猫、松鼠、猪、绵羊及土狼等传播。典型的溃疡腺体综合征以疼痛性溃疡伴有局部淋巴结压痛且有自愈性为特征。临床表现为突然的发热、寒战、头痛、厌食、萎靡及疲乏。可以通过血清学实验诊断，用链霉素、庆大霉素或者阿米卡星治疗。

4.鼠咬热　鼠咬热是由念珠状链杆菌感染所致。这种微生物于野生的、家养的及实验室的老鼠身上发现，且通过咬伤、抓伤及处理死鼠传播。在暴露后有3～10d的潜伏期，随后出现突然的发热、寒战、关节炎、肌痛及手心、足底的斑丘疹。皮疹可以表现为出血点、紫癜、小水疱或者脱屑等多种形式。也可能伴发多发关节炎，但很少发生心内膜炎、心包炎及脑脓肿。未经治疗的患者病死率为7%～10%。可以通过血培养、关节液培养及囊液培养获得微生物，且应该告知接受标本的实验室这种微生物属于念珠状链杆菌属。培养需要3周。链杆菌对青霉素敏感，初始治疗应选择这一药物。其他作为替代治疗的药物有氨苄西林、头孢呋辛、头孢噻肟及多西环素。此病预后很好。

5.猫抓病　猫抓病由汉赛巴通体感染所致，是一种革兰阴性杆菌。主要通过与猫有密切接触被咬伤或抓伤的人传播。

猫抓病的患者可以表现为局部无触痛的斑丘疹，随后出现持续数周至数月的局部淋巴结肿大。最常受累的淋巴结为腋下、颈部、下颌下及腹股沟。淋巴结可能化脓，并伴有发热、萎靡、厌食及头痛等全身症状。复杂的猫抓病更常见于免疫抑制的患者，可能导致神经系统症状，如脑病、周围神经病、视力丧失等，也有可能发生肺炎、心肌炎及骨髓炎。

诊断需要血清学检查。多数猫抓病病例不需特殊治疗即可自愈。化脓性的淋巴结炎需要针吸术治疗，应避免切开引流。应用大环内酯类、环丙沙星、复方磺胺甲噁唑或者利福平等抗菌药物可以加速治愈。除健康人群出现局部的淋巴结炎外，不推荐常规应用抗生素治疗。

6.蝮蛇毒液蜇入　在美国，每年8000例毒蛇咬伤者将近50%发生于儿童，最常见的是响尾蛇及铜头蛇。疼痛、肿胀及牙印是局部常见的症状，接着可以发生筋膜间隔综合征。全身的并发症包括血小板减少症、凝血障碍、肾衰竭及神经病变，也可以导致呼吸衰竭。

所有的蛇咬伤患者应入院观察至少8h。在心脏水平以下固定受伤的肢体直到采取了急救措施为止。推荐使用绷带加压包扎。所有的患者都应在6h内给予多价响尾蛇科免疫蛋白。

三、动物咬伤的评估

(一)病史

由于大量失血以及伤口处影响气道(喉部或气管)或者呼吸(气

胸),病情不稳定的患者需要马上进行评估。采集病史需要注意动物的种类、引起咬伤的诱发因素、过敏史、用药史及共患病,尤其是使用免疫抑制药的患者。还要注意是否接种破伤风疫苗及以前是否被咬伤或者接种过狂犬病疫苗。

(二)体格检查

查体应注意以下几点。

1.伤口位置。

2.伤口深度。

3.患部的活动范围。

4.伤口的类型,包括穿刺伤、挤压伤、撕裂伤、擦伤。

5.深部组织受累,包括肌腱、神经、血管、骨骼。

6.肌腱及神经功能。

7.感染或炎症的表现,如水肿、红斑、温度高、硬节、波动性、渗出、腺病。

8.异物或残骸。

查体应在局部麻醉后进行,能够最大限度暴露伤处。伤处的照片或者示意图有助于诊断。

(三)影像学检查

当怀疑骨折或者异物存留时应行影像学检查。

(四)实验室诊断

动物或人咬伤的伤口若没有感染征象不需要进行培养。一般来讲,在被咬伤的同时或者咬伤后马上进行培养更可能得到动物口腔内的定植菌,但不能预测未来的感染。陈旧的伤口或有感染征象的伤口在经过外科处理后,需要进行厌氧菌及需氧菌培养。需要告知实验室咬伤伤口培养的来源及怀疑何种微生物。

四、动物咬伤的治疗

(一)伤口处理

专家建议进行伤口处的各种冲洗及表面清理。清洗液选择生理盐水(可以添加1%的聚维酮碘酒)至少250ml。需要使用18G或19G的冲洗器进行加压冲洗，且需要去除失活的组织。穿刺伤及小伤口不建议注射，因为注射可以移植细菌进入深部组织，增加组织创伤及感染的风险。

伤口是否一期缝合需要具体分析，其受多种因素影响，包括咬伤后暴露的持续时间、伤口的位置、表现及患者的共患病。研究表明，经一期缝合的伤口是安全的。需要一期缝合的伤口位于头面部或低风险区，如四肢及躯干的近心端。

一般而言，超过 24h 的伤口、头部的咬伤及有感染征象的伤口不应缝合。在预防性应用抗生素 72h 后进行高风险伤口的一期缝合。后期的处理包括伤口清洗、换药及抗生素的使用(局部或口服)，还包括发现感染的症状及体征。大的或者越过关节的创伤需要制动及抬高患肢，并进行适当的镇痛。所有的动物咬伤的患者均应密切随访。

(二)预防性应用抗生素

推荐以下情况预防性应用抗生素。

1.所有手部的咬伤。

2.中至重度的组织损伤(压碎)。

3.穿刺伤。

4.猫咬伤。

5.累及骨骼或关节。

6.患者有共患病或处于免疫抑制状态。

动物咬伤的预防性用药可以选择阿莫西林克拉维酸，对人类或猫、狗口腔内的常见细菌都有作用。对青霉素过敏的患者可以选择二代或三代头孢菌素类、甲氧苄啶/磺胺甲噁唑加克拉霉素。青春发育期之后及非妊娠的患者可以选用多西环素或四环素。

(三)感染性伤口的抗生素治疗

感染性伤口在门诊未治愈者需要住院治疗。由狗或猫咬伤引起的伤口感染的患者需要注意是否有巴氏杆菌感染。氨苄西林舒巴坦可以作为经验性的静脉内用药。青霉素过敏者可以选用二代或三代头孢菌素类、甲氧苄啶/磺胺甲噁唑加克拉霉素治疗，如果年龄合适，还可以选用环丙沙星或四环素治疗。

(四)预防破伤风

当患者处于免疫抑制状态或者高危伤口，需要根据 CDC 标准使用破伤风免疫。

(五)预防狂犬病

被已知携带狂犬病毒的野生动物及有狂犬病症状的家畜咬伤后，需要立即进行主动和被动预防。这些动物需要被经过许可的实验室实施安乐死及脑部检查。按以下方法及 20U/kg 的剂量注射狂犬病毒免疫球蛋白(RIG)：咬伤部位注射半量，剩下的半量需要另外进行肌内注射。在儿童，推荐的注射部位为大腿前外侧。对于有免疫能力的儿童，应在咬伤的当天及之后的第 3 天、第 4 天、第 14 天给予 HDCV(人二倍体细胞疫苗)主动免疫，而对于免疫抑制的儿童还需要在咬伤后的第 28 天进行主动免疫。注射疫苗的剂量为 1ml 肌内注射，且应远离免疫球蛋白注射部位。

对于不清楚狂犬病毒免疫状态的家畜需要观察 10d。当动物出现狂犬病的症状时需要立即给予 RIG 或者 HDCV。不易接近的动物应报告当地卫生部门。

提示：动物咬伤应当报告当地卫生部门，由当地管辖区进行监测。狂犬病的风险因地理位置不同而有所差别，且治疗方法差别巨大。报告给执法机构对于促进动物狂犬病的监管来说也是必需的。

(六)人咬伤后 HIV 预防

通过人咬伤传播 HIV 的风险有争议且罕见。根据标准 CDC 推荐，若被 HIV 感染者或者有明确的血液感染的患者的唾液咬伤，患者需要预防性给予抗病毒治疗。其他的情况，需要个体化决定是否进行暴露后的预防，但是需要检测 HIV 基础水平及 6 个月后的 HIV 水平。所有人被咬伤的伤口都需要经过杀病毒物质彻底清洗，尽可能地减少 HIV 传播的风险。

五、动物咬伤的预防

尽管咬伤通常会引起感染，但是降低感染的风险首先要做好预防。成年人，尤其是饲养宠物者，需要熟悉猫及狗的习性，并且教育孩子避免对它们做出过激的行为。儿童不能单独与狗相处，且应知道在没有得到主人许可的前提下，尤其狗正在进食时不接近陌生的小狗。当处理其他动物时，需要进行适当的防护，如戴手套或者穿防护服。

(王玉娟　孙文秀　译)

第 15 章

呼吸暂停

Thomas Mollen

1986年，来自于美国国立卫生研究院的婴幼儿窒息及家庭监护的联合声明描述了一件明显威胁生命的大事（apparent life-threatening event，ALTE），“对于观察者来说是可怕的事件，以呼吸暂停（中枢性的或者偶尔的梗阻）、颜色改变（通常是发绀或苍白，但偶尔发红或充血）、肌张力的显著改变（通常为显著的肌张力减低）、呛噎或恶心等为特征。甚至有时观察者担心婴幼儿已死亡。”先前惯用的术语如“婴儿猝死综合征（SIDS）”或者“类婴儿猝死综合征”应被抛弃，因为它可能误导这种说法与SIDS之间的联系。

一、鉴别诊断列表

1.感染性因素　①脓毒症。②肺炎。③呼吸道合胞病毒（RSV）感染。④上呼吸道感染。⑤脑膜炎。⑥百日咳。

2.胃肠道因素　胃肠道反流（胃食管反流性疾病，GERD）。

3.创伤因素　①颅内出血（硬脑膜下或蛛网膜下）。②代理性孟乔森综合征。③儿童虐待。

4.心血管因素　①心律失常。②先天性心脏病。③心肌病。④血管环。

5.呼吸系统因素　①反应性的气道疾病。②喉软骨软化。③其他气道异常。④结构性肺畸形。

6.神经性因素　①癫痫。②颅内包块。③脑发育不全。④结构或脑血管异常。

7.代谢性因素　①先天性代谢缺陷。②低血糖症。③电解质紊乱。

8.其他各种因素　①早产儿呼吸暂停。②婴幼儿特发性呼吸暂停或ALTE。③生理性周期呼吸。④中枢性通气不足综合征。⑤屏气发作。⑥贫血。⑦低体温。⑧声带麻痹。⑨气管食管瘘。⑩呛噎。⑪上气道梗阻。⑫药物或毒物诱发的呼吸暂停。

二、鉴别诊断讨论

(一)感染

1.临床特征　尽管呼吸暂停可能是感染早期的唯一症状,但婴幼儿未经治疗的脓毒症进展很快,且很快出现其他支持这一诊断的症状和体征。由呼吸道合胞病毒引起的肺炎或支气管炎与致命的呼吸暂停相关,尤其在冬季是早产儿出院后死亡的主要原因。

2.评估　若婴儿出现急性呼吸暂停,应详细询问病史及查体以便发现急性感染的证据。根据病史及查体,需要进行适当的实验室检查。

3.治疗　治疗取决于是否存在潜在的感染。有效的抗生素治疗的同时可以适当给予抗病毒治疗。必须进行适当的诊断及治疗。

(二)梗阻性呼吸暂停

1.病因　梗阻性呼吸暂停是指尽管有充足的中枢呼吸动力,仍然没有有效氧合和(或)通气的功能。最常见的病因如下。

(1)胃肠反流(GRD):是梗阻性呼吸困难最常见的原因,多达 20%的呼吸暂停的早产儿有阻塞性因素。

(2)早产:早产儿气道软骨发育不全可导致气道扭曲及梗阻性呼吸暂停。

2.临床特征　患儿在喂奶时或喂奶后有奶液吐出。婴幼儿可能出现“因呼吸暂停而睡醒”,多数是由于 GRD 所致。或者患儿会在喂奶时出现过度挣扎伴有呼吸动作幅度过大。

3.评估　若怀疑 GRD,放射科专家及语言治疗专家可以通过可视性吞钡功能检测评估患儿的反流及吞咽功能,以制订合适的治疗方案。其他的引起梗阻性呼吸困难的原因需要请耳鼻喉科专家会诊。

4.治疗　可以增加食物的黏稠度及使用甲氧氯普胺治疗 GRD,喂奶后保持直立,头部抬高 45°也有效。由于家庭监护设备只是监测胸壁的起伏运动而不是气流,因此不能发现梗阻性呼吸暂停。

(三)创伤

1.病因　产伤(如颅内或帽状腱膜下出血不是头颅血肿)及儿童虐

待(包括身体虐待及代理性孟乔森综合征)与呼吸暂停相关。

提示:对于反复发生的呼吸暂停,应注意是否存在代理性孟乔森综合征,有这种心理障碍的父母亲会干扰正常的家庭监护。另外,像父母诱发的这种窒息可以导致真正的呼吸暂停,主治医师可以通过监视器的数据判断患儿是否存在相关的低氧血症。

2.评估　详细的病史及影像学检查可以证实是否有产伤或儿童虐待。通常情况下,如果事情确实发生于家中且在发生时被记录,则储存于家用呼吸暂停监控器中的数据可以协助诊断。

(四)神经系统紊乱

癫痫、中枢神经系统结构异常(如动静脉畸形、Arnold-Chiari 畸形)及肿瘤、颅内出血可能与 ALTE 相关。持续特发性呼吸暂停是中枢性肺泡通气过低的特征性表现,其中最典型的是翁丹内呼吸困扰。

1.临床特征　呼吸暂停可能与癫痫或者颅内压增高的症状有关。如果怀疑存在神经系统异常,应进行中枢神经系统影像学检查、脑电图及血液的实验室检查。

2.治疗　应积极治疗原发病。可能需要抗癫痫治疗或者外科手术治疗。中枢性肺泡通气过低的患者可能需要夜间的呼吸支持。

(五)心脏疾病

提示:存在 ALTE 的婴幼儿很少有心脏疾病。

心律失常是最常见的威胁生命的心脏异常。婴幼儿猝死综合征的患者存在 QT 间期延长。极少数情况下,先天性心脏病的患者出现 ALTE 的表现。

1.临床特征　除呼吸暂停外,有心脏疾病的婴幼儿往往有明显的心力衰竭的表现,如生长发育迟缓或者发绀。血管环与吸气性喉喘鸣有关。

2.评估　当怀疑先天性心脏病时,需要行心电图、X 线胸片及超声心动图检查。

3.治疗　治疗依赖于潜在的病理状态,对于一些心律失常的患者可给予药物治疗,心脏结构异常的患者可能需要外科手术治疗。

(六)呼吸系统异常

1.临床特征　呼吸系统结构异常的患儿通常表现为呼吸过速、发绀及呼吸窘迫。声带麻痹的患儿会出现反常的哭喊或者吸气性喉喘鸣。气管食管瘘的患儿在喂奶时会出现呛噎的表现。

2.评估　胸片是最基本的检查,也常需行喉镜或支气管镜检查。

3.治疗　一些肺组织结构异常(如囊性腺瘤样的畸形、膈疝)可以通过外科手术矫正,声带麻痹有自愈的可能性。

(七)早产儿呼吸暂停

早产儿较足月儿发生 ALTE 或者 SIDS 的风险更高。

1.临床特征　早产儿呼吸暂停以呼吸停止超过 20s 为特征,可伴有心动过缓。仅有部分病例被医护人员或者家长发现。在一项涉及无症状的早产儿的呼吸模式、心率、鼻腔通气量及血氧饱和度的追踪调查中发现,几乎 50%的患儿有呼吸暂停及其他的异常表现。

2.治疗　建议对早产儿进行家庭监护。NIH 一致向美国儿科学学会推荐:反对在出院前对婴幼儿进行双通道呼吸描记图(胸廓电阻及心率监测)的常规检查。因为这一检查的假阳性率及假阴性率都很高,而且不能可靠预测那些有 ALTE 或者 SIDS 风险的患儿。

可行性的方法为监测所有的早产儿直到及超过 SIDS 高风险的年龄段(也就是出生后 2~4 个月)。如果婴幼儿存在高危因素(如由上呼吸道疾病引起),推测这种正常的呼吸暂停也有可能发展为病理性的并出现 ALTE 的表现。

提示:周期性呼吸(也就是说,在正常的呼吸间隔中存在短时间的呼吸暂停)可能是病理性的。然而,早产儿的单独的周期性呼吸并不是 ALTE 或 SIDS 的先兆。

提示:很多早产儿有轻度的胃肠反流的症状以及哺乳时呛噎的病史。很难分辨是发生了 ALTE 还是仅仅是正常现象变异。如果这些症状与 NIH 的关于 ALTE 的定义相关(也就是说,呼吸暂停、肤色改变、肌张力的改变),则应进行更完善的评估。

三、呼吸暂停的评估

评估婴幼儿 ALTE 有一些方法。详细的病史及查体是诊断呼吸暂停的主要手段。目击者应描述包括事情发生前后的详细情况。在很多病例中,详细的病史缩小了调查研究的范围,且应包括如下。

1.持续时间。

2.与哺乳的关系。

3.呛噎、恶心及呕吐。

4.事情发生之前及之后肌张力的变化。

5.事情发生之后的意识水平。

6.是否有癫痫发作或癫痫发作后状态。

7.近期的创伤。

8.发热、鼻炎或者任何的上呼吸道感染的症状。

9.睡觉的姿势。

10.需要复苏。

11.家庭用药。

12.类似事情发生之前的病史。

一旦通过病史及查体缩小了鉴别诊断的范围,需要进行以下检查。

1.脑电图。

2.心电图。

3.X线胸片。

4.全血细胞分析。

5.血清电解质。

6.血清钙水平。

7.血糖水平。

8.血尿素氮及肌酐水平。

9.心率的多导记录。

10.热敏电阻鼻腔通气量测定。

11.呼吸频率。

12.脉氧测定。

13.食管 pH 测定。

14.脑部扫描。

15.病毒检测。

四、呼吸暂停的治疗

呼吸暂停及 ALTE 需要马上进行心肺复苏。然而,多数的婴幼儿在呼吸暂停缓解后才就诊，且没有进行进一步的复苏。因此治疗主要是针对原发病。尽管不是所有 ALTE 的患儿需要住院治疗，但是延长心血管监护有助于复发的诊断。住院治疗期间应确保对看护人进行心肺复苏及 SIDS 风险因素的培训。

是否需要进行家庭心肺监护尚有争议。一份 2003 年美国儿科学学会的胎儿及新生儿委员会的政策声明建议，当发病诱因明确时，家庭监护对于防止同类事情再发生是有帮助的，但不建议进行常规监护。看护人要知道家庭监护并不能避免 SIDS。如果看护人参与决策及选择使用家庭监护，推荐若 2 个月后没有任何呼吸暂停的警报可以停止使用家庭监护。

（王玉娟　孙文秀　译）

第 16 章

腹　水

Evelyn K. Hsu

腹水是腹腔内液体病理性的蓄积。可以由血浆胶体渗透压降低、淋巴管或静脉回流受阻、腹膜刺激(如感染、创伤或肿瘤)引起。

一、鉴别诊断列表

1.胃肠道/肝脏因素　①慢性肝衰竭/坏死。②蛋白丢失性肠病变(PLE)(见鉴别诊断表16-1)。③胰腺炎。

表16-1　与蛋白丢失性肠病相关的疾病

从肠道淋巴管丢失
肠道淋巴管扩张
原发性的
继发性的(也就是继发于心脏疾病)
缩窄性心包炎
充血性心力衰竭
心肌病
Fontan生理改变
梗阻性的淋巴管异常
旋转不良
淋巴瘤
结核
结节病

续表

放疗及化疗
腹膜后纤维化或肿瘤
砷中毒
从畸形或发炎的黏膜表面丢失
Ménétrier 病
粒细胞性胃肠炎
牛奶-大豆诱发的小肠结肠炎
腹泻病
热带口炎性腹泻
溃疡性空肠炎或结肠炎
放射性肠炎
移植物抗宿主病
坏死性小肠结肠炎
克罗恩病
先天性巨结肠
系统性红斑狼疮
细菌过度生长
贾弟虫病
细菌及寄生虫感染
免疫缺陷病

2.感染性因素　①细菌性腹膜炎。②慢性结核性腹膜炎。③先天性 TORCH 感染：弓形虫、其他、风疹病毒、巨细胞病毒、单纯疱疹病毒。

3.肿瘤因素　①霍奇金病。②腹膜内肿瘤。

4.先天或血管因素　①肝静脉闭塞(Budd-Chiari 综合征、静脉闭塞性疾病)。②门静脉梗阻/门静脉高压。③肾静脉血栓。④充血性心力衰竭。⑤胸导管梗阻(乳糜性腹水)。

5.代谢或先天性因素　溶酶体贮积症。

6.炎症性因素。　①慢性粘连性心包炎。②腹膜炎：风湿性、胎粪性、胆汁性。

7.肾脏因素　①肾病综合征。②泌尿道穿孔。③尿路梗阻。④急性肾小球肾炎。⑤慢性肾衰竭。

8.各种各样的其他因素　①系统性红斑狼疮。②家族性地中海热。③母亲糖尿病。④淋巴结肿大。⑤肺淋巴管扩张。⑥营养不良。

二、腹水患者的评估

穿刺术是寻找新出现腹水原因的基本方法，对于腹痛或发热的患者有助于细菌性腹膜炎的诊断。需要检测腹水的细胞数及分类、革兰染色及培养、蛋白水平。根据血清-腹水白蛋白梯度（SAAG，血清及腹水中白蛋白水平的差异）不同，将腹水分为两类，即高梯度（>1.1g/dl）及低梯度（<1.1g/dl）。高 SAAG 梯度提示门静脉高压、肝硬化、心力衰竭，暴发性肝衰竭及肝静脉流出梗阻（Budd-Chiari 综合征、静脉闭塞性疾病）。低 SAAG 梯度提示无门静脉高压，如胰腺炎腹水、结核性腹水、腹膜转移癌及肾病综合征。SAAG 是比较腹水总白蛋白水平以区分门静脉高压原因的更好方法。

三、鉴别诊断讨论

（一）肝硬化

与新生儿不同，肝硬化是儿童腹水最常见的原因。肝硬化以肝脏内纤维组织增加及小结形成，伴有肝细胞坏死为特征，存在肝内血管及胆管结构的不可逆变性，与慢性病毒性肝炎、自身免疫性肝炎、囊性纤维化、肝豆状核变性及胆管系统的结构异常（胆道闭锁、硬化性胆管炎）有关。肝硬化的鉴别诊断较多且与年龄相关。

肝硬化腹水是由于低白蛋白血症（继发于蛋白合成受损）、门静脉高压及水钠潴留（继发于肾素-血管紧张素系统的激活）造成。肝硬化通常与明显腹水后外周水肿有关。根据肝硬化的程度不同，查体可以有肝脏质地较硬、边缘不规则，或者肝脏缩小、蜘蛛痣、肝掌、脾大等表现。

肝硬化的两大主要转归为门静脉高压及肝细胞衰竭。门静脉高压主要表现为脾大、呕血（食管静脉曲张所致）。可以有肝性昏迷的表现。血清转氨酶、白蛋白水平、凝血酶原时间，以及血浆氨测定通常用来评估肝脏炎症程度及合成功能。全血细胞分析可以发现因脾功能亢进引起的贫血、血小板减少及白细胞减少。可以进行多种影像学检查：腹部超声呈强回声，放射性核素扫描表现为摄取减少、脾血流增加及肝脏质地不均匀，磁共振胆管胰造影术可以用来评估胆道系统及肝脏质地，肝活检通常用于确定肝硬化的原因。

住院期间就应进行饮食控制及药物疗法。饮食中应提供生长所需热量及钙剂、维生素 D、维生素 E 及维生素 K。利尿药及钠摄入减少可以改善腹水及水肿。通常输注白蛋白减少腹水。

其他肝硬化的治疗主要是防治危及生命的并发症，如静脉曲张出血。肝移植是肝硬化晚期及失代偿期患者的标准疗法。

（二）感染性腹膜炎

原发性腹膜炎是腹腔继发于血源性或淋巴管的微生物感染所致。致病菌包括肺炎链球菌、A 组链球菌及少见的革兰阴性杆菌及病毒。

继发性腹膜炎是由于腹腔内脏器破裂或脓肿扩散引起腹腔感染所致。在儿童，继发性腹膜炎最常见的原因为阑尾炎。其他的原因包括肠坏疽、坏死性小肠结肠炎及特发性的胃或者肠穿孔。致病菌为胃肠道的正常菌群。继发性腹膜炎也可以是脑室腹膜分流术及接受腹膜透析的患者的并发症，其致病菌为表皮葡萄球菌。

典型的病史包括突然发生的腹痛、发热及呕吐（如在病程的 48h 后）。查体表现为腹部弥散的或下腹部明显的压痛，肠鸣音减弱或消失，可以出现腹肌紧张。患者呈被动体位，当改变体位或触诊腹部时，患者感到强烈的不适。

腹膜炎患者的腹部影像学检查通常表现为肠道扩张、小肠水肿、腹水，以及腰大肌影消失。肠穿孔的患者在腹腔内可见游离气体。

如果怀疑患者存在腹膜炎或者有不明原因的发热及腹腔积液，则需要进行诊断性的腹水穿刺术。自发性细菌性腹膜炎（SBP）患者的腹水检查，典型表现为蛋白升高及外周血白细胞数升高（如＞300 个细胞/mm^3），且中性粒细胞百分比大于 25%。腹水细菌培养及革兰染色有助于指导抗生素治疗。

需要注意自发性细菌性腹膜炎患者的腹水及电解质情况。另外，需要胃肠外给予抗生素治疗。采用氨苄西林、庆大霉素及克林霉素联合治疗以扩大抗菌谱，需要根据细菌培养及革兰染色的结果调整抗生素。因为手术探查对于脏器穿孔是必须的，所以应尽早评估是否需要外科手术治疗。

（三）蛋白丢失性肠病

蛋白丢失性肠病（PLE）是指蛋白经胃肠道丢失。很多疾病都可以发生（表16-1）。通过患者的病史可以发现原发病，水肿是主要的症状，且详细病史可以发现肠道功能紊乱是其发生的根本原因。检测肠道蛋白丢失的基本方法是大便中 α_1-胰蛋白酶抑制剂（α_1-AT）水平升高。α_1-胰蛋白酶抑制剂是一种非主动分泌、吸收或被胃肠道消化的蛋白。样本可以用一次大便或者几天内搜集的大便。一次采样的标本获得的数据与一段时间内采样的标本数据近似。

治疗的根本方法在于寻找引起 PLE 的根本原因。减少膳食中脂肪的摄入有助于减少肠道蛋白的丢失。

（王玉娟　孙文秀　译）

第 17 章

共济失调

Lawrence W. Brown

共济失调是指肌力正常的情况下运动的协调障碍，其特点是随意运动的速度、幅度、方向、时间、持续时间和力量的异常。最明显和早期表现出的就是步距宽大、步态蹒跚。眼球震颤（眼性共济失调）、摇晃（摇头）、辨距不良（肢体精细运动控制困难）和肌张力低下可能是早期迹象。

急性共济失调的主要病因与间歇性或慢性共济失调显著不同。然而，后两者可统称缓慢渐进性共济失调，可能被忽视或出现急性发作，有时在发热或外伤等疾病时出现。此外，间歇性共济失调不完全恢复时可有慢性残疾。表 17-1 列出了共济失调的原因。

一、鉴别诊断列表

1.急性共济失调

(1)感染性因素：脑炎。

(2)感染后或自身免疫性疾病：①急性小脑性共济失调。②吉兰-巴雷综合征（GBS）。③Miller-Fisher 综合征。④急性播散性脑脊髓炎（ADEM）。⑤多发性硬化。

(3)中毒因素：①乙醇。②抗惊厥药。③抗组胺药。

(4)肿瘤因素：①脑干肿瘤。②小脑肿瘤。

(5)副肿瘤因素：斜视性眼阵挛-肌阵挛-共济失调综合征。

(6)心理因素：转化障碍。

2.创伤　混杂因素：偏头痛（良性阵发性眩晕）。

3.间歇性共济失调

(1)代谢或遗传因素　①显性复发性共济失调。②肉毒碱脂酰转移酶缺乏症。③哈特纳普病（Hartnup 病）。④枫糖尿症。⑤发作性共济失调1型(周期性共济失调和肌纤维颤搐)。⑥发作性共济失调2型(SCA 6,家族性偏瘫型偏头痛)。⑦丙酮酸脱羧酶缺乏症。

(2)混杂因素:偏头痛(良性阵发性眩晕)。

4.慢性或进行性共济失调

(1)肿瘤因素:①神经外胚叶瘤。②颅后窝肿瘤。③神经胶质瘤。④星形细胞瘤。⑤室管膜瘤。⑥髓母细胞瘤。

(2)代谢或遗传因素:①共济失调性毛细血管扩张症。②共济失调-动眼神经失用症。③弗里德赖希共济失调。④雷夫叙姆病(Refsum病)。⑤进行性肌阵挛性癫痫(拉姆齐-亨特综合征,Ramsay Hunt综合征)。

(3)混杂因素:①非进展性缺陷性共济失调——共济失调性脑瘫,先天性发育异常。②获得性疾病(如系统性红斑狼疮、甲状腺功能减退症、维生素E缺乏)。

表17-1　共济失调病因

共济失调形式	主要病因	其他病因
急性共济失调	饮食	偏头痛
	急性小脑性共济失调	斜视性眼阵挛-肌阵挛-共济失调
	吉兰-巴雷综合征	
急性复发性共济失调	偏头痛	
	代谢疾病	
慢性共济失调	先天性小脑畸形	
慢性渐进性共济失调	颅后窝肿物	Friedreich共济失调
	斜视性眼阵挛-肌阵挛-共济失调	共济失调性毛细血管扩张症

二、鉴别诊断讨论

(一)急性共济失调

1.脑肿瘤　脑干或小脑肿瘤因生长迅速、急性出血或移位可以引起脑干急性失代偿，导致急性共济失调。

提示：小脑半球功能障碍可导致损伤同侧肢体共济失调。

2.脑炎　多种因素可以引起脑干脑炎。常见病因有 EB 病毒、水痘-带状疱疹病毒、ECHO 病毒（人类肠道致细胞病变的孤儿病毒）、柯萨奇病毒、支原体和疏螺旋体病（莱姆病）。共济失调通常伴随其他脑神经异常。儿童中常见播散性脑炎，症状通常表现为意识改变和癫痫发作。很多患儿可完全恢复，而部分会遗留显著神经功能损伤。

3.感染后/自身免疫性疾病　急性小脑性共济失调特征为感染后 2～3周共济失调突然发作。水痘和 EB 病毒是最常被证实的病因，但多数情况下病因不明。1～5 岁儿童最常被感染。因确诊的实验室检查多不存在，诊断往往依赖临床体征。50％患者中脑脊液（CSF）可能显示轻度细胞数增多，在小部分患者中磁共振（MRI）可显示小脑的轻度异常信号。一般来讲，发病数天后会开始好转，数周内痊愈。皮质醇类未被证实对急性小脑性共济失调有益。

吉兰-巴雷综合征（GBS）是一种周围神经感染后脱髓鞘疾病，可发生于任何年龄儿童。该疾病常发生在非特异性感染后的健康个体，而特定感染，如弯曲杆菌，更加常见。多数受累患儿会出现进行性上行性的无力和反射消失。多达 15％的患儿感觉性共济失调会比其他周围性脱髓鞘改变更早出现。少部分患者则以自主神经功能障碍为主要表现。虽然 GBS 仍然是潜在的严重甚至危及生命的疾病，静脉注射免疫球蛋白已显著改善了其预后。

米-费综合征（Miller-Fisher 综合征）是 GBS 的少见变异型，以突然出现的共济失调、眼肌麻痹和腱反射减弱为特征。通常该病在数周内痊愈。

急性播散性脑脊髓炎（ADEM）与 GBS 类似，在感染后 1～3 周发病。然而，ADEM 是一种中枢性脱髓鞘改变，影响脊髓和（或）脑部。涉及脑干和小脑时可能引起共济失调。类固醇为推荐的一线用药。

斜视性眼阵挛-肌阵挛-共济失调综合征是一种副肿瘤/自身免疫性改变，以斜视性眼阵挛、肌阵挛（随机、大幅度、无节律、有共轭眼球运动）和共济失调三联症为特征。一般见于神经母细胞瘤患儿。任意一种或几种症状在特定患者中均可发生，并常掩盖潜在的神经母细胞瘤。

很多患者没有发现潜在肿瘤和以上症状的诱因出现。预后差异较大。治疗包括长期类固醇或ACTH,初始治疗无反应者需要静脉注射免疫球蛋白或免疫调节治疗,如应用利妥昔单抗。

4.创伤　共济失调在脑震荡后综合征中可持续数周。创伤也可产生基底或椎动脉闭塞,伴有枕部头疼和其他脑神经功能异常。

5.转换障碍　转换障碍特征为心理冲突导致的躯体功能不自主的改变或受限。需要与诈病相鉴别,后者是主观行为(如装病)。儿童癔症性步态异常也应该做排除诊断,其最多见于年长患儿或者青少年,以临床表现与预期的病理生理改变不相符为特征。例如,有些患者无法站立,但坐下却没有问题。这与坐下比起立需要更多地平衡功能相抵触。其他患者可有突然步履蹒跚却不会摔倒(站立-行走不能),这也与不摔倒需要更多地协调能力相抵触。

(二)间歇性共济失调

1.感染后/自身免疫性疾病　多发性硬化是一种脱髓鞘疾病,以涉及不同部位的中枢神经系统(CNS)的神经症状反复发作为特征。尽管多发性硬化可在任何年龄发病,但儿童较成年人少见。MRI显示有大量白质"斑块"。急性发作需要应用大剂量皮质类固醇;用以阻止复发的预防用药在儿童中正在研究,但是目前没有免疫调节药获得批准。

2.代谢或遗传疾病　显性复发性共济失调以没有明确代谢因素的反复发作的共济失调为特征。共济失调症状早期即出现,多在3岁以前。有些患儿出现小脑发育不全,但其表现差异较大。

哈特纳普病是一种罕见病,由于近端肾小管和小肠细胞氨基酸转运障碍引起的大量氨基酸尿。这类患者有发育迟缓和交界性认知功能障碍,对光敏感,暴露于阳光下时有糙皮病样皮疹。发作性共济失调常有发生,有时伴谵妄和情绪不稳。共济失调由并发感染引发。

枫糖尿症(间歇型)是一类氨基酸缺陷病,由于支链脱羧酶缺陷而引起共济失调和脑病。共济失调发作间歇期,患儿体格检查和IQ测定正常。急性发作期,血液和尿液中支链氨基酸水平升高。

发作性共济失调1型(周期性共济失调和肌纤维纤颤)和2型是常染色体显性遗传病,特征主要是持续数分钟至数小时的共济失调发作。平均发病年龄为5～7岁。该类患者通常对乙酰唑胺治疗有反应。

大部分丙酮酸脱羧酶缺乏症患儿表现为发作性共济失调、构音障碍和发育延迟。共济失调发作诱因有感染和高糖类摄取过多。典型者症状于学龄期表现显著。患者在发作期,有时口服葡萄糖过多时乳酸和丙酮酸水平升高。治疗包括生酮饮食和使用乙酰唑胺。预后差异大,与残留的酶活性比例有关。

(三)慢性或进行性共济失调

1.先天性疾病(固有缺陷共济失调)　一些先天疾病可以引起慢性共济失调,包括丹迪-沃克(Dandy-Walker)畸形、基亚里(Chiari)畸形和小脑发育不全。临床表现出现于婴儿或儿童期,也可延迟至成年。在确定的脑瘫变异中,共济失调是主要特点,患儿还可有肌张力低和反射降低。

2.肿瘤因素　大脑肿瘤,特别是原发于颅后窝的肿瘤,是儿童进行性共济失调的重要因素。神经外胚层起源的肿瘤是儿童最常见的CNS实质损伤,还是儿童第二常见的恶性肿瘤。颅后窝肿瘤多发生于8岁以下儿童。最常见颅后窝肿瘤包括小脑星形细胞瘤、脑干胶质瘤、原始神经外胚层肿瘤或髓母细胞瘤。多于2/3的儿童原发脑肿瘤起源于神经胶质成分。端脑肿瘤多发生于<2岁和<8岁,起源于脊髓的CNS肿瘤在各年龄段均罕见,并只占很少的部分。小脑星形细胞瘤一般表现为进行性、多发的脑神经改变,共济失调为晚期症状。室管膜瘤和髓母细胞瘤起源于中线,可以阻塞CSF流动,更多地表现为颅内压升高的症状。特别是髓母细胞瘤,症状进展特别迅速。

3.代谢或遗传疾病　共济失调性毛细血管扩张症是一种主要累及CNS和免疫系统的多系统疾病。躯体共济失调一般发生于婴儿期,流涎和构音障碍常见。明显的结膜和耳部血管损伤在2岁以前罕见。并发症包括窦肺感染(缺乏IgE和IgA的结果)和肿瘤发生率升高。甲胎蛋白和癌胚抗原水平升高,免疫球蛋白水平降低。治疗通常需要强力抗生素控制感染。目前对于神经系统症状无有效治疗方案。

共济失调-动眼神经失用症临床上与共济失调性毛细血管扩张症相似。其为常染色体隐性遗传,具有共济失调性毛细血管扩张症的神经系统特征,但症状开始于1岁以后,并且有正常的免疫状态。

弗里德赖希共济失调是一种影响周围神经、脊髓和心脏的多系统疾病。共济失调常开始于儿童期，四肢影响较躯干严重，但到成年早期之前罕有致残。脊柱后凸侧弯常见，有早期的位置觉、浅触觉和深感觉丧失。患者中10%～40%发生糖尿病。大多数患者有心肌病，并且是致死的首要原因。

雷夫叙姆病是一种先天性植烷酸代谢异常疾病，特征有色素性视网膜炎、复发性多神经病和共济失调。其可通过血清中植烷酸水平升高来诊断，主要通过饮食治疗。

进行性肌阵挛性癫痫（拉姆齐-亨特综合征）以共济失调、肌阵挛和癫痫发作为特征。尽管该病通常为常染色体隐性遗传，常染色体显性遗传和线粒体遗传亦可见报道。癫痫发作和肌阵挛可以通过合适的抗癫痫治疗控制，但是疾病进程仍在发展。

其他遗传疾病，即表现为共济失调的疾病，如Wilson病、生物素酰胺酶缺乏症、肾上腺脑白质营养不良（X染色体连锁）、低β脂蛋白血症、少年硫苷脂沉积症、海蓝色组织细胞增多症、利氏病和Leber视神经病变。

三、共济失调的评估

诊断共济失调存在两个误区。第一个是将共济失调与其他步法障碍混淆。区分共济失调与无力、头晕、眩晕或转换障碍可能会很难。避免误诊要通过获取详细的病史、注意神经检查中的小脑功能异常并寻找与共济失调相关的其他特征，如辨距不良、意向性震颤和轮替运动障碍（快速交替运动困难）。第二个误区是将慢性进行性共济失调误认为急性过程。急性和慢性共济失调病因和可能的治疗措施有极大不同，没人希望延误对急性进展病程的共济失调的适当处理。

提示：轻度慢性共济失调可被误认为笨拙。

（一）病史

确定相关症状为共济失调后，下一步要总结疾病的时间、模式和发展进程。不稳可能是系统性疾病的非特异性改变，但共济失调以合并肢体运动不协调或断续语言为特征。头痛或呕吐提示其可能病因是偏头痛或颅内压增高。其他重要问题如下。

（1）症状第一次发现是什么时候，在此之前有其他疾病或外伤吗？

(2)家族里有类似症状的人吗?

(3)共济失调是急性的、间歇性(复发性)还是慢性/进行性的?

(4)症状持续波动或随时间加剧吗?

(5)症状最明显是什么时候?例如,坐下或头部控制困难提示共济失调与小脑蚓部损伤有关,肢体共济失调则与小脑半球损伤有关。

(6)儿童最近一次上呼吸道感染或者其他病毒感染是什么时候?

(7)在家里儿童用过什么药吗?

(二)检查

所有患儿均应接受一般检查和神经系统检查。以下指标有助于明确共济失调的诊断。

1.体格检查 耳部检查寻找急慢性感染、穿孔、出血或肿块。将空气吹入外耳道引起眩晕提示患儿在蜗窗或前庭窗与迷路之间存在瘘管。

2.神经系统检查

(1)眼前庭和脑神经检查:仔细观察可能发现异常运动,如斜视眼阵挛(见于斜视性眼阵挛-肌阵挛-共济失调综合征)、眼震(提示脑干或者小脑损伤)或者异常扫视(小脑损伤)。许多正常儿童在任一方向远侧凝视出现最后凝视性(生理性)眼震。然而,异常眼震包括正常视野中存在的自发的或诱导的眼震。单向水平眼震或者旋转眼震提示周围性病因。垂直、不规则和多变的眼震提示中枢性病因。视盘水肿提示颅内压增高,比如颅内肿块或脑积水。伴有听力损失提示周围性病因。如果患儿能够配合并原地踏步,周围性前庭系统损伤时可以导致向异常侧旋转。脑神经检查中出现面部无力、构音困难或吞咽困难则与脑干或颅后窝损伤有关。

(2)小脑检查:小脑检查可以帮助明确眼震中是否存在中枢成分。Romberg 试验(首先双足并齐、双臂前伸、眼睛睁开,随后眼睛闭上)可能评估与不平衡感有关的本体感觉。如果患者有共济失调并且 Romberg 试验未见阳性,提示共济失调是小脑性的,换言之,是局部小脑功能异常引起的。Romberg 试验阳性提示共济失调是感觉性的。

(3)其他:尽管神经系统检测应当注意前庭和小脑功能,我们还需要完整的检查来排除其他异常。感觉减退、轻度偏瘫或其他神经功能缺陷提示可能存在中枢损伤。单组肌群肌力检查对明确损伤本质很重要，特别是对于以步态异常为主诉者。无力可能存在于GBS。关节位置觉或震动觉异常提示指导我们空间运动的感觉输入系统出现问题。

(4)其他床边检查：可以帮助我们明确眩晕或者晕厥的本质。主要检查如下。

①体位性血压：血压应在卧位、坐位和站立位分别测量来评估体位性低血压的可能。

②Valsalva动作：患儿被要求蹲下30s，随后起立，用力关闭声门。该检查应注意此动作是否引起类似血管迷走性晕厥或者近乎晕厥的症状。

③快速深呼吸：通过3min内快速深呼吸再现相关症状则提示过度通气综合征。

④Hallpike手法：患者取坐位，腿伸直，检查者将患者头部旋转约45°，使其头部向下至低于床沿20°，同时头部保持向一侧偏45°。出现伴有旋转性眼震的眩晕提示良性阵发性位置性眩晕。检查阳性时，患耳向地时可见快相眼震。

3.实验室检查 实验室检查应根据存在的症状和体征。全血和尿液药物检查要应用于所有急性共济失调患者。怀疑酒精摄入时应检查酒精浓度。若儿童服用抗癫痫药或者家中有此类药物时，要行血清检查来明确药物中毒。全血细胞计数和分类可用于鉴别伴随感染；电解质检查用来鉴别共济失调的代谢病因。肝功能和血氨测定也需要考虑。如果怀疑感染性或感染后疾病，CSF应当行细胞计数、蛋白、糖测定和培养。脑脊液细胞增多提示存在感染性或感染后疾病，如ADEM或急性小脑性共济失调。蛋白质水平升高可见于感染后疾病，包括GBS。如有足量CSF，应行特殊病原体标志物检查（如猫支原体）或者脱髓鞘标志物检查（如寡克隆带）。

4.辅助检查

(1)MRI：是共济失调评估的影像学方法。尽管计算机体层成像(CT)可被用于等待MRI前的过渡性筛选检查，但其不能很好地评估颅后窝，并且小脑和脑干病变可能被忽略。眩晕与意识改变有关时需要脑电图检查。

(2)听力检查(听力描记法):用于有听力损失、耳痛或耳鸣者。

(3)眼震电图:能区分中枢和周围性眩晕病因。

(4)肌电图和神经传导速度测定:可用于评估周围神经病变引起的感觉性共济失调,如 GBS。

图 17-1 显示了急性共济失调患者诊断流程。

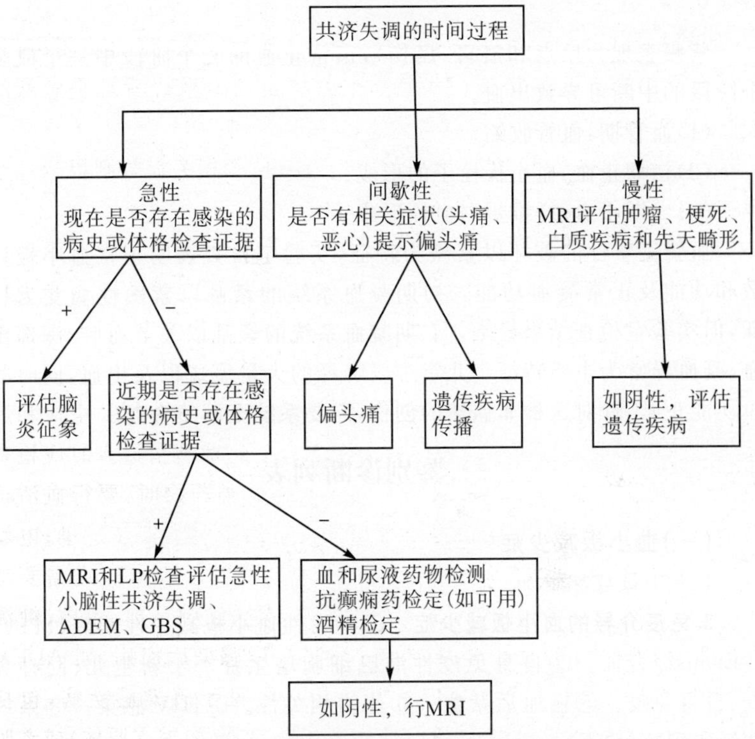

图 17-1　急性共济失调患者诊断流程

ADEM.急性脱髓鞘性脑脊髓炎;GBS.吉兰-巴雷综合征;LP.腰椎穿刺;MRI.磁共振成像

(信晓伟　孙文秀　译)

第 18 章

出血和紫癜

Kim Smith-Whitley

紫癜表现为瘀点和瘀斑（瘀伤），正常止血的三个阶段中一个或多个阶段的中断可导致出血。

（1）血管期：血管收缩。

（2）初期止血：血小板栓子的形成。

（3）二期止血：纤维蛋白血栓形成。

血管完整性的破坏以紫癜为特征，实验室检查表明正常血小板计数和功能及正常凝血功能。初期凝血系统的紊乱以紫癜性病变为特征，但实验室检查结果异常。二期凝血系统的紊乱以关节血肿、深部出血、凝血异常为主要特征。儿童难以释放的大量瘀斑以及出血，同时凝血功能正常，针对这种非偶然的创伤，需要系统全面的检查。

一、鉴别诊断列表

（一）血小板减少症

1.血小板破坏增加

2.免疫介导的血小板减少症 ①特发性血小板减少性紫癜（ITP）。②Evans综合征。③自身免疫性淋巴细胞增生症。④新生儿、同种免疫、自身免疫。⑤输血后紫癜。⑥药物相关性。⑦HIV 感染。⑧系统性红斑狼疮（SLE）。

3.微血管疾病 ①溶血性尿毒症综合征。②弥散性血管内凝血（DIC）。③血栓性血小板减少性紫癜。

4.血小板生成减少 ①先天性巨核细胞减少性血小板减少症。②血小板减少-桡骨缺失综合征。③遗传性骨髓衰竭综合征（Fanconi 贫血、先天性角化不良、软骨毛发发育不全）。④再生障碍性贫血。⑤维生素 B_{12} 或叶酸缺乏。⑥病毒感染：水痘带状疱疹病毒、麻疹病毒、风疹、巨细胞病毒、EB 病毒(爱泼斯坦巴尔病毒)。⑦药物。

5.骨髓浸润　①白血病。②恶性肿瘤骨髓转移。③骨髓纤维化。④贮积症。⑤骨硬化病。

6.血小板隔离　①巨脾。②巨大肝血管瘤(Kasabach-Merritt 综合征)。

7.血小板功能紊乱　①Bernard Soulier 病。②Glanzmann 血小板功能不全。③Wiskott Aldrich 综合征。④May-Hegglin 异常。⑤药物引起的血小板异常(如阿司匹林、布洛芬)。⑥尿毒症。

8.血管完整性破坏　①创伤(偶然的或非偶然的)。②过敏性紫癜。③毛细血管扩张综合征。④药物相关性血管炎。⑤暴发性紫癜。⑥细菌性(如脑膜炎双球菌、链球菌毒素)。⑦病毒性(如麻疹、流感)。⑧立克次体、落基山斑疹热。⑨寄生虫相关、疟疾。⑩结缔组织功能异常。⑪Ehlers-Danlos 综合征。⑫成骨不全。⑬维生素 C 缺乏症。

9.凝血因子缺乏　①血管性血友病(vWD)。②血友病,Ⅷ或Ⅸ因子缺乏。③其他凝血因子缺乏。④维生素 K 缺乏。⑤肝脏疾病。⑥弥散性血管内凝血。⑦抗凝药(肝素、华法林)。

二、鉴别诊断讨论 1:儿童出血和紫癜

(一)特发性血小板减少性紫癜

ITP,作为儿童时期血小板减少疾病最常见的病因,可分为新发性(3 个月诊断的血小板减少症),持续性(3～12 个月诊断的血小板减少症),慢性病(>12 个月内诊断的血小板减少症)三型。ITP 可发生在任何年龄,2～6 岁常见。ITP 最新定义:血小板计数<100×10^9/L。原发性 ITP 血小板减少的原因仍不明确,继发性 ITP 血小板减少原因可知。

1.病因　原发性 ITP 的病因仍不明确,考虑是免疫介导的血小板破坏引起。在儿童时期,尽管激发免疫应答的刺激物经常不明确,但病毒性疾病多发生于 ITP 征象和表现之前。

2.临床特征　ITP 患儿除有迅速发展的紫癜表现外,其余一切正常。患儿很少有明显出血的征象和表现如颅内出血,但约 1/3 的患者会出现鼻出血。对合并淋巴结肿大、肝脾大的患者,提醒内科医师要想

到 ITP 之外的其他疾病(如恶性肿瘤、代谢紊乱等)。

3.评估　全血细胞计数可提示单纯的血小板减少症。血红蛋白可因血液丢失或免疫介导的红细胞破坏而减少。另外的实验室检查应该包括直接抗体检测(DAT)和网织红细胞计数。外周血可显示大量血小板,但是明显的破裂红细胞或幼稚淋巴细胞提示医师考虑其他诊断,如血栓性血小板减少性紫癜或急性白血病。尤其对于青春期的少女,应想到其他引起血小板减少的原因(如系统性红斑狼疮)。当怀疑常见的变异性免疫缺陷病时应检查免疫球蛋白水平。

提示:当患者血小板减少并伴有贫血时应高度怀疑 Evans 综合征(自身免疫性溶血性贫血伴免疫介导性血小板减少)。Evans 综合征患者 DAT 阳性,存在溶血表现,通常对其干预治疗需比单纯 ITP 更积极。

评估急性 ITP,常规骨髓穿刺检查不是必需的。骨髓穿刺组织学检查常可见血小板前体(巨核细胞)增多。

4.治疗　许多人认为对新诊断 ITP 患者和单纯的皮肤表现(瘀点和瘀斑)进行治疗是不必要的,因为该病通常将在短时间内好转而没有后遗症。然而,如果一个儿童出现明显的出血如鼻出血时间延长,治疗是必要的。治疗方法包括静脉注射免疫球蛋白(IVIG)(800～1000mg/kg),类固醇[2mg/(kg・d)],对 Rh 阳性儿童用抗-D 免疫球蛋白(50～75μg/kg)。选择治疗方案时要考虑到药物的起效快慢和药物的不良反应。丙种球蛋白或抗-D 免疫球蛋白相对于类固醇治疗可更快提升血小板计数。然而,无菌性脑膜炎与丙种球蛋白、显著性抗-D 免疫球蛋白相关的血管内溶血有关。抗-D 免疫球蛋白应避免用于严重贫血的患者、有免疫介导性红细胞破坏的证据者(如 DAT 阳性)、Rh 阴性者及脾切除者。食品药品监督管理局建议对所有接受抗-D 免疫球蛋白治疗者监测溶血。如果进行了类固醇激素治疗,应快速逐渐减少剂量,预防长期不良反应。已经诊断 ITP 的患者需要治疗时,最好采用过去患者治疗效果好的方法。

尽管 ITP 患者颅内出血和危及生命的出血罕见,但确是致命性的。如果 ITP 患者存在重大颅脑外伤,异常的神经系统检查及大量失血治疗是非常必要的。应在进行详细评估前给予大剂量类固醇和丙种球蛋白。患者存在持续的致命性的出血时,进行持续血小板输注和(或)紧急脾切除术可能都是必要的。

(二)弥散性血管内凝血

1.病因　DIC 是一种以血管内凝血、纤溶亢进导致凝血因子缺乏及血小板减少为特征的消耗性凝血性疾病(表 18-1)。

提示:病情危重患儿需考虑败血症,直至排除。

表 18-1　弥散性血管内凝血的病因

感染	细菌性、病毒性、真菌性、立克次体
心血管疾病	休克
中毒	蛇咬伤
肿瘤	粒细胞白血病
创伤	大片性、广泛性头部创伤
血液系统疾病	溶血性输血反应
其他病因	烧伤、暴发性紫癜、重度窒息

2.临床特征　合并 DIC 的患儿,呈现病态和多位点的出血。新生儿 DIC 主要表现为胃肠道出血和皮肤穿刺部位出血。

3.评估　DIC 患者实验室检查表现为正常或者降低的血小板计数,凝血酶原时间 PT、部分凝血酶原时间 PTT 升高,纤维蛋白原降低和纤维蛋白降解产物及 D-二聚体升高。外周血涂片检查对裂体细胞、红细胞碎片、正常或降低的血小板的观察尤为重要。

4.治疗　针对潜在的病因进行治疗并补充凝血因子及血小板。

(三)过敏性紫癜

1.病因　HSP 是一个获得性免疫性小血管炎,是由于 IgA1、C3 和免疫复合物沉积在血管壁和肾脏肾小球基底膜所致。HSP 在儿童早期最常见,往往是一种自限性的良性疾病。

2.临床特征　弥漫的小血管炎症可引起腹痛、关节痛、关节炎及明显紫癜。50%患者出现肾脏受累。大部分患儿在发病前 1～3 周有上呼吸道感染的病史。体格检查最主要的特征是对称性紫癜,最先出现在臀部和下肢。部分患者紫癜可见于上肢伸面,但手掌和足底一般没有。

3.评估　过敏性紫癜的患者尿液检查发现血尿、蛋白尿、细胞管型可证实合并紫癜性肾炎。CBC、PT 和 PTT 是正常的,除非发生显著的胃肠道出血,这时患者可能会贫血。

4.治疗　HSP 作为一种自限性疾病,一般 1～6 周自愈。治疗主要是支持治疗。糖皮质激素过去主要用于肾脏并发症的患者,也有助于缓解胃肠道、肌肉骨骼症状。但是对疑诊肾功能不全的患者要慎用。

(四)血管性血友病

1.病因　血管性血友病是最常见的遗传性出血性疾病,特点是血管性血友病因子(vWF)数量或质量异常。根据病史和实验室检查,血管性血友病可分为 1 型、2 型和 3 型。65%～80%的血管性血友病患者属于 1 型,其 vWF 数量减少,系具有不同外显率的常染色体显性遗传。2 型,发生在 15%～20%的患者,其 vWF 的质量发生改变,系常染色体显性或隐性遗传方式。3 型(常染色体隐性)是一种罕见的和更严重的出血疾病,患者 vWF 水平、Ⅷ:C 因子明显降低。

2.临床特征　患有血管性血友病的儿童易出现皮肤黏膜出血,包括鼻出血、牙龈渗血,月经过多,容易挫伤、手术后出血。3 型血管性血友病可发生关节内、肌内出血。

3.评估　凝血筛查检测可发现 PTT 延长,但轻症 vWD 患者可以正常。vWD 特异的实验室检查包括 vWF 活性,因子Ⅷ相关抗原(vWF)及因子Ⅷ:C 水平。vWD 患者可表现因子Ⅷ:C 活性降低、vWF 降低、瑞斯托菌素辅因子降低或三种结果共存(见“病因”)。

4.治疗　根据血管性血友病的类型及病因,可采用多种方法进行治疗。醋酸去氨加压素,一种血管加压素的类似物,通常用于治疗或预防患有 1 型血管性血友病的儿童,但应用于 2B 型和血小板型 vWD 患者时仍存在争议。根据既往的输血史,2B 型及 3 型患者可输注有 vWF 活性的因子Ⅷ浓缩物,那些少见的血小板型 vWD 患者可能需要输注血小板。

(五)A 型和 B 型血友病(凝血因子Ⅷ和Ⅸ缺乏症)

1.病因和发病率　凝血因子Ⅷ缺乏症(A 型血友病)每 10 000 名活

产男婴中有 1 名发病，凝血因子Ⅸ缺乏症（B 型血友病）每 40 000 名活产男婴中有 1 名发病。多数患者具有出血性疾病的家族史，但自发突变占血友病患者的 30%。

2.临床特征　根据凝血因子缺乏的严重程度不同，患有凝血因子Ⅷ和Ⅸ缺乏症的儿童有类似的临床表现。婴儿期行包皮环切术后出血过多、颅内出血或注射部位出现瘀斑。但是很多患有血友病的儿童包皮环切术后不出血。童年时期易出现瘀斑、大血肿、关节出血或肌肉内出血（血友病的标志）。凝血因子严重缺乏的患者可出现自发性或继发于创伤后出血事件。凝血因子轻度或中度缺乏的患者很少出现自发性出血，但存在创伤后出血或手术过程中出血的危险。最常见的病态表现是反复关节血肿。

3.评估　实验室检查包括血小板计数、PT 和 PTT。凝血因子Ⅷ和Ⅸ缺乏患者 PTT 延长而 PT 正常。因此，当患者仅有 PTT 时间延长时，应检测凝血因子Ⅷ及Ⅸ水平。凝血因子Ⅷ和Ⅸ重度缺乏患者因子活性水平<1%，中度患者因子活性水平在 1%～5%，轻度患者因子活性水平在 5%～20%。

4.治疗　血友病患者最严重的出血是颅内出血及咽后、腹膜后出血，并可涉及气道。治疗的目标是达到 100%的因子活性水平，同时提供适当的支持治疗。

（1）颅内出血。严重的因子缺乏者，可出现自发颅内出血。因此，任何严重因子缺乏的患者出现精神状态变化或其他神经系统表现时，应该进行颅内出血的治疗，直到放射学检查证实阴性。在进行颅脑断层扫描之前就应该建立静脉通道和补充凝血因子。Ⅷ因子或者Ⅸ因子缺乏影响继发性血块形成，出血通常出现在首次外伤后数小时。因此，一次阴性的颅脑断层扫描报告不能排除慢性进展性颅内出血。许多内科医师认为，头部外伤的患儿，特别是有严重的因子缺乏者，应住院密切观察，经常进行神经系统检查。

（2）肌内出血量可较大，甚至可导致休克。尤其是大腿和髂腰肌的肌肉可以容纳大量的血液。血友病患者如果在这些部位发生出血，需要在医院进行严密监测和卧床休息。广泛肌内出血可危及血管血液流动，造成筋膜室综合征。刺痛、麻木或肢体无脉，需要立即补充凝血因子至100%活性并进行骨科的评估。

(3)关节出血(关节血肿)需要凝血因子治疗并固定以避免慢性并发症(如活动受限、挛缩)。凝血因子替代治疗关节血肿的目标取决于患儿的个人出血史,但在一般情况下,凝血因子替代的目标应该是达到30%～50%活性水平,持续1～2d。受累的关节如果经常性发生关节血肿(即所谓的靶向关节),那么应该达到更高的因子活性水平。现在,许多患者接受定期或“预防性”的因子治疗,以防止反复关节出血。这种治疗方法需要血液学家或血友病专家的指导。

(4)中度出血累及肌肉、血肿或撕裂伤通常需要进行处理以达到30%的峰值因子的活性水平。口腔黏膜出血可能需要因子纠正和α-氨基己酸或氨甲环酸治疗。这些抗纤溶治疗通过抑制血块分解减少口腔出血,但禁用于血尿或DIC患者。

(5)血尿在严重血友病患者中可自发出现,或经过创伤患者的轻微至中度的疾病。治疗针对止血,同时避免阻塞,这可能会导致阻塞尿路。凝血因子替代、水化,并卧床休息为推荐治疗。

(6)口腔科和外科手术替代治疗。Ⅷ因子或者Ⅸ因子缺乏需要在口腔科、外科、其他包括裂伤修补术、切除缝合,或脊椎穿刺前进行凝血因子替代治疗。在进行任何手术前均应向患者的血液病学医师进行咨询。

(7)因子抑制物。患者因子Ⅷ缺乏,10%～25%出现因子抑制物(即因子Ⅷ抗体)。患者接受合适剂量的因子治疗但未获得相应临床疗效,以及已经接受支持治疗(如夹板、避免负重与关节血肿)应当评估是否存在因子抑制物。有因子抑制物的患者需要其他替代治疗。

(六)凝血因子Ⅺ缺乏

这是一种常染色体显性遗传疾病,主要影响德系犹太人。这种出血性疾病较温和,包括鼻出血、月经过多、术后出血。在这些患者中PTT延长,其诊断是进行特定因子检测。因子Ⅺ水平并不总能预测出血风险。

(七)凝血因子Ⅻ缺乏

本病特点是PTT延长而PT和出血时间正常。因子Ⅻ缺乏患者出血风险并无增加。

(八)感染相关性紫癜

急性发热性疾病伴瘀斑可能表明是一种良性的、自限性病毒感染过程,或严重的威胁生命的细菌性疾病(如脑膜炎双球菌感染)。因此在排除其他原因之后,患儿伴有发热和瘀斑时,应考虑败血症。感染可通过多种机制引起紫癜。严重的细菌感染常常合并 DIC。病毒性感染由于可引发血小板破坏增加或生成减少而导致血小板减少症。除引起血小板减少症,细菌、真菌和病毒性疾病可引起血小板功能异常和血管异常。

(九)药物相关性紫癜

在医院内,化疗药物引起的骨髓抑制是最常见的药物性血小板减少症。肝素、奎尼丁、地高辛、青霉素和抗癫痫药(如丙戊酸)可能会引起免疫介导的血小板减少症,停药后血小板多数会恢复。一些药物,如 H_2 受体阻滞药,与特发性血小板减少症有关。

含阿司匹林的药物及较弱的非甾体类消炎药如布洛芬,由于可抑制环氧酶从而引发药物相关性血小板功能障碍。青霉素类和头孢菌素也可引起血小板功能异常,特别是患有全身性疾病的儿童。药物停用后血小板功能多于 7~10d 恢复正常。

三、鉴别诊断讨论 2:新生儿出血和紫癜

新生儿与儿童出血和紫癜的鉴别诊断稍有不同。

提示:母亲服用阿司匹林、苯妥英钠、华法林或噻嗪类利尿药的患儿,在新生儿期出血风险增加。

(一)维生素 K 缺乏病(新生儿出血症)

1.病因 过去,维生素 K 缺乏主要发生于母乳喂养的婴儿,因为牛奶中含有维生素 K 是人类母乳的 4~10 倍。因此,维生素 K 预防性应用被推荐用于所有刚出生的新生儿,以预防高危母乳喂养组的出血性疾病。

2.临床特征与评估 目前,维生素 K 缺乏病最常见于没有预防性应用维生素 K 的母乳喂养儿。受影响的婴儿表现为出生 2~5d 呈现过度出血倾向,并有 PT 和 PTT 延长。然而,晚期出血多发生于 2 周龄和 12 周龄,可导致颅内出血,从而增加死亡率。

提示:从其他机构转移的新生儿可能在转运过程前未给予维生素

K。母亲服用苯妥英钠的婴儿发生新生儿出血性疾病的风险增加。

3.治疗　治疗方式是肌内注射维生素 K 1mg。显著出血时可给予新鲜冰冻血浆。

(二)新生儿同种免疫性血小板减少症

1.病因　新生儿同种免疫性血小板减少症的特征是中度至重度单纯血小板减少。此种抗体介导的血小板破坏类似于新生儿溶血病,系针对患儿血小板上父系抗原的母源抗体通过胎盘进入患者血液循环所致。这些抗体导致新生儿血小板破坏增加。最常见的抗原是 PLA-1。只要母源抗体在患者的血液循环中存在,血小板减少症就会持续,通常在 21d 内。

2.临床特征　新生儿自身免疫性血小板减少症一般情况良好,可表现为生后 48h 内出现瘀点、瘀斑、黏膜出血,与血小板计数相关。瘀点和瘀斑多出现于注射部位及受压点,如膝盖伸侧及腹部换尿布造成压力的地方。据报道,10%～15%的患者出现颅内出血。

3.评估　当血小板计数<20×10^9/L 时血小板减少症可能很严重。母亲的血小板计数多正常,检测到抗父源性血小板的母源性抗体是诊断的有力证据。母亲的血清存在单独同种抗体可证实诊断,但结果往往是阴性的。

4.治疗　没有出血的患儿,多建议生后数周保持血小板计数>30×10^9/L。若出血严重或有颅内出血的迹象,治疗非常关键。给婴儿输注其母亲的洗涤血小板,有利于增加血小板计数,因为母亲的血小板缺乏抗体所针对的抗原。IVIG 和糖皮质激素可以增加婴儿的血小板计数,并且内科医师更倾向于药物治疗。在紧急情况下,如果产妇血小板不可用,PLA-1(-)血小板或单采血小板也可使用。

(三)新生儿自身免疫性血小板减少症

1.病因　这种类型的血小板减少症继发于自身免疫性疾病的母亲(如 ITP、SLE、淋巴增生性疾病、甲状腺功能亢进症)。患有此类疾病的产妇和其患儿的血小板多带有抗体。

2.临床特征和评估　新生儿一般表现良好,有时在出生后 2d 可出现瘀点。通过新生儿和母亲的临床表现可做出诊断。婴儿表现为低血小板计数,但 PT、PTT 均正常。

3.治疗　对有出血倾向患者静脉应用 IVIG。对 IVIG 无反应的患儿应用糖皮质激素。威胁生命的出血应给予大剂量的激素和输注血小板。

(四)非免疫原因的血小板减少症

消耗性凝血病(如 DIC)和疾病相关的凝血病,如败血症、窒息、呼吸窘迫或坏死性小肠结肠炎是最常见的导致新生儿血小板减少的非免疫性病因。血小板减少症继发于肾静脉血栓形成或导管相关性血栓也经常发生。换血或体外膜肺氧合后多会发生血小板减少症。新生儿非免疫性血小板减少症的病因还包括先天性病毒感染和高胆红素血症光疗治疗时。

新生儿表现血小板减少和血管瘤者应考虑(卡萨巴赫-梅里特 Kasabach-Merritt)综合征。

提示:糖尿病母亲儿发生红细胞增多症与肾静脉血栓的风险增加。

提示:如果存在紫癜或异常出血的新生儿体格检查时发现存在先天性畸形,应该考虑血小板减少-桡骨缺失综合征、(威斯科特-奥尔德里奇 Wiskott-Aldrich)综合征、范科尼贫血、Chédiak-Higashi 综合征和 21-三体综合征。

治疗应针对病因,用新鲜冰冻血浆、冷沉淀物补充凝血因子和血小板输注(必要时)。

四、出血和紫癜的评估

1.病史　当评估一个有异常出血情况的患儿时,详细询问病史和体格检查后可直接进行治疗(表 18-2)。重要问题涉及以下内容:出现症状。紫癜的急性发作与一种获得性紊乱一致。自幼反复出现的紫癜表明一种遗传异常。医师应询问出生以来出血或瘀伤的发作情况,如有无鼻出血、月经过多或外科手术后出血(如扁桃体切除术、拔牙)。这些问题应在了解其他家庭成员及患儿后发现。一个患儿表现反复关节血肿和简单的外科手术输血史,极有可能有先天性出血性疾病,而专业的外科手术(如扁桃体切除术)正常止血,不太可能作出遗传性疾病的诊断。值得注意的是,50%新生儿期行包皮环切术后,没有凝血因子替代,也没有过多的出血。

提示:请记住,儿童可能尚未经历能够导致止血异常的手术情况。

(1)位置:出血的位置是很重要的。鼻腔黏膜经常损伤的儿童,单侧鼻出血通常是正常的。但是布满青肿和瘀斑的儿童长时间双侧鼻出血是异常的。

(2)用药史:某些药物,如阿司匹林、布洛芬,与血小板功能不全有关。有些药物可导致潜在出血紊乱,可加速出血。血友病儿童服用止咳药和抗组胺药更易出血。

表 18-2 儿科患者疑似出血性疾病时的临床评估

问题	如果答案是"是",考虑以下疾病
既往史	
当患者由于外伤出血时,是否较快停止出血并恢复	凝血障碍
患者是否曾发热	感染
患者是否存在神经系统症状	脑膜炎双球菌血症、TTP
是否存在病毒感染的前驱表现	HUS、ITP、HSP
是否曾反复牙龈出血、割伤后出血时间长或外科手术后大量出血 接种点是否有大血肿 包皮切除后是否曾有出血时间延长	先天性异常
家庭成员中是否有人容易出现瘀斑或异常出血	先天性异常
患者目前是否服用阿司匹林、布洛芬、抗生素、抗组胺药或类固醇	药物相关性紫癜
患者既往或近期是否多次输血或血小板	输血后紫癜和血小板同种免疫
是否误服鼠药	华法林中毒
是否有伤口延迟愈合或脐带残端出血史	Ⅷ因子缺乏
如果患者是新生儿,母亲是否服用苯妥英钠?是否为纯母乳喂养	维生素 K 缺乏病
体格检查	
是否主要发现关节血肿	凝血功能障碍、非偶然性创伤
是否主要发现孤立性瘀斑或瘀点	血小板异常,HSP

续表

问题	如果答案是“是”，考虑以下疾病
紫癜是否主要且对称性出现于双下肢或臀部	HSP
瘀斑是否比较广泛且存在不同发展阶段	躯体虐待
是否存在伴肝脾大的淋巴结病	白血病、淋巴瘤、感染、Evan's 综合征、ALPS
是否有轻微创伤后的可触知的紫癜	血小板异常、凝血功能异常、HSP
是否有脐带残端出血	Ⅷ因子缺乏
是否有黄疸和青紫	肝脏疾病(凝血因子缺乏)

ITP.特发性(免疫性)血小板减少性紫癜；TTP.血栓性血小板减少性紫癜；HSP.过敏性紫癜；HUS.溶血性尿毒症综合征；ALPS.自身免疫性淋巴增生综合征

2.体格检查　体格检查包括皮肤、黏膜和眼底。病变的类型、形状、位置、大小及病变分辨级别均应记录在案。

3.病变的类型

(1)瘀斑较小(<3mm 的直径)，斑点状，非充血性红斑性皮损。在面部和胸部最常见，但各处皮肤均可见。

(2)瘀斑病变很大，可以是斑点状、压痛或凸起。新近受伤通常是紫色，后期可变为黄褐色。可扪及的瘀斑病变(凸起的病变中央有硬结)在正常儿童中少见，但在男孩血友病患者经常发现。

(3)暴发性紫癜(紫黑色，界限分明，星状病灶中心坏死)通常与 DIC 有关。可较广泛且疼痛。

4.出血性疾病研究结果提示　对满足以下标准的出血性疾病的儿童进行筛选。

(1)涉及不同地方的广泛的紫癜，特别是在不正常的地方出现(如在臂的屈侧表面或者腋窝和腹股沟区)。

(2)发生于同一阶段的多处紫癜性病变。

(3)扪及的瘀斑病变。

(4)观察到紫癜或活动性出血量超出正常的患儿。

(5)紫癜、过度出血或两种情况同时存在的具有疾病表现的儿童。

5.实验室检查 儿童出血性疾病的诊断多不简单。实验室检查结果不正常的儿童不一定有过度出血的风险,但是检查结果正常的儿童可能会有。因子Ⅻ缺乏或使用狼疮抗凝药的患者,尽管 PTT 延长,没有增加出血的风险。相反,因子ⅩⅢ缺乏或者血管炎的儿童,虽然实验室检查多正常,但出血风险增加。

实验室筛选检查包括以下几个方面。

(1)CBC 和血小板计数:血小板减少症的血小板计数$<150\times10^9$/L。通过自动化系统检测的血小板减少症需要外周血涂片检查证实。

PT、PTT。正常的 PT 和 PTT 可因患者的年龄和凝血试验检测系统的差异而不同。PT 主要检测因子Ⅱ、Ⅴ、Ⅶ、Ⅹ,反映了外源性凝血途径;PTT 主要检测因子Ⅴ、Ⅷ、Ⅸ、Ⅹ、Ⅺ、Ⅻ,反映了内源性凝血途径。

提示:必须从足以提供自由流动血液的血管中获取血液进行 PT 和 PTT 检测。通过"困难分支"抽取的血液进行 PT 和 PTT 检测可能会错误地降低试验价值。

(2)外周血涂片:血小板、红细胞、白细胞形态有助于缩小鉴别诊断的范围。ITP 患者中多见大血小板,巨血小板综合征(Bernard-Soulier 综合征)、May-Hegglin 综合征中正常,Wiskott-Aldrich 综合征中较小。外周血象大量的白细胞提示白血病的发生。

(3)骨髓穿刺和活检:骨髓穿刺和活检能得到血小板减少症的病因(血小板破坏增加或血小板生成减少)。骨髓穿刺和活检中,巨核细胞增多,提示周边血小板破坏增加,而巨核细胞减少提示生成减少。

(4)出血时间:出血时间反映血小板的功能和数量,与 vWF 活动能力有关。出血时间根据实验室技术人员的经验和患者的合作有所不同。儿童和不进行常规检测时多不可信。血小板聚集研究可以评估血小板功能,虽然这些必须在特殊的凝血实验室进行。

五、出血和紫癜的治疗

危及生命的诊断不明的出血患者在诊断明确前必须进行治疗。尤其是活动性出血无法通过压力控制或其他机械装置控制时,应用血液制品稳定病情是必需的。在送检凝血功能时,枸橼酸钠试管里至少应放置 5ml 血液检测 CBC、PT、PTT。

如果出血是没有生命危险的，应先诊断后治疗。一旦做出诊断，应与血液病专家一起给予治疗（采用最专门、最安全和成本效益高的药物）（表 18-3）。

表 18-3　常见儿童凝血障碍的治疗

凝血障碍	治疗	治疗可能的并发症
特发性（免疫性）血小板减少性紫癜	静脉注射免疫球蛋白	头痛、白细胞减少、容量负荷过重、无菌性脑膜炎、过敏反应、病毒播散
	类固醇	白血病局部治疗、精神病、体液失衡、高血压、精神病
	抗-D 免疫球蛋白	溶血、头痛、过敏反应
	连续输注血小板（危及生命时）	病毒播散、输血反应
弥散性血管内凝血（DIC）	新鲜冰冻血浆	病毒播散、过敏反应
	输注血小板和浓缩红细胞	病毒播散、输血反应
	冷沉淀	病毒播散
HSP 高血压	类固醇	体液失衡、精神病
新生儿同种免疫性血小板减少症	输注母亲洗涤、照射或 PLA-1 阴性血小板，免疫球蛋白，类固醇	—
血小板功能障碍	输注血小板（危及生命时）	病毒播散、输血反应
血管性血友病（vWD）	醋酸去氨加压素	血小板减少症可发生于 2B 型或血小板型血管性血友病患者
2B 型或血小板型血管性血友病	输注血小板或应用冷沉淀	—

六、对患者的处理方法

对于存在潜在出血性疾病患者的治疗途径见图 18-1。

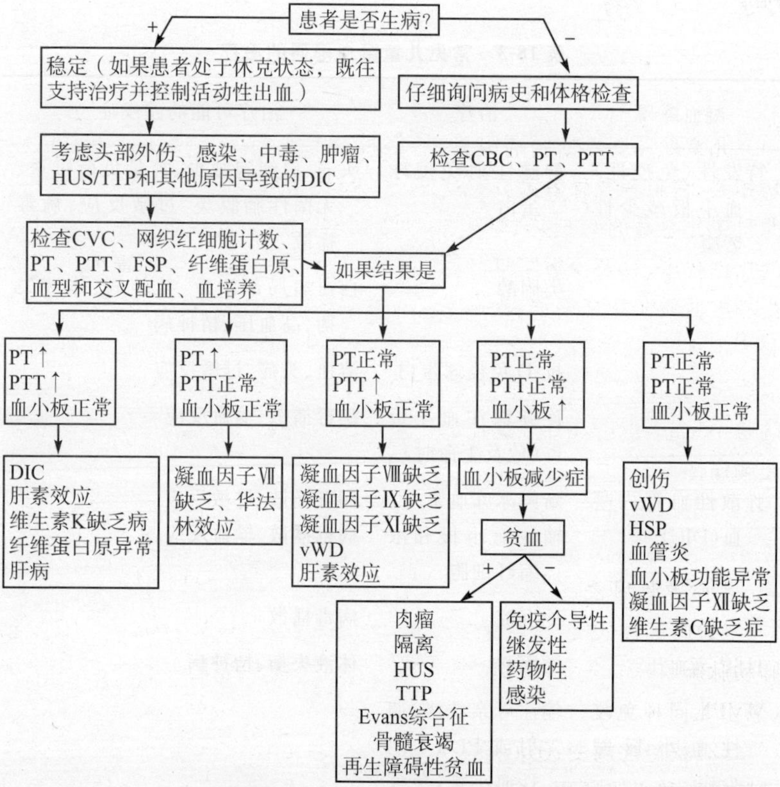

图 18-1　出血或紫癜的儿科患者的评估

CBC.全血细胞计数；DIC.弥散性血管内凝血；FSP.纤维蛋白裂解产物；HSP.过敏性紫癜；HUS.溶血性尿毒症综合征；PT.凝血酶原时间；PTT.部分凝血活酶时间；TTP.血栓性血小板减少性紫癜；vWD.血管性血友病；↑.增加；↓.减少

（信晓伟　孙文秀　译）

第 19 章

胸　痛

Kan N. Hor, Bradley S. Marino

儿童期和青春期胸痛较常见，因被认为其与成人期致死性心脏疾病相关，在患者及患者家庭中造成较大恐慌。胸痛可导致急诊留观(占儿科患儿总数的0.5%)、学校缺席及非必要的活动限制。除了它引起的焦虑程度，以及少数罕见的严重情况，胸痛症状在儿童和青少年很少由心脏器质性病变引起，通常是良性的、自限性的。因此，胸痛的处理是为了排除极少数严重病因。一个完整详细的病史和体格检查通常可以确定原因并确定患者是否需要进一步评估或急性干预。某些心脏疾病是罕见的，但潜在导致胸痛的严重病因需要引起重视，特别当一个患儿胸痛伴有晕厥或心搏骤停家族史时。

一、鉴别诊断列表

1.心源性因素

(1)解剖性病变：①严重主动脉瓣狭窄(瓣下、瓣环、瓣上)。②严重肺动脉瓣狭窄。③主动脉根部夹层。④冠状动脉异常。⑤二尖瓣脱垂(MVP)。

(2)获得性病变：①心肌炎。②心包炎。③肥厚型心肌病。④冠状动脉痉挛和心肌梗死。⑤肺动脉高压。⑥心包切开术后综合征。

(3)心律失常：①窦性心律不齐。②室上性心律失常。③房性期前收缩/室上性心动过速(SVT)。④室性心律失常。⑤室性期前收缩/室性心动过速(VT)。

2.非心脏性因素　①特发性。②肋软骨炎。③肋下滑。④心前区捕捉综合征。⑤过度疼痛。⑥创伤。⑦胸腔积液。⑧肺炎伴或不伴胸膜炎。⑨肺栓塞。⑩反应性气道疾病。⑪气胸。⑫上或下呼吸道感染导致持续的咳嗽。⑬胃食管反流。⑭食管裂孔疝。⑮胃炎。

二、鉴别诊断讨论

儿童心源性胸痛的鉴别诊断包括心肌或心包的炎症、心律失常和结构异常，如主动脉瓣狭窄、主动脉瓣下狭窄、冠状动脉异常，MVP，少见冠状动脉血管痉挛和心肌梗死。体格检查、心电图、X线胸片（CXR）可以排除这些可能性。

（一）心肌炎及心包炎

儿科心脏病专家对其胸痛评估的患者中，最常见的严重心源性胸痛的原因是心肌炎和心包炎。心肌炎常伴有前驱性发热病毒感染性疾病。患者通常存在气短症状、非特异性胸痛、厌食或不适。体格检查可发现 S_3 奔马律。CXR 通常显示心脏扩大，尽管在疾病的早期心脏多为正常大小。心电图示 ST 段压低和 T 波异常，尤其是在下壁或者侧壁导联（Ⅱ、Ⅲ、aVF、V_6 和 V_7）。在这些患者中，心肌炎症反应、心室功能障碍、充血性心力衰竭较常见。心肌炎症反应也可能影响传导系统，心肌炎患者可能会出现心律失常。当炎症消退，心律失常趋向于好转。进展为慢性心肌病的患者，心律失常可能会持续存在。心包炎常见以急性发作胸痛起病，前倾时可减轻。感染、尿毒症、肿瘤、创伤或自身免疫性疾病可导致心包炎症，即心包炎。少量心包积液的患者，查体可能发现心包摩擦音。心脏周围有大量心包积液的患者，可发生急性心脏压塞、颈静脉怒张、心音减弱、奇脉。大量心包积液患者，心电图提示 QRS 低电压。心包炎患者，CXR 提示心脏扩大。心肌炎和心包炎通常发生于病毒炎症反应后（如柯萨奇病毒、艾柯病毒、腺病毒和细小病毒）。对血样进行病毒 PCR 样本的检测，可帮助确定感染病原。因为莱姆病可引起心肌炎，应对曾在疫区被蜱虫叮咬后出现胸痛的患者检测莱姆效价。其他导致心包炎的免疫性原因包括自身免疫性疾病，如红斑狼疮。

（二）主动脉瓣和主动脉瓣下狭窄

有胸痛病史的患儿伴明显心脏杂音提示可能存在由于主动脉瓣或主动脉瓣下狭窄引起的左心室流出道梗阻。在这些患者中，胸痛提示缺血性疼痛。由于左心心室流出道梗阻造成运动时心排血量增加受限，故疼痛多发于运动时。心排血量有限，且运动时全身血管阻力下降，导致冠状动脉灌注不足，继而心肌缺血。

主动脉瓣狭窄患者体征包括收缩期喷射性杂音，心底部可闻及粗糙的收缩期喷射性杂音，可放射至颈动脉，锁骨上窝常可扪及震颤。这些患者的 ECG 正常或者提示左心室肥厚。有明显心脏杂音且胸痛的患者应由心脏病专家进行心电图检查。

(三)肥厚型心肌病

肥厚型心肌病是另一类左心室流出道梗阻性疾病。肥厚型心肌病是一种常染色体显性遗传疾病，家族史有助于诊断。患者收缩期杂音在站立或 Valsalva 动作时增强。这些动作可降低左心室容积，增加了流出道梗阻的程度。

(四)冠状动脉异常

异常左冠状动脉较为少见。左冠状动脉起源于肺动脉的患者表现类似于婴儿的休克状态。新生儿期随着肺血管阻力下降，肺动脉压力亦下降，异常的左冠状动脉灌注压随之下降。这可导致冠状动脉的低灌注和心肌的缺血。存在左冠状动脉起源于肺动脉的儿童和青少年，左冠状动脉异常嵌入主动脉，可能会导致冠状动脉穿过大血管之间或壁内走行。这种解剖与心肌缺血和猝死有关。对剧烈运动时相关症状的完整描述是诊断的关键。大血管之间的压迫、异常起源的冠状动脉开口处狭窄、连接右冠状动脉与起源异常的左冠状动脉间的侧支血管导致的冠状动脉盗血现象，导致冠状动脉在运动时灌注不足，相关的病理生理学与之有关。当患者左冠状动脉起源异常时，异常心电图往往表现为左心室肥大、ST 段异常或左心前区导联 T 波倒置。

当儿童或青少年因胸痛就诊时，对川崎病病史的问诊非常重要。15％的川崎病患者在诊断后 3～6 周，疾病的亚急性期形成冠状动脉瘤。研究报道，川崎病患者死亡率高达 2％，主要发生在诊断后数月，由于心肌梗死和心律失常所致。高于 50％以上的动脉瘤可自发消失。炎性期后冠状动脉瘤的复原可能导致该区域狭窄。类似于其他冠状动脉狭窄，心肌血流储备和灌注在运动时减少。因此，有川崎病病史和冠状动脉病变的儿童和青少年有胸痛表现时，应认为存在缺血直至排除。

(五)心律失常

胸痛或者胸痛时头晕，伴有或者不伴有晕厥发生的患者可能存在心律失常。低年龄患者胸痛时可表现心悸，伴有眩晕、晕厥提示心律失常，需要进一步检查。所有患者怀疑心律失常时，初步评估需行心电图检查。除了解基本节律以评估是否存在节律紊乱外，还应测量所有基线的间隔用于评估心脏传导阻滞及长 QT 间期综合征。由于继发于电解质紊乱（低钙血症）、药物（I 类抗心律失常药如奎尼丁和普鲁卡因酰胺，抗抑郁药，抗精神病药），或由于长 QT 间期综合征，该间隔可以延长。长 QT 间期综合征患者容易出现室性心律失常，并且应交由心脏病专家进一步评估和治疗。

（六）窦性心律不齐

心律不齐也可表现为孤立性胸痛。窦性心律不齐时，正常情况下，吸气时因为静脉充盈增加导致心排血量增加，心率减慢。呼气时因为静脉回流减少导致心率增加。对自我意识较强的学龄期儿童，可误认为此类心律不齐不正常。

（七）室上性心律失常

在婴儿期和儿童期最常见的病理性心律失常是室上性心律失常，并在低年龄患儿被误认为胸痛。这类心律失常包括房性期前收缩和 SVT。急诊室中因胸痛和心动过速就诊的患者，首先要行 12 导联心电图检查。室上性、室性心律失常通常可以通过 QRS 波、P 波形态和心动过速时的心率进行区分。SVT 是一个窄 QRS 波心动过速，发作时心率约 200 次/分，与患儿的年龄相关。SVT 治疗策略见第 75 章。

（八）室性心律失常

患 VT 同样可以存在胸痛，VT 通常表现为宽 QRS 波心动过速，心率 120～240 次/分，一般慢于同年龄范围的 SVT。如果存在，VT 需要急诊治疗，因为此类心律失常可迅速转变为室颤。对于 VT 的治疗指南见第 75 章。

（九）二尖瓣脱垂

MVP 也可以与胸痛相关，成年人常见。它的患病率和临床意义在儿科中存在争议。在一些研究中，高达 15％正常人群的超声心动图具有 MVP 表现。在儿童中，MVP 的发病率约 6％。虽然 MVP 通常是无症状的，但病史中有非用力性胸痛、心悸及少见的晕厥时需要注意。然而在儿童中，胸痛可同样发生在正常人群和存在MVP的人群中。

MVP的诊断最好根据体格检查，超声心动图可确诊。体格检查包括收缩中晚期喀喇音和因二尖瓣关闭不全导致的较短的收缩期杂音。喀喇音可由于站立或Valsalva运动加重，这些动作均减少心室灌注，使喀喇音由收缩晚期提前到中期。

疑似MVP的患儿应转诊到小儿心脏科医师行超声心动图检查来确定诊断。不再要求MVP伴二尖瓣关闭不全患者预防细菌性心内膜炎。由于MVP患者有低但有限的诱发心律失常的概率，故MVP合并胸痛的患者应该进行心律失常的后续处理。

(十)主动脉根部夹层

当评估已知或怀疑结缔组织疾病的胸痛患者时，必须考虑主动脉根部夹层或破裂。胸部疼痛剧烈，严重时辐射到背部。主动脉夹层患者可出现显著的心肺窘迫与心排血量减少。细致的体格检查可发现马方综合征或其他结缔组织疾病的皮肤红斑。

(十一)心包切开术后综合征

心包切开术后综合征是心脏直视手术的常见并发症，特点是发热、胸痛及心包、胸腔积液。在30%的患者手术后1～12周可出现此类体征。虽然该综合征的病因不明，证据支持病毒感染和(或)自身免疫因素。心包切开术后综合征诊断需排除其他疾病如心内膜炎和肺炎。在多数情况下，该综合征是自限性的且只发生一次。但在部分患者，症状可反复发作。体格检查时，患者往往表现为心动过速和心包摩擦音。随着疾病进展或心包积液进一步增加，心包摩擦音消失，全身体液潴留，也可能发生肝大。消炎药如水杨酸和类固醇，是最常用的代表药物。虽然用镇痛药，如可待因或氧可酮可有效缓解患者症状，但初期识别最重要的是预防不适与可能性的并发症。

三、胸痛的评估

(一)病史

对于以胸痛为主诉的所有患者，询问出胸痛发作的完整诱因及加重和缓解的因素非常重要。重要的常规问题涉及疼痛类型、位置、持续时间、疼痛发作的顺序、与活动的相关性、晕厥。睡眠中患儿是否因疼痛而惊醒？进一步的询问需确定哪个系统的器官与该症状最相关。疼痛因呼吸或深呼吸加重，可能提示支气管痉挛或胸膜痛。患者有相关咳嗽和发热病史，最可能有肺或支气管痉挛胸痛。胸膜疼痛的特点是突然锐痛并限制呼吸，可因深呼吸而减轻。肌肉骨骼性质的胸痛可因运动产生，应很好定位，并且可由重复特定的运动或触诊产生。肋软骨炎在肋软骨关节处产生疼痛。胃肠疼痛可为弥漫性，往往是餐前或者餐后的深部烧灼痛。

(二)体格检查

患者胸痛时体格检查应包括完整的心脏、呼吸和上身肌肉骨骼检查。生命体征应包括右侧上臂测量的血压和至少一侧下肢血压。对心率及其节律进行评估，规律或不规律的？呼吸正常吗？心脏检查时杂音的发现、心律不齐或 S_1 和 S_2 分裂以外的额外心音，需进一步检查并可能需要转诊至小儿心脏科。呼吸系统需检查对称性和异常呼吸音的存在。肌肉骨骼系统应评估运动或触诊时扪及的异常或疼痛。

(三)实验室检查

如果正在评估一个以胸痛为主诉的患儿时，通过病史和体格检查怀疑诊断，PA、CXR、12 导联心电图仍需完成。如果根据病史考虑心律失常，需应用 Holter 或遥测监护仪以检测心律失常的发生频率和持续时间。

四、对患者的处理方法

在儿科患者中，胸闷是常见的主诉，但是心源性疾病发生率较低。诊断途径是寻求心源性疾病的特征或支持心源性疾病的症状(图 19-1)。主要包括如下。

1.心肌炎的病史，如近期病毒感染、发热、全身乏力。

2.怀疑心律失常。

3.胸痛合并晕厥。

4.ECG 异常。

5.CXR 显示心脏增大。

6.明显的心脏杂音。

如果任何此类情况伴有胸痛，进一步检查及转诊到小儿心脏科是必要的。呼吸型胸部疼痛患者，尤其是疼痛由锻炼或极限运动导致，转给小儿呼吸科医师可能有助于建立运动性哮喘的诊断。心电图和 X 线胸片正常且无症状的儿童，无须转诊，密切观察即可。

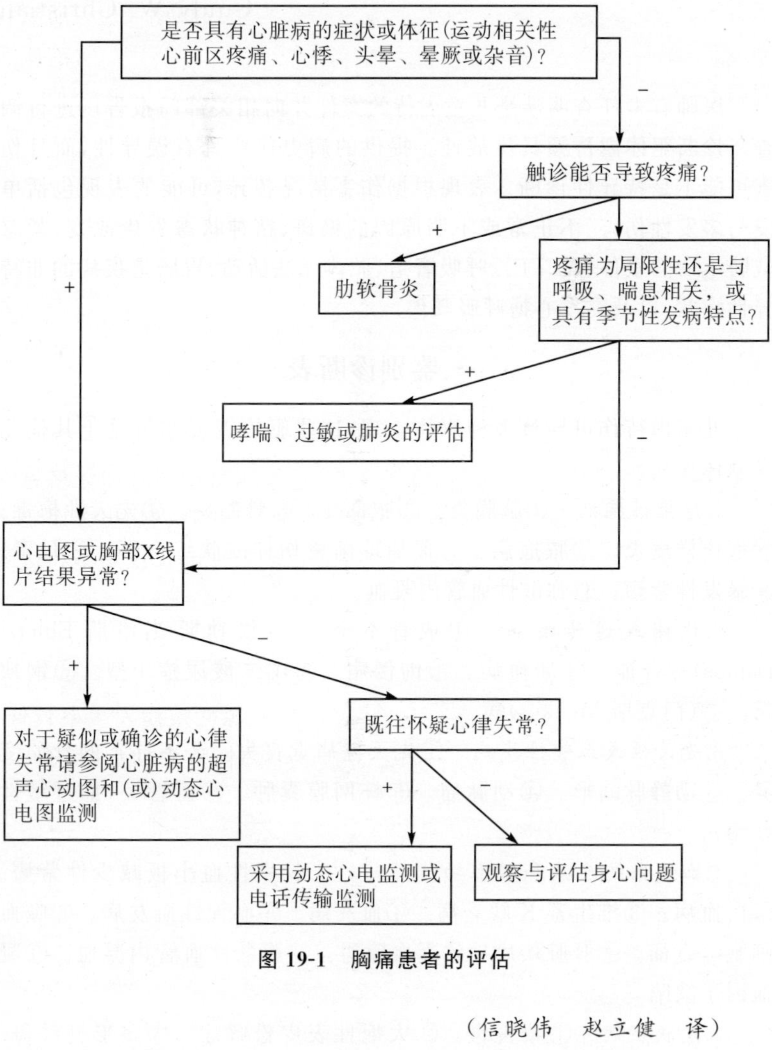

图 19-1　胸痛患者的评估

（信晓伟　赵立健　译）

第 20 章

儿童虐待

Cindy W. Christian

医师有责任查明涉嫌儿童虐待的案件并向相关部门报告以进行调查。诊断躯体虐待颇具挑战性。提供的病史往往具有误导性，而且伤害可能不是特异性诊断。表现根据伤害情况各异，可能的表现包括单发与多发性伤害、不正常或不明原因的瘀斑、精神状态发生改变、紧急威胁生命的事件(ALTE)、呼吸窘迫、肢体无法活动、胃肠道疾病的非特异性症状、以及突发心搏呼吸骤停。

一、鉴别诊断表

儿童虐待伤可导致多种躯体表现，这些躯体表现亦可见于其他儿童躯体疾病。

1.感染性疾病　①脑膜炎。②脓毒症。③骨髓炎。④先天性梅毒。⑤疱疹样皮炎。⑥脓疱病。⑦葡萄球菌烫伤样皮肤综合征。⑧丹毒。⑨暴发性紫癜。⑩弥散性血管内凝血。

2.代谢或遗传疾病　①成骨不全。②(埃勒斯-当洛斯 Ehlers-Danlos)综合征。③坏血病。④佝偻病。⑤戊二酸尿症 I 型。⑥铜缺乏。⑦(门克斯 Menkes)病。

3.先天性或血管性疾病　①先天性痛觉丧失。②不寻常的骨骼变异。③动静脉畸形。④动脉瘤。⑤蛛网膜囊肿。⑥血管炎(如过敏性紫癜)。

4.血液系统疾病和凝血功能障碍　①特发性血小板减少性紫癜。②白血病。③维生素 K 缺乏病。④血友病。⑤血管性血友病。⑥噬血细胞综合征。⑦肝脏疾病导致凝血障碍。⑧弥散性血管内凝血。⑨凝血因子缺陷。

5.皮肤疾病　①蒙古斑。②大疱性表皮松解症。③多形性红斑。

④接触性皮炎，包括植物日光性皮炎。⑤文化习俗，如拔火罐、艾灸。

6.肿瘤　脑瘤。

7.其他疾病　良性外部脑积水。

二、常见症状

(一)瘀伤

1.鉴别诊断　有轻微创伤病史的儿童，身体存在广泛瘀伤或身体多部位瘀伤，应考虑儿童虐待。不同时期的瘀斑，中心性，或带图案(如环痕、指痕、带状痕迹)多提示虐待。尚不会走路的幼儿出现瘀伤应高度怀疑虐待。

下列许多情况可以类似虐待瘀伤。

(1)意外擦伤多发生于骨突出部位，多位于远端，数量上多为少到中等。

(2)蒙古斑皮肤黝黑的儿童最常见，通常位于臀部和腰部(但在其他位置可能找到)。

(3)血液系统疾病(如特发性血小板减少性紫癜、白血病、维生素 K 缺乏病、凝血障碍、弥散性血管内凝血)。存在凝血功能障碍的儿童瘀斑可从轻度至重度，有出血倾向的儿童瘀斑的分布多不会出现于少见位置。

(4)皮肤疾病(如多形性红斑、接触性皮炎、包括源于生石灰或柠檬汁的植物日光性皮炎)可导致瘀斑或类似灼伤。

(5)文化习俗可与图案性瘀斑有关(如压印)，熟悉社会群体的文化习俗很有用。

(6)遗传性疾病(如 Ehlers-Danlos 综合征、成骨不全)通常与某些身体红斑有关。

(7)过敏性紫癜的皮损通常位于臀部和腿部，此外，均存在关节、腹部、肾或中枢神经系统(较少)表现。

2.评估　如果怀疑儿童虐待，应仔细记录皮损大小、位置、形状及颜色。

当怀疑出血体质时，应首先想到做血小板的全血细胞计数、凝血酶原时间，部分凝血活酶时间及血管性血友病筛查。根据临床情况决定进一步检查。咨询儿科血液学专家可做进一步评估。

3.治疗 大多数瘀伤不需要特殊治疗,数天至数周可恢复,取决于瘀斑大小。毒打,尤其是在臀部或大腿,可导致肌红蛋白尿和急性肾衰竭。肌红蛋白尿用水化治疗。

(二)灼伤

1.鉴别诊断 虐待性灼伤最常见于婴儿和初学走路的幼儿,一些灼伤图案(如浸泡灼伤)是高度特异性身体伤害,浸泡灼伤与厕所意外或其他行为(如呕吐)有关。灼伤的分布方式通常能标识原因——足、小腿、臀部及生殖器清晰地被灼伤界线,但膝盖、大腿及身体非暴露部位都幸免。

以下许多情况可以与虐待灼伤相似。

(1)意外性灼伤包括热液体溅出灼伤、接触衣服熨斗或卷发棒造成灼伤、汽车座椅扣灼伤、化学灼伤及晒伤。意外烫伤是儿童常见的伤害,大多数小儿烧伤是偶然的。灼伤的分布和严重程度应符合病史。

(2)感染(如葡萄球菌烫伤样皮肤综合征、脓疱疮、丹毒),可伴有发热和病容。脓疱疮可误认为香烟烫伤。

(3)文化仪式可能与烧伤样损伤有关。

(4)误食含番泻叶的泻药导致臀部烧伤已有报道。

2.评估 记录部分和全层灼伤的解剖分布并根据年龄评估计算灼伤体表面积(详见第 76 章),应该查找额外伤害。年龄<2 岁且可疑烧伤的儿童应该检查骨骼情况,以评估隐匿性骨骼创伤。

3.治疗 详细的治疗建议在第 76 章中讨论。

(三)骨折

1.鉴别诊断 虽然大多数小儿骨折是意外,但不明原因的骨折应怀疑为虐待。在儿童虐待案件中几乎所有的骨都可受伤,并没有单一类型的骨折可诊断为虐待。

以下是最常见的骨骼损伤。

(1)骨干骨折是虐待及意外创伤两种情况下最常见的骨折类型。对于无法行走的患儿,这种类型的骨折更应关注是否存在虐待。

(2)螺旋形骨折与肢体的扭曲有关。这种类型骨折多为意外,多见于初学走路的幼儿和儿童。在婴幼儿中更应考虑儿童虐待,特别是肱骨或股骨骨折时。

(3)干骺端骨折有细微伤痕,骨骼检查最常发现。这些裂缝有时与虐待性头部外伤有关。虽然干骺端骨折可高度怀疑为虐待,佝偻病恢复期或先天性梅毒的可能性也应予以考虑。这些骨折较难从影像学上鉴别,且不需固定可治愈。有时急性期不易识别,初期表现过后 2～3 周骨骼检查可能会更好的识别。

(4)肋骨骨折与虐待性头部外伤同样常见,婴幼儿与低年龄儿童多与虐待有关。只有很少是由于胸部直接打击、轻微的意外创伤、心肺复苏及代谢性骨骼疾病导致。多发、双侧、后部骨折在儿童虐待具有特异性。肋骨骨折很难立刻识别,胸部斜视位拍片可以提高对轻微骨折的检测。

(5)颅骨骨折可能是偶然的。在严重虐待的情况下,他们可能合并严重中枢神经系统损伤。虽然没有独立的虐待诊断,但复合的、多发的、双侧骨折在受虐待的儿童中较为常见。

(6)其他骨折区域包括锁骨、脊椎、骨盆和面部(即下颌骨、上颌骨或颧骨)。

除了意外外伤造成,其他骨折原因必须考虑如下。

(1)产伤:锁骨、肱骨或股骨骨折偶尔出现在难产或紧急分娩、巨大儿或臀先露。2 周龄,出生时的骨折应显示愈合的影响学征象。肋骨骨折比较罕见,但是在文献中有很好地描述,通常出现于巨大儿。

(2)生理性骨膜变化:长骨的骨膜新生骨形成(可见到骨折愈合线)也是一个生理现象。生理性骨膜变化涉及多个骨,对称性,且通常出现在第 2～3 个月龄,不应该被当成骨折线。

(3)成骨不全:大多数的成骨不全根据病史、家族史及查体可识别。Ⅳ型成骨不全最容易与虐待混淆。蓝色巩膜、听力障碍、牙本质发育不全、沃姆骨、骨质疏松、关节过度活动、容易瘀伤、身材矮小、弯曲和骨折成角愈合倾向、渐进性脊柱侧凸表明成骨不全。培养的皮肤成纤维细胞或 DNA 分析的检测可做出明确诊断。

(4)先天性梅毒:先天性梅毒的骨软骨炎、骨骺炎、骨膜炎可以类似于与儿童虐待相关的干骺端骨折和骨膜新骨形成。患肢假性瘫痪和肿胀、相关骨两端压痛提示梅毒的诊断。此外,其他表现往往存在。梅毒可通过血清学检查来确诊。

(5)佝偻病：维生素D缺乏症、肾脏和肝脏疾病、某些药物(如抗酸药、抗惊厥药、呋塞米)，以及一些罕见疾病引起佝偻病，容易导致骨折。佝偻病的诊断依赖于临床、实验室数据(如钙、磷、碱性磷酸酶、甲状旁腺激素和维生素D水平)和影像学评价。

(6)骨髓炎：诊断通常是根据患者的病史、体检、C反应蛋白、红细胞沉降率、血液或骨髓穿刺结果。

2.评估　疑似骨折通常需行骨骼影像学检测。骨骼检查用来检测隐匿骨折或骨折愈合，并推荐应用于年龄<2岁儿童且怀疑儿童虐待时。骨骼检查对于2～5岁的儿童不敏感，对于年龄>5岁的儿童一般无效。

3.治疗　大多数骨折需要打石膏。有些骨折(如肋骨骨折、干骺端骨折)通常不需要特殊处理。

(四)腹部创伤

虐待所致腹部创伤并不常见，尽管他们不受到认可和低估。严重腹部创伤是虐待导致死亡的第二大原因。创伤通常是由钝性外伤引起，最常影响肝和小肠。

1.鉴别诊断　病史多具有误导性。由于虐待遭受腹部创伤的儿童可能会出现非特异性胃肠道相关症状(如胆汁性呕吐、腹痛、厌食)、腹膜炎相关表现(如发热、腹痛、嗜睡)，或意外心搏呼吸骤停(失血或败血症结果)。约50%的受害者腹部没有外部软组织损伤的证据。轻伤儿童可无症状但有创伤的实验室证据。以下情况必须排除。

(1)意外创伤：偶然腹部创伤的受害者往往是年龄较大者，多为单一实体器官损伤。这些意外伤害事故往往发生于户外。

(2)感染：胃肠炎、内脏穿孔导致的腹膜炎、肝炎、胰腺炎及阑尾炎必须排除。

(3)代谢/遗传：Ehlers-Danlos综合征会导致自发性肠道穿孔。

2.评估　简单的血液检查可用于筛查受虐儿童的相关腹部创伤并可能发现无症状腹部创伤。建议行全血细胞计数、肝功能、淀粉酶、脂肪酶水平、尿液分析检查。对显著异常的实验室结果建议腹部影像检查。

3.治疗　实体器官损伤,除非严重,通常非手术治疗,一般不需要手术。空腔内脏撕裂和严重的实体器官受伤需要手术。如果儿童能够在急性损伤中幸存,其结果通常是良好的。

(五)头部创伤和震荡效应综合征

无论是钝性损伤或突然减速造成的震动损伤或两者兼而有之,头部创伤是虐待儿童致命和伤残的首位原因。造成头部受伤的受害者通常是婴儿和初学走路的儿童。死于中枢神经系统损伤的年长儿常有头部钝物撞击的迹象。

1.鉴别诊断　受虐待儿童头部创伤常常表现为精神状态的变化、呼吸窘迫、易激惹、嗜睡、癫痫、ALTE 或头围增加。初始可能出现不同程度的脑水肿。以下疾病也可以解释这些结果,需要排除。

(1)意外创伤(如机动车事故,高处坠落窗外):常见的儿童跌倒(如从楼梯或沙发或可调桌上跌倒)很少导致危及生命的颅脑损伤。

(2)感染:败血症和脑膜炎可通过病史、查体及培养结果区分。血性脑脊液可由腰椎穿刺术或蛛网膜下腔出血引起。对于后者,脑脊液中的血量从开始到结束变化不显著。

(3)胃食管反流疾病、中枢或阻塞性呼吸暂停和先天性代谢异常:可能与 ALTE 相关,但通常由于缺乏创伤相关证据可以与虐待区别。一些医师建议对存在 ALTE 表现的婴儿进行视网膜检查以筛查头部创伤。

(4)颅内血管异常(如动静脉畸形、动脉瘤破裂、蛛网膜囊肿):通常由磁共振成像(MRI)扫描识别,但可能并不是出血后立刻明显。

(5)戊二酸尿症Ⅰ型:此病为一种罕见先天性氨基酸代谢障碍疾病,可表现为婴儿急性脑病和慢性硬膜下血肿。一般没有骨骼或其他伤害,可发现视网膜出血。通过代谢筛查试验进行诊断。

(6)凝血功能障碍:一些血液系统疾病,包括因子缺乏,可导致自发性颅内出血。另外,肝脏疾病、获得性血小板疾病和其他原发性血液疾病也可导致颅内出血。

2.评估　可没有外部物理创伤,但不排除虐待性头部创伤的可能。细微的瘀伤可能有意义,并应进行记录。头部计算机断层扫描(CT)可显示硬脑膜下出血。对于怀疑虐待所致颅内损伤的所有婴儿建议进行

MRI 检查。对于婴幼儿有疑似虐待性头部创伤时，完整的眼科检查和骨骼检查是必不可少的。

3.治疗 治疗的目的是维持脑灌注和控制脑水肿。对于严重受伤的患儿，插管及颅内压监测可能是需要的治疗方法。即使积极治疗，重症患儿往往预后不良。

(六)代理型孟乔森综合征

在代理型孟乔森综合病征中，家长编造或诱发儿童患病。家长反复提及儿童需要医疗服务，并否认知晓“疾病”原因。当父母与孩子分离时急性症状消除。常见的症状包括呼吸暂停、ALTE、消化道出血、血尿、抽搐、反复发热或反复感染。

合理准确诊断代理型孟乔森综合征需要排除任何能合理解释症状的疾病，这些疾病可能与报道的症状相关。诊断延误几乎普遍存在，因为监护人(通常是母亲)表现出投入和照顾。监护人通常在症状发作时单独与孩子相处。急性疾病病史通常比体检结果严重得多。

三、儿童虐待的评估

(一)病史

虽然儿童虐待中的受害者不会说话，但年长儿通常可以提供虐待过程，应尽量单独询问年长儿。看护者提供的病史中的某些因素应怀疑虐待可能。

(1)创伤史，与受到的损失不相关。

(2)刻意否认有明显创伤儿童的受伤史。

(3)创伤史与儿童的发育情况不相符(儿童发育程度与描述的受伤方式不匹配)。

(4)随意改变病史，并发现更多的受伤部位。

(5)延迟就医原因令人意外或不明。

(二)体格检查

应当将重点放在探查受伤、容易忽视或改变诊断的细微之处。许多伤害导致的图形对虐待的诊断具有特异性，在这些情况下，即使缺乏病史也可做出诊断，体格检查方面应注意。

（1）生长：绘制生长参数图，如果可能的话，与以前的数值进行比较。

（2）皮肤：仔细描述任何擦伤、烧伤、伤疤或皮疹（如大小、位置、图案、颜色）。烧伤的精确位置应该记录下来，包括小的痕迹、界线的划分、可识别的图案。照片通常用于记录受伤情况，但不应该取代细致描述的文档，因为他们可能不能准确地反映损伤的特点。

（3）头部：触诊肿胀或凹陷部位，因有可能出现颅脑骨折或头颅血肿，检查撕脱头发的头皮和瘀伤。因头发覆盖，头皮擦伤很难看到。

（4）耳朵：寻找耳郭的挫伤，Battle 征（颅底骨折造成）可能被发现。同时检查中耳，看鼓膜后有无出血。

（5）眼：注意水肿、巩膜出血、眼出血和擦伤。如果婴儿或儿童不能排除中枢神经系统损伤，此时就需要眼科医师进行眼底检查。

（6）口腔和口咽：仔细检查受伤的证据。在婴儿时期受虐待而出现声带损伤是可以诊断出来的，同时检查牙齿的创伤和龋齿。

（7）胸部：寻找肋骨骨折愈合的证据。

（8）心脏和肺：评估心动过速，这可能是急性失血的表现。

（9）腹部：评估创伤迹象，包括损伤、腹部紧张程度、腹部压痛、防护及反跳痛。

（10）后背：仔细寻找擦伤和不寻常的中线包块，这可以代表是否存在脊椎损伤。

（11）生殖器、肛门和直肠：评估创伤迹象（详见第 69 章）。

（12）四肢检查：是否有软组织肿胀，指压痛及功能。

（13）神经系统检查：根据（格拉斯哥 Glasgow）昏迷分级表进行评级，尤其是对有指征的受虐待儿童。

（三）实验室检查

下面的实验室检查也是可以参考的。

（1）血液学检查：对有出血或瘀斑的儿童进行全血细胞计数与血小板计数、凝血酶原时间、部分凝血活酶时间检查。假性血友病也可以在这个过程中筛选出来。可能需要进一步的检查，建议咨询血液病专家。

（2）毒理学分析：当婴儿或儿童出现不明原因的神经学症状（如癫痫发作、嗜睡、精神状态改变、昏迷）时，需要毒理学分析，毒理学表现有所不同。

(3)天冬氨酸转氨酶、丙氨酸转氨酶、淀粉酶或者脂肪酶水平:升高表明可能存在急性肝或胰腺损伤,这种急性损伤在幼儿的腹部检查中可能不明显。

(4)尿液分析:当存在肾损伤或膀胱损伤时需要进行尿液检查,而且可以检测肌红蛋白尿和血红蛋白尿,当受虐待儿童出现严重的肌肉损伤时,可出现肌红蛋白尿。尿检显示隐血阳性但镜检无红细胞。在这些患者当中,肌酸激酶水平的评估有助于对肌红蛋白尿和肌肉损伤的诊断。

(5)骨骼健康实验:对骨折的患儿,钙、磷和碱性磷酸酶水平的检验可以发现潜在的骨性疾病。25-羟基维生素 D 和 PTH 的水平也经常被应用。

(四)影像学检查

以下的研究与儿童虐待相关疾病有关。

(1)X 线片骨骼检查:用于疑有身体受虐待的所有婴儿和<2 岁的儿童。创伤后 2～3 周复查常可发现额外的损伤。

(2)放射性核素骨扫描:检测<7～10d 龄肋骨骨折、轻微骨干骨折和早期骨膜抬高敏感。当骨骼各项检查是阴性而医师仍然怀疑患儿遭受虐待时,通常进行此项检查。

(3)CT 扫描:当患儿严重损伤,出现急性颅内损伤、肺部和腹部固体脏器损伤时,CT 扫描是首选方法。谷草转氨酶和谷丙转氨酶显著升高时,应行腹部 CT 扫描进行评估。

(4)MRI 扫描:对虐待所致头部外伤的检查是必需的,尽管在大多数医疗中心并不是最首选的检查,但磁共振对颅内损伤的评估优于 CT。

四、儿童虐待的治疗

医学治疗以疾病诊断为指导。一般需要住院治疗的患者是在受虐后出现了严重的损害和疾病。有时患者需要住院治疗,是因为在诊断疾病初期不能保证有一个安全的环境。

五、对患者的处理方法

所有被怀疑(未证实)躯体虐待的病例必须报告给儿童救护组织

(如果虐待是由家庭成员或者监护人所为)、执法人员(当虐待很严重或者牵扯到家庭之外的人),或者两者都需要报告(图 20-1)。

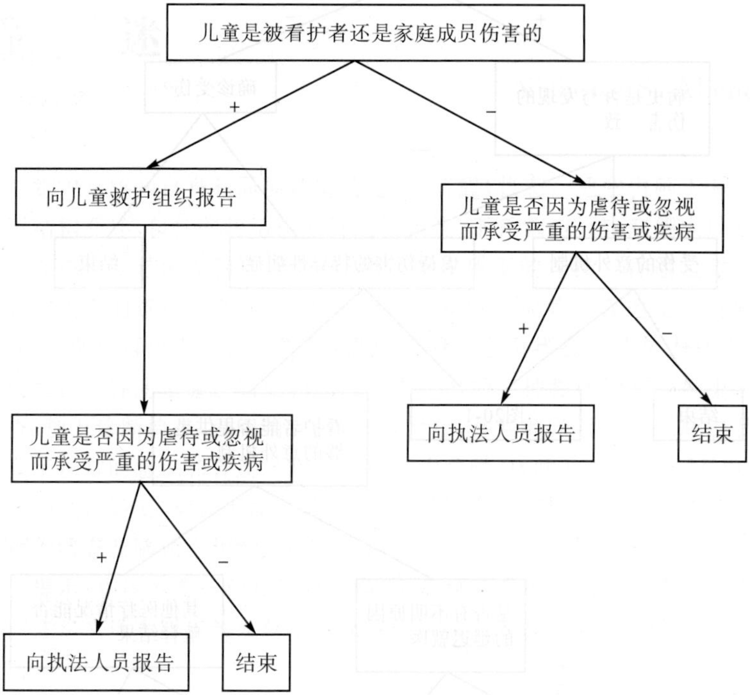

图 20-1　向执法人员报告儿童虐待

举报涉嫌儿童身体虐待的准则依赖于病史、查体和实验室检查。在某些情况下,仅仅靠伤情就能提示虐待,那么病史和实验室检查对于报告不是必需的。在其他情况下,报告需要考虑所有因素。每个国家都有针对儿童身体虐待的法律,医师应该知道这些法律并应用于实践。

图 20-2 提供了一个对涉嫌儿童虐待的民事和刑事调查的基本途径。个别国家和机构的政策可能不同,但每个案例必须单独衡量,并始终以儿童的安全和福祉为中心。

续表

植物状态	觉醒存在而意识不存在。睡眠/觉醒周期存在。脑干与下丘脑功能完好，在细心照料下能够长久存活。运动是反射性的，没有目的与重复性。脑电图一般显示弥漫性慢波。如果创伤性脑损伤后12个月或非创伤性脑损伤后3个月持续存在，则认为是永久性的
最小意识状态	觉醒存在，并且存在部分意识，存在自身或环境意识的细微但明确的行为证据，例如对简单的命令做出反应、语言表达，做出简单的非反射性手势，对情感刺激反应恰当。睡眠-清醒周期存在。脑电图轻微减慢甚至正常。区分最小意识状态与植物状态常需要一个能够使用反应程序的多学科团队
运动不能性缄默症	觉醒与意识均存在，但丧失的身体运动或减退的认知极度减慢或消失。清醒-睡眠周期存在。脑电图显示弥漫性减慢。由双侧下额叶、广泛的双侧大脑半球疾病及中脑中央旁的网状结构病变、后间脑损害导致
闭锁综合征	觉醒与意识持续保留，清醒-睡眠周期完整，脑电图正常但随意肌完全瘫痪。如果由于严重神经肌肉疾病导致(如肉毒中毒、吉兰-巴雷综合征、神经肌肉阻断性药物)，则不能移动。如果中脑以下皮质脊髓束及皮质延髓束损害，眼球垂直运动存在
脑死亡	大脑活动及脑干功能永久性消失
谵妄(急性精神错乱)	特征为注意力受损，意识水平波动、混乱、知觉障碍、心理活动增加或减少。检查发现回忆障碍及定向障碍，常与急性代谢性、中毒性或内分泌紊乱有关，也可发生于局灶性病变(尤其是额叶)和癫痫发作

一、鉴别诊断表

1.创伤性脑损伤

2.薄壁组织伤害(挫伤和弥漫性轴突损伤) ①颅内出血。②硬脑膜外血肿。③硬脑膜下血肿。④蛛网膜下腔出血。⑤颅内血肿。

3.脑水肿

4.急性脑积水

5.缺氧缺血性脑病

6.血管性　①颅内出血。②动脉缺血性梗死。

7.静脉窦血栓形成

8.血管炎

9.感染/感染后炎症　①脑膜炎和脑炎：细菌、病毒、立克次体、真菌。②急性脱髓鞘疾病　急性播散性脑脊髓炎（ADEM）；多发性硬化症；急性脑白质营养不良。

10.炎症/免疫　①结节病。②干燥综合征。③狼疮性脑炎。

11.脓肿

12.肉芽肿

13.急性代谢紊乱　①低血糖症。②高血糖症（酮症酸中毒和高渗性非酮症糖尿病）。③低钠血症或高钠血症。④高钙血症。⑤艾迪生病。⑥甲状腺功能减退或全垂体功能减退。⑦尿毒症昏迷。⑧肝性脑病。⑨高碳酸血症。⑩高胆红素血症。⑪辅助因子：维生素 B_1、烟酸、维生素 B_6。⑫先天性代谢异常。⑬尿素循环障碍。⑭氨基酸疾病。⑮有机酸疾病。⑯线粒体疾病。

14.肿瘤　①淋巴瘤。②脑神经胶质瘤。③多发性转移瘤。④中枢神经系统肿瘤导致压迫或脑积水或脑干内压迫。

15.毒素　①药物。麻醉药、镇静药、抗癫痫类药物、抗抑郁药、镇痛药、阿司匹林。②环境毒素。有机磷、重金属、氰化物和蘑菇中毒。③非法物质。酒精、海洛因、安非他明和可卡因。

16.阵发性神经系统障碍　①癫痫发作和癫痫持续状态。②急性精神错乱性偏头痛。

17.肠套叠

18.心因性反应迟钝

二、昏迷的评估

病史、体格检查及诊断检查对确定昏迷的病因非常重要，对准确治疗有重要意义。期初必须识别昏迷的可逆性原因并使重要的功能正常化,预防继发性脑损伤。最初的方法列于表 21-3。最新指南亦在网上公布(详见“推荐读物”)。

表 21-3 昏迷的初始评估

1.气道、呼吸及循环的评估与稳定
(1)确保足够的通气与氧合
(2)血压管理取决于关于诱发昏迷潜在病因的因素。如果存在高血压脑病或脑出血,需要降低血压。如果存在与灌注状态相关的疾病,如脑卒中或颅内压增高(ICP),那么降低血压可降低脑灌注
(3)识别与治理低血糖症(成年人可优先选择维生素 B_1)
2.采血 考虑电解质、氨、动脉血气、肝肾功能检查,以及全血细胞计数、乳酸、丙酮酸和毒理学检查
3.神经系统评估
(1)GCS 评分
(2)对 ICP 升高及脑疝证据的评估
(3)对局灶性神经系统表现的评估
(4)对癫痫发作病史及迹象的评估
4.如果可能发生感染,LP 必须延迟,并使用广谱抗生素覆盖(包括细菌、病毒,甚至真菌)
5.如果明确中毒,需使用相应拮抗药
(1)阿片类药物过量需要使用纳洛酮
(2)苯二氮䓬类中毒需要使用氟马西尼
(3)抗胆碱能药物过量需要使用毒扁豆碱
6.识别与治理 ICP 临界值
(1)保持头部平衡,抬高 20°～30°,镇静
(2)应用甘露醇(0.5～1g/kg)或高渗盐水进行高渗治疗
(3)过度换气作为临时措施

续表

(4)颅内检测
(5)神经外科干预
7.颅脑 CT(非增强性)
8.Ⅳ类抗惊厥药治疗癫痫,考虑预防性应用
9.查找致热源,应用退热药或降温装置以降低脑代谢需求
10.详细询问病史及查体
11.考虑:腰椎穿刺、脑电图或动态脑电图监测及磁共振、代谢试验(氨基酸、有机酸、酰基肉碱)、自身免疫性试验(ANA、抗甲状腺抗体)、甲状腺试验(TSH、T3、T4)

(一)病史

病史采集应包括对导致昏迷诱因的详细描述,尤其要注意时间、暴露因素、伴随症状。迅速发展的嗜睡提示代谢、中毒或感染病因。突然发生非创伤导致的昏迷暗示自发颅内出血或癫痫发作。意识缓慢逐渐丧失提示脑积水、肿块扩张,或无痛感染。位置的变化或 Valsalva 动作引起的头痛提示颅内压增高(ICP),可为脑积水或占位性病变。头痛伴有颈部疼痛或僵硬提示炎症、感染或出血引起脑膜刺激。发热提示感染,但是不发热也不能排除感染可能,特别是在 3～6 个月以下的婴儿或免疫功能低下的儿童。近期发热或患病提示自身免疫疾病,如急性播散性脑脊髓炎。异常运动或不稳定的精神状态可能提示非惊厥性癫痫性发作或癫痫发作后状态。怀疑药物和毒物误食问题,即使儿童难以接触也应对家庭和环境进行调查。旅游史可以解释某些疫区传染病接触史,如在美国东北部的莱姆病,昆虫叮咬史对诊断可能有所帮助,但可能会产生误导。近日被猫咬过的昏迷儿童腋下或腹股沟淋巴结肿大可能是感染韩瑟勒巴通菌(猫抓脑病)的一个线索。反复的腹痛提示肠套叠。

创伤史的引发,无论是偶然还是非偶然都是非常重要的,了解损伤的机制有利于进一步调查。硬脑膜外血肿伴有意识丧失可在创伤后几小时发生。轻微创伤史和发现广泛损伤的不一致性或延迟就医,应考虑患儿被虐待的可能。

儿童的既往史可提供有价值的信息。不明原因的发作性昏迷提示间歇性代谢性疾病、复发性中毒，或 Munchausen 综合征。发育迟缓和预先存在的神经系统异常可能提示先天性代谢缺陷，而且是癫痫独立危险因素，高度怀疑发作后状态。最近体重变化或其他体质异常提示内分泌功能失调或肿瘤的过程。儿童患有心脏病时，循环衰竭及缺氧缺血性脑病应予以考虑。

(二)检查

对于意识障碍的患者，格拉斯哥昏迷评分(GCS)是一个可重复的评价方式，包括对刺激的反应，如睁眼反应、言语反应、运动反应 3 个方面，并已适于儿童(表 21-4)。通常，GCS≤8 的儿童且精神状态日渐恶化，多需要气管插管和机械通气。

提示：初步评估必须将重点放在复苏基本操作上，因为异常情况可导致继发性脑损伤。

表 21-4 格拉斯哥昏迷评分及儿童修正

表现	格拉斯哥昏迷量表	儿童修正	分数
睁眼反应	自发睁眼	自发睁眼	4
	呼唤睁眼	听到声音睁眼	3
	刺痛睁眼	刺痛睁眼	2
	无反应	无反应	1
言语反应	说话有条理	正确说出年龄，对声音可定向，能修正和遵守指令，社交性微笑	5
	可应答，但答非所问	哭，但能安慰	4
	说话无条理，可说出单字	烦躁，不合作，对环境有意识-烦躁，持续哭闹，不能安慰	3
	可发出声音，但无法理解	痛哭，对环境或父母无意识，坐立不安，烦躁	2

续表

表现	格拉斯哥昏迷量表	儿童修正	分数
	无反应	无反应	1
运动反应	遵守指令	遵守指令并自发运动	6
	可定位出疼痛	可定位出疼痛	5
	肢体回缩	肢体回缩	4
	对疼痛肢体非正常弯曲	对疼痛肢体非正常弯曲	3
	对疼痛肢体非正常伸展	对疼痛肢体非正常伸展	2
	无		1

常规检查应根据引起昏迷的病因和神经系统功能障碍后遗症的线索开始，多从生命体征异常开始。低血压，无论是败血症、心功能不全(可以是原发或继发于严重的神经损伤)或者中毒，可能会导致脑灌注不良，从而导致弥漫性缺血缺氧性伤害。低血压也可能会出现艾迪生病、甲状腺功能减退症、败血症或全身出血。高血压见于颅内压增高的患者，被认为是一种生理回应以维持脑灌注压。高血压伴心动过缓及呼吸变化(Cushing 三联症)是即将发生脑疝的征兆(见下文)。昏迷伴高血压可以是非特异性交感神经反应或服用兴奋药如安非他明、可卡因和致幻剂。严重高血压脑病(可逆性脑白质综合征)可引起视力改变、延长发作后状态的癫痫发作，甚至昏迷。从原发性高血压脑病中鉴别出反应性或代偿性高血压对于指导血压管理至关重要。呼吸模式可能对原发性中枢神经系统异常患者有一些定位性价值(表 21-5)。

表 21-5 呼吸节律

名称	描述	定位
潮式呼吸	交替性过度通气与呼吸暂停	广泛双侧半球功能障碍或间脑功能障碍或代谢障碍

续表

名称	描述	定位
Kussmaul 呼吸	快，深，规律	脑桥性或酸中毒
中枢神经性过度换气	快而深的过度通气	双侧半球，中脑，脑桥
长吸气	吸气末暂停延长	脑桥下部
共济失调	呼吸频率及潮气量不规律	髓质
濒死喘息	终末呼吸模式	双侧下脑干

发热可能与感染，也可能与蛛网膜下腔出血、脑桥出血、脑外伤、甲状腺毒症和药物摄入(可卡因、安非他明、抗胆碱能药和环类抗抑郁药)有关。过高热应该用解热药或降温设备以减少脑的代谢需求，因为过热会导致多种类型脑损害恶化。继发于缺氧缺血性脑病的昏迷患者可受益于低温治疗。低温提示冷暴露、败血症、低血糖症、甲状腺功能减退症、艾迪生病或摄入药物(酒精、巴比妥类、阿片类药物和镇静药)。异常呼吸频率和方式提示原发性肺病、酸碱平衡紊乱或中枢神经系统功能障碍。

一项重要的一般检查是对生命体征进行评估。布鲁辛斯基征(Brudzinski 征)或者克尼格氏征(Kernig 征)提示脑膜炎症/刺激。眶周(浣熊眼)或耳后(Battle 征)瘀斑提示面中部或颅底骨折。鼻或耳有清澈的液体漏出可能提示颅骨骨折与伴随脑脊髓漏。皮肤检查提供有关创伤(擦伤和割伤)、感染(如表面撕裂伤和淋巴结肿大的猫抓热、莱姆病的游走性红斑、出血点和瘀斑的脑膜炎球菌血症)、长骨骨折导致的脂肪栓塞(瘀斑)及全身性自身免疫性疾病(系统性红斑狼疮的蝶形红斑)的信息。紫癜可能与脑膜炎双球菌感染、血栓性血小板减少性紫癜、血管炎或弥散性血管内凝血有关。器官肿大应考虑代谢、血液、肝脏疾病。干性肌肤提示抗胆碱能药物过量，而多汗提示有机磷中毒、低血糖症、甲状腺危象，或恶性紧张症。

详细的神经系统检查指导定位局灶性脑功能障碍、鉴别昏迷的病因、确定预后的早期线索。对于昏迷儿童，神经系统检查的重点是对刺激的反应、脑干功能和运动功能。判断患儿是否反应迟钝往往涉及语言进而触觉刺激反应。刺激可能包括胸骨摩擦、肋骨摩擦、压眶上神经、压迫颞下颌关节的髁突，或按压甲床。确定患者不是由于闭锁综合征或心因性反应迟钝而无反应是非常重要的。如果对所有患者采用更多的有害触觉刺激，应避免受伤或瘀伤(特别存在凝血障碍者)。

提示：频繁、规范、详细的神经系统检查对于检测进展性的损伤和颅内压增高非常重要，因为这些都需要立即治疗。

昏迷儿童表现可能迟缓，或可能表现去皮质综合征(上肢屈和下肢伸展，通常是由于双侧大脑功能障碍而脑干功能完整)或去大脑体位(四肢伸展和内旋，通常是由于全脑性代谢紊乱或脑干病变)。

脑神经系统检查对于确定脑干病变非常重要。首先要在较暗灯光下确认瞳孔大小，然后在较亮的灯光下确认反应性。瞳孔大小不对称(瞳孔不等大)是由于支配瞳孔缩小的单侧动眼神经(CNIII)功能障碍导致，或起源于中脑且支配瞳孔放大的交感神经纤维功能障碍引起。钩回疝可导致动眼神经麻痹引起瞳孔扩大、眼睑下垂、患眼眼肌瘫痪。交感神经损伤(Horner 综合征)导致瞳孔缩小，在一定程度上受影响的眼睑轻度下垂。外伤性昏迷时，(霍纳 Horner)综合征可能是颈动脉夹层的重要线索。眼睛凝视提示持续的癫痫发作。眼底检查可发现与 ICP 增高相关的视盘水肿(虽然在这个过程中早期视盘水肿可能缺失)、婴儿摇晃综合征的视网膜出血或高血压脑病的火焰状出血和棉絮状斑。眼睛位置和活动异常可能是皮质、中脑或脑桥功能障碍。总结常见昏迷患者的瞳孔和眼球运动异常见表 21-6。

表 21-6 昏迷时瞳孔与眼球的异常运动

病因/定位	瞳孔表现	眼球运动
大脑半球		固定的眼球同向偏视(偏向受伤一侧或远离持续发作一侧)
代谢性	小且有反应	
下丘脑	小且有反应	

续表

病因/定位	瞳孔表现	眼球运动
顶盖	大，固定，并且虹膜痉挛	
脑桥	针尖大小	水平凝视麻痹
中脑	位置居中并固定	垂直与水平凝视麻痹，背部受压可能导致向上凝视（因此存在强直性向下凝视），瞳孔对光反射消失，眼睑收缩，眼球震颤
CN Ⅲ麻痹（钩回疝）	同侧瞳孔散大固定	眼球凹陷与外展（下降与凸出）
CN Ⅳ麻痹（常见于创伤性脑损伤）		肥大性眼球
CN Ⅵ麻痹［创伤或颅内压增高(ICP)］		内收障碍
严重缺血缺氧性脑病	双侧扩张与固定	
麻醉药、巴比妥类药物过量	双侧缩小并反应	

头眼反射需保持患者眼睛睁开，快速将头转向一侧。昏迷患者，如脑干功能完整，眼睛与头部运动相反（即如果头部被转向右侧，眼睛会向左移动）。几秒后，眼睛可返回到中间位置。如果患者存在颈椎损伤不宜进行头眼反射检查。眼前庭反射也是一种检查脑干功能的方法。为测试准确，患者外耳道必须开放，初步检查耳和耳道必不可少。床头抬高 30°，通过小导管将 120ml 冷水引入耳道，有意识的患者会出现缓慢偏向灌注侧耳的眼球震颤，并快速远离灌注耳进行修正（助记符 COWS——冷异向，暖同向——适用于眼球震颤的快时相期）。对于昏

迷患者，眼球强制性偏向于灌注侧的耳，并保持固定。如果脑干前庭核或连接眼球运动的通路损害，眼球不会运动。另一只耳测试前需预留5min，以便使第一只灌注的耳复温。其他脑干反射见表21-7。

表21-7 脑干反射

反射	检查方法	正常反应	解剖定位
瞳孔	对光反射	瞳孔缩小	中脑 传入神经：CN Ⅱ和视交叉 传出神经：CN Ⅲ和交感神经纤维
头眼反射	将头由一侧转向另一侧	眼球与头转动方向相反	脑桥 传入纤维：CN Ⅷ 传出纤维：CN Ⅲ 和CN Ⅵ
前庭-眼-脑	冷交替	伴随快相眼球震颤共轭偏向刺激	脑桥 传入纤维：CN Ⅶ 传出纤维：CN Ⅲ和CN Ⅵ
角膜反射	刺激	眨眼	脑桥 传入纤维：CN Ⅴ 传出纤维：CN Ⅶ
咳嗽反射	刺激	咳嗽	髓质 传入纤维和传出纤维CN Ⅸ和Ⅹ
呕吐反射	刺激	呕吐	髓质 传入纤维和传出纤维CN Ⅸ和Ⅹ

(三)进一步检查

所有急诊患儿应进行紧急床旁血糖检测，即使结果正常，仍应进行实验室检查。因为低血糖症可能导致昏迷，低血糖症合并其他病因可导致结局恶化。低血糖症必须立即静脉注射葡萄糖治疗。高血糖症可能发生在糖尿病酮症酸中毒并需要特殊治疗。根据可疑病因进一步化验。同时应考虑行动脉血气及电解质检查,因为这些异常可能导致昏迷或可能继发于颅内病变。考虑肝性脑病导致昏迷时应行肝功能检测,肝损伤可发生于全身性缺血缺氧性损伤。全血细胞分类计数和凝血功能测定,可提示感染、贫血、弥散性血管内凝血、铅性脑病或镰状细胞病。当怀疑感染因素,应进行血液和尿培养。在所有的儿童中应该进行毒物筛查,包括对乙酰氨基酚、水杨酸和乙醇水平。家中发现药物时,必须要进行相关检测。氨、乳酸盐和丙酮酸盐可引起代谢紊乱。如果出现异常情况或病史提示代谢性疾病,应考虑进行有机酸、氨基酸和酰基肉碱的检测。

一旦开始复苏,所有病因不明患儿应进行头部CT(不增强)检查寻找病因,如颅内出血、占位性病变(如肿瘤或脓肿)、水肿或局灶性低密度区域(即急性播散性脑脊髓炎、单纯疱疹性脑炎、脑梗死、脑积水)。如果怀疑创伤,需要进行颈椎的影像学检查以评估颈椎损伤或不稳定性。如果患儿插管,则X线胸片可评估置管安放位置,并且还可以识别肋骨骨折、气胸或纵隔增宽。如果非意外伤害,则可能需要骨骼检查。

如果患者发热,怀疑感染或原因不明时,应行腰椎穿刺。对于有临床症状和放射学指征显示颅内压增高的患者,应当推迟该检查并开始治疗可能由以下原因引起的感染(细菌、病毒,有时是真菌)。CT检查正常并不能排除颅内压增高,还应该进行压力检查。通常脑脊液检查项目包括细胞计数(如果有创伤性出血,那么第一管和最后一管脑脊液都送检以鉴别真实结果)、葡萄糖、蛋白质、革兰染色、细菌培养、病毒PCR、真菌或结核培养(当临床怀疑时应做)及乳酸(代谢性/线粒体性疾病时可能升高)。

脑电图是一种有用的辅助检查。可以检测到明显的背景变化(如三相的波提示代谢性脑病,灶性尖慢波提示单纯疱疹脑炎),可能发现亚临床癫痫发作。如同以下所述,时间延长的脑电图检查对于亚临床癫痫发作是必要的。

如果昏迷的原因仍然不明,进一步的研究应针对引起昏迷的不常见病因,如桥本脑炎(甲状腺功能检查和甲状腺自身抗体)、脑血管炎[红细胞沉降率(ESR)、抗核抗体(ANA)系列及血管造影可能],或副肿瘤性疾病。一旦患者情况稳定，且昏迷的病因仍不清楚时，应行脑磁共振成像检查，可用于诊断和评价预后。

(四)治疗

近期关于评估和管理流程图表指南已在线出版(见推荐阅读)。评估应从气道、呼吸和循环的评价开始，持续心肺监护和频繁的格拉斯哥评分极其重要。如果出现有缺氧、低血压、低血糖或高血糖、体温过高或过低及贫血，均会加重昏迷的预后，应及时的积极处理，必要情况下可采用快速法气管插管，所有的患者都应该假定为饱食后和有颈髓损伤，一般情况下应当增加吸氧。如果有休克应当补充等渗液体，低渗液体可能会加重脑水肿。如果怀疑颅内压增高，还应当请神经外科会诊进行颅内压的监测。同时还应当密切观察患者的病情变化以发现需要紧急处理的病情。颅内压增高和癫痫发作是需要紧急处理的两个主要因素。

1.颅内压增高　昏迷时 ICP 增高的原因包括颅内出血、其他占位性病变和脑水肿。脑水肿可能是血管性(来自血管的组织液通过改变的血-脑屏障渗漏入组织间质)或细胞毒性(能量依赖的钠钾泵衰竭，细胞内液聚集)。脑疝可能导致脑干受压，也可能压迫动脉导致继发性脑梗死。因此，除非 ICP 由内科或外科手段迅速降低，否则脑疝往往预示着即将发生灾难性恶化至死亡。除了 Cushing 三联症，脑疝征象取决于疝出的位置(表 21-8)。颅内高压治疗从 ICP＞20mmHg 开始。最初的治疗包括头部位置(头抬高 30°)、保证充分的镇静、镇痛、注射神经肌肉阻滞药。另外的治疗包括静脉注射高渗液体(甘露醇或 3%生理盐水)和过度通气($PaCO_2$ 达到 35mmHg)。进一步降低二氧化碳分压以短暂减少脑血量非常必要，但过量或长期过度通气可能会导致血管收缩，进一步破坏脑灌注，加重缺氧缺血性损伤。巴比妥昏迷或中度低温可减少细胞能量需求，可能因此有助于缺氧和缺血期间保护大脑。同样，提供足够的镇静和麻痹可能进一步降低能量的需求，阻止 ICP 峰值。维持颈部中间位置和床抬高头在 20°～30°可能会提高静脉回流。手术减压去除肿块或开颅手术为挽救生命提供更多可能。

提示：脑疝综合征提示即将出现灾难性后果需要立即识别和处理。

表 21-8 脑疝综合征

脑疝综合征	定位	表现
大脑镰下疝	一侧大脑半球压力增大导致大脑镰下扣带回疝	大脑前动脉受压及梗死导致轻瘫痪
钩回疝	颞叶沟回向内侧移位，跨过小脑幕游离缘	同侧动眼神经麻痹[起初瞳孔散大，但存在对光反射，逐渐进展到瞳孔散大固定，同时眼肌麻痹(眼偏向外下方)]
		对侧大脑脚压迫导致同侧偏瘫(Kernohan 切迹)
		继发于大脑后动脉受压导致缺血引发的脑干功能障碍的其他表现
小脑扁桃体疝(枕骨大孔疝)	颅后窝压力增加导致脑干受压	网状激活系统受压导致意识丧失。局灶性后组脑神经功能障碍。脑干上部功能相对完好，如瞳孔对光反射与眼球垂直运动。呼吸系统与心血管系统早期明显受影响。进展至所有脑干反射消失、迟缓性麻痹、共济失调性呼吸
中央疝	双侧大脑半球压力增高导致间脑通过小脑幕向下移位，引起脑干受压	间脑期：回避伤害性刺激，强直性增加，或去皮质状态，保存的头眼反射与眼前庭反射导致有反应的小瞳孔、打哈欠、叹气或潮式呼吸
		中脑期：去皮质状态或无活动，中立位瞳孔，但可能不规则或无反应；头眼反射与眼前庭反射异常或消失，过度换气
		脑桥期：无自主活动，中立位瞳孔固定，头眼反射与眼前庭反射消失，共济失调性呼吸
		髓质期：广泛性松软，瞳孔反射与眼球运动消失，共济失调性或缓慢不规则呼吸，死亡

续表

脑疝综合征	定位	表现
颅骨疝	压力增加导致脑组织通过缺损的颅骨疝出	相关大脑功能障碍

2.癫痫发作 危重患者亚临床癫痫发作是一个无法识别的现象,因此儿童昏迷时怀疑指数更高。研究发现,在ICU和急诊室有精神状态改变的患儿,约25%有亚临床发作。只有大约50%可以用1h的脑电图记录检测到,因此时间延长的脑电图检测是必要的。抗癫痫药物可以成功终止这些癫痫发作,药物首先考虑苯二氮䓬、苯妥英、磷苯妥英、苯巴比妥、左乙拉西坦、丙戊酸等。

(信晓伟 孙文秀 译)

第 22 章

便　秘

Kristin N. Fiorino

便秘是指排便困难，通常指排便频率少于 2 次/周。在美国，3%～5%的儿童初次就诊是因为便秘。据估计，真性便秘患病率在 1%～30%。在大多数报道中，高发年龄是学龄前，且没有性别差异。

因为正常的大便频率从生命早期开始在各个年龄段都不一样(表 22-1)，没有任何一个关于便秘的定义能完美的应用于儿科实践。母乳喂养的婴儿每天排便可多达 12 次，然而随着摄入固体食物或配方食品，大便频率降低并趋于稳定。大便频率在第 1 周时每天多于 4 次，到 4 岁时大便频率可逐渐下降到每天 1～2 次。97% 1～4 岁的孩子每天排便 3 次或每隔 1 天 1 次。直到 4 岁的时候，98%正常儿童完成了排便训练。这个发展过程不能通过提前或高强度训练而被加速。排便相关的问题占了儿科肠胃科门诊就诊的 25%。

当软便通过产生排便痛时导致婴儿便秘。婴儿会因为排便而用力、哭泣、脸色变红或紫。这是由于腹压增加与盆底放松配合不协调。症状持续 10～20min，在出生后几个月的时候开始，但往往几周内就可以消失。

最常见的主诉是大便次数减少、粪便硬结、腹痛及费力的排出大块粪便，以致可堵塞厕所。大便失禁(有意或无意的排便到内衣上)也是一个常见的主诉。虽然便秘是较为常见，并且轻重程度不一，但主诉不应该被忽略。确定有器质性病变的小部分患者非常重要。此外，早期诊断和治疗不仅有利于改善功能性便秘患儿的肠道运动，也对患儿的心理方面大有裨益。

表 22-1　正常排便频率

年龄	每周排便频率	每日排便频率
0～3月龄		
母乳喂养	5～40	2.9
配方奶粉	5～28	2.0
6～12月龄	5～28	1.8
1～3岁	4～21	1.4
＞3岁	3～14	1.0

近似平均值±2个标准差

一、鉴别诊断表

1.非器质性原因

(1)饮食:①过度饮用牛奶。②水分摄入不足。③添加固体食物。④纤维素摄入不足。⑤摄入不足/营养不良。

(2)功能性病因。

(3)肠易激综合征。

(4)心理性病因:①神经性厌食症。②焦虑症。③注意力缺失紊乱。

(5)情境因素:①住院治疗。②排便训练过度。③排便训练抵抗。④性虐待。⑤学校浴室回避。⑥厕所恐惧症。⑦主动抵制。

2.器质性病因

(1)解剖因素:①肛门狭窄。②前位肛门(肛门异位)。③肛门闭锁。④肠粘连带。⑤肠旋转不良。⑥梅干腹。⑦直肠/直肠旁脓肿。⑧直肠腹膜瘘。⑨骶部畸胎瘤(盆腔肿块)。

(2)感染因素:①美洲锥虫病。②病毒后肠易激综合征。③链球菌肛周皮炎。④破伤风。

(3)炎症及自身免疫性疾病:①淀粉样变。②乳糜泻。③Ehlers-Danlos综合征。④炎性肠病。⑤牛奶蛋白过敏。⑥混合性结缔组织病。⑦硬皮病。⑧系统性红斑狼疮。

(4)代谢和遗传原因:①肾上腺功能不全。②囊性纤维化(胎粪性肠梗阻)。③尿崩症。④糖尿病(神经病变)。⑤高钙血症。⑥甲状旁腺功能亢进症。⑦低钾血症。⑧低镁血症。⑨甲状腺功能减退症。⑩线粒体疾病。⑪多发性内分泌腺瘤-2B型。⑫全垂体功能减退症。⑬嗜铬细胞瘤。⑭肾小管酸中毒。

(5)神经源性及神经肌肉病因:①脑瘫。②唐氏综合征。③家族性神经异常。④巨结肠疾病。⑤肠道假性梗阻。⑥脊髓脊膜膨出。⑦肌强直。⑧神经纤维瘤病。⑨脊髓损伤。⑩脊髓肿瘤。⑪脊髓性肌萎缩。⑫停滞性脑病。⑬脊髓拴系。⑭内脏性肌肉病变。⑮内脏性神经病变。

(6)引起便秘的药物:①含铝和钙的制酸剂。②抗胆碱能类。③抗组胺药。④抗抑郁药。⑤抗精神病药物。⑥抗痉挛药。⑦抗惊厥药物;⑧二氮嗪。⑨利尿药。⑩补铁剂。⑪麻醉药。⑫熊脱氧胆酸。

(7)中毒:①肉毒中毒。②铅中毒。③维生素D。

二、鉴别诊断讨论

慢性便秘差异性较大。便秘的主要病因可以大致分为器质性和非器质性。功能性便秘是非器质性便秘的一种。在大多数情况下,便秘的病因都是功能性的。但我们必须想到婴儿常见的器质性病因,如巨结肠疾病、神经源性疾病、代谢紊乱及解剖缺陷等。

(一)非器质性便秘

慢性便秘通常是功能性的。儿科医师通过系统的病史和体格检查来确诊便秘。发作频繁通常发生于3个时期中的一个:婴儿过渡到配方奶粉或者固体食物时;幼儿学习排便技能时;刚开始上学时。患儿表现为踮着足趾,大腿变僵硬或者隐藏在某个角落。患儿经历的痛苦源于正常传播的收缩推向拮抗关闭的肛门外括约肌所致。当粪便在远端粪块周围渗出和盆底松弛时(如睡眠),伴随疲劳或尝试排气时大便漏出而发生大便失禁,偶尔误认为是腹泻。体格检查包括评估肛门紧张度和通过直肠检查评估直肠穹窿是否有大便。功能性便秘患者直肠检查可引起患儿急性恐惧和消极行为。在这种情况下,会阴部的检查很重要。对于儿童,指检可适当延迟,以便与治疗相结合。

许多诱发因素与功能性便秘的发病相关。排便痛至关重要，但经常是慢性粪便潴留和粪便污染潜在触发的隐秘线索。排便训练往往是一个潜在的触发因素。为掌握排便训练，幼童必须养成保持排便动作的兴趣和能力，直到排便至厕所。这种行为通常导致排便次数减少，有时大便硬、痛。如果患儿尚未准备好，大力提倡排便训练可能会导致问题恶化。美国的饮食是造成慢性便秘的重要因素。虽然均衡进食水果、蔬菜和纤维素对预防轻度便秘可能有用，尚无足够证据表明单独应用纤维素可以治疗慢性便秘。

不管何种病因，一旦发生便秘，正反馈机制随之而来。粪便在远端结肠透过肠壁失水，由于水分被吸收，粪便蠕动减慢，丢失更多水分而变硬。干燥的粪便堆积会导致排便疼痛，导致持续的粪便滞留。随着时间的推移，直肠和远端结肠适应不断增长的粪便质量，进而直肠乙状结肠扩大。在这些条件下，患儿感知直肠充盈的能力减弱，而他或她可能感觉不到便意。慢性便秘的典型标志是粗大的、稀有的(最长可达 1 周或以上)粪便，可以堵塞马桶。硬结的粪便造成患儿排便疼痛，导致患儿排斥排便。患儿通过收缩肛门括约肌和臀肌排便肌肉回应排便的冲动，试图不排大便。大便失禁或不自主的粪便污染是所有家庭的巨大压力来源。当围绕粪石性梗阻的邻近结肠发生水样便渗漏并自发移向直肠时，导致上述情况发生，这是严重功能性便秘的并发症。父母或幼童看管员可能会将大便失禁误认为腹泻。严重便秘可能还会导致直肠脱垂。

(二)非器质性便秘的评估

便秘的医学评估标准必须将功能性与器质性或药物相关性原因区分开。罗马Ⅲ标准被用来诊断功能性便秘(表 22-2)。在缺少预警信号，如体重下降、食欲缺乏、生长延迟、胎粪延迟、尿失禁、便血(排除肛裂)、发热、呕吐、腹泻或其他肠道外症状时，功能性便秘是最可能的病因。大多数功能性便秘患者都不需要进行实验室检查。任何诱发因素(即低纤维摄入、不良的如厕习惯)，加上指示性信号如次数少或异常的大便或憋便行为，都有力地证实了该诊断。由过度胀气及大便失禁引起的社会耻辱状态并不罕见。体格检查时可在腹部扪及粪块。应检查肛门以发现肛裂、痔(儿童罕见)、周围皮炎和位置异位。前置性异位肛门（位置异常的肛门）由肛门位置指数定义，即女孩的肛门-阴唇系带的距离或男孩肛门-阴囊的距离与尾骨和阴唇系带或阴囊之间的距离之比。对于女孩，该比值＞0.45为异常；对于男孩，该比值＞0.54为异常。直肠指检几乎总能发现直肠中有较多的大便，外括约肌张力和肛门反射完好无损。全面的神经系统检查非常重要，包括窦道的骶骨区或马尾束的检查。

表22-2　功能性便秘的罗马Ⅲ标准

新生儿/幼童	儿童/青少年
1个月至4岁幼童必须包含以下2项	排除肠易激综合征的4岁以上儿童必须包含以下2项
1.每周排便次数小于2次	1.每周厕所中排便次数小于2次
2.排便技能掌握之后大便失禁每周至少1次	2.大便失禁每周至少1次
3.大便过度潴留病史	3.排便时间延长或大便过度潴留病史
4.排便硬、痛病史	4.排便硬、痛病史
5.直肠存在巨大粪块	5.直肠存在巨大粪块
6.可能阻塞厕所的粗大的粪块情况	6.可能阻塞厕所的巨大粪块情况
伴随症状包括烦躁不安、食欲缺乏和（或）早期饱腹感。大量粪便排除后伴随症状随之消失	诊断标准满足每周至少1次，至少持续2个月

临床医师必须对所有便秘的婴幼儿或任何出现腹痛、生长缓慢、间歇性腹泻或有结肠癌或息肉家族史的儿童进行隐血筛查。通过腹部X线片测算射线标记物在腹部的通过时间来评估巨直肠是诊断功能性便秘的一种方法。在没有粪便时，具有正常通过时间的儿童不需要做进一步的评估。当有粪便且通过时间正常时，治疗着重于改善行为，有时需进行心理评估。由于粪便嵌塞可引起泌尿系统阻塞，进行尿液分析和微生物培养非常重要。

(三)非器质性便秘的治疗

便秘的治疗可以很简单,单纯的便秘仅改变饮食就有效;也可很复杂,需要肠道清洗及重新训练,并且需要家庭教育和密切随访。

婴幼儿单纯性便秘常用大便软化剂,如含有山梨糖醇、果汁(西梅、苹果、梨)、卡罗糖浆、果糖或大麦麦芽提取物。甘油栓剂通常解除急性便秘的婴儿。灌肠剂、矿物油和刺激性泻剂在婴幼儿禁忌。

严重便秘的患儿,采用口服或直肠用药去除粪便梗阻后可维持治疗。口服高剂量的矿物油已证明是有效的,如聚乙二醇、枸橼酸镁、番泻叶或比沙可啶。建议这些泻药单独使用或组合使用。可能的不良反应包括电解质紊乱。可用直肠剂包括磷酸盐、盐水或矿物油灌肠,随后口服聚乙二醇。清洗开始时用矿物油灌肠,以软化粪块和润滑直肠肠道。高渗磷酸盐灌肠给药 30min 以后有效。自来水、草药和肥皂水灌肠不应于家中应用,因为它们可引起水中毒、肠穿孔、肠坏死。家中灌肠失败,可能需要住院鼻胃管下采用聚乙二醇鼻灌洗或高容量灌肠。

去除粪块梗阻后,即可开始持续 1 个月甚至数年的维持治疗。儿童应减少牛奶的摄入和保持饮食均衡,包括全谷物、水果、蔬菜等。渗透性泻药如乳果糖和聚乙二醇,通常用于维持治疗。聚乙二醇是一种安全的非兴奋性通便剂,可用于 6 个月以上婴幼儿,剂量为 0.5～1.5g/kg,不超过 17g/d。偶尔兴奋性泻药,如番泻叶或比沙可啶用于短期"救助"疗法以避免经常嵌塞。矿物油作为维护润滑剂,剂量为 1～3ml/(kg·d)。当有误吸风险(婴儿、吞咽功能障碍患儿)时,不应使用矿物油,为了提供多种维生素,脂溶性维生素与矿物油应每日服用。

儿童饭后不紧不慢在马桶坐 20min 以上,每天 2～3 次,这样的儿童需要改变行为。脚凳往往是可将 Valsalva 动作最大化。家长应了解便秘的基本病理生理学机制,加强正向引导。赞美成功的如厕必不可少。一个简单的奖励制度,如日历上的贴纸,并为医师后续治疗提供有力记录。一些证据表明,生物反馈可能是治疗慢性便秘的有效短线模式。后续治疗心理学评估往往非常重要。

(四)器质性因素

虽然不如功能性便秘常见,但是仍有多种器质性原因造成便秘。

牛奶的摄取与多种胃肠道紊乱相关,包括便秘。过敏性直肠炎可导致反复的肛裂和持续便秘。

Hirschsprung 病(先天性无神经节细胞症)是新生儿常见的肠道远端梗阻原因。是由于妊娠期 8～12 周结肠形成时期神经节细胞迁移失败导致。神经节细胞通常参与形成黏膜下和肌间副交感神经节。因此,不完整迁移导致无神经节细胞肠管,此类肠管持续交感性收缩。所以,受影响的无神经节细胞段,总是从肛门内括约肌近侧伸出,阻挡蠕动波的产生,造成功能性肠梗阻。发病率约 1∶5000,男∶女的比例为 4∶1。新生儿出生后 48h 未排胎便,需考虑先天性巨结肠。90％以上的正常新生儿和＜10％先天性巨结肠患儿在出生后 24h 排尽胎便。

Hirschsprung 病一般不会超过婴儿期,但是幼儿或者学龄期儿童便秘也应考虑此病(表 22-3)。80％病例直肠乙状结肠处受限制。全部结肠伴或不伴小肠发生神经节细胞缺乏很少见。诊断时间与肠道受累长度有关。病变节段较短的患者可能直到儿童期才会发现(甚至直到成年时期),而长节段病变患者在婴儿期即表现胆汁性呕吐、腹胀、生长停止及厌食。短节段型先天性巨结肠粪便污染罕见。先天性巨结肠最严重的并发症是小肠结肠炎,可能是初始临床表现。一般认为由于肠管梗阻导致的管腔内压力增高,机械性地减少黏膜血流,并反过来影响黏膜的完整性,导致细菌和粪便毒素进入血流。因为进展迅速,脓毒症患者表现发热、突然出现带有恶臭的血性腹泻、腹胀和胆汁性呕吐。在小肠结肠炎晚期死亡率接近 20％～30％。除几个罕见的遗传性疾病,该疾病与 21-三体综合征、先天性心脏畸形(尤其是室间隔缺损)和神经母细胞瘤有关。

表 22-3 功能性便秘与先天性巨结肠的对比

对比	功能性便秘	先天性巨结肠
新生儿期症状	少见	常见
晚发(＞3 岁)	常见	少见
排便训练困难	常见	少见

续表

对比	功能性便秘	先天性巨结肠
粪块大小	大	小,带状
敦促排便	少见	常见
阻塞症状	少见	常见
小肠结肠炎	少见	有时
发育迟缓	少见	常见
腹胀	少见	常见
直肠壶腹部大便情况	常见	无
钡剂灌肠	大量大便 无过渡区	延迟排泄 过渡区
直肠活检	正常	无神经节细胞 胆碱酯酶染色增加
肛门直肠测压	直肠扩张导致肛门内括约肌松弛	肛门内括约肌松弛失败

肛门闭锁是一种肛门直肠畸形,常合并其他胃肠道表现,包括气管食管异常、十二指肠闭锁或阻塞、肠旋转不良。其肛门直肠畸形包括肛门前移(肛门异位)、肛门狭窄、腹膜后瘘管和骶畸胎瘤。肛门前移由肛门位置指数定义,此指数在女孩＞0.45,男孩＜0.54。

囊性纤维化是高加索人中最常见的遗传性疾病,大约 2500 名活产婴儿会有 1 名。10％～20％患有囊性纤维化新生儿表现胎粪性肠梗阻,可作为特异性诊断。肠梗阻发作可能会困扰年龄较大的儿童和成年人,可称为相当于胎粪性肠梗阻或远端肠阻塞综合征。许多住院患者水化和治疗,并需要外科手术干预,以缓解梗阻。

其他的器质性原因包括婴儿肉毒杆菌中毒(一种肉毒杆菌神经毒素引起的神经麻痹综合征)、铅和维生素 D 中毒。代谢性病因筛查包括电解质紊乱和甲状腺功能减退。假性肠梗阻主要由神经和肌肉运动紊乱引起,但无机械性梗阻,该病可以是先天的,也可以是后天获得。症状包括腹胀、恶心、呕吐等。结肠测压检查对于诊断非常必要。神经源性肠道功能障碍见于患有脊髓脊膜膨出、脊髓拴系、脂性脑膜膨出、脑性麻痹的儿童，有时脊髓腰骶部肿瘤可影响神经对排便的正常控制。

(五)器质性便秘的评估

查体发现提示器质性病因包括下肢张力或肌力严重减低、低脊柱畸形、生长发育停滞、腹胀、紧张的空直肠可扪及粪便团块、无肛门、无提睾反射或肛门扩张。有梗阻症状的患者，如先天性巨结肠，常腹胀且肛门括约肌张力增加。直肠通常是空的。当检查手指撤出时，直肠内可能有高压力的稀薄粪便喷出。短节段的先天性巨结肠儿童可能在直肠存有粪便。

如果常规治疗包括去除阻塞、泻药和培养行为习惯无效，应追求进一步的检测。如果患者是器质性病因，应更早进行检查。有几种诊断方法可用，但各有不同的实用性。在新生儿期明显便秘，尤其是伴有胎粪延迟排出者，应考虑采用对比剂灌肠以检查先天性巨结肠。移行区或远端狭窄的结肠段突然转换成扩张的肠管是其特征。对比剂灌肠也可能揭示无膨胀直肠，是典型先天性巨结肠的征兆。腹部 X 线片显示直肠无空气表现，提示先天性巨结肠。由于无足够的时间使结肠进行扩张，或者新生儿或婴幼儿进行了直肠灌洗、检查或灌肠，导致新生儿过渡区表现不明显，需要进一步检查。诊断“金标准”是直肠活检。可考虑转到小儿胃肠科以进行肛门直肠测压，评估人工气囊扩张时肛门内括约肌的反应。气囊扩张时正常的内括约肌松弛，而无神经节细胞的括约肌仍保持收缩或随着扩张其强度增加。当肛门直肠测压结果异常时，有经验的医师取直肠活检检查，以提供明确的诊断。

当有证据表明患者存在神经管闭合不全或神经受损时，一定要行磁共振成像检查排除脊髓拴系及脊髓肿瘤可能。它的典型表现或者证据包括脊髓外伤史、下肢乏力或者感觉迟钝、大小便失禁等。腰骶部脊髓脊膜膨出或椎管闭合不全可引起便秘和巨直肠，但这些问题更多的时候表现为大小便失禁。骶管囊肿或瘘，应在新生儿室即进行识别和超声评估。

对于常规疗法难治愈的儿童，在转诊至小儿胃肠科前需测定血清中的促甲状腺激素、甲状腺激素、电解质、钙、镁、铅及腹腔疾病。对于没有明显因器质性病变所导致腹泻的患者和对强化治疗无反应的患者,在其转诊至小儿胃肠科后,应进行胃肠动力测试。

(六)器质性便秘的治疗

便秘的器质性病因需要特殊治疗。肛门直肠畸形需要外科医师进行手术干预。儿童肛门闭锁通常对行后天性肛门成形术反应良好。先天性巨结肠的治疗是手术切除无神经节细胞肠段,并临时安置受影响肠段近端的分流口。超过 90% 的患者最终有正常的排便。手术前,重症监护室治疗小肠结肠炎包括置鼻胃管和直肠减压、应用抗生素和纠正体液和电解质紊乱。

神经源性肠道功能障碍患者的处理方式取决于它的类型、严重程度及病变位置。儿童中重度损害需要多学科医师的合作,包括内科医师、物理治疗师、行为或心理健康专家。

（信晓伟　孙文秀　译）

第 23 章

咳　嗽

Richard M. Kravitz

咳嗽是小儿最常见的症状之一。症状的持续时间决定了人们对其的关注度和相关检查的必要性。急性咳嗽，持续<3 周，多与感染有关，常呈自限性。本章主要描述慢性咳嗽，咳嗽持续时间≥3 周，提示患者可能存在更严重的潜在的病因。咳嗽有 3 个组成部分，首先是吸气相，患者深吸一口气，紧接着是声门关闭和呼气肌收缩，在这个阶段，胸腔内压力增加，最后声门打开，先前吸入的空气高速排出（每小时 60～70 英里）。咳嗽的作用是通过振动使刺激物与气道黏膜松解，并将刺激物由气道远端移至近端或将刺激物由近端排出。

一、鉴别诊断列表

1.感染性因素

(1)细菌感染：①细菌性肺炎。②结核病。③百日咳。④衣原体感染。⑤支原体感染。

(2)病毒感染：①上呼吸道感染。②病毒性肺炎。③呼吸道合胞病毒及副流感病毒所致支气管炎。④哮吼（格鲁布性喉头炎）。⑤流行性感冒。

(3)真菌感染：①曲霉病。②变应性支气管肺曲菌病。③组织胞浆菌病。④球孢子菌病。

2.有毒物质刺激　①吸烟。②工业污染物。③木材燃烧。④清洗剂。⑤香料或香水。

3.肿瘤　①畸胎瘤。②淋巴瘤。③白血病。④转移性恶性肿瘤。

4.先天性因素

(1)肺实质畸形：①支气管囊肿。②囊性腺瘤样畸形。③先天性肺气肿。④肺隔离症。

(2)肺血管畸形:①异常头臂干。②双主动脉弓。③气道血管瘤。

(3)消化道畸形:①食管重复畸形。②气管食管瘘。

5.遗传性因素　①囊性纤维化。②纤毛不动综合征。

6.炎性因素　①哮喘。②过敏。③结节病。

7.社会心理性　①心因性咳嗽(习惯性咳嗽)。②声带功能障碍。

8.其他因素

(1)肺部疾病:①支气管肺发育不良。②喉气管支气管软化症。③呼吸道异物。④支气管扩张。

(2)耳、鼻、喉疾病:①耳、鼻道异物。②鼻后滴涕。③中耳积液。④声带麻痹。⑤吞咽功能障碍继发的咳嗽。

(3)心血管疾病:①充血性心力衰竭。②肺水肿。

(4)胃肠道疾病:①胃食管反流伴或不伴发咳嗽。②膈肌或膈下肿块。③食管异物。

(5)免疫性疾病:先天性免疫缺陷继发感染。

(6)药物:①β受体阻滞药(如普萘洛尔)。②血管紧张素转化酶(ACE)抑制药(如卡托普利、依那普利、赖诺普利)。

二、鉴别诊断讨论

(一)哮喘

哮喘是儿童最常见的慢性疾病,美国儿童的发生率达5%～10%。

1.病因　目前已知气道的炎症反应在哮喘的发生中起重要作用,但其具体的机制尚未明确。气道炎症、平滑肌高反应性及可逆性气道阻塞是哮喘的三大主要特点。

众多诱因均可以导致哮喘发作,包括病毒性上呼吸道感染、鼻窦感染、运动、暴露于寒冷的空气、气候变化、过敏原接触(如粉尘、蟑螂、动物皮屑、花粉、草、真菌,或某些食物如海鲜、花生)、暴露于刺激性气体(如香烟烟雾、刺激的化学物质、香水)及情绪波动(如恐惧、笑、哭)。

2.临床特点　气道的炎症反应、大量黏液的产生及支气管痉挛所致的气道阻力增加导致气道阻塞,产生哮喘的症状。气喘是其典型的临床表现,其他的症状包括慢性咳嗽(咳嗽变异性哮喘)、呼吸急促及胸闷胸痛。

3.诊断方法　详细的病史和体格检查对于哮喘的诊断必不可缺。肺部检查时可发现哮鸣音、干啰音、粗糙或减低的呼吸音或呼气时相延长。部分患者即使有明显的病史，肺部听诊也可以完全正常。

支气管扩张反应用于评估哮喘。大部分哮喘患者应用支气管扩张药后，阻塞状况改善。如果没有条件进行肺功能检测，可以进行手持的呼吸峰流量仪检测。

提示：许多哮喘患者肺功能检查正常，如果强烈怀疑哮喘而肺功能检查正常者，激发试验（如运动试验、乙酰胆碱激发试验）有助于证明气道高反应性。运动试验对于运动诱发的哮喘具有特异性，而乙酰胆碱激发试验对于气道高反应性更敏感。

4.治疗　哮喘的适宜治疗包括药物和非药物方式。对于多数哮喘患者，理想的治疗方案包括日常抗炎药物及针对突发症状使用的紧急支气管扩张药。短期口服类固醇类药物对治疗哮喘急性发作有效，但长期服用的不良反应限制了其作为长期控制药物方面的应用（尽管在重症患者中，长期每日或隔日口服类固醇类是必要的症状控制措施）。

（1）抗炎药物：包括肥大细胞稳定剂（如色甘酸钠、奈多罗米钙），吸入性类固醇类（如倍氯米松、氟替卡松、布地奈德、环索奈德、莫米松）和白三烯抑制药（如齐留通、扎鲁司特、孟鲁司特）。

（2）支气管扩张药：β_2 受体激动药（如沙丁胺醇、左旋沙丁胺醇、特布他林、吡布特罗）是急救治疗中最有效和常用的支气管扩张药。长效 β_2 受体激动药（如沙美特罗、福莫特罗）可以与吸入性类固醇类合用（如舒利迭®-沙美特罗＋氟替卡松；信必可®-福莫特罗＋布地奈德；Dulera®-福莫特罗＋莫米松），在吸入性类固醇类单用无法有效控制哮喘症状时，用来改善症状提高肺功能（注意：长效 β_2 受体激动药不作为哮喘单独用药）。甲基黄嘌呤衍生物（如茶碱）和副交感神经拮抗药（如阿托品、异丙托溴铵）也可应用（尽管不是儿童患者的日常用药）。

（3）非药物措施：宣传教育（改进自身管理）、环境控制和预防措施（减少哮喘诱因暴露和哮喘发作的可能）、使用峰流计家庭检测（以主动评价肺功能状态来应用合适的干预措施并评价治疗效果）。

（二）囊性纤维化

1.病因　囊性纤维化，一种常染色体隐性遗传病，是白色人种中最常见的遗传病。该基因位于 7 号染色体，编码一种跨膜蛋白（囊性纤维化跨膜转导调节蛋白，即 CFTR 蛋白），其功能是作为氯离子通道。最常见的异常包含苯丙氨酸基因缺失的氨基酸缺陷（即 ΔF508 基因突变）。多器官受累是该病的特点。慢性鼻窦炎和肺部感染（呼吸道产生过多的黏液）、胰腺功能不全，以及外分泌腺和生殖道异常是其主要表现形式。在肺部，干燥、增厚的分泌物阻碍肺部分泌物的清除。气道清除能力受损，异常的微生物（如金黄色葡萄球菌、铜绿假单胞菌）定植，导致支气管扩张和永久性肺损伤的发生。

2.临床特点　主要症状包括慢性咳嗽、咳大量黄绿色痰、胸闷、咯血、脂肪泻、体重不增、生长迟缓、胎粪性肠梗阻或类似胎粪性肠梗阻（肠梗阻）。

3.诊断方法　详细的家族史与生长模式、粪便性状同样重要。查体可发现的主要体征包括呼吸急促、支气管呼吸音、哮鸣音、爆裂音、呼气相延长、鼻息肉、上呼吸道充血、杵状指、身高和体重低于正常、直肠脱垂和肝脾大。

实验室指标如下。

(1)氯化物发汗试验：毛果芸香碱用于刺激汗液分泌，汗液中氯化物水平＞60mEq/L 为升高。

(2)痰培养：铜绿假单胞菌和金黄色葡萄球菌是慢性鼻窦炎和肺部感染最常见的致病菌。其他细菌，如伯克霍尔德菌、嗜麦芽窄食单胞菌、木糖氧化产碱菌也可见，往往是对治疗更耐药。

(3)全血细胞计数(CBC)：CBC 用以排除贫血并评估白细胞增多。脾功能亢进也有报道（表现为白细胞和血小板减少）。

(4)肝功能检查：用于评估肝胆疾病和梗阻。

(5)凝血酶原时间(PT)：PT 用于评估维生素 K 是否缺乏。

(6)维生素：维生素 A、维生素 E、维生素 D 水平用于评估脂溶性维生素是否缺乏。

(7)粪便脂肪分析：72h 的粪便收集用于评估胰腺功能障碍的程度，还可以测量粪弹性蛋白酶。

(8)血氧饱和度分析和肺功能检查：以评估肺部受累的程度（动脉血气分析在大多数情况下是没有必要的）。

(9)基因检测:显示70%的患者存在ΔF508基因突变。

提示:对于反复出现鼻窦炎、肺部感染、脂肪泻、生长障碍的儿童,或是控制欠佳、对规范的治疗不反应的哮喘患儿,都应进行针对囊性纤维化的检查。

提示:囊性纤维化患者的所有兄弟姐妹都应进行氯化物发汗试验并接受遗传分析,他们有2/3的可能为携带者(若先证者已确定存在基因突变)。

提示:现在大多数州都可以进行新生儿筛查。但是仅检测最常见的CFTR基因突变,不常见的等位基因突变可能被错过。若是怀疑囊性纤维化,氯化物发汗试验有助于诊断该病。

4.治疗 治疗是为了保持最佳的肺功能和营养状况。

(1)每日呼吸道清理,每日通过肺部理疗、呼吸锻炼、吸入支气管扩张药对呼吸道进行清理,祛痰药物如乙酰半胱氨酸的疗效尚有争议,但阿法链道酶和高渗盐水已经临床试验证明可以提高囊性纤维化患者肺功能。

(2)长期抗生素治疗常用于抑制慢性细菌定植。在一项前瞻性的研究发现,与安慰剂相比,吸入性抗生素,如大剂量妥布霉素或近期批准的吸入性氨曲南隔月使用,利于维持肺功能,降低住院率。此外,每周规律服用阿奇霉素3d也有利于维持肺功能。

(3)短期抗生素治疗用于囊性纤维化急性加重的治疗。病情加重的症状包括咳嗽加重和黏液产生增多、喘息、气短、运动耐受力降低、食欲缺乏、体重减轻、全身不适。症状较轻时,口服抗生素(与清理气道相结合)能起到一定效果。当病情重时,口服抗生素不能缓解症状,需要静脉应用广谱抗生素。通常给予住院患者至少两种不同类的抗生素,以降低抗生素耐药性并增加彼此的疗效。

(4)胰腺功能不全的治疗包括同时补充肠溶胰酶和多种维生素,尤其是脂溶性维生素A、维生素D、维生素E、维生素K。特别是长期服用抗生素和PT时间延长的患者,需要及时补充维生素K,若PT明显延长或是出现活动性出血时,应及时行维生素K肌内注射。

(5)咯血通常提示潜在的感染的严重恶化。除了应用上述抗生素以外,直至出血停后12～24h方可进行胸部理疗。大多数咯血仅表现为痰中带血丝且抗生素治疗有效。大咯血虽然罕见,但是病情危急,通常是由于其下支气管血管侵蚀入支气管造成。常用支气管动脉栓塞术进行治疗。

(6)其他重大突发事件伴囊性纤维化患者包括急性肠梗阻、食管静脉曲张大出血、肝衰竭、肺动脉高压、肺心病心脏衰竭、气胸及慢性低氧血症。

(三)鼻窦炎

鼻窦炎主要特征是鼻窦黏膜的慢性感染和炎症反应，是慢性咳嗽的常见原因。

1.病因　在健康人中，鼻窦炎通常是上呼吸道感染的并发症，如病毒感染后发生细菌二重感染。常见的病原菌有肺炎链球菌、流感嗜血杆菌和卡他莫拉菌。

2.临床特点　鼻窦炎可有不同的表现方式，包括持续的上呼吸道感染症状、慢性咳嗽、黏液脓性鼻涕、头痛、呼出气体伴恶臭。

3.诊断方法　可以根据病史和体格检查做出初步的临床诊断。查体可有鼻窦压痛和鼻腔黏膜发红，带有或不带有黏液脓性鼻涕。体检也可无异常表现。影像学检查如鼻窦平片和 CT 有助于诊断，鼻窦模糊、黏膜增厚，或存在气液平是典型的表现。

4.治疗　最常用的方法就是延长抗生素疗程，通常持续 14～21d，治疗应针对一般的细菌病原体，同时外用局部鼻腔减充血药 4～7d。难治性病例可以进行鼻窦手术引流。

(四)支气管扩张

支气管扩张是指气道支架结构(如软骨和弹性组织)的缺失，导致支气管扩张和支气管损伤。急性或慢性炎症和反复感染也与支气管扩张有关。支气管扩张是多种肺损伤的最终结果，可以是可逆的(如圆柱支气管扩张)或永久性的(如囊状支气管扩张)。

1.病因　支气管扩张较常见的原因包括感染(如金黄色葡萄球菌、肺炎链球菌、腺病毒或流感病毒导致的重症肺炎)、遗传性疾病(如囊性纤维化、纤毛不动综合征)、反复误吸或持续存在的异物。

2.临床特点　慢性咳嗽及大量咳痰(即支气管黏液溢)是支气管扩张的重要征象。严重时，也可出现咯血和反复发热。

3.诊断方法　阳性体征与疾病的严重程度相关。虽然病程早期可无阳性体征，但随着病情的发展，很容易发现呼吸音粗、干啰音、湿啰音和呼气哮鸣音，杵状指见于晚期患者。

X线胸片检查早期可正常，典型表现为周围支气管壁增厚，还可有反复出现的肺不张及局部肺通气过度。

胸部CT平扫对于疾病的诊断比胸片更为敏感，尤其是病情较轻时。典型的CT表现有外周支气管壁增厚、支气管囊性改变及受损支气管内出现气液平。

其他的检查方法也有利于支气管扩张的诊断，大多根据既往病史。如怀疑患囊性纤维化时进行氯化物发汗试验；怀疑支气管异物或需要进行分泌物培养而进行支气管镜检查；怀疑胃食管反流病时进行pH测定或牛乳与示踪剂混合进行放射性胃食管核素显像；考虑误吸时进行吞咽评估。

4.治疗　确诊的情况下，治疗应针对病因进行。

(1)清理呼吸道：不管是哪种原因导致的支气管扩张，维持良好的肺清理功能是很重要的。清除过多的分泌物，防止二重感染可以阻止进一步的支气管损伤。雾化吸入支气管扩张药、胸部理疗和体位引流利于去除多余的黏液。

(2)抗生素：口服或静脉应用抗生素对支气管扩张的急性加重期或是因细菌感染导致疾病加重的患者有效。慢性期预防性应用抗生素尚存争议，需遵循个体化治疗原则。

(3)手术：部分患者存在局限性支气管扩张，手术切除患肺后可获得治愈。但是手术仅在药物控制失败或是手术后疾病不会进展的前体下方可实施。

(五)纤毛不动综合征

1.病因　纤毛不动综合征是一种常染色体隐性遗传疾病，其特征是纤毛功能异常。纤毛组织学缺陷包括动力蛋白臂缺陷、连接纤毛微管的放射辐缺陷和微管自身的缺陷。

2.临床特点　纤毛不动综合征患者一般表现为反复发作的中耳炎、鼻窦炎、慢性咳嗽和肺部感染。阳性体征有复发性中耳炎、慢性鼻窦引流、鼻息肉，肺部的体征多提示支气管扩张，严重时出现杵状指(继发于支气管扩张)。内脏反位见于50%的病例。

提示：同时存在鼻窦炎、支气管扩张和内脏反位时被称为卡塔格内

(Kartagener)综合征。

提示:继发于精子功能异常的男性不育常见。

3.诊断方法　通常情况下,该病的诊断是根据临床病史,并排除其他疾病。有时是难以明确诊断的。常用的方法包括电镜确定其超微结构(组织通常是通过鼻黏膜刮取或气管活检获得的),在光学显微镜下观察纤毛运动频率或摆动幅度,以及糖精试验(将 1 滴糖精滴在鼻子里,记录患者尝到了甜味所需时间的长短)。

影像学检查(X 线胸片或胸部 CT)表现类似于囊性纤维化和支气管扩张。鼻窦平片通常显示全窦炎。

4.治疗　治疗同支气管扩张,减轻肺部损伤的关键是保持充足的肺部清除能力。复发性中耳炎常采取鼓膜切开术放置引流管,长期应用抗生素尚有争议。

(六)过敏性鼻炎

过敏性鼻炎的特征是慢性或复发性水样鼻涕,是慢性咳嗽的一个很常见的原因。

1.病因　过敏性鼻炎是 IgE 介导的反应。过敏原产生的 IgE 抗体与肥大细胞结合。当致敏的患者再次暴露于这种变应原,与 IgE 的抗体结合,从而导致肥大细胞脱颗粒。肥大细胞释放的多种化学物质,特别是组胺,从而导致下述的症状。因其由特异性抗原诱发,过敏性鼻炎可以呈季节性发作或全年发生。

2.临床特点　过敏性鼻炎可以有各种不同症状,比较常见的包括流鼻涕、打喷嚏、咳嗽、反复清喉咙、过敏性黑眼圈、丹尼线、结膜炎、鼻及眼痒。查体可发现面色苍白,沼泽鼻甲,水样分泌物明显。眼睑和口咽后壁鹅卵石样改变及鼻后滴涕也较常见。

3.诊断方法　尽管可以通过病史诊断,但是过敏原检测对于确定特异性抗原具有意义。皮肤点刺试验可以区分患者是否对该过敏原致敏,皮肤试验阳性通常与临床症状高度关联。放射性变应原吸附试验(RAST)测定不同抗原刺激所产生的 IgE 水平,特异性高,但是 RAST 阳性与临床症状的相关性并没有皮肤试验那么明显,特别是 RAST 呈弱阳性时。

提示:RAST 和皮肤试验阳性可以识别患者已接触过、发生过 IgE 介导的变态反应的抗原。过敏原试验阳性时需结合患者的临床表现,过敏原测试阳性并不意味着你对该物质过敏,只是比较敏感而已。

4.治疗　过敏性鼻炎的治疗包括药物和非药物治疗。

(1)药物治疗:抗组胺药和鼻类固醇是主要的药物。抗组胺药阻止由肥大细胞脱颗粒释放的组胺的作用。第一代抗组胺药(如苯海拉明、羟嗪)镇静效果较明显,而较新的第二代抗组胺药(如氯雷他定、西替利嗪、非索非那定)不穿过血脑屏障,无镇静作用。

与治疗哮喘类似,消炎药可以阻止肥大细胞脱颗粒相关的炎症级联反应和(或)抑制肥大细胞脱颗粒。鼻类固醇(如曲安西龙、氟替卡松、布地奈德)是主要的控制过敏性鼻炎症状的药物。其他用于治疗过敏性鼻炎的药物包括白三烯抑制药孟鲁司特和肥大细胞稳定剂(经鼻吸入)色甘酸钠。

免疫疗法(通常被称为"过敏疫苗注射")也是一种治疗过敏的有效的方法。特别是当抗组胺药和鼻类固醇无效时。反复皮下注射特定抗原,且抗原浓度逐渐增加,使机体对特定抗原脱敏。

(2)非药物治疗:许多非药物疗法可以帮助控制过敏。避免接触特异性抗原是非常有效地减少症状的方法。家庭里不饲养宠物(或至少最大限度减少接触)也是一个有效的治疗方法。维持房间低湿度,用热水洗涤床单,塑料布包裹枕头和床垫,去除患者房间吸引粉尘的物品(如毛绒动物、窗帘)可以有效地控制尘螨。清理松散的食品,使用灭虫剂可减少蟑螂的存在。

(七)胃食管反流

胃食管反流在第82章中已经讲述。

三、咳嗽的评估

(一)病史

1.现病史　需要从以下几个方面进行描述。

(1)咳嗽持续多长时间?

(2)咳嗽的频率怎样?

(3)咳嗽什么时候发生(晨起时或傍晚)?

提示:咳嗽,尤其是雾笛般尖而响的声音,睡觉时消失,清醒时发生,多提示心因性咳嗽或习惯性咳嗽。

(4)咳嗽声音的性质如何(表 23-1)?

(5)咳嗽是否有痰?

提示:儿童经常是吞咽而不是咳出痰液,使评估患者是否有痰有一定困难。如果儿童太小,不会吐痰,可间接检查呕吐物中是否含有痰液。

(6)有无促发咳嗽的事件(如感染、窒息、过敏)?

(7)有无诱因(表 23-2)?

(8)是否有伴随症状(如流涕、流泪、头痛、发热、体重不增或下降、食物消化吸收不良的症状、气喘)?

(9)缺课或旷工的时间?

(10)咳嗽有无加重或减轻?

(11)儿童有无用药史?ACEI 类药物可以导致慢性咳嗽,而 β 受体阻滞药会加重哮喘患者支气管痉挛。

(12)患者有无外出旅游史?

(13)有无其他家庭成员患病?

表 23-1 咳嗽的类型

特性	可能的诊断
断断续续,不连贯的	百日咳或副百日咳杆菌感染
犬吠样或刺耳的	哮吼(格鲁布性喉头炎)
清嗓子	鼻后滴涕,继发于鼻窦炎或过敏
雾笛般尖而响的声音,只有醒着时发生	心因性咳嗽或习惯性咳嗽

表 23-2 咳嗽的诱因

诱因	相关疾病
冷空气,锻炼或上呼吸道感染	哮喘
仰卧位	鼻后滴涕,GERD
进食	GERD,气管食管瘘,抽吸

水平;功能性抗体水平(用以评价B淋巴细胞功能);无功能面板(用以评价T淋巴细胞功能)及艾滋病病毒检测。

5.其他疾病

(1)氯化物发汗试验:≥60mEq/ml可诊断为囊性纤维化。

(2)α_1-抗胰蛋白酶水平:肺气肿患者α_1-抗胰蛋白酶缺乏。

(3)ACE水平:结节病患者体内ACE水平升高。

(四)辅助检查

1.放射学检查 可行胸部X线平片或CT检查,婴幼儿慢性咳嗽时应进行吞钡试验以排除胃食管反流病、气管食管瘘、血管环及吊带。怀疑胃食管反流病时还可进行pH测定或牛乳与示踪剂混合进行放射性胃食管核素显像。

2.纤维支气管镜检查(带或不带肺泡灌洗) 可对气道进行解剖学和动力学检测,发现异物或采集肺组织进行培养。

四、咳嗽的治疗

对于慢性咳嗽的治疗,明确其病因很重要。当咳嗽引起不舒服、干扰睡眠、影响学习等症状时,应该给予缓解症状的治疗,否则无须特别治疗。对症的止咳药可分为3类:祛痰药、镇咳药和黏液溶解药。

1.祛痰药 祛痰药物使痰液湿润,患者更易咳出。水是最有效的祛痰药物,应建议患者多饮水。另一种有效的祛痰药是愈创甘油醚,在许多非处方咳嗽和感冒制剂中都能找到。

2.镇咳药 镇咳药可分为两类:外周性镇咳药和中枢性镇咳药。外周性镇咳药(如苯海拉明)通过降低肺部咳嗽受体的敏感性起作用。中枢性镇咳药(如可待因、右美沙芬)作用于位于延髓的咳嗽中枢,通过减少咳嗽刺激减轻咳嗽。右美沙芬与可待因一样有效,但不是麻醉药,因而不形成依赖性。右美沙芬可见于几种非处方止咳制剂,通常与抗组胺药、祛痰药联合应用。可待因仅适用于处方药,单独应用或与其他咳嗽和感冒制剂联用。当患儿一般状况良好、咳嗽并未干扰其生活时不主张应用。

3.黏液溶解药 黏液溶解药(如乙酰半胱氨酸,Pulmozymet®)对痰液黏稠的患者(如囊性纤维化患者)有用。这些药物使黏液松解,结合胸部理疗，让患者更容易咳出痰液，在其他健康人群中不适用。

文献的荟萃（Meta）分析评价已经证明，与安慰剂相比，非处方止咳制剂并没有明显改善咳嗽。鉴于这种药物缺乏有效性，以及它们的潜在的不良反应，美国 FDA 不建议 2 岁以下儿童使用，2～5 岁儿童需慎用，应用时应优先考虑复合制剂。

（信晓伟　孙文秀　译）

第24章

发　　绀

Beth Ann Johnson, Bradley S. Marino

发绀是一种以黏膜、皮肤或者甲床变青紫色为特点的体征，是由于缺氧（动脉血氧饱和度下降）或血红蛋白分子异常引起。直到还原血红蛋白的绝对浓度至少到达3.0g/dl，有时候要到达5g/dl，才会有明显的发绀症状。判断发绀需要根据皮肤颜色的变化和总血红蛋白的水平。研究表明，由于观察者间的显著差异，临床上用肉眼来判断发绀是不可靠的。由于临床评估潜在的不准确性，当仅仅用肉眼观察来评判患者的氧合状态时，判断者需谨慎。

发绀的鉴别诊断有很多，包含多个器官系统。其鉴别包括以下疾病：心脏的右向左分流，肺内通气-血流灌注不匹配，肺泡内氧气弥散功能损害，肺换气不足和血红蛋白的氧气亲和力下降。发绀的严重程度受总血红蛋白浓度和任何与氧解离曲线有关因素（pH、PCO_2、温度、成年人-胎儿血红蛋白的比例）的影响。以下情况发绀会发生的更快，也更明显：高血红蛋白浓度（红细胞增多症患者）、低pH（酸中毒）、PCO_2提高、体温上升、成年人-胎儿血红蛋白比例升高。

对发绀和伴随的低氧血症的判断很重要，因为发绀通常是许多新生儿疾病包括先天性心脏病的首发症状之一，发绀可能是心肺功能不全的早期症状。发绀的尽早识别和迅速干预至关重要。

中心性发绀是指躯干、嘴唇和黏膜的变色，注意不要和手足发绀（只有远端肢体的青紫）混淆。手足发绀是由外周血管收缩引起的，在出生后24～48h是正常的现象。当右上肢的血氧饱和度高于下肢时，差异性发绀出现。由于肺血管高阻力，胎儿仅有极少的血流通过充满液体的肺，结果在子宫中胎儿血液从心脏的右边（肺动脉）通过未闭的动脉导管流到左边（主动脉）。供应右上肢的动脉起源于未闭的动脉导管发出之前的升主动脉，被认为是“导管前的”，因此，右上肢的血氧饱和度代表了左心室的血氧饱和度。在下肢测量的动脉血氧饱和度被认为是“导管后的”，因为供应下肢的血管发自主动脉峡部动脉导管起源之后。如果胎儿娩出后动脉导管仍未闭合，缺氧的血液继续从肺动脉分流到降主动脉，导致下肢的血氧饱和度下降。在新生儿期，差异性发绀在新生儿持续性肺动脉高压(PPHN)或在伴有左心室流出道梗阻的先天性心脏病(如主动脉弓离断、主动脉缩窄、严重主动脉瓣狭窄)患者中常见。在发绀的新生儿评估中，差异性发绀是一个重要的诊断症状。

在导管前的血氧饱和度低于导管后的这种特殊情况下，可以出现反差异性发绀。反差异性发绀是由于大动脉转位伴随 PPHN 或者伴随左心室流出道梗阻(表 24-1)。

一、鉴别诊断列表

1.心脏

(1)非导管依赖性混合型：①永存动脉干。②完全性肺静脉异位引流不伴梗阻。③D-型完全性大动脉转位。

(2)导管依赖性肺血流型：①法洛四联症伴肺动脉闭锁。②三尖瓣下移畸形。③重型肺动脉狭窄。④三尖瓣闭锁伴正常大动脉。⑤室间隔完整的肺动脉闭锁。

(3)导管依赖性体循环血流型：①左心发育不全综合征。②主动脉弓离断。③重型主动脉缩窄。④重型主动脉瓣狭窄。⑤三尖瓣闭锁伴大动脉转位。

2.肺

(1)原发性肺疾病：①呼吸窘迫综合征。②胎粪吸入综合征。③肺炎。④新生儿持续性肺动脉高压。⑤肺发育不全。⑥弥散障碍。⑦通气-灌注不匹配。

(2)气道梗阻：①后鼻孔闭锁。②声带麻痹。③喉气管软化。

(3)外在性肺压缩：①气胸。②乳糜胸。③血胸。④膈疝。⑤胸腔积液。⑥支气管源性囊肿。

3.神经性　①中枢神经系统功能障碍。②药物诱导的呼吸动力抑制。③脑水肿。④颅内出血。⑤中枢性呼吸暂停。

表 24-1　发绀分类

	导管前血氧饱和度	导管后血氧饱和度	临床表现	鉴别诊断	是否需要调查	初始治疗
中心性发绀	低	低	四肢、躯干、黏膜变蓝色	考虑心源性、神经源性、肺源性或代谢性损伤，需进一步检查	是	根据病因和咨询专家意见
手足发绀	正常	正常	只有远端肢体变蓝色	24h 内正常	否	无
差异性发绀	高	低	右上肢的血氧饱和度高于下肢	PPHN 或 CHD 伴 LVOTO	是	PGE，输液，咨询专家意见
反差异性发绀	低	高	右上肢的血氧饱和度低于下肢	TGA 伴 PPHN 或 TGA 伴 LVOTO	是	PGE，输液，咨询专家意见

呼吸性神经肌肉功能障碍:①脊肌萎缩症。②婴儿型肉毒杆菌中毒。③新生儿重症肌无力。

4.血源性　①高铁血红蛋白血症。②红细胞增多症。

5.其他　①败血症。②低血糖症。③肺换气不足。

二、鉴别诊断讨论

高铁血红蛋白血症

1.病原学　高铁血红蛋白是血红蛋白的一种转换形式,二价铁已经被氧化为三价铁使得血红素不能携带氧气。高铁血红蛋白血症是指血液中的高铁血红蛋白浓度增加导致严重的组织缺氧甚至死亡。它可能是由于遗传的血红蛋白异常或者暴露于氧化毒素引起的。有害物质包括镇痛药(如苯佐卡因)、苯胺染料、一些抗菌药(如氨苯砜、磺胺类药物)、偶氮化合物和亚硝酸盐。婴儿期是高铁血红蛋白血症的高发期,因为在红细胞内可以维持高铁血红蛋白浓度<1%的保护性酶活性降低,而且胎儿血红蛋白比成年人的血红蛋白更容易被氧化。高铁血红蛋白血症也见于腹泻疾病,可能继发于肠道中产亚硝酸的细菌感染。

2.临床特点　高铁血红蛋白血症患者表现为发绀、异常脉搏血氧饱和度(通常高于发绀程度)和通过血气分析测得低血氧饱和度。

3.评估　高铁血红蛋白血症的床旁诊断需要患者的血滴在一片滤纸上,暴露于空气 30s 后,正常的血液为红色,而高铁血红蛋白血症患者的血液为咖啡色。通过碳氧血红蛋白测定法测定高铁血红蛋白浓度是血气分析的一部分内容。

4.治疗　静脉内给亚甲蓝可以减少异常的三价铁血红蛋白,使其变回二价铁血红蛋白。亚甲蓝疗法一般用于高铁血红蛋白浓度>20%的患者,因为更低浓度的一般只要对症治疗即可。亚甲蓝禁用于葡萄糖-6-磷酸脱氢酶缺乏症患者,因为它可能引起严重的溶血性贫血。

三、发绀的评估

(一)新生儿

1.病史　从病史中获得的重要信息包括完整的出生史及母亲的病史。应获取产前、围生期和产后并发症史,以及分娩史、孕妇感染史、新生儿史。

具体的问题包括如下。

(1)母亲的羊膜什么时候破裂?

(2)母亲在分娩时用过什么药及最后一次剂量的使用是多久以前?

(3)有出生窒息史吗?

(4)胎儿的胎龄和出生体重?

(5)第一次发绀出现时婴儿的年龄?

(6)血氧饱和度降低的严重程度?

(7)出现的是差异性发绀还是反差异性发绀?

(8)身体的哪些部分出现发绀?

(9)婴儿的脉搏、体温和呼吸频率?

(10)婴儿的肌张力是正常的还是减低的?

(11)婴儿的哭泣是有力的还是虚弱的?

(12)婴儿有呼吸窘迫的体征吗?

2.体格检查

(1)整体评估和生命体征:最初的体格检查应该着重于生命体征和心肺功能的检查,评估呼吸窘迫或即将发生的心肺衰竭的体征。如果患者即将出现心肺衰竭,需要立即根据2010年儿科高级生命支持指南给予患者心肺支持和进一步评估。

(2)皮肤颜色:蓝色或暗淡的皮肤黏膜提示发绀,皮肤颜色对诊断有影响。皮肤颜色较浅的患者,动脉血氧饱和度通常<88%时,发绀被注意到;而皮肤颜色较深的患者发绀时,动脉血氧饱和度一定更低。

(3)呼吸系统检查:检查啰音、喘鸣音、呼噜、鼻翼扇动、鼻孔扩大、肺实变或积液的证据。呼吸频率增加、呼噜声、鼻翼扇动或者凹陷是呼吸窘迫的症状。呼吸增强(呼吸频率增加)伴发绀但没有呼吸窘迫的表现,通常在先天性心脏病患者中常见。然而呼吸急促伴鼻翼扇动、呼噜、凹陷通常反映肺源性发绀。呼吸暂停一般与早产、脑内疾病或药物有关。

(4)心血管检查:需要触诊和听诊来判断异常的心尖冲动、收缩期、舒张期杂音及 S_1、S_2 异常分裂和 S_3、S_4 奔马律、喷射喀喇音、开瓣音或者摩擦音。没有听到心脏杂音并不能排除先天性心脏病,因为一些严重的心脏损害在新生儿期只产生柔和的流动杂音或者根本没有杂音。

严重的发绀不伴心脏杂音提示大血管转位。如果可以听到 S_2 分裂音，证明有两条开放的流出道，可排除肺动脉闭锁和主动脉瓣闭锁。检查四肢时需注意上下肢脉搏的强度和对称性、水肿的证据、毛细血管充盈时间和甲床是否发绀。肝大可提示右心室或双心室的衰竭。

3.附加的评估　血流动力学稳定但发绀的新生儿，血流动力学最初评估的目的是为了判断发绀是心源性的还是非心源性的。导管前、导管后的血氧饱和度及四肢的血压也需记录下来。可进一步行心电图、X 线胸片和高氧试验检查。

四肢血压测定：右上肢的收缩压比下肢高，≥10mmHg，提示主动脉弓发育不全、主动脉狭窄或其他动脉导管依赖性体循环伴限制性动脉导管疾病。X 线胸片是为了观察心脏的形状和肺血管是增多还是减少。心电图是为了评估心率、心律、电轴、间隔、电压（心房颤动，心室肥大）和复极（异常 Q 波，ST/T 波和校正的 QT 间期）。

高氧试验是指先让儿童呼吸空气时测定右桡动脉的血气基线，然后吸纯氧 10min 后再次测定血气。指脉氧测定不适用于高氧试验的判读。在纯氧吸入后，PaO_2＞150mmHg 基本可以排除心脏疾病，而 PaO_2＜50mmHg 高度怀疑先天性心脏病。

其他合适的实验室检查包括血糖、全血细胞计数（CBC）、血培养和尿培养。如果强烈怀疑感染，可行腰椎穿刺。先前检查的结果应该能将临床医师向发绀原因的方向引导。如果考虑心脏的原因，应该进行心脏病咨询和超声心动图检查（表 24-2）。

表 24-2　婴儿中心性发绀的初始评估

病史
体格检查
X 线胸片
ABG/高氧试验
CBC/血培养/脓毒症评估
血糖
EKG
咨询专家＋超声心动图

4.治疗　发绀的婴儿需要立即评估气道、呼吸和循环。立即判断是否有心肺衰竭和立即根据患儿情况处理是很重要的。发绀婴儿的紧急处理包括气管插管、容量复苏或给予正性肌力药、血管活性药。前列地尔(前列腺素 E_1)型可以维持导管开放或限制动脉导管重新开放。任何怀疑有导管依赖型先天性心脏病的婴儿,应该一开始即通过静脉持续的滴注前列地尔。

(二)年长儿童

1.病史　应从病史中得到以下重要信息。

(1)发绀的第一次发作时间、持续时间和频率?

(2)以前有过发绀发作吗?

(3)发绀是否伴有咳嗽、喘息或者喘鸣?

(4)有诱发因素吗?

(5)该儿童的用药史?

(6)该儿童的生长、发育是否正常?

(7)该儿童是否和患有感染性疾病的人接触过?

(8)该儿童的家族史?

2.体格检查

(1)整体评估和生命体征:和新生儿一样,最初的体格检查应该着重于生命体征和心肺功能的检查,评估呼吸窘迫或即将发生的心肺衰竭的体征。如果患者已经或即将出现心肺衰竭,需要立即根据2010年儿科高级生命支持指南给予患者心肺支持和进一步评估。

(2)呼吸系统检查:应该评估是否有鼻溢液、中耳炎、咽炎和鼻窦炎。注意有无嘶哑、流口水、喘鸣和呼吸音异常。如果怀疑会厌炎,咽部无须检查。

(3)心血管检查:需要触诊和听诊来判断异常的心尖冲动、收缩期、舒张期杂音及 S_1、S_2 异常分裂和 S_3、S_4 奔马律、喷射喀喇音、开瓣音或者摩擦音。四肢的脉搏和血压应该仔细检查。

3.实验室检查和诊断方法　适宜的检查包括如下。

(1)全血细胞计数、分类及血培养。

(2)动脉血气分析(如果发绀很严重)。

(3)肺功能试验。

(4)X线胸片。

4.治疗 年长儿童的发绀通常是呼吸源性或神经源性。一般给予支持治疗，如果发生呼吸衰竭可能需要插管和机械通气。

患法洛四联症的儿童可能有缺氧发作，在哭闹和生气时出现。发作的年龄一般集中在3～18个月，尤其在脱水的状态下。治疗包括吸纯氧、膝胸位、静脉给等张溶液或硫酸吗啡。长期的治疗包括普萘洛尔、去氧肾上腺素，用于正在等待手术治疗的严重、顽固性发绀。

（信晓伟 赵立健 译）

细血管再充盈时间延长，则存在5%以上脱水的概率是无再充盈时间延长者的4.1倍。在荟萃分析中，可显著增加脱水可能性的检查结果，包括毛细血管再充盈时间延长、异常的皮肤紧张度和异常的呼吸类型。相反，如果这些结果没出现，则可能不存在5%脱水。如没有病态整体面容的似然比是0.46,95%的可信区间似然比为0.34～0.61。可以理解为如果整体面容是正常的，患儿存在5%脱水的可能性不到50%。在荟萃分析中，如果不存在如下症状，如干燥的黏膜、眼窝凹陷、病态整体面容，可显著降低脱水的可能性。

表25-1 至少5%的脱水患者出现的体征和症状

症状和体征	出现的似然比（95%的可信区间）	缺乏的似然比（95%的可信区间）
毛细血管再充盈时间延长	4.1(1.7～9.8)	0.57(0.39～0.82)
皮肤紧张度异常	2.5(1.5～4.2)	0.66(0.57～0.75)
呼吸异常	2.0(1.5～2.7)	0.76(0.62～0.88)
眼窝凹陷	1.7(1.1～2.5)	0.49(0.38～0.63)
黏膜干燥	1.7(1.1～2.6)	0.41(0.21～0.79)
四肢冰冷[a]	1.5,18.8	0.89,0.97
脉搏微弱[a]	3.1,7.2	0.66,0.96
眼泪缺乏	2.3(0.9～5.8)	0.54(0.26～1.13)
心率增加	1.3(0.8～2.0)	0.82(0.64～1.05)
囟门凹陷	0.9(0.6～1.3)	1.1(0.82～1.54)
病态整体面容	1.9(0.97～3.8)	0.46(0.34～0.61)

a.这些结果只评估了两项研究，并没有得到集中值。点估计值的范围被提出

尽管这些统计数据很有帮助，但在临床上很难实施。然而，一个10分脱水评分系统的高质量研究，采用了一个仅有4个临床症状的子集，并且表明这仅有4个临床症状的子集和10分脱水评分系统一样有诊断

(4)X 线胸片。

4.治疗　年长儿童的发绀通常是呼吸源性或神经源性。一般给予支持治疗,如果发生呼吸衰竭可能需要插管和机械通气。

患法洛四联症的儿童可能有缺氧发作,在哭闹和生气时出现。发作的年龄一般集中在 3～18 个月,尤其在脱水的状态下。治疗包括吸纯氧、膝胸位、静脉给等张溶液或硫酸吗啡。长期的治疗包括普萘洛尔、去氧肾上腺素,用于正在等待手术治疗的严重、顽固性发绀。

(信晓伟　赵立健　译)

第 25 章

脱　水

Philip R. Spandorfer

脱水是指总体液的缺失，是引起低血容量性休克的原因。在总液体丢失量多于摄入量的时候发生。它并不是一个临床诊断而是某种疾病的一个症状。引起临床注意的最常见的原因是胃肠炎。根据脱水程度可分为：轻度脱水，失水量占体重5%；中度脱水，失水量占体重5%～10%；重度脱水，失水量占体重10%以上。如果考虑到血清电解质，根据血清钠浓度可以将脱水进一步分类。本章重点阐述胃肠炎引起的脱水。

一、鉴别诊断列表

1.失水量增加　①胃肠炎。②呕吐。③幽门狭窄。④阑尾炎。⑤胰腺炎。⑥小肠梗阻。⑦肠套叠。⑧下叶肺炎。⑨肾盂肾炎。⑩颅内压增高。⑪腹泻。⑫吸收不良。⑬炎性肠病。⑭乳糜泻。⑮囊性纤维化。⑯非显性失水增加（如发热、出汗、过度通气等）。⑰肾性失水（如糖尿病酮症酸中毒、尿崩症、巴特综合征等）。

2.摄入量减少　①自发性（如咽炎、胃炎、呼吸窘迫等）。②生理性抑制（如昏迷、儿童虐待等）。

3.液体转移　①烧伤。②低蛋白血症状态（如腹水、外周性水肿等）。

二、鉴别诊断讨论

（一）胃肠炎

1.生理学　在正常生理条件下，水构成了儿童和成年人体重的70%和婴儿体重的75%。2/3的液体在细胞内，1/3的液体在细胞外。而75%的细胞外液在组织间隙，25%细胞外液在血管内。丢失的液体通常与血浆有相同的电解质成分。脱水的早期阶段大部分丢失的液体来自细胞外间隙，但随着时间推移，液体失去平衡，离开细胞内间隙。在恢复阶段，输入的液体是在细胞外间隙，而细胞内间隙的液体恢复再平衡需要时间。

2.病原学 胃肠炎可由病毒、细菌或者寄生虫引起。在发达国家最主要的原因是病毒。轮状病毒是已知的致病性最强的病毒。在全球范围，通常 5 岁前儿童都会罹患至少一次轮状病毒性胃肠炎。

3.临床特征 胃肠炎通常由急性呕吐开始，呕吐可能是严重且持续的。如果一个儿童仅仅只有呕吐，临床医师应该考虑其他病原体，但如果随后出现腹泻则可诊断为病毒性胃肠炎。总病程一般持续 5～7d。

提示：腹痛出现在呕吐之前时，临床医师应考虑到阑尾炎。

由胃肠炎引起的儿童脱水可能会导致电解质紊乱。近 1/3 中度脱水的患儿有低血糖症，这些儿童会出现精神不振。患儿较少出现血钠升高。高钠血症代表了自由水的缺失，钠离子通过渗透作用将水分由细胞内移至细胞外，这导致了细胞内脱水状态。高钠血症急性表现包括早期的神经易激惹（如癫痫发作）。在这些儿童中，由于大部分的临床表现由细胞外液减少引起，脱水的程度更难评估，“松软”的皮肤可以是一个线索。相反，低钠血症导致细胞肿胀，这些患者也有神经系统的症状，主要有癫痫发作、嗜睡和昏迷。

4.评估 脱水的评估依赖全面的病史和体格检查。需要考虑的病史包括与其他患儿的接触史、症状出现的时间、呕吐和腹泻的次数及有无血或胆汁。如果近期有井水接触史、徒步旅行或外出旅游，可考虑某一病因而排除病毒性胃肠炎。高热伴血性腹泻可考虑细菌性痢疾。

全面的体格检查有助于确诊。检查者应该评估患儿的整体表现，尤其是与脱水有关的嗜睡或者精神萎靡。其他的检查重点包括尿量的评估、有无眼泪及其量、黏膜的质量（湿润、黏稠、干燥）、毛细血管再充盈时间（在温暖的环境中，检查远端肢体的指尖，如果＞2s 则为延长）、皮肤的紧张度，以及心率和脉搏的评估，在婴儿中还有囟门的评估。评估脱水程度的研究已创建了一个框架用于评价脱水状况。近期的一个荟萃分析提供了有用的数据（表 25-1）。如果出现了一条症状，就增加了脱水的可能性。如毛细血管再充盈时间延长出现的似然比是 4.1，95％的可信区间似然比为 1.7～9.8。我们可以解释为，若患儿存在毛细血管再充盈时间延长，则存在5%以上脱水的概率是无再充盈时间延长者的4.1倍。在荟萃分析中，可显著增加脱水可能性的检查结果，包括毛细血管再充盈时间延长、异常的皮肤紧张度和异常的呼吸类型。相反，如果这些结果没出现，则可能不存在5%脱水。如没有病态整体面容的似然比是0.46，95%的可信区间似然比为0.34～0.61。可以理解为如果整体面容是正常的，患儿存在5%脱水的可能性不到50%。在荟萃分析中，如果不存在如下症状，如干燥的黏膜、眼窝凹陷、病态整体面容，可显著降低脱水的可能性。

表 25-1　至少5%的脱水患者出现的体征和症状

症状和体征	出现的似然比（95%的可信区间）	缺乏的似然比（95%的可信区间）
毛细血管再充盈时间延长	4.1(1.7～9.8)	0.57(0.39～0.82)
皮肤紧张度异常	2.5(1.5～4.2)	0.66(0.57～0.75)
呼吸异常	2.0(1.5～2.7)	0.76(0.62～0.88)
眼窝凹陷	1.7(1.1～2.5)	0.49(0.38～0.63)
黏膜干燥	1.7(1.1～2.6)	0.41(0.21～0.79)
四肢冰冷[a]	1.5，18.8	0.89，0.97
脉搏微弱[a]	3.1，7.2	0.66，0.96
眼泪缺乏	2.3(0.9～5.8)	0.54(0.26～1.13)
心率增加	1.3(0.8～2.0)	0.82(0.64～1.05)
囟门凹陷	0.9(0.6～1.3)	1.1(0.82～1.54)
病态整体面容	1.9(0.97～3.8)	0.46(0.34～0.61)

a.这些结果只评估了两项研究，并没有得到集中值。点估计值的范围被提出

尽管这些统计数据很有帮助，但在临床上很难实施。然而，一个10分脱水评分系统的高质量研究，采用了一个仅有4个临床症状的子集，并且表明这仅有4个临床症状的子集和10分脱水评分系统一样有诊断

准确性。它包括病态整体面容、眼泪缺乏、黏膜干燥和毛细血管再充盈时间延长(表 25-2),每一分对应一个临床症状。可以理解为:0 分表示没有脱水,1 分代表轻度脱水,2～3 分是中度脱水,4 分为重度脱水。该 4 分评分系统已应用于临床,多数实践者已应用并且很容易记住这 4 个症状。

表 25-2 4 分脱水评分系统

病态整体面容
眼泪缺乏
黏膜干燥
毛细血管再充盈时间延长

5.电解质 在脱水患者中,没有电解质的常规评估准则。如果患者病史或检查结果提示电解质异常,应直接检查电解质。电解质对决定是否存在脱水没有帮助,但有助于决定酸中毒的程度和是否因为高钠血症或低钠血症需特殊治疗。很重要的一点是接近 1/3 的中度脱水的患者并发低血糖症。

提示:中度缺水的患者中 1/3 存在低血糖症。

(二)治疗

1.紧急治疗 紧急治疗着重于确认和处理威胁生命的事件。重度脱水和休克需要积极的液体复苏。临床医师需要静脉置管,连续给予剂量为 20ml/kg 的等张液。治疗的直接目的是恢复循环血量和灌注重要脏器。必要时,血制品可用于恢复血管内容量。纠正休克后,可继续合理治疗。

丢失的液体可根据脱水的程度计算。胃肠炎引起的液体丢失有特定的比重,接近于 1。因此,减轻的体重接近液体丢失量。如果已知正常时和脱水后的体重,就可判断脱水的程度。1L 的 5%是 50ml。因此,5%的脱水需要补充液体 50ml/kg。同样,10%的脱水需要补充液体 100ml/kg。

提示:轻度(＜5%)脱水需按 50ml/kg 补液;中度(5%～10%)脱水

需按100ml/kg补液。

提示:可于4h内补给丢失的液体。治疗可在医师监护下进行。患者若进行口服补液疗法效果好,可于出院后在家中继续补液。

提示:昂丹司琼对于减少胃肠炎导致的呕吐有帮助。口服分散片剂可于治疗前开始使用。

2.口服补液治疗(ORT) ORT被美国儿科协会、世界卫生组织、疾病控制中心推荐为初始治疗的首选,用于轻度和中度脱水儿童,甚至可以用于重度脱水儿童。ORT不仅仅是给患者电解质液体或运动饮料,而是根据一个规律的计划,频繁的给予少量合适的口服补液盐(ORS)。尽管在紧急情况下给脱水儿童补充水分ORT是一种有效的方法,但是它在美国的应用受到了限制。在急诊室中成功应用口服补液疗法的最常见的障碍是起效太慢或疗效不确定等错误的观念。内科医师、护士和患者一样都持有这样的观点。通常,花费5min给患儿家属解释ORT,可减少或者消除这些阻碍。ORT可以免除儿童静脉置管的痛苦,可更多的促进父母参与到儿童脱水的治疗中,教会患儿父母一种可用于持续性疾病治疗和纠正儿童脱水的技能。开始ORT后,应该给予频繁的再次评估。如果患儿不能耐受治疗,应给予胃肠外补液。开始ORT前给予昂丹司琼可以提高ORT的成功率到80%以上。如果患者对ORT无反应,它通常发生在早期的治疗过程中,一般在30min内。

提示:注射器每隔5min给予10ml无味电解质平衡盐溶液是ORT的一种方法。剂量可增大至患儿能耐受,间隔时间可以缩短。

合适的ORS有助于确保成功。ORT的生理功能是利用钠-糖共同转运机制促进水在肠道中的被动吸收。即使在重型胃肠炎,如小肠的刷状缘显著剥脱时,这种共同转运机制仍能维持。最佳的糖类和钠盐的化学配比是1∶1。WHO的两种ORS配方维持了这种比例(表25-3)。WHO的ORS最初用于霍乱,因此有更高的钠浓度,为90mEq/L。WHO已经研制出另一种ORS,有较低的钠浓度,为75mEq/L。这种ORS可用于病毒性或细菌性胃肠炎引起的脱水。其他的商业产品均是用于ORT的再水化阶段,尤其是Rehydralyte。最常用的Pedialyte实际是维持液,并不是再水化溶液。然而,对治疗胃肠炎引起的轻度到中度脱水非常有效。商业产品糖浓度更高，因此脱离了 1∶1 的比例。通常，儿童会拒绝 ORS，因其口感差。这在大龄儿童或者仅有轻度脱水的儿童中常见。作为轻度脱水的一个替代方案，可将运动饮料按 1∶1 的比例溶于水中，味道更好。在这种补水方案中食用苏打饼干可增加钠盐。表 25-4 列出了不适合用于胃肠炎引起的脱水的补水溶液。

表 25-3　合适的口服补液溶液

溶液	钠（mEq/L）	钾（mEq/L）	氯（mEq/L）	碱（mEq/L）	糖类%（mmol/L）	渗透压（mmol/L）	糖类和钠比值
WHO(1)	90	20	80	10	2%(111)	311	1∶1
WHO(2)	75	20	65	10	1.4%(75)	245	1∶1
Rehydralyte	75	20	65	30	2.5%(139)	329	2∶1
电解质平衡盐溶液	45	20	35	30	2.5%(139)	269	3∶1

表 25-4　不合适的口服补液溶液

溶液	钠（mEq/L）	钾（mEq/L）	氯（mEq/L）	碱（mEq/L）	糖类%（mmol/L）	渗透压（mmol/L）	糖类和钠比值
佳得乐	20	3	17	3	4.6%(58)	330	12∶1
可口可乐	2	<1		13	12%(112)	>600	—
苹果汁	3	32	2	0	12.4%(120)	730	230∶1
鸡汤	250	8	250	0	0	500	—

提示：尽管 ORS 比较咸，但应用注射器给药可帮助儿童服下 ORS。当采用杯子或瓶子时儿童可能拒绝口服 ORS。

ORT 可能会失败，典型的原因包括患儿的拒绝、父母对治疗的不配合、持续性呕吐、液体丢失量多于给予量。此外，儿童和父母很难在半夜保持清醒并实施补水。由于胃炎或咽炎的患儿可能会因疼痛拒绝口服 ORT,处理这些疼痛有助于避免胃肠外补液。

3.皮下液体疗法　皮下液体疗法是胃肠外给药的一种方法,该疗法通过皮下给药利用透明质酸酶来增加等张溶液的吸收。在 20 世纪 50 年代,这种方法比静脉给药更为普遍,但是,由于给予的液体不合适时伴有并发症,这种疗法被放弃。应用等张溶液以避免医源性低钠血症。透明质酸酶重组技术的发展使人们对这种技术再次感兴趣。已有新的研究进一步明确皮下给药补液的作用。该疗法已用于轻度和中度脱水儿童的治疗中,当重型脱水患儿已经获得静脉途径补液时,该疗法可被认为是“桥梁疗法”。这种技术应用于有静脉给药困难的儿童(表 25-5)。

表 25-5　静脉注射困难评分

特征	0 分	1 分	2 分
静脉可见	是		否
静脉可触及	是		否
早产(<38 孕周)	否		是
年龄	≥3 岁	1～2 岁	<12 个月

提示:皮下液体疗法是获得血管途径困难时的一种胃肠外给药途径。

4.静脉液体疗法　如果应用昂丹司琼和尝试性 ORT 不成功或是重型脱水的患者,则需要静脉给药。静脉补液目前推荐着重于目标直接疗法。补充累计损失量和继续损失量是首要目标。继续补液需要根据灌注的改善、尿量、持续的呕吐等频繁的再评估。给药时应使用等张溶液,通常使用生理盐水或乳酸林格液。注射剂量是 20ml/kg。葡萄糖不应该包括在内,因为在 20ml/kg 的剂量中,葡萄糖的总量是低血糖需要量的 2～4 倍。在给予注射剂量后,包含葡萄糖的静脉液体应以 1.5 倍维持量开始。儿童应鼓励采取肠内喂养。低龄儿童可能需要住院直到他们已经有足够的经口摄入量。紧急环境大龄儿童可以再水化,并且在家继续治疗,除非环境恶化需要静脉继续给药。

5.电解质异常　在脱水患者中，低血糖症较常见，尤其是中度脱水的患者。在治疗阶段，ORT 通过提供葡萄糖纠正低血糖症。在静脉注射疗法中，必要时应该评估低血糖症。治疗低血糖症是用 0.5g/kg 的葡萄糖。通过“50 法则”这个总量很容易计算出，50 除以使用的葡萄糖溶液的浓度(如 D5，D10，D25，D50)即得出每千克体重所需糖的毫升数，即等于 0.5g/kg 葡萄糖。

提示：对于低血糖症患者，“50 法则”可用于计算葡萄糖的正确用量。毫升每千克体重含糖液乘以葡萄糖浓度等于 50。

（信晓伟　孙文秀　译）

第 26 章

糖 尿 病

Stuart A. Weinzimer

糖尿病是由于胰岛素缺乏所导致的以高血糖症为特征的糖代谢紊乱疾病。糖尿病包括(但不限于)以下临床综合征:1 型糖尿病(type 1 diabetes mellitus,T1D),系绝对胰岛素缺乏,特点为起病快,易发生酮症酸中毒;2 型糖尿病(type 2 diabetes mellitus,T2D),系胰岛素抵抗,非胰岛素依赖型,特点为与肥胖相关,相对不易发生酮症酸中毒。这两类糖尿病的远期并发症相似。年龄小于 18 岁儿童的 T1D 发病率约为 1/350,以欧裔较常见。而 T2D 则较常见于美非裔、美国土著及拉丁美洲儿童,但各种族 T2D 的患病率均是持续增加的。

一、鉴别诊断列表

1.感染性疾病　①尿路感染(UTI)。②胃肠炎。③肺炎。④脓毒症。

2.中毒性疾病　①摄入水杨酸盐。②使用类固醇。③使用利尿药。

3.内分泌和代谢性疾病　①高钙血症。②尿崩症。③先天性代谢缺陷。

4.其他疾病　①肾性糖尿。②应激性高血糖症。

5.心理社会性疾病　①精神性烦渴。②遗尿。

二、糖尿病的评估

(一)病史

典型症状:多尿,多饮,多食。

(1)体重减轻和生长迟缓可不易察觉。

(2)进展为糖尿病酮症酸中毒(diabetic ketoacidosis,DKA)时,患儿可出现恶心、呕吐和嗜睡。

(3)突发事件(并发疾病或应激时)常提示需要就医。

(二)体格检查

疾病早期进行的体格检查通常是正常的，后期可见下述阳性体征。

(1)脱水征(如心动过速、皮肤灌注不良、低血压)。

(2)深大呼吸(Kussmaul 呼吸)，系代谢性酸中毒的体征。

(3)酮味呼吸，系酮症的体征。

(三)实验室检查

满足下述四条之一时可诊断糖尿病。

(1)空腹血糖(blood glucose，BG)水平≥126mg/dl。

(2)出现糖尿病症状时，随机 BG 水平≥200mg/dl。

(3)口服葡萄糖耐量试验，2hBG 水平≥200mg/dl。

(4)糖化血红蛋白 A1c 水平≥6.5%。

尿糖阳性提示存在糖尿病的可能性，但不可用于诊断糖尿病。

其他生化指标在发生 DKA 前可正常，在发生 DKA 时表现如下。

(1)血清电解质分析仪可自高血糖症及高三酰甘油血中检出低钠血症(钠离子浓度<136mEq/L)、低或高钾血症(钾离子浓度<4.0mEq/L 或>6.0mEq/L)，或代谢性酸中毒(碳酸氢盐浓度<15mEq/L)。

(2)动脉或静脉血气分析可检出代谢性酸中毒[pH<7.3，二氧化碳分压($PaCO_2$)<35mmHg]。

(3)全血细胞计数可检出白细胞计数升高(即使不存在感染)。

三、鉴别诊断

1.尿路感染和夜尿症　糖尿病早期体征(如多尿、夜尿)可被误认为尿路感染或夜尿症。但尿液分析显示葡萄糖及酮体阳性，而感染标志物则为阴性。肾性糖尿(血糖正常，尿葡萄糖阳性)可被误认为糖尿病。单独存在糖尿时绝对不可诊断为糖尿病，诊断糖尿病时必须存在 BG 或者糖化血红蛋白 A1c 水平的增高。其他代谢紊乱可出现酸中毒及脱水，但糖尿病患儿存在多尿、多食、体重减轻及 BG 水平增高的病史特点。

2.胃肠炎及急腹症　DKA 存在腹痛及呕吐时，可被误认为胃肠炎或急腹症。DKA 患儿具有明确的多尿、多饮病史及特征性的酮味呼吸，可与该类疾病及其他代谢性疾病相鉴别。

并发热性疾病或炎症时应用糖皮质激素类药物，可导致机体处于胰岛素抵抗状态，从而引起高血糖症、糖尿，甚至有少量酮尿（即“应激性高血糖症”）。这些情况必须与真性糖尿病相鉴别。非糖尿病患者在发热及急性病消退后或停止应用相关药物后，血糖会恢复正常。注意追溯病史，明确患儿是否存在多饮、多尿的典型症状。当缺乏上述症状时，则罹患糖尿病的可能性很小。少数情况下可发现潜在的真性糖尿病患儿。此时，抗胰岛细胞抗体阳性或糖化血红蛋白 A1c 的数值增高有助于明确诊断。

3.哮喘或肺炎　酸中毒进展并出现 Kussmaul 呼吸时，可被误认为是哮喘或肺炎，但听诊及影像学检查显示肺野清晰。

四、糖尿病的治疗

最佳的照护需要患儿、患儿家庭和由内科医师、护士、营养师及专业儿童糖尿病治疗顾问所组成的团队的共同努力。内科医师的职责是及时识别症状以明确诊断，转诊至儿童糖尿病中心，以及持续监测患儿的医疗情况。糖尿病患儿应至少每 3 个月就诊于多学科儿童糖尿病中心，如治疗效果不满意，则需增加就诊次数。

治疗目标是保持 BG 及糖化血红蛋白 A1c 的水平尽可能的接近正常，避免出现严重高血糖症，尽量使患儿正常的身心发育不受影响。为达到上述目标，患儿需应用胰岛素或口服降糖药物，并且坚持每日监测血糖、锻炼身体及遵守既定的饮食计划。家庭成员应学会监测血糖、应用胰岛素、识别和治疗低血糖症及提供支持。在对糖尿病患儿的治疗中，心理社会因素是关键，经验丰富的行为或家庭治疗师应注意可能存在的潜在问题。

(一)胰岛素

糖尿病治疗的目标是保持 BG 水平尽可能的接近正常。T1D 患儿需每日应用胰岛素以达标。可以应用注射器皮下注射胰岛素或应用便携式泵持续皮下输注胰岛素（胰岛素泵疗法）。其原理为模拟机体胰岛素分泌模式，即餐间及夜间释放基础量胰岛素，进食糖类时释放峰值胰岛素（弹丸）。胰岛素剂量必须个体化，而且由于受到饮食、运动、疾病及其他因素的影响，每位患儿自身每日的剂量也是不同的。表 26-1 列出了常用的胰岛素制剂。表 26-2 则为推荐的胰岛素调整方法。

表 26-1 常用胰岛素制剂的药代动力学

胰岛素	起效时间	峰值时间	持续时间
速效胰岛素类似物	10～15min	1～3h	3～5h
赖脯胰岛素(优泌乐)			
门冬胰岛素(诺和锐)			
赖谷胰岛素(格鲁辛)			
短效(常规)	0.5～1h	2～4h	4～8h
中效(NPH)	2～4h	4～10h	10～18h
长效胰岛素类似物			
甘精胰岛素(来得时)	2～3h	无	24h
地特胰岛素(诺和平)	1h	无	可达 24h

表 26-2 固定剂量胰岛素制剂的调整方法[a]

血糖	发生时间	推荐调整方法
高	早餐前	增加夜间中效或长效胰岛素剂量，调整后如出现夜间血糖降低，可考虑取消睡前点心
低	早餐前	减少夜间中效或长效胰岛素剂量，或者增加睡前点心量
高	午餐前	增加晨起速效胰岛素剂量，必要时增加中效胰岛素剂量
低	午餐前	减少晨起速效胰岛素剂量，必要时减少中效胰岛素剂量
高	晚餐前	增加晨起中效胰岛素剂量，调整后如出现午间血糖降低，可考虑放学后追加速效胰岛素
低	晚餐前	减少晨起中效胰岛素剂量

续表

血糖	发生时间	推荐调整方法
高	睡前	增加夜间速效胰岛素剂量
低	睡前	减少夜间速效胰岛素剂量

[a].基础-弹丸方案采用长效胰岛素类似物，使晨起空腹 BG 水平达标，餐时弹丸剂量使下顿餐时 BG 水平达标

固定剂量(混合制剂)胰岛素方案多在糖尿病早期应用，此时患儿及患儿家庭尚在摸索治疗阶段。胰岛素剂量通常是固定的，并采用短效/中效或短效/长效混合制剂以尽量减少每日注射次数。常用方案如下。

早餐前应用总量的 2/3，其中 1/3 为短效，2/3 为中效。

晚餐前应用总量的 1/3，其中 1/2 为短效，1/2 为中效或长效(中效或长效胰岛素可以睡前应用)。

弹性(基础-弹丸)方案较固定剂量方案的注射次数多，但可更加有效地控制高/低血糖。该类方案包括固定剂量的长效胰岛素类似物和较小剂量的短效胰岛素类似物。前者每日应用一次或两次以提供基础量胰岛素；后者则在每次进食或加餐时应用，其剂量取决于食物中糖类的量及进餐时的 BG 水平，方案如下。

早餐：0.4～0.5U/kg 长效胰岛素。

餐前：餐点中每 15g 糖类需应用 1U 速效胰岛素类似物加每高于目标血糖值 100mg/dl 应用 1U 胰岛素(如血糖＞200mg/dl，而目标血糖＝100mg/dl 时，则需多用 1U)。

胰岛素泵可轻松调节基础和弹丸剂量胰岛素，已成为输注胰岛素的首选方案。胰岛素泵既可降低基础剂量以避免夜间或运动相关的低血糖，又可增加基础剂量以应对疾病状态。而弹丸剂量则无须单独注射，甚至较先进的泵所配置的软件可以自行准确计算出弹丸剂量，操作者只需输入当前血糖水平及即将摄入的糖类剂量即可。有些新型的胰岛素泵可以持续监测血糖，从而提供实时血糖水平。

应在手臂、大腿、臀部和腹部之间交替注射胰岛素，以避免脂肪的萎缩或增生。胰岛素泵的输注导管通常置于腹部或臀部，且每 2～3d 需更换 1 次。

口服降糖药物并不适于治疗儿童 T1D，但在 T2D 的治疗中起重要作用。当对饮食、运动等生活方式进行干预，仍无法达到正常 BG 水平时，可以考虑应用胰岛素增敏药二甲双胍作为一线药物。二甲双胍起始剂量为每次 500mg，每日 1 次，最大剂量为每次 1000mg，每日 2 次。常见的不良反应为恶心、厌食及胃肠道不适，当与食物共食或缓慢加量时，可减轻不良反应。由于促胰岛素分泌药（磺酰脲类、美格替奈类似物）及其他胰岛素增敏药（罗格列酮、吡格列酮）的儿科应用数据相对缺乏，且这些药物有增肥的不良反应，故较少应用。

（二）胰岛素治疗的并发症

糖尿病治疗中最常见的急性并发症为低血糖症。其典型的症状包括饥饿、头痛、嗜睡、晕眩、易激惹、意识障碍、出汗及心动过速。口服葡萄糖（如葡萄糖片、橘子汁）可缓解轻微症状。严重的低血糖症可导致抽搐和昏迷。此时需肌内注射胰高血糖素 1mg。所有的糖尿病患儿应随时随身携带口服葡萄糖片，并在家中配备胰高血糖素。再发性低血糖症需积极矫正。

（三）并发疾病和 DKA

并发疾病时注意增加监测 BG 及尿酮的次数，增加液体摄入量，以及在出现高血糖症或酮症时追加胰岛素。值得注意的是，T1D 患儿需要持续应用胰岛素，即使患病不能进食者，也需要应用；此时可暂停短效胰岛素及减少长效胰岛素的剂量以避免出现低血糖症。监测尿酮以决定是否增加胰岛素的剂量。如 BG 水平无法保持在正常范围，则需静脉输注葡萄糖。表 26-3 是酮症及 DKA 的处理流程。

表 26-3　急性疾病处理指南

轻微疾病（"不适期"）
胰岛素
剂量可变。疾病导致机体处于应激状态，尤其是出现发热和酮症时，可增加胰岛素剂量；如患儿进食欠佳或呕吐时，则需多次应用较小剂量的胰岛素
液体
增加口服液体量以避免脱水、减少高血糖及清除酮体；如血糖水平低，可选含糖液体，并增加胰岛素以清除酮体

续表

监测
疾病期间需增加 BG 监测次数，对低年龄患儿或存在呕吐及进食减少者，需每 2～3h 监测 1 次
酮症酸中毒（DKA）：葡萄糖≥200mg/dl，pH＜7.3，或碳酸氢根＜15mEq/L
静脉补液
0.9%的生理盐水 10～20ml/kg 扩容，继之以等张液（0.9%生理盐水）在 48h 内缓慢补液
酮症酸中毒纠正后（血 HCO_3^-＞15mEq/L）方可进食
钠
不足 10mEq/kg：液体复苏时应用生理盐水
钾
不足 5～10mEq/kg：见尿补钾
K^+≥4.0mmol/L，补充 40mEq/L
K^+＜4.0mmol/L，补充 60mEq/L
磷酸根缺乏时，可选用 1∶1 的氯化钾∶磷酸钾。监测血钙浓度
胰岛素
每小时 0.1U/kg（注意调整静脉液体中葡萄糖的剂量及输注胰岛素的速度，使血糖每小时下降 50～100mg/dl）

（四）监测

BG 监测的目标是评估当前药物治疗方案是否有效及减少低血糖症的发生。准确好用的家庭血糖仪有助于在家中监测血糖并及时调整治疗方案。餐前及睡前点心前应监测血糖，在患儿生病、呕吐或出现低血糖症状时，应增加监测次数。测定餐后 2～3h 血糖水平以评估每餐胰岛素剂量是否有效，并确定非胰岛素治疗患者是否需应用胰岛素。当血糖水平超出目标值时，需立即调整胰岛素治疗方案（表 26-2）。在并发疾病、发热、呕吐或血糖水平持续超过 240mg/dl 时，应监测尿酮体。持续血糖监测装置可以进行实时血糖监测，也可以对低/高血糖症做出警示，是定期 BG 监测的得力助手。该装置可改善血糖不达标患者的血糖水平，并可减少血糖达标患者发生低血糖症的概率。然而，该装置会令患者感觉不适，且不易操作。

(五)饮食

医学营养治疗是治疗儿童糖尿病的核心，且 T1D 和 T2D 的治疗方案是显著不同的。对于 T1D 患儿而言，食物及点心所含糖类的剂量对于确定胰岛素的用量是很重要的。固定剂量胰岛素治疗的患儿需要恒定的糖类(如每餐 60～75g，每顿点心 15～20g)，以使每餐都能“搭配”适宜剂量的胰岛素。弹性剂量胰岛素治疗的患儿可以根据其每餐糖类的量相应地调整胰岛素剂量(如每进食 15g 糖类应用 1U 速效胰岛素)。对于 T2D 患儿而言，由于肥胖和胰岛素抵抗是主要因素，故与糖类的剂量相比较而言，坚持执行可以平缓而持久减肥的饮食方案更为重要。不推荐 T1D 患儿应用低糖类饮食，虽然该类饮食可以促进减肥，但 T2D 患儿应用低糖类饮食的研究并不多见。

(六)运动

规律运动对 T1D 患儿的健康和血糖控制非常重要，对 T2D 患儿而言，运动则是绝对必须的治疗方案。运动可以降低血糖水平及胰岛素的需求量，提高胰岛素的敏感性。运动还是快速降血糖的有效方法。酮症期间，需避免剧烈运动。

(七)心理社会性因素

糖尿病患儿及其家庭的压力很大。需定期监测患儿是否存在抑郁、烦躁和心理压力的症状。同样，由于需要家庭成年监护人负责照顾糖尿病患儿，医师也需要评估家长的抚养技巧、合作策略及调适亲子协作模式。当发现问题时需转诊给行为或家庭治疗师。

(八)并发症和合并症

对糖尿病患儿的长期监护内容包括慢性并发症(肾病、神经病变、视网膜病变及心血管疾病)及 T1D 患儿较常见的相关疾病(自身免疫性甲状腺疾病、乳糜泻及肾上腺功能不全)。所有青春期患儿或糖尿病病程>5 年的患儿应常规监测血压，每年均应筛查甲状腺、组织型转谷氨酰胺酶水平和尿白蛋白分泌率及眼科检查。

(王　静　孙文秀　译)

第 27 章

急性腹泻

Catherine C. Wiley

急性腹泻的定义为粪便含水量增加，次数增多，持续时间＜5～7d。大多数急性腹泻是感染性的(主要为病毒感染)，具有自限性。大约5%急性腹泻患儿需要就医。急性腹泻偶可危及生命。急性腹泻和慢性腹泻的鉴别诊断具有重叠性(详见第28章)。

一、鉴别诊断列表

1.感染性原因

(1)病毒：①轮状病毒。②肠道腺病毒。③杯状病毒(如诺如病毒)。④肠道病毒。⑤星状病毒。

(2)细菌：①沙门菌属。②志贺菌属。③弯曲杆菌属。④结肠炎耶尔森菌。⑤致病性大肠埃希菌。⑥气单胞菌属。⑦艰难梭菌。⑧弧菌属。

(3)寄生虫：①贾第虫病。②隐孢子虫。③痢疾阿米巴。④人酵母菌。

(4)全身性：①中耳炎。②泌尿系感染(urinary tract infection，UTI)。③肝炎。④脓毒症。

2.中毒性原因　①食源性疾病。②药物：铁剂、泻药及抗生素。③植物或蘑菇中毒。④家庭清洁剂或肥皂。⑤5-羟色胺综合征。⑥新生儿撤药。

3.代谢性或遗传性原因　①肾上腺功能不全。②先天性肾上腺皮质增生症(congenital adrenal hyperplasia，CAH)。③二糖酶缺乏症。④甲状腺功能亢进症。

4.炎症原因　①阑尾炎。②炎性肠病。③嗜酸细胞性胃肠炎。

5.解剖性原因　①肠套叠。②部分性肠梗阻。③先天性巨结肠/中毒性巨结肠。

6.其他原因

(1)饮食因素:营养不良、特异性食物不耐受(如乳糖或果糖不耐受)、喂养过度及山梨醇。

(2)其他吸收不良:乳糜泻及囊性纤维化。

(3)全身性疾病:溶血性尿毒症综合征(hemolytic uremic syndrome,HUS)、过敏性紫癜(Henoch-Schonlein purpura,HSP)及免疫缺陷病。

(4)功能性:肠易激综合征。

二、鉴别诊断讨论

(一)感染性腹泻

1.病因 感染性腹泻的病原体可以是病毒、细菌或寄生虫。传播途径通常是粪-口传播。大多数感染性腹泻患者的致病原是不明确的。

2.临床特征 感染性腹泻多累及年幼儿,尤其是幼托儿童。患儿通常表现为痉挛性腹痛、呕吐及每日 6～10 次水样便。伴随症状,如发热、呕吐、腹痛、皮疹、关节痛,通常提示感染性病因。体格检查腹部触诊平软,无压痛,肠鸣音可过度活跃。

临床表现一般不能特异性地提示某种病原体感染的存在,但可为诊断提供线索(表 27-1)。而病史也可提供与病因相关的线索。

(1)很多病原体存在季节易感性,病毒感染多见于冬季,细菌感染更常见于夏季。

(2)突发腹泻,且腹泻前不伴呕吐,提示细菌性肠炎。

(3)血便合并发热多见于细菌性肠炎,对于幼托儿童,还应想到寄生虫(隐孢子虫)感染的可能性。

(4)与其他患者的接触史、幼托史、旅游史或特定的暴露史,均可提供特异性致病原的线索。如蓝氏贾第虫感染多见于宿营时饮用井水或污染水的个体,而弯曲杆菌、沙门菌及蓝氏贾第虫可经宠物进行传播。幼托机构常见的病原体包括轮状病毒及其他病毒,如贾第虫、隐孢子虫、弯曲杆菌及志贺菌属。

(5)在污染水中游泳通常会接触具有感染性的病原体,尤其是志贺菌、贾第虫、隐孢子虫、阿米巴及大肠埃希菌 O157∶H7。很多水生寄生虫可抵御加氯消毒。

(6)艰难梭菌感染主要见于起病前 3 周内曾应用抗生素治疗的患儿。

(7)抗酸药物 H_2 拮抗药或质子泵抑制药可增加对细菌性病原体的易感性。

表 27-1 感染性腹泻常见病因

病原体	发病高峰年龄	季节	潜伏期	发热	大便性状
轮状病毒	4 个月至 3 岁	冬季	1～3d	不定	腥臭味水样便
诺如病毒	学龄期	秋、冬季	12～96h	极少	稀便或水样便
沙门菌	1 个月至 2 岁	夏季	8～48h	常见	臭鸡蛋味绿色黏液便，偶为血便
志贺菌	1～5 岁	夏季	1～7d	常见	无味水样血便
弯曲杆菌属	1～5 岁	夏季	1～7d	常见	水样便，可为血便
耶尔森菌	1 个月至 2 岁	冬季	1～14d	常见	黏液便，可为血便
蓝氏贾第虫	学龄期	整年	1～4 周	极少	松软，油腻，色浅且便时延长
痢疾阿米巴	所有年龄	整年	1～4 周	不定	可为黏液血便
隐孢子虫	1～5 岁	夏季	2～14d	常见	水样便，可为血便

3.评估

(1)需行粪便细菌培养的门诊患者应用大便亚甲蓝染色进行筛查，偶可检出蓝氏贾第虫。存在多形核白细胞时，提示存在细菌性肠炎，需要行粪便细菌培养。未检出白细胞也不能排除细菌感染的可能性。应用器皿留取标本，较取自尿布或应用拭子的标本的细菌检出率更高。

(2)建议住院/幼托/研究所的患儿及存在潜在慢性疾病、严重或血性腹泻、具有中毒表现、暴露于细菌性肠炎，或应用饮食治疗仍持续腹泻的患儿进行粪便培养。一些实验室仅能检测弯曲杆菌、耶尔森菌及致病性大肠埃希菌。对于应用抗生素的患儿，可以行艰难梭菌培养及毒素分析(提示：新生儿艰难梭菌无症状携带率为 30%～50%，12 月龄后小儿的携带率为 3%)。

(3)粪便抗原分析。通常无须对轮状病毒、贾第虫或隐孢子虫进行特异性检测，但对于住院及长期患病的患儿或进行流行病学研究(如疾病暴发时)时，可考虑行该项检查。

(4)寄生虫(oval and parasite，O&P)。对于幼托或去外地旅游的患儿，尤其是存在迁延性腹泻的患儿，需行粪便检查以明确是否存在 O&P。检测隐孢子虫需要应用改良的金胺抗酸染色。

4.治疗　除细菌性肠炎患者外，大多数患者无须应用抗菌药物。某些情况禁忌应用抗生素。如应用抗生素会延长沙门菌的肠载量，并可增加感染大肠埃希菌 O157：H7 的患者出现 HUS 的风险。抗菌药物治疗可缩短疾病病程或减少病原体的传播。由于细菌耐药性增高，当存在沙门菌、志贺菌及大肠埃希菌感染时需行药敏试验。

(1)弯曲杆菌：口服红霉素 5～7d 可减少排便、缩短病程及预防复发。可应用阿奇霉素替代治疗。对于严重疾病患儿，可以考虑静脉应用红霉素、头孢噻肟或氨基糖苷类抗生素。>8 岁的患儿可应用四环素替代治疗。

(2)志贺菌：大多数志贺菌感染并不需要治疗。首选口服或静脉应用甲氧苄啶-磺胺甲噁唑(trimethoprim-sulfamethoxazole，TMP-SMX) 5d，以缩短病程，减少传染。如病原体对氨苄西林敏感，可以考虑应用其作为替代治疗。头孢曲松和阿奇霉素可作为替代药物。

(3)沙门菌：罹患肠炎的患儿存在以下情况时需要进行治疗，存在进展为侵袭性疾病风险者(如<3 月龄的婴儿),罹患溶血性疾病(包括镰状红细胞疾病)、恶性病或免疫缺陷病(如获得性免疫缺陷综合征,应用免疫抑制药治疗及脾功能不全者),存在罹患感染性心内膜炎风险的心脏病患儿及罹患伤寒沙门菌感染、沙门菌血症或伤寒症的患儿。如果病原体对氨苄西林或 TMP-SMX 敏感,可以应用上述药物治疗 7~14d。静脉应用头孢曲松或头孢噻肟可作为替代方案。新生儿及脑炎患儿所需药物的剂量是不同的,骨髓炎患儿需要加强治疗(如 4~6 周)。

(4)艰难梭菌:必要时可在应用其他广谱抗生素后,继续口服甲硝唑 7~10d。病情严重或治疗无效的患者,可以口服万古霉素。

(5)霍乱弧菌:大多数霍乱弧菌感染无须治疗。>8 岁的患儿首选口服多西环素(单次)或四环素(3d)。TMP-SMX、多西环素和头孢噻肟可作为替代药物。

(6)产毒性大肠埃希菌:通常不需治疗,可应用 TMP-SMX 3d。

(7)侵袭性大肠埃希菌:可应用 TMP-SMX 或氨苄西林(如病原体对其敏感)。阿奇霉素可作为替代药物。

(8)蓝氏贾第虫:可首选甲硝唑(5~7d)、替硝唑或替唑尼特。口服呋喃唑酮 7~10d 可作为替代方案。

(9)隐孢子虫:免疫功能正常患儿无须治疗。首选替唑尼特,但该药对 HIV 感染患者治疗作用有限。

(10)痢疾阿米巴:对于症状性结肠炎或存在肠外疾病的患儿,可以口服或静脉应用甲硝唑 10d 或替硝唑 3d。上述任一治疗均需后继口服双碘喹啉 20d 或巴龙霉素 7d。重症或侵袭性疾病时,还需应用其他药物。无症状患儿可单用双碘喹啉 20d。无症状感染也存在替代方案。

(11)环孢子虫:应用 TMP-SMX 7~10d。

(二)食源性疾病

1.病因　食源性腹泻可继发于摄入感染性病原体或预成型的毒素。很多病原体可经污染的水、食物或食物传递者而传播。表 27-2 列出了食源性腹泻的常见来源。

表 27-2　食源性胃肠炎的常见来源

来源	感染性病原体或毒素
肉类	金黄色葡萄球菌毒素
	产气荚膜梭菌毒素
	致病性大肠埃希菌
	弯曲杆菌
	沙门菌
	气单胞菌
猪肠及禽类	小肠结肠炎耶尔森菌，蜡样芽孢杆菌
	沙门菌
	志贺菌
	空肠弯曲菌
蛋类及贝类	沙门菌
	霍乱弧菌
	副溶血性弧菌
	杯状病毒
鱼类	鱼肉毒
生牛奶	沙门菌
	空肠弯曲菌
	小肠结肠炎耶尔森菌
炒饭、干果及奶粉	蜡样芽孢杆菌
蘑菇	蘑菇毒素
农产品	志贺菌，气单胞菌，沙门菌，大肠埃希菌 O157：H7
苹果汁	大肠埃希菌 O157：H7

2.临床特征　进食相同食物的个体同时发生急性发作的胃肠炎是典型的食源性疾病的表现。该疾病持续时间通常＜24h。大多数食物中毒伴有呕吐，且多出现于腹泻前。金黄色葡萄球菌毒素疾病的严重

呕吐多于进食污染的肉制品 1～6h 后发生。产气荚膜梭菌毒素疾病的症状则于进食 12h 后出现，其典型的表现为不伴呕吐的分泌性腹泻。

提示：进食当天出现症状提示致病原为预成型的毒素。进食 24h 至数天后出现症状提示致病原为肠源性病原体。

3.评估　食物中毒主要是临床诊断。粪便培养可检测肠源性病原体；产气荚膜梭菌感染时，可通过对污染的食物进行细菌培养而明确诊断。

4.治疗　通常仅需对症支持治疗。某些肠源性病原体可应用抗生素治疗。

（三）肠套叠

详见第 9 章。

（四）溶血性尿毒症综合征（HUS）

详见第 78 章。

三、急性腹泻的评估

（一）病史

原始病史的目的是明确脱水状态及查找腹泻病因。需要仔细评估摄入的固/液体量、种类及尿量。另外，需要注意粪便的量、频率、性状（如水样、黏液样、血性或腥臭味）及伴随症状，如伴耳痛或少尿提示全身性疾病所致的腹泻。

提示：志贺菌产生神经毒素，故在胃肠道症状出现前可出现抽搐发作。

（二）体格检查

1.注意脱水的体征　生命体征、意识障碍程度、囟门、黏膜、皮肤弹性及毛细血管再充盈（详见第 25 章表 25-1）。

2.皮肤　注意斑状丘疹（可见于病毒性胃肠炎、伤寒及志贺菌感染）、苍白、瘀点或紫癜。

3.腹部　听诊肠鸣音是否存在及其性状，触诊腹部是否存在压痛、脏器肿大或异物。局部压痛提示查体者需要考虑是否存在其他诊断及感染的潜在并发症。

4.直肠　注意是否存在局部压痛,可检测粪便及行隐血试验。

(三)实验室检查

大多数急性腹泻的门诊患者不需行实验室检查。除了之前提及的粪便检查,尚可考虑行以下检查。

1.尿比重　怀疑脱水时可考虑行该检查。

2.血清电解质分析　中、重度脱水患儿需行该检查(详见第 25 章表 25-3)。结果可提示补液不足(高钠性脱水)或低渗性补液(低钠性脱水)。除严重脱水外,血清电解质可正常。

3.全血细胞计数　可以提示脱水导致的血红蛋白浓度或细菌性肠炎相关的杆状核粒细胞增多症。

如怀疑存在菌血症或脓毒症时,需行血培养。

四、急性腹泻的治疗

提示:无脱水的腹泻患儿应继续应用适龄饮食。

严重脱水患儿需要立即行静脉液体替代治疗,而对于轻、中度脱水患儿,口服补液疗法仍是一线治疗方法(详见第 25 章)。葡萄糖-电解质补液溶液含钠 75～90mEq/L,维持液含钠 40～60mEq/L。口服补液溶液应在 4～6h 应用。

提示:轻、中度脱水患者存在呕吐时,并非口服补液的禁忌证。

脱水纠正后可以口服维持液,并在 24h 内进食。由于缺乏足够的能量及蛋白质,故限制饮食与适龄饮食相比,会导致体重减轻。均衡营养有助于疾病后黏膜的恢复。除少数继发于乳糖酶缺乏的腹泻患者外,其他患者应用无乳糖配方及限乳糖饮食是否有效并不明确。

止泻药物治疗无效且具有潜在危险性。该类药物可抑制肠蠕动,从而利于细菌繁殖及毒素的吸收。此外,该类药物会掩盖肠腔内存在的液体丢失。

有些研究表明,水杨酸铋、锌剂及益生菌类(如鼠李糖乳杆菌、布拉酵母菌)可缩短腹泻的病程,并降低其严重程度,但并不常规推荐应用这些药物。

五、对患者的处理方法(图 27-1)

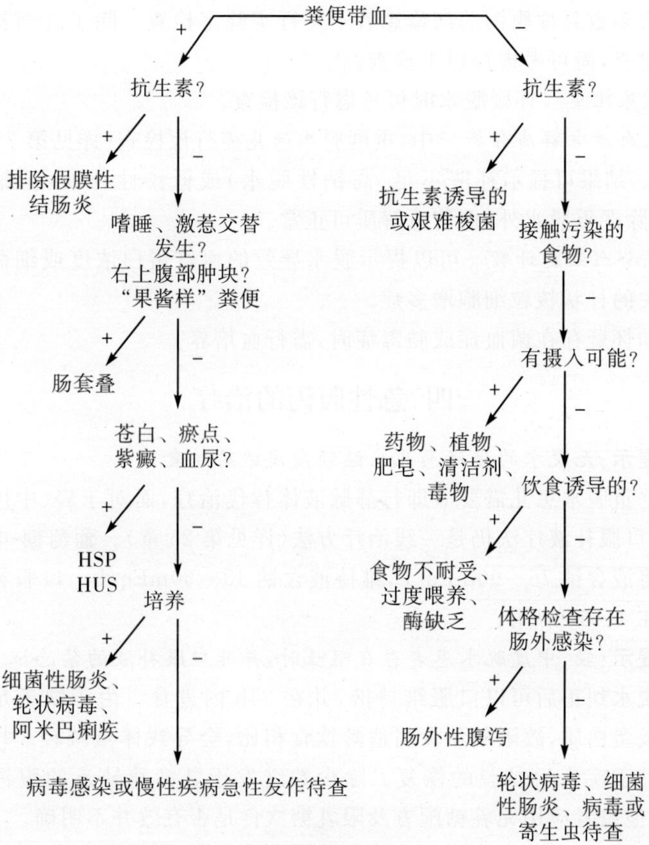

图 27-1 急性腹泻患者的评估

1.化验粪便是否存在肉眼或镜下出血。粪便带血的确诊需要应用愈创木脂试剂试验，该试验可以排除由染料、药物及植物等导致的假阳性。还须排除因皮肤损伤而导致的假阳性。粪便表面条纹状出血也常见于病毒性疾病。

2.明确患儿是否近期应用抗生素。近期应用抗生素治疗的患儿出现血性腹泻提示存在假膜性结肠炎的可能性。近期应用抗生素治疗患儿出现非血性腹泻常提示存在抗生素诱导的胃肠炎或艰难梭菌感染，而非结肠炎。

3.无发热患儿出现血性腹泻时，需要注意排除肠套叠(存在嗜睡、激惹、腹部肿块或果酱样粪便)、HUS(存在苍白、瘀点或少尿)及 HSP(存在紫癜，尤其在臀部及下肢末端部位)。

4.多数患者诊断为病毒性胃肠炎待查。

5.轮状病毒性胃肠炎是需要住院治疗的严重腹泻婴儿最常见的病因。婴儿期免疫可通过口服活性减毒轮状病毒疫苗获得，这是重要的预防措施，也显著改善了该年龄组急性腹泻的流行病学。

(王　静　孙文秀　译)

第 28 章

慢性腹泻

Andrew Grossman

腹泻的定义为粪便排出量为每日 10g/kg(婴儿)或 200g/kg(儿童)。当次数较多的稀便持续存在 2～3 周时即可诊断为慢性腹泻。

腹泻分为以下几类:分泌性、渗透性、炎症性或动力相关性腹泻。当肠腔内存在无法吸收的复合物,导致渗透性负荷加重时可出现渗透性腹泻。分泌性腹泻则是由于肠道内水与电解质的吸收、分泌不平衡所致。

提示:如禁食后腹泻停止,则为渗透性腹泻。

一、鉴别诊断列表

1.感染性原因　①细菌、寄生虫或病毒感染(详见第 27 章)。②小肠细菌过度增殖。③感染后肠炎。④坏死性小肠结肠炎。

2.中毒原因　①抗生素。②泻药。③甘露醇。④动力药物。⑤化疗药物。

3.肿瘤性原因　①神经母细胞瘤。②舒血管肠肽瘤。③胃泌素瘤。④淋巴瘤。⑤肠道息肉。⑥肥大细胞增多症。

4.代谢性或遗传性原因　①糖类吸收不良:乳糖不耐受,果糖不耐受,葡萄糖-半乳糖转运酶缺乏,蔗糖异麦芽糖酶蛋白缺乏。②脂肪吸收不良:先天性脂酶缺乏,胰腺疾病(囊性纤维化,慢性胰腺炎,Shwachman 综合征),慢性肝脏疾病,先天性胆盐吸收不良,家族性黄色瘤伴肾上腺钙化。③蛋白丢失性肠病(protein-losing enteropathy,PLE):肠淋巴管扩张或继发性原因。④先天性氯化物性腹泻。⑤先天性钠盐性腹泻。⑥肠源性肢端皮炎。⑦甲状腺功能亢进症。⑧甲状旁腺功能减低症。⑨先天性肾上腺皮质增生症。⑩糖尿病。⑪脂蛋白疾病。

5.解剖性原因　①肠旋转不良。②部分性小肠梗阻。③短肠综合征。④盲袢综合征。⑤瘘。⑥幽门成形术。⑦先天性巨结肠伴小肠结肠炎。

6.饮食性原因　①喂养过度(食物或液体)。②食物过敏。③过敏性直肠结肠炎。④嗜酸细胞性胃肠炎。⑤营养不良。⑥果糖摄入过多。⑦纤维。⑧甘露醇。

7.炎症性原因　①乳糜泻。②炎性肠病。③严重联合性免疫缺陷病。④免疫球蛋白 A(immunoglobulin A,IgA)缺乏。⑤自身免疫性肠病。⑥溶血性尿毒症综合征(hemolytic uremic syndrome,HUS)。

8.心理社会性原因　代理型孟乔森综合征。

9.其他原因　①婴儿慢性非特异性腹泻。②肠易激综合征。③肝胆性疾病(肝炎,胆汁淤积,胆囊切除术)。④粪便失禁。⑤辐射性肠炎。⑥新生儿撤药综合征。

二、鉴别诊断讨论

(一)婴儿慢性非特异性腹泻

婴儿慢性非特异性腹泻(也称婴儿腹泻)是 6 个月至 3 岁儿童腹泻最常见的原因。

1.病因　病因不明。可能与肠动力增加或摄食过少的脂肪及纤维素有关,也可能继发于感染性胃肠炎。

2.临床特征　患儿每天排泄 3～10 次稀便,通常夜间排便次数少。患儿粪便中可见未消化的食物成分,但进食良好,体重增长可。

3.评估　需排除其他疾病后,方可诊断该病。患儿不存在感染及吸收不良史。粪便隐血试验阴性。生长良好的患儿存在摄食过多果汁及应用低脂、低纤维素饮食的病史可支持该诊断。

4.治疗　需限制患儿摄食果汁及过多液体,增加饮食中的脂肪及纤维素。应告知家长,在患儿 2～3 岁前可治愈该病。

提示:记住 4 个 F:fruit juice,fluids,fat,fiber(果汁、液体、脂肪、纤维素)。

(二)感染性肠炎

感染性肠炎是慢性腹泻最常见的原因。胃肠道感染通常是急性起病,2周内痊愈,但有时该病可持续长达2个月。由于婴儿肠道黏膜修复缓慢,故婴儿病毒性胃肠炎的病程长。此外,免疫缺陷患儿的感染持续时间较免疫功能正常者长。

1.病因　慢性腹泻常见的细菌感染包括:沙门菌、志贺菌、小肠结肠炎耶尔森菌、弯曲杆菌、肠黏附性大肠埃希菌、产气荚膜梭菌、艰难梭菌及邻单胞菌属。寄生虫感染包括蓝氏贾第虫、隐孢子虫、痢疾阿米巴及孢球虫。轮状病毒、腺病毒、诺如病毒是常见的病毒感染。

提示:疱疹病毒、鸟型分枝杆菌、致病性人酵母菌、微孢子虫及真菌可导致免疫缺陷患儿出现慢性腹泻。通常表现为再发性或迁延性感染。

2.临床特征

(1)小肠结肠炎耶尔森菌感染:累及回肠末端,表现类似于炎性肠病或阑尾炎。常见于抗生素治疗后出现继发性肠道菌群失调的患儿。

(2)痢疾阿米巴感染:可引起结肠炎。患儿出现发热,粪便中可见血和(或)黏液。

(3)蓝氏贾第虫感染:通常无症状,可伴有腹胀、腹痛、厌食、慢性腹泻、生长迟缓(详见第10章)。

(4)艰难梭菌感染:最常发生于口服抗生素后,但非抗生素相关性感染亦较常见。

3.评估　留取粪便标本行细菌及病毒培养。告知实验室需培养所有最常见的相关的细菌及病毒。此外还需留取粪便,行酶联免疫吸附试验(查找轮状病毒)及查找艰难梭菌毒素A、B。PCR分析可用于查找病毒。需留取3次粪便标本以查找寄生虫(ova and parasites,O&P)。

4.治疗　细菌导致者,需选用合适的抗生素(详见第27章)。贾第虫病应用呋喃唑酮片、甲硝唑或奎纳克林治疗(详见第10章)。病毒性腹泻患者及免疫缺陷患者需营养支持治疗。益生菌治疗小儿急性病毒性胃肠炎及预防抗生素相关性腹泻是适当有益的。

艰难梭菌结肠炎(假膜性结肠炎、抗生素诱导的结肠炎)详见第34章。

(三)胃肠外腹泻

1.病因　肠外感染(如上呼吸道感染、泌尿系感染、中耳炎、乳突炎、鼻窦炎、肺炎)可导致腹泻。腹泻可以是全身性感染(如中毒性休克综合征、落基山斑疹热)的某一伴随症状。该腹泻的致病机制不详。

2.临床特征　患者可无症状(如泌尿系感染时),或存在与原发病相关的一系列症状。

3.评估　该诊断建立于临床疑似诊断的基础上,需要做疑似原发病的相关检查。无症状患儿需要做尿培养。

4.治疗　治疗原发病后,腹泻可痊愈。

(四)感染后肠炎

1.病因　小儿感染性胃肠炎通常是不复杂的,然而对于婴儿(尤其是处于临界营养状态者)而言,感染性胃肠炎后多伴随严重的黏膜损伤。黏膜损伤可以导致一过性二糖酶缺乏(最常见的一种乳糖酶缺乏)。

2.临床特征　治愈感染很长一段时间后,患儿仍持续存在顽固性水样便及营养损害,表现为生长发育迟缓。少数情况下,可有维生素及矿物质的缺乏。

3.评估　该诊断建立在临床疑似诊断的基础上,某些患者可以考虑行乳糖呼吸测试。

4.治疗　需暂禁食乳制品及摄入无乳糖或水解营养配方食品以协助小肠刷状缘的愈合。

(五)腹腔疾病(谷蛋白敏感性肠病)

1.病因　谷蛋白敏感性肠病是遗传性消化不良,是由于对存在于小麦、大麦及黑麦中的谷蛋白永久不耐受所致。谷蛋白中的麦醇溶蛋白系侵略性蛋白,可引起小肠黏膜的严重萎缩。该种疾病越来越多地出现在所有种族中,大约影响1%的美国人口。

2.临床特征　该疾病可发生于任何年龄,临床症状通常发生于进食谷蛋白约1个月后。常见的临床表现为情感淡漠及易激惹、厌食、呕吐、慢性腹泻、脂肪泻、腹部痉挛、杵状指及营养缺乏相关的营养不良的症状和体征。

3.评估　患者需筛查IgA抗肌内膜抗体及IgA抗转氨酶抗体。必须排除IgA缺乏。IgA抗谷蛋白抗体会导致极高的假阳性率,故通常不用于腹腔疾病的筛查。小肠活检是诊断腹腔疾病的金标准。

4.治疗　完全去除饮食谷蛋白及应用玉米、大米或土豆淀粉替代后,可缓解症状。小肠黏膜的痊愈需要1～2年。

(六)大便失禁

1.病因　慢性便秘及粪块嵌塞的患者,可因大便失禁或粪块周围持续伴有稀便渗漏而类似慢性腹泻。巨结肠患者的腹泻多继发于小肠结肠炎(而非大便失禁)。

2.临床特征　患者有便秘病史。腹部检查时,可触及坚硬的粪块。直肠检查可见直肠穹窿扩张并且充满坚硬的粪块。

3.评估—临床疑似诊断时,可行腹部平片以明确诊断。

4.治疗　治疗需排空肠道,可口服渗透性药、刺激性泻药和(或)多次灌肠。需应用数月的粪便松软剂或渗透性药,此外还需进行饮食及行为的矫正。巨结肠患者需手术治疗。

(七)脂肪吸收不良

1.病因　脂肪的消化和吸收是复杂的过程。脂肪酶(一种胰酶)、胆汁酸分泌(协助微团溶解)、完整的小肠刷状缘(协助微团吸收)、完整的脂蛋白代谢及转运(运送乳糜至淋巴系统)机制均参与该过程。任何步骤存在缺陷都会导致脂肪吸收不良。

2.临床特征　脂肪吸收不良表现为腹泻(大量油性粪便)、生长发育迟缓及脂溶性维生素缺乏相关的症状和体征(如佝偻病、夜盲、神经系统症状及出血倾向)。

3.评估　低浓度的粪便弹性蛋白酶提示脂肪吸收不良是由于胰腺分泌不足导致的。确诊需要采集72h的粪便测粪便脂肪量,并与饮食脂肪摄入量进行比较。查找脂肪吸收不良病因的检查项目繁多,推荐转诊给胃肠道专家治疗。

4.治疗　尽可能明确及治疗潜在疾病。脂肪吸收不良患儿需额外摄取能量以补偿过度的脂肪丢失。通常推荐应用中链三酰甘油(medium-chain triglyceride,MCT)配方。由于MCT与长链三酰甘油相比,具有较小的分子量和较高的水溶性,故可直接由肝门静脉血吸收。脂肪吸收不良患儿尚需补充脂溶性维生素。

(八)糖类吸收不良

1.病因　糖类的吸收涉及淀粉酶(一种胰酶)、乳糖酶、异麦芽糖酶及蔗糖酶(小肠刷状缘酶)和完整的转运系统。乳糖酶缺乏(详见第 10 章)是糖类吸收不良最常见的一种形式。先天性糖类吸收不良很少见,但在小婴儿腹泻时必须予以鉴别。

2.临床特征　糖类吸收不良表现为生长发育迟缓、渗透性腹泻(多为大量水样便)、腹痛、胃肠胀气及肠鸣音亢进。

3.评估　查找到还原物质或粪便 pH≤5.0 均提示存在糖类吸收不良。特异性氢呼气试验或小肠活检测定酶活性可明确诊断。

4.治疗　完全去除饮食中具有侵袭性的糖类可完全消除症状。补充缺乏的酶可能有效(如乳糖不耐受者补充乳糖酶)。

(九)蛋白质吸收不良

涉及胃肠道黏膜的疾病(如克罗恩病、腹腔疾病)或胃肠道淋巴引流梗阻可引起蛋白质丢失性肠病(protein-losing enteropathy,PLE)。原发性小肠淋巴管扩张症是由于腹部淋巴管扩张而导致白蛋白、免疫球蛋白及其他蛋白慢性丢失的先天性疾病。该病与胃肠道淋巴细胞缺失也有关系。

1.临床特征　患儿可表现为潜在疾病相关的症状和体征,并可表现为慢性腹泻、生长发育迟缓、水肿或再发性感染。

2.评估　患儿出现低白蛋白血症、低蛋白血症及免疫球蛋白异常,并可出现淋巴细胞减少。因转运蛋白减少,患儿还可出现继发性的低钙血症及血清铁、铜水平降低。诊断 PLE 前,必须排除白蛋白的肾性丢失。粪便 α_1-抗胰蛋白酶增多可确诊 PLE。

3.治疗　需明确 PLE 的原发性病因。患儿需应用富含蛋白质及 MCT 油的食物。

(十)过敏性肠病

过敏性肠病详见第 34 章。

(十一)炎性肠病

炎性肠病详见第 34 章。

三、慢性腹泻的评估

某些病例的评估仅需要详细的病史和体格检查,无须实验室检查。

1.病史 ①腹泻的发病及病程。②粪便的类型/频率及加重或缓解因素。③粪便性状：颜色、气味、黏稠度、量及是否存在血、黏液或未消化的食物。④是否存在发热及其伴随症状。⑤慢性腹泻发作前是否存在胃肠炎、便秘或再发性肺炎的病史。⑥饮食史(4个F)。⑦近期远游或感染暴露史或应用抗生素治疗史。⑧用药史。⑨相关家族史。

2.体格检查 ①总体情况：脱水貌、体重和身高及生长曲线。②皮肤：水肿、黄疸、苍白、湿疹、青紫及杵状指。③肺：喘鸣音及湿啰音。④腹部：触痛、肿块(粪便、脓肿、肿瘤或肿大的脏器)。⑤直肠：肛周疾病、直肠脱垂、巨结肠及便秘。

3.实验室检查

(1)初步筛查。①血清电解质检查。②肝功能检查。③全血细胞计数及分类。④C-反应蛋白和(或)红细胞沉降率。⑤腹部疾病检查。⑥粪便隐血检查。⑦粪便钙卫蛋白是胃肠道炎症筛查的好方法。⑧粪便培养，查找艰难梭菌毒素A、B及O&P。⑨尿液分析及尿培养。⑩粪便电解质、阴离子间隙及渗透性。

(2)疑似诊断时。①糖类吸收不良：粪便pH(≤5.0)、还原物质(阳性)。②脂肪吸收不良：72h粪便脂肪、汗液氯化物检测、凝血酶原时间(延长)、维生素E及维生素D水平(可降低)。③PLE：粪便α_1-抗胰蛋白酶(增加)、低白蛋白血症、淋巴细胞减少及低γ球蛋白血症。④小肠疾病：D-木糖试验(异常)。

四、慢性腹泻的治疗

必须明确及治疗引起腹泻的潜在疾病。

罹患吸收不良、腹腔疾病或过敏性肠病者，建议咨询营养师。

不存在呕吐的患者，可以口服葡萄糖电解质液以纠正液体、电解质及酸碱平衡紊乱。根据腹泻的原因及严重程度，有些患者可能需要开始应用无乳糖或水解营养配方食品。

不稳定或营养不良的患者需要住院以恢复内环境稳态及营养康复。营养不良患者重新开始喂养时，可出现再喂养综合征，这是由于血清钾、磷、镁、钙离子骤然转移至细胞内而导致血清中这些离子的水平急性下降，如不及时纠正这些电解质紊乱，可导致心肺功能损害，甚至导致死亡。为预防再喂养综合征，在开始喂养前，必须纠正所有的电解质紊乱情况。起始持续滴注稀释的配方，并在监测患者电解质及钙、磷、镁离子水平的同时，逐渐增加液体的滴速和浓度。

对存在严重营养不良、喂养不耐受者可采用完全肠外营养。

可以补充其他的营养物质（如锌、铁、维生素）。

五、对患者的处理方法

慢性腹泻评估的总流程见图 28-1。

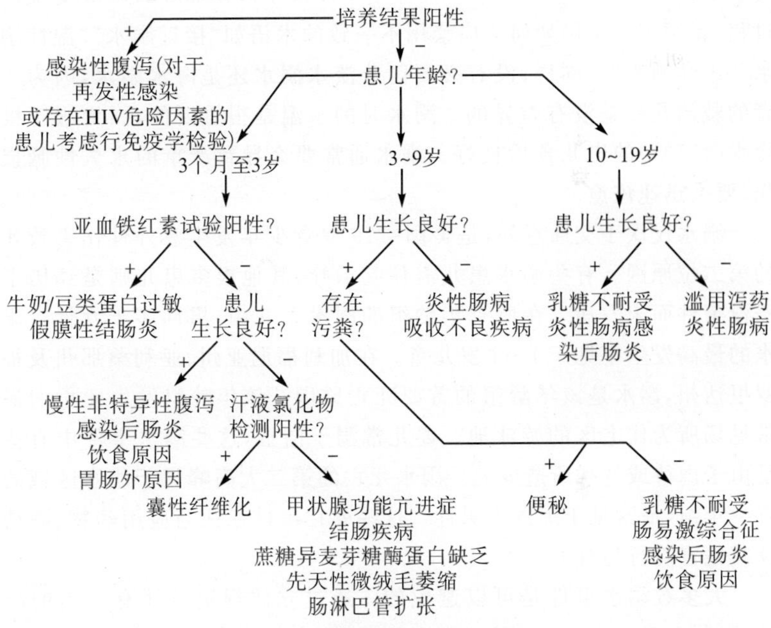

图 28-1　慢性腹泻患者的评估

大多数患者疑诊为病毒性胃肠炎

（王　静　孙文秀　译）

第 29 章

溺　　水

Mercedes M. Blackstone

历来用于描述溺水事件的术语都存在一些混淆的现象。世界溺水协会建议统一应用术语溺水以描述由于浸没于液体而导致呼吸受损的过程，无须关注结局如何。应禁用不一致的术语如“接近溺水”“湿性溺水”“干性溺水”。同样，没有必要区分淡水溺水还是海水溺水，因为二者的救治几乎是没有差异的。溺水时的水温是很重要的，因为溺于极冷水(≤5℃)的患儿预后良好。溺水通常要么导致严重的永久性脑损伤，要么迅速痊愈。

溺水仅次于交通意外，是美国<19岁青少年发生意外性伤害致死的第二位原因。有些溺水患儿需住院治疗，其他很多患儿则是经历了浸没事件而未发病。在所有年龄组的溺水患儿中，男性多于女性。溺水的最高发生率见于1～4岁儿童。在加利福尼亚州、亚利桑那州及福罗里达州，溺水是该年龄组的首要死亡原因。该年龄组发生死亡的最常见场所为住宅区的游泳池。婴儿常溺于浴缸，这些溺水事件中有些是由于虐待或忽视所造成的。溺水死亡的第二大高峰见于淡水区域的青少年组，最常见于黑种人男性。这些死亡事件往往与应用药物、酒精及其他冒险行为有关。

大多数溺水事件是可以避免的。通过立法规定泳池有适当的防护、限制在公共泳池及河滨应用酒精、要求泳池管理者熟练掌握心肺复苏术(cardiopulmonary resuscitation，CPR)，可以显著降低发病率和死亡率。对家长进行预防性咨询，对儿童进行游泳教学也是有益的。

溺水始于因恐慌而丧失正常的呼吸模式，致液体进入下咽部，引发喉痉挛。受害者继而吞入大量水，此时喉痉挛一旦减轻，会导致液体误吸入肺中。该级联反应导致肺表面活性剂功能减弱，肺毛细血管通透性增加，通气-血流灌注不匹配及肺顺应性下降，从而导致急性呼吸窘迫综合征(acute respiratory distress syndrome,ARDS)。肺损伤引起的严重低氧血症会导致多系统器官衰竭,其中脑性缺氧占据了主要的发病率和死亡率。机体的缺氧缺血损伤会依次导致脑水肿及颅内压增高。低氧血症可通过降低代谢需求从而保护大脑,但这种机制只适用于溺于极冷水的情况。

一、对患者的处理方法

(一)病史

患者的年龄、浸没时间、水温、是否存在发绀或窒息、恢复期是否行 CPR 及开始 CPR 前的时间,都是影响预后和治疗的重要病史要点(表 29-1)。还需要询问是否存在跳水伤、是否应用酒精、既往癫痫疾病史及潜在心律失常史。

表 29-1　溺水患者神经系统预后不良的预测指标[a]

事件现场
年龄＜3 岁
浸没时间＞10min
复苏延迟时间＞10min
复苏持续时间＞25min
急诊室
CPR 的必要性
瞳孔固定、散大
起始动脉血气 pH＜7.1
Glasgow 昏迷分数＜5
给予复苏后
持续 Glasgow 昏迷分数＜5
持续窒息
24h 内持续丧失意识、自主性活动

a.仅适用于温水溺水患者。冷水溺水的低温患者预后较好

（二）体格检查

进行体格检查时，需特别注意评估生命体征（包括体温）及神经系统和呼吸系统查体。反复再评估患者的神志及呼吸状态是监测溺水患者非常重要的部分。

系统评估瞳孔反射及Glasgow昏迷分数（Glasgow coma score，GCS）（详见第21章，表21-4）以明确缺氧缺血损伤程度及患者对复苏的反应情况。瞳孔固定散大及GCS＜5的心搏骤停患儿，除溺于冷水、复苏后有极快回应或中心温度＜32℃者，通常预后不好。对于GCS＞5的患儿，预后通常良好。因溺水造成的神经系统损伤是不可逆的。判定患儿是否存在咽反射，借以评估患儿是否可以保持呼吸通畅。检查颈椎是否存在损伤，如存在跳水史则应立即放置颈椎罩。

即使对于无明显呼吸窘迫的清醒患儿也需仔细进行呼吸系统查体。密切监测呼吸相关体征（见系统查体表格）是非常重要的，即使是无症状患儿亦如此。下呼吸道相关的体征（如呼吸附加肌的应用、呼吸急促、咳嗽、喘息、啰音、鼻翼扇动）可能会延迟数分钟或数小时后出现，而且损伤往往是进展性的。

（三）实验室及影像学评估

应用持续脉搏血氧测定仪以评估临床尚未察觉的与肺部损伤相关的早期体征（如血氧解离度＜95%）。

溺水患者也可行下列实验室及影像学检查。

（1）电解质很少异常。存在呼吸性或代谢性酸中毒时，需予以纠正。

（2）存在癫痫史患者的抗痉挛程度。

（3）存在严重损伤或存在致意识丧失的心脏电生理传导延迟（如长QT间期）的患者，可能会出现溺水相关的痫性发作，故有应用心脏监测的指征。

（4）可行毒物筛测，包括乙醇水平的测量。

（5）应用插管或存在下呼吸道损伤症状的患者可行X线胸片检查。

（6）经历高处冲击事件的患者需行颈椎影像学检查。

（7）如存在窒息或脑水肿，可行头颅CT检查。

提示：浸水时间短的溺水患者，其初始脉搏血氧测定及胸片结果多数正常。因此，即使外观无大碍者也应在重症监护病房留观 6～8h。

二、治　　疗

溺水患者的预后与缺氧缺血损伤的时程及适当的初始复苏是直接相关的。因此，院前救护是至关重要的。及时的水中救援及目击者 CPR 是预后良好的指标。尽快切开气道及准确置管以保证空气通畅。图 29-1 显示如何管理溺水患者的气道和呼吸。无脉患者需行高质量的 CPR。

提示：溺水患者应立即复苏，不宜应用海姆立克(Heimlich)急救法。而伴有颈椎损伤的溺水者绝对禁忌实施 Heimlich 急救法。

送达急诊室后，必要时应在采集有关事故过程、患者中心温度及对治疗的反应等相关信息的同时，进行简洁有效的复苏并开始高级心肺生命支持治疗。所有的窒息及无脉患者均应开始复苏，但仅对冷水溺水的患者延续支持至其中心温度达 32℃以上。治疗的目标是防止进一步的缺氧缺血性损伤。

(一)呼吸监测

即使对那些送达急诊室时无需复苏治疗且没有临床症状的患儿，也必须至少观察和监测呼吸道损伤相关体征 6～8h 后，才能让患者离开。出现任何下呼吸道相关体征的患儿均应收住院，并密切监测是否会发生进行性的呼吸衰竭。

必要时需应用辅助通气(如皮囊-瓣膜-面罩复苏器)，低氧血症患者可能需要持续正压通气(continuous positive airways pressure，CPAP)以协助改善肺的通气-血流灌注。如患儿存在窒息、严重的呼吸窘迫、氧合困难或因反应迟钝而无法保持气道通畅，则需要插管。气道通畅后，应立即开始应用鼻胃管排空胃内潴留的水。有肺部感染或污水溺水者需要应用抗生素。

(二)循环

需要评估患者是否存在有效循环。溺水患者可因“冷水利尿”或心脏存在低氧损伤而出现低血压。因此，对存在低灌注体征的患儿，应建立静脉通道并输入生理盐水 20ml/kg。低灌注通常仅发生于存在严重缺血损伤或肺水肿，以及需要机械通气患者。严重的溺水患者需要持续心电监护，因其可发生窦性心动过缓、心房颤动及心室颤动等心律失常。

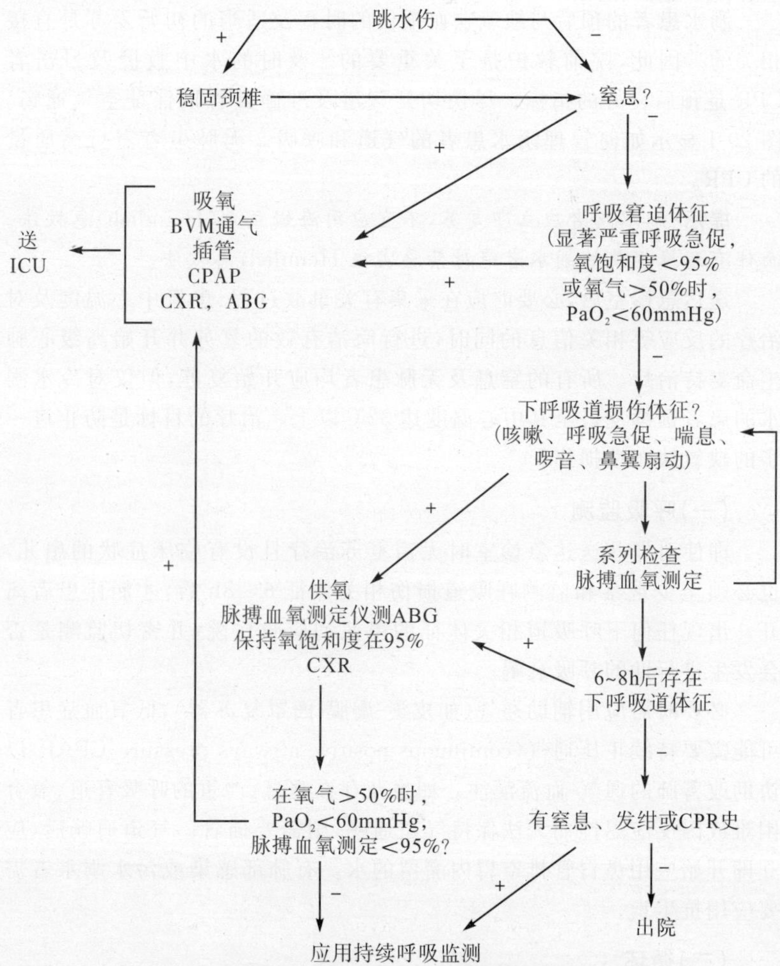

图 29-1　溺水患者气道及呼吸的管理

ABG.动脉血气；BVM.皮囊-瓣膜-面罩复苏器；CPAP.持续正压通气；CPR.心肺复苏；CXR.X线胸片；ICU.重症监护病房；PaO_2.动脉血氧分压

(三)恢复中心温度

冷水溺水的患儿可应用低度数的体温表以获取中心温度。立即去除患儿的湿衣，并擦干保暖。中心温度为 32～35℃的患儿，需要应用加热毯或辐射台等外部加温措施。中心温度<32℃的患儿需要应用包括温水灌注胃及膀胱、吸入加热的氧气雾化、静脉输注加热的液体等内部加温措施。在冰水溺水的危重案例中，可以考虑应用腹膜透析或血液透析、纵隔灌注或体外循环等技术。

提示：谚语"溺水人变暖后死亡"仅适用于冷水溺水的低温患者，不适于那些温水溺水后因心脏停搏时间长而体温变低的患者。

（王　静　孙文秀　译）

第 30 章

耳 痛

Christine S. Cho

导致耳痛的疾病是小儿常见病。很多耳痛由急性中耳炎所致。外耳炎也很常见,尤其是在夏季。

一、鉴别诊断列表

1.外耳痛

(1)感染:①外耳炎(游泳耳)。②耳蜂窝织炎。③外耳道脓肿。④感染性耳前窦道。⑤单纯疱疹病毒感染。⑥带状疱疹。

(2)肿瘤:外耳道肿瘤。

(3)创伤:①撕裂伤。②血肿。③冻伤及烧伤。

(4)其他:异物及耵聍栓塞。

2.中耳及内耳痛

(1)感染:①急性中耳炎。②鼓膜炎。③乳突炎。

(2)肿瘤:①横纹肌肉瘤及淋巴瘤。②组织细胞增多症 X。

(3)创伤:①创伤性穿孔。②气压伤。

(4)炎症:渗出性中耳炎。

(5)其他:①咽鼓管功能障碍。②胆脂瘤。

3.牵涉痛

(1)感染:①口腔脓肿。②咽炎或扁桃体炎。③胃炎。④鼻窦炎。⑤颈部淋巴结炎。⑥咽后脓肿。⑦扁桃体周脓肿。⑧感染性支气管囊肿。⑨腮腺炎。⑩脑膜炎。

(2)肿瘤:上颌部、口咽部、鼻咽部、喉部、面神经或中枢神经系统肿瘤。

(3)创伤:口腔、咽部、喉部或食管创伤或异物。

(4)其他:①出牙。②阻生牙。③偏头痛。④颞下颌关节功能障碍或关节炎。⑤贝尔面瘫。

二、鉴别诊断讨论

(一)急性中耳炎

1.病因　急性中耳炎是由于咽鼓管阻塞,中耳产生积液(渗出液)并被鼻咽部分泌物感染所导致的中耳感染。感染、过敏、腺样体肥大、咽鼓管硬度减低或开口不足均可导致阻塞。最常见的病原体是(按频次排序)肺炎链球菌、未分类的流感嗜血杆菌及卡他莫拉菌。随着七价肺炎链球菌结合疫苗的应用,肺炎链球菌导致的中耳炎的发生率逐渐降低;然而,疫苗的远期疗效还未确定。表 30-1 列出了急性中耳炎相关的危险因素。

表 30-1　急性中耳炎的危险因素

幼托
被动吸烟
奶瓶喂养
配方饮食(与母乳喂养相对)
男性
冬季
第一次罹患急性中耳炎的年龄<6 个月
家里有兄弟姐妹
兄弟姐妹罹患再发性急性中耳炎

2.临床特征　急性中耳炎的症状包括耳痛、发热、(由于疼痛导致的)易激惹、呕吐、腹泻、听力丧失、厌食及耳漏。患儿多有上呼吸道的前驱感染。

提示:家长通常表示,他们是因为孩子“扯耳朵”才注意到耳朵存在感染的。虽然很多罹患中耳炎的孩子会摩擦或拉扯耳朵,但这并不是该疾病的特异性体征。

3.评估　为方便检查鼓膜，临床医师在进行耳部检查操作时（即牵拉耳前皮肤，以向后或向前牵拉耳郭、推动耳屏）应将患儿正确放置于家长的肩膀、膝盖或检查床上。耳解剖图见图30-1。必要时，可应用刮匙或水冲洗以去除耳垢（怀疑存在鼓膜穿孔时，禁止冲洗）。

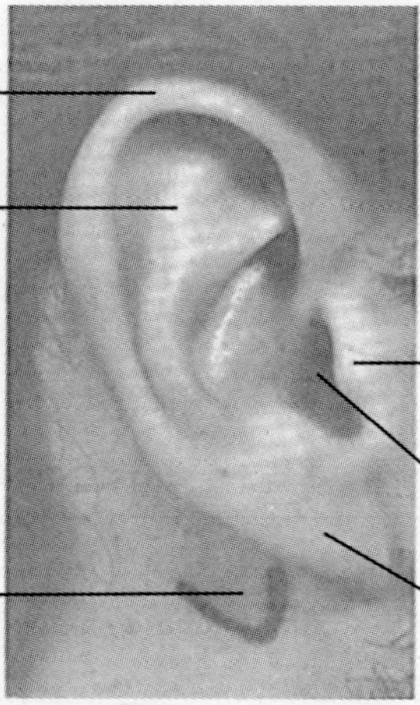

图30-1　耳的解剖

发生急性中耳炎时，鼓膜是半透明或云雾状、膨隆、发红、活动度降低。

提示：仅存在鼓膜发红并非急性中耳炎可靠的指征。病毒性上呼吸道感染、哭泣或用力去除耳垢时也可引起鼓膜发红。

可应用鼓室压力计或充气式耳镜评估鼓膜活动度，应用充气式耳镜时可通过连接耳镜的橡胶球囊给鼓膜施加正负压。

提示：应用充气式耳镜时，选用适合耳道的最大号的窥镜，并将其紧贴耳道。

通常无须行实验室检查。有些医师建议对年龄＜12周，罹患急性中耳炎的发热患儿进行全面的脓毒症评估。

4.治疗　很多中耳炎患者无须治疗即可痊愈，应用抗生素只能轻微缓解症状。一些专家建议48～72h无须应用抗生素，只需治疗疼痛即可。

提示:除查找病因外,治疗耳痛也是非常重要的。对大多数患者而言,应用乙酰氨基酚或布洛芬可镇痛。麻醉性滴耳液也有效,但禁用于疑似穿孔者。

开始不应用抗生素可减少耐药性,且迄今未发现会增加诸如乳突炎、脑膜炎等并发症的发生率。然而有些研究发现,在年龄<2岁的患儿及双侧中耳炎患儿,应用抗生素可以显著缓解症状。此时可以考虑观察,但一定要明确选择治疗方案。临床研究还表明,对于严格符合急性中耳炎的患者,选择性应用抗生素的临床效果优于使用安慰剂者。

(1)一线治疗

①大多数患儿应选用大剂量阿莫西林[80~90mg/(kg·d),分2~3次,共10d]作为一线用药。每日2次的治疗较每日3次的依从性高。对于中等耐药的肺炎链球菌,可加大阿莫西林的剂量。以下情况会增加耐药性风险,如<2岁的患儿、近期应用β内酰胺类药物、幼托患儿、耐药菌发生率较高的社区。

②某些时候可以应用阿莫西林[45mg/(kg·d)]。多数社区都存在高发生率的耐药性肺炎链球菌,但应根据当地细菌学数据以恰当选择起始应用的抗生素。

③>2岁的患儿,疗程5~7d即可。

④青霉素过敏的患者可以应用头孢菌素或阿奇霉素,对有荨麻疹或过敏病史的患儿,则推荐应用阿奇霉素。否则,阿奇霉素不可作为一线用药。

应用适当的抗生素治疗后,大多数患儿的症状在48~72h得到改善。如果患儿对阿莫西林反应不佳,则其中耳炎可能是由病毒或耐药菌所致。

(2)二线治疗:当怀疑存在耐药的情况时,可以考虑采用二线用药。流感嗜血杆菌和卡他莫拉菌产生β内酰胺酶,可以应用阿莫西林克拉维酸钾或二代头孢。肺炎链球菌可以更改青霉素连接蛋白,推荐起始未应用阿莫西林者,应用大剂量阿莫西林[80~90mg/(kg·d)]或应用二代或三代头孢。阿莫西林克拉维酸钾和包括肌内注射头孢曲松在内的头孢菌素对耐药菌株有效。不推荐常规应用肌内注射头孢曲松治疗中耳炎。只有当口服治疗困难或治疗肺炎链球菌的一线、二线方案均无效时，才考虑应用。在治疗耐药菌时，头孢曲松的用法为50mg/kg，每日1次，共1～3d。

提示：鼓膜需6～12周恢复正常。很多中耳炎治愈后不久即进行耳检的患者的鼓膜仍可呈现浑浊、发红状，此时患者并未感染，正处于治愈期。

年龄<4周、表现为发热和(或)易激惹及急性中耳炎的患儿，应住院并静脉应用抗生素治疗，在此期间可以行血液、尿液及脑脊液的培养。一般情况好，且未发热的年龄<4周的患儿可在门诊谨慎治疗并密切随访。

5.预防　对于预防性应用抗生素仍存在争议。因其可加剧细菌耐药性发生的风险，但在一些临床案例中发现预防应用是有益的。

经常发生中耳炎的患儿可行鼓膜切开术。但当涉及是否安置鼓膜造孔插管时，必须权衡其短期及长期的效益。

(二)中耳炎合并渗出

1.病因　中耳炎合并渗出(即中耳存在渗出，但无急性中耳炎临床表现)通常源于上呼吸道感染的扩散或急性中耳炎的后遗症。

提示：急性中耳炎规范治疗后出现的中耳炎合并渗出，通常提示炎症开始消退(而非持续感染)。

2.临床特征　多数患儿无症状，少数患儿自诉耳朵有充盈感、听力丧失及较少见的耳鸣及眩晕。

3.评估　耳镜检查可见鼓膜萎缩、活动力降低。无须实验室检查。

4.治疗　大多数中耳炎合并渗出无须治疗，可自行消退。中耳炎合并渗出的治疗需要再评估。欧美研究表明，置管术几乎没有远期效益。同样，应用抗生素治疗短期有益，但与未应用抗生素治疗的患儿相比，并没有持久的效益。每个案例都应个体化治疗，但是主要的策略仍是观察患者是否存在感染和语言障碍。

提示：减轻充血药及抗组胺药治疗急性中耳炎或中耳炎合并渗出没有被证明有效。

(三)外耳炎(游泳耳)

1.病因　外耳炎是由于耳道过度潮湿的慢性刺激所导致的耳道和

鼓膜外表面的感染。耳道的创伤或异物也可导致外耳炎。

导致弥漫性外耳炎的最常见的病原体为铜绿假单胞菌及金黄色葡萄球菌(也可导致耳道脓肿);较少见的病原体有产气肠杆菌、奇异变形杆菌、肺炎克雷伯杆菌、链球菌及表皮葡萄球菌;极少数情况下,真菌及单纯疱疹病毒也可引起急性外耳炎。

2.临床特征　外耳炎的起始症状为耳道瘙痒,可导致耳痛。触碰或活动耳朵、咀嚼食物时,会使疼痛加剧。

提示:近期存在游泳史是外耳炎的常见危险因素。同样,含较高浓度细菌计数的水更常引起外耳炎。

3.评估　在进行耳道检查时,患儿可能主诉有脓液自耳内流出,查体时常可发现耳道溢液。耳道表现为发红、肿胀,进行触诊或操作时会疼痛。

4.治疗　初始治疗包括去除患耳内的杂质,通常用干棉签清理耳道即可,偶尔需要轻柔的抽吸。患耳需要每天3~4次应用抗生素滴耳液或抗生素-皮质激素联合制剂,共10d。如怀疑鼓膜穿孔,则禁用皮质激素。如耳道异常肿胀,需将棉拭子或纱布拭子放入耳道以便用药。应建议患者在治疗期间避免游泳。治疗两个疗程无效或出现严重感染时,必须立即转诊给耳鼻喉科专家治疗。

5.预防　预防易感患者发生外耳炎的措施,包括戒除游泳或在游泳/沐浴后向每个耳道内滴入2%的乙酸溶液。

(四)异物

1.病因　在导致耳痛的原因中,异物仅次于炎症和感染性疾病位于第二位。最常见的异物为固体及非有机物,有时可在耳道内见到活的昆虫。

2.治疗　大多数异物可以应用耳匙或耳钳轻柔移除。在试图去除昆虫前,应先杀死昆虫(如应用矿物油、显微镜浸油或乙醇)。如用耳匙或耳钳无法移除异物,可应用与人体同温度的水灌洗。灌洗水应冲向异物边缘,以便于将其移向外耳道。无法移除异物时,需转诊给耳鼻喉科专家治疗。

提示:如异物为植物性物质,则禁止灌洗以防止异物膨胀并阻塞耳道。

(五)急性乳突炎

1.病因　急性乳突炎是急性中耳炎最严重的并发症之一。由于颞骨的乳突气房紧邻颅后窝、颅中窝、乙状窦、横窦、面神经及半规管，故其感染时具有危险性。尽管所有急性中耳炎的特点均为乳突气房黏膜的联合感染，但是当中耳至乳突的通路发生阻塞时，才会发生临床上显著的乳突炎。急性乳突炎最常见的病原体包括肺炎链球菌、流感嗜血杆菌、卡他莫拉菌，另外还有酿脓链球菌、金黄色葡萄球菌、铜绿假单胞菌及厌氧菌。

2.临床特征　急性乳突炎患者可表现为持续性耳痛及发热。通常用耳镜可观察到肿胀、发红及活动力弱的鼓膜，也可见到脓性引流物(通过鼓膜的穿孔)。乳突骨可见水肿、红斑，耳郭后皱褶变平，从而出现具有特征性的耳郭后倾及前倾。乳突部位疼痛拒触。

3.评估　颞骨 CT 扫描可见乳突发炎及形态受损。如鼓膜穿孔，则需清洗耳道以去除碎屑，并且留取新鲜的脓液进行培养。

4.治疗　起始治疗应首选覆盖最常见病原体的广谱四代抗生素，之后再根据培养结果，选用窄谱抗生素。三代头孢菌素可作为一线治疗方案；然而，如果病原体为耐头孢菌素的肺炎链球菌、厌氧菌或耐甲氧西林金黄色葡萄球菌时，则需相应的选择合适的抗生素。如对四代抗生素反应欠佳，需咨询耳鼻喉科专家是否有必要行乳突切开术。为保证持续引流可放置通气管。

(六)创伤

1.病因

(1)外耳创伤：可由运动性损害、坠落、耳朵直接受到攻击、耳环撕裂耳垂、烧伤或动物咬伤导致。

(2)中耳及内耳创伤：擦拭耳朵或去除耳垢的物品可导致耳道受伤。鼓膜穿孔最常见于将物品戳入耳道时，此外，头部创伤及气压伤也可导致鼓膜穿孔。当咽鼓管阻塞，气压的变化无法传递到中耳腔时，可产生气压伤。增高的气压传到中耳黏膜的血管，导致黏膜水肿。黏膜和中耳腔的气压差可导致黏膜血管破裂，致使血流入中耳，并可引起穿孔。

2.评估　问诊患者是否存在耳创伤的病史。检查外耳有无血肿，血肿表现为耳郭一侧平滑的蓝色突起，可使耳郭轮廓变模糊。怀疑创伤性鼓膜穿孔时，可行鼓膜显微镜检以明确穿孔是否抵达中耳腔。如破损鼓膜的边缘凸进中耳，可并发胆脂瘤形成。

3.治疗

(1)外耳创伤：迅速清空耳郭的血肿可避免软骨受损。由于肾上腺素使血管收缩，可导致组织坏死，故当耳郭撕裂伤需要缝合时，应避免使用肾上腺素。

(2)鼓膜穿孔：清洁穿孔的鼓膜(即边缘未进入中耳腔的部分)通常可在 2～3 周自行愈合。应保持穿孔清洁、干燥。创伤性穿孔的患者如治疗 3 周仍未痊愈，或存在眩晕、感觉神经性听力丧失或面神经麻痹，则应转诊给耳鼻喉科专家。

(3)气压伤：应使用抗生素以预防中耳出血性渗出引起的感染。存在气压伤和急性感觉神经性听力丧失，或眩晕及未痊愈的气压伤患者，须立即转诊给耳鼻喉科专家。

(王　静　孙文秀　译)

第31章

水 肿

René VanDeVoorde

过多液体潴留于血管外间隙称为水肿。血浆和间隙之间存在竞争性 Starling 力(静水压和胶体渗透压)的平衡,正常情况下可将毛细血管腔的液体排至间隙,该液体随即被淋巴系统收集,经由胸导管引流至静脉系统。当毛细血管血流动力学发生变化(跨毛细血管壁的静力压差或胶体渗透压差发生改变)、毛细血管壁通透性增加或淋巴功能受损时,可导致这两种压力失衡,从而产生水肿。水肿可为局部性或全身性水肿。局部性水肿可见于伴静脉受阻的淋巴系统疾病及伴毛细血管壁通透性增加的疾病(如感染、烧伤、创伤及过敏反应)。过敏反应是小儿局部性水肿最常见的原因。全身性水肿通常继发于低白蛋白血症(血浆胶体渗压的主要来源)或增高的静力压(水钠潴留所致)。年发病率为(2～7)/100 000 的微小病变性肾病综合征(minimal-change nephritic syndrome,MCNS)本身并不常见,但大部分的全身性水肿均由该病所致。严重的全身性水肿称为全身水肿。此外,尽管局部性水肿可见于腹腔(腹水)或胸腔(肺水肿或胸腔积液),但通常均与全身性水肿有关。

一、鉴别诊断列表

很多疾病会引起局部性或全身性水肿,其中某些疾病还可同时引起这两种水肿。可根据病理生理学机制进行分类,但是对于局部性水肿的诊断而言,水肿的部位更有意义。

1.局部性水肿(明确涉及的部位)

(1)毛细血管通透性增加:①过敏反应(昆虫叮咬,接触性皮炎,药物或食物过敏)。②局部创伤。③蜂窝织炎。④血管性水肿(遗传性,血管紧张素转化酶抑制药诱导的)。⑤血管炎(过敏性紫癜:头皮水肿;皮肌炎:眼睑水肿;川崎病:手或足水肿)。⑥甲状腺功能减低症(胫骨前黏液水肿，眶周）。⑦EB 病毒（双上眼睑肿胀，即 Hoagland 体征）。

（2）血浆静力压增高：①静脉栓塞。②镰状细胞贫血指（趾）炎（手或足）。③外在静脉压迫（肿瘤，淋巴结病）。④硬化（脓肿，双下肢末端）。

（3）淋巴引流受阻：①局部淋巴结创伤或淋巴结炎。②淋巴水肿（下肢发病率较上肢高 4 倍）。③特纳（Turner）综合征或努南（Noonan）综合征（颈部、手背或足水肿）。④丝虫病。⑤Milroy 病。⑥涉及淋巴结的自身免疫性疾病（肉状瘤病，幼年类风湿关节炎，克罗恩病）。

2.全身性水肿

（1）毛细血管通透性增加：①脓毒症。②烧伤。③血清病。④全身炎症反应综合征。⑤甲状腺功能减退症（黏液性水肿）。⑥其他感染（猩红热，落基山斑疹热，红疹）。

（2）血浆胶体渗透压降低（低白蛋白血症）：①肾病综合征。②肝衰竭（肝炎，先天性纤维变性，囊性纤维化，代谢紊乱）。③蛋白丢失性肠病（牛奶蛋白过敏，腹腔疾病，梅内特里耶病，炎性肠病，Fontan 生理学）。④蛋白-能量营养不良（恶性营养不良病）。⑤严重贫血（溶血性贫血）。⑥脚气病。

（3）静力压增高：①充血性心力衰竭。②肝硬化。③肾衰竭。④肾小球肾炎（感染后，遗传性，IgA 肾病，过敏性紫癜，系膜增生性）。⑤药物（血管扩张药，皮质激素）。⑥医源性静脉液体过多。

二、对水肿患者的处理方法

总的处理原则，首先明确水肿的性质是局部性还是全身性，因为它们的病因通常是完全不同的。局部性水肿的分布范围可为单侧或固定的（不会进一步扩展），而全身性水肿则与之不同。全身性水肿通常是体位性的，常累及受重力影响最大的部位。能行走的患儿通常是下肢及足部出现水肿，而卧床患儿则在骶部出现水肿。全身性水肿可涉及眼睑等伸展度较大的组织，也会涉及阴囊或阴唇等较少检查的部位。局部性水肿也可以是性质依赖性的，尤其是当涉及下肢或头皮或伸展度较大的组织时。

提示：患儿侧卧睡眠后出现身体相应一侧的肿胀也可能是体位性水肿。

具有生命危险的疾病可伴随出现局部性及全身性水肿，故在进一步处理前，需要立即评估患儿的心肺功能是否正常。局部性面部水肿可同时影响呼吸道，而全身性水肿则可能存在肺水肿和(或)心脏损害，这些都是潜在的急症。在进一步处理前，需初步评估患儿的呼吸力度(呼吸急促、收缩力)、呼吸音(喘鸣音、哮鸣音、啰音)、心率(心动过速)及心音(第三心音或第四心音奔马律)。

(一)局部性水肿(图 31-1)

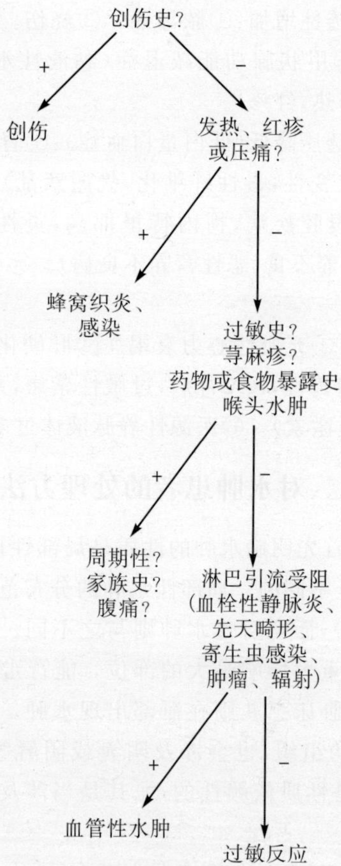

图 31-1　局部性水肿的诊断流程(非先天性)

局部性水肿最常见的病因是过敏、感染及创伤，故应首先关注与上述相关的症状病史及相关表现。上述情况所发生的水肿通常是急性发作，伴有创伤史，包括软组织的直接损伤（创伤）所导致的皮肤完整性受损（蜂窝织炎），或昆虫叮咬。瘙痒常见于过敏反应，而红斑或发热则见于蜂窝织炎。发病年龄有助于诊断，可致局部性水肿的先天性因素相对局限，包括产伤、Milroy 病（先天性淋巴水肿）、特纳综合征或努南综合征，而早发型淋巴水肿及遗传性血管性水肿则倾向于接近青春期时出现或恶化。周期性水肿（即使涉及部位不同）病史，尤其是伴随周期性腹痛时，提示有遗传性血管性水肿的可能性。

注意询问既往病史（包括镰状细胞疾病、先天性心脏病、静脉导管或恶性病）及用药史以了解是否存在导致静脉栓塞的危险因素。完整的用药史应包括所有的新药，尤其是血管紧张素转化酶抑制药或口服避孕药。有周期性水肿家族史者提示有常染色体显性的遗传性血管性水肿的可能性。

体格检查时应首先关注水肿的部位，这将有助于鉴别诊断。有些疾病涉及特定的部位（见本章鉴别诊断列表）。静脉及淋巴梗阻常见于某些特定部位，常引起梗阻部位的远端出现水肿。这种水肿可发生于外周伴单侧末端肿胀，也可发生于较靠近中心的部位，如肝硬化（门脉高压伴腹水及下肢水肿）或上腔静脉综合征（头、颈、肩部肿胀）。如水肿为非凹陷性，需考虑淋巴水肿或黏液性水肿的可能性。其他皮肤表现包括荨麻疹（过敏性反应、血管性水肿）、红疹（蜂窝织炎）、瘀点（血管炎）或可触及的条索样物（静脉栓塞）。注意触诊局部淋巴结，以了解是否存在梗阻性淋巴回流受阻或感染的可能性。

由于大多数局部性水肿的诊断可通过病史及体格检查获得，故实验室和影像学检查的作用非常有限。疑诊静脉栓塞的患儿，存在 D-二聚体升高或血小板减少时，提示该病可能性大，确诊需要做多普勒超声检查以评估水肿近端静脉血流（或缺失）的情况。一旦确诊，推荐做凝血及血栓相关检查（抗凝血酶Ⅲ、蛋白 S、蛋白 C 及Ⅴ因子）。疑诊遗传性血管性水肿时，可检测到少量补体部分（C2、C4、C1 抑制药）。

（二）全身性水肿（图 31-2）

全身性水肿多与潜在疾病相关，故需要全面检查。因其病因可以

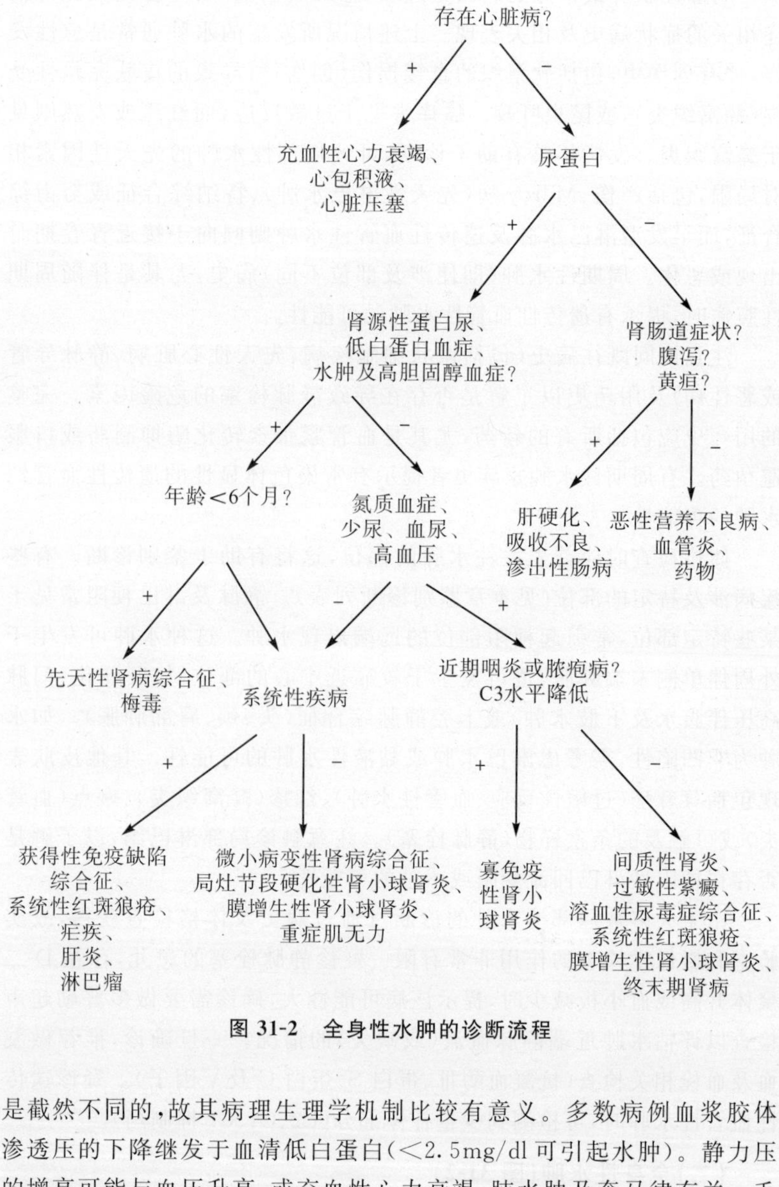

图 31-2 全身性水肿的诊断流程

是截然不同的，故其病理生理学机制比较有意义。多数病例血浆胶体渗透压的下降继发于血清低白蛋白(<2.5mg/dl 可引起水肿)。静力压的增高可能与血压升高，或充血性心力衰竭、肺水肿及奔马律有关。毛

细血管通透性的增高常与严重感染、炎症反应或烧伤(可有暴露史或发热史)有关。

当存在其他有助于诊断的伴随症状时,则患者的病史有助于查明病因。尿量减少、肉眼血尿或肾区疼痛可见于肾衰竭或肾小球肾炎。咳嗽、呼吸困难等呼吸系统症状,提示存在充血性心力衰竭。腹泻、腹痛、口腔溃疡、黄疸或粪便带血提示存在肝脏疾病或蛋白丢失性肠病。显著的皮疹及关节不适见于落基山斑疹热、血清病及某些血管炎。

近期的暴露病史应包括有无饮食改变、蚊虫叮咬,以及脓毒性咽喉炎或蜂窝织炎(可在链球菌感染后肾小球肾炎前 1～4 周出现)。用药史应特别注意询问是否应用皮质醇或血管扩张药(钙离子通道阻滞药、米诺地尔)。家族史应注意有无肾脏疾病、自身免疫性疾病、肝脏疾病及囊性纤维化。社会史应注意筛查有无营养不良或产前暴露(乙型肝炎、获得性免疫缺陷综合征),这些在发展中国家并不常见。

体格检查应细致检查心、肺、腹部。血压增高多见于肾脏疾病所导致的容量超负荷。心动过速、呼吸急促、啰音、杂音和(或)奔马律见于充血性心力衰竭的患儿。

提示:左心室衰竭表现为肺水肿而非外周性水肿,而右心室衰竭则表现为肝大及外周性水肿。因此,除非失代偿已达中度,否则患儿水肿并不明显。而婴儿则更常表现为易激惹、喂养困难、多汗及费力呼吸。

呼吸音减低及叩诊浊音可见于胸腔积液,胸腔积液无法提示病因,但可提示水肿程度。腹胀及液体波可见于腹水,而脾大则提示存在门静脉高压。口腔溃疡及葡萄膜炎可见于克罗恩病。皮肤特征包括烧伤、黄疸、皮炎(恶性营养不良病)、紫癜(过敏性紫癜、血清病)、结节性红斑(炎性肠病)、砂纸样皮疹(猩红热)或涉及掌/趾(落基山斑疹热)。生长发育迟缓可见于慢性肾脏或肝脏疾病、营养不良及心力衰竭。

建议进行下列检查以评估全身性水肿,包括血清白蛋白、尿液分析(包括显微镜检查)、血清电解质、血尿素氮及肌苷;胸部 X 线、超声心动图、粪便 α_1-抗胰蛋白酶、肝功能(包括凝血检查)、全血细胞计数及其他特异性血清学检查。

对全身性水肿进行病理生理学处理时,首先明确患者是否存在低白蛋白血症。如果存在,需要明确低白蛋白是源于肾脏丢失、胃肠道丢失还是由于生成减少所致。多种临床疾病可表现为肾病综合征的特点，如大量蛋白尿（尿液分析 4＋或尿蛋白-肌酐比例＞2）、低白蛋白血症、高胆固醇血症及水肿。肾病综合征最常见的病因是微小病变，占所有病例的 75％，通常发生于 2～7 岁患儿，年龄小的患儿需慎重考虑。血压很少增高，少数患儿可有镜下血尿。肾病综合征并非互斥性的诊断，尚可见于其他疾病，包括其他的肾小球肾炎，或继发于系统性疾病（疟疾、霍奇金病、乙型肝炎或丙型肝炎、先天性梅毒）。

提示：谨记，即使患儿没有脱水表现，但其血管内容量是减少的，呕吐或腹泻时出现低血容量性休克的风险增高。

低白蛋白血症患儿尿蛋白阴性时，需考虑胃肠道疾病。腹泻患儿注意排除是否存在蛋白丢失性肠病，粪便 α_1-抗胰蛋白酶水平增高可确诊该病。由于该病的病因是非特异性的，故需行更特异性的检查，如肌内膜抗体（腹腔疾病）或消化内镜。如粪便丢失的蛋白量很少，则低白蛋白血症的原因可能为白蛋白生成减少。此时推荐对肝功能，包括凝血因子等反映肝脏合成功能的指标进行筛查。当存在肝炎或肝硬化时，则推荐更进一步的检查，包括检查病毒性肝炎的指标、血浆铜蓝蛋白水平、血清 α_1-胰蛋白酶水平及肝脏的多普勒超声。如果低白蛋白血症患儿没有（尿或粪便）蛋白丢失或肝功能损害的证据，则应注意有无蛋白摄取受损及其他营养成分的缺失。

如果不存在低白蛋白血症，且没有其他提示病因的明显症状时，则需要评估有无心脏或肾功能异常。如胸部 X 线显示心影增大、肺水肿，尤其当血压正常或略低时，需要考虑是否存在充血性心力衰竭，脑钠肽可增高。超声心动图显示心脏功能受损即可诊断为心力衰竭，同时超声心动图可以协助提供导致心力衰竭的特异性解剖性病因。血清肌酐增高即可诊断为肾衰竭，但它无法明确是急性还是慢性的肾衰竭。低血容量、急性膀胱输尿管梗阻、肾毒性药物、心肺分流术相关的系统性炎症反应、溶血性尿毒症综合征、间质性肾炎或肾小球肾炎等多种病因均可造成急性肾脏损伤。大多数慢性肾脏疾病源于泌尿系畸形（肾脏发育不良、梗阻性尿路病、反流性肾病），但也可继发于获得性疾病或遗传学疾病，并在这些疾病的后期出现。推荐应用显微镜检尿液分析及肾脏超声评估肾衰竭的原因。

提示:慢性肾脏疾病患者可能会因肾功能进行性受损而出现严重贫血、低钙血症及继发性甲状旁腺功能亢进症等后遗症。

肾小球肾炎形式多样,可伴有或不伴有肾病综合征或肾衰竭。如果尿液分析同时存在显著的血及蛋白,须考虑该病。尿显微镜检存在红细胞则具有诊断意义。感染后肾小球肾炎是小儿肾小球肾炎最常见的原因,其他可能的原因包括 IgA 肾病、奥尔波特(Alport)综合征、膜增生性肾小球肾炎及系统性血管炎(狼疮、过敏性紫癜)。血清 C3 水平有助于确定肾小球肾炎的病因。其他可供选择的检验为 C4 水平、抗核抗体(ANA)及抗中性粒细胞胞浆抗体(ANCA)。

伴有感染或炎症时,可出现中性粒细胞减少、白细胞增多、杆状核粒细胞增多、嗜酸性细胞过多(血清病及猩红热)、血小板减少、低钠血症(落基山斑疹热)、酸中毒、转氨酶增高等非特异性指标的异常。当其他诊断为阴性或非特异性时,需考虑进行血培养、甲状腺功能筛查(游离 T_4、促甲状腺激素)及特异性感染的检查(快速链球菌测定、立克次体 ELISA)。

三、水肿的治疗

全身性水肿患者在治疗原发病后,其水肿通常会消退。由于导致水肿的疾病及其相应的致病机制均多种多样,故不存在统一的治疗方案。通常在确定诊断前无须治疗水肿。治疗水肿的根本是限盐,因其可协助减少水肿且不会加重病因。

水肿时,尤其是在严重水肿时,可以考虑应用利尿药。在充血性心力衰竭、肾衰竭及肾小球肾炎等导致静力压增高时,应用呋塞米等袢利尿药可能会非常有效。然而,对于肾病综合征等可能存在血管内丢失的患儿,或肝硬化等会导致电解质紊乱加重的患儿,则要慎用利尿药。肝硬化时可考虑应用保钾利尿药螺内酯。对于因(静脉或淋巴)梗阻引起的局部性水肿而言,应用利尿药几乎毫无用处。

血管内静力压降低的患者可以考虑输注或间歇性应用白蛋白(25g/dl,25%),但是必须慎用。该治疗方案通常用于以下情况:存在胸腔积液、腹水并影响呼吸、存在血管内损耗并造成急性肾损伤、水肿可能导致皮肤剥脱。可能出现的并发症为高血压及肺水肿,故不可用于肾小球肾炎及心力衰竭等存在血管内超负荷的病例。

其他特异性治疗方案包括：微小病变患者应用皮质激素，充血性心力衰竭患者应用正性肌力药，吸收不良或营养不良患者应用饮食调整疗法。

（王 静 孙文秀 译）

第 32 章

电解质紊乱

Christopher J. LaRosa

一、鉴别诊断列表*

1.钠代谢紊乱。
2.钾代谢紊乱。
3.钙代谢紊乱。
4.镁代谢紊乱。
5.磷代谢紊乱。
6.代谢性酸中毒。
7.代谢性碱中毒。

*各年龄段小儿的实验室参数不同见表 32-1。

表 32-1 小儿实验室参数正常值(http://www.pediatriccareonline.org)

血清钠(Na^+)	136～145mEq/L
钾(K^+)	新生儿 4.5～7.2mEq/L
	2d 至 3 个月 4.0～6.2mEq/L
	3 个月至 1 岁 3.7～5.6mEq/L
	1～16 岁 3.5～5.0mEq/L
碳酸氢根(HCO_3^-)	新生儿 17.2～23.6mEq/L
	2 个月至 2 岁 19～24mEq/L
	小儿 18～25mEq/L
钙(Ca^{2+})	新生儿 7.0～12.0mg/dl
	0～2 岁 8.8～11.2mg/dl

续表

	>2 岁 9.0～11.0mg/dl
镁(Mg^{+})	1.5～2.5mEq/L
磷(P)	新生儿 4.2～9.0mg/dl
	6 周至 19 个月 3.8～6.7mg/dl
	19 个月至 3 岁 2.9～5.9mg/dl
	3～15 岁 3.6～5.6mg/dl
	>15 岁 2.5～5.0mg/dl

二、鉴别诊断讨论

(一)高钠血症

1.病因

定义:血清钠>150mEq/L。

(1)水缺失:不可替代的纯水缺失会导致血清钠浓度增高,是高钠血症最常见的原因。可同时发生钠缺失,但水缺失高于钠缺失。

主要原因如下。

①胃肠道,如腹泻和(或)呕吐,同时液体摄入量不足。

②不显性水缺失(发热、暴露于高温、锻炼、喂养不良的婴儿)。

③肾性失水(中枢性或肾性尿崩症、肾浓缩功能减退的肾脏疾病、应用袢利尿药治疗)。

④渴感受损/渴感减退(下丘脑疾病、前脑无裂畸形、渗透压感受器受损导致原发性高钠血症)。

⑤无法重吸收的渗透活性溶质导致尿液渗透压高于血浆而出现的渗透性利尿(葡萄糖、尿素、甘露醇)。

(2)钠过多

①外源性钠摄入:多是医源性的,如口服或静脉应用氯化钠或碳酸氢钠;婴幼儿盐中毒。

②钠潴留:盐皮质激素过多导致渗透调定点重设而出现轻度高钠血症。

(3)水移入细胞内：痫性发作或锻炼时，由于一过性细胞内渗透活性分子(乳酸)增高所致。

2.临床特征

(1)多样性及非特异性。

(2)取决于高钠血症的程度及变化速度。

(3)易激惹、嗜睡、虚弱、MS 变化、深部腱反射亢进、痫性发作、痉挛。

(4)水缺失可伴随脱水、容量减少及体重减轻。

(5)钠过多可以出现体重增加、轻度体积膨胀及水肿。

3.评估　伴水缺失的高钠血症可导致体液从细胞内渗透性地移至细胞外，导致细胞外液量(extracellular fluid，ECF)相对不变。可进行下列评估。

(1)必要时评估体重的变化：不存在 ECF 缺失，也可发生体重减轻。

(2)评估 ECF 量是否充足：血管内腔(外周脉搏、灌注压、体温及毛细血管再充盈时间)、间质腔(皮肤弹性、眼泪及黏膜外观)。

4.实验室检查

(1)基础代谢功能检查试验组合。

(2)尿液分析及尿液渗透压、尿钠及尿肌酐。

表 32-2 总结了高钠血症不同潜在病因的表现。

表 32-2　高钠血症的评估

潜在病因	ECF 容量	尿排出量	尿钠	比重
钠过多	增多	正常或增多	增多	高
水缺失(尿崩症)	减少*	增多	减少	低
钠及水缺失(失水多于失钠)	减少	减少	增多	高

*.水缺失所导致的高钠血症会导致细胞内液外渗至细胞外液，从而会出现 ECF 量相对不变

5.治疗　不管血钠如何，应立即处理有效循环血容量(effective circulating volume，ECV）不足。

（1）应用生理盐水恢复 ECV。无潜在心脏或肾脏疾病的患儿应用的起始剂量为 20ml/kg，约 30min 内滴入。

（2）密切的监测及再评估是关键。

6.ECV 恢复后　治疗、评估如下。

（1）缓慢降低血清钠浓度（每小时约 0.5mEq/L，24h 内不超过 15mEq/L）。

（2）评估纯水缺失程度、维持量需求度及继续缺失的水±钠的量。纯水缺失量的计算如下。

①4ml/kg 的纯水降低血清钠 1mEq/L。

②纯水缺失量（L）＝4ml/kg×体重（kg）×（实测 Na^+ －正常血清 Na^+）

（3）谨慎计算低张液体的浓度及速度，并建议在 48h 内应用。

（4）避免快速补充极低张液体，以防出现细胞内水转移、细胞肿胀及脑水肿。

（5）静脉液体治疗期间，监测血清钠浓度、液体平衡及体重。

（6）严重的机体钠过多者，需要正确选用液体联合/不联合应用呋塞米或透析，或在肾脏专家指导下同时应用这两种方法。

（二）低钠血症

1.病因

定义：血清钠≤130mEq/L。低钠血症的原因分为稀释性、缺失性低钠血症或两者均有（表 32-3）。

（1）稀释性低钠血症：机体总水量增加，且相对机体总钠量增多。

（2）缺失性低钠血症：机体总水量减少（或正常），且失钠量超过失水量。

（3）假性低钠血症：钠在血清分布不均，其血清浓度假性降低。假性低钠血症的原因包括高脂血症及高蛋白血症。Na^+ 降低量＝0.002×脂肪浓度 mg/dl（高脂血症）及 0.25×（蛋白量 g/dl-8）（高蛋白血症）。

（4）严重高血糖症：低钠血症源于细胞内的水渗透性外渗。血糖每升高 100mg/dl，则血钠降低 1.6mEq/L。

表 32-3　低钠血症的原因

稀释性低钠血症
水中毒(摄入过多或医源性输入)
水肿相关状态
充血性心力衰竭
肾病综合征
肾衰竭
肝衰竭
神经肌肉阻滞药(如泮库溴铵诱导性)
抗利尿激素分泌过多(antidiuretic hormone,ADH)*(非水肿状态)
外源性输入
抗利尿激素分泌异常综合征(syndrome of inappropriate antidiuretic hormone,SIADH)
甲状腺功能减退症
渗透压稳定器重置综合征(reset osmostat syndrome)
高血糖症
缺失性低钠血症
肾钠缺失(如范科尼综合征、醛固酮抵抗状态)
肾上腺钠缺失(如肾上腺功能不全)
CAH(21-羟氧化酶缺失)
利尿治疗
渗透性多尿(如糖尿)
胃肠道液体丢失伴低渗性补充
出汗过多并大量钠盐缺失(如囊性纤维化)

*.伴 ADH 或类 ADH 作用及低钠血症的疾病,包括疼痛、呕吐、中枢神经系统疾病(如创伤、感染、肿瘤)、胸内疾病(如感染、机械通气)及某些药物(如麻醉药、巴比妥酸盐、卡马西平、非甾体类解热镇痛药、环磷酰胺、长春新碱)

CAH.先天性肾上腺皮质增生症

2.临床特征

(1)多样性及非特异性。

(2)取决于低钠血症的程度及下降速度。

(3)嗜睡、虚弱、脑病及痫性发作。

3.评估 体格检查:评估体重变化及 ECF 容量的状态(同高钠血症)。

4.实验室检查

(1)基础代谢功能检查试验组合。

(2)血清渗透压。血清钠浓度(mEq/L)的 2 倍加 10,或按照下列公式计算:血清渗透压$=2\times Na^{+}$(mEq/L)+血糖/118+肌酐/2.8。

(3)尿渗透压。

(4)尿钠。

(5)血清及尿的尿酸浓度(在 SIADH 中比较有用)。

(6)当尿钠浓度为边界值(如 19~21mEq/L)时,计算钠的排泄指数(fractional excretion of sodium,FE_{Na})有助于评估:$FE_{Na}=(U_{Na}\times P_{Cr})/(U_{Cr}\times P_{Na})\times 100\%$($U_{Na}$.尿钠浓度;$P_{Cr}$.血肌酐浓度;$U_{Cr}$.尿肌酐浓度;$P_{Na}$.血钠浓度)。

图 32-1 显示如何通过应用尿量及尿钠浓度来缩小对低钠血症病因的鉴别范围。

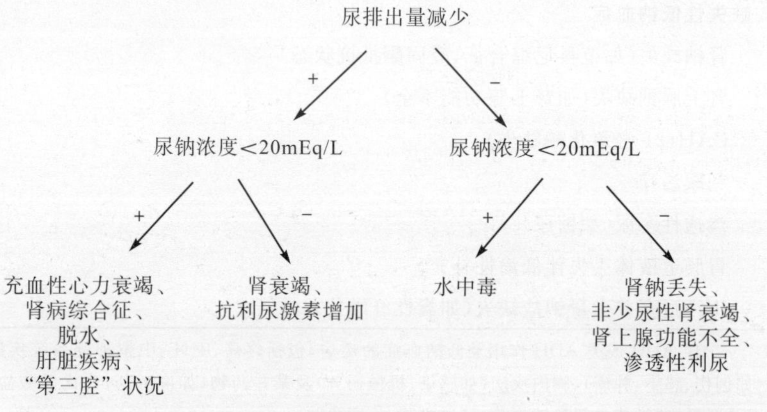

图 32-1 通过应用尿量及尿钠浓度来缩小对低钠血症病因的鉴别范围

5.治疗 所有低钠血症的治疗均应着眼于治疗潜在病因。根据低钠血症的程度来处理水钠平衡。

(1)缺失性低钠血症:与水转移至细胞内液腔相关。因此,仔细评估及立即恢复 ECF 及血管内容量是关键。

①ECV 受损:立即输注等张钠盐恢复 ECV,起始剂量为 20ml/kg,30min 内迅速输入。对患者进行再评估后,再决定是否继续输注等张液。

②钠缺失:计算钠缺失的量,并采取措施恢复钠浓度。钠缺失量可通过下列公式计算。

Na^+ 缺失量(mEq)=0.6×体重(kg)×(正常血清 Na^+ -实测 Na^+)

③有症状的患者:如低钠诱导性痫性发作,应用 3%的钠盐,使血清钠迅速提升 0.5mEq/ml。

a. 3%钠盐的量(mEq)=(目标 Na^+ -实测 Na^+)×体重(kg)×f_D(f_D.分布分数,对 Na^+ 而言,为 0.6~0.7L/kg)。

b.急性低钠血症者,血清钠浓度应纠正至 125mEq/L,或略高于症状相关的浓度。

c.慢性低钠血症者,快速纠正血清钠浓度可导致渗透性脱髓鞘综合征或脑桥中央髓鞘溶解。

d.无症状患者,Na^+ 的目标提升速度为 0.5~1mEq/(L·h)或 10~20mEq/24h。

(2)稀释性低钠血症

①总的治疗原则为限制液体量。

②低白蛋白血症导致的水肿状态除外,此时存在血管内容量缺失的风险。应限钠,因其可加重水肿。

③SIADH:治疗方法。

a.儿科不常见,通常为一过性。导致 SIADH 的药物见表 32-3。

b.ADH 为固定值,不随摄入量、ECF 容量或血清渗透压的变化而变化。

c.液体量限制至接近维持量的 2/3。

提示:机体通过 ADH 及渴感调节水的摄入及排泄,从而维持正常的血清钠浓度在窄范围内波动,故血清钠异常主要源于水异常,可伴或不伴钠本身的异常分布。然而,在某些特异性钠紊乱时,钠则起主导作用。

(三)高钾血症

1.病因

(1)跨细胞的钾转移是小儿高钾血症最常见的原因。存在以下情况时,钾可由细胞内液移至ECF。

①代谢性酸中毒。

②β-肾上腺素拮抗药。

③剧烈活动。

④胰岛素缺乏、高血糖症及高渗透压。

⑤高钾性周期性麻痹。

提示:酸中毒时不一定导致高钾血症,注意可能会被误导及错过治疗。

(2)钾摄入增加:钾补充剂、含钾药物(如含钾的青霉素制剂)、盐替代剂及输血(贮存血)。高钾血症多发生于肾排钾异常时。

(3)肾排钾减少

①肾衰竭。

②药物(表32-4)。

表32-4 导致高钾血症的药物

留钾利尿药(螺内酯、氨苯蝶啶、阿米洛利)
钾补充剂(如氯化钾)
含钾的青霉素制剂
贮存血
磷酸酶抑制药(环孢素、他克莫司)
非甾体类消炎药
肝素
血管紧张素转化酶抑制药
β-肾上腺素拮抗药
化疗药

③肾小管性酸中毒(renal tubular acidosis,RTA)Ⅳ型或电压依赖性远端(Ⅰ型)RTA。

④盐皮质激素缺乏(肾上腺素不足、CAH、低肾素性醛固酮减少症和原发性盐皮质激素缺乏)。

⑤盐皮质激素抵抗(新生儿一过性状态、肾脏损害相关性或源于假

性醛固酮减少症）。

⑥内源性细胞内钾释放增多：源于低氧性或中毒性细胞死亡、烧伤、血管内溶血、横纹肌溶解和急性肿瘤溶解综合征。

⑦假性高钾血症：标本采集时或采集后发生的细胞内钾外渗。

a.溶血。

b.白细胞增多症或血小板增多症。

c.家族性假性高钾血症（温度依赖性细胞内钾外渗）。

2.临床特征　高钾血症的症状不具有可预见性及特异性。包括肌无力、深部腱反射减弱、肠梗阻、厌食、口及肢端刺痛、自觉不适、手足抽搐。

3.评估　实验室检查如下。

(1)血清电解质、血钙、血镁及血糖。

(2)尿液分析、尿钾及尿肌酐（用于计算跨管钾梯度或 TTKG）。

(3)基于临床疑诊的其他检验（如影像、内分泌或基因检测）。

(4)心电图。

①T 波高尖（尤其是胸导联）及 P-R 间期延长或宽大延长的 QRS 波。

②致命性心电图改变，包括 P 波和（或）T 波平整伴 ST 段压低、正弦波样图像和心动过速或心动过缓。

4.治疗　校正后钾浓度高或存在高钾血症的症状和体征时，需要采取紧急措施。表 32-5 总结了治疗高钾血症的步骤。紧急治疗的指征包括如下。

(1)血钾值高于 7.0mEq/L。

(2)钾浓度迅速增高。

(3)钾浓度持续增高的临床状态（如横纹肌溶解）。

(4)肾衰竭。

表 32-5 高钾血症的治疗

药物	指征	作用机制	剂量	不良反应/潜在问题
10%葡萄糖酸钙	心电图改变	膜稳定剂	1mg/kg 静脉,5～10min	高钙血症
碳酸氢钠*	心电图改变或 K^+ 浓度很高	使 K^+ 转移至细胞内腔	1mg/kg 静脉,5～10min	钠负荷
葡萄糖＋胰岛素	心电图改变或 K^+ 浓度很高	使 K^+ 转移至细胞内腔	0.25～0.5g/kg 葡萄糖＋0.3U 胰岛素/g 葡萄糖,30～60min	高或低血糖症
沙丁胺醇(β 受体兴奋药)	心电图改变或 K^+ 浓度很高	使 K^+ 转移至细胞内腔	1.25～2.5mg 雾化吸入	心动过速
降钾树脂	从机体去除 K^+	在肠道使 K^+ 吸附至树脂	1g/kg 口服或置入 50%～70%山梨酯灌肠	便秘
呋塞米	症状性高钾血症	加强尿钾排泄	1～2mg/kg 静脉	肾功能不全时,效果不佳
血液透析或腹膜透析	肾功降低	透析除 K^+	—	透析相关的风险
换血	心电图改变或 K^+ 浓度很高	必须清洗供体血,以去除大部分 K^+	双倍容量	输血相关的风险

*.碳酸氢钠及钙盐的静脉制剂不相容

(5)出现高钾血症的症状。

提示：存在肾小球滤过率(glomerular filtration rate,GFR)降低的肾脏疾病患者应避免高钾血症。这些患儿需要频繁的实验室监测。有些需要限制摄入钾、避免应用某些药物(如肾素-血管紧张素系统拮抗药)及静脉输注无钾制剂。患者在静脉应用含钾液体前均应评估肾功能。

(四)低钾血症

1.病因

(1)严重营养缺乏：如神经性厌食，钾摄入适度减少时，肾脏排泄率相应减少。

(2)胃肠道丢失增多：如呕吐、腹泻、滥用泻药。

(3)皮肤丢失增多：如出汗过多、烧伤。

(4)肾丢失增多：范科尼综合征、RTA、巴特综合征、应用利尿药、渗透性利尿(如糖尿)、醛固酮增多症、CAH、11-β-羟化类固醇脱氢酶缺乏(或天然甘草摄入受抑)、利德尔综合征、Gitelman 综合征(镁丢失性肾小管病)、盐利用不良性肾病、促肾上腺皮质激素过多、药物(表 32-6)、镁缺失、氯缺失、胃酸分泌丢失和多尿。

(5)跨细胞的钾转移：碱中毒(代谢性及呼吸性)、胰岛素过多、β-肾上腺素活性增强、一过性低钾性瘫痪及某些药物(表 32-6)。

表 32-6　与低钾血症有关的药物

与肾丢失增多有关的药物
氨基糖苷类中毒
两性霉素 B
顺铂
大剂量青霉素
皮质类固醇
利尿药(留钾利尿药除外)
与细胞摄钾增多有关的药物
特布他林
肾上腺素

续表

β-肾上腺素能药物(如沙丁胺醇)
茶碱中毒
钡中毒
胰岛素

提示:静脉输注葡萄糖,尤其是高浓度的葡萄糖时,可因刺激促细胞摄钾增多的胰岛素的释放而使低钾血症恶化。

2.临床特征 症状和体征的多样性及非特异性。

(1)神经肌肉体征:包括无力、瘫痪、手足抽搐、肠梗阻、输尿管蠕动停滞、嗜睡、意识障碍、自动调节性低血压和横纹肌溶解。

(2)心血管体征:包括血压升高、心动过缓和心动过速。

(3)肾脏及代谢障碍:包括肾浓缩功能受损及多尿、慢性肾毒性(低钾性肾病)和胰岛素分泌受损(葡萄糖不耐受)。

3.评估 实验室检查如下。

(1)血清电解质、血钙、血镁及血糖。

(2)尿液分析、尿钾及尿肌酐(用于计算跨管钾梯度或TTKG)。

(3)严重钾缺失(<2.5mEq/L)的心电图改变:①T波平整,出现U波(易误认为存在长QTc间期),ST段压低及长PR间期(图32-2);②低钾血症增加洋地黄中毒的敏感性。

(4)基于临床疑诊的其他检验(如内分泌或基因检测)。

4.治疗 钾缺失常合并其他病变(如钙、镁及氯缺失),故纠正合并的疾病后,才能完全纠正钾缺失。

钾替代治疗有如下方案。

(1)尽可能选择口服。

(2)口服补钾药可刺激胃,引起呕吐,对小儿而言,口味不佳。

(3)正常饮食的供钾量多于日常所需的维持量(2~3mEq/kg)。富含钾的食物包括干果、香蕉(1.5mEq/英寸)、西红柿及大多数其他水果。每8盎司的李子汁及橙汁可分别提供16mEq和12mEq的钾。

(4)严重或症状性低钾血症:静脉补钾不超过0.3~0.5mEq/(kg·h)。由于机体大部分的钾不在ECF,故血清钾浓度可能无法反映

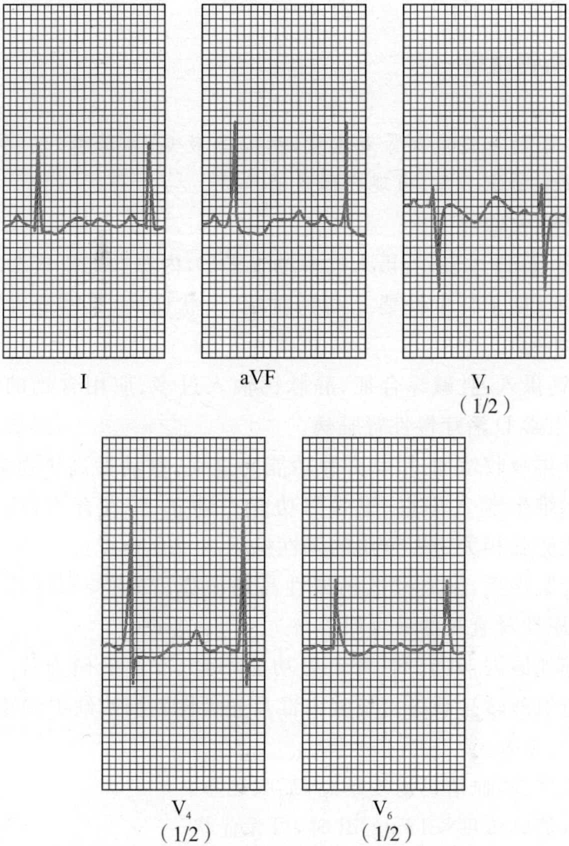

图 32-2　低钾血症患儿的特征性心电图表现

4 岁肾病综合征患儿的心电图。注意:所有的导联均存在显著的 U 波,伴Ⅰ、aVF、V_4、V_6 导联 ST 段压低及 T 波倒置

(也无法计算)钾的总缺失量。

(5)静脉补钾前须保证排尿正常。密切监测是关键。

提示:静脉补钾浓度≥40mEq/L 时,会刺激外周小静脉,常导致疼痛或失去输液通路。

提示:急性代谢性酸中毒时,钾向细胞外转移,可出现血清钾浓度增高而机体总的钾浓度减低。该测法表明，pH 每降低 0.1，可快速导致钾浓度增高 0.7mEq/L。

(五)高钙血症

1.病因

提示：高钙血症减少肾血流量，从而导致 GFR 降低，钠、钾、镁排泄增加，肾浓缩功能下降，出现代谢性酸中毒。

(1)钙吸收增加

①维生素 D 过多症：摄入过多维生素 D，内源性维生素 D 的敏感性或活性增加(见于特发性婴儿高钙血症、肉状瘤病、某些恶性疾病及新生儿脂肪坏死)。

②高钙摄入：乳碱综合征、静脉钙输入过多、应用含钙的磷酸盐结合剂及维生素 D 治疗慢性肾脏病。

(2)骨再吸收增加：甲状旁腺功能亢进症、制动性高钙血症、碱性磷酸酶过少、维生素 A 中毒、甲状腺功能亢进症、骨发育不良、代谢性骨病、伴甲状旁腺相关蛋白分泌的恶性疾病。

(3)肾脏疾病：家族性低钙尿性高钙血症、噻嗪类利尿药和伴急性肌红蛋白尿性肾衰竭的横纹肌溶解。

(4)其他原因：锂制剂、肾上腺功能不全、严重低磷血症、蓝色尿布综合征(色氨酸转运缺失)、茶碱中毒及先天性乳糖酶缺失的婴儿。

2.临床特征

(1)多样性，血清钙浓度越高，症状越重。

(2)血清钙浓度＜12mg/dl 时，可无症状。

(3)血清钙浓度＞16mg/dl 时可危及生命，须作为急症处理。

提示：高钙血症临床特征的常用记忆口诀为“石头、骨头、呻吟及精神症状”。

(4)肾结石及肾钙质沉着症(石头)。

(5)肌痛、关节痛、骨痛和张力减退(骨头)。

(6)腹痛、恶心、呕吐、便秘、厌食、口腔干燥和胰腺炎症状(呻吟)。

(7)焦虑、抑郁、疲劳、嗜睡和虚弱(精神症状)。

(8)其他特点

①肾脏：多尿及烦渴、GFR 降低、急性肾功能不全。

②心血管：高血压、短 QT 间期、心律失常和传导阻滞。

3.评估　实验室检查如下。

(1)总钙浓度及离子钙浓度。

(2)基础代谢功能检查试验组合、血清磷、碱性磷酸酶、镁及血清白蛋白。

(3)检测甲状旁腺激素(parathyroid hormone，PTH)浓度或其氨基末端含量分析。

(4)根据临床表现，对疑似病例进行维生素 D(25-羟维生素 D 及 1，25-二羟维生素 D)浓度检测。

(5)钙排泄

①采集 24h 尿液[正常应＜4mg/(kg・d)]

②随机标本的钙-肌酐比值(＞6 岁小儿的正常值＜0.2。新生儿的正常值可达 0.86)。

4.治疗

(1)纠正脱水，密切监测水平衡状态，维持血管内容量。

(2)明确并去除高钙血症的潜在病因。

(3)通过生理盐水利尿及应用袢利尿药，以最大限度促进钙排出。

(4)基于病因、症状及严重程度的其他相应治疗

①糖皮质激素。

②降钙素(起效快，作用时间短)。

③破骨细胞抑制药(起效慢，作用时间长)：二磷酸盐、硝酸镓。

④钙敏感受体激动药。

⑤透析。

(六)低钙血症

1.病因

(1)循环中的钙被结合(血磷酸盐过多、碱中毒、血柠檬酸盐产物、高乳酸盐、胰腺炎)。

(2)低维生素 D 症：饮食伴或不伴阳光照射不足、肝病、肾病、肾衰竭、维生素 D 依赖性佝偻病、维生素 D 抵抗性佝偻病。

(3)新生儿低钙血症：早发型(出生后 72h 内)、晚发型(出生后 5～7d)。

(4)甲状旁腺功能减退症/假性甲状旁腺功能减退症(表 32-7)。

(5)低镁血症(严重病例存在 PTH 抵抗或分泌减少)。

(6)药物:治疗高钙血症的药物及提升维生素 D 分解代谢的药物(即抗惊厥药物、异烟肼、茶碱、利福平)。

低白蛋白血症可导致总钙下降,而离子钙正常。校正系数如下。

Ca=血清 Ca+0.8×(正常白蛋白-患儿白蛋白)

表 32-7 甲状旁腺功能减退症的原因

分泌减少
遗传性
常染色体显性
HDR 综合征(甲状旁腺功能减退症、感觉神经性耳聋、肾发育不良)
前甲状旁腺素原分解异常
钙敏感受体缺失(常染色体显性低钙血症)
常染色体隐性
Sanjad-Sakati 综合征
常染色体隐性的 Kenny-Caffey 综合征
线粒体疾病
DiGeorge 综合征:甲状腺发育不全
自身免疫性
自身免疫性多腺体综合征 1 型
其他
创伤、感染及铁超负荷
终器抵抗
假性甲状旁腺功能减退症(1 型及 2 型)

2.临床特征

(1)肌无力和(或)肌束震颤。

(2)麻木。

(3)绞痛。

(4)反射亢进。

(5)手足抽搐:Chvostek 征(刺激面神经引起同侧面部肌肉痉挛)、Trousseau 征(血压计袖带充气导致的短暂缺血可引起手足痉挛)。

(6)痫性发作。

(7)精神症状:情绪不稳,少数情况下可出现意识障碍或精神错乱。

(8)心血管:低血压、心电图改变,以 Q-T 间期延长最常见(图 32-3)。

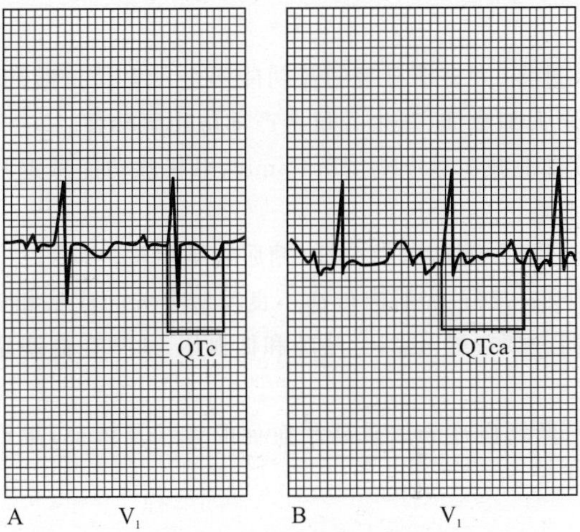

图 32-3 QT 间期延长

A.健康新生儿的校正 Q-T 间期(QTc);B.低钙血症患者 QTc 间期延长

3.评估 实验室检查同高钙血症相关检查。存在严重低钙血症时,应行心电图检查。

4.治疗 取决于症状、严重程度及病因。

(1)口服疗法:仅适用于纠正慢性及轻度症状患者。

①钙离子维持量大致为 20~50mg/(kg·d)。

②治疗高磷酸盐血症:钙基磷酸盐结合剂。

③维生素D疗法可增加胃肠道对钙的吸收及肾脏对钙的重吸收。活性维生素D疗法(骨化三醇、帕立骨化醇)用于治疗慢性肾衰竭相关的继发性甲状旁腺功能亢进症。

(2)严重症状性低钙血症(如痫性发作)。

(3)静脉缓慢应用钙离子10～20mg/kg,监测心动过缓、钙离子外渗至皮下组织(可引起严重的皮肤剥脱)。

提示:低镁血症多伴随低钙血症出现,故需监测镁浓度,如降低则应纠正。

(七)高镁血症

1.病因

(1)摄入过多(大多伴显著的肾功能不全):含镁抗酸药、泻药、灌肠剂及静脉应用大剂量镁、新生儿母亲产前应用硫酸镁。

(2)肾脏排泄减少:GFR<10ml/min、甲状腺功能减退症、家族性低钙尿性高钙血症。

(3)其他:锂、肿瘤溶解综合征、糖尿病酮症酸中毒。

2.临床特征　与神经肌肉传递不良反应有关的症状和体征,包括深部腱反射减弱、虚弱、意识障碍、嗜睡和低血压,通常在血镁超过7mEq/L时出现。

3.评估　低钙血症会加重高镁血症的症状及体征,故评估GFR及钙浓度是很重要的。

4.治疗

(1)明确潜在病因。

(2)镁浓度>5mEq/L时,需持续监测心率及血压。

(3)如存在症状或镁浓度超过7mEq/L时,需静脉应用钙剂以暂时降低血镁浓度。严重肾功能不全的患者,可能需要进行腹膜透析或血透。

(八)低镁血症

1.病因

(1)多伴随低钙血症和低钾血症。

(2)也可见于高钙血症(见下文)。

(3)常见的原因包括胃肠道丢失增多、肾排泄增多及再分布(表32-8)。

表 32-8　低镁血症的原因

胃肠道丢失增多
小肠疾病或炎症
脂肪吸收不良(包括囊性纤维化)
滥用泻药
蛋白质-能量营养不良
谷蛋白过敏
胃肠炎或慢性腹泻
肾丢失增多
原发性肾小管性镁丢失
Gitelman 综合征
家族性低镁血症伴高钙尿症/肾钙盐沉着症
罕见突变(Na^+,K^+ ATP 酶、电压门控 K^+ 通道,HNF-1β)
梗阻后利尿
急性肾衰竭恢复期
利尿药疗法(噻嗪类、袢利尿药)
高钙血症
低钾血症
醛固酮增多症
药物(氨基糖苷类、两性霉素、环孢素)
甲状旁腺功能减退症或甲状旁腺功能亢进症
肾小管性酸中毒
甲状腺功能亢进症
再分布
再进食,完全性肠外营养
胰腺炎
“骨饥饿”综合征

提示：低镁血症伴发低钙血症及低钾血症是常见但易混淆的。某些情况下存在因果关系。如PTH分泌减少或骨对PTH反应减弱时，低镁血症会导致低钙血症的产生。同样，低镁血症会使肾丢失的钾增多。某些情况下同一原因（如氨基糖苷类中毒）导致病变同时发生。如忽视其他病变，仅仅治疗某一病变则是无效的。还有重要的一点是，由于在髓襻升支粗段发生竞争性转运，故高钙血症也会导致肾丢失镁。

2.临床特征

(1)很难从伴随的电解质紊乱中分离出来。

(2)临床特征包括虚弱、震颤、厌食、疲乏，极少情况下可出现痫性发作。

3.评估

(1)实验室检查：血生化及血钙、血磷、碱性磷酸酶、PTH浓度。

(2)心电图

①心动过速（窦性或结性）。

②期前收缩（室上性或室性）。

③类似低钾血症的改变（即T波宽大平整、PR间期延长、QT间期延长）。低镁血症患者对洋地黄的易感性增加。

(3)尿液分析：镁排泄分数（fractional excretion of magnesium，FE_{Mg}）协助鉴别肾性丢失及其他原因导致的丢失。

①$FE_{Mg} + U_{Mg} \times P_{Cr} / (P_{Mg} \times 0.7) \times U_{Cr} \times 100$（$U_{Mg}$.尿镁浓度；$P_{Cr}$.血肌酐浓度；$P_{Mg}$.血镁浓度；$U_{Cr}$.尿肌酐浓度）。

②$FE_{Mg} > 2\%$提示肾性镁缺失（假设GFR正常）。

4.治疗

(1)症状性低镁血症：硫酸镁25～50mg/kg，缓慢静脉滴注或每4～6h肌内注射。注意监测低血压。

(2)预防

①确保饮食或肠外液体中含有足量的镁。

②正常需求量约为4mg/(kg·d)[0.3mEq/(kg·d)]。

③注意：口服镁补充剂可导致腹泻，肾功能不全患儿慎用。

(九)高磷血症

1.病因

(1)肾衰竭（通常伴GFR低于50ml/min）。

(2)肾小球重吸收(renal tubular reabsorption,TRP)增加

①甲状旁腺功能减退症。

②假性甲状旁腺功能减退症。

③维生素 D 过多症。

④家族性肿瘤样钙沉着症(常染色体隐性,近端肾小管磷转运增加)。

⑤应用二磷酸盐治疗。

(3)磷摄入增加:婴儿饮用的牛奶和含磷的灌肠剂。

(4)内源性磷释放增加:肿瘤溶解综合征和横纹肌溶解。

(5)大多数低钙血症状态。

2.临床特征　高磷血症多伴发低钙血症,其症状和体征均与后者相关。

提示:高磷血症的严重并发症为血管壁和组织的转移性/异位性钙化。当钙×磷的值超过 70 时,风险大幅度增加。

3.评估

(1)实验室检查包括钙异常的检查。

(2)评估尿肌酐及尿磷水平可确定磷的排泄指数(fractional excretion of phosphate,FE_{PO4}):$FE_{PO4}=(U_{Phos}\times P_{Cr})/(P_{Phos}\times U_{Cr})\times 100$($U_{Phos}$.尿磷浓度;$P_{Cr}$.血肌酐浓度;$P_{Phos}$.血磷浓度;$U_{Cr}$.尿肌酐浓度)。

(3)正常情况下,FE_{PO4} 的值为 5%～20%。该数值的倒数称为 TRP,正常应≥80%。在高磷或低磷血症中,如肾小管磷转运未受损,则该数值可在正常范围内波动。

4.治疗

(1)限制磷的摄入。

(2)口服磷结合药。

①碳酸钙及醋酸钙。

②司维拉姆。

③镧。

④铝盐。由于铝沉积具有神经毒性,故不可长期应用。

(3)肾功能正常时,应用生理盐水利尿以最大限度排磷。

(4)慢性肾病时,腹膜透析或血液透析或许有效。

(5)纠正低钙血症。

(十)低磷血症

1.病因

(1)再分布

①糖酵解的刺激(伴再进食综合征的胰岛素的分泌、呼吸性碱中毒)。

②“骨饥饿”综合征。

(2)胃肠道

①吸收减少(慢性腹泻、可结合肠道磷的含镁及铝的抗酸药)。

②摄入减少(少见)。

(3)肾丢失

①甲状旁腺功能亢进症。

②维生素 D 缺乏/抵抗。

③原发性肾磷损耗:X-连锁低磷性佝偻病,影响肾小管磷转运的其他基因形式,纤维性骨营养不良综合征(McCune-Albright 综合征)。

④范科尼综合征。

⑤作用于近端肾小管的利尿药[乙酰唑胺、美托拉宗(甲苯喹唑磺胺)]。

⑥肾移植后。

⑦钙敏感受体调节药治疗。

⑧急性容量扩张。

2.临床特征 磷浓度低于 1.5mg/dl 时,可出现症状及体征。临床特征包括肌无力、横纹肌溶解、骨痛、关节痛、溶血性贫血、厌食、恶心和呕吐。

3.评估 同高磷血症的评估。

4.治疗

(1)治疗潜在疾病。

(2)治疗伴发的高钙血症。通常高钙血症纠正后,低磷血症消失。

(3)应用磷酸盐将血清磷浓度提升至 2.0mg/dl。

①磷酸盐每日 15～20mg/kg,口服或静脉应用。

②治疗前需确保肾功能正常。

③存在高钙血症时,禁止静脉应用磷酸盐,因其可导致异位性钙化的发生。

(十一)代谢性酸中毒

1.病因

(1)代谢性酸中毒时,离子间隙可正常(高氯性代谢性酸中毒)或增宽。表 32-9 总结了代谢性酸中毒的原因。

(2)肾小管酸中毒(renal tubular acidosis,RTA)是由于肾小管丢失过多的碳酸氢盐和(或)无法排泄饮食中获得的酸所导致的高氯性代谢性酸中毒的症候群。RTA 的病因(表 32-10)可分型为:1 型(远端或经典型)RTA、2 型(近端)RTA,或 4 型(高钾血症性)RTA。表 32-11 总结了各型 RTA 的特点。

表 32-9　代谢性酸中毒的原因

离子间隙正常
胃肠道丢失碳酸氢盐
腹泻
肠液引流(如回肠造口术、鼻空肠引流)
应用酸类
完全性肠外营养(如氨基酸)
急性 ECF 增多(如快速静脉输入液体)
肾脏丢失碳酸氢盐或无法排泄净酸
肾小管酸中毒
应用碳酸酐酶抑制药治疗(如乙酰唑胺)
离子间隙增宽
肾衰竭
酮症酸中毒
糖尿病
饥饿
乳酸酸中毒
其他有机酸中毒(如甲基丙二酸血症)
中毒(如甲醇、水杨酸、乙二醇)

表 32-10　肾小管酸中毒的病因

1 型(远端或经典型)RTA
特发性
散发性
遗传性(常染色体显性或隐性)
肾脏疾病相关性
梗阻性肾病
反流性肾病
肾移植后
与导致肾钙化的疾病有关
髓质海绵肾
甲状旁腺功能亢进症
维生素 D 过多症
系统性疾病相关性
镰状细胞疾病
马方综合征
埃勒斯-当洛(Ehlers-Danlos)综合征
遗传性椭圆形红细胞增多症
威尔逊疾病
自身免疫性疾病相关性
系统性红斑狼疮
Sjögren 综合征
结节性多动脉炎
高丙种球蛋白血症
药物中毒相关性
两性霉素 B
锂

续表

2 型(近端)RTA
特发性或孤立性
散发性
遗传性(常染色体显性)
范科尼综合征相关性*
系统性疾病相关性
胱氨酸贮积症
Lowe(眼脑肾)综合征
半乳糖血症
糖原贮积病
遗传性果糖不耐受
酪氨酸血症
系统性红斑狼疮及其他自身免疫性疾病
中毒相关性
药物(如氨基糖苷类、化疗药物)
重金属
肾脏疾病相关性
肾病综合征
髓质囊性病
肾静脉血栓形成
肾移植排斥
碳酸酐酶缺乏相关性疾病
先天性(散发性或家族性)
药物诱导性(乙酰唑胺)
4 型(高钾血症性)RTA
肾脏疾病相关性

续表

糖尿病肾病
梗阻性肾病
低肾素性醛固酮减少症[†]
醛固酮缺乏相关性
艾迪生病
慢性肾上腺皮质功能不全
CAH(21-羟化酶缺乏)
醛固酮抵抗相关性
假性醛固酮减少症
一过性抵抗(新生儿)
药物相关性
螺内酯
氨苯蝶啶
阿米洛利
氯转移(重吸收过多的氯)

[*].范科尼综合征的特点是总的近端肾小管功能障碍

[†].4 型 RTA 可见于任何慢性肾小管间质性肾炎

表 32-11　肾小管性酸中毒的特点

	1 型	2 型	4 型
肾功能	正常	正常	正常或减低
生长障碍	是	是	是
多尿或烦渴	是	是	否
钾浓度	正常或降低	正常或降低	增高
碳酸氢盐渗漏	通常存在	显著	少
尿酸性	否(pH＞6)	是(低于血清阈值)	是

续表

	1 型	2 型	4 型
肾钙盐沉着症或肾结石	是	否	否
范科尼综合征	否	通常存在	否
骨软化或佝偻病	极少	存在范科尼综合征时	否

2.临床特征

(1)非特异性,多样性。

(2)偶可被导致酸中毒的疾病或病变所掩盖。

(3)孤立性代谢性酸中毒(如 RTA)时,偶伴发恶心和呕吐。多存在明显的因快速代偿代谢性酸中毒而出现的过度通气。

(4)慢性酸中毒(如 RTA)存在骨的缓冲,故可导致生长障碍。

3.评估　血清碳酸氢根浓度与血清电解质中总二氧化碳的量相等。评估低碳酸氢根浓度的第一步是计算阴离子间隙。

$$阴离子间隙=(Na^{+})-[(Cl^{-})+(HCO_3^{-})]$$

正常值为 12,可波动于 8～16。

(1)阴离子间隙正常时:需查找是否存在腹泻或其他胃肠道丢失的病史。如果不存在相关病史,则需采集新鲜且应用密封容器运送的尿液标本,以精确的测定 pH,此外,尚需评估 RTA。

(2)阴离子间隙高于 16 时:应查找不明阴离子的来源,如必须排除乳酸酸中毒或糖尿病酮症酸中毒的可能性。除患儿的病史外,某些实验室检查也很有用。进行血气分析以评估 pH 及动脉血二氧化碳分压($PaCO_2$),从而确定代偿的程度或确定是否存在混合性酸碱平衡紊乱。血氨浓度及对尿液有机酸的评估也可能有用。

提示:血清碳酸氢根浓度降低时,不一定存在代谢性酸中毒。末梢血二氧化碳浓度常因暴露于空气的时间过长而显著降低。为代偿慢性呼吸性碱中毒时,也可出现碳酸氢根浓度降低。

提示:当混合性代谢性酸碱平衡紊乱的患儿出现代谢性酸中毒时,其碳酸氢根的浓度可正常。如长期应用呋塞米治疗(代谢性碱中毒)的支气管肺发育不良的患儿可发生严重的腹泻(代谢性酸中毒),此时其碳酸氢根的浓度是正常的。可应用"δ-δ"来查找是否存在涉及代谢性酸中毒的混合性平衡紊乱,即δ离子间隙(实测值减去正常值)与δ血清碳酸氢根之间的差异。δ-δ大于或小于零时,通常提示存在混合性平衡紊乱。

提示:碳酸氢根浓度改变10mmol/L可导致pH同向改变0.15。

4.治疗

(1)纠正/去除病因(如糖尿病酮症酸中毒的患儿应用胰岛素)。肺可以通过呼出二氧化碳纠正呼吸性酸中毒,故应确保通气充足。

(2)碱治疗并非适用于所有的急性酸中毒。

(3)慢性酸中毒时,碱治疗有助于预防生长障碍。

(4)碳酸氢盐治疗:起始量为每日2mEq/kg,按需加量。

(5)肾脏丢失碳酸氢盐者,每日所需碳酸氢盐的量可高达20mEq/kg。小儿常用的口服碱性药包括以下内容。

①枸橼酸钾(可提供2mEq/ml的碳酸氢盐、1mEq/ml的钠及1mEq/ml的钾)。

②柠檬酸钠(可提供1mEq/ml的碳酸氢盐及1mEq/ml的钠)。

③碳酸氢钠片剂可提供650mg的碳酸氢根(每片8mEq)。

(十二)代谢性碱中毒

1.病因　代谢性碱中毒常分为两类:氯敏感性或氯抵抗性代谢性碱中毒(表32-12)。氯敏感性代谢性碱中毒的ECF量减少,尿氯浓度＜10mEq/L。氯抵抗性代谢性碱中毒的尿氯浓度＞20mEq/L。

2.临床特征　与代谢性酸中毒类似,往往是潜在疾病的症状及体征。突然发生的、严重的代谢性碱中毒可导致离子钙浓度降低,出现低钙性麻木或手足抽搐。

表32-12　代谢性碱中毒的原因

氯敏感性
呕吐或鼻胃管吸出
长期应用利尿药

续表

氯缺乏性饮食
囊性纤维化(皮肤丢失的氯增多)
先天性失氯性腹泻(常染色体隐性)
氯抵抗性
应用碱(如抗酸治疗)
急性应用利尿药
低钾状态
盐皮质激素过多
呼吸性酸中毒的代偿
巴特综合征
利德尔综合征

3.评估

(1)体格检查应着重评估 ECF 的容量状态。

(2)实验室检查

①基础代谢功能检查试验组合。

②包括尿氯在内的尿液电解质浓度。

③推荐某些患儿做汗氯检查。

提示:可同时发生混合性代谢性酸中毒及碱中毒,此时碳酸氢根浓度可正常。

提示:长期存在的呼吸性酸中毒突然得到纠正时(如应用机械通气),可出现代谢性碱中毒和碱血症,这种情况称为"高碳酸血症后的碱中毒"。

4.治疗

(1)应用生理盐水纠正容量减少。

(2)应纠正存在的低钾血症。

(3)应减少或停止应用利尿药。

(4)适当时,停止应用碱。

(王　静　孙文秀　译)

第 33 章

发　　热

Fran Balamuth, Elizabeth R. Alpern

体温的异常增高称为发热，是疾病的非特异性体征。其意义在于可以提示疾病过程。发热定义为中心体温≥38.0℃(100.4℉)。需临床干预的异常增高的温度度数取决于患儿存在感染的风险。对新生儿或免疫缺陷患者而言，发热定义为≥38.0℃(100.4℉)，而对于年龄较大的患儿而言，发热定义为≥38.5～39.0℃(101～102℉)。

通常采用直肠温度计测量婴儿及低年龄儿的体温，采用舌下温度计测量年龄较大儿及青少年的体温。由于身体不同部位温度差异较大，故低年龄儿应用耳温计、额温计及奶嘴温度计时，所测得数值可能与直肠温度计测定数值不一致。

由于发热是疾病的表象，故最重要的处理和治疗措施为明确发热的潜在病因(如感染、炎症、肿瘤)。恰当治疗潜在疾病后，可应用退热药退热以使患儿自觉舒适。

一、鉴别诊断列表

1.感染性原因

(1)全身性：①脓毒症。②隐匿性菌血症。③病毒性综合征。④蜱传播疾病(莱姆病、落基山斑疹热)。

(2)中枢神经系统：①脑膜炎。②脑炎。

(3)呼吸系统：①上呼吸道感染。②咽炎/扁桃体炎。③咽后脓肿。④中耳炎。⑤喉炎。⑥鼻窦炎。⑦肺炎。⑧支气管炎。

(4)腹部/盆腔：①胃肠炎。②阑尾炎。

(5)泌尿生殖系统：①尿道疾病。②盆腔炎。③输卵管卵巢脓肿。

(6)肌肉骨骼系统：①骨髓炎。②化脓性关节炎。

(7)皮肤：①蜂窝织炎。②脓肿。

(8)其他:①淋巴结炎。②眶蜂窝织炎。③发热原因不明。

2.中毒性原因　①水杨酸盐。②可卡因。③苯丙胺(安非他明)。④抗胆碱能药。⑤恶性高热。

3.肿瘤性原因　①白血病。②淋巴瘤。

4.炎性原因　①急性风湿热。②系统性红斑狼疮。③幼年类风湿关节炎。④川崎病。⑤炎症性肠炎。⑥血清病。⑦药物及免疫反应。

5.其他原因　①热休克。②甲状腺毒症。③脱水。④长时间惊厥。⑤人为的。

二、常见表现的评估

(一)年龄小于 2 个月的婴儿

外观良好的婴儿(年龄为 0～60d)出现发热[≥38.0℃(100.4℉)]但无明确感染源者,存在严重的隐匿性细菌感染的风险。这些小婴儿可以只有模糊的或非特异性的症状和体征,无法提示潜在感染的严重性。

1.病史

(1)高危:早产、围生期并发症、产前-围生期母体感染、免疫缺陷状态(镰状红细胞疾病、获得性免疫缺陷综合征)、近期应用抗生素、类固醇及创伤。

(2)低危:足月妊娠、无围生期相关疾病。

2.体格检查　体格检查应着重于脑膜炎、单纯疱疹病毒性脑炎、脐炎、肺炎、毛细支气管炎及肾盂肾炎等新生儿常见的感染。

3.筛查实验　表 33-1 列出了 3 种已颁布的筛查标准的低危标准。

表 33-1　低危筛查标准

	费城标准	波士顿标准	罗切斯特市标准
病史/体格检查	正常	正常	正常
白细胞计数	$(5\sim15)\times10^9/L$	$<20\times10^9/L$	$(5\sim15)\times10^9/L$

表 33-2 泌尿系感染的危险因素

女孩	男孩
体温≥39.0℃(102℉)	年龄≤6 个月
发热≥2d	未割包皮
非非裔美国人	缺乏其他局部感染灶
年龄≤1 岁	
缺乏其他局部感染灶	

1.病史　免疫缺陷状态(如长期应用皮质醇、肿瘤、获得性或先天性免疫缺陷、镰状细胞贫血、先天性心脏病)或置入医疗仪器(如脑室腹膜分流术、置入导管)会使患儿发生侵入性细菌感染的风险增高。患儿的免疫接种史也很重要。肺炎球菌疫苗显著降低了菌血症及其他侵入性肺炎球菌疾病的风险。既往应用抗生素可掩盖局部细菌感染的症状和体征,需要注明。

2.体格检查　任何局部细菌感染(如肺炎、脓肿、泌尿系感染)或特异性病毒性疾病(如水痘、胃炎)的体征均可指导适宜的诊疗方案。中耳炎常见于低年龄小儿,可以是细菌性、病毒性或混合性感染所致。病毒性呼吸道感染及胃肠炎也是低年龄小儿常见的发热原因。外观良好且无明确局部感染的小儿,需评估是否存在隐匿性泌尿系感染或隐匿性肺炎等隐匿性感染的情况。虽然接种疫苗后,隐匿性感染日益罕见,但一定要考虑到这种可能性。

3.筛查实验

(1)血培养:是诊断隐匿性菌血症的“金标准”。由于隐匿性菌血症的发生率较低,该筛查实验存在显著局限性,目前不推荐广泛进行筛查。然而,如果临床高度怀疑存在隐匿性菌血症,则宜行筛查。有些专家认为,当对存在隐匿性菌血症风险的患儿应用抗生素治疗时,可以采用白细胞计数进行风险评估。

(2)X 线胸片:适用于存在显著呼吸道症状或持续呼吸急促的患儿。

(3)尿液分析及培养:适用于排尿困难、尿液有臭味、既往存在泌尿系感染病史、泌尿系畸形或存在隐匿性泌尿系感染的其他危险因素患者。表 33-2 为低年龄儿隐匿性泌尿系感染的危险因素。

4.处理　明确存在局部细菌感染患者应使用抗生素。退热药可减轻患儿的不适感。支持治疗包括口服补液、必要时镇痛、鼻腔盐水冲洗或治疗呼吸道症状。所有发热的患儿均应密切随访。

（王　静　孙文秀　译）

第 34 章

下消化道出血

Sara Karjoo, Chris A. Liacouras

任何消化道出血都是异常的。粪便带血表现为以下几种形式：便血（粪便带鲜红色血）、"果酱样"大便（粪便带黏稠的砖红色血）、黑粪症（黑粪）或隐血（大便外表正常，但隐血试验或愈创木酯试验阳性）。

血液如同泻药般可以缩短肠转运时间。因此，虽然便血通常提示结肠疾病（即出血来自结肠远端和回肠末端），但也可能是近端消化道大量出血所致。黑粪通常提示小肠上端大量出血（Treitz 韧带上方），果酱样大便则通常是由于梅克尔憩室或肠套叠所导致的肠黏膜脱落所致。外观正常隐血阳性的大便提示存在缓慢的消化道出血。表 34-1 列出了不同部位血便的原因。

表 34-1　不同部位血便的原因

部位	原因
鼻咽部	鼻出血、牙龈疾病、口腔或鼻腔创伤、扁桃体切除术、腺样体切除术
食管	食管狭窄、食管炎、溃疡、静脉曲张、嗜酸性肠炎、移植物抗宿主疾病
胃	胃炎、溃疡、异物、血管畸形、肿瘤、重复畸形、息肉、感染
十二指肠	溃疡、腹腔疾病、旋转不良、血管畸形、病毒后肠炎、寄生虫感染
小肠	炎性肠病、腹腔疾病、肠扭结、旋转不良、坏死性小肠结肠炎、感染、巨结肠、重复畸形、梅克尔憩室、血管畸形、肿瘤、嗜酸性肠炎

续表

部位	原因
结肠	息肉、炎性肠病、感染、紫癜、创伤、性虐待、出血、肿瘤、溶血性尿毒症综合征、巨结肠、牛奶-蛋白质或豆类-蛋白质过敏、直肠静脉曲张、肠套叠、肠扭转、瘘、孤立性直肠溃疡、异物、血管畸形、移植物抗宿主病

提示：首次出现血便的患儿，均应考虑到上消化道快速出血的可能性，应使用鼻胃管进行洗胃。

一、鉴别诊断列表

下列是血便及黑粪的常见原因。

1.感染性原因

(1)细菌感染：①沙门菌。②志贺菌。③弯曲杆菌。④鼠疫耶尔森菌。⑤肠出血性大肠埃希菌。⑥气单胞菌。⑦邻单胞菌属。⑧艰难梭菌。

(2)寄生虫感染：①阿米巴痢疾。②结肠小袋纤毛虫。③美洲板口线虫(钩虫)。④粪类圆线虫。⑤人蛔虫。

(3)病毒感染：①腺病毒。②轮状病毒。③巨细胞病毒。④人类免疫缺陷病毒。

2.肿瘤性原因　①平滑肌瘤。②淋巴瘤。③腺癌。④良性肿瘤。

3.创伤性原因　①肛瘘。②异物。③性虐待。

4.先天性或血管性原因　①梅克尔憩室。②肠重复畸形。③动静脉畸形。④血管瘤。⑤痔。⑥直肠静脉曲张。⑦食管静脉曲张(快速反流)。⑧巨结肠小肠结肠炎。

5.炎性原因　①幼年性息肉。②息肉病综合征。③炎性肠病。④淋巴结增生。⑤坏死性小肠结肠炎。⑥牛奶/豆类-蛋白质过敏。⑦嗜酸性胃肠炎。⑧移植物抗宿主病。⑨血管炎(系统性红斑狼疮)。

6.其他原因　①上消化道快速出血。②肠套叠。③肠扭转。④孤立性直肠溃疡。⑤凝血病。⑥血小板减少症。⑦应用抗凝药物。⑧过敏性紫癜。⑨溶血性尿毒症综合征。

提示:必须排除某些食物、药物及事件(如月经出血、血尿、吞咽母体血)所引起的假性粪便带血的情况(表 34-2)。

表 34-2 引起假性粪便带血的食物及药物

假性便血	假性黑粪	假性隐血阳性粪便
含有红色染剂的食物	菠菜	红肉
果汁	蓝莓	樱桃
糖果	甘草汁	西红柿皮
饮料	紫葡萄	铁补充剂
果冻	巧克力	
西红柿	葡萄汁	
甜菜	水杨酸亚铋	
蔓越莓	铁补充剂	
头孢地尼		

二、鉴别诊断讨论

提示:小儿下消化道出血大多因便秘或感染导致。细菌感染通常表现为急性腹痛、发热及血性腹泻。

(一)艰难梭菌结肠炎(假膜性结肠炎、抗生素导致性结肠炎)

1.病因　艰难梭菌产生的毒素对结肠黏膜有细胞毒性作用。艰难梭菌结肠炎通常与应用广谱抗生素(如克林霉素、阿莫西林、头孢菌素)所导致的胃肠道菌群失调有关,但也可见于存在潜在性肠道疾病(如炎性肠病)、近期行腹部手术、收容所群居(交叉感染所致)的患者,极少数情况下也可见于健康人群。艰难梭菌可以导致年龄小的婴儿起病,但这个年龄组的患儿可以仅在粪便中查到艰难梭菌而无临床症状。2 岁后患儿的粪便中一旦检出艰难梭菌毒素,则为致病性的。

提示:抗生素诱导性结肠炎通常在应用药物 2 周内起病。

2.临床特征　艰难梭菌的临床症状表现多样。患者可无症状,也可表现为频繁性、疼痛性、血性腹泻,这是危重的可累及生命的结肠炎的体征。通常,患儿表现为腹痛及频繁的血性、黏液性、恶臭味的水样便。

某些患儿可出现脱水。

3.评估　采集新鲜粪便标本(用冰块或冰冻后转送)并查找艰难梭菌毒素 A 及 B。持续血性腹泻且纤维镜检阴性的患者需行结肠镜检。结肠镜检通常可以发现典型的黏膜性假膜形成(产生黄色斑块样物)。

4.治疗　治疗包括停止应用抗生素及口服甲硝唑(详见第 27 章)。通常口服甲硝唑为一线治疗,复发时可以再应用一个疗程。如患者对甲硝唑无反应,可应用万古霉素作为替代治疗,因可能会产生耐万古霉素的病原体,故不推荐万古霉素作为一线治疗方案。通常 3～5d 即可消除症状。治疗停止后可能会复发,此时建议重复治疗,同时进一步评估是否存在其他潜在性系统性疾病(如炎性肠病)。由于艰难梭菌菌落对于常规擦手的乙醇具有耐药性,所以鼓励用水和肥皂好好洗手。脱水的患者需要静脉补液并短期内应用清洁的液体。

(二)梅克尔憩室

1.病因　梅克尔憩室极少是全身性的,它是最常见的先天性胃肠道畸形,发生于 1%～3%的婴儿。憩室源于系膜小肠游离部边缘的胚胎期卵黄囊的先天性残余。该畸形通常位于回盲瓣 2 英尺(60cm)内。该憩室通常含有可引起胃溃疡(表现为无痛性鲜红色或果酱样直肠出血)的异位胃组织。

提示:源于小肠系膜缘的肠道重复畸形(小肠囊袋)类似于梅克尔憩室,也可含有异位胃组织,并出现便血或果酱样出血。

2.临床特征　出生后 10 年内(平均 2.5 岁)出现间歇性、无痛性直肠出血是最常见的表现。少数患儿可表现为危及生命的大量直肠出血。

少数情况下,肠梗阻可引起腹痛及胆汁性呕吐。这是由于憩室可以充当肠套叠或肠道疝气的引导点。

3.评估　诊断可通过应用放射性核素(^{99m}锝高锝酸盐)这种特异性的核医学检测方法,即梅克尔扫描,以明确是否存在异位胃黏膜,或通过非特异性的标记红细胞检测以明确胃肠道快速出血的部位。常规的腹部平片及增强扫描对于梅克尔憩室的诊断几乎毫无用处。通常在梅克尔扫描前 0.5h 应用 H_2 受体阻滞药,可以增强放射性核素的滞留,将灵敏度增至 85%,特异性增至 95%。

4.治疗　所有的梅克尔憩室均需外科切除。

(三)结肠息肉

1.病因　多数幼年性息肉来源于炎症。有数个或数百个息肉的息肉病综合征则通常源于遗传,并可有炎性、错构性及腺瘤性变。存在5个或更多的息肉通常提示癌症的风险增加。

2.临床特征　年龄为2～10岁的患儿出现无痛性便血是其典型的表现。其他常见症状包括里急后重、黏液样便及直肠(或息肉)从直肠脱出。很少出现以息肉充当引导点的继发性套叠。幼年性息肉通常可在直肠肛诊时触及。多达30%的患儿可出现缺铁性贫血。

3.评估　过去应用钡剂灌肠诊断结肠息肉。然而,粪便滞留可产生较高的假阴性率。现行的最佳治疗方案是息肉切除术。结肠镜是目前首选的诊断工具。除了可以使全部结肠可视化外(可明确病因及所有的息肉),还可以应用结肠镜行息肉切除术以治疗疾病。

4.治疗　过去提倡保守治疗以期观察息肉能否自行脱落。然而,目前则推荐应用结肠镜行息肉切除术以消除出血源、明确是否存在其他息肉及明确息肉的类型,从而确定患者的进一步治疗方案。疑诊息肉病综合征患者需行基因检测以评估癌症风险,同时推荐其家族成员进行该疾病的筛查。

(四)炎性肠病

1.病因　炎性肠病是消化道的异质性、自身免疫性及多因素的炎症性疾病。

(1)克罗恩病:可发生于上、下消化道,可导致伴有严重黏膜损害、透壁性增厚、浆膜硬化、肉芽肿形成、瘘及脓肿形成、肠道狭窄和穿孔的慢性肠炎。该疾病可“跳跃”至非邻接区域,回肠末端是最常涉及的部位。

(2)溃疡性结肠炎:局限于结肠和直肠,通常引起严重的非透壁性黏膜退化。与克罗恩病不同,溃疡性结肠炎持续沿着下消化道发病,可不涉及直肠。

提示:表现为发热,合并腹泻、腹痛、直肠出血、里急后重的中毒性巨结肠是溃疡性结肠炎的潜在并发症。该病属外科急症,须即刻排除。

2.临床特征　炎性肠病的患儿通常表现为发热、血性腹泻、体重减轻及痉挛性腹痛。与炎性肠病相关的系统性病变包括生长发育迟缓、关节痛、关节炎、皮肤损害(坏疽性脓皮病、结节性红斑)、肛周疾病(直肠脓肿、皮赘或瘘)、眼部病变(表层巩膜炎、葡萄膜炎)、口疮及肝胆病变。很多克罗恩病患儿可以出现缺血性贫血及继发性乳酸酶缺乏症。

提示:大量直肠出血、下腹部疼痛和里急后重通常提示溃疡性结肠炎,而右下腹疼痛、体重减轻、生长发育迟缓及肛周疾病则提示克罗恩病。

3.评估

(1)体格检查:常显示局限于下腹部的压痛及涉及全身性病变的体征(如口疮、关节病变、结节性红斑、坏疽性脓皮病、肛周疾病)。

(2)实验室检查:如全血细胞计数、红细胞沉降率、生化、C-反应蛋白有助于确定与炎性肠病相关的生化异常。炎性肠病的患者通常红细胞沉降率增快,C-反应蛋白增高,并存在低白蛋白血症、贫血及白细胞计数增高。

(3)结肠镜检:是溃疡性结肠炎及克罗恩病首选的诊断方法。可通过目测小肠黏膜(口疮样溃疡及黏膜损害)或活检(肉芽肿、隐窝脓肿及黏膜炎症)进行诊断。同时应行上消化道镜检以评估是否存在上消化道疾病。胶囊内镜可用于可视化克罗恩病所存在的小肠病变。

(4)上消化道小肠对比研究:有助于评估小肠(回肠末端)疾病。磁共振肠描记法可以清晰地提示病变范围。

4.治疗　预后取决于发作时的积极治疗,同时积极的营养支持治疗同样重要。

(1)皮质类固醇是中、重症患者的一线治疗方案。推荐剂量为[1～2mg/(kg·d),最大量为 40mg],根据临床反应应用 4～8 周。

(2)免疫抑制药(如 6-巯基嘌呤、硫唑嘌呤、甲氨蝶呤)适用于应用皮质类固醇治疗存在较高并发症风险、需长期应用类固醇治疗、应用其他治疗药物无效者。还可作为类固醇治疗后的维持治疗药物。目前出现的更有效的新药,如英夫利昔单抗、阿达木单抗及赛妥珠单抗等生物制药,可用于静脉输注或皮下注射。

(3)有助于治愈小肠黏膜的口服水杨酸衍生物是轻症患者的主要用药。既往应用柳氮磺吡啶[50～100mg/(kg·d)]治疗轻中症患者。

2.临床特征 患儿表现为恶心、呕吐、腹痛及上/下消化道出血。咯血源于可引起炎症反应的黏膜浸润。其他的临床表现包括腹泻、体重下降、生长发育迟缓、腹水及周围性水肿。

实验室检查包括外周血嗜酸性粒细胞增多、缺铁性贫血、血清 IgE 水平升高及低白蛋白血症(继发于蛋白丢失性肠病)。

3.评估 初步评估应用 D-木糖吸收实验及可显示小肠水肿、溃疡的射线照像对照研究,以查找黏膜吸收不良的证据。明确诊断需应用内镜行活检。

4.治疗 治疗包括支持治疗、饮食调理及应用皮质类固醇(重症)、口服色甘酸钠。长期治疗需协同小儿胃肠病专家制定。

(八)肠套叠

详见第 9 章。

三、下消化道出血的评估

(一)病史

1.旅游史 旅游史可提示感染原因。

2.提示上消化道创伤的事件 近期曾出现鼻出血、放置鼻胃管或胃造口管、干呕(提示食管贲门黏膜撕裂)、外科手术(如扁桃体切除术、腺样体切除术)或摄入腐蚀性物的病史,可出现黑粪或大便隐血阳性。

3.药物史 药物诱导性胃炎可导致黑粪,如非甾体类解热镇痛药或水杨酸盐可导致黑粪。此外,有些药物可出现假性大便带血(见表 34-2),如白色液体的头孢地尼可出现红色大便。这是由于患儿饮食中的铁与头孢地尼结合后产生色素,该色素在大便中呈鲜红色。

(二)体格检查

出现便血的患儿须行肛周及直肠指检,以查找是否存在肛瘘、痔疮、直肠创伤、直肠异物及性虐待的迹象(如皮肤擦伤、肛门撕裂、阴唇或阴茎刺激)。

腹部触诊可见肝脾大,提示存在门静脉高压及静脉曲张。

皮肤检查可示血管瘤(提示存在消化道动静脉畸形)、臀部及下肢的紫癜(与过敏性紫癜一致),或结节性红斑及坏疽性脓皮病(见于炎性肠病的患儿)。

(三)实验室检查

推荐对出现血性腹泻的患儿行大便培养及检测白细胞。

(四)诊断方法

上消化道内镜及结肠镜是诊断消化道出血的重要方法,还有治疗的作用。表 34-3 总结了其他诊断方法及相应指征。

表 34-3　评估消化道出血的有效诊断方法

方法	指征
梅克尔憩室扫描	查找梅克尔憩室或肠道重复畸形
标记红细胞扫描	查找肠道快速出血部位
结肠镜	评估便血或结肠疾病
上消化道内镜	评估 Treitz 韧带近端上消化道出血的原因
血管造影	查找消化道出血的血管原因
钡剂灌肠	查找结肠的解剖学畸形(巨结肠、肠套叠、狭窄及肿块)
上消化道系列检查	查找食管、胃及小肠的解剖学及炎症性病变
灌肠	强化小肠黏膜细节
腹部平片	查找异物、肠梗阻及黏膜水肿(指印征)
录像胶囊内镜检查	查找小肠出血部位

四、下消化道出血的治疗

下消化道出血可危及生命。存在持续、快速出血或伴有眩晕、疲劳或严重腹痛者,须立即评估及稳定处理。

(1)尽快获取直立位生命体征及全血细胞计数。

(2)低血压或贫血的患者需静脉输液,必要时输注血制品。

(3)腹部平片有助于明确肠梗阻或肠穿孔。

(4)显著下消化道出血患者需应用鼻胃管压迫肠道,并明确出血的严重程度及部位(如胃出血或食管出血)。

(5)患者应住院,并接受小儿胃肠病学专家的治疗。

(王 静 孙文秀 译)

第 35 章

上消化道出血

Sara Karjoo, Chris A. Liacouras

呕血通常提示出血部位在 Treitz 韧带近端。上消化道出血的常见部位总结见表 35-1。

表 35-1 不同部位呕血的原因

部位	原因
鼻咽部	鼻出血 口腔/鼻腔/咽喉部外科手术创伤 异物
食管	食管炎 食管狭窄 食管黏膜撕裂症 感染 异物 食管静脉曲张
胃	溃疡 胃炎(药物、感染、摄入腐蚀性物质) 嗜酸性肠炎 移植物抗宿主病 血管畸形 胃静脉曲张 重复畸形 肿瘤 胃息肉

续表

部位	原因
十二指肠	溃疡 嗜酸性肠炎 胆道出血

一、鉴别诊断列表

1.感染原因　①细菌性胃炎:幽门螺杆菌感染。②病毒感染:巨细胞病毒、水痘、单纯疱疹病毒、腺病毒。③真菌性食管炎或胃炎。

2.中毒性原因　①药物:非甾体类解热镇痛药、阿司匹林、类固醇。②腐蚀性物质。③酒精性胃炎。

3.肿瘤性原因　①胃泌素瘤。②平滑肌瘤。③平滑肌肉瘤。④淋巴瘤。⑤上消化道息肉。

4.创伤性原因　①食管黏膜撕裂症。②鼻出血。③口咽部创伤(如手术后创伤)。④鼻胃管或胃管创伤。⑤异物。

5.先天性或血管性原因　①肠道重叠畸形。②Dieulafoy 病变性溃疡。③动静脉畸形。④食管或胃静脉曲张。

6.炎症性原因　①胃或十二指肠溃疡。②食管炎(反流性或化学性)。③胃炎(腐蚀性或化学性)。④十二指肠炎。⑤嗜酸性胃炎。

7.其他原因　①胆道出血。②移植物抗宿主病。③吞咽母血。④肺部疾病(咯血)。⑤假性出血(代理型孟乔森综合征)。

二、鉴别诊断讨论

(一)食管黏膜撕裂症

1.病因　食管黏膜撕裂症是由于剧烈呕吐或干呕所导致的食管远端线性黏膜撕裂。

2.临床特征　呕吐物可见血迹。

3.评估　食管黏膜撕裂症在 X 线片上不显影,确诊需应用上消化道内镜。起初撕裂表现为纵行的线性红色条纹状,治愈后表现为伴有红斑环绕的白色条纹状。多数疑诊基于病史,无须任何检查。出现咯血或呕吐咖啡色样物时，需要放置鼻胃管，并应用生理盐水洗胃。

4.治疗　由于食管黏膜撕裂症通常可以自愈，故大多数患者可以在门诊治疗。建议重症病例住院观察。极少数情况下，需要输血、应用升压素或气囊填塞。

(二)食管炎

1.病因　食管炎(食管黏膜炎症)可因胃酸或胆汁反流、感染、炎症、过敏或摄入腐蚀性物质引起。呕吐酸性胃内容物引起的继发性胃酸排空延迟可引起食管炎。

2.临床特征　通常患者会诉说有烧灼感、胸痛、胃灼热(口有酸味)、吞咽困难、口臭、呕吐和(或)反流。严重或未治疗的食管炎患者可出现带血丝的呕吐物。

罹患严重反流性食管炎的婴儿的床褥上可见血性分泌物。年龄较大的食管炎患儿出现血性呕吐物时，多伴随胃上部疼痛或胸痛，并有频繁的反流及口中有“酸味”的病史。

3.评估　上消化道内镜可以观察到食管黏膜，故作为首选的检查方法。食管活检可用于明确炎症的原因及病变所涉及组织的程度。

上消化道平片有助于明确上消化道的解剖结构。该检查方法最有价值的地方在于排除引起上消化道出血的其他原因(如胃溃疡或十二指肠溃疡、食管狭窄)。

4.治疗　食管炎的治疗取决于其病因。

(1)酸性反流性食管炎：一线治疗药物为胃酸阻滞药(H_2 受体阻滞药或质子泵抑制药)。难治性病例可应用胃肠蠕动促进药。

(2)炎症性食管炎：应用硫糖铝、胃酸阻滞药等保护性药物治疗，同时治疗潜在的炎症病变(如应用皮质类固醇治疗克罗恩病，应用食物剔除法治疗过敏性嗜酸性食管炎)。

(3)狭窄：需要扩张，通常需应用内镜。

(4)感染性食管炎：应用抗菌药或抗真菌药治疗。

(三)胃炎

1.病因　胃炎(胃黏膜炎症)分原发性和继发性两类。

(1)原发性胃炎是由于胃酸或胆汁所导致的黏膜的直接损害。

(2)继发性胃炎是其他疾病(如严重烧伤、系统性疾病、过敏性紫癫)的并发症或由致病物质(如摄入药物或腐蚀物,感染)所导致的。

2.临床特征　上腹痛及呕吐是小儿胃炎最常见的症状。疼痛常发生于进食时或进食后不久,患儿经常自诉恶心及早饱感。呕吐物中可见少量的鲜血或“咖啡样”物。

3.评估　对小儿而言,对比剂造影显示胃炎的灵敏度并不高。上消化道内镜是更有用的工具,可以直接观察胃黏膜,并可行活检以明确胃炎的病因。

4.治疗　抑酸药物(如抗酸药、H_2 受体阻滞药)为一线治疗药物,可调节胃的 pH 高于 4.0 从而保护胃黏膜。避免应用加重损害的药物(如阿司匹林、非甾体类解热镇痛药)。大出血的患者需要液体复苏及输血。应用内镜以明确引起胃炎的特异性原因,从而更好地制订治疗方案。

(四)胃或十二指肠溃疡

1.病因　小儿溃疡分原发性及继发性两类。原发性溃疡通常为慢性,累及十二指肠,多由幽门螺杆菌引起。继发性溃疡见于急性疾病累及胃,通常由非甾体类解热镇痛药、高分泌状态(胃泌素瘤)、短肠综合征、系统性肥大细胞增生症、系统性疾病、脓毒症或休克造成的应激、颅内病变(库欣溃疡)或严重烧伤(柯林溃疡)所导致。溃疡也与镰状细胞病、囊性纤维化及哮喘等严重的系统性疾病有关。

提示:胃溃疡常累及6岁左右小儿,见于胃小弯处;而十二指肠溃疡则常累及较大年龄的小儿,通常见于十二指肠壶腹。

2.临床特征　主要的症状包括上消化道出血、腹痛、呕吐、恶心、晕厥或眩晕(继发于贫血)、体重减轻,或生长发育迟缓及烧灼感。小儿可在夜间或清晨疼醒。个别患者可以出现黑粪或因快速上消化道出血而出现鲜红色血便。在诊断溃疡病前,其症状常可持续长达2年之久。

3.评估　高达50%的患者应用上消化道对比研究可明确诊断,但是最有效的检测方法仍然是上消化道内镜。上消化道内镜可以确定溃疡,明确病因(通过活检),在某些情况下还可以作为治疗手段(如急性出血时,可行烧灼治疗)。

提示:当溃疡为多发性或复发性时,需要想到胃泌素瘤或胃窦G细胞增生症等少见病的可能性。

4.治疗　常规药物治疗包括胃酸抑制药（抗酸药、H_2 受体阻滞药及质子泵抑制药）及黏膜保护药（硫糖铝）。需治疗感染及系统性疾病以预防再发。目前治疗幽门螺杆菌的方法是：应用 2 种抗菌药物（克拉霉素及阿莫西林或甲硝唑）及质子泵抑制药，共 7～14d。出血量多时，需应用内镜行电烙术。难治性出血或穿孔时，需外科治疗。

（五）食管或胃静脉曲张

1.病因　静脉曲张继发于慢性肝病、血管梗阻（布-加综合征）或门静脉梗阻（门静脉海绵样变、栓塞）所导致的门静脉高压。门静脉高压及并发的血管分流导致（食管、胃及直肠）静脉曲张及腹部脐周静脉曲张。血管压力增高导致血管壁张力增高，血管壁变薄，并最终导致血管破裂。

2.临床特征　无痛性呕吐大量鲜红色血常为静脉曲张出血的首发征象。患者可出现黑粪或鲜血便。约 25%静脉曲张的患儿未诊断过该病，并表现为咯血。患儿可有肝病体征（如黄疸、手掌红斑、蜘蛛痣）。几乎所有的患儿均可触及脾大。

3.评估　细致的体格检查和腹部检查是进行初步评估的一部分。可有肝病相关的实验室检查结果（如转氨酶增高、低白蛋白、异常的凝血时间/国际标准化比值）。尽管影像学检查可以提供一些额外的信息（如造影可以显示静脉曲张的轮廓，应用腹部超声可发现相关的肝病及门静脉系统血流方向），但诊断静脉曲张最准确的办法是上消化道内镜。

4.治疗　静脉曲张出血是绝对的内科急症。患儿应收住儿科重症监护病房，并由小儿胃肠病学专家治疗。推荐应用上消化道内镜进行诊断和治疗（硬化疗法或曲张静脉结扎术）。

三、上消化道出血的评估

（一）病史

1.是否有持续恶心或近期应激的病史？

2.患儿是否吞咽了来源于鼻出血、扁桃体或腺样体切除、牙齿/牙龈创伤、异物或插鼻胃管导致创伤的血？

3.患儿呕吐物中的疑似血样物是否因吞食某种食物所致？

4.患儿是否有服用非甾体类解热镇痛药或阿司匹林(会导致胃炎)或皮质醇(会导致胃溃疡)的用药史?

(二)体格检查

1.仔细检查咯血患儿的鼻孔、口腔及咽喉。

2.用手指抠鼻子是小儿鼻出血最常见的原因,所以要检查患儿的指甲是否有干的血迹。直肠隐血试验阴性时,提醒医师需注意患儿呕吐物中的血迹可能来自鼻出血。

3.肝脾大或单纯脾大常伴随门静脉高压或静脉曲张。但是,脾大不会在急性静脉曲张出血后立即出现。

4.唇部及末梢存在斑点提示可能是伴有胃息肉的波伊茨-耶格(Peutz-Jeghers)综合征。

(三)诊断方法

上消化道内镜及造影有助于查找呕血原因。尽管上消化道造影偶可显示特征性食管病变,但是上消化道内镜及活检是首选的方法。对于反复出血及内镜或造影结果阴性的患儿,可选用核素医学扫描出血。患儿在检查时必须处于出血活跃期。近年来,很多中心都已经可以应用录像胶囊内镜来协助查明复杂性消化道出血的来源。

四、上消化道出血的治疗

处理上消化道出血的首要步骤是提供以下支持治疗。

(1)获取生命体征,管理气道、呼吸及循环。

(2)建立静脉双通道。

(3)抽血查全血细胞计数、血型及交叉配血、血清电解质和血尿素氮及肌酐水平。

(4)输入晶体液(生理盐水),必要时输血。

(5)插鼻胃管,用生理盐水洗胃。

(6)中心静脉置管以测量中心静脉压(如有指征时)。

(7)获取病史,评估既往出血史或慢性病史。

(8)咨询小儿胃肠病学专家。

除支持治疗外,紧急处理还包括静脉应用升压素或奥曲肽,以促进流血血管的管壁收缩。这些药物尤其适用于存在食管/胃静脉曲张及溃疡的患儿。应用升压素或奥曲肽的患儿需要在重症监护室监测，并由小儿胃肠病学专家治疗。

其他的内科治疗方法有：内镜行硬化疗法、静脉曲张结扎术或电烙术和球囊加压术。内科治疗无效者需外科手术治疗。

五、对患儿的处理方法

患儿首次出现上消化道出血者，必须作为内科急症处理。患儿病情稳定后，需仔细询问病史，并详细查体以明确出血的原因。

（王　静　孙文秀　译）

第 36 章

甲状腺肿

Craig A. Alter, Wilma C. Rossi, Andrew J. Bauer

甲状腺肿(甲状腺肿大)可出现于多种临床情况中。甲状腺肿性疾病涉及自单纯的外观改变到癌症相关性的甲状腺肿大。而患有甲状腺肿儿童的甲状腺激素水平多数正常。

一、鉴别诊断列表

1.先天性因素　①单侧发育不全。②甲状腺激素合成障碍(包括耳聋甲状腺肿综合征)。③甲状腺素(T_4)抵抗。④促甲状腺激素受体及Gα蛋白受体突变。

2.自身免疫性因素　①慢性淋巴细胞性甲状腺炎(CLT,桥本甲状腺炎)。②格雷夫斯(Graves)病(获得性的及新生儿期的)。

3.感染性因素　①急性化脓性甲状腺炎。②亚急性甲状腺炎。

4.中毒性因素　①碳酸锂。②胺碘酮。③含碘药物。

5.肿瘤性因素　①甲状腺腺瘤。②乳头状甲状腺癌。③滤泡状甲状腺癌。④甲状腺髓样癌。⑤TSH隐匿性腺癌。⑥非甲状腺癌:淋巴瘤、畸胎瘤、囊肿。

6.代谢性或环境性因素　①碘缺乏。②环境及饮食中的致肿因素。

7.其他因素　①散发性非毒性甲状腺肿。②多结节性胶质性甲状腺肿。③甲状舌管囊肿(可能产生刺激导致甲状腺肿)。

二、鉴别诊断讨论

(一)慢性淋巴细胞性甲状腺炎(桥本甲状腺炎)

1.病因　慢性淋巴细胞性甲状腺炎(chronic lymphocytic thyroiditis, CLT)是儿童中最常见的一种导致甲状腺肿的自身免疫性疾病。其中以青春期女性发病率最高,男女性发病率比例约为1∶2。

2.临床特征　部分 CLT 患儿可有甲状腺功能减退症的一些表现(表 36-1),但多数患儿无任何不适,而只出现甲状腺肿大症状。只有少数患儿表现为甲状腺功能亢进症症状(桥本甲状腺毒症),这些患儿数月后也将发展为甲状腺功能减退症。甲状腺本身可出现弥漫性肿大(可以为非对称性的)、活动度可、不伴触痛、质韧或坚硬如橡皮状,表面光滑,可呈颗粒状或分叶如鹅卵石样。但是,多数重症甲状腺功能减退症和 CLT 的患儿,甲状腺常退化而不易被触及。CLT 患儿甲状腺肿大为淋巴细胞浸润或增高的 TSH 的异常刺激所致。因 TSH 分泌增多引起的甲状腺肿,经过治疗后症状可明显减轻。

表 36-1　甲状腺功能减退症与甲状腺功能亢进症的症状及体征

甲状腺功能减退症	甲状腺功能亢进症
甲状腺肿	弥漫性甲状腺肿
嗜睡,反应迟钝	紧张不安,失眠
皮肤发凉,出汗减少	多汗,怕热
心动过缓	心悸,心动过速
乏力	疲乏,无力
厌食	食欲增加
体重增加	体重下降
便秘	排便次数增多
肌强直、疼痛	手和舌震颤
面部及眼睑水肿	眼球突出,眼睑闭合不全
皮肤干燥粗糙	皮肤色素沉着
毛发稀疏、粗、脆	汗毛粗
生长发育迟缓	生长发育加速
青春期及牙齿萌出延迟	学习能力下降
性早熟	情绪化或易激惹
月经周期改变(月经过多)	月经周期改变(偶尔闭经,经量减少)

30%～40%CLT 患儿有甲状腺疾病家族史。其组织学改变包括浆细胞及淋巴细胞的浸润、实质坏死及甲状腺滤泡的嗜酸性改变。

3.评估　实验室检查应包括 T_4 和(或)游离 T_4、TSH 及抗甲状腺球蛋白、抗甲状腺过氧化物酶抗体的测定。CLT 患儿甲状腺功能检测可以提示为甲状腺功能正常(各指标无异常),或亚临床型甲状腺功能减退症(T_4 水平正常而 TSH 升高),或提示为甲状腺功能减退症(T_4 水平减低而 TSH 升高)。90%～95%CLT 患儿伴有一种或两种抗甲状腺抗体阳性。这些抗体并非导致甲状腺炎的原因,而是一般而言不需常规行甲状腺超声。但是,桥本甲状腺炎患儿发生甲状腺结节增大的风险较高。若患儿甲状腺不对称或可触及明显结节,应及时行超声检查,常提示为典型的甲状腺肿大,伴内部回声不均匀,通常为“假性结节”。通过不少于 1 个平面(矢状位及横断位)的超声检测可与真性结节相鉴别。若发现结节,应行甲状腺针刺活检以明确(见下文)。

4.治疗　若患儿间隔半年两次查甲状腺功能均正常,可改为每年检查 1 次 T_4、TSH,但应结合患儿的年龄、生长发育情况,或出现其他任何症状时及时进行甲状腺功能检查。严重甲状腺功能减退症或伴明显甲状腺肿大的甲状腺功能减退症患儿应给予甲状腺激素替代治疗。给予左甲状腺素初始剂量 $100\mu g/m^2$(体表面积)或 $2\sim5\mu g/(kg\cdot d)$,维持 6～8 周后应根据 TSH 及 T_4 水平的高低情况再行调整,使 TSH 维持于正常或略低于正常水平,T_4 维持于正常范围的中上水平。若腺体内存在慢性炎症反应和广泛纤维化,肿大的甲状腺则不会回缩。一旦左甲状腺素调整至适当剂量,可 1 年行两次随访,以确定患儿依从性是否良好,同时根据正常的生长发育情况,调整左甲状腺素用量。其中一些患儿可能需行更多的实验室检查。

高达 30%的青春期患儿可自发缓解。若患儿生长情况良好,确定已自发缓解,可停止激素替代治疗。停药后 6～8 周复查 TSH、游离 T_4 及总 T_4 水平。

提示:甲状腺功能减退症可导致青春期延迟或性早熟。与其他原因所致性早熟的患儿相比较,甲状腺功能减退症所致性早熟的患儿,其生长速度将明显减慢。

(二)散发性非毒性甲状腺肿

1.病因　散发性非毒性甲状腺肿是儿童中第二常见的导致非毒性

甲状腺肿大的疾病。目前病因尚不明确，可能为自身免疫性因素所致。常伴有甲状腺肿和(或)甲状腺功能减退症家族史。

2.*临床特征* 常见于青少年，无其他症状而单纯出现弥漫性甲状腺肿大。与 CLT 相比，肿大的甲状腺质地更软、回声更均匀。数年后，也可出现甲状腺结节，一些甲状腺肿已退化的患者亦可出现。

3.*评估* 血中甲状腺抗体为阴性，T_4、TSH 水平均正常。患儿应每 6～12 个月复诊 1 次，内容包括体格检查及一系列甲状腺功能检测(TSH 及 T_4)，以明确甲状腺功能异常情况有无进展。若怀疑有甲状腺结节应行超声进一步检测。

4.*治疗* 不需用左甲状腺素进行治疗。多数病例甲状腺肿可自行消退。

(三)毒性弥漫性甲状腺肿(Graves 病)

1.*病因* 弥漫性毒性甲状腺肿(Graves 病)为多系统自身免疫功能紊乱所致，是儿童中最常见的引起甲状腺功能亢进的疾病。在新生儿期及儿童早期，其男女发病率相当；而在青春期，女孩发病率高于男孩。在 Graves 病中，精化的免疫球蛋白 G1 抗体兴奋 TSH 受体，导致甲状腺滤泡功能亢进，而促进甲状腺素合成和释放。占优势的兴奋型抗体与 TSH 受体结合后最终导致甲状腺功能亢进症及甲状腺肿大。Graves 病患儿通常表现为轻度的眼球突出，与成年人 Graves 病患者相比，其突眼程度常较轻。

2.*临床特征* Graves 病表现为甲状腺功能亢进症状及甲状腺肿大，有时合并有眼球突出，而皮肤改变(发红、胫前及足部皮肤肿胀)则较少见。伴有甲状腺功能亢进症的 Graves 病患儿常因学习能力下降及行为异常(情绪不稳定或易怒)而就医。多数甲状腺功能亢进症状(表 36-1)是由甲状腺素水平升高刺激交感神经系统兴奋所致。

3.*评估* 在体格检查中甲状腺的典型表现为对称性肿大、表面光滑、无触痛，质地柔软或较韧，大小不定。甲状腺功能亢进程度与甲状腺大小相关联。Graves 病患儿大多数合并有甲状腺肿大，患儿常有心动过速，伴脉压增大、心前区搏动增强。甲状腺区可闻及血管杂音。多数患儿可见突眼、凝视、上眼睑挛缩，但与成年人 Graves 病患者相比，其眼征程度大多较轻。皮肤改变在 Graves 病患儿少见，其为黏多糖在皮肤及皮下组织积聚所致。

表 36-2 列出了诊断 Graves 病的相关实验室及放射学检查指标，帮助与其他原因所致甲状腺功能亢进症相鉴别。

表 36-2 Graves 病实验室检查

参数	提示有 Graves 病
总 T_4	升高
游离 T_4	升高
T_3	升高
TSH	明显降低甚至检测不到
TSI	升高
甲状腺抗体、抗甲状腺球蛋白抗体及抗甲状腺过氧化物酶抗体	可轻度升高，但并不有助于鉴别 Graves 病及桥本甲状腺炎
^{123}I 摄取试验	若在给药后的 6～24h，^{123}I 的摄取增多则提示为 Graves 病（摄取减少或时多时少则见于 CLT 和亚急性甲状腺炎） 局部碘摄取增多提示为“热结节”

CLT.慢性淋巴细胞性甲状腺炎；^{123}I.碘 123；T_3.三碘甲腺原氨酸；T_4.甲状腺素；TSH.促甲状腺激素；TSI.甲状腺刺激性免疫球蛋白

4.*治疗* 治疗 Graves 病主要有 3 种方法，即抗甲状腺药物、^{131}I 放射性治疗及甲状腺次全切除术。一般首选药物治疗，其也用于^{131}I 放疗和手术治疗的准备阶段。Graves 病患儿长程治疗的首选药物为硫代酰胺（thionamide）衍生物甲巯咪唑。由于有报道称服用丙硫氧嘧啶（PTU）后继发致死性肝衰竭，PTU 不再推荐为首选药物。甲巯咪唑抑制碘有机化，从而阻断甲状腺素的合成（而非释放）。甲巯咪唑不良反应包括皮疹、瘙痒、肝毒性，以及极少见的粒细胞缺乏症。若患儿服用甲巯咪唑后出现严重咽喉痛，应行血常规检查。应定期检测肝功能，若出现肝损害表现应立即停药。β受体阻滞药可作为长程治疗初始期的辅助用药，病情控制后可停用。但重度甲状腺功能亢进症、甲状腺明显肿大、对抗甲状腺药物反应不佳及小于 5 岁的患儿，病情常常无法缓解。若患儿服用甲巯咪唑后不良反应明显，则可选择其他治疗方案，包括碘放射治疗和手术治疗。PTU 应慎选，50％以上服用 PTU 的患儿出现交叉反应，而且近来有报道称 PTU 可引起致死性肝炎，所以 PTU 不作为推荐用药。

（四）甲状腺危象

1.病因　甲状腺危象是一种临床急症，一般很少发生，常见于前驱期、治疗不当或依从性差的甲状功能亢进症患儿。其最常见诱因包括感染、创伤及外科手术，有时伴肺炎链球菌感染。大量甲状腺素释放，导致机体代谢亢进，出现过度产热及显著脱水。体温明显升高，甚至危及生命。

2.临床特征　甲状腺危象患儿可表现为发热、心动过速、震颤、恶心、呕吐、腹泻、脱水、谵妄甚至昏迷。有时，患儿可出现真性中毒性精神障碍。若心脏负荷显著增加可导致充血性心力衰竭。

3.治疗　甲状腺危象的治疗包括立即应用短效 β 受体阻滞药以抑制交感神经系统活性、补水、给予适当的降温处理。甲巯咪唑[0.4mg/(kg・d)，每 8h1 次]口服。PTU 能够阻止外周血中 T_4 向 T_3 转化，因此，理论上在治疗甲状腺危象方面 PTU 比甲巯咪唑更有效，这成为一个罕见的例外。浓缩碘溶液治疗可迅速终止甲状腺素释放，如卢戈液每 8h 口服 5 滴、碘化钾饱和溶液（SSKI）每 8h 口服 3～5 滴、碘化钠 125～250mg/d 24h 静脉滴注。糖皮质激素可减少外周血中 T_4 向 T_3 转化，可作为甲状腺危象潜伏期时诱发因素（如脓毒症）的关键性治疗。研究发现，一些出现甲状腺危象的患儿常合并肺炎链球菌感染。

（五）甲状腺结节

1.病因　甲状腺结节的发生率在儿童期高达 2％，青春期高达 13％。虽然与成年人相比儿童甲状腺结节较少见，但儿童甲状腺结节的潜在恶性程度较高，25％于儿童期诊断的甲状腺结节最终发展为恶性肿瘤，而在成年人只有 5％～10％。与此相关的几个危险因素包括碘缺乏、辐射暴露史（环境或医源性）、既往甲状腺疾病史。是否达到约 20 格雷的辐射量、暴露者的性别年龄及暴露的时间是关系到甲状腺结节进一步发展及甲状腺癌发生的最重要因素。若患儿不存在辐射暴露史、女性及年龄较长，则甲状腺结节的发病率升高。

2.临床特征　多数甲状腺结节是在常规体检、日常护理或与医疗无关的放射学检查中被发现。大多数儿童及青少年在发现结节时甲状腺功能正常，但是若实验室检查结果提示甲状腺功能减退症，则可能增加结节发展的风险。极少数情况下，可能因巨大的囊实混合性或单纯囊性结节中出现自发性出血而引起严重不适感。

3.评估　超声是临床上用于检测结节的形态学特征，以及结节位置、数量的最有效工具。超声检查结节应包括以下特征：大小、位置、结构、回声强弱、轮廓及血流情况(多普勒)。回声减弱、结节轮廓不规则、结节位于被膜下、血供丰富及微钙化均提示恶性风险升高。1cm 以内的单纯囊性改变则几乎均为良性结节。

大多数伴有 >0.5cm 实性结节的患儿应行甲状腺针刺活检(FNAB)。影响取得合格标本的因素包括规范的细针穿刺活检操作流程、超声引导及快速床旁细胞学评估。无论儿童还是青少年，均强烈推荐应用镇静药。

放射性核素显像(甲状腺摄取及扫描)应限于伴有 TSH 水平降低的甲状腺结节患儿。众所周知，甲状腺恶性肿瘤合成甲状腺激素的能力非常弱，所以，如果放射性核素显像提示为自主功能性结节或“热结节”，则一般不必行甲状腺细针穿刺活检。而这部分患儿可行手术切除或放射性碘治疗。

4.治疗　治疗方案的选择以 FNAB 的细胞学结果为依据。若取样不足需重复活检。良性结节需定期体检、行超声检查。若甲状腺大小或超声学特征(上述所示)发生改变应再次行 FNAB。恶性结节患儿应行术前临床分期以确定是否合并有局部转移(颈部)或是远处转移(肺部)。大多数患儿适行甲状腺次全切除术。根据术前临床分期以确定颈部淋巴结清扫的位置及范围。在对甲状腺结节及甲状腺肿瘤患儿的评估及治疗有规范化诊疗方案及丰富手术经验的医院，手术并发症发生的风险显著降低。对于甲状腺结节细胞学结论不确定及单侧发病的患儿，应慎行手术治疗。

(六)急性化脓性甲状腺炎

1.病因　由于甲状腺具有高水平的内源性碘浓度，使得甲状腺本身即具有抵抗细菌侵入的能力。但若位于咽部的左梨状隐窝与甲状腺左叶形成瘘管，细菌侵入导致感染，则必须立即治疗以防脓肿形成。

2.临床特征　患儿急性起病，表现为颈前部疼痛，可伴有吞咽困难、咽炎、下颌骨痛、声音嘶哑、发热及全身中毒症状。甲状腺本身出现明显触痛、活动度差，超声可探及局部液性暗区。颈部活动时局部疼痛更明显。

3.评估　甲状腺细针活检有助于明确病原菌，包括化脓性链球菌、金黄色葡萄球菌、肺炎链球菌、厌氧菌、真菌及寄生虫。实验室检查常可见白细胞显著增多、红细胞沉降率升高，甲状腺功能检查一般正常，但可见有一过性 T_4 水平升高。^{123}I 核素扫描可见同位素摄取率升高。

4.治疗　针对可疑病原菌给予抗生素治疗，局部脓肿可能需手术切开引流。若合并有短时的甲状腺毒症，可应用 β 受体阻滞药。自然病程下，该病患儿预后良好，无后遗症。

(七)亚急性甲状腺炎

1.病因　亚急性甲状腺炎是一种自限性甲状腺炎性疾病，常合并或继发于病毒性感染，相关病毒包括腮腺炎病毒、腺病毒、柯萨奇病毒、流感病毒、EB 病毒及艾柯病毒。男孩与女孩的发病率相当。

2.临床特征　亚急性甲状腺炎与亚急性或急性化脓性甲状腺炎难鉴别。患儿因发热及颈前部疼痛而就诊。甲状腺局部皮温升高，出现红斑、触痛、肿大。炎症细胞中储存的甲状腺激素释放，可出现甲状腺功能亢进症状及体征。甲状腺功能亢进体征可能持续 1～4 周，而后进入 2～9 周的甲状腺功能减退时期。

3.评估　大多数亚急性甲状腺炎患儿经历数周游离 T_4、总 T_4 及 T_3 水平升高时期。多数患儿甲状腺抗体水平无变化。而在急性化脓性甲状腺炎中，^{123}I 核素扫描可见同位素摄取率升高。

4.治疗　本病治疗包括非甾体消炎药和 β 受体阻滞药，重症患儿可给予糖皮质激素。该病预后良好，典型病例甲状腺功能可完全恢复。若甲状腺功能减退症状进一步发展，即使是暂时性的，亦应接受治疗。

(八)先天性甲状腺肿

1.病因　多数新生儿期的甲状腺肿为甲状腺激素代谢过程的先天性缺陷(甲状腺内分泌功能紊乱)所致，发生率较低。其遗传形式为常染色体隐性或显性遗传。

(1)碘摄取或合成异常。

(2)碘酪氨酸脱碘酶缺乏。

(3)甲状腺球蛋白的合成、转运及处理过程障碍。

先天性甲状腺肿的第二大病因是母亲孕期摄入致甲状腺肿的物质,引起胎儿暂时性的先天性甲状腺功能减退。目前,患有Graves病的孕妇推荐给予PTU或甲巯咪唑治疗,除非给予较大剂量,一般不会导致新生儿先天性甲状腺功能减退症。

2.评估　甲状腺分泌功能紊乱的患儿出现TSH水平升高,而游离T_4及总T_4水平可能正常或减低。^{123}I摄取扫描可见甲状腺体积正常或增大,伴摄碘率降低。

3.治疗　与其他原因所致的先天性甲状腺功能减退症患儿一样,甲状腺分泌功能紊乱的婴儿应给予左甲状腺素[10～15μg/(kg·d)]治疗,维持足够高的T_4水平以满足正常神经系统的发育。

若近2周时间未给予治疗,患儿将出现暂时性甲状腺功能减退症状。当T_4水平降低、TSH水平升高时,应开始给予治疗。药物治疗应在大脑依赖于甲状腺激素的髓鞘化过程结束之后终止,所以应于出生后持续2～3年后结束治疗。

(九)甲状腺肿的评估

1.病史　询问原始病史的主要目的是确定患儿患有甲状腺功能亢进症还是甲状腺功能减退症的症状及体征(表36-1)。甲状腺迅速增大可能提示为急性病程(如化脓性甲状腺炎),而非慢性疾病(如CLT)。若发现为孤立甲状腺结节或单侧甲状腺肿大,应确定是否为辐射暴露、医源性放射性治疗或是偶然接触所致。有甲状腺疾病和(或)具有自身免疫倾向家族史的患儿应引起注意。

提示:对每一个就诊患儿进行系统回顾时应注意是否有多尿、多饮症状,对早发性糖尿病进行筛查。不仅是治疗不当的甲状腺功能减退症患儿,新发糖尿病患儿亦可出现与甲状腺疾病患儿相同的疲劳症状。

2.体格检查

(1)生命体征:无论处于甲状腺功能亢进症还是甲状腺功能减退症状态,心率及血压测量都非常重要。

(2)生长发育:生长缓慢可能为 CLT 有关性甲状腺功能减退症的首发症状。由于体重增长,生长时出现肥胖则不支持甲状腺功能减退症。生长加速常见于甲状腺功能亢进症。

(3)神经系统检查:甲状腺功能亢进症常见特征有烦躁不安、震颤、反射亢进。相对而言,精力减退、深腱反射舒张期延迟则常见于甲状腺功能减退症。

(4)眼科检查:Graves 病常见临床特征有眼球突出、瞬目减少、眼睑水肿及结膜感染。

(5)甲状腺检查:患儿取坐位或站立位,检查者站立于患儿后方,对其甲状腺进行认真触诊及测量。应注意甲状腺的大小、性质、肿大是否对称、是否累及淋巴结及是否伴有触痛。

3.实验室检查　根据病史及体格检查指导实验室检查内容,通常包括测定 T_4 和(或)游离 T_4、TSH 及甲状腺抗体(抗甲状腺免疫球蛋白及抗甲状腺过氧化物酶抗体)。由于偶有患儿表现为 T_3 水平显著升高,而 T_4 水平几乎正常,所以对疑似甲状腺功能亢进症的患儿,应测定 T_3 水平。对疑似 Graves 病患儿,还应测定甲状腺刺激性免疫球蛋白和(或)甲状腺抑制性免疫球蛋白抗体的水平。总 T_4 水平升高亦可见于如妊娠、口服避孕药时,同时伴有甲状腺结合球蛋白水平升高。抗癫痫药物可能影响游离 T_4 水平。若患儿被怀疑携有干扰抗体(异嗜性抗体),则可通过平衡透析法测定游离 T_4 水平。

4.治疗　若甲状腺肿大患儿被发现有甲状腺功能减退症或甲状腺功能亢进症,应开始给予适当的左甲状腺素或前述抗甲状腺药物治疗。对于甲状腺功能正常的患儿,是否给予治疗目前尚无定论。如甲状腺抗体升高,而 T_4、TSH 水平正常,则不需给予甲状腺替代治疗。然而,应每 6～12 个月严密监测甲状腺功能。

(王　京　孙文秀　译)

第 37 章

头部创伤

Oluwakemi B. Badaki-Makun, Joel A. Fein

每年因头部创伤急诊就诊的患儿达 650 000 人，由此住院的患儿达 95 000人，其中 7400 人因头部创伤致死。无论就发病率还是死亡率而言，头部创伤是儿科患者发生创伤的最主要原因。其中，小于 4 岁儿童的伤亡率最高。头部创伤又可分为原发性和继发性损伤。原发性损伤是创伤发生时机械性损害所致，亦可源自对大脑的直接创伤或加减速运动中对神经元轴突造成剪切力所致，这些损伤常为不可逆的。在冲撞发生的前几毫秒内，神经细胞死亡、血管破裂，由此发生致命性或不可逆性的后遗损伤。继发性损伤由后发性病理生理学改变所致，如血流灌注不足、缺氧、水肿及代谢紊乱。唯一可经治疗逆转的损伤是大脑及血管继发于头部创伤的次级反应，如脑水肿、神经元供糖和氧的过程障碍。

一、鉴别诊断列表

1.局限性损伤　①头皮裂伤。②血肿（帽状腱膜下、硬脑膜下、硬脑膜外）。③脑挫伤。④骨折。

2.弥漫性损伤　①脑震荡综合征。②弥散性轴索损伤。③颅内压增高（ICP）。

二、鉴别诊断讨论

（一）头皮裂伤

头皮裂伤是患儿头部受伤的常见表现。由于头部血供丰富，头皮裂伤患儿一般出血范围较广，尤其在婴幼儿。医师应立即给予局部压迫止血，仔细评估创伤深度，是否有残留异物。另外，检查帽状腱膜（位于颅骨骨膜外的腱鞘）是否完整，注意仔细反复评估，帽状腱膜的完整程度对促进止血及裂伤处愈合至关重要。最后，医师应检查是否合并有颅骨骨折或继发性凹陷(如牙齿处)。

(二)血肿

头部创伤导致的血肿可能存在于颅外(如头皮血肿、帽状腱膜下血肿)或颅内(硬脑膜外或硬脑膜下血肿)。颅内损伤可能需行神经外科手术治疗,而颅外血肿除支持治疗外,一般不需要其他任何处理。

1.头皮血肿 头皮血肿常见于新生儿,其为血液聚集于骨膜与骨板之间所致,因此血肿不过中线。主要见于经创伤性分娩的患儿。

2.帽状腱膜下血肿 帽状腱膜下血肿多见于年长儿头部创伤后,出现单个边界清楚的"疙瘩"。

3.硬脑膜外及硬脑膜下血肿 与硬脑膜下血肿相比,硬脑膜外血肿合并有潜在脑损伤者少见(表 37-1)。

表 37-1 硬脑膜外血肿与硬脑膜下血肿的鉴别

	硬膜脑外血肿	硬脑膜下血肿
常见机制	多见于频繁对头顶部及颞部较低级别的直接性钝力所致的创伤	多见于加减速运动过程中较高级别力量所致直接性创伤
病因	动脉或静脉(流经颅骨与硬脑膜之间的血管)	静脉(硬脑膜与蛛网膜之间的桥静脉)
发病率	少见	常见
高峰年龄	多数>2 岁	多数<1 岁,发病高峰 6 个月
位置	单侧,通常位于头顶部	75%为双侧,大脑半球外弥漫性改变
颅骨骨折	常见	少见
继发性癫痫	少见	常见
视网膜出血	罕见	常见
意识水平下降	常见	几乎均伴有意识障碍(50%患儿出现昏迷)

续表

	硬膜脑外血肿	硬脑膜下血肿
死亡率	罕见	少见
幸存者中的发病率	低	高，与隐匿性脑实质损伤有关
其他临床表现	同侧瞳孔增大，对侧肢体偏瘫 急性失代偿期前有短时清醒期，后迅速出现脑疝（仅有20%）	意识障碍，头痛，易激惹，呕吐
起病过程	急性	急性（24h内），亚急性（1～2周内）或慢性（2周后）
计算机断层扫描（CT）表现	呈圆锥形、晶状体状，多数不过骨缝	呈新月形，常不过中线（由于大脑镰阻挡）

（三）蛛网膜下腔出血

蛛网膜下腔出血（SAH）常见于创伤情况严重的患儿，其为软脑膜小血管断裂出血所致。常合并有其他类型的颅脑损伤。由于出血部位位于蛛网膜下腔，SAH患儿临床表现为与脑膜炎相似的脑膜刺激症状。

（四）脑挫裂伤

脑挫伤为冲击性损伤（接触部位）或对冲性损伤（反弹致对侧受累）而导致的大脑皮质挫伤。晚期可伴随有脑实质出血。

脑裂伤常为大脑穿透性损伤或凹陷性颅骨骨折所致，临床上多表现为与其相关的脑震荡及潜在性脑实质损伤，而非局部损伤症状。

（五）颅骨骨折

因头部创伤于急诊就诊的患儿中合并有颅骨骨折的比率显著，且头顶部创伤的婴儿及儿童承受的风险更高。

1. *颅骨线性骨折* 线性骨折占颅骨骨折的75%～90%，其一般不需治疗。但是，若骨折位于血管结构处（如脑膜中动脉），则易发生硬脑膜外出血。若脑膜自骨缘处膨出，并使其分开，则形成分离性骨折（成长性骨折)。

2.颅底骨折　颅底骨折常发生于颞骨岩部。颅底骨折患儿体征隐匿,包括以下几点。

(1)"熊猫眼"(双眼下方瘀斑)。

(2)耳后淤血斑,又称巴特尔征(乳突处瘀斑)。

(3)鼓室积血(鼓膜内出血)。

(4)脑脊液(CSF)耳漏或鼻漏。

(5)脑神经功能障碍,尤其是第Ⅶ对和第Ⅷ对脑神经受累。

3.颅骨凹陷骨折　经触诊发现血肿下颅骨凹陷,行颅骨 X 线切线位检查或行计算机断层扫描(CT),有时临床可诊断颅骨凹陷骨折。若骨折累及颅骨内板,需行手术牵引治疗。

(六)脑震荡综合征

头部受钝力伤后出现一过性意识反应障碍,临床诊断为脑震荡综合征。美国神经病学学会指出,脑震荡综合征为外伤所致的精神状态改变,可伴或不伴有意识丧失。颅脑 CT 检查通常是正常的。意识丧失、失忆可能提示为较严重损伤的重要指标。症状可能持续数秒至数小时,但多数患儿可在 7～10d 恢复。一些患者主诉头部创伤后出现持续性头痛、头晕,在记忆、焦虑程度、睡眠模式方面出现细微差异,并且症状持续存在数月时间。运动员在早期脑震荡症状消失前再次发生头部创伤,称为二次冲击综合征。儿科患者发生二次冲击综合征的风险较高,可能导致严重的神经系统后遗症,包括脑血管充血、弥漫性脑肿胀,甚至死亡。

(七)弥散性轴索损伤

冲击初始时神经纤维受剪切力后发生断裂而引起弥散性轴索损伤。患儿表现为永久性神经功能障碍(如长时间昏迷状态),一些患儿可不伴有影像学异常。弥散性轴索损伤患儿的发病率及死亡率均较高,最常见于受虐待或发生车祸的儿童。

(八)颅内压增高

颅内压增高影响氧和基质向脑组织的运输过程。正常情况下,颅内一种组成成分(如血液、脑脊液或脑组织)增加的同时,必须有另一种组成成分降低，颅脑穹窿内各区隔的总和恒定不变。因此，颅内压增高超过正常范围(15mmHg)，颅内物质体积的微小改变将导致颅内压明显改变。脑组织及脑血管受压逐渐明显，阻断脑血流，或在硬脑膜反折处引起脑组织疝。

三、对患者的处理方法

(一)稳定病情

对任何伤势严重的患儿，首选措施是保护呼吸道、维持足够的灌注及迅速判定神经状态。尽管颅脑的原发性损伤为不可逆的，但通过紧急医护处理可使继发性损伤最小化。

1.气道　首先通过适当调整头部、颈部及下颌骨的位置以解除软组织或舌体对上气道造成的梗阻。颈椎棘突的稳定性被认定为气道评估的一部分。在行颈椎棘突X线片及临床检查前，应给予颈圈固定和侧固定，或给予手工制动。

2.呼吸　上气道清理干净的头部创伤患儿，若存在呼吸音减低，可能合并有以下类型的损伤。

(1)气胸。

(2)肺挫伤。

(3)连枷胸。

(4)中枢神经系统受抑制。

3.循环　脑灌注缺乏可导致不可逆性神经元损伤。脑灌注压等于平均动脉压减去增高的颅内压(ICP)，因此，治疗目的即为标准化平均动脉压，同时使增高的颅内压(ICP)降至最低。无论是否有可能使得颅内压增高，创伤患儿一旦发生休克，应给予积极治疗。休克发生时首先应考虑是否为低血容量性休克，而非假定为继发于脊髓性损伤(神经源性休克)。根据患儿的心率、皮肤灌注情况及尿量，给予适当的晶体液(如生理盐水或乳酸林格液)或胶体液(如全血)。

4.神经系统损伤程度的评定　对患儿行格拉斯哥昏迷量表评分(GCS)，检查瞳孔反射、咽反射，随后判定是否存在脑疝及是否需要气管插管。格拉斯哥昏迷量表可用于评估头部创伤患儿的预后情况(表37-2)。

表 37-2　头部创伤患儿提示预后不良的相关因素

年龄<2 岁
格拉斯哥昏迷量表评分<5 分
硬脑膜下血肿
去大脑强直状态或弛缓性姿势
昏迷>24h

5.颅内压增高的处理　过度通气可收缩脑血管，从而使脑内血液成分含量减少；然而，这也将导致脑灌注减少，可能使创伤后脑组织发生医源性缺血。因此，不推荐于颅脑创伤性损害后给予预防性过度通气。动脉血二氧化碳分压（$PaCO_2$）应维持在 35mmHg 左右，或轻度升高水平。当患儿发生持续性颅内压增高，且镇静药、镇痛药、脑脊液引流或高渗性治疗效果欠佳时，可选择适当增加通气量（$PaCO_2$ 维持于 30～35mmHg）。

高渗性治疗被认为可通过排出脑组织中的水分，而减少颅内的组织成分。高渗性盐水[3%NaCl，0.1～1ml/(kg·h)持续静脉输注]可达到减轻颅内压的目的，甘露醇（0.5～1g/kg 快速静脉滴注）亦可，但实际上若连续应用可能使颅内压增高。低血压或低血容量均为高渗性治疗的相对禁忌证。

将头部抬高 30°、通过液体复苏纠正系统性低血压、控制痫性发作，这些均可有利于维持颅内压在正常水平。

（二）远期评估

1.病史　简要询问创伤事件发生前、发生过程中及事件发生后的情况，应特别注意创伤发生的时机和机制、意识不清持续多久、是否存在记忆丧失、现场给予神经系统评估的情况及是否有任何预防的医疗设施。

2.体格检查　在初步检查后立即行第二步全身检查，包括对头部、躯干、腹部、外生殖器及四肢的细致检查。对头撕裂伤、凹陷处、挫伤或颅底骨折症状的检查是非常重要的。

就昏迷患儿而言，眼前庭反应正常提示邻近脑干处的脑神经（如第

Ⅲ、Ⅵ、Ⅷ对脑神经)通路完整,而且相邻脑干的功能正常。这些测试检查可于第二步全身检查后进行。

可能合并有颈椎损伤的患儿,不应行头眼反射(玩偶眼)检查。

3.诊断方法　若患儿格拉斯哥昏迷量表评估>14 分或不伴有表 37-3 中所列的任一项表现,则创伤性颅脑损伤的临床意义非常小,不需要常规行头颅 CT。

表 37-3　可能提示为临床重要创伤性颅脑损伤的指标

	年龄<2 岁	年龄>2 岁
意识丧失>5s	√	√
精神状态改变	√	√
严重的损伤发生机制	√	√
可触及或疑似颅骨骨折	√	√
每个家长都认为表现异常	√	
枕部或顶部头皮血肿	√	
严重头痛者		√
有呕吐病史		√

4.并发症的处理　少数头部创伤患儿可发生继发性癫痫发作,其可分为即时性(损伤后 24h 内发作)、早发型(损伤后 1 周内发作)及晚发型(自损伤初始大于 1 周后发作)。苯二氮䓬类药物起效快,可用于治疗出现急性痫性发作的患儿。苯妥英作为次要选择亦可用于控制急性发作。在头部创伤后 7d 内,给予预防性抗癫痫药物可能控制创伤性脑损伤(TBI)后癫痫发作,但目前尚无研究证明头部创伤 7d 后给予预防性抗癫痫治疗有效。

四、头部创伤的治疗

(一)重度头创伤

治疗包括根据情况行颅脑 CT 扫描及控制颅内压。重度头部创伤患儿具有以下特点：神经系统检查异常、持续性癫痫发作、意识水平持久性改变（格拉斯哥昏迷量表评分<14 分）、凹陷性骨折或颅底骨折。

（二）中度头部创伤

治疗包括观察 12～24h，可考虑行颅脑 CT。中度头部创伤患儿临床表现为失忆及暂时性意识丧失，但神经系统检查无异常。若患儿出现持续加重的头痛、呕吐或家长诉其出现抽搐发作，亦是中度头部创伤。

（三）轻度头部创伤

轻度头部创伤患儿神经系统检查必须是正常的，且没有失忆症状。这类患儿可在家中密切观察，并给予可靠的照看。一旦出现下列情况之一，照看人应立即将患儿带回急诊就诊：①应用对乙酰氨基酚类药物后头痛加重或未减轻。②伤后频繁呕吐或呕吐时间超过 8h。③行为或步态异常。④出现视觉问题。⑤发热或颈部强直。⑥有清亮液体或血性液自鼻中或耳中流出。⑦睡眠觉醒困难。⑧痫性发作。⑨压迫 5min 后仍未止血。

（四）总结

建议逐步回归活动：①症状消失前，注意身心休息。②轻度的有氧运动。③专业运动项目。④非接触式训练练习。⑤全接触式训练。⑥重回竞技活动。

每个步骤需持续至少 24h，患儿脑震荡后 5d 内不应参与竞技活动，而且如果休息或劳累时症状持续存在，亦不应参与活动。推荐体检合格后，恢复全接触式训练或竞技比赛。

（王　京　孙文秀　译）

第 38 章

头　痛

Nicholas S. Abend, Donald Younkin

头痛在儿童和青少年中常见，其发病率自儿童早期至青春期逐步上升。根据发病原因，可分为原发性头痛和继发性头痛（表 38-1）。原发性头痛包括偏头痛、紧张性头痛、丛集性头痛，可根据临床症状及体征做出诊断。继发性头痛提示存在潜在性颅内病变或某些身体状况，可根据发病时程进行分类（图 38-1）。急性头痛表现为既往无头痛发作，偶然一次头痛发作。急性复发性头痛则表现为与无头痛期明显区别的刻板性头痛发作。慢性进行性头痛的头痛程度逐渐增加。慢性非进行性头痛则表现为持续稳定性头痛。

一、鉴别诊断列表

1.急性头痛

（1）颅内出血：蛛网膜下腔出血、脑实质出血、硬脑膜下出血及硬脑膜外出血。

（2）脑膜炎/脑炎。

（3）感染：鼻窦炎、咽炎及中耳炎。

（4）偏头痛首次发作，紧张性或丛集性。

（5）发热性疾病相关性头痛（常与上呼吸道感染有关）。

（6）牙齿或颞下颌关节功能障碍。

（7）脑积水。

（8）血管炎。

（9）颅内压增高：原发性（假性肿瘤）或继发性。

（10）颅内压降低。

（11）动脉缺血性发作。

（12）肿瘤。

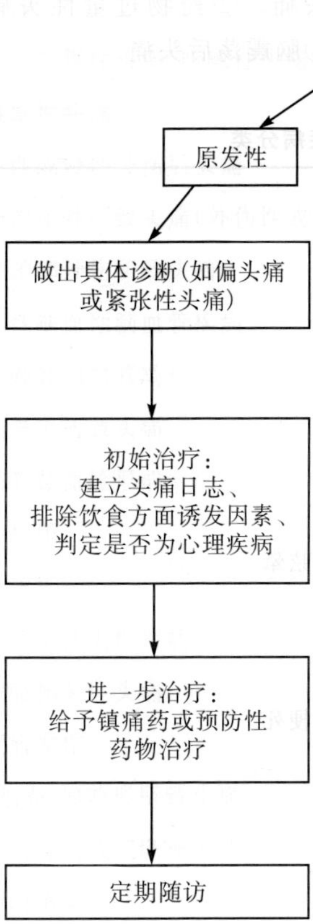

图 38-1　头痛的病程分类

(13)高血压。

(14)脑室-腹腔分流障碍。

(15)中毒(一氧化碳、铅)。

2.急性复发性头痛　①偏头痛或紧张性头痛。②发作性颅内压增高(如脑室肿瘤)。

3.慢性进行性头痛　①肿瘤。②颅内高压(原发性或继发性)。③脓肿。④硬脑膜外或硬脑膜下出血。⑤血管畸形。⑥中毒(一氧化

效的，但阿米替林常作为首选用药。抗癫痫药物，如托吡酯、丙戊酸、左乙拉西坦、加巴喷丁亦可能有效，常用于儿科人群癫痫的管理。丙戊酸可能导致体重增加，需要定期行血液学检查，并且有较高的致畸风险。β受体阻滞药普萘洛尔及钙离子通道阻滞药维拉帕米亦可能有效，但β受体阻滞药禁用于哮喘患儿。心理干预及生物行为反馈也可能有益于病情缓解。

只有少数研究指导了如何治疗偏头痛持续状态，但目前临床上有一些经验性治疗方案，包括静脉注射双氢麦角胺（通常与甲氧氯普胺联用以减轻恶心症状），静脉注射甲氧氯普胺或普鲁氯嗪，以及静脉注射丙戊酸或类固醇。

提示：*若存在局部神经系统体征则禁用曲普坦类药物治疗。*

（三）紧张性头痛

紧张性头痛可持续 5min 至 7d（较成年人持续时间短），呈压榨性或紧箍性双侧头痛，轻至重度头痛程度，日常体力活动不会加重（与偏头痛相鉴别），不与其他偏头痛特征相关联。可为发作性或慢性（若 1 个月内发作＞15 次）。只有少数研究报道了如何治疗该病患儿，但抗抑郁药物（阿米替林）、放松训练及生物行为反馈可能有效。

（四）三叉自主神经性头痛

丛集性头痛及三叉自主神经性头痛表现为反复的剧烈头痛发作，以单侧极痛苦的钻心样头痛为特点，并伴有明显的头颅部副交感神经症状体征，如结膜充血流泪、眼睑水肿、鼻塞、流鼻涕、面部出汗及头痛同侧瞳孔缩小。可能伴有恶心、畏光样偏头痛发作的特点。不同发作类型的头痛发作频率及持续时间不同。丛集性头痛发作时间一般持续 15～180min，轻者隔日发作一次，重者每日发作 8 次，且密集发作期常与无发作期明显分离。单侧短暂神经痛样头痛每天可发作 5～200 次，每次发作持续 5s 至 4min，伴结膜充血流泪症状。阵发性偏侧头痛每天发作最多 5 次，每次持续 2～30min。虽然该病较少见，及时作出准确诊断才能给予有效地针对性治疗。吲哚美辛可缓解阵发性偏侧头痛发作（下文将描述的持续性偏侧头痛）。吸氧及曲普坦类药物可缓解丛集性头痛发作，预防性治疗药物包括维拉帕米、锂剂、丙戊酸及托吡酯。

(五)慢性每日头痛

一些患儿每月头痛发作持续超过 15d,其中多数头痛发作频率逐渐增加,甚至发展为慢性头痛,但一些患儿可能初始即表现为慢性头痛发作(新症日常持续性头痛)。转化为慢性头痛的可能风险因素包括每月头痛发作>1～3 次、肥胖及用药过度。用药过度性头痛定义为频繁用药(每月>10～15 次),常与应用非处方药物、曲普坦类、麦角类及阿片类药物有关。建议将药物更换为长效制剂,以帮助减轻戒断症状,但需对长效制剂停药时戒断症状及较强的毒性作用做出相应处理以将不良反应最小化,常见不良反应包括相关精神症状,如焦虑、情绪障碍、躯体病样精神障碍。持续性偏侧头痛可表现为伴有副交感神经症状的慢性头痛,吲哚美辛治疗有效。

(六)假性脑瘤

颅内压增高可能引起头痛发作,可能为继发性或特发性(假性脑瘤)病因所致。最初,头痛常与体位有关,仰卧位或清晨醒来时加重,直立时症状减轻。但这种体位相关性在长期头痛的患儿中表现不明显。由于颅内压增高导致视神经轴浆运输停滞,许多患儿表现为视盘水肿。另外,可表现为一过性视物模糊及水平复视症状(颅内压增高引起展神经麻痹所致)。通过行腰椎穿刺可做出诊断。通常放取脑脊液后头痛症状可改善,但脑脊液每日更新数次,因此这种改善是暂时性的。诊断特发性颅内高压需排除继发性病因,如静脉窦血栓形成可使颅内压增高(多数患儿应行颅脑磁共振包括 MRV)、接触某些药物[四环素及某些化合物、混合物停药时(包括维甲酸、维生素 A、生长激素、类固醇激素)],以及内分泌系统疾病(近期体重增加、甲状旁腺功能减退症、艾迪生病)。儿童颅内压增高常为继发性,最常见的病因包括中耳炎、病毒感染及应用导致颅内压增高的药物。颅内压增高可能引起永久性视觉丧失,因此,行初步视觉检查及视野示踪是非常重要的,一旦发生快速进行性视力下降可行视神经鞘减压术以缓解症状。针对其他继发性病因给予适当治疗。若近期体重增加应注意减轻体重。若头痛持续存在,而不伴有视盘水肿或轻度视盘水肿,嘱予低盐饮食、减轻体重即可。若存在中度视盘水肿或头痛渐加重,可给予利尿药治疗,包括乙酰唑胺、呋塞米。若视盘水肿严重、视力下降进行性加重,应行视神经鞘减压术。若头痛剧烈且进行加重，可行腰大池穿刺引流。

提示：假性脑瘤患儿存在永久性视力丧失的风险，而及时给予视神经鞘减压术效果良好，因此，对存在假性脑瘤的患儿需仔细行视野检查。

（七）心理学并发症

许多类型的原发性头痛，包括偏头痛、紧张性头痛，尤其是慢性头痛，均合并有心理学并发症包括抑郁症及焦虑症，需制定有效的治疗方案以解决这方面问题。治疗包括药物治疗、心理辅导、生物反馈及放松训练。

三、如何对患儿进行评估

（一）可帮助对患儿头痛类型及病程进行有效评估的问题

有效评估患儿头痛的方法见表 38-2。

表 38-2　如何有效地对头痛进行评估

头痛什么时候开始的？
头痛是一瞬间发生的还是缓慢发生的？
是否有头部创伤病史？
头痛发作时你在做什么？
是否为突然发生的首次头痛发作？
既往是否有同样类型的头痛发作？
多久发作一次？
头痛程度是否越来越重，发作次数是否越来越频繁？
自首次头痛发作至今，其发作类型是否一致？
头痛持续多长时间？
自觉头痛像什么？
头痛程度有多重？
头痛发作前是否有先兆表现？
头痛发作时是否有恶心、呕吐、头晕、麻木感或乏力症状？

续表

头痛发作时有无流眼泪或流鼻涕症状？
有什么可以使头痛缓解或加重吗？
头痛发作时是否需要终止当时的活动？
是否存在头痛诱发因素？
为治疗头痛，是否服用任何类型药物？如何服用？
是否有其他健康问题？
是否有头痛家族史？

(二)局部体征

常提示头痛为继发性，因此体格检查很重要。

1.体格检查

(1)生命体征(血压、心率、呼吸频率、体温)。

(2)颈椎检查。

(3)脑膜刺激征(凯尔尼格征、布鲁津斯基征、颈强直)。

(4)头颅：触诊、听诊是否有杂音。

(5)颞下颌部：关节触诊、活动度检查。

(6)牙齿检查。

(7)耳部及鼓膜检查。

(8)鼻窦触诊。

(9)颈动脉杂音。

(10)皮肤检查，是否存在神经皮肤疾病表现。

2.神经系统检查

(1)头围。

(2)第Ⅱ对脑神经(视神经)检查：视盘水肿、视野。

(3)眼外肌运动检查(第Ⅲ、Ⅳ、Ⅵ对脑神经)。

(4)瞳孔大小及反射如何。

(5)运动：无力、不对称、旋前漂移(轻瘫试验)。

(6)深反射(腱反射)。

(7)感觉检查。

(8)共济运动:辨距障碍、震颤、轮替动作不协调或速度减慢。

(9)步态:包括足跟对足尖直线行走。

(三)神经影像学检查适应证

神经影像学适应证见表 38-3。

表 38-3 神经影像学检查适应证

病史特点及症状
年龄<3 岁或病史描述不清
头痛呈急性发作
从未经历的最重程度的头痛
霹雳样头痛
慢性进行性加重
睡醒时出现的头痛或呕吐,或头痛致醒
Valsalva 动作或用力时出现的头痛
头痛位置不固定
头痛前后伴有精神或认知方面改变
免疫功能低下者
体征
高血压
大头畸形
脑膜刺激征
局部神经系统症状或体征
视盘水肿
神经皮肤疾病体征

四、对患儿的处理方法

小儿头痛区分见图 38-2。

治疗

依据是否存在潜在病因及对头痛或特定原发性头痛的诊断，给予适当的治疗。

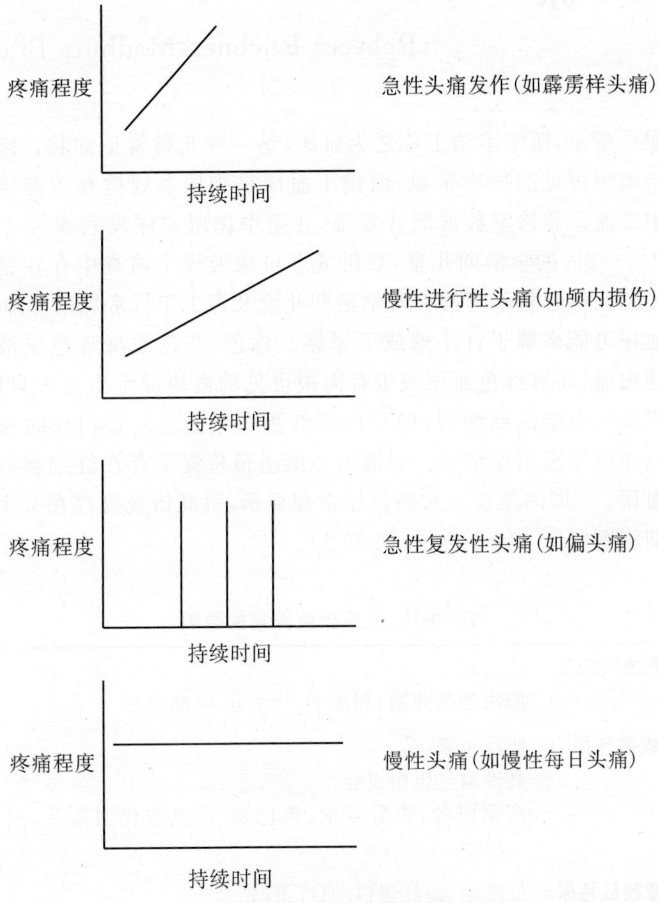

图 38-2　小儿头痛区分

（王　京　孙文秀　译）

第 39 章

血 尿

Rebecca Ruebner, Madhura Pradhan

尿中带血，医学术语上称之为血尿，是一种儿科常见症状。肉眼血尿是指肉眼可见的尿中带血，而镜下血尿是指尿常规检查才能检测到的尿中带血。急诊室数据统计发现，儿童中肉眼血尿发病率为 1.3‰，然而 1%～2% 的学龄期儿童，双份或多份尿液样本检查中存在镜下血尿。美国儿科学会不再推荐对学龄期儿童及青少年行常规尿检筛查。

血尿可能来源于肾小球或下尿路。棕色、茶色或咖啡色尿液提示肾小球出血，而鲜红色血尿或带有肉眼可见的血块提示出血来自尿路。血尿常首先由尿试纸测得，但存在肌红蛋白尿或血红蛋白尿时尿液试纸检测亦可呈现阳性结果。尿液离心沉渣镜检提示存在红细胞即可确诊为血尿。3 周内至少三次随机尿常规显示，每高倍视野存在 5 个及以上红细胞则定义为镜下血尿（表 39-1）。

表 39-1　尿液颜色异常的原因

深黄色或橘色尿	浓缩尿 服用某些药物：利福平、马洛芬、呋喃妥因
棕色或黑色尿	胆汁色素 高铁血红蛋白血症 高龙胆酸、麝香草酚、黑色素、酪氨酸代谢紊乱、黑尿酸尿症
红色或粉红色尿	红细胞、血红蛋白/肌红蛋白 苯酚、氯喹、去铁敏、非那吡啶、酚酞 甜菜、黑莓、人造红色色素 尿酸盐

一、鉴别诊断列表

镜下血尿

(1)肾小球疾病:①急性感染后肾小球肾炎。②IgA 肾病:复发性肉眼血尿。③Alport 综合征。④薄肾小球基底膜病。⑤系统性红斑狼疮。⑥膜增生性肾小球肾炎(MPGN)。⑦过敏性紫癜(亨-舒综合征)。⑧膜性肾病。⑨血管炎。

(2)感染性疾病:细菌性尿路感染(UTI)、病毒性(腺病毒)、结核病。

(3)结构性异常:①先天性畸形。②多囊肾。③创伤。④血管畸形:血管平滑肌脂肪瘤、动静脉畸形。⑤肿瘤。

(4)血液系统疾病:①镰状细胞体质/病。②凝血障碍性疾病:血友病。③肾静脉血栓形成。

(5)高钙尿症及肾结石。

(6)运动。

(7)药物:青霉素类、多黏菌素类、磺胺类药物、抗惊厥药物、华法林、阿司匹林、秋水仙碱、环磷酰胺、吲哚美辛、金盐。

(8)其他:①染料(表 39-1)。②腰痛:血尿综合征。③尿路出血。

(9)无症状性镜下血尿:①特发性。②薄肾小球基底膜病。③IgA 肾病。④镰状细胞体质/病。

二、鉴别诊断讨论

(一)肾小球疾病

肾小球疾病(表 39-2)通常有几种组合性症状表现,包括肉眼血尿(常为茶色或咖啡色)、蛋白尿、高血压、红细胞管型、急性肾损伤及孤立性血尿。根据血清补体(C3)含量可将肾小球疾病进行分类。可引起低补体血症的肾小球疾病,包括急性感染后肾小球疾病、膜增生性肾小球疾病及系统性红斑狼疮性肾炎。其他肾小球疾病补体水平均为正常。急性链球菌感染后肾小球肾炎(APSGN)和 IgA 肾病为最常见的肾炎。

典型的 APSGN 于 β 溶血性链球菌所致的急性上呼吸道感染后 10～14d出现症状,一些患儿于脓疱疮发作 10～14d 出现症状。IgA 肾病常表现为复发性血尿，通常于发展为肉眼血尿前1～3d有病毒性感染的前驱症状。

表39-2 肾小球源性血尿与非肾小球源性血尿的鉴别要点

要点	肾小球源性	非肾小球源性
病史		
排尿时灼烧痛	无	尿道炎、膀胱炎
全身性症状	水肿、发热、咽炎、皮疹、关节痛	尿路感染时有发热，结石时有疼痛
家族史	Alport综合征可有耳聋家族史、肾衰竭	除结石外，通常无家族史
体格检查		
高血压	通常有	一般无
水肿	有时存在	无
腹部肿块	无	肾母细胞瘤、多囊肾
皮疹、关节炎	SLE、HSP	无
尿液分析		
颜色	棕色:茶色或可乐色	鲜红色或粉色
蛋白尿	常有	无
异形红细胞	有	无
红细胞管型	有	无
结晶	无	可能有诊断意义

HSP.亨-舒综合征；RBC.红细胞；SLE.系统性红斑狼疮；UTI.尿路感染

所有怀疑肾小球疾病的患儿均应行显微镜下尿液分析，并根据临床需要行血液学检验，包括血肌酐、全血细胞计数、抗链球菌素O(ASO)滴度和(或)链球菌酶、C3及抗核抗体(ANA)。尿中存在红细胞管型对肾小球疾病具有诊断性意义。某些情况下需行肾活检，特别是以肾功能快速下降为特点的进行性肾小球疾病。

提示：APSGN 发病 6～8 周内 C3 水平降至正常，持续性低补体 C3 血症提示膜增生性肾小球肾炎可能大。

急性链球菌感染后肾小球肾炎的治疗主要为对症支持治疗。仔细注意水、电解质平衡是治疗的根本。优化尿量，必要时给予利尿药治疗。密切监测血压，并给予积极治疗。若患儿液体量超负荷应限制水盐摄入。利尿药为治疗高血压的一线用药。

Alport 综合征是一种遗传性肾炎，伴有神经性听力下降。8%为 X-连锁显性遗传，主要为胶原蛋白 4A5 基因缺陷所致。

Alport 综合征表现为间歇性/持续性镜下血尿或发作性肉眼血尿。儿童晚期出现典型的听力下降，80% X-连锁 Alport 综合征男性患儿最终发展为耳聋。

若患儿有慢性肾脏疾病家族史并伴有听力下降，则强烈提示为 Alport 综合征。肾活检或基因检测可明确诊断。

(二)尿路感染

儿童细菌性尿路感染常表现为排尿困难、发热、排尿时灼痛、尿频、尿急。腺病毒性膀胱炎表现为痛性肉眼血尿。尿液试纸检测可提示典型的亚硝酸盐及白细胞酯酶阳性，显微镜下可见有白细胞。在一个洁净度达标的尿液标本中某个细菌有大于 100 000 个菌落形成或导管终端标本培养有大于 50 000 个菌落形成即可确诊为细菌性尿路感染。

(三)创伤

泌尿生殖道创伤性损伤常见于钝力伤，且可能危及生命，主要取决于损伤的严重程度。

提示：微小创伤后出现血尿则高度提示肾脏解剖结构异常，如多囊肾。

肾脏创伤后血尿需行计算机断层扫描(CT)、肾脏超声或静脉肾盂造影进行进一步评估。

提示：怀疑创伤性损伤累及下尿路时，需首先请泌尿外科会诊，再决定是否可行任何经导管的泌尿道或膀胱造影检查。

根据肾损伤的严重程度进行针对性治疗。大多数肾挫裂伤可行保

于观察。膀胱镜检查可导致尿道狭窄，因此，应避免行膀胱镜检查。

(十)薄肾小球基底膜病

薄肾小球基底膜病通常称之为良性家族性血尿，为常染色体显性遗传性疾病。根据临床表现及家系资料可做出诊断。临床诊断标准包括孤立性血尿，肾功能、尿蛋白定量、血压均正常，呈常染色体显性遗传的血尿阳性家族史及无肾衰竭家族史。若考虑该病，患儿父母有必要行尿液分析，肾活检显示薄基底膜可确诊。

三、如何对血尿进行评估

提示：应尽快对肉眼血尿进行评估。另外，若不伴有蛋白尿和(或)红细胞管型，应行肾脏超声以排除恶性肿瘤。

(一)病史

完整详细的病史是指导血尿评估诊断的基础。应获得下述资料(图 39-1 至图 39-3)。

1.既往是否发生过肉眼血尿或尿路感染。

2.血尿的形式(初始还是终末)。

3.近期有无上呼吸道感染、咽喉痛或脓疱性皮炎病史。

4.创伤或异物。

5.药物、饮食、维生素或营养支持。

6.是否有肾病家族史，包括透析、肾移植、血尿、尿石症、镰状细胞病、凝血功能障碍及听力下降。

(二)体格检查

对患儿进行体格检查应注意以下几点：①血压。②水肿。③皮疹或紫癜。④关节炎。⑤腹部包块。⑥视觉缺陷。⑦泌尿生殖系统畸形。

(三)实验室检查

血尿的诊断评估应以病史和体格检查为指导，可能还需行以下检查：①新鲜尿沉渣镜检，是否存在红细胞、晶体或管型。②血清电解质：血尿素氮、肌酐、钙、磷、镁及尿酸。③全血细胞计数。④补体。⑤ASO/链球菌酶。⑥抗核抗体。⑦尿培养。⑧尿钙/肌酐比或 24h 尿钙定量。⑨尿中胱氨酸、草酸、磷、柠檬酸盐、尿酸的排泄量。

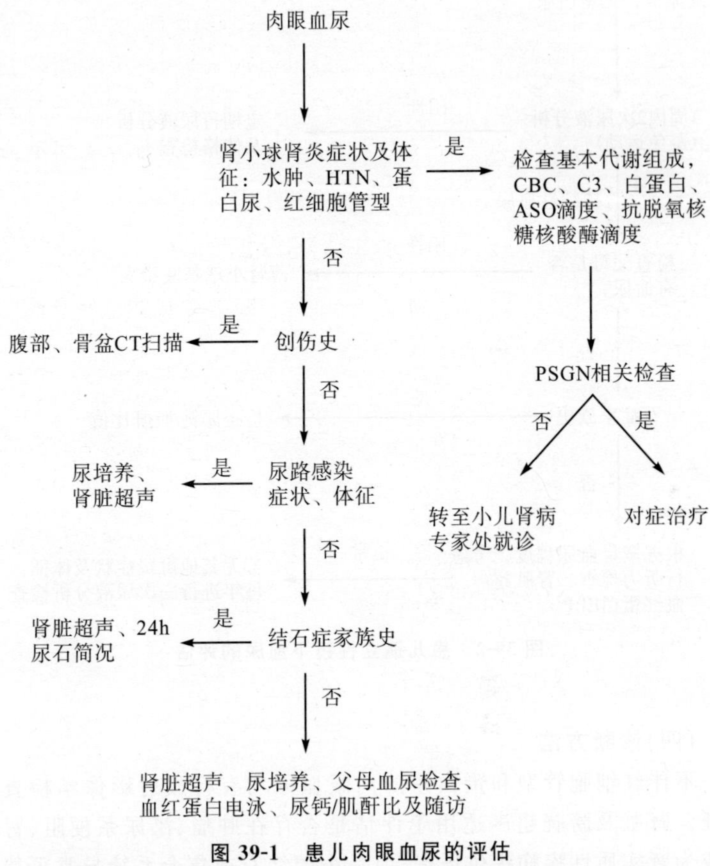

图 39-1　患儿肉眼血尿的评估

ASO.抗链球菌溶血素 O；C3.补体 3；CBC.全血细胞计数；CT.计算机断层扫描；HTN.高血压；PSGN.链球菌感染后肾小球肾炎

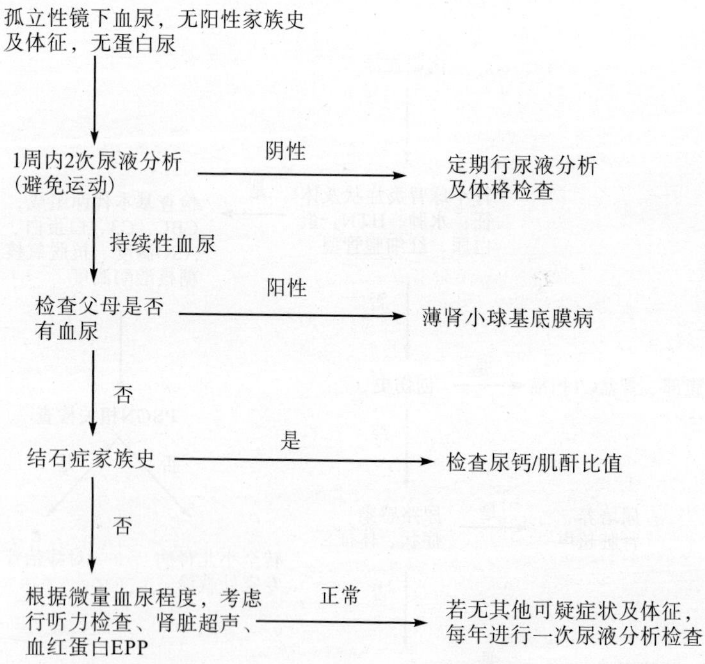

图 39-2　患儿孤立性镜下血尿的评估

(四)诊断方法

不伴红细胞管型和蛋白尿的肉眼血尿均有行放射影像学检查的指征。肾脏及膀胱超声适用于评估是否存在肿瘤、泌尿系梗阻、肾结石或为肾实质性疾病提供证据，但是小的结石或集合系统异常可能被超声检查漏诊。静脉肾盂造影或泌尿系磁共振不仅可用于显示集合系统结构，还可以确定是否存在功能性梗阻，CT扫描除可显示是否存在结石、肿瘤或梗阻外，还可提供一些有价值的解剖学资料。专科医师会诊时应考虑到进一步的检查，如核素扫描、膀胱镜、血管造影及肾活检。

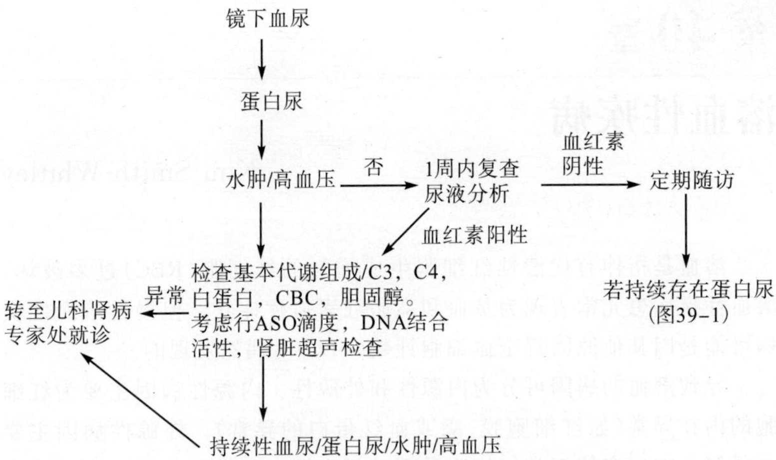

图 39-3　患儿镜下血尿及其他泌尿系症状的评估

ASO.抗链球菌溶血素 O；CBC.全血细胞计数

四、治　疗

治疗血尿以根本的病理生理学改变为依据，多数患儿给予保守治疗。血尿伴蛋白尿、高血压、肾衰竭、外伤或严重出血可能提示需要更积极检查和治疗。

（王　京　孙文秀　译）

第 **40** 章

溶血性疾病

Kim Smith-Whitley

溶血是指伴有代偿性红细胞生成增加的红细胞(RBC)过多破坏。溶血性疾病患儿常表现为贫血和高胆红素血症症状。但慢性溶血性疾病可能是因其他原因行全血细胞计数(CBC)时偶然发现的。

导致溶血的病因可分为内源性和外源性。内源性病因主要为红细胞的内在异常(如红细胞膜、酶或血红蛋白的异常)。外源性病因主要为任何外在病变使正常红细胞受到破坏。第二种类型的溶血病因分类的依据为红细胞破坏发生于血管内还是血管外(表 40-1)。第三种是根据溶血病因是遗传性还是获得性进行分类。

表 40-1　血管外溶血及血管内溶血的病因分类

血管内溶血
弥散性血管内凝血(DIC)
溶血性尿毒症综合征
烧伤
急性溶血性输血反应
器官移植排斥
人工心瓣膜
血管瘤
行军性血红蛋白尿
药物
动植物毒液
感染

续表

急性 G6-PD 缺乏
阵发性睡眠性血红蛋白尿
血管外溶血
同种免疫性溶血
自身免疫性溶血
红细胞(RBC)膜异常
红细胞酶异常
血红蛋白病
珠蛋白生成障碍性贫血(地中海贫血)综合征

G6-PD.葡萄糖-6-磷酸脱氢酶

一、鉴别诊断列表

1.红细胞膜异常　①遗传性球形红细胞增多症(HS)。②遗传性椭圆形红细胞增多症(HE)。③遗传性热变性异形红细胞增多症。④婴儿固缩性红细胞增多症。⑤阵发性睡眠性血红蛋白尿。

2.酶缺陷　①糖酵解通路中酶缺陷:丙酮酸激酶缺乏。②核酸代谢缺陷:嘧啶-5-核苷酸酶缺乏。③磷酸己糖旁路中酶缺陷:葡萄糖-6-磷酸脱氢酶缺乏。

3.血红蛋白功能异常　①血红蛋白病:血红蛋白 S、C、D、E。②珠蛋白生成障碍性贫血综合征:α-珠蛋白生成障碍性贫血,β-珠蛋白生成障碍性贫血。③不稳定血红蛋白综合征:遗传性亨氏小体溶血性贫血,血红蛋白 M 病。

4.同种免疫性因素　①新生儿溶血性疾病。②溶血性输血反应。

5.自身免疫性因素

(1)温抗体型:①特发性。②肿瘤性因素免疫缺陷。③感染性因素:病毒(如巨细胞病毒、肝炎病毒、流感病毒、柯萨奇病毒、HIV)。细菌(如链球菌、大肠埃希菌、伤寒沙门菌)。疫苗接种后(如百白破、脊髓灰质炎、伤寒)。④毒性因素:抗生素(如青霉素类、头孢菌素类、四环素、利福平及磺胺类药物)、非那西丁、5-氨基水杨酸、奎宁及奎尼丁、胰岛素、铅、氯丙嗪。⑤胶原血管病(结缔组织病):系统性红斑狼疮、硬皮病、幼年类风湿关节炎、结节性多动脉炎、皮肌炎。

(2)冷抗体型:①感染性因素:支原体、EB病毒(EBV)、HIV。②肿瘤性因素:淋巴细胞增生性疾病。

6.非免疫性因素　①微血管病性溶血性贫血。②脾功能亢进。③毒性因素:药物(如维生素K、非那西丁、砜类、苯、苯肼酞嗪)、铅、动植物毒液。④感染性因素:病毒(EB病毒,肝炎病毒)、细菌(产期加膜杆菌、大肠埃希菌、链球菌)、寄生虫(疟疾,组织胞浆菌病)。

二、鉴别诊断讨论

(一)遗传性球形红细胞增多症

1.病因　遗传性球形红细胞增多症(HS)为最常见的遗传性红细胞胞膜缺陷性疾病,最常见于有北欧人血统的患儿。机体编码红细胞骨架蛋白的基因发生突变导致红细胞骨架蛋白异常、红细胞膜不稳定,继而发生溶血性贫血。多数为常染色体显性遗传,但仍有10%～25%的患儿为散发病例。

2.临床特征　临床表现可轻可重,主要取决于溶血程度及患儿的代偿能力。典型临床表现有黄疸、皮肤苍白和脾大。患儿还可有脾功能亢进、胆结石、感染后红细胞破坏加重(超溶血反应)及人类微小病毒B19所致的一过性红细胞再生障碍的表现。半数患儿既往有新生儿高胆红素血症病史。

3.实验室检查　外周血涂片可见球形红细胞(即小而圆、深染、缺乏中央淡染区的红细胞)数量增加。平均红细胞血红蛋白浓度常升高,网织红细胞增多。渗透脆性试验显示,与正常红细胞相比,球形红细胞对渗透裂解的抵抗力下降。直接抗体试验(DAT)阴性,可与自身免疫性溶血性贫血相鉴别。

4.治疗　主要为支持治疗。HS患儿贫血急性加重时有必要给予输注红细胞,但只有少数患儿可依赖于红细胞输注。脾切除术可减少血管外红细胞破坏,生长发育不良或频繁需要红细胞输注的患儿可考虑行脾切除术。

(二)遗传性椭圆形红细胞增多症

1.病因 遗传性椭圆形红细胞增多症(HE)是由基因突变引起红细胞骨架不稳定所致的,较多见于非洲或地中海血统人群。与遗传性球形红细胞增多症(HS)相似,HE 亦为常染色显性遗传,但散发病例不多见。

2.临床特征 多数患儿无症状,但可能出现一过性红细胞再生障碍或超溶血反应发作。

3.实验室检查 外周血涂片可见>15%的椭圆形红细胞(即细长的、雪茄形或椭圆形红细胞)。正常人外周血涂片亦可出现高达 15%的椭圆形红细胞。

HE 鉴别诊断包括缺铁性贫血。

4.治疗 脾切除术是有效的,但只适用于合并有重度贫血的患儿。

(三)葡萄糖-6-磷酸脱氢酶(G-6-PD)缺乏症

1.病因 G-6-PD 缺乏症是最常见的磷酸戊糖旁路酶缺乏性疾病。该病为 X-连锁遗传,可见有杂合子男性患儿或纯合子女性患儿。该病在非洲及地中海血统人群中发病率高,患儿可能出现药物引起的急性溶血性贫血发作或慢性溶血。

可引起该病患儿出现溶血的药物及物质,包括乙酰苯胺、阿霉素、亚甲基蓝、萘、呋喃妥因、伯氨喹、帕马喹(扑疟喹)及磺胺类药物。

2.临床特征 G-6-PD 缺乏症的临床表现取决于该病的遗传变异类型。

(1)G-6-PD 缺乏症的非洲亚种很少出现新生儿黄疸或慢性溶血性贫血的临床表现。常于接触药物(或其他物质)后出现临床表现进而被确诊。这种药物诱发的溶血,一般病情较重,表现为突发的面色苍白、乏力、巩膜发黄、尿色深、腹部或背部疼痛。

(2)G-6-PD 缺乏症地中海亚种患儿临床表现常较重,可出现新生儿高胆红素血症、慢性溶血性贫血或药物诱发性溶血的症状和体征。

3.实验室检查 疑似 G-6-PD 缺乏症的患儿,应行血 G-6-PD 酶活性检测以明确诊断。外周血涂片可见“破碎”或“起泡”细胞(红细胞轻度外翻或外源起泡)。必要时亦可行基因检测,在一些国家新生儿筛查中即包括此项。

4.治疗 药物诱导的血管内溶血具有自限性，停用药物病情即可好转。慢性溶血的患儿，一旦出现心血管系统受累表现，提示贫血程度加重，可能需要给予红细胞输注。

(四)镰状细胞病

1.病因 血红蛋白S(Hb S)是镰状细胞病(SCD)相关的遗传性疾病组谱的主导血红蛋白。HbS是由于单个核苷酸碱基置换后产生的异常血红蛋白，珠蛋白β肽链第六位上的谷氨酸被缬氨酸置换，从而导致红细胞胞膜结构改变。SCD亚型包括SCD-SS、SCD-SC、SCD-S、β-珠蛋白生成障碍性贫血等。SCD遗传方式为纯合子和混合杂合子形式的隐性遗传。

2.临床特征 SCD患儿可发生溶血性贫血及血管闭塞并发症，且其发生感染的风险增加。镰状细胞特征人群一般无症状，但可能偶见血尿表现，脾梗死罕见，可能发生妊娠相关合并症。目前，大多数患儿通过新生儿血红蛋白病筛查判定。其他未经新生儿筛查判定的患儿，可出现SCD合并症表现。

(1)感染：SCD患儿，尤其是小于3岁的患儿，由于脾功能低下、免疫功能异常，其发生细菌感染的风险较高。肺炎链球菌是最常见的致病菌，脑膜炎双球菌、流感嗜血杆菌、大肠埃希菌、沙门菌、金黄色葡萄球菌亦是SCD患儿合并感染的常见致病菌。尽管可预防性应用青霉素，利用多价肺炎球菌疫苗进行免疫接种，但SCD患儿一旦发生肺炎球菌败血症可迅速危及生命。

(2)骨髓炎：SCD患儿发生骨髓炎的风险较高，因此，SCD患儿一旦有骨痛、发热、软组织肿胀表现应立即评估是否存在骨髓炎。引起骨髓炎最常见的致病菌为沙门菌和金黄色葡萄球菌。该病与血管闭塞症不易鉴别，应行X线检查及整形外科进一步评估。

(3)卒中：SCD患儿，尤其是SCD-SS及SCD-S、β-珠蛋白生成障碍性贫血亚型患儿，可能发生出血性或梗死性卒中。临床表现为痫性发作、偏瘫、言语困难、精神状态改变，但是微小的神经系统症状或严重头痛亦提示合并有神经系统并发症。发生梗死性卒中风险较高的幼儿及青少年可行经颅多普勒超声(TCD)显像进一步明确。

(4)急性胸痛综合征(ACS)：典型者表现为胸部X线片可见一个新

发浸润灶，其为 SCD 患儿发病和死亡的主要原因之一。发生 ACS 的个体患儿，其发病原因可能是多因素性的，包括感染、肺血管损伤、梗死及细胞因子的释放。

提示：任何曾有 ACS 发作的患儿复发的风险亦较高，羟基脲（HU）或长期输血治疗可能降低复发风险。

(5)疼痛发作：是 SCD 最常见的并发症，常不可预见且进行性加重。其具体病理生理学机制不详，可能与可导致器官缺血梗死的微血管闭塞性损伤有关。

(6)脾隔离症：是 SCD 患儿死亡的主要原因之一。由于大量血液流失到脾，患儿发生低血容量性休克。SCD-SS 亚型患儿 8 岁时脾常可发生自发性梗死，而 SCD-SC 及 SCD-S、β-珠蛋白生成障碍性贫血亚型的患儿于任何年龄段均可发生脾隔离症。急性脾隔离症发作表现为脾大、血红蛋白水平降低、网织红细胞计数增加，亦可有轻到重度的血小板减少。任何曾有一次脾隔离症发作的患儿，其再次发作的风险增加。

(7)阴茎异常勃起：表现为长期阴茎勃起疼痛，可发生于任何年龄的 SCD 男性患儿及成年人。阴茎炎可能持续一段相当长的时间，也可能随病程转变为如“口吃”一样的发作(以在较短时间内反复发作为特点)。

(8)一过性再生障碍性发作(第 57 章)：任何慢性溶血性贫血的患儿都有再生障碍性发作(即一过性红细胞生成停止，表现为突发苍白、频繁发生病毒感染性疾病)。人类细小病毒 B19 感染为最常见的病因。贫血程度常较重，红细胞计数通常＜2％。

3.评估　需从 SCD 患儿病史中获得的重要内容包括如下。

(1)特异性的疾病表型或基因型。

(2)血红蛋白及网织红细胞计数的基线。

(3)既往是否发生过任何并发症。

(4)最后一次输血的日期，是否有输血相关并发症，红细胞抗原的基因型/表型。

疑似 SCD 患儿应行相应的实验室检查，包括血红蛋白电泳、CBC 及网织红细胞计数。

4.治疗

(1)疑似感染：任何 SCD 患儿出现发热时应考虑为细菌性或脓毒

性，除非有证据证明并非如此。及时行血培养，强烈建议给予注射抗生素治疗，尤其是针对重症表型的患儿(SCD-SS,SCD-S、β-珠蛋白生成障碍性贫血)。

(2)卒中：异常TCD结果提示患儿发生卒中的风险较高，应定期接受红细胞输注，将HbS比率维持在<30%水平，这样卒中发生概率将较前明显降低。发生急性卒中的患儿，推荐给予交叉输血以减轻远期脑损伤。既往曾发生卒中的患儿，强烈推荐给予长期输血治疗以降低卒中复发的高风险率。

(3)急性胸痛综合征(ACS)：目前根本病因尚不清楚，支持治疗应包括抗生素、镇痛药、积极清理肺部损伤、根据需要补充氧气。输血治疗有效，但目前其临床适应证尚未标准化。任何出现低氧血症或明显呼吸困难的患儿均应接受红细胞输注治疗，单纯成分输血或交叉输血均可。羟基脲(HU)作为一种抗代谢药物，可减少SCD-SS及SCD-S β-珠蛋白生成障碍性贫血患儿ACS及疼痛发作。

(4)疼痛发作：护理对疼痛控制、伴有其他并发症及药物不良反应的患儿的密切监测具有直接作用。镇痛药及非药物性治疗(如热疗和放松疗法)可控制急性骨骼肌疼痛。应避免脱水，通过步行和应用肺活量计频繁刺激可预防ACS发作。羟基脲(HU)可用于降低疼痛复发率。

(5)脾隔离症：隔离症缓解时，脾会将红细胞释放入血，因此，必须输血时，注意应紧急给予小量红细胞输注。目前是否应对合并有脾隔离症的SCD患儿进行长期治疗还存有争议。当患儿病情急性发作危及生命或反复发作需多次输血时可考虑行脾切除术。

(6)阴茎异常勃起：若未接受治疗，可能导致性无能。初始治疗包括应用静脉水化和镇痛。应请泌尿科医生会诊，尤其是发生尿潴留或药物消肿治疗不能及时起效时。

(7)一过性再生障碍发作：由于多数儿童都伴有人类细小病毒感染，所以住院患儿应收住于单间进行接触隔离及呼吸道隔离。未妊娠的护理人员可被允许进入房间。合并有充血性心力衰竭的患儿需行红细胞输注。

(五)血红蛋白C病

1.病因　血红蛋白C病(Hb C)是β-多肽链第6位上的谷氨酸被缬

氨酸置换所致的一种遗传性血红蛋白病。Hb C 病有 α-珠蛋白生成障碍性贫血(α-地中海贫血)和 β-珠蛋白生成障碍性贫血(β-地中海贫血)两种亚型。

2.临床特征及评估　纯合子患儿常表现为轻度的慢性溶血性贫血，伴脾大，外周血涂片可见靶形细胞数量显著增多，而 Hb C 特征患儿临床上无症状。

(六)血红蛋白 E 病

1.病因　血红蛋白 E(Hb E)是一种常见的血红蛋白亚型，尤其亚洲人群中多见。Hb E 病也有 α-珠蛋白生成障碍性贫血和 β-珠蛋白生成障碍性贫血两种亚型。

2.临床特征及评估　纯合子 Hb E 病患儿表现为轻度溶血性贫血，平均红细胞容积(MCV)常小于 70fl，外周血涂片可见靶形细胞，而 Hb E 特征患儿临床上无症状。

(七)珠蛋白生成障碍性贫血

1.病因　珠蛋白生成障碍性贫血综合征是由于人类 α 或 β-珠蛋白链合成减少或缺乏所致的一组遗传性疾病。珠蛋白生成障碍性贫血于地中海地区、亚种、非洲人群中发病率较高。由于珠蛋白链合成不均衡，导致产生的血红蛋白复合体不稳定。不成对的珠蛋白链沉积及继发性细胞膜破坏引起未成熟的红细胞裂解，从而导致患儿发生溶血性贫血及红细胞生成代偿性增加。

2.α-珠蛋白生成障碍性贫血的临床特征　α-珠蛋白生成障碍性贫血临床上分为 4 类。

(1)单个 α 基因突变：该型患儿又称为静止型携带者，无临床症状，血红蛋白水平及 MCV 均正常。

(2)双 α 基因突变：两个 α 基因突变所致的 α-珠蛋白生成障碍性贫血特征患儿表现为轻度的小细胞低色素性贫血。由于小红细胞程度与贫血程度不成比例，所以诊断为缺铁性贫血的可能性降低。

(3)3 个 α 基因突变：由 3 个 α 基因突变所致的血红蛋白 H 病表现为中度至重度小细胞低色素性贫血。过剩的 β 珠蛋白链形成四聚体，一种可快速游移的血红蛋白(在血红蛋白电泳中可显示)，称为血红蛋白 H(Hb H)。血红蛋白 Bart's 或 γ 珠蛋白链四聚体亦可见于 Hb H 病或α-珠蛋白生成障碍性贫血特征的新生儿的体内。Hb H病患儿贫血程度可能较严重，血红蛋白值可在3～4g/L。溶血情况可能于发热或感染后加重。

(4)4个α基因突变：4个α基因均突变可导致胎儿水肿。胎儿在宫内不能产生α珠蛋白，表现为严重贫血，发生充血性心力衰竭，且若在宫内不开始给予治疗，常发生死胎。

3.β-珠蛋白生成障碍性贫血的临床特征　β-珠蛋白生成障碍性贫血根据病情程度可分为3型。

(1)轻型(β-珠蛋白生成障碍性贫血特征)：患儿无临床症状或轻度低色素性贫血。

(2)中间型：患儿有轻度至中度低色素性贫血，但不需依赖于输血治疗。

(3)重度(Cooley贫血)：患儿有严重小细胞低色素性贫血(大多数血红蛋白水平位于3～4g/L)，必须依赖于输血。生命最初2年内频繁发生贫血，患儿可表现为面色苍白、嗜睡及肝、脾大。可能于体格检查中发现骨扩张，其为髓内造血加速的标志。

4.评估　新生儿血红蛋白病筛查可能诊断出重型珠蛋白生成障碍性贫血。血红蛋白A水平可能较低或缺乏。对所有怀疑珠蛋白生成障碍性贫血的患儿，应行患儿及父母双方的全血细胞计数。若父母一方或双方有小细胞性贫血，应行血红蛋白电泳。

由于α-珠蛋白生成障碍性贫血、β-珠蛋白生成障碍性贫血特征和缺铁性贫血均表现为MCV<75fl，因此，需将上述疾病相鉴别。缺铁性贫血则表现为MCV降低与贫血程度相一致，而β-珠蛋白生成障碍性贫血特征者表现为MCV水平与轻度贫血程度不成比例的降低，且红细胞容量升高。

(1)缺铁性贫血患儿红细胞分布宽度(RDW)升高，而在珠蛋白生成障碍性贫血特征者RDW正常。

(2)β-珠蛋白生成障碍性贫血患儿血红蛋白电泳可见Hb A2或Hb F或两者数量均增加，而α-珠蛋白生成障碍性贫血及缺铁性贫血患儿无上述表现。

缺铁性贫血和β-珠蛋白生成障碍性贫血可同时存在，这时诊断将变困难。若缺铁性贫血经治疗后，MCV 仍然很低，应进一步行珠蛋白生成障碍性贫血特征相关检查。

5.治疗　重型珠蛋白生成障碍性贫血患儿给予针对性输血治疗以纠正贫血，抑制内源性红细胞生成。脾切除术可适用于红细胞输注需求增加、出现明显生长发育迟滞或脾功能亢进致贫血加重的患儿。

(八)新生儿溶血性疾病(同种免疫性溶血性贫血)

1.病因　母体致敏胎儿与母体不同的红细胞抗原引起溶血性疾病。

(1)Rh 溶血性疾病 Rh(D)阴性母亲，既往通过妊娠或输血曾接触过 Rh(D)抗原，而产生抗-D 抗体。再次妊娠时，母体抗体可透过胎盘屏障引起胎儿致命性溶血。

(2)由于抗-A 和抗-B 抗体为自然界存在的同种血细胞凝集素，故 ABO 血型不合是新生儿溶血病最常见的原因，但 Rh 血型不合却是引起胎儿或新生儿严重溶血的主要原因。

2.临床特征　新生儿溶血性疾病的临床评估应根据贫血程度将疾病分为不同程度。不同的红细胞破坏率及代偿程度产生不同程度的临床表现。新生儿表现为生后 24h 内出现的黄疸及贫血。贫血可能导致充血性心力衰竭，而且若宫内即有严重程度贫血，可能发生胎儿水肿。有胎儿水肿的新生儿常于生后不久死亡。高胆红素血症亦可较重，甚至发生胆红素脑病(核黄疸)。

出生几天后发生的或起初未测得的轻度溶血的同种免疫性溶血性贫血的患儿，可发生延迟性贫血。出生后 4～6 周，血红蛋白水平可能降至 4～6g/dl。

3.评估　若母亲血型为 Rh 阴性，父亲为 Rh 阳性，那么他们的子女即有发生溶血的风险。Rh 阴性母亲孕期应常规筛查是否存在抗-D 抗体，妊娠期最后 3 个月，应接受 RhoGAM 治疗(抗 D 免疫球蛋白)，且应在终止妊娠时或产后给予预防性治疗。

4.治疗　治疗应针对降低严重升高的未结合胆红素水平和纠正严重贫血。生后 24h 内即出现血红蛋白水平＜12mg/dl 且持续下降或血清胆红素＞20mg/dl，应考虑给予换血治疗。光疗及水化可能为高胆红素血症的唯一必备治疗方法。

在标准产科学教材中，针对如何处理胎儿 Rh 血型不合高风险妇女有详细描述。在美国，常规免疫接种成功应用于高风险孕妇，使新生儿Rh溶血性疾病的发病率降低。

提示：若新生儿血型为O型或Rh阴性，则没有发生主要血型不合的风险，但仍可能有发生少见血型不合的风险。

（九）急性或迟发型溶血性输血反应

1.病因　已有预成抗体的受血者接受ABO血型不合红细胞输注时即发生急性溶血性输血反应。这些危及生命的反应常由于对输血供血者或受血者的错误识别所致，这些误识都是可以避免的。迟发型溶血性输血反应（DHTRs）发生于输注红细胞后7～14d，其为既往有输血病史的患儿体内存在的预成抗体对少见血型抗原所作出的反应。

2.临床特征　急性溶血性输血反应的患儿出现发热、寒战及心动过速，病情严重程度与输血量的多少相对应。DHTR常见临床表现有巩膜黄染、尿色深、背部疼痛，并呈进行性加重。

3.评估　由于尿液中存在血红素而不存在红细胞，尿试纸检测结果可能为阳性。实验室检查方面，两种类型输血反应直接抗体试验（DAT）均为阳性。重者可能发生弥散性血管内凝血（DIC）及肾衰竭。

4.治疗　怀疑发生急性溶血性输血反应时，首先应停止输血。治疗包括积极静脉补液及应用利尿药防止液体过量。可考虑给予碱化以防肾衰竭。静脉输注丙种球蛋白及类固醇可降低DHTRs相关溶血发生的可能。建议慎重考虑再次给予红细胞输注。但只有合并心血管系统疾病时，折中后可考虑再次给予输血。

（十）自身免疫性溶血性贫血

1.病因　自身免疫性溶血性贫血（AIHA），可能为特发性或继发性，在儿科人群中可引起急性、危及生命的贫血。由于具体原因难以确定，在儿科人群中，特发性自身免疫性贫血较常见。继发性AIHA可能为温反应或冷反应性抗体所致，且可能由感染、恶性肿瘤、胶原血管性疾病、药物或毒物引起。

2.临床特征　AIHA患儿可能表现为突发性苍白、发热、巩膜黄染及尿色深。但是，尤其是＜10岁的儿童，亦可见较隐匿性发作的AIHA，常于体检时发现脾大。病程多样，从有限的单次短暂性发作到与感染后复发有关的持续性发病均可发生。

3.评估　实验室检查包括正细胞正色素性贫血,外周血涂片可见球形红细胞,以及网织红细胞增多、高胆红素血症。直接抗体试验(DAT)常为阳性,但直接抗体试验阴性亦不可排除 AIHA 可能。儿童期 AIHA 常为 IgG 介导,IgM 介导的溶血反应可能与支原体或 EB 病毒感染有关。

4.治疗　治疗需针对心血管系统支持及减少红细胞破坏。若患儿病情稳定,可给予泼尼松[2mg/(kg·d)]口服,或以等效剂量静脉用药,并维持尿量以避免肾衰竭。

红细胞输注可引起严重溶血反应,所以应避免给予红细胞输注,除非发生缺氧或心血管系统并发症时。若必须给予红细胞输注,应用血型最匹配的供体的血液。应在密切监护下,给予初始 15ml 的血液输注。检测尿液中是否存在血红蛋白,离心后分血皿血浆层中是否存在与溶血相一致的粉红染色。

(十一)微血管病性溶血性贫血

1.病因　微血管病性溶血性贫血与多种情况有关,包括弥散性血管内凝血(DIC)、人工心脏瓣膜、心脏病(如主动脉缩窄、严重的瓣膜病、心内膜炎)、溶血性尿毒症综合征、血栓性血小板减少性紫癜、重度烧伤、行军性血红蛋白尿、肾移植排异反应及血管瘤。

2.临床特征　贫血程度可不同,伴或不伴有血小板减少,但通常存在网织红细胞增多症,可能发生 DIC。

3.评估　外周血涂片可见明显红细胞碎片,如盔形细胞及裂细胞。

4.治疗　针对根本原因给予治疗。

三、溶血的评估

(一)病史和体格检查

有针对性的病史及体格检查可指导医师对患儿进行合适的检测,并做出诊断(表 40-2)。

表 40-2 疑似溶血性贫血患儿的临床评估

问题	若回答为“是”，则考虑……
病史	
患儿是否为新生儿？	新生儿溶血性疾病
患儿是否曾有巩膜黄染或深色尿？曾有几次？尤其是否有并发疾病？	慢性（或急性）溶血性过程
患儿目前是否正在应用药物或近期有接受药物治疗？	G-6-PD 缺乏症或药物引起的溶血，取决于药物的种类及患儿的种族背景
家中是否有樟脑丸？	G-6-DP 缺乏症
患儿近期是否有非常剧烈的活动，如跑马拉松？	行军性血红蛋白尿
患儿是否有心脏疾病或曾行心脏瓣膜修补？	微血管病性溶血性贫血
患儿近期是否有严重腹泻病史或病毒感染前驱症状？	溶血性尿毒症综合征及慢性溶血性贫血
患儿是否为非裔美国人？	G-6-PD 缺乏症，珠蛋白生成障碍性贫血，SCD
患儿是否有地中海血统？	G-6-PD 缺乏症，珠蛋白生成障碍性贫血
患儿近期是否有输血？患儿是否有长期输血史？	急性或延迟性溶血性输血反应，尤其是接受长期输血的患儿
儿童早期患儿是否有胆囊结石或胆囊切除家族史？是否有贫血家族史？	慢性溶血性贫血，遗传性
体格检查	
是否存在巩膜黄染、黄疸及脾大？	溶血性贫血
是否有上颌增生、高额头或其他骨髓肿胀表现？	慢性溶血性疾病

G-6-PD. 葡萄糖-6-磷酸脱氢酶；SCD. 镰状细胞病

提示:一些先天性溶血性贫血患儿表现为一过性再生障碍性贫血，而没有提示慢性溶血性疾病的病史。

(二)实验室检查

初步实验室检查至少应包括 CBC 和网织红细胞计数。发生溶血时，乳酸脱氢酶、谷草转氨酶及直接胆红素水平常升高，而血清结合珠蛋白水平降低。检查外周血涂片中是否存在球形细胞、裂细胞及红细胞多染色性增强非常重要。抗红细胞抗体的产生可引起红细胞破坏，这时可应用直接抗体试验进一步评估(如在 AIHA 或新生儿溶血性疾病中)。

提示:3 种情况常被误诊为溶血性贫血：出血、恢复期骨髓象(如化疗或病毒感染后骨髓象)及接受部分治疗的营养性缺乏；但是这与溶血性疾病的内源性或外源性病因无关。

四、对患者的处理方法

溶血的治疗

总的来说，溶血性贫血的治疗应针对心血管系统并发症及引起疾病的根本原因(图 40-1)。

1.脾切除　先天性溶血性贫血患儿应考虑脾切除，以减少输注红细胞需求，处理脾功能亢进并发症(如生长迟滞)。脾切除术后的患儿发生感染，尤其是肺炎链球菌、流感嗜血杆菌、脑膜炎链球菌、大肠埃希菌的风险增加，年幼儿童，尤其是 4 岁左右患儿，以及有感染高危因素相关性潜在病因的患儿，其脾切除后，感染的风险将增加。推荐于脾切除术前，接种流感嗜血杆菌、肺炎链球菌及脑膜炎球菌疫苗。预防性口服青霉素治疗可有效减少细菌性脓毒症发病率。

2.慢性输血　慢性溶血性贫血患儿，尤其是重型 β-珠蛋白生成障碍性贫血及合并有严重并发症的 SCD 患儿，常需频繁接受输血治疗(如每 3～6 周)，以维持血红蛋白高于一定水平，并使血红蛋白 S 比率低于一定水平。频繁输血的并发症包括铁超载、红细胞同种异体免疫、病毒感染。铁超载可通过螯合疗法治疗，常用口服螯合剂，如地拉罗司，肠外螯合剂有去铁胺，而某些 SCD 患儿可通过换血疗法治疗。

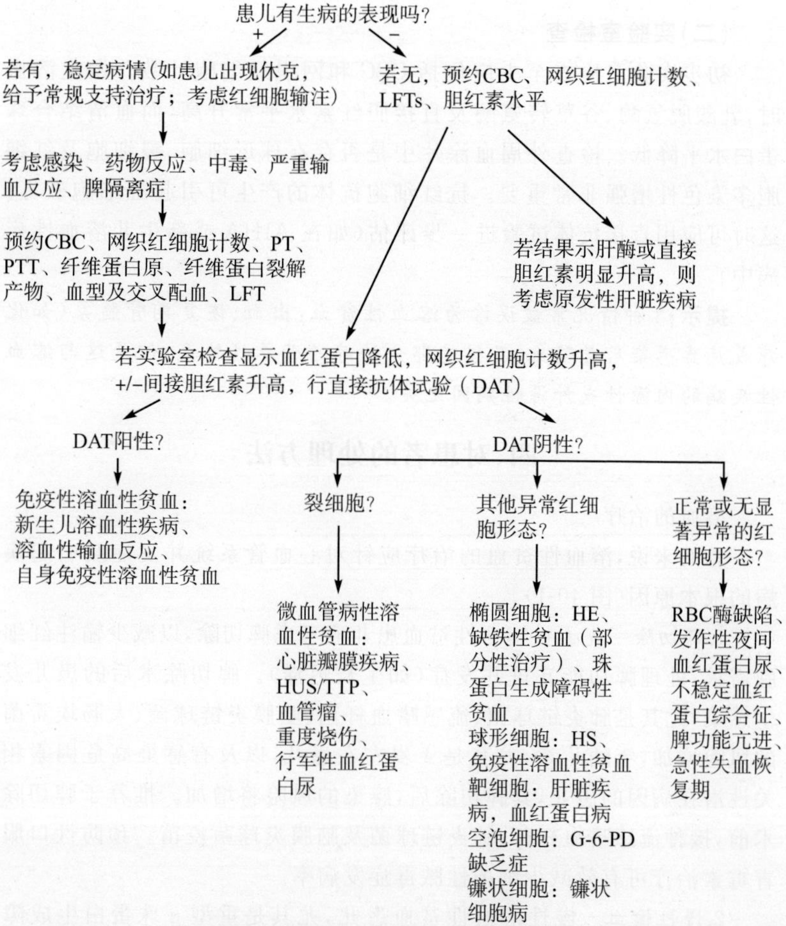

图 40-1 疑似溶血性贫血患儿的评估

CBC.全血细胞计数；G-6-PD.葡萄糖-6-磷酸脱氢酶；HE.遗传性椭圆形红细胞增多症；HS.遗传性球形红细胞增多症；HUS.溶血尿毒综合征；LFTs.肝功能检测；PT.凝血酶原时间；PTT.部分凝血活酶时间；RBC.红细胞；TTP.血栓性血小板减少性紫癜

3.慢性溶血性贫血的并发症　通常，慢性溶血性贫血并发症与红细胞破坏增多、红细胞产物增多及贫血有关，包括红细胞循环增加所致的叶酸缺乏和胆结石，红细胞破坏增多及髓外造血所致的脾大，以及一过性再生障碍性发作。

（王　京　孙文秀　译）

第41章

咯 血

Suzanne E. Beck

咯血是指自呼吸道中咳出的痰中带血或咳嗽出血。呼吸道出血的范围包括从痰中带血丝至咳出大量鲜红色血液。在儿童中，肺部及呼吸道中的出血不常见，但是大咯血（出血量>8ml/kg或240ml出血量/24h）可危及生命，一旦发生需要立即进行评估及处理。咯血可能为肺出血所致，应与呕血及鼻咽部出血鉴别。肺出血可为弥漫性，亦可为局灶性，可能与潜在的心肺疾病有关，包括先天性心脏疾病或呼吸道发育异常；亦可与潜在的系统性疾病相关，包括感染性或特发性。儿童咯血最常见的原因是感染或感染后继发的合并症（如囊性纤维化、肺脓肿、结核及支气管扩张症）。炎性疾病侵犯支气管，使支气管循环系统暴露于全身性血管压力下，从而导致严重的咯血。

提示：大咯血的患者常表现为单一的咯血症状。

提示：患儿临床表现为呼吸窘迫症状，胸部X线平片提示存在肺泡弥漫性浸润，则高度提示存在肺出血（无论患儿是否有咯血症状）。

一、鉴别诊断列表

1.弥漫性

（1）孤立性的：①肺发育不成熟。②牛奶高反应性（Heiner综合征）。③肺毛细血管瘤。④特发性（肺含铁血黄素沉着症）。

（2）与其他器官功能障碍相关性的：①肾炎（肺出血-肾炎综合征、免疫复合物相关性肾炎、非免疫复合物相关性肾炎）。②心肌炎。③腹腔疾病。④糖尿病。⑤胶原血管疾病。⑥韦格纳肉芽肿病。⑦过敏性紫癜和其他全身性血管炎。⑧淋巴管平滑肌增多症。⑨结节性硬化症。⑩系统性坏死性血管炎、过敏性血管炎、混合性结缔组织病、白塞病。

（3）继发性的：①充血性心力衰竭。②先天性心脏病（如先天性肺静脉狭窄-肺静脉闭塞)。③法洛四联症合并肺动脉闭锁、多侧支循环形成及肺动脉狭窄。④二尖瓣狭窄合并左心房高压。⑤凝血功能障碍。⑥恶性肿瘤。⑦免疫抑制(如 S/P 骨髓移植)。⑧弥漫性肺泡损伤(青霉胺、丙硫氧嘧啶、可卡因、放射性造影剂、呋喃妥因、细胞毒性药物、偏苯三酸酐、辐射)、吸入浓烟、吸入性杀虫剂(百草枯)、吸入性酸中毒、氧中毒、镰状细胞病(急性胸痛综合征)。

2.局灶性

(1)传导性气道:①支气管炎。②支气管扩张症(如肺囊性纤维化)。③气道发育异常[支气管囊肿、支气管腺瘤、单侧肺发育不全、支气管动脉瘤、埃勒斯-当洛斯综合征(先天性结缔组织发育不全综合征)]。④血管发育异常(血管瘤、动静脉畸形或瘘、遗传性出血性毛细血管扩张症)。⑤异物吸入。⑥气管切开并发症。⑦创伤(肺挫伤、吸痰、气管插管)。

(2)肺实质:①创伤。②气胸。③感染(细菌:肺炎球菌、金黄色葡萄球菌、脑膜炎球菌、A 组链球菌、支原体、百日咳鲍特菌、假单胞菌属、钩端螺旋体病;病毒:流感病毒、水痘带状疱疹病毒、乙型肝炎病毒、人类免疫缺陷病毒;真菌:曲霉菌、组织胞浆菌、球孢子菌属、芽生菌属;寄生虫:内脏幼虫移行症、丝虫病、弓形虫病、棘球蚴病;节肢动物感染:出血热)。④梗死(肺栓塞)。⑤空洞性病变(如结核、脓肿、组织胞浆菌病)。⑥肿瘤(良性:血管瘤、肺隔离症、炎性假瘤、肠源性囊肿;恶性:支气管腺瘤、肉瘤、畸胎瘤;转移性肿瘤:肉瘤、肾母细胞瘤、骨肉瘤)。

(3)其他:①月经性咯血。②人为的(代理孟乔森综合征)。

二、鉴别诊断讨论

提示:任何咯血患儿都应考虑到是否存在异物吸入。

提示:肺炎、支气管炎、肺脓肿和喉支气管炎都可能出现咯血。

(一)囊性纤维化

在美国,囊性纤维化是肺出血最常见的非创伤原因,通常是由于支气管感染、炎症,以及较少见的、可危及生命的支气管动脉破裂所致,在第 23 章中讨论。

(二)支气管扩张

支气管扩张在第23章中讨论。

(三)肺含铁血黄素沉着症

1.病因　肺含铁血黄素沉着症可为原发性,亦可为继发性。

(1)原发性肺含铁血黄素沉着症:原发性特发性肺含铁血黄素沉着症为不明原因的肺出血,是排除性诊断。分类:①孤立性的;②伴心脏或胰腺受累;③伴肾小球肾炎(肺出血-肾炎综合征);④伴对牛奶和牛奶蛋白过敏(海纳综合征)。

(2)继发性肺含铁血黄素沉着症:可继发于心脏疾病、胶原血管病或全身性血管炎、出血性疾病,或肉芽肿病。

2.临床特征　患儿不仅出现急性呼吸窘迫、反复咳嗽发作、呼吸困难、喘鸣,还伴有慢性疲劳、苍白,甚至生长发育迟滞。若患儿出现反复肺炎相关的小细胞性贫血,亦应考虑到该病。

通常情况下,患儿出现不适(如嗜睡、面色苍白、呼吸急促、心动过速),通常不伴发热。反复发生的亚临床出血导致贫血,从而表现出面色苍白。痰液常呈铁锈色,而典型的咯血症状较少见。胸部X线平片可表现为弥漫性、绒毛状的浸润,且可能呈一过性。体格检查可见有呼吸加快、呼吸音减弱及湿啰音。

3.评估　查见含铁血黄素巨噬细胞可明确诊断。巨噬细胞标本可通过洗胃获得(早上在患儿起床前,保持仰卧位行洗胃3次)或更常见的是通过可视纤维支气管镜检查行支气管肺泡灌洗获得。

提示:原发性特发性肺含铁血黄素沉着症是一种排除性诊断,需进行全面性检查,包括评估免疫功能、感染性因素及心源性因素。任何不明原因的肺出血患儿应行牛奶蛋白沉淀素检查。

4.治疗　急性期可能需要输血。特发性肺含铁血黄素沉着症的传统治疗包括泼尼松(每日2mg/kg,口服4～6周,1～2个月渐减量至停药,或者至少达到隔日服用阶段)。硫唑嘌呤或环磷酰胺用于激素治疗无反应的患儿或替代类固醇。若患儿牛奶沉淀素试验反应阳性,应给予以非酪蛋白为主的饮食,虽然一些患儿服用后有不适症状,但多数都可耐受。

(四)肺出血-肾炎综合征

肺出血-肾炎综合征是一种肺-肾免疫复合物性疾病,以肾和肺中出现抗肾小球基底膜(抗 GBM)抗体沉积为特点。循环中的 GBM 抗体可在血清中被发现。该疾病在年轻白种人男孩中最常见。咯血伴随咳嗽和呼吸困难是常见的症状,可能发生于肾脏疾病之前。孤立性肺部症状往往对糖皮质激素有反应,如肾受累可能需要血浆置换或透析。

(五)韦格纳肉芽肿病

韦格纳肉芽肿病病因不明,以伴有肉芽肿形成的血管炎为特点,可累及上下呼吸道及肾。韦格纳肉芽肿病可分为上下呼吸道坏死性损伤和坏死性肾小球肾炎。鼻窦、鼻中隔及鼻咽部均可受累。该病除咳嗽、咯血外,还可表现为鼻及鼻窦充血、关节炎或关节痛及皮肤损害。临床表现为大咯血者,可能存在中下呼吸道的坏死性肺炎。急性肾小球肾炎和肾衰竭通常先于肺部临床表现发生,而在呼吸道症状发生之前即可能发现存在影像学改变。治疗包括长期大剂量糖皮质激素及环磷酰胺,且该病有复发倾向。

三、咯血的评估

(一)病史

仔细询问患者病史非常重要,以排除外源性因素或潜在心肺疾病。详细描述出血颜色、出血持续时间及出血量可以帮助确定疾病的严重程度,并做出相应的诊断。应详细询问既往是否存在肺部症状或疾病,以及一般症状,如疲劳或不适、面色苍白、运动不耐受或生长发育不良。应注意近期是否存在咳嗽、发热、寒战及特殊接触史。

提示:鉴别咯血(咳出血)与呕血(呕出血)是很重要的。呕血时,血常为棕褐色,且因与胃酸接触,其 pH 较低。另外还需注意鉴别鼻出血、口腔内或鼻咽部出血,以及扁桃体炎、鼻窦炎、牙龈炎或鼻部外创所致的出血。除对鼻咽部进行详细检查外,还应检查指甲中是否存有干燥的血凝块。

提示:肺泡出血的主要特点,除咯血外,还有气短、贫血、低氧血症及 X 线胸片弥漫性肺密度改变。

提示:原发性肺结核通常表现为咯血。

(二)体格检查

进一步的评估之前,医师应首先确保患儿的生命体征和血流动力学稳定。应详细检查上、下呼吸道体征,且应注意爆裂声或呼吸音听诊。心脏检查可发现心脏杂音或心力衰竭的体征。腹部检查应注意肝大和(或)脾大。应注意全身性疾病的特征(如结缔组织疾病、血管炎),同时注意皮肤的检查和四肢(如杵状指)。特征性临床表现可能提示致病原因包括如下。

(1)腐臭痰提示存在肺脓肿或支气管扩张。

(2)急性胸痛则提示可能存在肺栓塞或其他累及胸膜的疾病(如脓肿、真菌空洞、血管炎)。

(3)局部喘鸣音可见于支气管内损伤(如异物、肿瘤)。

(4)胸膜摩擦音提示存在胸膜疾病。

(5)杵状指和慢性低氧血症提示存在慢性肺部或心脏疾病(如囊性纤维化、支气管扩张、发绀型先天性心脏病)。

(6)严重贫血的患儿面色苍白可能不明显。

(三)实验室检查

所有显著咯血的患儿(超过几茶匙)应行全血细胞计数、网织红细胞计数、凝血功能及痰培养革兰染色检查。如果失血量较大应行血型测定及交叉配血,粪便应行愈创木脂试验或隐血检测。其他的实验室检查应根据临床怀疑的特殊情况进行。这些检查可能包括以下内容。

(1)尿液分析、尿液镜检、血清尿素氮和肌酐水平(肺、肾功能障碍)。

(2)红细胞沉降率、补体、抗核抗体、类风湿因子(血管和结缔组织疾病)。

(3)网织红细胞计数(含铁血黄素沉着症、反复出血)。

(4)免疫球蛋白 E(IgE)的水平和嗜酸性粒细胞计数(海纳综合征、自身免疫性疾病)。

(5)血清抗 GBM 抗体水平(肺出血-肾炎综合征)。

(6)血清 C 的抗中性粒细胞胞浆抗体和核周型抗中性粒细胞胞质抗体(韦格纳肉芽肿病)。

(7)细菌、病毒、真菌和寄生虫培养物(感染鉴别)。

(8)纯蛋白衍生物分析(肺结核)。

(9)氯汗液测试(囊性纤维化)。

(10)肌内膜的 IgA(乳糜泻)。

(11)PPD(肺结核)。

(四)其他诊断方法

1.X 线胸片　所有明显咯血或临床表现有呼吸窘迫的患儿应行 X 线胸片检查。X 线胸片通常表现为双侧急性弥漫性改变,往往不累及肺尖和肋膈角。慢性病变可见多结节状或网状结节密度。单侧高透亮提示可能存在射线可透过的异物,这种情况下,侧位片用来评估此反常的不对称性。由于浸润可能会变化,24～48h 重复胸部 X 线检查是有必要的。

2.胸部高分辨 CT(HRCT)或 CT 血管造影(CTA)　在显示肺出血时,肺泡表现比 X 线胸片更敏感和特异。HRCT 也有助于诊断和定位异常血管。慢性或复发性疾病可能会出现肺纤维化。如存在小血管或肺泡出血,CTA 可能不够敏感。

3.磁共振成像和磁共振血管造影术　用于检测肿瘤和血管异常是有价值的。

4.肺功能测试　可能提示阻塞性(早期)和限制性(后期)肺病。

5.放射性核素扫描　应用 $^{99m}T_C$ 标记硫胶体可以检测栓子所致的充盈缺损和可能有助于检测局部出血部位。

6.喉镜检查或支气管镜检查(或两者)　可以区分上呼吸道和下呼吸道出血及局灶性和弥漫性出血。这些检查也可以将出血定位到一个特定的支气管肺段。硬质支气管镜可应用于严重出血患儿,医师可借助硬质支气管镜为患儿提供通气(如果需要),控制气道,在某些情况下提供明确的治疗。柔性支气管镜更适合用于诊断目的、支气管肺泡灌洗,以及用于获得培养标本。

7.支气管肺泡灌洗液　可作为最终决定性培养物和染色检测是否有含铁血黄素巨噬细胞。

8.肺活检　作为最终检验方法,若其他检查均为阴性(与特发性或原发性肺含铁血黄素沉着症一致),可实行肺活检,但仍应警惕潜在问题。

9.超声心动图　可排除潜在的心脏疾病。

10.心导管及造影　可帮助描绘支气管及肺血管，对孤立的出血血管进行定位，确定根本原因（扩张的支气管血管，血管数量的增加，支气管肺吻合术），并评估血流动力学（先天性心脏病并疑似肺动脉高压）。造影可治疗（侧支血管卷曲）及指导手术切除大血管的弥漫性病变。

四、咯血的治疗

多数情况下，咯血具有自限性，不会危及生命。首先稳定病情，其次针对病因及原发病（若存在）给予决定性治疗。

（一）稳定病情

存在大量出血时，应转入重症监护病房，并给予积极处理。必须立即建立气道（相对于失血，患儿更可能因误吸及窒息而死亡）。存在低氧血症或严重酸中毒时应给予供氧。存在低氧血症和呼吸衰竭时，应该准备应用气管插管和机械通气以进行气道维护和管理。通过正压通气提高呼气末正压可进行有效的压迫止血。低血容量时，需行液体复苏、输血，或两者同时应用。酸中毒时需行液体（如生理盐水，乳酸林格液）及血液管理。

婴儿肺内出血通常伴随左侧心力衰竭及肺水肿，需要给予正压通气以维持呼气末正压、升压药物治疗（如多巴胺、多巴酚丁胺、肾上腺素）及限制液体量（输血除外，必要时给予）。

（二）如何终止出血

目前保守治疗的疗效已得到广泛公认，为咯血患儿的主要治疗方法，但大咯血者除外。终止出血的方法包括如下。

（1）冷盐水支气管镜肺段灌洗曾成功应用于某些病例，但目前很少应用。

（2）支气管填塞。将球囊管置于受累支气管处，膨胀加压24h。

（3）在导管引导下，应用线圈对支气管或肺部血管进行选择性栓塞，其为终止持续性或反复出血的有效方法。

（4）某些学者发现电凝止血亦有效。

（5）应用套囊管对主支气管进行选择性气管插管，可能有效终止单侧出血。

(6)出血肺叶手术切除可能为单一肺段出血或血管畸形的有效治疗方法。

(7)支气管内凝血酶注入及静脉应用血管升压素为目前较新的治疗方法。

提示:处理咯血的一个主要误区在于将反复发作性咯血归因于先前作出的诊断,如慢性支气管扩张或支气管炎。若不仔细寻找根本性病因,可能导致错失某些严重潜在疾病的治疗时机。

（王　京　孙文秀　译）

第 42 章

肝　　大

Christina Bales

肝大是反映肝脏内在疾病或广泛性全身疾病的一个重要体征。结合触诊、叩诊和听诊可确定肝大小，其中，触诊是最常用的方法，以轻柔的手部力量按压右下腹壁，逐渐向上直至指尖触及肝下缘。新生儿肝超过剑突下和(或)锁骨中线右肋缘下 3cm，年长儿超过 2cm，均提示肝大。但是，需考虑到该方法中的一些缺陷，如肺膨胀、胸膜或膈下积气或积液、胸腔狭窄(如脊柱侧凸或漏斗胸)均可能引起肝下移，而并无肝大。肝右叶正常解剖变异所形成的附垂叶可延伸至右肋缘以下，亦有可能被误诊为肝大。因此，建议测定肝脏跨度。由胸壁叩诊确定肝上界，由前述 3 种方法中的一种或多种方法确定肝下界。听诊时将听诊器置于剑突下，自右下腹部，逐渐向上搔抓皮肤，至肝下缘时其传递声音将发生改变。新生儿正常肝脏跨度为 4.5～5cm。12 岁时，男孩肝脏跨度为 7～8cm，而女孩为 6～7cm。

儿童肝大的鉴别诊断范围很广，肝大的发病机制可分为 6 种(均以字母"I"开头，以便于回忆)，包括感染、炎症(非感染性)、脂肪异常聚集、浸润、肝脏血流或胆汁流出受阻、先天代谢缺陷导致细胞存储异常。

一、鉴别诊断列表

1.感染(感染性肝炎)

(1)病毒感染：①甲、乙、丙、丁、戊型肝炎病毒。②EB 病毒(EBV)(传染性单核细胞增多症)。③巨细胞病毒(CMV)。④疱疹病毒。⑤水痘病毒。⑥肠道病毒。⑦腺病毒。⑧风疹病毒。⑨HIV。

(2)细菌感染(伴或不伴有脓毒症或脓肿)：①汉氏巴尔通体(猫抓病)。②伤寒沙门菌。③链球菌。④葡萄球菌。⑤土拉菌病。⑥布氏杆菌病。⑦李斯特菌。⑧放线菌病。⑨埃立克体病。⑩结核病。

(3)螺旋体感染:①苍白密螺旋体(梅毒)。②伯氏疏螺旋体(莱姆病)。③钩端螺旋体。

(4)立克次体感染:①立氏立克次体(落基山斑疹热)。②伯纳特立克次体(Q 热)。

(5)真菌感染:①曲霉菌。②组织胞浆菌病。③球孢子菌病。④念珠菌病。

(6)寄生虫/阿米巴感染:①溶组织阿米巴。②弓形虫。③血吸虫病。④华支睾吸虫。⑤利什曼病。⑥恶性疟原虫(疟疾)。

2.炎症(非感染性肝炎)　①自身免疫性肝炎(AIH)。②原发性硬化性胆管炎。③幼年特发性关节炎(JIA)。④系统性红斑狼疮。⑤辐射。⑥巨细胞肝炎(新生儿)。⑦中毒。⑧有机物(如鹅膏蕈菇)。⑨药物(如对乙酰氨基酚服用过量)。⑩乙醇。

3.脂肪异常聚集　①肥胖[非酒精性脂肪肝(NAFLD)或非酒精性脂肪性肝炎(NASH)]。②糖尿病。③乙醇(长期应用)。④药物(如皮质激素、丙戊酸)。⑤肠外营养(PN)。⑥蛋白营养不良(恶性营养不良病)。⑦乳糜泻。⑧瑞氏综合征。

4.浸润(肿瘤或其他细胞浸润)

(1)肿瘤:①肝母细胞瘤。②肝细胞性肝癌。③血管瘤。④血管内皮瘤。⑤转移(如神经母细胞瘤)。

(2)细胞浸润:①髓外造血(如镰状细胞病)。②白血病。③淋巴瘤。④朗格汉斯细胞组织细胞增生症(LCH)。⑤嗜血细胞性淋巴组织细胞增生症(HLH)。⑥恶性组织细胞增生症。

5.肝静脉流出受阻　①肝静脉闭塞病(VOD)。②布-加综合征。③先天性肝静脉网/狭窄。④充血性心力衰竭。⑤缩窄性心包炎。⑥胆汁流出受阻(肝外胆汁淤积):胆道闭锁、胆总管囊肿、胆总管结石、胆道蛔虫症。⑦胆汁流出受阻(肝内胆汁淤积):PFIC、Alagille 综合征、无症状性胆道细小、囊性纤维化。

6.先天性脂类和鞘脂类代谢缺陷　①尼曼-皮克病(Niemann-Pick 病)。②戈谢病。③酸性脂酶缺乏症(Wolman 病)。④胆固醇脂沉积症。⑤黏脂贮积症。⑥脂肪酸氧化代谢病。⑦蛋白:酪氨酸血症、α_1-抗胰蛋白酶缺乏。

7.糖类　黏多糖贮积症(如 Hunter,Hurler)、GM1 神经节苷脂沉积症。③糖原贮积病。④遗传性果糖不耐受。⑤半乳糖血症。⑥过氧化物酶体[如脑肝肾综合征(Zellweger 综合征)]。

8.金属　①铁(原发性和继发性血色病)。②铜[肝豆状核变性(Wilson 病)]。

二、鉴别诊断讨论

(一)病毒感染

发生病毒感染综合征的患儿,出现一定程度的肝大并伴有轻度转氨酶升高,这种情况并非罕见。多数情况下预后良好,只需监测感染控制情况。某些嗜肝细胞性病毒(如上所列)可能导致较重的急性肝炎,伴有轻度肝大、黄疸及转氨酶明显升高。极少数情况下,可能提示将发生暴发性肝衰竭,必须密切监测肝脏合成功能参数,包括凝血酶原时间/国际标准化比值(PT/INR)、白蛋白及葡萄糖水平。病毒性肝炎将在第 45 章中详述。

(二)传染性单核细胞增多症

将在第 50 章中详述。

(三)巨细胞病毒感染

将在第 73 章中详述。

(四)人类免疫缺陷病毒(HIV)感染

人类免疫缺陷病毒(HIV)相关性胆管病变,是 HIV 感染晚期最常见的肝脏表现,通常与巨细胞病毒、微孢子虫或隐孢子虫二重感染有关。患儿可能表现有腹痛、腹泻、黄疸及肝大。已被广泛应用的 HAART 疗法将这些并发症的发生率降低。慢性 HBV 和 HCV 感染同时合并有 HIV 感染时,病情可能更严重。HIV 感染将在第 70 章中详述。

(五)肝脓肿

1.病因　在美国等发达国家,儿童肝脓肿罕见,主要由细菌感染所致。葡萄球菌、厌氧菌及革兰阴性杆菌是主要致病菌。在发展中国家,寄生虫为主要致病菌,包括溶组织阿米巴、细粒棘球绦虫。儿童发生肝脓肿的危险因素包括如下。

(1)免疫缺陷(如慢性肉芽肿性疾病、曾接受骨髓移植)。

(2)先天性胆道梗阻(如胆道闭锁、胆总管囊肿)。

(3)新生儿脐静脉插管时误插入肝门静脉。

(4)肝移植。

(5)炎性肠病。

2.临床特征 患儿可有发热、右上腹疼痛/压痛、厌食、恶心、呕吐,有时伴黄疸。对于有免疫缺陷的患儿,症状体征可能不明显,一旦怀疑,必须高度关注。

3.评估 白细胞计数、谷丙转氨酶(ALT)、谷草转氨酶(AST)及碱性磷酸酶水平常升高。50%病例中,血培养可明确致病菌。通过间接血细胞凝集反应(90%敏感度)或IgG酶联免疫分析(99%敏感度)可诊断阿米巴感染。超声、计算机断层扫描(CT)和磁共振(MRI)均为有效的影像学检查方法。

4.治疗 初始治疗包括经验性静脉广谱抗生素治疗。经典方案包括氨苄西林、β-内酰胺酶抑制药及甲硝唑三联疗法。脓肿直径≥5cm时,一般主张CT或超声引导下经皮抽吸,放置或不放置引流管。外科开放引流的适应证为脓肿自发性破溃或经皮穿刺引流失败。

(六)自身免疫性肝炎

1.病因 自身免疫性肝炎(AIH)是一种进展性炎性疾病,可能由于机体对自身肝脏抗原的免疫反应失调所致,其与遗传及环境因素均有关。

2.临床特征 自身免疫性肝炎在女性患儿中较为普遍,在其个人史和家族史中可能发现有其他的自身免疫性疾病。它的临床表现可以与急性病毒性肝炎相似,某些患儿在发病初期数周时间内,可能发展为急性肝衰竭。亦可能隐匿起病,患儿表现为不明显的全身症状,如乏力、厌食、头痛或黄疸退而复现。约10%患儿无症状,直至出现门静脉高压表现。AIH临床表现多种多样,应与各种急慢性肝炎,以及晚期肝硬化相鉴别。

3.评估 体格检查可能发现提示急性肝炎的表现,包括发热、黄疸、肝大或提示慢性肝病的表现,包括脾大、腹水、腹壁静脉曲张、蜘蛛痣及肝掌。实验室检查常见球蛋白比值(如总蛋白与白蛋白比值)升高、转氨酶升高,伴或不伴结合胆红素升高。自身抗体水平,包括抗核抗体、抗平滑肌抗体及抗肝-肾-微粒体抗体,可能升高。明确诊断需行肝活检,典型表现为界面性肝炎中含有浆细胞。所有患儿 PT/INR 和白蛋白水平均应被评估,以确保肝脏的合成功能。

4.治疗　应用皮质类固醇(如泼尼松)治疗有效,但停药后可能复发。长期应用免疫抑制药硫唑嘌呤在维持缓解期常可获益。一旦发生肝衰竭和(或)门静脉高压并发症,可能需行肝移植。

5.毒物/药物的肝毒性　药物通过直接肝毒性或脂肪异常聚集导致肝炎和胆汁淤积,以上将在第 45 章中详述。

(七)原发性非酒精性脂肪肝

1.病因　NAFLD 包括与肝异常脂肪堆积(脂肪变性)有关的一大类疾病谱,从单纯性脂肪肝到炎性脂肪变性(脂肪性肝炎)伴或不伴有肝纤维化和(或)肝硬化。原发性 NAFLD 与肥胖和(或)胰岛素抵抗有关,也可见于糖尿病及前驱糖尿病状态。

2.临床特征　原发性 NAFLD 在 8 岁之前儿童中罕见。患儿通常无症状,但有些患儿可能有腹痛。体检时常发现肥胖(90%患儿 BMI≥第 95 百分位)。可能有胰岛素抵抗表现,如肝大,伴或不伴有触痛,黑棘皮病。

3.诊断　肝酶可正常或升高,结合胆红素水平通常在正常范围以内,相关实验室检查包括空腹血糖、胰岛素及三酰甘油水平升高,但以上均为非诊断性指标。可确定脂肪变性的最常用影像学检查方法为超声。肝活体组织检查常用以排除脂肪性肝炎及其他原因所致的肝内脂肪异常堆积。

4.治疗　主要治疗方法是通过饮食及其他生活方式改变以控制体重。在治疗儿童 NAFLD 方面,目前无有效药物。

(八)肠外营养相关性肝病(PNALD)

1.病因　长期肠外营养(PN)可能并发胆汁淤积性肝病(多见于新生儿及婴儿)或脂肪变性/脂肪性肝炎(多见于年长儿),以上两种情况均可引起肝大。PNALD 病因不明,静脉液体中的营养成分,包括蛋白水解物(vs 氨基酸)和大豆源性脂肪乳都可能致病,如并发感染可能加

重PNALD。

2.临床特征 患儿在完全肠外营养的初始2～3周内常可表现出肝大,伴或不伴有黄疸。随着时间推移,可能表现出门静脉高压(如脾大、腹水、静脉曲张出血)和肝衰竭。

3.评估 应密切监测肝转氨酶、结合胆红素及营养指标水平。应排除肝病替代性治疗的原因(如因胆道闭锁所致的胆汁淤积小于2个月的婴儿)。通过测定PT/INR和白蛋白密切监测肝脏合成功能。

4.治疗 逐渐过渡到肠内营养是最有效的治疗方法,若早期干预可逆转PNALD。若无法实施肠内喂养,周期性给予PN可能是有益的,而非连续性给予PN。早期/积极治疗肠道细菌过度增殖及脓毒症是至关重要的。对于晚期PNALD及短肠综合征的患儿,肠内营养受限,可行治疗性肝小肠联合移植。

(九)蛋白-能量营养不良

1.病因 饥饿状态时,可动员脂肪组织中的脂肪酸沉积于肝脏,常可引起明显的肝大。恶性营养不良病(Kwashiorkor),以严重蛋白质缺乏为特点,是世界范围内最广泛的营养不良形式。在发达国家中,恶性营养不良病与极端饮食疗法有关,如为牛奶蛋白过敏者制订饮食方案时过度给予米浆。

2.临床特征 除肝大外,恶性营养不良病患儿还表现为严重消耗性外表、情感冷漠、皮炎及水肿,容易发生感染。重症患儿可能发生昏迷。

3.评估 实验室检查异常包括贫血、低血糖、低白蛋白血症、低蛋白血症、维生素及矿物质缺乏。尿液分析可提示酮尿。骨龄(对左手及左腕部进行影像学评估检测)显示相对于实际年龄出现骨骼成熟延迟。

4.治疗 根据监测实验室营养指标及电解质情况进行肠内喂养常是有效的。

(十)乳糜泻

乳糜泻患儿可能出现肝转氨酶水平升高伴或不伴有肝大,通常表现为无症状性肝病。乳糜泻将在第10章中详述。

(十一)Reye综合征

1.病因 Reye综合征是一种罕见的、可逆性、非炎症性肝脂肪变性相关性脑病，是由线粒体功能障碍所致，常于水杨酸类药物治疗流感或其他病毒感染时诱发。

2.临床特征 患儿于前驱病毒感染后出现突发呕吐、肝大为常见体征，迅速出现神经系统受累表现，并呈渐进性。脑病特点：初始表现为烦躁、好斗，后出现神志不清、谵妄，甚至昏迷。

3.评估 实验室检查提示肝转氨酶及氨升高，胆红素水平正常，PT明显升高，血糖下降。

4.治疗 支持治疗。肝脏通常可恢复，但脑水肿可致病。限制液体、过度换气及甘露醇是主要治疗方法。

（十二）组织细胞性疾病

1.病因 与单核吞噬细胞增殖、浸润相关的反应性疾病可分为3组。

(1)朗格汉斯细胞组织细胞增生症（LCH）。

(2)嗜血细胞性淋巴组织细胞增生症（HLH）。

(3)恶性组织细胞疾病。

LCH和HLH均与对病毒或其他病原体产生的过度刺激性无效性免疫反应有关。LCH的特征为细胞发生组织浸润，产生可导致器官损伤的细胞因子及前列腺素，而这类细胞类似于皮肤的朗格汉斯细胞。HLH是一种巨噬细胞相关性疾病，以肝脏、骨髓、脾、淋巴结、皮肤及中枢神经系统（CNS）中噬红细胞性组织细胞增生为特点。据报道，HLH与多种病毒、细菌、真菌和寄生虫感染，以及胶原血管病和恶性肿瘤具有相关性。一些家族性HLH可能出现不同程度病情复发。

2.临床特征 LCH患儿可能以孤立性骨损害为表现，亦可能表现为皮肤、牙齿、骨髓、肺、肝、脾、胃肠道或神经系统等多系统受累，其并发症包括肺、肝纤维化，肝、骨髓衰竭及神经系统异常。HLH患儿常表现为发热、黄疸、乏力及肝脾大，其并发症包括重症感染、出血及进行性神经系统病变。

3.评估 全血细胞计数、凝血功能检查、肝转氨酶及胸部X线平片均为重要的初步检查方法。LCH者应行骨骼检测以明确骨损伤部位及范围。HLH常合并有血细胞减少（至少两系）、高三酰甘油血症、低纤维蛋白原血症、高铁蛋白血症及肝炎。骨髓检查通常可确诊，淋巴结或腹水中出现嗜血细胞性浸润，亦可诊断。

4.治疗　应用广谱抗生素和(或)抗真菌药物积极控制潜在感染。化疗、放疗、免疫疗法(依托泊苷、皮质类固醇、环孢素及静脉注射免疫球蛋白)及骨髓移植已应用于组织细胞性疾病，并取得不同程度的疗效。

(十三)肝静脉闭塞病

1.病因　肝静脉闭塞病表现为肝终端小静脉内皮细胞进行性损伤，最终导致肝细胞坏死、窦周隙淤血及肝中央小静脉闭塞。常发生于经历骨髓移植的患儿，可能与移植前全身放化疗有关。

2.临床特征　VOD发病特点表现为移植后2周内进行性体重增加及黄疸。7～10d后，患儿出现腹痛、肝大和脑病，另外腹水亦常见。

3.评估　实验室检查可见肝转氨酶、结合胆红素及氨水平均升高。肝脏超声检查可确诊。

4.治疗　支持治疗，主要包括限制钠盐摄入、利尿、穿刺放液(腹水)，以使组织间液降至最少，同时维持足够的血管内容量以支持肝肾灌注。去纤维蛋白多核苷治疗是一种有前途的治疗方法。

(十四)胆道闭锁

胆道闭锁将在第46章中探讨。

(十五)酪氨酸血症

1.病因　酪氨酸血症是酪氨酸降解途径中编码延胡索酰乙酰乙酸水解酶(FAH)的基因突变所致的常染色体隐性遗传性疾病。主要累及肝、肾及中枢神经系统。酪氨酸血症在法裔加拿大人(魁北克)及斯堪的纳维亚血统患儿中更常见。

2.临床特征　患儿1岁以内通常表现为易激惹、呕吐、生长发育迟滞。另外，常见有黄疸、肝大及肝衰竭征象，包括凝血功能紊乱、低血糖。其他体征包括佝偻病、发育迟缓。未经治疗的酪氨酸血症患儿为发生肝细胞性肝癌的高危人群。

3.评估　实验室检查可表现为贫血、高胆红素血症、转氨酶水平升高及与肝酶升高不成比例的严重凝血功能障碍。亦可表现为肾范科尼综合征，包括低尿酸血症、低磷血症及氨基酸尿。甲胎蛋白水平常明显升高，尿和血浆琥珀酰丙酮水平升高是酪氨酸血症的特异性表现，一旦明确即可确诊。

4.治疗　包括控制饮食及应用NTBC治疗，NTBC是一种新型化合物，可阻止FAH之前的酪氨酸代谢途径以防止毒性代谢产物的聚集。肝移植可用于治疗晚期病例。

（十六）α_1-抗胰蛋白酶缺乏

将在第45章中探讨。

（十七）半乳糖血症

1.病因　典型的半乳糖血症是由于半乳糖-1-磷酸尿苷酰转移酶缺乏，半乳糖-1-磷酸代谢障碍，而聚集于肝、肾及脑组织中所致。

2.临床特征　婴儿通常于进食母乳或含乳糖配方奶后，出现易激惹、嗜睡、呕吐及低血糖，随后1周内通常发生肝脏表现，包括肝大、明显黄疸，轻微溶血可加剧上述表现。未确诊的患儿最终发展为生长发育迟缓和智力低下。另外，亦常见有白内障，甚至出生时即有。

3.评估　及早诊断是至关重要的，以预防发生永久性脑损伤。尿液分析（UA）提示存在还原糖，通过测定半乳糖-1-磷酸尿苷酰转移酶活性可明确诊断。

4.治疗　主要为无半乳糖饮食。

（十八）Wilson病（肝豆状核变性）

1.病因　Wilson病是由于ATP7B基因突变导致铜代谢障碍的常染色体隐性遗传性疾病。ATP7B基因编码肝细胞中的某种蛋白质，可驱使铜转移至高尔基体，并转运铜至胆小管。ATP7B缺陷降低铜自肝中排泄，造成肝细胞死亡与铜的释放。随时间推移，被释放出的铜堆积于其他器官（如肾和大脑），并可能导致不可逆性损伤。

2.临床特征　症状通常在儿童晚期或青春期早期表现出来，肝受累者多见，以各种类型肝病为特点，包括无症状性转氨酶升高和（或）肝大、胆汁淤积、肝硬化及暴发性肝衰竭。以暴发性肝衰竭为表现的患儿，铜诱导的氧化应激可能导致Coombs试验阴性的溶血性贫血，同时有未结合胆红素血症、碱性磷酸酶水平降低及AST/ALT比值升高。在儿童中，精神上及神经系统受累通常是表现不明显的，仔细询问病史可能发现情绪波动及在校表现和(或)手写情况有退化。

3.*评估*　初步评估应包括血清铜蓝蛋白及 24h 尿铜水平的测定。血浆铜蓝蛋白＜20mg/dl 及尿铜＞100μg/24h 均提示 Wilson 病，但并非诊断。若以上两项检查结果异常，应行肝活体组织检查。Wilson 病的典型病理特征包括脂肪变性、线粒体改变及肝脏铜定量＞250μg/g。眼裂隙灯检查见角巩膜缘有铜颗粒沉积，称之为 K-F 环，亦可诊断。但是，若未发现有 K-F 环亦不能排除诊断。基因检测是否有 ATP7B 基因突变亦为有效的诊断方法。

4.*治疗*　饮食方面应限制铜摄入，并给予铜螯合剂，如 D-青霉胺或曲恩汀。晚期慢性肝病或暴发性起病患儿可能需行肝移植。

三、肝大的评估

(一)病史

以下问题可帮助缩小鉴别诊断范围。

(1)是否曾有前驱病毒感染病史？轻度病毒感染即可能表现出轻度肝大。

(2)是否曾有可致黄疸的疾病？应考虑到感染性因素(如甲型肝炎)及 AIH。

(3)是否曾有呼吸窘迫、进食困难的病史？肝大伴进食困难、呼吸窘迫是婴儿充血性心力衰竭的典型临床三联症。鉴别诊断应考虑到肺炎。

(4)是否有创伤史？腹部创伤可能引起肝裂伤或血肿，导致明显肝大。

(5)患儿是否有昏睡或烦躁？脓毒症或代谢紊乱可能出现昏睡或烦躁情况。

(6)是否曾有发育迟缓或行为异常并伴有呕吐的情况？许多类型的先天性代谢异常性疾病可能表现有呕吐及非特异性神经系统发育异常。

(7)是否有早亡或神经系统疾病家族史？应考虑到代谢性疾病及家族性 HLH。

(8)患儿的用药史如何？许多药物可引起肝功能异常及肝大。瑞氏综合征与应用阿司匹林有关。

(9)患儿母亲是否有围生期疾病或围生期保健缺乏史？应考虑到感染性因素，如 HIV、肝炎、CV 及梅毒。

(10)是否有脐静脉插管史？肝脓肿被认为是脐静脉置管并发症。

(11)是否曾出国旅行？若患儿近期曾出国旅游，应考虑到疟疾等其他传染性疾病。

(12)是否有蜱叮咬史？落基山斑疹热、埃立克体病和巴贝斯虫病均与蜱虫叮咬有关。

(13)是否有动物接触史？猫或小猫是巴尔通体感染（“猫抓病”）和弓形虫病的罪魁祸首。接触猫或狗的粪便亦为弓形虫感染高危因素。狗与郊狼、狼及其他犬科动物一样，有时为细粒棘球绦虫的载体。钩端螺旋体病是通过直接接触被大鼠、狗或牛的尿液污染的水源而传播。若曾接触牛或未经高温消毒的牛奶、山羊、绵羊及猪，应考虑布氏杆菌病。接触已被布氏杆菌感染的狗亦可能发病。吸入含孢子的鸟类或蝙蝠的排泄物可能引起组织胞浆菌病。

(二)体格检查

1.黄疸　常为病毒性肝炎、溶血性贫血、解剖学异常及药物肝毒性所表现出的症状。

2.发热　常提示有感染性或非感染性炎症，但亦可能提示有肿瘤。

3.渗出性咽炎　常提示合并有 EBV 或 CMV 感染。

4.淋巴结肿大　高度提示存在感染或肿瘤。

5.腹部肿块　则应考虑到神经母细胞瘤或其他类型肿瘤。

6.脾大　可发生于代谢性、感染性、肿瘤性及解剖异常性疾病，以及可导致肝纤维化和门静脉高压的任何类型疾病。

7.眼征　可能见于代谢性疾病（如 Wilson 病可见 K-F 环，半乳糖血症伴白内障）。

8.面部畸形　提示代谢性或遗传性疾病，如 Alagille 综合征。

(三)实验室检查

1.适当的实验室检查

(1)肝转氨酶：肝细胞损伤的最初标志即为肝转氨酶升高，包括 ALT 及 AST 升高。溶血及肌肉疾病亦可能有 AST 水平升高，因此，

ALT水平反映肝脏疾病方面更具特异性。胆汁淤积性疾病常有碱性磷酸酶(也是非特异性的)及γ-谷氨酰转移酶升高。乳酸脱氢酶是肝损伤的另一种非特异性标志物。

(2)胆红素:结合胆红素升高可见于胆汁淤积性疾病;未结合胆红素升高可见于溶血性疾病及先天性胆红素代谢异常性疾病。

(3)PT、白蛋白及血糖:反应肝脏合成功能。

(4)全血细胞计数:疑似某些类型的感染及浸润性疾病时,白细胞及血小板计数常有助于诊断。溶血性及创伤性疾病时应密切监测血红蛋白。

(5)常规血涂片:溶血及某些浸润性疾病(如白血病)可通过血涂片找到诊断依据。寄生虫病如疟疾,常可通过血涂片明确诊断。

(6)血氨:肝病晚期、瑞氏综合征及某些代谢性疾病可有血氨升高。

(7)病毒血清学检测:许多类型的病毒感染可通过血清学检测以明确诊断(如甲到戊型肝炎病毒、EBV、CMV)。

(8)血培养:怀疑脓毒症或肝脓肿的患儿应行血培养。

(9)UA:溶血性贫血表现常见有血红蛋白尿。某些代谢性疾病可合并有UA异常(如半乳糖血症可见有尿还原糖阳性)。

(10)血浆氨基酸及尿有机酸检测:怀疑代谢性疾病时,血及尿代谢性检测是非常必要的。

2.适当的辅助检查

(1)超声:超声是一种有效的非侵袭性操作,可将肝及其周围结构显影。易于识别肝内及肝外肿块,并可对胆管分支的解剖结构进行评估。多普勒检查可为肝脏血流情况提供重要信息。

(2)CT和MRI:CT和MRI可用于检测较小的肿块,并可更好的辨别肿瘤、囊肿、脓肿。CT是针对怀疑创伤性疾病最有用的检查方法。

(3)放射性核素扫描:核显像有助于鉴别肝炎与胆道闭锁,前者肝脏摄取同位素功能受损,而后者同位素排出至肠道的功能下降。

(4)胆管造影术:通过胆道造影可将肝内及肝外胆管分支可视化,此方法在胆道闭锁的鉴别诊断方面尤其有用。

(5)肝活体组织检查:肝活体组织检查可用于疑似自身免疫性或肿瘤性肝病、代谢性疾病及解剖学异常肝病(如胆道闭锁、Alagille综合征)。

(6)骨髓活体组织检查:骨髓活体组织检查用于诊断多种肿瘤性及代谢性(如存储性)疾病。

四、肝大的治疗

首先需明确根本致病原因。疑似为可治疗性疾病时,发病初期即应积极诊疗,尤其是急性肝衰竭。治疗感染/脓肿时应给予抗生素,AIH应给予皮质类固醇,给予D-青霉胺治疗Wilson病,及时给予有效药物可控制发病率,避免某些患儿行肝移植治疗。在新生儿中,早期诊断某些可治疗性肝外胆道梗阻病因,如胆道闭锁,可改善远期预后及生存率。同样的,若高度怀疑某些先天性代谢性疾病,如半乳糖血症、遗传性乳糖不耐受及酪氨酸血症,应限制饮食,可能保留神经发育的完整性并拯救生命。

证实为肝衰竭的患儿,密切监测液体量至关重要,限制组织间液聚集,同时维持血容量以保证肾及肝的血供。限钠、轻度利尿及穿刺引流联合治疗常有助于维持液体平衡。监测血糖,需要时补充,可预防低血糖症所致的神经系统并发症,同时应密切监测PT/INR。胆汁淤积可影响维生素K等其他脂溶性维生素的吸收,在处理胆汁淤积时常需补充维生素K。晚期肝衰竭患儿,肝脏凝血因子产生不足,可能需补充新鲜冰冻血浆和(或)其他支持性血制品。最后,乳果糖和(或)新霉素可促进氨的排泄并防止肝性脑病。

(王 京 孙文秀 译)

第 43 章

高　血　压

Kevin E.C. Meyers

正常血压定义为小于各年龄、身高、性别组血压(收缩压、舒张压或两者)的第 90 百分位。高血压前期定义为大于等于各年龄、身高、性别组血压第 90 百分位,小于第 95 百分位。高血压定义为至少 3 次非同时收缩压和(或)舒张压平均值大于或等于同性别、年龄、身高组儿童血压的第 95 百分位。

1.1 级高血压　是指血压水平在≥第 95 百分位并≤第 99 百分位+5mmHg 范围内。

2.2 级高血压　是指血压水平超过第 99 百分位以上 5mmHg。

3.高血压急症　是血压严重升高,但没有继发性终末器官损伤的证据。

4.高血压危症　是指血压严重升高,伴有终末器官损害的临床证据(包括视网膜病变、视盘水肿、脑病、癫痫、胃肠道出血、心力衰竭或肾功能不全)。

血压不稳定是指血压(收缩压、舒张压,或两者)有时超过第 95 百分位,有时低于第 95 百分位,但并未因血压高导致器官损害。血压不稳在青少年中较常见。白大衣高血压是指在医疗场所测血压值升高,但其他地方血压值正常。隐匿性高血压是指在诊室测量血压值正常或属于高血压前期,但在其他地方测量血压值升高(通常由 24h 动态血压监测证实)。

高血压在儿童中的患病率为 1%～5%。与青少年和成年人相比,年龄较小的儿童,高血压很可能存在原发性疾病。然而,儿童和青少年期的原发性高血压多与肥胖、代谢综合征及高血压家族史有关。

提示:患儿年龄越小,血压越高,越可能是继发性高血压。

一、鉴别诊断列表

原发性高血压

1.单基因性高血压　①Gordon综合征。②Liddle综合征。③皮质激素增多综合征。④糖皮质激素可治疗性醛固酮增多症。

2.肾实质性高血压　①肾小球肾炎(急性和慢性)。②溶血性尿毒症综合征。③局灶性节段性肾小球硬化。④狼疮性肾炎。⑤肾盂肾炎(急性或慢性)或反流性肾病。⑥多囊肾(常染色体隐性遗传,常染色体显性遗传)。⑦肾母细胞瘤。⑧梗阻性泌尿系疾病。⑨创伤。

3.血管性高血压　①主动脉缩窄。②大动静脉瘘。③中段主动脉综合征(如特发性、威廉斯综合征、NF-1、结节性硬化症、大动脉炎)。④肾动脉狭窄(纤维肌性发育不良)。⑤肾动脉血栓形成。⑥肾静脉血栓形成。

4.内分泌性高血压　①库欣综合征。②甲状腺功能亢进症或甲状腺功能减退症。③甲状旁腺功能亢进症。④嗜铬细胞瘤。⑤神经母细胞瘤。⑥先天性肾上腺皮质增生症。⑦Conn综合征(醛固酮增多症)。

5.神经性高血压　①外伤性脑损伤。②颅内出血(硬脑膜外、硬脑膜下、蛛网膜下腔)。③颅内压增高。④家族性自主神经功能障碍症。⑤吉兰-巴雷综合征。⑥疼痛。

6.药物相关性高血压　①皮质类固醇。②钙调神经磷酸酶抑制药。③肾上腺素。④可卡因。⑤苯丙胺(安非他明)。⑥拟交感神经药。⑦口服避孕药。⑧咖啡因。⑨钙调神经磷酸酶抑制药(如环孢素A、他克莫司)。

7.其他原因的高血压　①应激。②骨科牵引。③烧伤。④“白大衣”高血压。⑤隐匿性高血压。⑥恶性高热。⑦急性间歇性卟啉病。

二、对患者的处理方法

(一)病史

(1)高血压通常无临床症状:是否有高血压相关症状存在(如头痛、视物模糊、鼻出血、胸痛、面色潮红、疲劳和睡眠困难)。

(2)新生儿期是否有脐动脉导管置入、新生儿窒息和(或)支气管肺发育不良的病史？

(3)是否有肾实质疾病、肉眼血尿或水肿的病史？

(4)是否有尿路感染、反流性肾病和(或)肾瘢痕形成的病史？

(5)是否有高血压、肥胖、家族性内分泌疾病和(或)肾脏疾病的家族史？

(6)是否有肥胖或代谢综合征的病史？

(7)患者是否正在使用或曾经使用过导致高血压的药物？

(8)患者是否有出汗、面色潮红、心悸、腹痛？这可能提示患有嗜铬细胞瘤或神经母细胞瘤。

(二)体格检查

应在安静状态下测量上肢血压，包括收缩压、舒张压和平均血压值，测量时肢体应与心脏处于同一水平。四肢血压均应测量，并触诊股动脉搏动，以排除主动脉缩窄。通过眼底检查评估视网膜病变，评估心血管病变(如腹部血管杂音、心脏杂音、S_3 或 S_4 奔马律)。在儿童中，贝尔麻痹(特发性面神经麻痹)预示可能患有严重而尚未确诊的高血压。

皮肤红斑相关综合征：牛奶咖啡斑、神经纤维瘤、面颊疹、棘层肥厚、满月脸、身材矮小、肥胖、男性化、两性生殖器、眼球突出、甲状腺肿大。

提示：袖带太窄会导致血压测量值偏高。袖带应覆盖从肩部到肘部 2/3 的上臂，气囊宽度应缠绕手臂的 80%～100%。

(三)评估

24h 动态血压监测可能有助于诊断白大褂高血压、隐匿性高血压，或不稳定性高血压。实验室检查应包括全血细胞计数、尿液分析、尿细菌培养、血清电解质、尿素氮、血肌酐和空腹血脂谱。超声检查可以协助诊断，包括肾脏超声及超声心动图。根据病史和体格检查和(或)在评估继发性病因后决定是否需行进一步检查，包括排尿性膀胱尿道造影、肾核素扫描、三维计算机断层扫描血管成像或磁共振血管成像、血清肾上腺素、血浆肾素活性和醛固酮水平。更多的检查包括肾血管造影、间碘苯甲胍扫描、肾穿刺活检和单基因性高血压的基因学检查。

(四)治疗

高血压危症应当使用静脉降压药物，使血压在 8h 降低 25%，并在

24～48h 内逐渐降至正常。高血压急症应当根据症状选择静脉或口服降压药物。轻度原发性高血压可通过非药物治疗控制，包括减肥、运动、限制钠盐。继发性高血压一经发现即应给予有针对病因的药物治疗，严重的持续性的原发性或继发性高血压亦应给予药物治疗。儿童轻至中度高血压若非药物治疗失败，或存在靶器官损伤，则需要药物治疗。医师应熟悉潜在的药物相互作用和不良反应（表 43-1）。药物剂量在加用第二种抗压药之前应加至最大剂量。

表 43-1 儿童常用抗高血压药

类型	药物	常见不良反应
利尿药	氯噻嗪	低钾血症、低氯性碱中毒、血容量不足、高尿酸血症、高脂血症、高血糖症
	美托拉宗	低钾血症、低钠血症、低氯性碱中毒
	呋塞米	血容量不足、低钾血症、碱中毒、肾钙化
	螺内酯	高钾血症、轻度酸中毒、男性乳房发育
	依普利酮	高钾血症、轻度酸中毒
血管扩张药	肼屈嗪	面部潮红、心动过速、头痛
	米诺地尔	低血压、多毛
β受体阻滞药	阿替洛尔	支气管痉挛、低血糖症
	拉贝洛尔	支气管痉挛、低血压、皮肤或头皮刺痛、头痛
钙通道阻滞药	硝苯地平	低血压、周围性水肿、肝酶升高
	氨氯地平	周围性水肿、面部潮红、心悸
	地尔硫䓬	面部潮红
ACE 抑制药	卡托普利、依那普利、赖诺普利、贝那普利	高钾血症、干咳、血清肌酐升高、血管性水肿

续表

类型	药物	常见不良反应
ATIIR 拮抗药	氯沙坦、缬沙坦、坎地沙坦、厄贝沙坦	高钾血症、血清肌酐升高
肾素抑制剂药	阿利吉仑	高钾血症

（王　京　赵立健　译）

第 44 章

肌张力减低

Lawrence W. Brown

肌张力减低定义为肌肉休息放松时的张力异常低下。它主要表现为被动运动时的抵抗力减低和静息姿势的异常。虽然肌张力减低在各个年龄段的各种急性疾病中均可以出现，但在婴儿期最常见（通常被称为“松软儿”）。

当面对一个可能存在肌张力减低的患者时，首先要区分是肌张力减低还是虚弱或怠倦无力，虽然有些婴儿同时存在两方面问题。反射减低是进行鉴别诊断的一个独立的临床表现。

在神经系统中定位过程是非常重要的。中枢性肌张力减低涉及大脑、脑干及颈髓交界处等上运动神经元的异常，下运动神经元疾病涉及脊髓前角细胞、周围神经、神经肌肉接头及肌肉的病变。仔细询问病史和进行体格检查，包括完整的神经系统检查，经常能缩小鉴别诊断的范围。尽量只做必要的诊断性检查，减少患者的被动检查，包括不必要的、痛苦的、昂贵的或有创性的检查。

一、鉴别诊断列表

（一）婴幼儿

1.中枢性肌张力减低　①感染（如败血症、脑膜炎、脑炎）。②遗传性疾病（如唐氏综合征、Prader-Willi 综合征、脆性 X 染色体病）。③代谢性疾病（如脑白质营养不良、糖原贮积病）。④创伤（如产伤、非意外创伤）。⑤缺氧缺血性脑病（如围生儿低灌注）。⑥血管性（如脑卒中、颅内出血）。⑦解剖（如先天性脑畸形）。⑧药物/毒素（如毒品）。⑨其他原因（如良性的先天性肌张力减低、甲状腺功能减退症）。

2.周围性肌张力减低　①脊髓性肌萎缩症（如 SMA）。②神经损伤（如臂丛神经损伤）。③重症肌无力。④药物/毒素（如肉毒毒素、高镁血症)。⑤先天性肌病。⑥先天性强直性肌营养不良。

(二)儿童

1.中枢性肌张力减低　①感染(如败血症、脑炎)。②代谢性疾病(如肾上腺脑白质营养不良、糖原贮积病)。③肿瘤(如脑肿瘤、浸润性肿瘤)。④血管性(如脑卒中)。⑤毒素/电解质异常。

2.周围性肌张力减低　①脊髓性肌萎缩症。②感染(如肌炎)。③创伤(如神经损伤)。④神经病变(如 Charcot-Marie-Tooth 病)。⑤吉兰-巴雷综合征。⑥重症肌无力。⑦肌营养不良。⑧皮肌炎。⑨蜱麻痹。

二、鉴别诊断讨论

多数新生儿期的"松软儿"并没有神经系统的病因,而是其他原因引起的无力和(或)昏睡,比如感染或脱水。而年龄较大儿童的局灶性肌张力减低,主要是骨科问题或是关节松弛。在对肌张力减低的患者进行不同鉴别诊断时,首先应考虑非神经系统疾病的可能性。

提示:在诊断肌张力减低时常存在两个陷阱,将虚弱无力或嗜睡无力混淆为神经性病因导致的肌张力低下,而忽视了非神经性病因。

一旦通过仔细的询问病史及详细的体格检查,确定确实存在肌张力减低,下一步是进行神经轴定位(见后)。中枢性肌张力减低是由中枢神经系统异常造成的;周围性肌张力减低是脊髓、神经、神经肌肉接头或肌肉等部位出现异常所致。肌张力减低有很多原因,完整的鉴别通常超出儿科医师的范围。然而,通常区分是中枢性还是周围性肌张力减低,在最初的评估即可顺利完成,有助于适当的指导评估和转诊患者(表 44-1)。

鉴别诊断在婴儿和大于 1 岁的儿童有明显的不同,所以在此我们进行区别讨论,将所涉及的诊断进行有选择性的描述,完整的鉴别诊断涉及广泛,超出本书的范围。

表 44-1　中枢性与周围性肌张力减低特征

	中枢性肌张力减低	周围性肌张力减低
病史	脑病	关节挛缩
	缺氧缺血性损伤	精神状态正常
	癫痫发作	无癫痫发作
体格检查	无肌无力	肌无力
	外貌异常	感觉障碍
	腱反射正常或活跃	腱反射减弱或消失

三、婴　儿

(一)中枢性肌张力减低

病因及临床特征：中枢性肌张力减低是由中枢神经系统病变所致(如脑或脊髓部位运动神经元)，肌张力障碍是全面性的，涉及全身，且常伴有脑病或精神状态改变。癫痫发作和睡眠/觉醒周期紊乱也可能提示是中枢性病变。中枢性肌张力减低的婴儿安静时肌张力低下，但通常四肢用力时仍有力量。中枢性肌张力减低的许多病因可以分为更多的类别。

1.感染　败血症、脑膜炎、脑炎和弓形体病。其他有风疹、巨细胞病毒、单纯疱疹病毒(TORCH)感染。

2.遗传异常　许多遗传综合征在新生儿期即可出现肌张力减低，甚至在表型异常或出现器官受累之前就存在。有数十种可被定义的综合征，其中大多数可通过基因组芯片技术鉴定，显示为新发的或是家族性疾病的基因拷贝数变异。

重要且常见的综合征包括如下。

(1)21-三体综合征(唐氏综合征)：是最常见的染色体异常，其发生率约为1∶1000。患有唐氏综合征的儿童有特征性面容、皮纹和手异常，并且存在心脏和胃肠道缺陷的风险增高。

(2)Prader-Willi综合征：通常是为父系遗传，该病患者15号染色体上出现基因缺失，但其他的遗传模式也可以出现相同的变异。患病的新生儿有严重的肌张力低下，喂养困难和生长缓慢。在童年晚期出现智力低下、性腺功能减退及贪食肥胖等特征性表现。

(3)特纳(Turner)综合征：是由 45，XO 基因型所致，在婴儿发生率为 1∶5000。它仅发生于女性患者，可表现为身材矮小、胸廓宽大、蹼颈、听力丧失和主动脉缩窄。

(4)脆性 X 综合征：是由于在 FMR1 基因的区域三联核苷酸重复序列叠加所致，女孩可能表现不明显，婴儿期典型症状通常仅见于男孩，智力低下和自闭症是突出特点。

(5)代谢性疾病：许多先天性代谢异常可以引起肌张力减低。特别是最初无症状但开始喂养或患有其他疾病期间突然出现症状，需要特别注意排除代谢性疾病。发育倒退常提示代谢性疾病。如果怀疑代谢性疾病，需做神经病学及遗传学诊断，因为有效的饮食及基因替代治疗是可取的。

(6)创伤：产伤，无论是脑还是颈髓，并发的非意外创伤的可能都应被考虑，并通过合适的影像学进行评估。分娩中并发的脊髓损伤可引起脊髓休克，自主神经功能紊乱、急性膀胱和直肠功能丧失是信号，预示着需要神经科会诊。

(7)缺氧缺血性脑病：可因脑部的供氧和血流减少所致，这可能为难产所致，或继发于其他疾病，如呼吸衰竭或心力衰竭。

(8)血管的损伤：新生儿脑卒中可能包括动脉缺血性卒中、静脉窦血栓形成和颅内出血。所有这些可能局灶性症状是轻微的，并且没有全身性肌无力那么明显。

(9)解剖异常：神经影像学检查可发现脑和(或)脊髓先天性发育异常引起的肌张力减低。其中有些异常是相当引人注目的，如脑裂畸形、无脑回畸形、前脑无裂畸形。但多数是不具有特异性的亚显微水平的移行异常，直到成熟和髓鞘化后才能够被证实。即使这样，也可能只是看到灰白质交界处一个模糊影或异常的脑回结构。

(10)药物/毒物：在分娩之前给母亲的药物，特别是麻醉药、镇静药和镁(以防止早产)，可能会导致先天性肌张力低下。

(11)其他原因：良性先天性肌张力减低是排除性诊断。这些孩子在新生儿期或最初几个月表现为肌张力减低。在婴儿期进行运动发育指标的评估非常重要，患儿可能存在发育迟缓，但一般儿童早期可以追赶上。肌张力减低在生命最初的几年间可以逐渐缓解，但也可能持续存在至成人期。甲状腺功能减退症早期发现是可以治疗的，所以要时常进行甄别。

（二）周围性肌张力减低

病因及临床特征：周围性张力减低是由下运动神经元、神经、肌肉或神经肌肉接头处的病变引起。特征性的临床表现是精神状态正常，伴肌无力、腱反射减弱或消失。

1.SMA（脊髓性肌萎缩症） 是染色体5p的SMN1基因突变的结果。患者前角细胞进行性变性。SMA Ⅰ型（Werdnig-Hoffmann病）可能出现在婴儿早期，表现为肌张力低下和肌无力，在第1年病程中可出现面肌无力、舌震颤。该病通常为致命性的，尽管实验性治疗有一定希望，但支持治疗仍是当前的常规治疗。

2.神经损伤 可导致局灶性肌张力减退和无力。最常见的类型是新生儿臂丛神经损伤（上臂丛神经产伤）。它是臂丛神经受牵拉引起的。这可能发生于巨大儿难产时，尤其是需要牵拉头部或手臂时。手臂的内收、内旋、前臂伸展和手腕弯曲受影响。诊断依靠临床表现，可通过神经传导检查（NCS）和肌电图（EMG）进行确诊。

3.重症肌无力 为乙酰胆碱受体抗体阻止了神经肌肉接头的信号传导所致。抗体有10%可能性从母亲传递给孩子。其他的先天性重症肌无力也是因神经肌肉接头处信号受损所致，并且可以因受体、突触小泡或产生酶的基因缺陷所致。通过腾喜龙试验、NCS、EMG及血清特异性抗体检测可确诊。

4.药物/毒物 可作用于神经、肌肉或神经肌肉接头引起肌张力低下。一个著名的例子是肉毒杆菌毒素。在婴儿期，疾病由肠毒素机制所致（与较大年龄儿童或成年人摄入腐败食物所产生的毒素不同），肉毒杆菌孢子经由受污染的蜂蜜而被摄入，也可因接触受污染的土地而被摄入，如家附近的施工，或是父母在受污染的土地中劳动。孢子在不成熟的胃肠道中出芽并产生毒素，从而引起便秘。毒素吸收导致疾病，通常开始有复视，随后出现进行性延髓和下肢无力，患儿对光反射消失，此特征性表现可区分肉毒杆菌毒素与其他原因所致的肌张力低下。通过 NCS/EMG、微生物检测或粪便样本中的毒素检测可明确诊断。治疗包括重症监护病房积极的支持治疗，使用肉毒抗毒素，但需避免应用氨基糖苷类抗生素。

5.先天性肌病　包括中央轴空病和杆状体肌病，若存在肌萎缩及肌酸激酶异常应考虑到该病。

6.先天性强直性肌营养不良　强直性肌营养不良是一种能够显示预期症状的遗传性疾病（患病个体的后代出现发病年龄更早和病情更重的情况）。患病的母亲可能只表现出握手无力、轻度双侧面瘫，或产程延长，但他们的孩子可能会有更加严重的症状，关节挛缩、严重的肌无力，甚至需要机械通气。

四、儿　童

有些儿童期的疾病分类与婴儿期相似，在此对重要的差别特别标示。

(一)中枢性肌张力减低

1.感染　如果存在脑病的特征性表现，应考虑到脑炎。

2.代谢性疾病　尽管许多代谢性疾病在婴儿期即可发病，但有些贮积性疾病随着年龄增长症状才逐渐显现。如果出现发育倒退，多次出现反复性脑病或严重的肌无力，应考虑代谢性疾病。

3.肿瘤　除了脑肿瘤，脊髓的浸润性肿瘤可能导致肌张力低下。

4.血管的损伤　包括脊髓梗死。

5.毒物/电解质异常　误服药物、消遣性毒品和毒物可引起亚急性肌张力减低。如果存在脑病的表现，应考虑到吸入性毒物（毒品）。铅中毒，虽然近几十年来已减少，但仍应考虑到。

(二)周围性肌张力减低

1.SMAⅡ型和Ⅲ型　发病晚于 Werdnig-Hoffmann 疾病（Ⅰ型）。Ⅱ型于幼儿期发病，Ⅲ型平均发病年龄为 9 岁。两种类型都可出现肌无力症状，尤其是近端肌肉更明显，并伴运动困难。NCS、EMG 或基因检测可诊断。

2.感染　儿童肌炎可出现肌痛、无力及肌张力低下，但婴幼儿罕见。

3.创伤　详细的病史可提示近期创伤导致的局灶性神经损伤及相应神经支配部位的肌张力减低。

4.神经病变　遗传性神经病，如腓骨肌萎缩症，可引起轻度、弥漫性肌张力低下。当存在感觉或运动障碍时，应考虑到由毒物或感染（如HIV）引起的获得性神经病变。

5.吉兰-巴雷综合征　是一种感染后自身免疫性疾病，它引起周围神经脱髓鞘性病变。在轻度上呼吸道或胃肠道疾病2周后出现典型的上行性、进行性肌无力。感觉异常亦常见。脑脊液蛋白质升高且无白细胞增多可帮助诊断，但此表现可能在症状出现的第2周或更晚才能看到。NCS/EMG检测亦有助于诊断。支持治疗是必不可少的，静脉注射免疫球蛋白可改变病程。

6.重症肌无力　如前所述是由乙酰胆碱受体抗体所致。在儿童，重症肌无力是因自身抗体产生所致的获得性疾病。患儿有肌张力低下和肌无力特点，通常在活动后或傍晚时症状更重。

7.肌营养不良　有多种类型，并可于儿童时期出现。进展性的肌无力和肌萎缩提示此类疾病。

8.皮肌炎　是一种自身免疫性疾病，具有特征性皮疹、肌痛和肌无力。皮肤特征性表现、肌酸激酶升高和红细胞沉降率异常有助于诊断。

9.蜱麻痹　发生于被叮咬患者的患侧肢体。仔细的皮肤检查可发现致病的昆虫，去除后能快速恢复。

五、对患者的处理方法

首先排除需快速处理的情况（如电解质紊乱、感染），一旦发现及时治疗。通过进一步的评估修正去除复杂因素，甚至可能会缓解症状。

首先应确定患者的病情稳定。一些能导致中枢性和周围性肌张力减低的病因有可能会快速进展，甚至危及生命。由于肌张力减低类疾病常累及呼吸肌，应注意气道及呼吸功能的稳定性。

患者病情稳定以后，可以进行下述评估。肌张力减低的病因广泛，所以应仔细确定患者所有可能相关的病史，并进行完整的检查。神经内科会诊是必要的，有助于在初步分类处理后进一步缩小鉴别诊断范围。

六、肌张力减低的评估

(一)病史

1.首发症状何时出现?

2.症状是持续恶化还是保持不变?

3.是急性发作或逐渐发生?突然性发作提示为急性事件,例如卒中或创伤。摄入性或感染性更多的是亚急性的,代谢性或退行性变多是慢性进行性的。

4.症状出现的部位?阐明是全身的,或只影响一个肢体。

5.是否有相关的症状?多系统疾病应高度怀疑为遗传性综合征。脑病提示为中枢性肌张力低下,感觉障碍提示神经病变。

6.出生史的情况?胎动减少提示出生前即存在问题。如果是早产儿,检查者应调整对于肌张力和肌力的预期值。创伤性分娩可提示臂丛神经损伤。脐带血酸中毒、新生儿惊厥和其他的生后抑制的情况可以提示缺氧缺血性脑病。

7.是否有肌张力低下、神经或肌肉问题的家族史?患儿家长可能表现不明显,所以从未被诊断为遗传性神经疾病或肌肉疾病。

(二)体格检查

除了一般的体格检查,特别应注意以下几点。

1.精神状态,明显的精神状态改变提示中枢性病因导致肌张力低下。

2.躯干和四肢的姿势,最准确的检查应在患者清醒、放松并且(婴儿)头部在中线位时进行。年长儿躯干肌张力减低可以出现跌倒样姿势或头部控制不良。

3."青蛙腿"姿势(髋关节外展,弯曲,外旋)可见于肌张力低下的婴儿。

4.将婴儿从仰卧位拉至坐位,出现头部后仰则支持肌张力低下的诊断。

5.所有的婴儿应进行垂直悬挂试验。在肌张力低下的婴儿,检查者双手持住患儿的腋下,患儿有下滑的倾向。

6.水平悬挂试验是将肌张力减低患儿悬垂在检查的手上,患儿不能保持头部和四肢在空中（"倒逗号标志"）。

7.肌肉体积降低时应考虑原发性肌肉疾病。

8.肌束震颤应考虑 SMA。

9.深腱反射正常或活跃多考虑中枢性肌张力低下，减弱或消失则为周围性肌张力低下。

(三)实验室检查

在进行实验室检查评估前应注意尽可能多地收集病史，并进行详细的体格检查。全血细胞与尿液分析有助于感染的评估。代谢功能检验、胆红素水平（婴儿）、甲状腺功能检测为有效的筛查试验。如果怀疑代谢性疾病，血清氨基酸、尿有机酸和氨水平可帮助筛查。必须获得新生儿筛查结果。肌酸磷酸激酶可提示肌肉疾病。脑脊液分析可提示感染或自身免疫性疾病，如吉兰-巴雷综合征。如果怀疑遗传性疾病应做染色体分析。

(四)诊断方法

1.NCS 和 EMG 能帮助诊断周围性肌张力减低，甚至可能明确诊断。

2.颅脑磁共振成像能鉴别脑结构异常、血管病变、遗传或代谢性疾病导致的中枢性肌张力减低。

3.肌肉超声检查有助于鉴别肌病的变化，并有助于明确肌活组织检查可使哪些患者获益。

（王　京　孙文秀　译）

第 45 章

黄　疸

Evelyn K. Hsu

由于血液循环中胆红素水平升高而引起皮肤、黏膜及巩膜的黄染，称之为黄疸。黄疸这一医学术语是由法语“jaune”衍生而来，意为黄色。通常血浆胆红素浓度＞1.5mg/dl，即可表现出可见性黄疸。评估黄疸首先应行实验室检查，测定结合胆红素和非结合胆红素水平，高非结合胆红素血症及高结合胆红素血症的诊断步骤明显不同。非结合胆红素升高常由于以下几种原因之一所致。

(1)血红素蛋白(主要为血红蛋白)分解产生的胆红素增多。

(2)胆红素结合或排出减少。

(3)胆红素肠肝循环增加(年长儿中少见)。

高结合胆红素血症主要由于肝功能异常或胆道系统受阻所致。

年长儿黄疸的诊断思路与新生儿黄疸(详见第 46 章)不同。

一、鉴别诊断列表

(一)高非结合胆红素血症

1.胆红素产生增多(溶血)　①红细胞(RBC)缺陷。②血红蛋白病。③自身免疫性溶血性贫血。④溶血性尿毒症综合征。

2.胆红素结合或排出下降　吉尔伯特(Gilbert)综合征(GS)及克里格勒-纳贾尔(Crigler-Najjar)综合征(CN)。

(二)混合性高胆红素血症(非结合/结合)

罗托(Rotor)综合征(RS)及杜宾-约翰逊(Dubin-Johnson)综合征激素缺乏(甲状腺功能减退症、垂体功能减退症)。

(三)高结合胆红素血症

1.感染因素　①病毒性感染:甲型、乙型、丙型、丁型、戊型肝炎病毒及巨细胞病毒、EB病毒、肠道病毒、埃柯病毒。②细菌性感染:脓毒性及肝脓肿。③寄生虫感染:蛔虫病。④胆道各分支感染:胆管炎。

2.中毒性因素 ①药物源性肝损伤(DILI):对乙酰氨基酚过量及其他(包括多种抗生素及抗癫痫药物)。②食用鹅膏毒蕈。

3.铜及铁储存障碍 ①Wilson病(肝豆状核变性)。②少年血色病(JHC)。③继发性铁超载(输血相关性)。

4.遗传性因素 ①α_1抗胰蛋白酶缺乏。②囊性纤维化。

5.免疫性 ①自身免疫性肝炎(AIH)。②自身免疫性硬化性胆管炎重叠综合征。③硬化性胆管炎(原发性或继发性)。

6.梗阻性因素 ①胆囊炎。②胆总管结石。③肿瘤(肝脏、胆囊、胰腺、腹膜、十二指肠)。④胆总管囊肿。⑤胰腺疾病。

7.血管性因素 ①布加综合征。②肝静脉闭塞性疾病(VOD)(肝窦闭塞综合征)。

二、选择性的鉴别诊断讨论

(一)高非结合胆红素血症

血红蛋白病、红细胞缺陷及自身免疫性疾病均可导致溶血。红细胞破坏增多,释放出血红素成分,经血红素氧合酶复合物分解为胆绿素,并在胆绿素活性还原酶作用下形成非结合胆红素。实验室检查常提示网织红细胞计数升高、结合珠蛋白减少及乳酸脱氢酶水平升高。自身免疫性疾病患儿,Coombs试验可为阳性。某些患儿常有血红蛋白病家族史。遗传性球形红细胞增多症是常见的遗传性红细胞膜缺陷性疾病,其为常染色体显性遗传,发病率达1/5000。在第40章中对血红蛋白病、红细胞缺陷性疾病及自身免疫性溶血性贫血有进一步详述。

Gilbert综合征(GS)是由至少4种不同的疾病组成的一组异质性疾病,每种疾病肝胆红素UDP-葡萄糖醛酸转移酶(BUGT)活性至少减少50%。BUGT作用于结合性胆红素,然后进入肠肝循环,而负责胆红素结合的基因亚型为UGT1A1。GS临床特征表现为反复发作的轻度高非结合胆红素血症,而肝功能是正常的,非结合胆红素表现为1~4mg/dl不同程度的升高。除非同时遗传有血红蛋白病或红细胞缺陷性疾病,一般到青春期后才有临床症状表现出来。大规模研究表明其发病率在 3%～10%，男性多见。GS 对健康状况及寿命长短无影响。有报道称 GS 患儿有乏力或腹痛，但大规模研究表明其与对照组人群并无显著差异。

Crigler-Najjar 综合征（CN）Ⅰ型和Ⅱ型是由于 BUGT 水平明显下降所致。CN Ⅰ型患儿，血清非结合胆红素水平为 25～35mg/dl，儿童甚至成年患者可发生胆红素脑病，需终身接受光疗以预防胆红素脑病发生，某些患儿需行肝移植。CN Ⅱ型较 CN Ⅰ型常见，病情较轻，血清胆红素水平为8～25mg/dl。CN Ⅰ型与 CN Ⅱ型对苯巴比妥治疗的反应不同，可据此鉴别两者；CN Ⅱ型患儿经苯巴比妥治疗后，血清胆红素明显下降，胆汁中胆红素结合物增多；而 CN Ⅰ型患儿，苯巴比妥治疗前后胆红素水平无差异。

Rotor 综合征（RS）和 Dubin-Johnson 综合征（DJS）是两种相似但又不同的导致高胆红素血症的疾病，都是罕见的常染色体隐性遗传性疾病。两种综合征均有结合胆红素及非结合胆红素升高，而其他肝功能检测均为正常。两种综合征均为无症状性，与发病率及病死率率无关，且不需治疗。DJS 较 RS 更常见，出生后至 40 岁期间均可发病，而 RS 多见于年幼儿。RS 患儿肝脏检查完全正常，而 DJS 患儿肝脏病理学检查，显微镜下可见溶酶体中特征性棕黑色素沉着。

甲状腺疾病可影响胆汁流出及其合成。动物实验证实，甲状腺功能减退与非胆盐依赖性胆汁减少引起胆汁流量减少有关。

（二）高结合胆红素血症

1.感染性因素　婴幼儿及儿童急性发作的高结合胆红素血症多数为病毒感染所致。甲型、乙型、丙型、丁型、戊型肝炎病毒及巨细胞病毒、EB 病毒是引起黄疸和肝炎最常见的致病原因。其他嗜肝性病毒包括腺病毒、虫媒病毒、柯萨奇病毒、黄热病病毒、单纯疱疹病毒、人类免疫缺陷病毒、副黏病毒、风疹病毒及水痘病毒。

甲型肝炎病毒主要通过粪-口途径传染，在美国每年有高达 25 000 人感染。其平均潜伏期为 28d；但黄疸发作前 3 周至发作后 1 周内均有病毒自粪便排出。临床表现主要有黄疸、脱水及轻度肝大。血清转氨酶通常为正常上限的 20～100 倍，常在发病 2～3 周开始下降，并持续 3 个月后逐渐降至正常。1/12 患儿发生高胆红素血症，常在 4 周内恢复。成年人更易发生急性重型肝炎,病死率高达1%,而在儿童病死率仅为0.1%。接种灭活的甲肝疫苗,可使99%的儿童产生保护性的免疫反应。

戊型肝炎病毒亦为粪-口途径传染,并导致孕妇死亡率升高。该病主要见于成年人,但目前已有儿童发病的个例报道。

乙型肝炎病毒是世界范围内最主要的致死性病因,感染途径:①通过被污染的血制品或静脉药物注射;②通过皮肤或黏膜接触受污染的血液和其他体液;③通过分娩垂直传播。多达3.5亿人口有慢性感染,每年有25万人因慢性乙型肝炎及其并发症而死亡。急性HBV感染的临床表现因受感染个体的年龄而不同。在儿童人群中,乙型肝炎病毒的传播途径可分为三类:围生期传播,婴儿/儿童期传播及青少年/年轻人期传播。在青少年/年轻人群体中,乙型肝炎潜伏期为28～180d,伴有发热、厌食、乏力、倦怠、恶心等前驱症状。前驱期亦可有明显的肝外表现,包括游走性关节炎、血管性水肿、Gianotti-Crasti综合征(或儿童流行性肢端皮炎)。前驱症状通常持续1～2周,逐渐消退,随后出现黄疸、肝脾大及皮肤瘙痒症状,这些症状一般持续1～2个月。90%患儿症状渐缓解,而10%患儿将发展为慢性感染。获得性垂直传播而致病的围生期患儿通常是无症状的,85%～90%患儿将发展为慢性HBV感染。围生期未受其母亲感染的婴儿及儿童在出生后5年内仍为感染的高危人群。

急性乙型肝炎的治疗主要为支持性治疗,多数患儿不需治疗即可自行恢复。血清HBsAg阳性持续至少6个月并有活动性病毒复制的证据,称之为慢性感染。治疗慢性HBV感染的目的包括终止或减少病毒复制,使肝脏病理学改变及转氨酶正常化。但目前美国尚无针对所有患儿的有效治疗药物。慢性感染性肝病患儿应被给予儿科肝病专家的专业治疗。个体发生暴露,如围生期暴露、针刺意外及性接触,可接受乙肝免疫球蛋白被动预防性治疗。自1982年以来,主动预防接种已被证实有效。在实施大规模乙肝疫苗接种的地区,如中国台湾,新生儿急性重型肝炎的病死率及儿童肝癌发生率均出现下降。

丁型肝炎病毒(HDV)只引起急性或慢性HBV感染的合并感染。单纯急性HBV感染的病死率为1%,若合并HDV感染,病死率为2%～20%。HDV不经胃肠道传播。

丙型肝炎病毒(HCV)不经胃肠道传播,多数病例为输血和滥用静脉药物所致的经皮传播,其余为性传播或垂直传播。皮肤文身及意外针刺伤亦可传播 HCV。多数患儿 HCV 感染初期是无症状的,尤其是围生期获得 HCV 感染的患儿。感染后潜伏期为 1～5 个月,慢性隐匿性起病,临床症状轻,只有 25%患儿发生黄疸。围生期获得 HCV 感染的患儿通常为无症状起病,>90%的患儿可发展为慢性 HCV 感染,并且发生肝癌和肝硬化的危险性增加。

在感染后的前 3 个月开始用干扰素-α-2β 治疗,几乎可以避免所有的急性 HCV 感染发展为慢性感染。可应用聚乙二醇干扰素-α 联合核苷类似物利巴韦林联合治疗慢性 HCV。若患儿有超过 3 年的慢性感染证据,且没有肾衰竭、严重心脏疾病、贫血(利巴韦林)、抑郁症及甲状腺疾病(干扰素)等治疗禁忌证,即应考虑接受治疗。

EB 病毒是传染性单核细胞增多症的主要致病菌,传染性单核细胞增多症是健康儿童中常见的一种轻症疾病,80%患儿除发热、乏力、咽炎症状外,有血清转氨酶升高;10%～15%患儿有肝大。若扁桃体增大影响呼吸道通畅时,可应用类固醇药物治疗。

免疫功能正常的个体感染巨细胞病毒(CMV)后,可引起传染性单核细胞增多症样表现,并伴有轻度肝脏受累表现。与先天性 CMV 感染患儿一样,免疫功能低下的患儿感染 CMV 后病情较严重。

怀疑病毒性肝炎时,应行甲肝病毒 IgM 抗体、乙肝病毒表面抗原、丙肝病毒-聚合酶链反应(PCR)、EBV-PCR、CMV-PCR 及血清学检测。其余类型病毒感染也应考虑到,相关抗体检测方法及意义见表 45-1。

2.药物源性肝损伤(DILI)　肝脏最重要的功能之一即为药物代谢,其过程可概括为两个阶段:活化(第一阶段)和解毒(第二阶段),药物的肝毒性受两个阶段之间平衡的影响。DILI 临床表现形式多样,可为肝炎、胆汁淤积或肝性胆汁淤积等多种临床表现。对乙酰氨基酚肝毒性是最常见的 DILI 致病原因,临床表现具有特征性,表现为服药后立即出现恶心、呕吐症状,后有 2～4d 无症状间隔期,随后出现明显的肝损伤症状,如黄疸、肝功能检测升高、凝血功能障碍,甚至肝衰竭及肝性脑病昏迷。其他与 DILI 相关的药物种类众多,包括各种抗生素及抗真菌药物、抗惊厥药物及激素类药物。

表 45-1　各种类型肝炎的血清学标志物

病毒	标志物	释义	方法	意义
甲型肝炎病毒	Anti-HAV	总抗-HAV 抗体	RIA/EIA	当前或既往感染
(HAV)	Anti-HAV-IgM	抗-HAV-IgM 抗体	RIA/EIA	当前或近期感染
乙型肝炎病毒	HbsAg	肝炎病毒表面抗原	RIA/EIA	当前 HBV 感染或病毒携带者
(HBV)	Anti-HBS	抗-HbsAg 抗体	RIA/EIA	病情好转或既往感染、保护性免疫、接种疫苗后免疫状态
	HbeAg	核蛋白衍生抗原(e 抗原)	RIA/EIA	活动性感染、高传染性
	Anti-Hbe	抗-HbeAg 抗体	RIA/EIA	病情好转或既往感染
	HBV DNA	HBV 病毒 DNA	PCR	活动性感染、与疾病活动性有关、阴性则提示病情缓解、只能在肝脏中检测出
	HbcAg	HBV 核心抗原	RIA/EIA	病毒复制的敏感指标
	Anti-HBc	抗-HbcAg 抗体		当前或既往感染
丙型肝炎病毒	Anti-HCV	抗多种 HCV 抗原抗体	ELSA	当前或既往 HCV 感染
(HCV)	HCV DNA	HCV 病毒 RNA	RIBA PCR	活动性感染
丁型肝炎病毒	Anti-HDV	抗-HDV 抗原 IgG/IgM 抗体	RIA/EIA	急性或慢性感染
(HDV)	Anti-HDV IgM	抗-HDV 抗原 IgM 抗体	RIA/EIA	急性感染
戊型肝炎病毒	Anti-HEV IgM	抗-HEV 蛋白 IgM 抗体	EIA	早期 HEV 感染
(HEV)	Anti-HEV IgG	抗-HEV 蛋白 IgG 抗体		晚期 HEV 感染

作出诊断需要有可疑药物，仔细筛查潜在暴露的环境性或工业性毒物。主要治疗方法为停用致病药物——多数可自愈，但有时可持续4～6个月。排除其他儿童肝脏疾病原因是非常重要的。对乙酰氨基酚的特效解毒药为乙酰半胱氨酸，若早期应用可预防肝衰竭和死亡。发生暴发性肝衰竭的患儿可能需行肝移植治疗。

3.Wilson 病　Wilson 病是>3 岁患儿中暴发性肝衰竭最主要的代谢性病因。特征性碱性磷酸酶水平降低、铜蓝蛋白低、尿铜升高、溶血、肾病、眼科检查可见 K-F 环，根据以上表现可做出诊断。其他肝病表现包括无症状性肝酶升高、慢性肝炎、肝大或肝硬化合并门脉高压。发展为肝衰竭之前，患儿可有神经系统受累表现。晚期肝衰竭者应行肝移植治疗。

4.铁超载　在儿童中，部分肝损害的病因与铁超载有关。在新生儿中，新生儿血色病可表现为明显的肝衰竭。在年长儿中，铁引起的肝损害更多是由于 JHC 及继发性铁超载所致。遗传性血色病(HHC)是高加索人，尤其是北欧血统人群最常见的遗传性疾病之一。HHC 通常在 20 岁之前不会发生肝脏疾病。JHC 是一种罕见的铁负荷紊乱性疾病，在患者 30 岁之前即可引起重度铁负荷及器官衰竭。与治疗 HHC 相类似，通过周期性放血以维持机体正常的铁平衡。继发性铁超载，也称之为含铁血黄素沉着症，是输血依赖性疾病(珠蛋白生成障碍性贫血、镰状细胞病及再生障碍性贫血)患儿常见的并发症，一般 20 岁之前无临床症状。治疗以螯合疗法为主，常用螯合剂有去铁胺或地拉罗司。

5.遗传性因素　α_1-抗胰蛋白酶缺乏症是一种较常见的遗传性疾病，在存活新生儿中发病率为 1/1600 至 1/2000。α_1-抗胰蛋白酶缺乏症患儿可能发展为慢性肝病，由于血清 α_1-抗胰蛋白酶(一种蛋白酶抑制药)浓度下降，成年后可能发生早发性肺气肿。10%～20%患儿儿童晚期时，可能发生慢性肝病所致的肝硬化及肝衰竭。通过等电聚焦(Pi 分型)确定 α_1-抗胰蛋白酶表型可做出诊断。纯合性 Pi-ZZ 表型个体有发生肝功能异常的风险。针对进行性肝脏疾病目前并无特效药物，肝衰竭者可行肝移植治疗。

囊性纤维化相关性肝病临床表现多样，可表现为新生儿胆汁淤积、肝大、肝炎、脂肪肝，可发展为多小叶性肝硬化合并门静脉高压及终末期肝病。不合并严重肺部疾病且营养条件较好的患者，行肝移植治疗预后相对较好。

6.自身免疫性因素　年长儿自身免疫性肝病最常见是由AIH所致,但亦可由自身免疫性硬化性胆管炎重叠综合征所致。AIH是一种不明原因导致肝纤维化和肝硬化而引起的慢性炎性坏死性肝炎。儿童及成年人均可发病,发病年龄高峰在10～20岁及45～70岁。根据自身抗体的种类不同,AIH可分为AIH-Ⅰ及AIH-Ⅱ。AIH-Ⅰ,又称为典型AIH,以抗核抗体、抗平滑肌抗体及抗-F-肌动蛋白阳性为特征。20%AIH患儿为AIH-Ⅱ,与抗LKM(肝-肾-微粒体)抗体及抗肝细胞胞质抗体有关。AIH-Ⅱ临床表现为发病早期病情较重且对免疫抑制药治疗反应较差。根据临床特征、组织学检查及自身抗体类型可作出诊断。有报道证实,高蛋白血症及高球蛋白血症与AIH具有相关性。目前尚无AIH免疫抑制治疗的临床指南。儿童AIH的治疗方案包括糖皮质激素与免疫抑制药(如巯基嘌呤或硫唑嘌呤)联合治疗。一些患儿可能发展为肝硬化及终末期肝病,目前已有肝移植治疗成功病例,但是肝移植后虽然已给予积极免疫抑制治疗,仍可发生AIH。

7.梗阻性因素　在年长儿中,肝胆道疾病(如胆总管结石、胆囊炎)很少引起黄疸。在年龄较小的儿童,胆结石常继发于某些存在易感因素的疾病,如溶血性疾病或全胃肠外营养。在青少年中,肥胖及口服避孕药增加胆结石的易感性。黄疸合并右上腹疼痛一般提示为胆总管结石。胆总管囊肿为先天性胆管系统扩张所致,常引起间歇性胆管梗阻,可于任何年龄发病。磁共振胰胆管造影可明确诊断,但需另行内镜逆行胰胆管造影或经皮肝穿刺胆管造影以明确病变范围。规范的治疗方法应行手术切除囊肿,行胆管空肠Roux-en-Y吻合、重建胆汁引流系统。胆总管囊肿若未经治疗,最终将导致胆道流出障碍、慢性肝损伤、胆汁性肝硬化及肝衰竭。残存组织发生恶性变(胆管癌)的风险升高,需行囊肿及胆管完全性切除术。

另外,任何解剖结构异常或肿块引起的外力挤压均可导致胆汁流出受阻,并表现出黄疸及皮肤瘙痒症状。腹部超声具有无创性、敏感性及特异性,为检查胰腺及胆道分支的首选诊断性检查方法。

8.血管性因素　布加综合征(非心源性肝静脉流出受阻)临床表现为腹痛、腹水引起的腹胀、黄疸及肝脾大。该病为肝静脉或下腔静脉梗阻所致，与高凝状态、骨髓过度增生、肿瘤及口服避孕药有关。VOD（又称为肝窦阻塞综合征）为另一种可致肝静脉流出受阻的疾病，病理表现为中央小静脉向心性狭窄。VOD 最常见于接受骨髓移植的患儿，亦可见于长期摄入含吡啶生物碱的食物或茶的患儿。

三、年长儿黄疸的评估

（一）病史

评估黄疸患儿需询问的重要问题包括如下（图 45-1）。

（1）发生黄疸前是否有前驱症状？提示是否存在感染性因素。

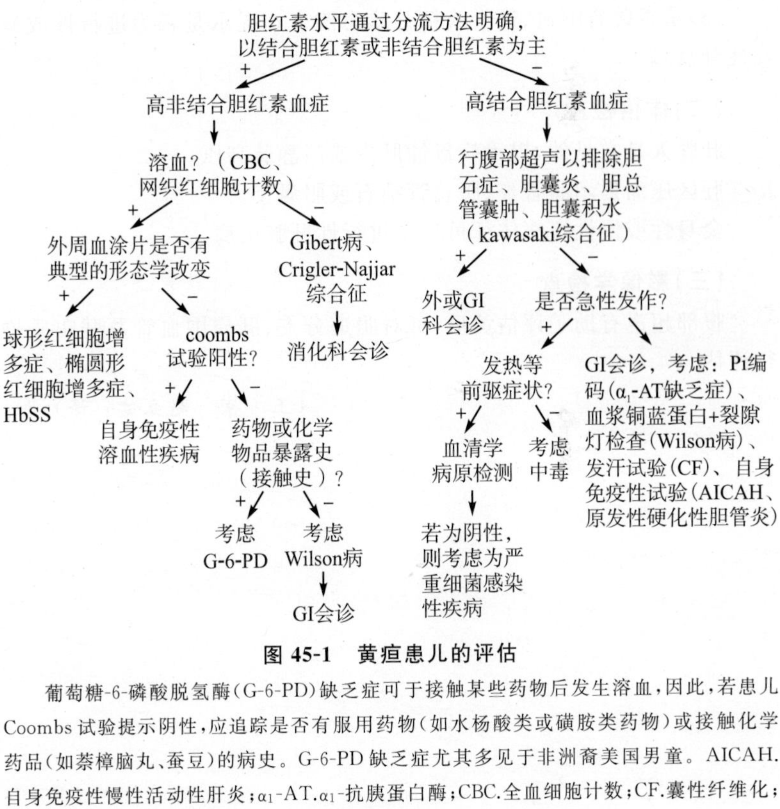

图 45-1　黄疸患儿的评估

葡萄糖-6-磷酸脱氢酶（G-6-PD）缺乏症可于接触某些药物后发生溶血，因此，若患儿 Coombs 试验提示阴性，应追踪是否有服用药物（如水杨酸类或磺胺类药物）或接触化学药品（如萘樟脑丸、蚕豆）的病史。G-6-PD 缺乏症尤其多见于非洲裔美国男童。AICAH. 自身免疫性慢性活动性肝炎；α_1-AT. α_1-抗胰蛋白酶；CBC. 全血细胞计数；CF. 囊性纤维化；GI. 消化科；HbSS. 血红蛋白 SS 病

(2)是否有血液系统疾病既往史或家族史？提示是否存在溶血。

(3)黄疸是否为急性起病，是否合并右上腹痛？提示是否为胆总管结石或胆囊炎。

(4)患儿近期是否服用药物？多种类型药物可引起肝损伤。

(5)是否有精神性疾病或社会压力？提示是否存在有意服用药物的情况。

(6)是否有不明原因肝脏疾病家族史？提示是否存在 Wilson 病或其他类型遗传性因素。

(7)是否有慢性疾病表现，如体重下降或皮肤瘙痒？提示是否为炎性或代谢性疾病。

(8)是否曾有呕血、黑粪或精神状态改变？提示是否为进行性或暴发性肝衰竭。

(二)体格检查

肝脾大是常见的，提示病毒性肝炎或门静脉高压。

肝区压痛提示胆管炎、胆总管结石或胆囊炎。

全身性或慢性疾病体征可见于进行性肝脏疾病。

(三)影像学检查

腹部超声有助于评估黄疸，可对胆道分支、肝周围血管及肝实质进行评估。

(王　京　赵立健　译)

第 46 章

新生儿黄疸

Clyde J.Wright,Michael A.Posencheg

黄疸是用来描述血清中胆红素浓度增高的可见表现。血红素蛋白的分解产物,其中大部分是血红素,是胆红素的主要来源。部分血红素被血红素加氧酶分解为胆绿素,并通过胆绿素还原酶的作用还原成非结合胆红素。非结合胆红素通过血流进入肝脏,大多是与白蛋白结合,进而转化为结合胆红素的形式,结合胆红素进入小肠并通过粪便排泄。在小肠内的酶可把结合胆红素转换成非结合胆红素,并返回到血液中,它可以重新进入肝循环,并增加胆红素的负荷,这个过程被称为胆红素的肝肠循环。注意,无论是结合或非结合的胆红素的升高均可引起黄疸,不同病因具有不同的化验结果和治疗方法。高非结合胆红素血症的病因有产生增加、结合或排泄减少、胆红素的肝肠循环增加。结合胆红素的升高主要是由于胆管排泄异常或肝功能障碍引起。图 46-1 是高胆红素血症鉴别诊断的基本原理。

一、鉴别诊断列表

(一)高非结合胆红素血症(生理性)

1.胆红素产生增加　①血型不合:RH、ABO 和少数血型不合。②红细胞(RBC)的酶异常:葡萄糖-6-磷酸脱氢酶(G-6-PD)、丙酮酸激酶和已糖激酶缺乏。③红细胞膜的缺陷:遗传性球形红细胞、椭圆形红细胞和固缩红细胞增多症。④血红蛋白病:α-珠蛋白生成障碍性贫血、镰状细胞病。⑤红细胞破坏增加:头颅血肿、红细胞增多症和瘀斑。⑥糖尿病母亲的婴儿。

2.胆红素结合或排泄减少　①激素缺乏:甲状腺功能减退症和垂体功能减退症。②胆红素代谢紊乱:Gilbert 综合征、Crigler-Najjar 综合征(1 型和 2 型)和 Lucey-Driscol 综合征。③脓毒症:细菌、病毒和真菌引起。

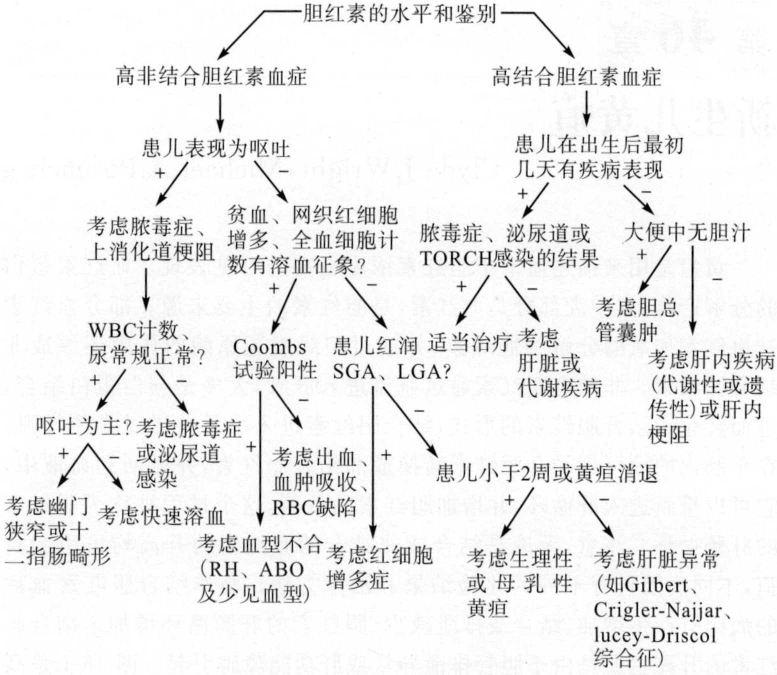

图 46-1 新生儿黄疸的诊断

LGA.大于胎龄儿；SGA.小于胎龄儿；TORCH.指弓形虫、风疹病毒、巨细胞病毒、单纯疱疹病毒；WBC.白细胞

3.肝肠环循环增加　①母乳喂养性黄疸。②母乳性黄疸。③肠梗阻或肠阻塞。④幽门狭窄。

(二)高结合胆红素血症

高结合胆红素血症的鉴别诊断是一个广泛的概念，包括超过一百个不同的疾病。引起新生儿高结合胆红素血症的大多数病因可以归纳为阻塞性、感染性、代谢性和杂项的类别。下面列举一些最重要的病因。

1.胆管异常　①胆道闭锁。②胆总管囊肿。

2.感染

(1)肝脏的：TORCH(弓形虫、风疹病毒、巨细胞病毒、单纯疱疹病毒）感染、肠道病毒。

（2）全身性：细菌性败血症和尿路感染。

3.代谢/遗传性疾病 ①半乳糖血症。②酪氨酸血症。③α_1-抗胰蛋白酶缺乏。④Alagille 综合征。

4.杂项 ①全胃肠外营养（TPN）相关胆汁淤积。②新生儿血色病。③特发性新生儿肝炎。

二、鉴别诊断讨论

（一）高非结合胆红素血症

1.生理性黄疸 在宫内，胎儿非结合胆红素容易穿过胎盘，被结合并由母亲排出体外。出生后，新生儿是胆红素的唯一的代谢途径，但对胆红素代谢未完全做好准备。正因为如此，超过 50%的婴幼儿在出生后几天里出现黄疸。生理性黄疸不会在出生后 24h 内出现，足月儿在出生后 4d 出现高峰。许多生理性因素促成了这一“生理性黄疸”，包括红细胞数量增多、红细胞寿命缩短（新生儿 70～90d，而成年人 120d）、胆红素尿苷二磷酸-葡萄糖醛酸转移酶（UDPGT）活性降低（在出生后 10d 内小于成年人的 1%）和胎粪排泄延迟，从而增加胆红素肠肝循环。

提示：超过 50%的婴儿在生后几天有临床黄疸，但在出生后 24h 内的肉眼可见黄疸是病理性，直到证明并非如此。

值得注意的是，吃母乳的新生儿有较高的胆红素水平，更多的新生儿母乳喂养，在这些原本健康的新生儿，医师不得不重新审视什么是“正常”水平血清总胆红素（TSB）。95%的足月儿的胆红素水平不超过 12.9mg/dl。然而，最近的研究表明，在母乳喂养的新生儿中，血清 TSB 平均峰值为 8～9mg/dl，17～18mg/dl 为上限。

2.胆红素生成增加

（1）血型不合：如果胎儿和母亲之间存在血型不合，母体产生抗胎儿红细胞的抗体 IgG 可以通过胎盘，导致溶血和胎儿、新生儿体内胆红素产量增加。血型不合可以存在于 Rh、ABO 或较少见的血型抗原。

提示：Rh 血型不合要求提前致敏，因此不发生在第一胎，而 ABO 血型不合可发生在第一胎。

①Rh 血型不合：Rh 血型不合发生在 Rh 阴性的母亲怀有 Rh 阳性

的胎儿。母亲之前必须有Rh抗原致敏，通常发生于Rh阴性母亲首次妊娠，导致直接针对Rh抗原的抗体产生。Rh阴性母亲所生的Rh阳性的婴儿可以有宽的疾病谱，从15%～20%未受影响到严重的疾病，包括胎儿成红细胞增多和胎儿死亡(25%)。已妊娠的Rh阴性母亲封闭抗体(RhoGAM)可防止Rh致敏，降低因Rh致敏导致的胎儿成红细胞增多症(在美国的发生率为1/1000活产婴儿)。

②ABO血型不合：ABO血型不合发生在O型血母亲怀有A型或B型血的胎儿。这部分O型血的母亲体内存在抗-A和抗-B的IgG抗体，这些抗体可以通过胎盘。A型或B型血的母亲针对于各自的抗原产生IgM抗体，这些IgM抗体无法跨越胎盘。因为A和B抗原在自然界中常见，O型血的母亲以前已被这些抗原致敏，溶血可发生在第一胎妊娠。虽然ABO血型不合发生在所有妊娠的比例为15%，但是在ABO血型不合母婴中发生ABO溶血病的比例低于5%。ABO溶血往往比Rh溶血较轻，常见表现是贫血、网织红细胞增多和高胆红素血症，常发生在生后24～72h。

(2)红细胞酶异常：葡萄糖是红细胞的主要代谢底物，并且因为成熟红细胞没有线粒体等细胞器，葡萄糖只能通过无氧途径代谢。在糖代谢或红细胞氧化作用通路的缺陷或破坏可导致溶血和高胆红素血症。

①葡萄糖-6-磷酸脱氢酶缺乏症：G-6-PD是最常见的红细胞酶缺陷病，多数发生在地中海、中东、非洲及东南亚裔的婴儿。在非洲裔美国人新生儿的发生率高达15%，遗传方式是X-连锁隐性遗传。这个缺陷的存在对于导致疟疾的恶性疟原虫的感染具有抵抗力。G-6-PD的产生的底物可保护红细胞对抗氧化应激。红细胞缺乏这些底物会发生溶血与氧化应激。在新生儿重要的引物包括败血症或暴露于其他应激物(萘、磺胺类药物、对乙酰氨基酚、吃过蚕豆的母亲的母乳等)，然而，高胆红素血症的发病机制似乎比简单的溶血更复杂。通常情况下，这些物质是未知的，以及婴幼儿显著性高胆红素血症没有溶血的证据，导致一些权威机关假设同时存在胆红素结合或清除的障碍。经典的高胆红素血症出现在产后24～96h，并且它是严重的，甚至没有明显的贫血。高达50%的患儿也同时有Gilbert综合征(见下文)，而这个合并症增加

高胆红素血症和胆红素脑病的危险。许多国家医疗机构在常规新生筛查中包括 G-6-PD。在 2004 年美国儿科学会(AAP)制定高胆红素血症的指南,该委员会强调了在新生儿期 G-6-PD 缺乏漏诊的可能性,并鼓励从业者当遇到婴幼儿有适当的种族背理,并且对光疗不敏感时,应考虑此诊断。

提示:有种族背景或对光疗不敏感的新生儿严重的高胆红素血症应考虑 G-6-PD 的诊断。

②丙酮酸激酶缺乏症:在丙酮酸激酶缺乏时导致从葡萄糖产生的三磷腺苷无效,从而导致红细胞的存活寿命缩短。这种疾病是常染色体隐性遗传,最常见于北欧白种人。临床表现范围从新生儿重度黄疸到代偿性溶血性贫血。

(3)红细胞膜的缺陷:影响红细胞膜和细胞骨架结构的缺陷改变细胞的形状和变形,从而导致溶血和高胆红素血症。包括遗传性球形红细胞增多症、椭圆形红细胞增多症和固缩红细胞增多症。

遗传性球形红细胞增多症:遗传性球形红细胞增多症发生率为 1/5000,是最常见的先天性红细胞膜的缺陷。这种疾病是常染色体显性遗传,约 25%的病例产生新的突变。可有脾切除、胆结石和贫血的家族史。

(4)红细胞负荷增加:任何条件,增加红细胞的负荷会导致高胆红素血症,仅次于继发于血管外或隔离红细胞的破裂。常见的情况包括头颅血肿、创伤性分娩后大面积青紫和红细胞增多症。

糖尿病母亲的婴儿:胰岛素依赖型糖尿病母亲的巨大儿代表易患高胆红素血症一个独特的高危因素。这些婴儿具有高水平的促红细胞生成素增加的红细胞的生成,因而无效红细胞产生和红细胞增多症可能是导致高胆红素血症的原因。

3.胆红素结合或排泄降低

(1)生长激素缺乏症:对新生儿甲状腺功能减退症和垂体功能减退症并发高胆红素血症的发病机制是知之甚少。甲状腺功能减退导致非结合高胆红素血症,而垂体功能减退可导致非结合或结合高胆红素血症。

(2)胆红素代谢紊乱:胆红素尿苷二磷酸葡萄糖醛酸转移酶(UD-

PGT)负责将非结合胆红素转换为结合胆红素。此酶缺陷可导致高非结合胆红素血症。

①Crigler-Najjar 综合征:Ⅰ型和Ⅱ型。Ⅰ型是一种罕见的疾病,常染色体隐性遗传,起因在于 UDPGT 酶活性的缺陷。这些患儿在生后2～3d发展成严重的高胆红素血症,往往需要换血。Ⅱ型病(也称 Arias 综合征)的患儿保留一些 UDPGT 活性,婴儿的高胆红素血症通常不太严重。此外,婴幼儿Ⅱ型疾病也部分对苯巴比妥敏感,它可诱导酶的活性。

提示:Crigler-Najjar 综合征Ⅰ型比Ⅱ型的更严重,Ⅱ型对苯巴比妥敏感,它可诱导酶的活性。

②Gilbert 综合征:Gilbert 综合征在人群中有 5%～10%的发病率,同时具有常染色体显性和隐性遗传。与对照组相比,由于 UGT1 活性降低,婴幼儿可能会有非结合胆红素轻度升高。病理性高胆红素血症在新生儿期很少见,除非并发其他疾病,如 G6PD 缺乏或遗传性球形红细胞增多症。

③Lucey-Driscoll 综合征:Lucey-Driscoll 综合征与显著的高胆红素血症相关联,并且被认为与从母体血清中抑制 UDPGT 作用的激素或抗体有关。这是一种自限性疾病,在不明原因的严重的家族性高胆红素血症,应考虑此疾病。

(3)脓毒症:脓毒症可导致高胆红素血症,仅次于溶血和结合障碍。脓毒症患儿可能同时存在非结合胆红素和结合胆红素水平的升高。尿路感染的存在与出生后 8d 患儿的黄疸或结合胆红素水平的升高有关。

4.胆红素的肝肠循环增加　母乳喂养失败性黄疸和母乳性黄疸。多项研究表明母乳喂养和高胆红素血症发病率、严重程度之间存在一定的联系。母乳喂养的婴儿在出生后 1 周内可能发展到胆红素水平>12mg/dl 的概率高 3 倍,一般胆红素的峰值为 10～30mg/dl。此外,高达 10%～30%母乳喂养的婴儿从生后第 2～6 周仍持续有高胆红素血症。在出生后 2～4d 出现的黄疸称为“母乳喂养失败性黄疸”,而后来从第 4～7 天发生的,并且持续导致长期黄疸的,称为“母乳性黄疸”。这两种情况有相当大的重叠。母亲和新生儿的因素导致无效营养摄入,被认为可能是母乳喂养失败性黄疸的病因。这些包括缺乏适当的技术、胀奶、乳头皲裂、无效吸吮或闭锁，胎便排泄延迟，肝肠循环增加，在这些情况存在时可导致高间接胆红素血症。在母乳中发现多个因子，可导致长时间高非结合胆红素血症，即所谓的母乳性黄疸，包括葡萄糖醛酸苷酶，它在肠腔内降解胆红素，增加肝肠循环。然而，确切的病因仍不清楚。

提示：母乳喂养失败黄疸是早发性黄疸，在出生后 2～4d 发生，而母乳性黄疸发病较晚，黄疸从生后第一个星期末到生后几星期的时间里都持续存在。

(二)高结合胆红素血症

高结合胆红素血症定义：总胆红素＜5mg/dl，结合胆红素≥1mg/dl；或如果总胆红素＞5mg/L，结合胆红素＞20%。如何鉴别诊断高结合胆红素血症和胆汁淤积，肝细胞和胆红素排泄的胆管都起到重要作用。然而，在执行一个完整的诊断检查时，足月儿 70%～80%的病例之间可以归因于胆道闭锁或特发性新生儿肝炎。在早产儿中，最可能的原因是全肠外营养相关胆汁淤积。

1.胆管异常　胆道闭锁：胆道闭锁是引起胆汁淤积最常见的诊断之一，发生率为 1/10 000，占高结合胆红素血症的 1/3。不断进展的炎症性的硬化过程导致肝外胆管的梗阻和肝内胆管的炎症进展，可导致胆汁性肝硬化。尽管多个病因被假设，病原体仍不清楚。婴幼儿在出生时表现很好，但在接下来的几周时间黄疸持续性进展。早期诊断是至关重要的，因为准确的治疗方案以引流胆汁，在＜8 周龄进行 Kasai 胆肠吻合手术成功率最高。虽经治疗，大部分患者最终需要肝移植。

提示：对于胆道闭锁，在出生后 8 周内进行 Kasai 胆肠吻合手术会更成功，出于这个原因，婴儿第 2～3 周持续性黄疸，需要分解胆红素，以确保结合胆红素部分不升高。

2.感染　几种先天性感染可表现为高结合胆红素血症，包括 TORCH 感染。新生儿的病毒感染，包括甲型肝炎和乙型肝炎，以及肠道病毒可引起肝衰竭和高胆红素血症。此外，细菌性败血症和泌尿系感染可导致高结合胆红素血症。

3.代谢性/遗传性疾病　多种代谢紊乱，包括酪氨酸血症和半乳糖血症，临床上可表现为高结合胆红素血症及暴发性肝脏疾病。α_1-抗胰蛋白酶缺陷,常染色体隐性遗传,活产婴儿中发病率为 1/2000。只有 5%的患儿迅速发展为进行性肝脏疾病,需要在 4 年之内进行肝移植,其余的 95%伴随着不同的临床表现延续到成年。Alagille 综合征(肝动脉发育不良)表现为特殊面容及与肝内胆管缺乏相关的胆汁淤积。这种疾病在活产婴儿的发生率为 1/70 000。

4.其他

(1)胆汁淤积相关的全肠外营养:全肠外营养(TPN)在从新生儿起需要抑制肠道喂养的许多情况下是必不可少的。长期的 TPN 可导致肝损伤,导致转氨酶升高、γ-谷氨酰转移酶升高和黄疸等。TPN 的时间越长,胆汁淤积的风险越高。胆汁淤积的发病通常在 TPN 2 周之后。在大多数患儿,随着肠内营养的开始和肠外营养的停药,胆汁淤积慢慢缓解。这种情况在早产儿中最常见,因为他们更多地需要 TPN。

(2)新生儿血色病(NH):新生儿血色病是肝衰竭的状况,包括高结合胆红素血症,在新生儿期与铁沉积在包括肝脏在内的多器官有关,其他受影响的器官可以是胰腺和心脏。例如,专家推测这种情况可能与来自母体的抗体与胎儿肝脏的基底产生的同种免疫反应有关。患病的婴儿可以通过双倍换血和静脉注射免疫球蛋白(IVIG)治疗而成功治愈。血色病患儿的母亲在以后的妊娠期经 IVIG 治疗之后出生的子女基本不会再患本病。

(3)特发性新生儿肝炎:特发性新生儿肝炎定义为不伴有一般病毒感染的高结合胆红素血症或特异病因的代谢异常。肝活体组织检查可见肝细胞转化成多核巨细胞。与胆道闭锁相鉴别,虽然困难,特异性的临床表现是非常重要的。黄疸经常发生在生后第1周,但可以迟至4个月才出现。家族性病例预后不良,<30%的病例可康复。散发病例中60%~80%的患儿可康复。

三、临床发现

(一)病史

1.家族史　有血液病、脾切除和胆结石家族史,既往有患病的儿童:高胆红素血症的遗传原因妊娠和分娩。

2.产妇血型和 Rh 状态(Rh 和 ABO 血型不合)　①TORCH 滴度。

②妊娠糖尿病。③妊娠期用药：磺胺类药、呋喃妥因、抗疟药和缩宫素（催产素）。④胎儿异常解剖的超声：胃肠道（GI）阻塞和胆总管囊肿。⑤产伤：出血和血肿。

3.婴儿史　①胎龄（出生后的年龄）、婴儿的种族。②胎儿宫内生长受限/小于胎龄儿，可能与遗传、代谢或感染有关，以及红细胞增多症。③新生儿筛查结果（如果有的话）。④婴儿血型和直接 Coombs 试验结果，往往送脐血标本。⑤营养（母乳喂养与配方奶喂养、TPN）。⑥排尿和排便模式。

（二）体格检查

1.胆红素的水平　人们早就注意到，黄疸是以从头至尾的方式进展的。当 TSB＞5mg/dl 时临床出现黄疸，并且可以通过对皮肤轻微施加压力和评价皮肤、皮下的组织的颜色而被测出。在自然光下评价黄疸是否存在是最好的。当 TSB 水平超过 12mg/dl 时，临床应用从头到尾的方式去评价黄疸的水平，对于黑皮肤的新生儿不可靠。

提示：胆红素水平＞5mg/dl 时，黄疸在临床上表现明显。然而，研究表明，通过评估黄疸从头到脚的进展而预测胆红素水平是不可靠的。

2.一般体格检查如下　①血管外血液标志：头颅血肿和瘀斑。②多血症婴儿：红细胞增多症。③腹水、胸腔积液及肝大：Rh 同种免疫和 α-珠蛋白生成障碍性贫血。④苍白和肝脾大：溶血。⑤发热、体温不稳、嗜睡、呼吸窘迫、呕吐和惊厥：脓毒症或急性胆红素脑病。⑥小头畸形、瘀点、肝脾大和脉络膜视网膜炎：TORCH 感染。⑦腹部包块：胆总管囊肿和肠梗阻。⑧尿色深和灰白色大便：胆汁淤积。

3.急性胆红素脑病和核黄疸　预防急性胆红素脑病进展为核黄疸，是新生儿期及时诊断和适当治疗高胆红素血症的主要原因。非结合胆红素，处于游离或未结合形式，可透过血脑屏障，对基底神经节和各种脑干核的神经元是有毒的。急性胆红素脑病的临床表现往往误认为是脓毒症、窒息或低血糖症。足月婴儿，急性胆红素脑病分为几个阶段，早期阶段包括嗜睡、喂养困难和肌张力低下。中期阶段可表现为昏迷、烦躁不安、肌张力增高，偶尔发热和大叫。肌张力增高可表现为颈部和躯干向后倾斜呈弓状（角弓反张）。晚期阶段包括角弓反张、尖叫、不吃、呼吸暂停、昏迷，偶尔抽搐和死亡。“核黄疸”是保留用于描述胆红素脑病的慢性形式的术语。若能幸存,婴儿可能会发展为手足徐动症、神经性耳聋、牙釉质发育不良及向上凝视麻痹。

提示:“急性胆红素脑病”是与胆红素水平升高有关的初期神经系统功能障碍的症状的术语。核黄疸是对于慢性表现而言。

发生核黄疸的高胆红素血症的水平目前还不清楚。Rh溶血病的患儿,治疗胆红素水平>20mg/dl防止长期后遗症。最近的研究表明,有溶血的患儿,无论是高胆红素血症的水平还是持续时间都有助于核黄疸的发展。无溶血的健康婴儿可能发展为高胆红素血症(20~2mg/dl),并且这不会导致出现不可逆的神经损害;然而,同时存在相反的报道。增加胆红素在脑中沉积的因素包括低白蛋白血症、酸中毒、高碳酸血症、低氧血症、局部缺血和全身性疾病(休克、脓毒症和呼吸窘迫综合征)。比较鲜为人知的是,对于胆红素水平和早产儿核黄疸,多数专家建议在比足月儿低的水平进行治疗。只有临床医生对每个患儿的风险因素进行仔细关注才可以确保新生儿高胆红素血症得到适当治疗。

从核黄疸登记的数据表明,核黄疸的发病率越来越高,在美国每624 000名活产婴儿就有1例。有些人推测,早日出院与延迟随访、新生儿出生后24h内出现的黄疸筛查失败和临床医师对黄疸处理不当,都可能会在这一现象中发挥作用。

四、实验室评估

(一)非结合与结合、间接与直接高胆红素血症

当评估胆红素水平,临床医师往往在非结合和结合、间接和直接高胆红素血症之间进行选择。这些胆红素水平是通过不同的实验方法确定。传统的胆红素测定方法,利用了胆红素和重氮试剂之间的反应。直接胆红素反映了结合胆红素与重氮试剂的直接反应。这包括δ-胆红素,它是结合胆红素与白蛋白相结合的片段,经过长期的高胆红素血症出现。增加促进剂可确定总胆红素水平,通过总胆红素和直接胆红素之间的差可计算间接胆红素。各种非传统的方法已经发展到直接评估结合和非结合胆红素。结合胆红素水平不包括δ-胆红素。因此,直接胆红素和结合胆红素略有不同,同样间接的和非结合胆红素也略有不同。通常情况下,结合和非结合胆红素水平能更快地获得和选择评估

新生儿高胆红素血症的测评方法。

(二)经皮胆红素测定

经皮胆红素测定(TCB)是测量总胆红素水平的无创方法。当胆红素水平＞15mg/dl 时，非洲裔和拉美裔民关于这些读数的准确性有一些忧虑。然而，这种技术作为筛选工具已经得到了广泛的使用，以帮助在新生儿室发现早期高胆红素血症的新生儿。AAP 最近主张利用该技术协助筛查≥35 周的妊娠健康新生儿的高胆红素血症。然而，如果 TCB 值是在推荐使用光疗的血清总胆红素(TSB)水平的 70％或在风险图的高风险区，增高的胆红素水平必须要血清测量来确认(图 46-2)。

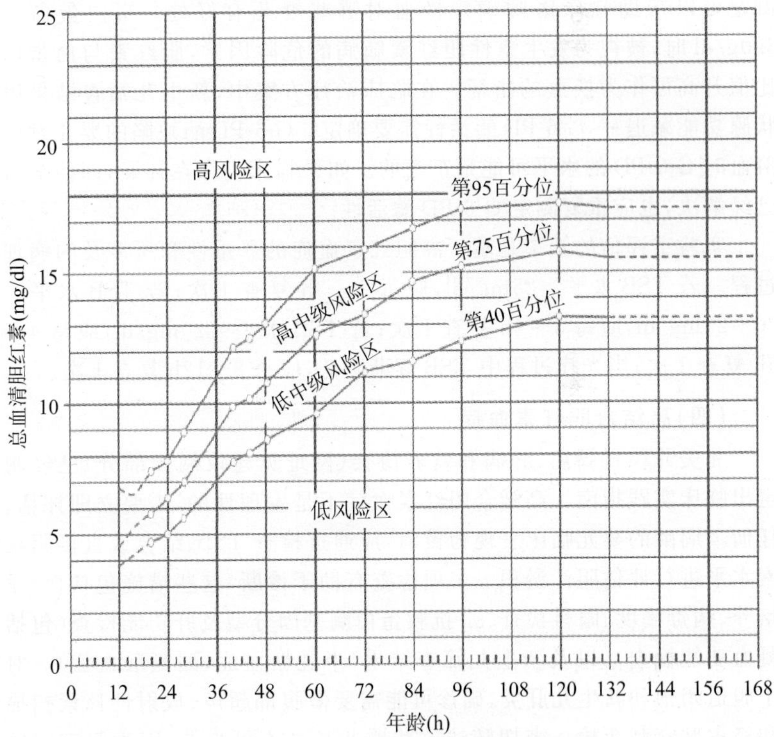

图 46-2　Bhutani 风险图

(三)高非结合胆红素血症

任何婴儿存在临床上肉眼可见的黄疸,应该测量 TSB,以确定非结合或结合胆红素水平。连续的血清 TSB 水平测量是有益的,因为应特别注意其胆红素上升到≥0.5mg/(dl·h)以上超过 4～8h 或每一天升高>5mg/dl 的新生儿。胆红素水平如此迅速升高这可能表明急性溶血。O 型血母亲的新生儿进一步的实验室研究检查包括血型和直接 Coombs 试验(可应用脐血完成)。在这些患儿中,1/3Coombs 试验阳性,只有 15%的胆红素≥12.8mg/dl。此测试的结果不应该被用来确诊或排除 ABO 血型不合所引起的高胆红素血症。全血细胞计数、外周血涂片和网织红细胞计数可帮助由于溶血而引起的贫血的诊断。如果怀疑败血症,血培养、尿培养和脑脊液分析也可帮助诊断。血清白蛋白的测定可以帮助临床医师确定换血对哪些婴儿有好处。当白蛋白<3.0g/dl 时,被视为发生急性胆红素脑病的危险因素,胆红素与白蛋白比值升高可作为换血的指征。在临床治疗方案中,新生儿筛查结果甲状腺功能减退症,G-6-PD 酶活性需要确定。G-6-PD 酶缺陷的婴儿发生溶血时 G-6-PD 的水平可能是正常的。如果临床仍存在怀疑,即使溶血已经解决,也应重复测定 G-6-PD 酶活性。

实验室评估的频率是基于高胆红素血症的严重性和所涉及的病理过程。若 TSB 水平>25mg/dl,应每 2～3h 复查 1 次;若 TSB 水平>20～25mg/dl,应每 3～4h 复查 1 次;若 TSB 水平<20mg/dl,应每 4～6h 复查 1 次;当光疗过程中 TSB 逐渐降低,应每 8～12h 复查 1 次。

(四)高结合胆红素血症

北美儿科胃肠病、肝病和营养协会(网址见建议阅读部分)已经制定出临床实践指南。高结合胆红素血症不是生理性的,需要立即评估。任何 2 周龄的婴儿临床表现为黄疸,应通过检查 TSB、结合或直接胆红素水平进行评估胆汁淤积。多项检查有助于诊断,这些措施包括血/尿培养、病毒滴度、眼科检查、α_1-抗胰蛋白酶基因分型及肝功能检查(包括凝血功能检查),以及新生儿筛查结果(半乳糖血症、酪氨酸血症)。对于胆道闭锁和新生儿肝炎,确诊可能需要做腹部超声、放射性核素扫描和经皮肝穿刺活检。密切随访这些婴儿是必不可少的,因为胆道闭锁早诊断,可以为手术治疗的成功创造机会。

五、治 疗

(一)高非结合胆红素血症

1.预防措施、列线图和筛选算法 APP 已开发了一种算法为所有高胆红素血症的婴儿进行系统评估(网址见建议阅读部分)。每一个新生儿都应该每 8～12h 被临床评估 1 次,以监测黄疸的发展。特别要注意的是,高风险的婴儿发展为显著的高胆红素血症(表 46-1)。在出生后 24h 内发生的黄疸,需要进一步检查。此外,如果临床评估证实有明显黄疸,需测量 TSB。一旦获得 TSB,可绘制多功能列线图,以协助临床医师进行管理。由 Bhutani 开发的时间-特异性胆红素曲线图(图 46-2)对确定新生儿发展为高胆红素血症的风险与下一步治疗是有帮助的,并且主要被用来确定合适的随访时间的工具。AAP 已开发出治疗列线图,针对于对≥35 周妊娠,无发展为急性胆红素脑病的高危因素的新生儿。这些列线图有助于临床医师判断新生儿是否应该接受光疗(图 46-3)或换血(图 46-4)。

表 46-1 重症高胆红素血症的重要危险因素

在高危险因素或高中级风险区域的 TCB 或 TCB 测量
低胎龄
纯母乳喂养,特别是如果护理不当,体重减轻过多(>8%～10%)
出生后 24h 出现黄疸
自身免疫性或其他溶血性疾病(如 G-6-PD 缺陷)
以前的兄弟姐妹出现过黄疸
头颅血肿或显著青紫
东亚种族
高胆红素血症神经毒性的危险因素
自身免疫性溶血病
G-6-PD 缺陷
窒息
脓血症
酸中毒
白蛋白<3.0mg/dl

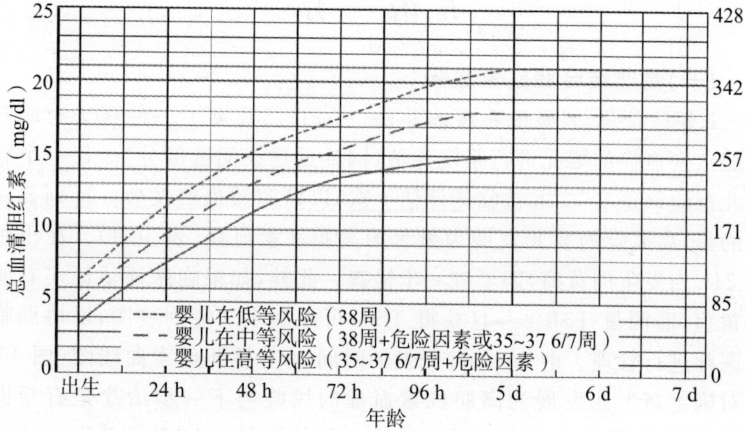

• 用总胆红素，不要减去直接反应或结合胆红素。

• 风险因素＝自身免疫性溶血性疾病，G-6-PD 缺乏症、窒息、显著嗜睡、体温不稳、败血症、酸中毒或白蛋白＜为 3.0g/dl(如测量)。

• 对于 35～37 6/7 周的婴幼儿，可以进行干预以调整总血清胆红素水平达到中等风险区域。接近 35 周有较低总血清胆红素水平的婴儿和 37 6/7 周有较高总血清胆红素水平的婴儿，可以选择性进行干预。

• 当婴儿的总血清胆红素水平在 2～3mg/dl(35～50mmol/L)时，可以在医院或家中选择性的进行常规光疗。但若婴儿存在危险因素，不能在家中进行光疗。

图 46-3 光疗指南

（转载获得美国儿科学会的许可:35 周及以上孕周新生儿高胆红素血症的管理）

APP 最近更新了他们的建议，提出对≥35 周妊娠的新生儿进行健康筛查。除了普遍的婴儿筛查，无论是使用 TCB 或 TSB，对于高胆红素血症的新生儿，推荐的特殊算法已经制定出来。这些算法考虑到胎龄，有无高胆红素血症的危险因素，和根据 Bhutani 图的胆红素危险区(表 46-2)，并提供随访和(或)重复胆红素评估的时机。虽然这种策略可能会增加新生儿护理的成本，但达到预防核黄疸和长期后遗症的目标是最重要的。

2.光疗　光疗需要按照 AAP 指南中制定的指导原则，其中包含产

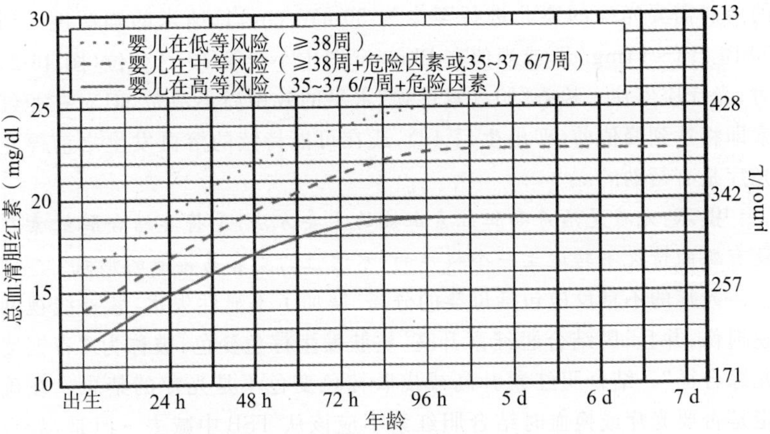

• 由于临床情况的多样性和婴儿对光疗的一系列反应，第 1 个 24h 的虚线指示具有不确定性。

• 如果婴幼儿显示急性胆红素脑病，如表现为亢进、拱架姿势、角弓反张、发热、高音调的叫声，或者如果总血清胆红素高于指示线上 5mg/dl (85μmol/L)，建议立即换血。

• 风险因素＝自身免疫性溶血性疾病、G-6-PD 缺乏症、窒息、显著嗜睡、体温不稳、败血症、酸中毒。

• 测定血清白蛋白，并计算 B/A 比值(见图例)。

• 用总胆红素，不要减去直接反应或结合胆红素。

• 如果婴儿是 35～37 6/7 周(中等风险)，可以根据实际胎龄和个体的总血清胆红素水平决定是否换血。

图 46-4 换血指南

(转载获得美国儿科学会的许可：35 周及以上孕周新生儿高胆红素血症的管理)

后年龄和孕周列线图以指导治疗(图 46-3)。非结合胆红素在可光谱(450nm)的蓝色部分最大限度地吸收光。使用光疗的结果是使胆红素光致异构化达到一个有极性的、水溶性的并且更容易排泄的形式。光疗后构型和结构同分异构体形成，最常见的结构异构体是光红素。多种因素影响光疗的效果，包括光谱的光、光疗装置的辐照度(光的剂量)，婴儿的暴露表面积和婴儿距光源的距离。将光纤毯放置婴儿身下可增加暴露表面积。目前 AAP 指南要求使用密集光疗，对胎龄≥35 周的所有需要光疗的婴儿进行至少为 30mW/cm² 每纳米的辐照度。当 TSB＜13～14mg/dl，或当值在 Bhutani 图中小于第 40 百分位（图 46-2）时，光疗应停住。检查"胆红素反弹"水平的效用尚不清楚，但对在胆红素即将达到峰值前（即出生后 4d），或在可能持续的溶血发生之前停止光疗是有帮助的。

提示：光疗是治疗高胆红素血症的主要方法，是将非结合胆红素在没有酶的情况下转运至一个极性的、水溶性的更容易排泄的形式。

光疗的不良反应包括母婴的分离、增加了不显性失水、紫外线视网膜损伤，并且，因结合胆红素升高，皮肤发生棕色变色，被称为"青铜婴儿综合征"。结合胆红素升高或皮肤棕色变色不是光疗的禁忌。在确定是否要光疗或换血时结合胆红素不应该从 TSB 中减去。但是，如果婴儿在光疗过程中胆红素仍增加，并存在皮肤紫癜或大疱性皮疹，应考虑先天性红细胞生成性卟啉病的诊断（光敏性和诱发溶血所致）。

3.静脉输液　静脉输液不会降低 TSB 水平，但婴儿接受光疗可能增加不显性失水，也可合并拒食，因此，肠外液体治疗是有益的。

4.换血　换血应根据 AAP 指南中年龄特异性表来执行。更换婴儿循环血容量两倍的血液能迅速纠正高胆红素血症，并去除同种免疫溶血病中的致病抗体。通常情况下，O 型红细胞和 AB 型血浆被用于重组全血，因为婴儿的交叉配血在时间上是不允许的。需要熟练的技术人员和在监护室内密切监测患儿的病情变化。安全的血管内通道是必需的，如果使用脐带通道，在换血之前，其位置必须确定好。先从脐导管缓慢放血，速度为 1～2ml/(kg・min)，同时把重组全血缓慢输入体内。外周通道是首选，以减少胃肠道并发症的风险，但它们的使用因为口径太小的限制而变得复杂。一种有效的双倍血容量换血（160ml/kg）换掉患儿近 85％的血容量，而单倍换血换掉近 63％的血容量。常见换血后胆红素水平反弹至换血前胆红素水平的 60％～80％，即血管和血管外的成分之间的再平衡。并发症包括输血反应、感染、肠道缺血/坏死、小肠结肠炎、低钙血症（特别是在枸橼酸钠中保存的红细胞）、血小板减少和血流动力学的不稳定。健康婴儿死亡的风险是 1％，而在患有疾病的新生儿可能高达 12％。

提示：胆红素对白蛋白比值可作为一种辅助指标来决定是否换血，因为它强调血清低白蛋白这个危险因素。

5.静脉注射免疫球蛋白治疗同种免疫溶血性高胆红素血症　在同种免疫溶血性疾病引起的高胆红素血症（RH、ABO 或少见的血型抗原），IVIG 可减轻溶血和高胆红素血症。AAP 建议当患儿有高胆红素血症且对光疗反应迟钝，或胆红素水平接近换血标准，这种情况下可使用 IVIG。研究证明，这样可减少换血需求，不良反应较少。目前的建议是如果光疗下 TSB 仍上升，或者比换血水平的胆红素低 2～3mg/dl，可给予 IVIG（0.5～1g/kg 静脉滴注超过 2h）。此剂量在必要时可在 12h 内重复给予。

6.苯巴比妥　苯巴比妥通过诱导葡萄糖醛酸转移酶的表达，增加胆红素的结合和排泄。它已经被用于结合性和非结合性高胆红素血症的治疗。目前，苯巴比妥不是主要的治疗方法。

7.金属卟啉的合成（锡-中卟啉）　这些化合物限制胆红素产生，因为他们作为血红素氧化酶的竞争性抑制剂，对胆红素产生的第一步产生影响。经研究锡-中卟啉是最好的化合物，并已有一些成功病例，在一些种族中避免了换血（如 Jehovah's Witnesses），他们的信仰不允许接触血液制品。目前，这些产品还没有经美国食品和药物管理局批准。

（二）高结合胆红素血症

高结合胆红素血症的治疗取决于最终的诊断，并应与儿科胃肠病专家共同治疗。要优化营养，并注意补充脂溶性维生素（维生素 A、维生素 D、维生素 E 和维生素 K）。医疗管理是有限的，只是支持治疗。苯巴比妥可增加结合和胆红素的排泄，但因为它的镇静作用，不常规推荐使用。熊去氧胆酸可以增加胆汁排泄，但它的效果不确定。对于患有胆道闭锁的患儿，如果在出生后 8 周内进行肝肠吻合术，结果会得到改善。

（杨晓斐　伊迎春　译）

第 47 章

关节疼痛

Jeffrey A. Seiden

关节炎是关节的红、肿、热、痛、功能障碍。关节痛是关节无运动幅度的限制的关节疼痛，目前还没有找到其他的关联性。关节炎或关节痛可表现为多关节、少关节或单一关节。

一、鉴别诊断列表

1.创伤性/结构性因素　①近期创伤性骨折和扭伤。②异物滑膜炎。③过用综合征：应力骨折、骨突炎（肌腱炎）和胫骨粗隆骨软骨病（Osgood-Schlatter 病）。④退行性病变：股骨头骨骺骨软骨病（Legg-Calvé-Perthes 病），股骨头骨骺滑脱（SCFE），分离性骨软骨炎、髌骨软骨软化症。

2.感染性因素　①化脓性关节炎。②骨髓炎。③病毒性关节炎。④感染后关节炎：急性风湿热（ARF）、链球菌性关节炎、莱姆病和痢疾后关节炎[莱特尔综合征（Reiter 综合征）]。

3.炎症因素　①短暂性（中毒性）滑膜炎。②反应性关节炎。③川崎病。④系统性红斑狼疮。⑤皮肌炎。⑥结节性多动脉炎。⑦过敏性紫癜。⑧白塞（Behcet）综合征。⑨银屑病关节炎。

4.免疫性因素　①血清病。②多形性红斑。③肠病性关节炎。④幼年特发性关节炎（JIA）。

5.先天性因素　①血友病。②镰状细胞病（SCD）。③过度活动综合征。④多发性骨骺发育不良。

6.肿瘤因素　①骨肿瘤。②白血病和淋巴瘤。③神经母细胞瘤。

7.其他因素　功能性（生长痛）。

二、鉴别诊断讨论

(一)关节疼痛的创伤/结构性因素

1.新发创伤:骨折和扭伤

(1)病因学:生长板骨折是创伤后关节疼痛的常见原因。

(2)临床特征与评估:生长板通常是在儿童的关节中最脆的部分。鉴于这个原因,当患儿的生长板尚未融合,除非最微小的关节损伤如"扭伤"外,很难做出其他诊断。生长板部位的骨折可以通过影像学表现和严重程度来分类。

(3)治疗:即使是患儿的 X 线片未能显示关节有明显的骨折点,在出现疼痛的部位或点的关节仍需要后续的固定和矫形(按 salter Ⅰ 骨折分级)。

提示:salter Ⅰ 分型:生长板骨折的 X 线片可能无异常表现。因此,后续的关节固定和矫形是使关节损伤降到最低的办法。

2.异物滑膜炎

(1)病因:碎片、玻璃或是位于关节腔内的其他异物都会引起关节的炎症反应,导致滑膜炎或肌腱炎,这个过程可能会持续数月,如果同时存在感染,则异物滑膜炎很早就会发生。

(2)临床特征与评估:异物滑膜炎的诊断依赖于高度疑似和病史回顾。X 线平片只能在不透射线的异物时有作用,如玻璃。

(3)治疗:治疗包括手术探查和取出异物。

3.过用综合征　过用综合征的发生是由于小的压力对关节的长期的损伤。尽管这类损伤最常见于膝关节,其他关节由于不适宜的锻炼频率、强度或两者兼也可发生过用综合征(如网球肘)。

4.应力骨折　应力骨折最常见于下肢,如果没有骨扫描将很难诊断。

5.骨突炎　骨突炎是肌腱和韧带在关节附近的插入部位的慢性炎症。儿童的骨突炎的发生率比单纯性肌腱炎要高。在骨突炎中,压痛一般位于关节的上方或下方,并且拍片一般是正常的。

6.胫骨粗隆骨软骨病　胫骨粗隆骨软骨病是骨突炎或胫骨结节继发于髌韧带经常牵引导致的损伤。患者一般是爱活动的青春前期儿童或青少年,主诉是髌骨下方压痛或用力伸膝时疼痛。X 线片通常无异常但可能会显示胫骨结节有碎片或不整齐。治疗包括在青少年期限制运动直到小结节的自然融合。

(二)退行性疾病

1.Legg-Calvé-Perthes 病　Legg-Calvé-Perthes 病是股骨头的缺血性坏死导致臀部或大腿的疼痛。诊断必须包括 5 ～10 岁的男孩出现跛行,并导致病侧髋关节外展和内旋困难。X 线平片可显示患侧股骨头的改变;骨扫描可以早期发现疾病。股骨头缺血性坏死的其他原因包括 SCD 和类固醇的慢性使用。

2.股骨头骨骺滑脱　股骨头骨骺滑脱是股骨头相对股骨颈的移位,最常见于肥胖的青少年。这些孩子的主诉为臀部或大腿疼痛,患侧大腿行走时外旋。确诊方法是髋关节 X 线片(包括前后和侧位的投影)。必须进行强制性矫形。

3.髌股关节疼痛综合征　髌股关节疼痛综合征是由于髌骨运动的反复错位,常见的例子是一个年轻的女孩,她说膝关节屈曲时出现疼痛,走斜坡的时候也会出现疼痛或无力,从而导致不愿意运动膝关节,可能会导致关节软骨的损害(如特发性青春期膝前疼痛综合征),X 线平片往往是正常的。锻炼中间的股四头肌可能会有助于髌骨的恢复,必要时进行手术矫治。

4.剥脱性骨软骨炎　剥脱性骨软骨炎是关节面的软骨组织代替骨组织的退行性变,一般发生在股骨远端的外上髁、桡肱骨小头或距骨。急性损伤或长期轻微的损伤可以导致剥脱性骨软骨炎的发展,从而导致软骨下的骨折。剥脱性骨软骨炎最常发生于儿童的快速生长期,X 线片在疾病的早期可能是正常的。对不负重的关节的制动可能往往会减轻这种病。然而外科手术清理剥脱的碎片有时是必要的。

(三)关节疼痛的感染性因素

1.化脓性关节炎

(1)病因:其原因主要是细菌,通过血行转移或由骨髓炎直接蔓延,或由伤口直接渗透到关节。金黄色葡萄球菌和化脓性链球菌是最常见的细菌,而金黄色葡萄球菌也见于部分病例。其他细菌包括易感染新生儿体内的 B 型溶血性链球菌和革兰阴性菌,易感染青少年的淋病奈瑟菌，易感染炎性肠炎患者的沙门菌和易感染未接受免疫接种儿童的嗜血杆菌。在关节间隙引起化脓性感染增加关节囊内压力，导致血管和淋巴管的循环的紊乱。细菌和白细胞的增殖，也可能导致蛋白水解酶的释放。这些变化可以迅速的对软骨和骨组织造成破坏。

(2)临床特征：多数有化脓性关节炎的患者在最初的几天会出现发热。如果髋关节或肩关节受累，患者保持手足的轻微弯曲，并外展、外旋，以减轻关节内的压力。膝关节和肘关节受累时，会出现轻微的弯曲，距小腿关节会跖曲。对关节施加的压力或关节的任何范围的运动会产生疼痛。这一特点与单纯性外伤时关节在一定范围内活动不会产生疼痛是相反的。红、肿、热、痛可能也会存在，但由于像髋关节和膝关节这类的关节位于皮肤下面较深处可能很难发现这些症状。

奈瑟菌感染可以产生单关节或多关节疾病。淋病性关节炎可能开始时为多关节痛，在几天内发展为单关节炎。女孩在起初的尿道炎后2～4周内出现关节症状，通常月经期后 1 周加重。急性病例可伴有发热、身体不适或皮炎，也可有腱鞘炎(腱鞘疼痛)。

(3)评估：X 线平片可能在病程早期没有帮助，但它可以显示正常脂肪垫变形和有关节腔积液的证据。超声对确定关节积液的存在也很有帮助。

尽管单独的外周血白细胞计数并不是都有帮助，实验室数据包括C-反应蛋白(CRP)和红细胞沉降率(ESR)的升高可有助于诊断化脓性关节炎。关节液出现浑浊并显示有大量的白细胞和关节液与血清中的葡萄糖的比值降低，见表 47-1。

表 47-1　关节液的特点

	外观	WBC ($\times 10^9$/L)	中性粒细胞百分数(%)	关节液与血浆的葡萄糖的比值
正常	清澈	<2	<40	>0.5
感染性	浑浊	>75	>75	<0.5

续表

	外观	WBC （$\times10^9$/L）	中性粒细胞 百分数（%）	关节液与血浆的葡萄糖的比值
炎症性（幼年特发性关节炎、系统性红斑狼疮）	清澈或浑浊	5～75	50	＞0.5
创伤性	血性或清澈	＜5	＜50	＞0.5

WBC.白细胞

大约60%的患者关节液培养出致病微生物。与此相反，只有30%的患者血培养结果为阳性。在感染的第1周，关节液培养更有可能发现致病微生物。慢性脑膜炎球菌感染显示出和淋球菌性关节炎相似的临床症状，但是关节液培养通常是阴性的。

（4）治疗：化脓性关节炎是一种内科和外科急症。化脓性关节炎的治疗包括尽快地引流关节腔中的脓性液。开放手术引流是髋关节和含有大量脓性物质的其他关节的首选。在确诊后应该首先用静脉抗生素治疗可能的致病微生物。在确诊2～4周后联合应用静脉和口服治疗。

2.骨髓炎

（1）病因：儿童的骨髓炎可能和化脓性关节炎有相似症状。年幼的儿童有发热、跛行和一个肢体不动，年龄较大的儿童有局部疼痛。虽然骨髓炎的病理生理不同于化脓性关节炎，但主要的致病菌是相同的。曾有病毒、真菌和结核分枝杆菌引起骨髓炎的报道。

（2）临床特征：由于骨髓炎往往会影响骨的干骺端，症状往往与关节疼痛相混淆。然而，与化脓性关节炎相反，在年龄较大的儿童，患骨髓炎的关节分离运动的疼痛比触诊患病部位的骨骼的疼痛轻。往往CRP和红细胞沉降率升高并有助于监测对治疗的反应。

（3）评估：除了新生儿，三维骨扫描对骨髓炎有很高的敏感性和特异性。在发病后10～21d X线平片可显示骨膜隆起或骨质破坏。磁共振成像可用于详细了解骨与软组织损伤的范围和程度，并确定骨脓肿的存在（“布罗迪脓肿”）。这给疑似骨盆或椎体骨髓炎的患者提供了更好的空间分辨率，这对于需要外科手术的患者是有帮助的（如脓肿引流）。然而，这比骨扫描更昂贵，而对于年幼的儿童，通常需要镇静才能完成这项研究。骨扫描一般用于怀疑有多灶性感染病例的研究中。

在患有骨髓炎的患者中大约 50％血培养结果可确定致病微生物。

干骺端穿刺活检与血培养相结合，可以将微生物的检出率提高至 80％。

提示：CRP＞2mg/dl 和 ESR＞20mm/h 已分别被证明在急性骨关节感染时敏感性高达 95％。

（4）治疗：需要大剂量抗生素治疗，确保到达骨髓的药物浓度并彻底根除细菌病灶。联合静脉及口服抗生素疗程要求比化脓性关节炎的疗程更长。然而，近期的证据表明，短期静脉应用抗生素之后口服抗生素，可成功地治疗由金黄色葡萄球菌引起的骨髓炎。从肠外应用抗生素到换用口服抗生素治疗的依据是无炎症的症状和表现，血清炎症标志物得到改善，并且患儿对服药有依从性，能适当的吸收、规律的服药。治疗总疗程应不小于 3 周，因为那些接受更短疗程抗生素治疗的患者慢性感染率最高。

（四）病毒性关节炎

年龄＜5 岁的儿童常存在由病毒感染关节引起的疼痛。细小病毒和腺病毒是两种更常见的病原体，并且发热、皮疹和多发性关节炎经常继发于上呼吸道感染。

（五）感染后关节炎

1.急性风湿热　急性风湿热的关节炎是游走性多发大关节炎。一般每个关节受到的影响为＜1 周，并且整个多关节炎很少持续＞1 个月。关节痛也是游走性的，但与关节炎的区别是无红、肿和与关节疼痛相关的关节活动幅度减小。一个人不能同时使用关节炎和关节痛的诊断标准。

由于急性风湿热的关节表现发生在链球菌感染的 5 周内，抗链球菌抗体水平在这段时间内同时升高。链球菌感染后反应性关节炎并不符合急性风湿热的 Jones 诊断标准（表 47-2），但在 A 组溶血性链球菌感染后关节炎会持续很长时间。这些患儿可能发展为复发性关节炎，并再次感染风湿热的概率很大。因此，一些医师治疗这些患者的方法与急性风湿热相似。治疗包括的抗链球菌和抗炎治疗。用阿司匹林治疗急性风湿性关节炎效果显著。

表 47-2 修订的急性风湿热 Jones 诊断标准(1992 年)

主要标准	次要标准
心肌炎	发热
多关节炎	关节痛
环形红斑	ESR、CRP 升高
小舞蹈病	ECG 示 PR 间期延长
皮下小结	

CRP.C-反应蛋白;ECG.心电图;ESR.红细胞沉降率

诊断急性风湿热需要以下两点。

(1)A 组链球菌感染证据:抗链球菌溶血素 O(ASO)滴度升高、咽拭子细菌培养阳性,或抗原检测阳性。

(2)两项主要标准或是一项主要标准加两项次要标准。

2.莱姆病 统计显示,大约 60%的莱姆病患者诉说在他们患病期间有关节疼痛。膝关节是最常受影响的关节。最初,许多患者在患病最初的几周会有多关节痛。有明显症状的单个或多个大关节炎可能发生在患病 2 周至 2 年,未经治疗的患者随后几年可能会发生关节炎和关节痛。每次发作一般持续几周,但也可长达 1 年。

提示:膝关节单关节炎是莱姆病高发区常见的症状。

很多患者没有鹿蜱叮咬史,并且没有表现出游走性红斑的特异性皮疹。确诊很困难,主要依据临床症状和近期感染的血清学证据。通过关节液的聚合酶链式反应查出伯氏疏螺旋体抗原就可确诊,但比血培养出螺旋体的敏感性差。

静脉注射仅用于口服阿莫西林(或多西环素>8 岁儿童)1 个月无反应的关节炎患者。

(六)痢疾后关节炎

有时,在患过急性胃肠炎的患者,随后在大关节患有无菌性关节炎。这可能发生在急性胃肠炎的几天至几周后。最长见于耶尔森菌、空肠弯曲菌、志贺菌感染后。在一些患者中,关节炎持续多年,可能对关节产生破坏性改变。Reiter 综合征，其症状为关节炎、尿道炎和葡萄膜炎，与 HLA-B27 阳性的患者在胃肠或衣原体感染后有相似的症状。

(七)关节疼的炎症因素

1.暂时性(中毒性)滑膜炎

(1)病因：暂时性滑膜炎的病因尚不清楚，但它可能与上呼吸道感染有关。

(2)临床特征：暂时性滑膜炎最常发生在之前或同时存在有上呼吸道感染的 3～9 岁的男孩。髋关节是最常受影响的关节，造成跛行及出现臀部、大腿或膝盖的疼痛。

(3)评估：与化脓性关节炎和骨髓炎的区别是根据患儿的非中毒症状、髋关节无痛运动的范围和可得到的正常血清炎症标志物。

(4)治疗：暂时性滑膜炎的治疗包括患肢的休息、口服镇痛药和随访并且确保 1 周内治愈。

2.反应性关节炎　反应性关节炎是一种肢体远端发生感染的无菌炎症性反应，与感染造成的关节炎很难区分。非甾体类消炎药可能对反应性关节炎有效。

(八)其他炎症因素

关节疼痛可能是其他已知的疾病，如川崎病、系统性红斑狼疮、皮肌炎、结节性多动脉炎、过敏性紫癜、Behcet 综合征和银屑病性关节病的轻微表现，这些非肌肉、骨骼症状和体征往往掩盖了受累的关节或骨骼，并且这些肌肉骨骼的表现很少能做出明确的诊断。

(九)免疫因素

1.血清病　血清病是的抗原-抗体结合介导的免疫复合物沉积性疾病。一般发生在病毒感染或服用某些药物 1～2 周后，如头孢类或磺胺类药物。然而，许多其他感染或药物也可能导致血清病的发生。症状包括荨麻疹皮疹、大关节关节痛和全身症状(如发热)。皮疹可在数日内变成紫色。严重的患者需要用激素治疗。

2.多形性红斑(详见第 64 章)　多形性红斑的病因与血清病相似，整个身体都有红斑并伴有少关节炎。

3.炎性肠病(详见第 34 章)　炎性肠病最初可以表现为某种类型的

关节炎。炎性肠病有多种形式关节的表现。最常见的是伴有结节性红斑的大关节的少关节肠病性关节炎。这些症状可持续长达 6 周和炎性肠病的急性发作同时存在。

4.强直性脊柱炎 强直性脊柱炎是一种相对少见的关节炎，HLA-B27 阳性的孩子伴有炎性肠病。

5.幼年特发性关节炎 幼年特发性关节炎是一种全身性疾病，关节炎是其表现之一。在儿童的发生率大约为 3/10 万，女性居多，男女比为 2∶1。

幼年特发性关节炎的临床表现可分为 3 种类型：少关节型、多关节型和全身型。每类的发病年龄和患病的表现不同，见表 47-3。

幼年特发性关节炎的诊断重点是症状至少持续 6 周且呈动态变化，诊断主要根据病史和体检结果。实验室检查用来排除可能引起关节疼痛的其他疾病，但往往有抗核抗体检查。类风湿因子检查一般没有帮助，而且只有在年龄较大的女孩有多关节表现时阳性。除了全身型幼年特发性关节炎，ESR 在其他型的患者常常是正常的。在诊断为幼年特发性关节炎前，必须确保排除有相似症状的其他疾病。消炎药是治疗幼年特发性关节炎的最重要的药。关节腔内注射激素、小剂量甲氨蝶呤和生物制剂充当肿瘤坏死因子阻滞药能成功缓解儿童的症状。

（十）肿瘤

原发骨肿瘤

(1)病因：原发骨肿瘤在儿童不常见，但如果发生在骨的近端或远端部分，可以引起关节疼痛。

①骨源性肉瘤（骨肉瘤）：是儿童最常见的原发性骨肿瘤，并且可以通过直接蔓延或“跳跃性”播散到到关节间隙。

②尤因肉瘤：另一种儿童恶性骨肿瘤，累及关节间隙比骨肉瘤少。

③嗜酸性肉芽肿：可引起关节疼痛的良性骨病，往往类似于恶性肿瘤。

④骨样骨瘤：另一种可导致关节疼痛的良性骨病，好发于股骨或胫骨，可能表现为夜间骨痛使患儿从睡眠中痛醒，抗炎药物治疗效果显著。

(2)临床特征：通常骨肿瘤的症状开始很轻微，逐渐发展为骨或关节痛、软组织肿块，并有可能反复发热。患者或其父母可能会有受伤史，当轻微创伤就可引起的骨的病理性骨折，这是由于肿瘤破坏了骨的结构。

表 47-3　幼年特发性关节炎分型

分类	所占比例（%）	性别比	发病年龄	受累关节	血清和基因检查	关节外表现	预后
RF 阳性多关节型	15	90%女性	儿童后期	任何关节，手和腕关节	ANA75% RF100%阳性	低热、贫血、精神不振、类风湿结节	>50%严重关节炎
RF 阴性多关节型	20	70%女性	年龄较小儿童	任何关节	ANA50%阳性	低热、轻度贫血、精神不振、生长迟缓	20%～40%严重关节炎
少关节 1 型	45	80%女性	儿童早期	少数大关节（除髋关节和骶髂关节）	ANA50%阳性	很少不适，50%发生慢性虹膜睫状体炎	严重关节炎少见，如果不治疗，10%～20%发生虹膜睫状体炎

续表

分类	所占比例(%)	性别比	发病年龄	受累关节	血清和基因检查	关节外表现	预后
少关节2型	5	90%男性	儿童后期	少数大关节(包括髋关节和骶髂关节)	ANA阴性，HLA-B27 75%阳性	儿童5%～10%发生急性虹膜睫状体炎	和脊柱关节炎临床表现相似
全身型	15	50%女性	任何年龄	任何关节	ANA阴性 RF阴性	高热、皮疹、肝脾大、白细胞增多、发育迟缓	30%严重关节炎

(3)评估：确诊骨肿瘤一般是在 X 线摄片后，其可以显示出肿瘤和骨的相应病变。

(十一)白血病和淋巴瘤

在儿童期白血病和淋巴瘤也可引起骨或关节的疼痛。大多数情况下，白血病或淋巴瘤患者在有全身的病变时都伴有关节痛。伴随的症状包括肝大或脾大、瘀斑、全身淋巴结肿大、贫血和发热。关节疼痛通常是慢性的和较轻的。外周血涂片和骨髓穿刺或淋巴结活检可确诊。

(十二)其他

儿童肢体疼痛："生长痛"只能作为排除性诊断。认为是肌肉快速生长造成的。疼痛持续不到几小时，患儿经常在晚上痛醒，常发生于双下肢的肌肉。关节很少(几乎没有)出现疼痛。

三、关节疼痛的评估

(一)既往史

病史应包括有关的皮疹、发热、最近的相关疾病。此外，应询问关节痛出现的时间。创伤史对了解任何急症或慢性病都有帮助，如股骨头骨骺滑脱(SCFE)、髌骨软化、应力性骨折、骨肿瘤和血友病。

(二)体格检查

体格检查应包括每个关节及相应对侧关节的活动度，全面的神经系统检查应注意肌力和肌张力，同时仔细的观察患儿的步态。其他的体格检查包括特发的皮疹、黏膜病变、淋巴结肿大或发热。

实验室检查与影像学评估：评估患者的关节疼痛必要时可进行下面的测试。

ESR、C-反应蛋白、关节液检查、X 线平片、骨扫描、MRI、白细胞计数、超声。

对有关节疼痛患者的诊断流程见图 47-1。

尽管儿科医师或家庭医师能诊断并治疗许多引起关节疼痛的疾病，但参照骨科医师、风湿病或肿瘤专家的帮助还是很有必要的。

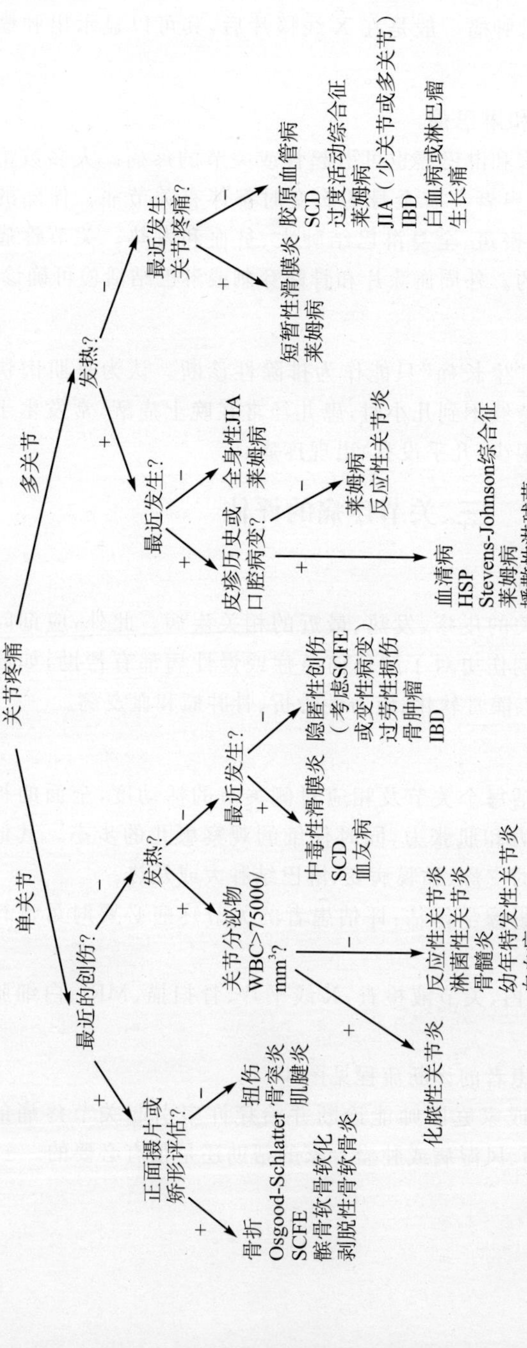

图47-1 关节疼痛患者的诊断流程

（杨晓斐 伊迎春 译）

第 48 章

白细胞增多症

David T. Teachey

白细胞增多症的定义为白细胞总数目的增多。白细胞计数因年龄而有所差异,其中婴儿白细胞数最多。白细胞增多症可能源于骨髓中任何一种白细胞种类的增多。粒细胞增多症为最常见的一种,但淋巴细胞增多症、单核细胞增多症、嗜碱性粒细胞增多症、嗜酸性粒细胞增多症、非典型淋巴细胞增多症也可发生。白血病患者的外周血中可出现大量淋巴母细胞及原始粒细胞,引起白细胞增多症。类白血病反应包括良性但过度的白细胞增多(白细胞计数超过 $50\times10^9/L$),与外周血中未成熟骨髓细胞(髓母细胞、早幼粒细胞、中幼粒细胞、晚幼粒细胞)增多有关。

一、鉴别诊断列表

(一)中性粒细胞增多症

1.感染因素

(1)细菌感染:①葡萄球菌。②链球菌。③淋球菌。④脑膜炎球菌。⑤大肠埃希菌。⑥假单胞菌。⑦白喉棒状杆菌。⑧巴斯德菌。

(2)病毒感染:①带状疱疹。②水痘。③狂犬病。④脊髓灰质炎。⑤EB病毒(传染性单核细胞增多症)。

(3)真菌感染:①放线菌。②球孢子菌属。

(4)分枝杆菌感染:肺结核。

(5)立克次体感染。

(6)螺旋体感染:①钩端螺旋体。②莱姆病。③梅毒。

(7)其他感染:川崎病。

2.毒素/药物/激素因素　①皮质类固醇激素。②促肾上腺皮质激素。③汞、铅、煤油、樟脑。④肾上腺素、去甲肾上腺素、5-羟色胺、组胺、乙酰胆碱。

3.最新发现 ①子痫。②尿毒症。③厌食症。

4.炎症因素 ①胶原血管疾病(如风湿性关节炎)。②急性风湿热。

5.血液学因素 ①溶血:自身免疫性溶血性贫血所致的急性溶血和镰状细胞贫血所致的慢性溶血。②急性失血。③骨髓增生性疾病。④外科手术或功能性无脾。⑤类白血病反应。

6.其他因素

(1)物理刺激:①烧伤。②疼痛。③电击。④创伤/手术。

(2)生理因素:①妊娠/劳动。②排卵/经期。③过度运动。④精神紧张。

(二)嗜酸粒细胞增多症(>4%白细胞总数)

1.感染因素(尤其是寄生虫) ①蛔虫感染。②钩虫感染。③类圆线虫感染。④旋毛虫病。⑤内脏幼虫移行症。⑥丝虫病。⑦疟疾。⑧弓形虫病。⑨卡氏肺囊虫。⑩血吸虫病。⑪疥疮。⑫猩红热。⑬曲霉病。⑭球孢子菌病。

2.毒素因素 ①药物超敏反应。②辐射因素。

3.肿瘤因素 ①白血病。②霍奇金及非霍奇金淋巴瘤。③脑瘤。④骨髓增殖性疾病。

4.炎症/过敏/免疫因素 ①结节性多动脉炎。②肉状瘤病。③肺出血肾炎综合征。④牛奶沉淀病。⑤小肠炎/溃疡性结肠炎。⑥环境过敏。⑦哮喘。⑧花粉症。⑨荨麻疹。⑩淋巴增殖性病变。

5.其他因素 ①遗传性嗜酸粒细胞增多症。②热带性嗜酸粒细胞增多症(以肺浸润、哮喘症状、淋巴结病及由未知丝虫寄生虫引起的嗜酸粒细胞增多为特征的综合征)。③腹膜透析。④慢性肾脏或肝脏疾病。⑤免疫缺陷综合征。

(三)单核细胞增多症(儿童>8%~10%白细胞总数,新生儿>2%白细胞总数)

1.感染因素 ①结核病。②梅毒。③布氏菌病。④疟疾。⑤细菌性心内膜炎。⑥落基山斑疹热。⑦伤寒。

2.肿瘤因素 ①前白血病。②急性髓系白血病(AML):粒单核细胞型和单核细胞型。③少年粒单核细胞白血病。④慢性粒细胞白血病。⑤霍奇金和非霍奇金淋巴瘤。

3.炎症因素　①系统性红斑狼疮。②风湿性关节炎。③溃疡性结肠炎/克罗恩病。④结节病。

4.其他因素　①慢性中性粒细胞减少症(科斯特曼综合征)。②脾切除术后。

(四)嗜碱性粒细胞增多症(＞1%白细胞总数)

1.感染因素　①水痘。②结核病。③流行性感冒。

2.肿瘤因素　①慢性粒细胞白血病。②霍奇金病。

3.炎症因素　①溃疡性结肠炎。②风湿性关节炎。

4.其他因素　①哮喘。②药物过敏反应。③慢性溶血性贫血。④脾切除术后或辐射后。

(五)淋巴细胞增多症

1.感染因素(与非典型淋巴细胞增多有关)　①细菌感染。②百日咳。③结核病。④布氏菌病。⑤伤寒。⑥病毒感染。⑦感染性单核细胞增多症(EB 病毒)。⑧巨细胞病毒。⑨急性病毒性淋巴细胞增多症(伴普通病毒感染)。⑩传染性肝炎(甲型肝炎、乙型肝炎、丙型肝炎)。⑪麻疹。⑫风疹。⑬流行性腮腺炎。⑭水痘。

2.其他感染　①梅毒。②弓形虫病。

3.其他因素　①生理性淋巴细胞增多(在 2～5 岁儿童中淋巴细胞的百分数大于粒细胞的百分数)。②相对淋巴细胞增多(继发于嗜中性粒细胞减少)。③内分泌疾病:甲状腺功能亢进症、艾迪生病。④药物过敏反应。⑤克罗恩病/溃疡性结肠炎。⑥白血病。

二、鉴别诊断讨论

(一)中性粒细胞增多症

提示:健康新生儿通常经历一段中性粒细胞增多的时期,与“核左移”相关(表现为外周血中早幼粒细胞百分数的增加)。白细胞计数峰值发生于出生后数天内,数周后降至成年人水平。

中性粒细胞增多症是白细胞增多症中最常见的类型,中性粒细胞增多症最常见的诱因是感染。尽管药物、炎症和其他列入鉴别诊断列表中的因素将亦可导致中性粒细胞的增多。中性粒细胞增多症源于以下一种或多种机制。

(1)骨髓产生的中性粒细胞增多。

(2)骨髓贮存的中性粒细胞释放增多。

(3)中性粒细胞从边缘池迁移至循环池。

(4)由于中性粒细胞进入组织中减少或脾清除减少所致的中性粒细胞存活延长。

某些种类的中性粒细胞增多症在接触到刺激的几分钟之内会发生。如接触肾上腺素引起的中性粒细胞增多症是中性粒细胞从边缘池迁移转向循环池所致。其他形式的中性粒细胞增多症要经过更长的时间来发生，因为它们的发生需要通过与这些机制相互作用。中性粒细胞增多症的持续时间通常是几天至几周，但在某些情况下它可能会持续数月。

(二)嗜酸性粒细胞增多症

提示：在美国，过敏是导致儿童嗜酸性粒细胞增多症的最常见原因。在其他地方，寄生虫则是最常见的原因。

正常的嗜酸性粒细胞计数随年龄增长而变化，在6～8岁时达到成年人水平。男孩嗜酸性粒细胞计数略高于女孩，大多数的嗜酸性粒细胞计数一天都处于变化之中，夜间达到峰值。大多数嗜酸性粒细胞位于组织(特别是暴露于外部环境的部位，如胃肠道和呼吸道)，从这些组织释放到血液中是导致嗜酸性粒细胞增多症的主要原因。在过敏反应及慢性炎症时组胺释放使血管壁通透性增高，导致嗜酸性粒细胞释放到外周血中。虽然过敏是最常见的原因，皮肤疾病、寄生虫感染及与慢性炎症有关的因素也可以是致病原因。嗜酸性粒细胞增多综合症是一种罕见的骨髓增生性疾病，其特征是持续的、严重的、慢性嗜酸性粒细胞增多(至少持续6个月$>1.5\times10^9$/L)，导致易感器官浸润和破坏。嗜酸性粒细胞增多综合症最常见的突变基因是FIP1L1-PDGFRA。

(三)急性淋巴细胞白血病

1.*发病率* 急性淋巴细胞白血病(ALL)是儿童最常见的恶性肿瘤，虽然任何年龄阶段都能够发病，但在4岁儿童中发病率最高。某些人群，如那些患有唐氏综合征的患者，患这种疾病的风险增加。

2.病因学　虽然遗传、环境、感染和免疫介导等因素都有关，但病因不明确。

3.临床特征　症状表现可能包括苍白、疲劳、发热、出血或瘀斑。骨疼痛很常见，年幼的患儿可能表现为跛行或拒绝走路。体征包括瘀斑、瘀点、淋巴结肿大和肝脾大。

4.评估　实验室评价可表现为示白细胞增多、贫血及血小板减少。50%的患者中白细胞计数是 $10\times10^9/L$，20%的患者为 $50\times10^9/L$。中性粒细胞减少（中性粒细胞计数绝对值为 $0.5\times10^9/L$）也较常见。外周血中可以找到淋巴母细胞，但没有经验的观察者可能会将其报告为非典型淋巴细胞。骨髓穿刺至少有25%的淋巴母细胞可明确诊断为白血病。由于急性淋巴细胞白血病不同亚型的预后及治疗差异很大，故还应行流式细胞表面抗原染色、细胞遗传学和分子学分析以鉴别不同亚型。由于中枢神经系统是髓外疾病的避难所，故还需要检查脑脊液和睾丸。

5.治疗　决定预后的因素，包括最初的白细胞计数、患者年龄、免疫表型（pre-B/pre-T）和基因检测决定治疗方案。高危患者需要更多的强化治疗。大多数治疗计划持续2～3年，以诱导缓解期开始，旨在将可检测的白血病细胞降至5%以下。第二阶段的治疗旨在减少并最终清除体内所有白血病细胞。

（1）中枢神经系统白血病的预防治疗纳入所有治疗方案。

（2）化学治疗是主要的治疗方法，虽然对于一些高危患者给予中枢神经系统的放射治疗。

（3）骨髓移植是另一种治疗方法，用于骨髓复发的儿童或诊断为超高危的患者中。

其他复发的部位包括中枢神经系统和睾丸。应用目前的治疗方式所有白血病患儿的长期无病生存率约75%。

提示：肿瘤细胞溶解综合征（高尿酸血症、高钾血症及高磷血症三联症）是一种治疗并发症，细胞毒性化疗药物使白血病细胞溶解并将细胞内容物释放到血液中。这通常发生在细胞高增长分数（T细胞白血病/淋巴瘤和Burkitt淋巴瘤）。化疗前积极水化、碱化和应用别嘌醇可能减轻严重的肾功能障碍。前两部分促进尿酸、磷酸盐排泄，而别嘌醇则减少尿酸的形成。水化剂中不要添加钾，通过密切监测电解质浓度和肾功能，通常可以避免发生肾衰竭。

(四)急性粒细胞白血病

1.发病率　急性粒细胞白血病占儿童白血病的15%～20%，它在大龄儿童中更常见，但会影响所有年龄段的人们。该病无性别差异，并在患有唐氏综合征、Fanconi贫血、Diamond-Blackfan贫血、布鲁姆综合征、Li-Fraumeni综合征、严重的先天性中性粒细胞减少症的患者中发病率增高。它是一种源于过早接触化疗(尤其是包括烷化剂和表鬼臼毒素的化疗方案)的常见“继发性恶性肿瘤”。

2.病因学　病因不明，诱发因素包括前面介绍的综合征、暴露于大剂量的电离辐射及接触某些化学物质。

3.临床特征　症状表现与急性淋巴细胞白血病相似，包括苍白、疲劳、发热、感染、瘀斑及流血。体格检查可能发现肝脾大、淋巴结肿大、瘀斑或瘀点。也可能发生白血病皮肤浸润(白血病皮肤)，它表现为无色或略紫色的病变。局部肿瘤或绿色瘤也可能发生。

4.评估　实验室检查通常显示中性粒细胞减少、贫血和血小板减少。诊断时白细胞计数因人而异，尽管约25%的儿童白细胞计数>100×10^9/L。外周血中可能会有原始细胞，骨髓穿刺显示原始细胞>25%即可以明确诊断。在急性淋巴细胞白血病中，应同时检测脑脊液为诊断白血病提供证据。诊断时多达15%的患者脑脊液中亦可发现原始细胞。

直到最近，运用FAB(French-American-British)分类系统依据形态及组织化学染色将AML加以分类。1999年，分类系统由WHO修订，根据成髓细胞中的遗传变异进行分类。形态和组织化学染色仍然很重要；然而，遗传变异(包括染色体异位、增多、减少和基因突变)已被证明对治疗和预后更有意义。

预后差的情况包括诊断时即有高白细胞计数，涉及11q23及7号染色单体的基因易位。预后好的情况包括t(8;21)、t(15;17)、16号染色体倒置。

5.治疗　标准治疗包括多种药物化疗治疗，包括中枢神经系统预防性治疗。对大多数患者来讲，在缓解期运用来自同胞供体并匹配的同种异体造血干细胞移植(骨髓移植,HSCT)是可选的一种治疗方式。大多数患者没有匹配的供体,即仅进行化疗。一些低风险的亚型可以单独化疗,即使匹配的同胞供体是可用的。复发 AML 和一些高危亚型需要 HSCT,即使没有兄弟姐妹也最好的捐赠者,长期无病生存率仍然很低,大约 50%。此外,AML 治疗的毒性远高于 ALL 治疗。治疗期间严重感染的发生率特别高,治疗的迟发不良反应可能很难处理。

6.并发症　AML 的以下 3 个并发症值得注意。

(1)弥散性血管内凝血(DIC)。

(2)白细胞停滞。

(3)肿瘤细胞溶解综合征(前面提到过)。

提示:DIC 可发生于 AML 任何亚型,但尤其常见于 t(15;17)亚型(急性早幼粒细胞白血病)。建议输注血小板和新鲜冰冻血浆进行积极治疗。开始频繁化疗会导致凝血障碍使病情恶化。

提示:白细胞停滞(血管内的白细胞聚集)很少发生,除非 WBC 计数$>200\times10^9$/L。由于原始细胞比淋巴母细胞更大更有"黏性",故相对 ALL 而言,白细胞停滞更常发生在 AML,最常被累及的器官是脑和肺,中枢神经系统会发生出血或脑卒中。肺部被累及则会出现呼吸急促并需要吸氧气。治疗包括白细胞除去法和及时进行细胞毒性药物治疗。红细胞输注应小心使用,因为它可以增加全血黏度。

提示:患有唐氏综合征的儿童需要特别注意。患有唐氏综合征的新生儿可能会有暂时性的骨髓增生综合征,除未经治疗可痊愈外,其表现与先天性白血病完全一致。对于大一点的同时患有唐氏综合征和 AML 的儿童,其预后比普通患 AML 的儿童预后好,其原因尚不明确。

(五)慢性粒细胞白血病

1.发病率及病因学　慢性粒细胞白血病(CML)占儿童白血病的 3%,尽管大多数病例发生在童年后期,任何年龄的儿童都可发病。该病相对于急性白血病进展缓慢。

2.临床特征　患者通常无症状,主要表现为白细胞计数增高或常规儿童查体时发现脾大。然而,发热、盗汗、腹痛或骨痛等症状可能发生。体格检查通常会有令人印象深刻的巨脾,肝大也可能存在。

3.评估　实验室典型表现通常会有白细胞增多、血小板增多及轻度贫血。骨髓的细胞数增多，但有正常的骨髓成熟。费城染色体是 CML 特有的细胞遗传学标志，这与经典的 t(9;22)，即 9 号染色体的 ABL 段与 22 号染色体的 BCR 段异位有关。

4.治疗 慢性粒细胞白血病有 3 期：慢性期、加速期和急变期。慢性期在儿童最常见，可能持续数年，表现为成熟粒细胞的过度增殖而白血病细胞小于10%。该期治疗措施在过去几十年发生了巨大的变化，在过去，患者接受肿瘤细胞减灭化疗之后进行 HSCT。现在的治疗方式是使用酪氨酸激酶抑制药(TKIs)以 BCR-ABL 融合产物为靶点进行分子靶向疗法。少数 TKIs 治疗失败或复发患者才选用 HSCT。如果慢性期未治疗，患者即进入急变期及加速期，发展为弗兰克白血病。加速期是一个很难定义的中间阶段，伴随着原始粒细胞增多(10%～19%)、血细胞减少、染色体核型变异、全身症状及嗜碱性粒细胞增多。急变期是病情发展最迅速的时期，患者原始粒细胞(类似 AML)或原始淋巴细胞(类似 ALL)＞20%。一旦进入急变期，预后极差。急变期患者一般用 TKIs 进行治疗，然而，他们对此治疗不容易产生反应，通常需要 HSCT。急变期患者需要 TKIs、肿瘤细胞减灭化疗及 HSCT。

白血病(ALL、AML、CML)治疗指南。

(1)防止出血：旨在通过血小板输注使血小板计数维持在 20×10^9/L 以上，注意 DIC 的征象。

(2)治疗贫血：大多数肿瘤专家旨在使血红蛋白水平维持在＞8g/dl(如果存在白细胞增多，最低不超过 10g/dl)。某些肿瘤专家只有患者有贫血症状时才进行治疗。

(3)识别和治疗感染：由于所有中性粒细胞减少症患者的感染风险较高，故应积极治疗发热。应进行血培养并使用广谱抗生素(覆盖革兰阳性和革兰阴性细菌)。长期发热的中性粒细胞减少症患者感染真菌的风险升高。

(4)注意肿瘤细胞溶解：这在 ALL 讨论中已描述。

(5)注意白细胞增多症的并发症：这在 AML 讨论中已描述。

(6)明确诊断之后及时开始化疗。

(六)类白血病反应

1.病因学 白细胞增多继发于感染或其他刺激，白细胞计数超过

50×10^9/L 的患者存在恶化的可能性。如果白细胞不是恶性的原始细胞，这种综合征称为类白血病反应（表 48-1）。通常外周血中会有不成熟粒细胞或淋巴细胞前体的增多。骨髓检查通常显示骨髓增生但成熟正常。髓系类白血病反应（占所有发病例数的 2/3）最常发生于细菌感染，病原微生物最常涉及的是葡萄球菌、嗜血杆菌、脑膜炎奈瑟菌、脑膜炎球菌、沙门菌。淋巴系类白血病反应（占所有病例的 1/3）通常发生在百日咳杆菌感染或常见的急性病毒性感染。其他原因的类白血病反应，包括肉芽肿性疾病、严重溶血、血管炎、药物及肿瘤转移到骨髓。

2.评估　鉴别类白血病反应和慢性粒细胞白血病可能有难度，需要行分子学分析。急性白血病也可能表现出过度的白细胞增多，通常由原始细胞组成。

表 48-1　类白血病反应、ALL、CML 的特点

特点	类白血病反应	ALL	CML
常见临床表现	感染症状	肝脾淋巴结肿大	脾大
主要的白细胞形态特点	粒细胞或淋巴细胞	淋巴细胞	粒细胞
白细胞计数	$>50\times10^9$/L	范围很宽	$>100\times10^9$/L
其他细胞系	血红蛋白和血小板正常	贫血、血小板减少	轻度贫血、血小板增多

ALL.急性淋巴细胞白血病；CML.慢性粒细胞白血病

（杨晓斐　伊迎春　译）

第 49 章

白细胞减少症

David T. Teachey

白细胞减少症定义为白细胞总数的减少，通常$<4\times10^9/L$。中性粒细胞减少症定义为血液循环中中性粒细胞数量的减少（包括分叶核和杆状核形式）。绝对的中性粒细胞计数（ANC）不高于$1.5\times10^9/L$是典型的中性粒细胞减少症。重度中性粒细胞减少症指 ANC $<0.5\times10^9/L$。ANC 指白细胞总数与分叶核及杆状核在分化形式中所占百分比的乘积。例如，如果白细胞总数是$4\times10^9/L$，其中分叶核/多形态核所占百分数为 12%，杆状核占 10%，淋巴细胞占 60%，单核细胞占 18%，则 ANC 为 880［4000×(0.12 + 0.10)］。单纯的白细胞减少症和中性粒细胞减少症的鉴别诊断是相似的，因此，本章将这两种情况看作一体。

提示：在 3%～5%的美国黑种人儿童中，正常的白细胞总数可能低至$3.6\times10^9/L$，ANC 可能低至$1\times10^9/L$。

一、鉴别诊断列表

1.感染因素

(1)细菌感染：①脓毒症综合征，菌血症（尤其是新生儿感染 B 组链球菌疾病）。②肺结核。③布鲁菌病。④兔热病。⑤伤寒。⑥副伤寒。

(2)病毒感染：①甲型肝炎/乙型肝炎病毒。②细小病毒 B19。③呼吸道合胞病毒。④流感 A/B 病毒。⑤麻疹。⑥水痘。⑦风疹。⑧传染性单核细胞增多症（EB 病毒）。⑨人类免疫缺陷病毒。⑩巨细胞病毒。

(3)原虫感染：①疟疾。②黑热病（内脏利什曼病）。

(4)立克次体感染：①恙虫病。②白蛉热。

2.毒素因素　①电离辐射。②重金属（如金、砷、汞）。

3.药物因素　见表 49-1。

表 49-1　可引起中性粒细胞减少症或白细胞减少症的细胞毒性化疗药物

烷基化药物(如环磷酰胺)、抗代谢药(如甲氨蝶呤)、蒽环霉素(如多柔比星)
抗生素
磺胺类、青霉素类、头孢类、大环内酯类、喹诺酮类、阿昔洛韦、异烟肼、亚胺培南
镇痛类
阿司匹林、布洛芬、吲哚美辛、对乙酰氨基酚
抗痉挛药
丙戊酸、苯妥英钠、卡马西平
抗甲状腺药
硫脲嘧啶、硫氰酸盐
抗风湿药
金霉胺、青霉胺、保泰松
抗组胺药
西咪替丁、雷尼替丁
心血管药物
普鲁卡因胺、卡托普利、硝苯地平、肼屈嗪、普萘洛尔
抗精神病药物、抗抑郁药物和神经药物
吩噻嗪类、利培酮、巴比妥钠、苯二氮䓬类
其他
别嘌醇、维甲酸、甲氧氯普胺、螺内酯、静脉注射免疫球蛋白

4.先天性因素　①Kostmann 综合征。②周期性中性粒细胞减少症。③Shwachman-Diamond 综合征(中性粒细胞减少和胰腺外分泌不足)。④先天性白细胞缺乏症。⑤Barth 综合征(中性粒细胞减少症、心肌病、肌病)。⑥X-连锁无丙球蛋白血症相关的中性粒细胞减少症。⑦I 型异常丙种球蛋白血症相关的中性粒细胞减少症[中性粒细胞减少,免疫球蛋白 A(IgA)、IgG 的缺乏及 IgM 的增加]。⑧代谢性疾病相关的中性粒细胞减少症(高血糖症、异戊酸血症、丙酸血症、甲基丙二酸血症)。⑨中性粒细胞减少症作为骨髓衰竭综合征的表现之一(范科尼贫血,先天性角化病,Blackfan-Diamond 综合征)。

5.免疫相关因素　①自身免疫性中性粒细胞减少症(IgG介导的中性粒细胞破坏)。②Felty综合征(中性粒细胞减少、脾大及风湿性关节炎)。③继发于胶原血管性疾病:青少年风湿性关节炎或系统性红斑狼疮(SLE中淋巴细胞减少常见)。④新生儿同种免疫性中性粒细胞减少(抗体源于母亲)。

6.其他因素　①再生障碍性贫血。②脾隔离症。③营养不良(维生素B_{12}或叶酸缺乏)。④铜缺乏。⑤良性家族性中性粒细胞减少症。⑥白血病。⑦骨髓浸润(肿瘤、骨硬化病、戈谢病)。⑧慢性特发性中性粒细胞减少症。

二、鉴别诊断讨论

(一)感染相关的中性粒细胞减少症

感染,通常为病毒感染,是儿童中性粒细胞减少症的最常见原因。典型的中性粒细胞减少症在感染的最初几天发生并持续3～8d。新生儿因骨髓中性粒细胞储备太少而发生中性粒细胞减少症的风险更高,当受到应激时他们将中性粒细胞迅速释放至血液中。感染诱导中性粒细胞减少症的机制为直接抑制骨髓或病毒诱导的免疫性中性粒细胞减少。获得性免疫缺陷综合征患者中白细胞减少症很常见。中性粒细胞减少症的治疗措施包括治疗潜在感染。

(二)药物引起的中性粒细胞减少症

1.病因学　药物引起的中性粒细胞减少可能是由于细胞毒性作用、免疫效应或可能是因为某种特殊的反应。中性粒细胞减少可能由以下因素导致。

(1)骨髓前体细胞对适当药物浓度的敏感性提高。

(2)药物代谢发生变化,从而导致骨髓中药物浓度达到毒性水平。

(3)接触药物后发生免疫反应,导致中性粒细胞的破坏。在某些情况下,药物作为半抗原诱导产生抗体,从而破坏中性粒细胞。在另外一种情况下,药物诱导循环免疫复合物的形成,这些复合物附着在中性粒细胞的表面从而导致其破坏。

2.临床特征　免疫介导的、药物引起的中性粒细胞减少症可能出现发热、寒战和疲劳。这些症状通常在接触药物7～14d后发生。终止解除药物后，中性粒细胞减少症持续的时间通常短至 1～2 周。

药物引起的、而非免疫介导中性粒细胞减少症是难以预测的。它可能接触药物数天，甚至长至 1 个多月后发生。病程可能是短暂的，也可能持续几个月甚至几年。表 49-1 列出了可能会导致中性粒细胞减少的部分药物。

3.治疗　包括及时停止接触相关药物。

(三)Kostmann 综合征

1.病因学　Kostmann 综合征，或称之为严重的先天性中性粒细胞减少症，是一种罕见的疾病，最常发生于 ELA2 基因(该基因编码中性粒细胞弹性蛋白酶)突变，属于常染色体显性遗传。大多情况下该基因是以常染色体隐性遗传 HAX1 的形式存在。

2.临床特征　患该病的患儿通常在出生后最初几个月内即需要治疗。常见表现有发热、蜂窝织炎、口腔炎及直肠周围脓肿。这些患儿有严重细菌感染的风险，这可能会危及生命。

3.评估　实验室检测结果可以发现严重的中性粒细胞减少(ANC $<0.2\times10^9$/L)伴或不伴白细胞减少症。分类计数可能显示单核细胞增多症及嗜酸性粒细胞增多症。

骨髓活检结果是多变的。通常，有正常的骨髓细胞成熟，直至早幼粒细胞或中幼粒细胞阶段，但没有证据表明有成熟的中性粒细胞(成熟抑制)。红细胞前体细胞和巨核细胞计数正常，且成熟顺序正常。

4.治疗　这种疾病的自然过程是继发于重度感染的夭折。预防性使用抗生素意义不大。集落粒细胞刺激因子(G-CSF)的应用可改善中性粒细胞计数，降低严重感染的发生风险，从而提高 Kostmann 综合征患者的生存率。明确的治疗是造血干细胞移植(HSCT，骨髓移植)。对于 G-CSF 反应不敏感或有严重感染史的患者应强烈建议 HSCT。而对 G-CSF 控制良好的患者应密切监控病情，可能不需要 HSCT。

(四)自身免疫性中性粒细胞减少症

提示：自身免疫性中性粒细胞减少症是导致儿童慢性中性粒细胞减少的最常见的原因。

1.病因学　自身免疫性中性粒细胞减少症在大多数患者中是一种良性自限性疾病。患该病的儿童在近期病毒感染之后产生针对自身中性粒细胞的抗体。这种疾病可影响任何年龄段的人群，但在婴幼儿中发病率最高。

2.临床特征　大部分患者无症状。一小部分患者出现皮肤感染、口腔溃疡及咽炎。严重的感染较少见。有些患儿体检时可发现有轻度至中度脾大。

3.评估　实验室检测结果显示中性粒细胞计数通常<0.25×10⁹/L。单核细胞增多症很常见。骨髓检查通常显示细胞结构正常，伴骨髓增生或缺乏成熟的中性粒细胞。血清中或中性粒细胞表面发现抗中性粒细胞抗体即可做出诊断，但这对于诊断有典型临床特征的患者不是必要条件。

4.治疗　在大多数该病患儿，感染后中性粒细胞计数通常会增加。虽然该病预后良好，积极治疗细菌感染仍是重要。很多患儿在1～3年内白细胞计数即可完全正常化。

(五)周期性中性粒细胞减少症

1.病因学　周期性中性粒细胞减少症，是一种罕见的诊断，特点是外周血中性粒细胞的数量有规律的变化。周期通常是21d，其中中性粒细胞减少的时期跨越3～6d。周期性中性粒细胞减少症是中性粒细胞弹性蛋白酶基因(ELA2)突变显性遗传的结果。

2.临床特征　通常10岁以前发病。诊断是由分析整体血细胞计数(CBCs)和分类计数(每周2～3次，持续4～6周)。临床表现包括口腔炎、口腔溃疡、咽炎伴淋巴结肿大及皮肤感染。实验室检查结果显示严重中性粒细胞减少。一些患儿可表现出嗜酸性粒细胞和单核细胞增多症。血小板和网织红细胞数量也可能有变化，但不总是朝同一个方向变化。骨髓的形态特征根据时间而周期性变化，从正常到细胞减少，伴粒细胞系的成熟障碍。ANC降低持续3～10d，然后开始增加。

随着ANC恢复正常，症状消失。感染的严重程度随个体差异及ANC不同而变化。虽然有多达10%的病人死亡的报道，有些患儿有严重的中性粒细胞减少但不伴有感染。

3.治疗　已证实应用G-CSF治疗能降低感染的风险。

(六)Shwachman-Diamond综合征

1.病因学　Shwachman-Diamond综合征是一种罕见的先天性中性

粒细胞减少症，为常染色体隐性遗传。综合征包括与胰腺外分泌功能不全的中性粒细胞减少。一些患儿也有干骺端软骨发育异常和侏儒症。超过 90%的患儿有 SBDS 基因突变。

2.临床特征　体重减轻、腹泻、脂肪痢及生长发育异常等症状通常出现在婴儿时期，类似于囊性纤维化的临床表现。患者经常反复感染，感染或骨髓衰竭的病死率是 15%～25%。

3.评估　该综合征汗液中电解质值是正常的。中性粒细胞计数通常是 200～400/ml。应进行 SBCS 基因突变测试。建议每年进行一次骨髓细胞遗传学检查以评估骨髓衰竭及恶性变化。

4.治疗　治疗的目的是：①通过胰酶替代治疗、脂溶性维生素及低脂饮食等措施纠正胰腺功能不全；②治疗发热（见白细胞减少症治疗措施）；③考虑使用 G-CSF 治疗中性粒细胞减少症；④整形治疗以阻止和治疗相关畸形；⑤如果有贫血和（或）血小板减少症则输注红细胞和（或）血小板。明确的治疗措施是 HSCT，然而，这些患者很难忍受化疗及移植相关的高并发症率和病死率。最近应用低强度的 HSCT 方法看起来很有前景。

（七）慢性特发性中性粒细胞减少症

儿童慢性特发性中性粒细胞减少是一种鲜为人知的疾病。在儿童早期即可出现皮肤感染的症状，伴不同程度的中性粒细胞减少。实验室检查结果显示中性粒细胞减少及相关的单核细胞增多症。诊断本质上是采用排除法，有持续的慢性中性粒细胞减少的任何一个儿童均应考虑该病，该病是一种良性的临床过程，且没有其他中性粒细胞减少相关疾病的证据。该病预后较好。

三、白细胞减少症的评估

（一）病史

1.患儿有发热吗？这就提出了一个感染的问题，尤其是在中性粒细胞减少症的患儿中。这也可为病因提供线索，因为一些感染可导致中性粒细胞减少。

2.患儿有任何皮肤感染吗？脓肿、蜂窝织炎需要及时治疗。

3.患儿以前有正常的 CBC 吗？如果有的话，可排除先天性中性粒细胞减少的原因，如 Kostmann 综合征。

4.患儿最近有没有服用任何药物（如磺胺类、青霉素类、吩噻嗪类药物）？

5.患儿有没有全身感染的症状，如发热、皮疹及上呼吸道症状？这可能暗示可能有传染性单核细胞增多症、麻疹、风疹或水痘。

6.患儿有没有以下感染症状：结核病、布氏菌病、兔热病或疟疾？

7.有没有黄疸史（如甲型或乙型肝炎）？

8.患儿是一个生病的新生儿吗？这可能暗示 B 组链球菌感染或自身免疫性新生儿中性粒细胞减少症。

9.患儿有反复皮肤感染或口腔溃疡史？这表明可能是一种更慢性的，也许是先天性中性粒细胞减少症，如周期性中性粒细胞减少症或 Kostmann 综合征。

10.儿童是否有异常饮食或看起来营养不良？这可能意味着营养不良或单纯的维生素 B_{12}、叶酸或铜缺乏症。

11.有中性粒细胞减少、反复感染或在感染早期死亡的家族史吗？这些出现在任何先天性中性粒细胞减少的综合征、Kostmann 综合征、慢性良性中性粒细胞减少症或家族性再生障碍性贫血。

12.有瘀伤或出血吗？有苍白或疲劳吗？如果答案是肯定的，这表明其他细胞系也牵涉其中，如再生障碍性贫血、白血病或巨幼红细胞性贫血。

（二）体格检查

1.儿童生病时出现的吗？感染可能是中性粒细胞减少症的诱因或结果，如果很可能应该及时治疗。

2.有蜂窝织炎、直肠周围脓肿、唇脓肿或咽炎的证据吗？这些都可见于中性粒细胞减少症的患者，需要及时治疗。

3.有普遍存在于许多中性粒细胞减少症的口腔溃疡或牙龈红肿吗？

4.有暗示白血病或再生障碍性贫血的瘀斑、瘀点或苍白吗？

5.有脾大（见于脾功能亢进、Felty 综合征及白血病）吗？

6.有肝大（发生在肝炎、白血病及传染性单核细胞增多症）吗？

7.有表型异常，如拇指异常（Fanconi 贫血），侏儒症（Shwachman-Diamond 综合征或软骨-毛发发育不全），或皮肤色素过度沉着（Fanconi

贫血、先天性角化不良)?

8.有关节的表现提示关节炎(见于在幼年型类风湿关节炎、系统性红斑狼疮或 Felty 综合征)?

9.有发热或皮疹吗?见病史相应的列表。

(三)实验室检查

提示:在婴儿,白细胞总数较儿童高。淋巴细胞为 2～5 岁儿童白细胞的主要形式。中性粒细胞是婴儿及 5 岁以后儿童的白细胞的主要形式。

(1)CBC,分类计数(有时连续计数)。

(2)骨髓穿刺伴或不伴活检。

(3)抗中性粒细胞抗体。

白细胞减少症人为因素(假阳性测试结果)

(1)来自患者的血液样本检测延迟。

(2)过度白细胞聚集(冷凝集素的缺乏、免疫球蛋白或某些异常蛋白水平的增加)。

(3)白细胞脆弱性(由于某些药物或白血病)。

注意:人工确定白细胞计数的结果应该注意识别最后两种情况。

四、白细胞减少症的治疗

(一)抗生素

建议及时应用抗生素治疗感染。

(二)细胞因子

细胞因子粒细胞集落刺激因子:G-CSF 是运用重组 DNA 技术生产的造血生长因子,可刺激中性粒细胞祖细胞的生长。G-CSF 被批准用于治疗癌症化疗引起的中性粒细胞减少症。

(三)粒细胞输注

浓缩粒细胞通常运用白细胞除去法由一位献血者提供。粒细胞输注的适应证很少,包括以下几点。

(1)患有对抗生素不反应的革兰阴性脓毒症的粒细胞减少的患者。

(2)危及生命的感染、没有骨髓复苏迹象的粒细胞减少的患者。

并发症很多，包括感染、过敏或发热性输血反应和移植物抗宿主病的风险。血液专家或血库医师应该参与决策。

提示：浓缩白细胞不应通过白细胞过滤器。

五、患者应采取的措施

1.如果儿童生病时出现该病，应推迟对患儿的检查而立即应用适当的抗生素。如果发热的原因不明确，应选择广谱抗生素。

2.如果患儿有近期感染或药物暴露史，且患儿仅表现为中性粒细胞减少而无明显临床症状，需要做的是密切随访并重复几次 CBCs 及分类计数。

3.如果中性粒细胞减少症是慢性的或有反复感染史，应采取更广泛的措施，包括：①抗中性粒细胞抗体检测；②CBCs 和分类计数，每周 2～3 次，持续 3～4 周；③骨髓穿刺及活检。根据病史及体格检查进行更特异性的测试(如先天性综合征相关的基因突变分析)。

（杨晓斐　伊迎春　译）

第 50 章

淋巴结病

Leslie S. Kersun

健康的儿童可触到肿大的淋巴结，最常见的是在颈部、腋窝及腹股沟。在儿童中淋巴结病存在广泛的鉴别诊断。这个扩展可以是潜在的疾病，所以有组织的和深思熟虑的去评价儿童淋巴结病非常重要，淋巴细胞增殖造成淋巴结肿大(感染或淋巴组织增生过程)或炎性细胞的迁移和浸润或转移性的恶性肿瘤细胞。

淋巴结肿大有很多因素要考虑，部分措施将有助于缩小鉴别诊断范围。这些措施包括如下。

1.患者年龄　在较小年龄的儿童中，颈部、腋窝和腹股沟区淋巴结可被触及。

2.大小　颈前和腋窝淋巴结＞1cm 或腹股沟淋巴结＞1.5cm 时需要进一步检查。锁骨上淋巴结增大可反映纵隔或腹部病变应始终被认为是病理性的。

3.位置　了解影响方式有利于寻找感染或炎症部位。包括如下内容。

(1)口/咽影响颈前淋巴结：上呼吸道感染。

(2)头皮影响枕部淋巴结及颈后淋巴结：头癣。

(3)耳前淋巴结：结膜炎、耳郭感染。

(4)腋窝淋巴结：猫抓病。

(5)颏下淋巴结：口腔感染、龈口炎。

4.质地(柔软、温暖、坚硬、红肿)　需要进一步评价感染过程。

5.区域　局限的还是广泛的。

6.持续时间　鉴别诊断因急性淋巴结肿大(通常小于 3～4 周)与慢性肿大(＞4～6 周)而不同。

7.全身症状　体重减轻、皮疹、发热、盗汗。

提示:锁骨上淋巴结通常不可扪及肿大,若触及应考虑纵隔恶性肿瘤的可能。

一、鉴别诊断列表

1.儿童淋巴结病感染因素

(1)细菌感染:①局部的:金黄色葡萄球菌、A组链球菌(咽炎)、厌氧菌、土拉菌病、白喉、软下疳、非结核性分枝杆菌、猫抓病(巴尔通体)。②广泛的:性病淋巴肉芽肿、钩端螺旋体病、菌血症、猩红热、梅毒、肺结核(TB)、亚急性细菌性心内膜炎、布氏菌病、伤寒、瘟疫、莱姆病、土拉菌病。

(2)病毒感染:①EB病毒。②获得性免疫缺陷综合征。③水痘。④巨细胞病毒。⑤麻疹。⑥风疹。⑦传染性肝炎。⑧流感病毒。⑨上呼吸道病毒感染:如副流感病毒、鼻病毒、呼吸道合胞病毒。

(3)真菌感染:①组织胞浆菌病。②球孢子菌病。

(4)寄生虫感染:①弓形虫病。②疟疾。

2.肿瘤

(1)原发性淋巴肿瘤:①淋巴瘤。②白血病。

(2)转移性肿瘤:①神经母细胞瘤。②横纹肌肉瘤。③甲状腺癌。④鼻咽癌。

3.代谢性疾病 ①戈谢病。②尼曼-皮克病。

4.免疫性疾病 ①系统性红斑狼疮。②幼年型类风湿关节炎。③血管炎综合征。④血清病。⑤自身免疫性溶血性贫血。⑥慢性肉芽肿病。⑦自身免疫性淋巴组织增生综合征。

5.药物性因素 ①苯妥英钠。②异烟肼。③免疫接种。

6.内分泌因素 甲状腺功能亢进症。

7.组织细胞增多症 ①朗格汉斯组织细胞增生症。②噬血细胞综合征。③恶性组织细胞增生症。④窦组织细胞增生症伴巨大淋巴结病(Rosai-Dorfman病)。

8.其他 ①川崎病。②皮肤疾病。③特应性皮炎。④结节病。⑤Castleman病(良性巨大淋巴结增生)。⑥Kikuchi-Fujimoto病。

二、鉴别诊断讨论

(一)淋巴结炎

1.病因　急性感染性淋巴结炎是儿科常见疾病。它指淋巴结的原发感染。致病微生物经常通过咽、鼻、牙列或在皮肤上的破损而进入人体。最常见病因是细菌,金黄色葡萄球菌是最常见的独立的微生物。其他病原体包括 A 组链球菌、结核分枝杆菌、非典型分枝杆菌、革兰阴性杆菌、流感嗜血杆菌、厌氧菌、土拉弗朗西斯菌与耶尔森菌。

2.临床特征　体检通常是单个的、柔软的、温暖的、活动的淋巴结与其表面的皮肤发红。发热和白细胞计数升高时有发生,最常见于幼儿。

3.评估与治疗　如果淋巴结非常巨大或在一个尴尬的位置需要找到原因和缓解症状。在简单的情况下,规律的口服抗生素治疗就足够了。最近抗生素耐药的耐甲氧西林金黄色葡萄球菌等的增加可能会影响抗生素的选择。伴有临床疾病或有潜在的免疫缺陷的婴儿或儿童,口服抗生素没有改善甚至进展,和同时伴有蜂窝织炎的需住院静脉注射抗生素治疗和进一步评估。

(二)反应性淋巴结病

1.病因　抗原刺激造成淋巴结反应性增生(外来物质、细胞碎片、有传染性的微生物或有毒产品)。

2.临床特征　此类淋巴结肿大可以是急性或慢性的。最常受累的颈部、腋窝和腹股沟淋巴结有时可长到相当大。淋巴结的临床扩大继发于组织细胞或浆细胞的浸润。急性细胞浸润和水肿导致淋巴结肿胀,触诊时淋巴结是柔软的。

3.评估

(1)在急性期:详细的询问病史和进行体格检查,注意上呼吸道感染的症状(流感病毒或腺病毒通常与颈部淋巴结肿大有关)、EBV 和 CMV 感染症状,以及耳、鼻、牙齿或皮肤的局部感染,或川崎病。

(2)在慢性期:慢性淋巴结肿大诊断比较困难(详见“评价淋巴结病”部分)。淋巴结活检可帮助诊断,通常建议无明确原因的淋巴结肿大超过 4～6 周的儿童接受淋巴结活检,大多数(75%)是反应性的或良性的。肿大的淋巴结位于锁骨上,慢性的(肿大超过 4 周),>3cm,患者的实验室检测或图像异常与恶性肿瘤浸润更相关。

4.治疗　由于机体对刺激反应的反应性增生，在大多数情况下并不需要治疗。肿大的淋巴结通常随着时间恢复正常。

(三)传染性单核细胞增多症

1.病因　EB病毒是疱疹病毒组的一个成员，是传染性单核细胞增多症的病原体。病毒可以通过唾液进入，通过咽最终扩散到淋巴系统。

2.临床特征　原发性感染通常是没有症状的。在青春期或成年年早期患者的原发感染更有可能发展为临床综合征。经过4～8周的潜伏期，患者开始出现疲劳、厌食、头痛和不适。通常患者在1周内出现发热和咽喉痛而就医。

体格检查患者呈现的临床症状包括咽炎、淋巴结肿大和肝脾大。通常患者常被误诊为链球菌性咽炎并给予阿莫西林治疗。80%～100%的EB病毒患者应用阿莫西林和氨苄西林治疗会出现瘙痒性斑丘疹，其可有助于确诊，但其发生的原因尚不明确。症状通常持续数周，虽然疲劳和不适可能会持续几个月。中枢神经系统并发症包括无菌性脑膜炎、脑炎、Bell麻痹和吉兰-巴雷(Guillain-Barré)综合征。其他并发症包括脾破裂、自身免疫性溶血性贫血、血小板减少、中性粒细胞减少症、心肌炎、间质性肺炎及气道阻塞。

3.评估　诊断主要依据临床三联症:发热、淋巴结肿大和咽炎，并可参照结合实验室检查发现非典型性淋巴细胞的增多。如果临床表现不典型，血清学检测可辅助诊断。通常患者的嗜异性抗体阳性>4年。在年幼儿童中EB病毒滴度的定量检测具有更高价值。

4.治疗　本病为自限性疾病，多为对症支持治疗。患者应尽量避免接触性运动6～8周，减少脾破裂的危险性。诊断后淋巴结肿大可能持续长达6个月。

(四)猫抓病

1.病因　猫抓病是良性自限性局限性的淋巴腺炎，猫抓伤或咬伤1～2周后开始发病。常见部位为颈部、腋窝或肱骨内上髁淋巴结。其病原体是一种革兰阴性杆菌(巴尔通体)。

2.临床特征　临床表现通常是一个大的、红肿、疼痛的孤立淋巴结。病史和查体:2周前在该局部的淋巴引流部位可出现红色斑丘疹。在丘疹形成前 10d 大多数患者有猫抓伤或咬伤史。受累的淋巴结化脓发生率为 30%。本病的非典型症状包括脑炎、帕里诺眼-腺综合征（肉芽肿性结膜炎及单侧耳前淋巴结肿大）、结节性红斑、溶骨性病变、血小板减少及血小板正常性紫癜。

3.评估　确诊通过检测到血清的巴尔通体抗体。

4.治疗　通常情况下，淋巴结不进行干预治疗 8 周内恢复。排水是必需的。重病患者伴免疫功能低下给予抗生素治疗。

（五）非霍奇金淋巴瘤

1.发生率　非霍奇金淋巴瘤（NHL），儿童常见癌症中排第 3 位，是一组异质性淋巴瘤，其发病率随着年龄的增长而增加。NHL 的发生率与地理区域相关，非洲和中东的发病率最高，尤其伯基特（Burkitt）淋巴瘤多见于非洲。

2.病因　在发展中国家，研究人员已经发现 EB 病毒在这些肿瘤中存在，并继续研究 EBV 在肿瘤发病机制中的作用。发生 NHL 危险因素包括遗传免疫缺陷综合征（共济失调毛细血管扩张、威斯科特-奥尔德里奇（Wiskott-Aldrich 综合征、重症联合免疫缺陷性疾病和 X-连锁淋巴组织增生性疾病）和获得性免疫缺陷综合征（艾滋病和器官移植术后）。

3.临床特征　儿童 NHL 最常见的类型包括 3 个主要的组织学类型：淋巴母细胞型（40%）、Burkitt 型（40%）和大细胞型（20%）。临床表现包括相关症状（发热、体重减轻）和淋巴结肿大相关的特异症状，包括但不局限于气道阻塞、纵隔肿块、内脏压迫、阻塞或穿孔。

（1）淋巴母细胞型：大多数来源于 T 淋巴细胞。患者常表现为颈部淋巴结肿大，继发于纵隔肿块的呼吸窘迫，伴或不伴胸腔积液。此型可能会发生上腔静脉综合征，它是一种危及生命的急症。纵隔肿块压迫上腔静脉和（或）气管，阻碍血液回流和气流。临床症状包括咳嗽、呼吸困难，继发呼吸窘迫而不能平卧。体格检查包括面部、颈和上肢的水肿、发绀，以及喘息或哮鸣。立即给予化疗可能掩盖了诊断，但可挽救生命。

（2）Burkitt 型：发达国家的大多数患者出现腹部症状，如腹痛、腹胀、肠套叠或肠梗阻。腹部疼痛和急性腹胀是该病的快速进展期。由于肿瘤生长迅速，患者有肿瘤溶解综合征、肾功能不全的风险。

(3)大细胞型淋巴瘤:大细胞型淋巴瘤临床表现多样,包括发热、纵隔肿块、腹股沟淋巴结肿大及骨或皮肤受累等全身症状。

4.评估　辅助检查应包括全血细胞计数(CBC)和分类、血清乳酸脱氢酶、尿酸和化学检验评估、由于快速分化的肿瘤引起的代谢异常。诊断要求从肿大的淋巴结、肿块或体液(胸腔积液、心包积液、腹水)等方面获得病理标本。评估肿瘤的扩散程度包括颈部至骨盆的 CT 扫描和 PET 扫描,骨髓和脑脊液检查。

5.治疗　由于某些类型的淋巴瘤生长迅速,及时诊断至关重要,并给予积极治疗。联合化疗是主要的治疗方法。这些患者肿瘤溶解综合征的危险性增加(详见第 48 章),由于肿瘤的高增长率与对化疗的敏感性相关。在一般情况下,即使是疾病的晚期(包括骨髓或中枢神经系统受累)预后也良好。

(六)霍奇金淋巴瘤

1.病因　霍奇金淋巴瘤常见于青春期儿童。虽然它可在其他年龄段发病,但是在<5 岁的儿童中是罕见的。其病因尚不明确,但有数据表明 EBV 是某些患者的发病机制中的一个因素。

2.临床特征　通常表现为无痛性颈部或锁骨上淋巴结肿大,虽然其他淋巴结可以受累。全身症状包括发热、体重减轻、夜间盗汗、厌食、瘙痒或疲乏。20%的患者出现发热、盗汗、体重减轻等临床症状。

3.评估　大多数患者体格检查有颈部或锁骨上区硬的、橡胶样、无痛性的淋巴结肿大。多数可以无明显症状。对于可疑霍奇金淋巴瘤的患者,应及时行 X 线胸片检查,霍奇金淋巴瘤患者中 2/3 都有一定程度的纵隔受累并且可能没有症状,在进行其他检查前需行气道检查评估有无气管压迫。淋巴结活检可明确诊断,揭示特征性的 R-S 细胞和 4 种组织病理类型之一(结节性硬化型、淋巴细胞为主型、淋巴细胞消减型和混合细胞型)。进一步辅助检测明确分期,这对决定采用的治疗措施和估计预后十分必要。除了切除淋巴结进行活检,进一步检查应包括全血细胞计数、红细胞沉降率、化学检验、颈部至骨盆的 CT 和 PET 扫描,以及双侧骨髓穿刺/活检。

4.治疗　根据患者的分期、风险组和对治疗的反应选择化疗和(或)放射治疗。即使是晚期的患者,经治疗预后良好,长期存活。

(七)结核病

1.发病率 结核病的发病率近年来有上升趋势，早期发现和及时治疗对预防疾病的传播非常重要。目前在少数民族人群中感染率最高，与城市的设置和拥挤的居住条件相关。获得性免疫缺陷综合征患者易出现活动性感染。病原体为结核分枝杆菌，其传播主要通过飞沫吸入。从感染到皮肤试验阳性的潜伏期为 2～10 周。少数感染者发展为有临床症状。当疾病发展，通常是在感染后的 2 年内。

2.临床特征 最常见是无症状的感染或肺部感染症状。皮肤测试阳性和无临床症状证据时应行 X 线胸片进行筛选。任何患者有肺炎、胸腔积液或有肺部空洞性病变且对抗生素治疗无反应时，应评估有无结核病。肺部感染患者可能有以下症状，包括发热、体重减轻、生长缓慢和咳嗽。任何一名儿童有原因不明的淋巴结肿大应考虑是否有肺结核的可能。少数患者可以有肺外结核[粟粒性结核、结核性脑膜炎、淋巴结受累(如淋巴结核)、骨关节结核或罕见的部位，如中耳、胃肠道、皮肤、肾和眼部]。

3.评估 皮肤 PPT 试验阳性或体液(痰、洗胃液等)培养(生长需要几个月时间)阳性确诊。推荐的结核菌素皮肤试验是纯化蛋白衍生物(PPD)。标准剂量是 0.1ml 溶液中结核菌素 5U，应在前臂掌侧皮内注射。阳性反应为注射 48～72h 后出现一大于 10mm 的硬结。点刺试验不应该被用于诊断，用于筛查的价值也是可疑的。

4.治疗 儿童感染结核的治疗包括用异烟肼和利福平 6 个月。多主张前 2 个月的治疗加用吡嗪酰胺。

三、淋巴结肿大的评价

(一)病史

提示：由于感染是急性和慢性淋巴结肿大最常见的原因，病史应该注重有无感染史。

1.淋巴结肿大多久了？

2.淋巴结有无增大趋势？(在一般情况下，结节越大越令人担忧)

3.淋巴结有无红肿，有无疼痛？(淋巴结炎)

4.有无发热、体重下降或盗汗？(淋巴瘤、TB)

5.有无任何瘀斑、出血、面色苍白或疲劳?(白血病)

6.有无发热、皮疹或全身症状?(猩红热、麻疹、风疹、EBV、川崎病)

7.有无关节并发症?(幼年类风湿关节炎、系统性红斑狼疮)

8.有无猫抓历史(猫抓病)、蜱叮咬(莱姆病)或其他动物暴露(土拉菌病)?

9.有无接触结核患者?

10.有无高危性行为、药物滥用史或输血?父母有没有这些危险因素(HIV)?

11.有无旅游史?(疟疾)

(二)体格检查

提示:部分易被误诊为颈部淋巴结肿大的良性肿块包括甲状舌管囊肿、鳃裂囊肿、表皮囊肿、囊性淋巴管瘤、异位甲状腺组织、新生儿斜颈。

1.广泛或局部的淋巴结肿大?(见本章"鉴别诊断"部分)

2.淋巴结的大小?(开始的测量对于以后的随访非常重要)

3.淋巴结有无红、肿、热,柔软程度,有无波动感?(淋巴结炎)

4.结节坚硬且位置固定?(恶性)

5.有无发热或皮疹?(猩红热、麻疹、风疹、传染性单核细胞增多症、川崎病)

6.有无咽炎?(链球菌病,EBV)

7.有无肝脾大?(EBV、巨细胞病毒、白血病、淋巴瘤)

8.有无瘀伤、瘀点或苍白?(白血病)

9.有无关节并发症?(幼年类风湿关节炎、系统性红斑狼疮)

10 腹部有无触及包块?(神经母细胞瘤)

11.皮肤有无感染和(或)炎症?(癣、特应性皮炎)

(三)实验室检查

1.血常规计数及分类。

2.外周血涂片(非典型淋巴细胞)。

3.乳酸脱氢酶、尿酸(疑为恶性)。

4.筛选特异性的传染病,如B.通体、EBV、CMV、HIV、弓形虫病。

5.PPD皮肤试验。

6.X 线胸片。

7.超声(区分化脓性淋巴结炎)。

8.针吸活检(可识别化脓性淋巴结炎组织)。注意:如果考虑为恶性或非典型分枝杆菌不能穿刺。

9.怀疑为恶性或非典型分枝杆菌时开放淋巴结活检或手术切除是首选方法。

四、治　疗

完善病史及体格检查后可能的诊断有:如发热、咽喉痛、颈部淋巴结肿大、渗出性咽炎,可能是链球菌性咽炎,如果是这样的话,进行适当的诊断检测(咽喉部的微生物培养),确诊后开始抗生素治疗。

发热患者不能确定病因或明确诊断,考虑收入院、实验室检验等进一步检查明确为感染或恶性疾病。

患者是否表现出任何令人担忧的症状和体检结果如下。

(1)锁骨上淋巴结肿大。

(2)坚硬、橡胶样或乱蓬蓬地淋巴结肿大。

(3)找不到感染原因的发热及全身症状,持续时间>1 周。

(4)尽管给予足够的抗生素治疗,但颈部淋巴结仍不断增大。

(5)1 个淋巴结在 1～2 周后仍继续增大。

(6)肿大的淋巴结在 4 周后未恢复。

如果一个或更多以上问题的答案是肯定,则需进一步检测白细胞计数及分类、电解质检测、尿酸、LDH、PPD 皮肤试验和 X 线胸片检查。在慢性患者中考虑淋巴结活检。由于其较高的假阴性率,不能保留结节的完整性及恶性细胞数量少,尤其是霍奇金淋巴瘤患者,针吸活检是不推荐用于可疑恶性肿瘤的儿童患者。应该在患者进行麻醉淋巴结活检前行 X 线胸片检查,用于麻醉前评估淋巴结病有无纵隔肿块的可能。

如果没有高危症状和阳性检查结果,诊断不明确的患者考虑经验性抗生素治疗,覆盖常见的金黄色葡萄球菌和链球菌感染,并且密切随访及进行一系列检查。

(杨晓斐　伊迎春　译)

第 51 章

巨头畸形

Lawrence W.Brown

颅骨在成年人和年长儿童中为大脑、血管和脑脊液提供了一个固定的空间，因而在空间占位性病变的情况下会引起颅内压增高的症状。但是，在婴儿成长过程中能适应任何原因引起的脑室扩张。巨头畸形是定义的头围大于同性别平均值的两个标准差（即第 98 个百分位数）。巨头可来自头部的 4 种主要成分中任一成分的扩大：脑室（脑积水）、脑实质（巨脑畸形）、颅骨（骨发育不良）或脑外液体的集合（硬脑膜下、帽状腱膜下或骨膜下）。

脑积水典型描述为交通性（脑室与蛛网膜下隙之间的脑脊液自由流动）或非交通性的（阻塞性）。两种类型均可为先天性或获得性。交通性脑积水通常在蛛网膜绒毛处的脑脊液重吸收或产生过剩引起的。常见的原因包括颅内出血、感染或炎症（如细菌性、结核性或隐球菌性脑膜炎、病毒性脑炎）、脑膜肿瘤的浸润或代谢性疾病（如黏多糖沉积在软脑膜的 Hurler 综合征）。

先天性脑积水是指出生头围已增大，但是常规经超声（US）宫内诊断，在新生儿期表现为嗜睡或烦躁、呕吐、食欲缺乏或体重不增。获得性脑积水是指头围的快速增长，常见表现包括生长发育迟缓、肌张力增高及生理反射亢进。任何原因引起的脑积水都可导致颅内压的增高，包括呼吸暂停、心动过缓、前囟紧张凸出或颅缝裂开、“落日征”（即眼球向下移位巩膜过多显露）、呕吐、第Ⅵ对脑神经麻痹和血压升高伴心动过缓，以及头皮静脉曲张。

通过连续的头围测量（表 51-1）和神经影像学来诊断。

渐进性脑积水患者，治疗可包括脑室腹腔分流术（VP）。

表 51-1　预计头围的增长速度

足月		早产儿	
年龄	增长速度	年龄	增长速度
0～3 个月	每月 2cm	0～2 个月	每周 1cm
2～6 个月	每月 1cm	2～4 个月	每周 0.5cm
7～12 个月	每月 0.5cm	>4 个月	每月 1cm

一、鉴别诊断列表

(一)先天性

1.感染因素　巨细胞病毒、弓形虫病、流行性腮腺炎、风疹。

2.解剖学　Chiari 畸形、积水性无脑畸形、导水管狭窄。

3.肿瘤　髓母细胞瘤、脉络丛乳头状瘤、脑膜瘤。

(二)获得性

1.颅后窝肿瘤　髓母细胞瘤、室管膜瘤、小脑星形细胞瘤。

2.脑室内肿瘤　室管膜瘤、脉络丛乳头状瘤、巨细胞星形细胞瘤、脑膜瘤。

3.脑实质肿块囊肿　脓肿、肿瘤。

4.创伤　头颅血肿、硬脑膜下或帽状腱膜下积液。

5.血管性　盖伦静脉的血管瘤、脑实质内出血、脑室内出血。

提示:视盘水肿在婴儿是罕见的,因为未闭的囟门和颅缝可以使头骨扩张,从而颅内压降低。

二、鉴别诊断讨论

(一)先天性感染

先天性感染在 56 章中详细讨论。钙化在其他神经影像检查中显示(特别是 CT),增加先天性感染的怀疑。

(二)Chiari 畸形

其有 4 种类型。最常见的是Ⅱ型[也称“小脑扁桃体下疝畸形(Arnold-Chiari 畸形)"],常合并脊柱裂。在这一畸形中,小脑和脑干向下移位,第四脑室扩张,脑积水因为脑脊液通过 Magendie、Luschka 孔回流障碍。在出生时,一些患儿已有脑积水;其他则表现为出生后第 1 周内头围快速增大。Chiari 畸形的患者可表现为脑干功能障碍相关的症状体征(脑神经检查示:呼吸困难、呼吸暂停、营养不良、吞咽困难、发音异常、舌肌束颤动),以及颅内压增高的症状。

(1)连续的头围的测量。

(2)超声、CT、磁共振成像检查头部可以辅助诊断。MRI 是评价脑解剖最佳推荐。

(3)脑干听觉诱发电位检查是对 MRI 检查的补充。

提示:一名儿童出现头痛并在咳嗽或 Valsalva 动作时加重,应评估有无 Chiari 畸形。

(三)遗传综合征

脑积水可常见于许多遗传疾病。13-三体综合征的患者中 50%有脑脊膜膨出合并脑积水。Warburg 综合征,一种常染色体隐性遗传疾病,包括脑水肿、视网膜病变、Dandy-Walker 囊肿、枕部脑膨出、无脑回畸形和巨脑回畸形。Klippel-Feil 综合征、多种遗传方式导致颅骨与颈椎的畸形并可以合并 Chiari 畸形和脑积水。

(四)积水性无脑畸形

积水性无脑畸形是由脑室的增大替代皮质引起的,可能是继发于扩张后宫内大量的脑梗死。婴儿最初可表现正常,正常的头围大小和完整的原始反射,但之后伴随着儿童的成长表现为发育停滞和皮质明显缺乏的长束征。许多患者死在婴儿早期,但长期生存仍是可能的。由产前超声检查或出生后影像学检查诊断,经颅骨透照和叩诊法增强诊断。

(五)先天性中脑导水管狭窄

先天性中脑导水管狭窄或闭锁可继发于子宫内出血、感染、脑肿瘤、静脉畸形或作为一个孤立的发育异常。产前 B 超或产后神经影像学辅助诊断。治疗包括脑室腹腔分流术。

(六)后天性脑积水

1.肿瘤 儿童(<2 岁)最常见的肿瘤为脉络丛乳头状瘤、室管膜瘤

和髓母细胞瘤。儿童颅后窝肿块(如髓母细胞瘤、室管膜瘤、小脑星形细胞瘤)可以有颅内压增高、共济失调、视盘水肿和脑膜刺激征的表现。持续性斜颈的儿童应该警惕颅内肿瘤的可能。脑室内肿瘤(如脉络丛乳头状瘤)可以通过脑脊液的产生增加或阻塞脑脊液通路而形成脑积水。通过 CT 或 MRI 扫描可辅助诊断。脑积水的治疗为切除肿瘤伴或不伴 VP 分流术。

2.颅内出血　颅内出血常见的原因是低出生体重儿血管的生发层基质发育不成熟。围生儿和新生儿应激(如败血症、呼吸窘迫综合征、高血糖症和低血糖症、缺氧、休克)可引起出血。低级别的颅内出血通常是无症状的。Ⅲ或Ⅳ级颅内出血(显著的室管膜下受累,脑实质内扩展)可以通过关键通路阻塞造成梗阻性脑积水或阻碍蛛网膜绒毛的重吸收造成交通性脑积水。

提示:我们通过未闭合的囟门筛选婴儿脑积水,首选的影像学的方法是超声,因为它比 MRI 更快更容易获得,且与 CT 相比患儿避免暴露于辐射。

3.感染和炎症　炎症和脑膜播种(肿瘤细胞)可导致交通性脑积水。此外,刺激或压迫神经的整个过程在大脑中可能导致片状的脑神经异常。大量的硬脑膜下积液或积脓并发细菌性脑膜炎可使头围增大。可通过 MRI 钆增强扫描加以诊断。

4.创伤　头颅血肿及硬脑膜下积液可以是自发地或因产钳或胎吸等产伤引起。有大量硬脑膜下积液的患儿可能表现为头围的迅速增大与嗜睡、拒食、呕吐、抽搐等的急性脑病症状。对有症状且具有产伤史的婴儿应立即行头部 CT 检查,若延迟诊断可能是致命的。症状明显的硬脑膜下积液的患儿可能需要神经外科干预治疗。

由解剖或代谢异常引起的巨脑畸形或脑实质的扩大,包括以下方面。

良性家族性巨脑畸形:其患儿出生时头围正常,出生后第 1 年头围快速增长至超过第 98 个百分位数。通常情况下,有大头的家族史,具有正常的智力、正常发育和正常的神经系统检查。虽然头围大于平均值的两个标准差,但通过连续的测量,它仍然是平行于预期的生长线。没有必要进行检查,但如果进行影像学检查,可发现脑室和蛛网膜下隙正常大小。

提示:即使头围生长速度过快,测量了父母的头围对于良性家族性巨头畸形的诊断有帮助,可迅速降低焦虑。

(1)Sotos 综合征(巨脑症和巨人症)是以巨人症伴随过度的身体的生长、骨龄提前、巨脑畸形、轻度精神发育迟滞为特征。

(2)症状性巨脑症是一组巨脑疾病的描述,如退行性疾病(如 Tay-Sachs 病、Canavan 病、亚力山大病)和神经皮肤综合征(如神经纤维瘤病、结节性硬化症)。

(3)骨发育不良是指因贫血而造成颅骨厚度的增加,骨软骨发育不良或佝偻病,也能导致巨头畸形。

(4)当存在巨头畸形时应该考虑有无自闭症。头围增大的患儿中发生自闭症的比例占 1/3,通常是最明显的为 1～3 岁的儿童。有理论认为,巨脑畸形是由无效突触正常修剪的缺乏导致(细胞凋亡),在自闭症的儿童,MRI 很少显示出任何的迁移异常或其他结构问题。

(5)特发性巨头畸形的诊断是指排除其他可识别的原因、相关的综合征及有家族史的巨头畸形。MRI 可显示正常或轻度的脑室扩张。

(杨晓斐 伊迎春 译)

第 52 章

纵隔肿块

Leslie S. Kersun

纵隔区位于两胸膜之间，是胸腔内的一个潜在腔隙。它可被分为前、中、后 3 部分。纵隔肿块的病因常与它的区域定位有关，因为它经常是由该区域的正常结构所形成。

1.前纵隔

(1)解剖：前纵隔上界为第 1 肋上方，前界为胸骨的后面；后界为上部胸椎的前边界，并假想一条曲线沿心界向后延伸到胸椎。

(2)结构：包括心包前方的一些结构，如胸腺、淋巴结及少见的一些胸腺的延伸。上腔静脉是一条腔内压力较低的、被淋巴结和胸腺包绕的、容易被压缩的薄壁静脉。

提示：上腔静脉综合征一般与前纵隔肿块相关。

2.后纵隔

(1)解剖：后纵隔后界为肋弓的前缘，前界为心包后壁，下界是膈。

(2)结构：在此区的结构有交感神经节、降主动脉、胸导管及食管。

3.中纵隔

(1)解剖：中纵隔在前后纵隔之间，底部为膈。

(2)结构：此区内的结构包括气管、支气管、心脏、大血管和大多数的纵隔淋巴结。

一、鉴别诊断列表

1.前纵隔　①生殖细胞瘤。②血管瘤。③组织细胞增生症。④白血病。⑤脂肪瘤。⑥淋巴管瘤（囊状水瘤）。⑦非霍奇金淋巴瘤。⑧霍奇金淋巴瘤。⑨胸骨后甲状腺。⑩畸胎瘤。⑪胸腺增生或囊肿。⑫胸腺瘤。

2.中纵隔　①支气管囊肿。②Castleman 病。③瘤组织胞浆菌病。④心包囊肿。⑤结节病。⑥肺结核。⑦血管异常。

3.后纵隔 ①食管囊肿。②胸脊膜膨出。③神经源性肿瘤:神经母细胞瘤、神经节神经母细胞瘤、星形胶质细胞瘤、神经纤维瘤、神经鞘瘤。

提示:尤因肉瘤和横纹肌肉瘤可以在纵隔内的任何区域形成肿块。

二、鉴别诊断讨论

(一)前纵隔

提示:儿童大多数(70%)的前纵隔肿瘤为恶性肿瘤。

1.上腔静脉综合征/上纵隔综合征 上腔静脉(SVC)和上纵隔(SM)综合征是能够危及生命的前纵隔肿块的并发症。SVC综合征指静脉因受压或血栓而梗阻。当再加上气管压迫,这时综合征称SM综合征。仅有气管压迫而无静脉堵塞较常见,但同样令人担忧。纵隔肿物压迫SVC、气管或同时压迫影响血液回流和气流所产生的症状和体征见表52-1。

表52-1 上腔静脉综合征/上纵隔综合征的症状和体征

病史	查体
咳嗽,特别是仰卧时	行为倒退
呼吸困难或端坐呼吸	喘息或喘鸣
头痛	视盘水肿
头晕或晕厥,尤其是当Valsalva动作时症状加剧	颈部或胸部的静脉显露
	面部、颈部和眼结膜弥漫水肿
面部水肿	焦虑或困惑
视力改变	安静时心音,心脏压塞时低血压或奇脉
耳朵饱胀感	
	发绀或多血质

这些是罕见的综合征;只有10%～15%的前纵隔恶性肿瘤患者会有SVC或SM综合征。但是识别这些患者是至关重要的,因为他们的情况会迅速恶化,应及时咨询肿瘤专家。

2.白血病 患有淋巴细胞(常称为T-细胞)白血病的患者可以出现

纵隔肿块。当全血细胞计数(贫血、血小板减少、中性粒细胞减少症、白细胞增多)或外周血细胞计数异常时最有可能是白血病。在这些患者中,行骨髓穿刺可以确诊。在患有血液系统恶性肿瘤的患者中,为评估恶性程度需要做腰椎穿刺和其他诊断程序包括脑脊液。

3.淋巴瘤

提示:淋巴瘤是儿童中引起 SVC 和 SM 综合征的最常见病因。

(1)非霍奇金淋巴瘤:非霍奇金淋巴瘤(NHL)患者中的纵隔肿块常是由淋巴细胞性淋巴瘤引起的;但是它也可以继发于弥漫性大 B 细胞淋巴瘤(详见第 50 章),大约 60%的淋巴细胞性淋巴瘤患者表现为纵隔肿块,常导致胸腔积液或心包积液。

(2)霍奇金淋巴瘤:尽管 NHL 发病率略高于霍奇金淋巴瘤(HL),但纵隔常常是 HL 的起源地。最常见的症状是颈部淋巴结肿大,但 2/3 的 HL 患者也表现出前纵隔、气管旁及气管支气管淋巴结的肿大。在 50%的 HL 儿童的 X 线胸片上可见气管支气管受压征象。只有 20%的 HL 患者有全身症状,如发热、盗汗及体重在前 6 个月减轻超过 10%。(HL 在第 50 章中已有详细介绍)患者除了有纵隔肿块外可以无症状。而且,他们在发现时可以无全身症状。因此,在怀疑颈部及锁骨上窝淋巴结肿大的患者中,即使无症状,仍需行胸部影像学检查。

4.生殖细胞瘤　前纵隔是除性腺外生殖细胞瘤第二常见的部位。

提示:多达 20%的患纵隔生殖细胞瘤的男孩有克兰费尔特(Klinefelter)综合征。

性腺外生殖细胞瘤可分为 3 类:成熟畸胎瘤、未成熟畸胎瘤及恶性生殖细胞瘤。

(1)成熟畸胎瘤是性腺外最常见的生殖细胞瘤。它是由起源于 3 个胚层的分化良好的组织组成(如内胚层、中胚层和外胚层)。它是良性肿瘤,不会发展成癌。

(2)未成熟畸胎瘤,除了有成熟的组织外,还含有胚胎中的组织。在婴儿中,未成熟畸胎瘤常常以其对正常结构的压迫效应而被发现,而在成人中,它表现的如同高度恶性肿瘤。

(3)恶性生殖细胞瘤(卵黄囊瘤、生殖细胞瘤及绒毛膜癌)。性腺外的生殖细胞瘤在睾丸和卵巢外的区域形成。它们经常沿身体的中线部位发生发展，如骶骨、尾骨、纵隔、后腹及颈部。如果怀疑患者存在纵隔生殖细胞瘤，应该查肿瘤血清标志物，包括甲胎蛋白及β-人绒毛膜促性腺素兴奋试验。

5.胸腺增生　在新生儿中增大的胸腺是导致前纵隔扩大最常见的病因。它是一种良性病变，除非增生的胸腺位置不佳，否则不会引起症状。有时胸腺囊肿也可引起胸腺增大，CT 检查可以区分。

6.淋巴管瘤（囊状水瘤）　淋巴管瘤很少局限在纵隔，而是经常从颈部侵入纵隔并引起症状。淋巴管瘤常常在 3 岁以前被发现。如果可能的话，手术切除是治疗的首选。

7.血管瘤　同淋巴管瘤一样，在纵隔的所有区域都有可能生长血管瘤，但 75％的纵隔血管瘤发生在前纵隔。很多是无症状的，但可导致气道受压迫，罕见胸腔内出血。纵隔血管瘤与人体其他部位的血管瘤密切相关。一般来说，血管瘤在 1～2 岁时出现，以后逐渐消失。

8.组织细胞增生症　组织细胞增生症是单核-巨噬细胞（组织细胞）数量的增多。朗格汉斯细胞组织细胞增生症（在正常免疫应激时抗原产生过程中朗格汉斯细胞以不受控制的方式增多）患者较少出现纵隔肿块。

9.脂肪瘤　脂肪瘤是由异常脂肪细胞形成的良性肿瘤。肿瘤生长广泛而缓慢并且不会发生癌变。

10.胸腺瘤　除非胸腺肿瘤中出现肿瘤上皮组织，否则不会考虑胸腺瘤。这种肿瘤成年人中较少见，儿童中更少见。胸腺瘤生长缓慢，进展局限，且很少转移。少有报道胸腺瘤与自身免疫性疾病（重症肌无力、系统性红斑狼疮、类风湿关节炎、血细胞减少及甲状腺炎）有关。

（二）中纵隔

1.组织胞浆菌病　本病由荚膜组织胞浆菌引起。它是密西西比州、俄亥俄州及密苏里河流域特有的疾病，这里超过 80％的人群 20 岁时检测组织胞浆菌素皮肤试验呈阳性。急性期和恢复期血清检测补体结合试验（应用组织胞浆酵母和菌丝体抗原）呈 4 倍升高或组织学检测可以更准确的诊断。

2.肺结核　肺结核，一种分枝杆菌疾病，常影响儿童的纵隔淋巴结。原发性肺结核与继发性结核相比，常见侵犯淋巴结而非引起肺部症状。大约 20％的经培养确诊感染结核的患者在病程早期皮肤结核菌素试验呈阴性(即使使用 250U 结核菌素做试验)。确诊需要行组织学和病原学检查确认。

3.结节病 结节病是一种原因未明的、可累及多系统的慢性疾病,<10 岁的儿童少见,多见于非裔美国儿童。病理损害是干酪性肉芽肿,肺部是最常累及的部位。肺门及气管旁淋巴结肿大与肺实质浸润有关,且常较肺实质损害更具特点。最有价值的诊断方法是对受累组织的活检。

4.支气管源性囊肿 这些囊肿内衬纤毛上皮,可以出现在纵隔的各个部位,但最常见于中纵隔的隆突附近。无论被感染或体积增大,支气管囊肿都可能出现症状,而影响邻近的气道。治疗方法是手术切除。

5.心包囊肿 心包囊肿是良性纵隔病变。囊肿常常是单个、薄壁、囊液清亮。虽然大多数是由于发育异常导致,也可以后天获得,在儿童中很少出现。

(三)后纵隔

提示:儿童中的后纵隔肿块常是神经源性。

1.神经源性肿瘤 神经母细胞瘤是一种恶性肿瘤,可以出现在交感神经系统的任何部位。大约 20%的神经母细胞瘤在胸椎旁的神经节。胸部神经母细胞瘤经常处于椎间孔处,能导致脊髓受压。

成神经细胞能够自然或在治疗后分化成良性的神经节细胞。神经节细胞瘤指这样分化的病变。神经节神经母细胞瘤指包含有恶性细胞及良性神经节细胞的病变。

2.胸脊膜膨出 脊髓前角脊膜膨出是较少见的,和 I 型神经纤维瘤病或马方综合征有密切关系。

3.食管重复囊肿 约 10%的消化道重复囊肿发生在食管,2/3 发生在右侧。畸形不与食管相通,除非囊肿内存在胃黏膜溃疡。神经管原肠囊肿是含有胶质元素的食管重复囊肿,脊椎畸形常伴随这些囊肿。

4.尤因肉瘤 在<5 岁的儿童中很少出现这种体积小、圆形的蓝色细胞肿瘤。尤因肉瘤经常侵犯中轴骨,一些“纵隔”肿块起源于胸壁(或肋骨)。真正的纵隔受累很少在诊断时发生,但在晚期病例并不罕见。

尤因肉瘤必须与其他一些含有体积小的圆形的蓝色肿瘤细胞的肿瘤相鉴别,包括神经母细胞瘤、淋巴瘤、横纹肌肉瘤。

5.横纹肌肉瘤 起源于原始间充质细胞的横纹肌肉瘤是儿童中最

常见的软组织肉瘤。但在大型研究中,只有1%的肿瘤源自纵隔,研究不将肿块的位置分为前、中、后纵隔。患纵隔横纹肌肉瘤的患者中,平均年龄在10岁的男孩占65%。转移位置包括肺(包括胸膜)、骨及骨髓。

三、纵隔肿瘤的评估

提示:约有1/3的纵隔肿瘤患者是因发热或其他症状而行胸部X线检查时偶然发现的。

(一)病史及体格检查

表52-1中列出了在病史和体格检查中对排除SVC和SM综合征应该注意的重要特征。同样重要的是,肝脾大、淋巴结肿大及恶性肿瘤的全身症状(如发热、体重减轻、盗汗、易疲劳)或神经系统症状(如Horner综合征、脊髓压迫症状)等症状和体征的出现或消失。

(二)实验室检查

实验室检查因人而异,但下面的项目是较合适的。

1.全血细胞分类计数:血涂片显示淋巴母细胞存在,骨髓浸润导致血细胞减少或白细胞增多,医师会考虑做骨髓穿刺检查以明确诊断,而不是从纵隔肿瘤处取出组织活检。

2.生化检查:包括尿酸、高尿酸、乳酸脱氢酶水平,或两者常在高肿瘤负荷的患者中出现,可以被视为肿瘤细胞溶解的表现。

3.高水平α-甲胎蛋白和β-HCG对诊断恶性肿瘤有辅助作用,并且对判断治疗的反应也有作用。

4.香草和高香草酸的定量检测,对尿中其水平的测定可以判定神经源性肿瘤。

5.PPD试验诊断结核病。

6.在流行地区应行组织胞浆菌补体结合抗体滴度检测。

(三)其他诊断方法

1.CT和MRI:CT扫描能够区分囊性病变,显示存在于95%的神经源性肿瘤及35%的生殖细胞瘤的患者中的钙化。畸胎瘤的特征性表现是可见牙齿。CT对骨侵蚀比MRI敏感,但MRI对检查棘突间浸润的病变更有价值,此时应该考虑患者后纵隔肿瘤的可能性。注意:如果患者可以耐受则只考虑卧位检查。当患者平卧时症状加重，如端坐呼吸、咳嗽、胸痛或烦躁，不能做扫描。

2.骨髓穿刺：当全血细胞计数异常怀疑淋巴瘤或白血病时需要行骨髓穿刺来明确。

3.胸腔穿刺或心包穿刺：通过穿刺收集的细胞可以确诊一些疾病（如淋巴细胞淋巴瘤或白血病）。

4.活检：组织学诊断确诊必须行活检。全身麻醉的会诊至关重要。如果全身麻醉不安全，一些患者可能需要在局部麻醉下行活检、胸腔穿刺或骨髓穿刺。

提示：在进行 CT 或 MRI 检查之前，对端坐呼吸的患者须仔细询问病史，因为患有 SM 综合征的患者仰卧位时心脏回流血量减少或气道受压。

提示：在进行活检以确诊之前，应该做一次超声心动图检查（最好直立和仰卧位）。在术前应该评估肿瘤对气道的压迫程度，因为这也可能导致麻醉后发生危险。全身麻醉后心肺的改变能够加重 SVC 综合征和 SM 综合征，导致全气道堵塞、心搏骤停或同时出现。术前患者没有或仅有轻度症状的也可能出现这些并发症。

四、纵隔肿瘤的治疗

如果患者病情危急，不能耐受确诊的过程，那么应给予经验性化疗或放疗（RT）或同时进行放化疗。但是患者必须了解，一旦开始治疗，激素或即使很少量的射线（200cGy）也能使确诊的可能大大降低，即使是在治疗仅 24h 后进行活检。当然，在患者病情稳定后，对超出范围的或避开的淋巴结进行活检仍有可能确诊。

以前，RT 同时应用或未应用全身类固醇药物被作为紧急治疗方法应用，在之后有使一些患者恶化的趋势。这类症状的增多被认为是继发于 RT 后的水肿。对于怀疑淋巴瘤或白血病的患者，现在标准的治疗即应用类固醇药物和（或）化疗。包括环磷酰胺联合长春新碱，或蒽环类药物（根据最可能的诊断）。这是一种合理的替代方法，即使它也可能导致确诊困难。即使组织学诊断缺失，针对最符合其临床特点的临床诊断的继续治疗，常可以让患者长期无病生存。

（杨晓斐　伊迎春　译）

第 53 章

杂　音

Jack Rychik

心脏杂音是由湍流使心脏内结构振动而产生的声音。它可以是生理性的，也可以是病理性的。

（一）心音

正常心音的变化及后天出现的心音与杂音相关，是诊断杂音的重要线索。

（二）第一心音（S_1）

S_1 是由二尖瓣和三尖瓣的关闭产生，因此，二尖瓣和三尖瓣的最佳听诊部位分别在心尖部和胸骨下缘。

第一心音的强度在心排血量增加及 PR 间期缩短时会增强，因为此时瓣叶在最大限度地开启再闭合后可导致心音增强。

在由三尖瓣闭合延迟导致 S_1 宽阔分裂的患者中，可能发现三尖瓣狭窄、Ebstein 畸形、右束支传导阻滞或有左心室起搏心律等情况。

（三）第二心音（S_2）

S_2 是由主动脉瓣（A_2）及紧随其后的肺动脉瓣（P_2）关闭而形成，其最佳听诊部位在心底部。听诊 P_2 比 A_2 更轻柔，并且很少广泛传导。S_2 的分裂更易在平静呼吸时发生。它出现在以下两种生理现象中：肺血管血容量增加，使右心室收缩时间较左心室延长；右心室静脉回流血量增多，这两种现象都可导致肺动脉瓣关闭延迟。

轻度主动脉瓣或肺动脉瓣狭窄时，A_2 或 P_2 可以是轻柔的。

在下列情况时，S_2 是单声且响亮的：当两个组成部分融合，如重度肺动脉高压时；当只有一个半月瓣，如主动脉瓣或肺动脉瓣闭锁或永存动脉干时；以及因主动脉前位致 P_2 不能闻及，如法洛四联症或大动脉转位时。

表 53-1 中列出导致 S_2 宽阔分裂的异常情况。

表 53-1　引起 S_2 宽阔分裂的常见原因

房间隔缺损
轻度肺动脉瓣狭窄
完全性右束支传导阻滞
左心室起搏心律
大面积肺栓塞

(四)第三心音(S_3)和第四心音(S_4)

它常发生在心室舒张期。在房室瓣开启后心室舒张早期的快速充盈可以产生 S_3；心房收缩将血液从心房快速泵入心室使心室充盈可以产生 S_4，使用听诊器钟形头在心尖部听诊能够听到。婴幼儿及儿童中听到的 S_3 可能是生理性的，而听到 S_4 则明显是病理性的。

引起心室容量负荷增加从而导致 S_3 增强的情况归纳见表 53-2。

表 53-2　引起 S_3 增强的情况

生理性的(婴幼儿及儿童)
充血性心力衰竭
室间隔缺损，伴有 Qp∶Qs 比值增大
二尖瓣关闭不全
三尖瓣关闭不全
心室高动力状态伴有高输出量(如贫血、甲状腺功能亢进症、动静脉瘘)

引起心室肥厚从而使 S_4 增强的情况归纳见表 53-3。

表 53-3 引起 S_4 增强的情况

左心室流出道梗阻(如主动脉瓣狭窄)
右心室流出道梗阻(如肺动脉瓣狭窄)
肥厚型心肌病
房室传导阻滞(心房收缩以对抗瓣膜关闭)

(五)杂音的特征

1.时相 杂音被分为收缩期杂音(紧随 S_1 之后发生,与心室收缩期对应)、舒张期杂音(紧随 S_2 之后发生,与心室舒张期相对应),或持续性杂音(在整个心动周期持续存在)。

2.长度和时期 按持续时间杂音可以被分为短、中、长杂音,按其在心动周期中的出现时间可分为早期、中期及晚期杂音。全收缩期杂音指杂音从 S_1 开始到 S_2 结束。

3.强度分级 见表 53-4。

4.强度变化 递增型杂音指杂音的强度开始时较低并逐渐升高至峰值;递减型杂音指杂音的强度开始时最强并逐渐减弱。递增递减型杂音指杂音强度开始时低,逐渐升高至峰值后,又逐渐减弱至弱于开始时的杂音强度的过程(如"菱形"杂音)。

5.定位和传导 通常采用胸壁的标志,如胸骨或肋间隙(如胸骨左缘第 2 肋间)来描述杂音的位置。传导的方向也是固定的(如起源于心尖的常向左腋下传导)。

表 53-4 杂音的分级

等级	描述
Ⅰ	很柔软,无震颤
Ⅱ	容易听到,中等强度,无震颤
Ⅲ	杂音明显,但无震颤
Ⅳ	响亮的杂音伴随震颤

续表

等级	描述
Ⅴ	很响的杂音伴随震颤，听诊器部分离开胸壁可听到
Ⅵ	很响的杂音伴随震颤，听诊器完全离开胸壁可听到

(六)体格检查

下面一些变化可以改变杂音的性质。

1.仰卧位：让患者保持仰卧位可以增加静脉回心血流量，并使容量依赖性的杂音增强(如与主动脉瓣狭窄或肺动脉瓣狭窄相关的疾病；或功能性杂音)。心包摩擦音在患者取仰卧位时可减弱，因心脏移至胸腔后部，使胸膜脏层和壁层相互远离。

2.Valsalva 动作：闭紧嘴巴和鼻子，并用力做呼气动作来对抗关闭的声门，能够增加胸腔内压力，使静脉回心血量减少。在做 Valsalva 动作时，S_2 的两个组成部分会分裂，而且容量依赖性的杂音强度会减弱。

一、鉴别诊断列表

心脏杂音可以被分成 3 类：功能性杂音，是正常的；生理性杂音，是由异常的血流而不是心源性因素产生；病理性杂音，是由心源性因素引起的。

1.功能性杂音　①轻柔。②颈静脉嗡鸣。③周围肺动脉狭窄。

2.生理性杂音　①心脏高动力状态。②动静脉瘘。

3.病理性杂音　①室间隔缺损(VSD)：限制性和非限制性。②房间隔缺损(ASD)。③动脉导管未闭(PDA)。④肺动脉瓣狭窄。⑤主动脉瓣狭窄。⑥主动脉缩窄。

二、鉴别诊断讨论

(一)Still 杂音

1.病因　它最初是在 20 世纪初由伦敦 Great Ormond Street 儿童医院的 George Frederick Still 博士描述出来的，是在正常儿童中可以发现的多个体征之一。它能够在 2 岁到青春期前甚至成年仍能听到。尽管引起它的原因尚不确定，一些证据表明，左心室流出道的湍流可能与其形成有关。

2.临床特征和评估　Still 杂音是一种收缩期杂音，强度在Ⅱ～Ⅲ级(与刺激无关)，最佳听诊部位在胸骨下部左缘。它具有振动、粗糙或有乐感的特点，且在患者处于仰卧位时会增强(因静脉回心血量增多)。S_2 的强度和分裂通常正常。如果听诊杂音符合以上所描述一般不需要更多检查即可确定。

3.颈静脉哼鸣　在锁骨下静脉与头部血管连接处，它们融合并汇入上腔静脉时可能发生湍流，形成一个持续性杂音称为静脉哼鸣。它是低调的，当患儿处于坐位时最佳听诊部位在右锁骨下方。将患儿的头尽力转向左侧或右侧，并呈仰卧位，或在锁骨上窝处轻压，可以显著减轻杂音是其特有的特征。它可能与 PDA 的杂音相混淆，尽管后者不会随体位改变而变化，且最佳听诊部位在左锁骨下区域。静脉哼鸣通常都会在青春期消失，但是在体型瘦长的人群中常常持续存在。

(二)与心脏高输出量状态相关的杂音

1.病因　继发于高输出量状态(如发热、贫血、甲状腺功能亢进症)的杂音通常是由正常结构中相对狭窄部位增加的血流速度而产生。

2.临床特征　这种杂音常可在胸骨左缘中上部听到，强度在Ⅱ～Ⅲ级，音调中等。它们通常被称为喷射性杂音，因为杂音的强度及变化遵循收缩期压力变化曲线。可能会听到 S_3，产生奔马律。

3.评估　X 线胸片可以发现继发于舒张末期容量负荷增加的心脏扩大，但心电图可能是正常的。在慢性贫血的患者中(如患有镰状细胞贫血的患者)，长期的高输出量状态，可能导致左心室代偿性肥厚，并在心电图中表现出来。

4.治疗　因杂音是由血流量增加而引起，对症治疗(如解热镇痛药或输血)可以降低杂音的强度。

(三)动静脉瘘

1.病因　动静脉之间连接的先天性异常可能发生在肺部、颅内或肝脏。因为动脉与静脉之间持续存在的压力差使大量分流产生，导致静脉回流到右心的血量增多。

2.临床特征　在动静脉异常连接的部位能够听到持续存在的杂音。

而且肺动脉及主动脉流出道血流量的增加会产生一个收缩期杂音，强度常在Ⅱ～Ⅲ级，位置在胸骨左缘中上部。

3.评估 行肝脏及头部的听诊应成为评价所有存在心脏杂音的新生儿中的一个常规组成部分。X线胸片能够显示出一个以肺动脉增大为标志的巨大心脏。

（四）周围肺动脉狭窄

1.病因 这样的杂音只能在新生儿中听到，主要是早产儿，因大量肺动脉血流经过相对狭窄的肺动脉分支时产生的。

2.临床特征 周围肺动脉狭窄产生的杂音是一种低调的收缩期杂音，并逐渐减弱至舒张期，听诊最响的部位在背部左右肺野。有时左右腋下可听到强度相同的杂音，不伴震颤且 S_2 正常。

3.评估 这种杂音多在婴幼儿 12～18 个月时消失，但如果一直存在，必须做心电图检查以排除肺动脉分支中存在的固有解剖性狭窄。

（五）非限制性（大型）室间隔缺损

1.病因 在非限制性 VSD 中，大量血液自左心室分流入右心室导致肺血管血流量增多，肺静脉回流入左心房至左心室的血量增多。因此，在大型 VSD 中，其左心室泵血量相比正常时明显增多。

提示：在大型非限制性 VSD 中，右心室和左心室内压力相同，因此，巨大 VSD 听不到杂音，直到肺循环与体循环间压力差非常明显时，VSD 导致的杂音才会出现。如果肺动脉压力降低，从左至右的分流量会增加。与巨大 VSD 相关的杂音在新生儿 1 个月时肺血管压力降低才会比较明显。

2.临床特征 大型 VSD 产生的杂音持续全收缩期，说明在整个收缩期血液持续从左心室分流入右心室。最佳听诊部位在胸骨左缘下部，并经常向右缘放射。因为缺损较大且是非限制性的，产生的是小的湍流，所以通常不会触及震颤。因为在前 3 个月内肺血管阻力持续降低，缺损处的分流量会逐渐增大，最后会有 2～3 倍的血流量离开体循环而进入肺循环。

在心尖部可能听到一个低调的舒张期隆隆样杂音，是由于回流入左心房的血量增多而导致二尖瓣相对狭窄所致。

3.评估 在有巨大 VSD 的患者中，ECG 检查可以发现早期出现的左心室肥厚及随后出现的双室肥大。X线胸片检查能够显示以肺血管充盈为特征的心脏扩大。如果怀疑存在大型 VSD,可以做超声心动图检查来评估缺损的位置及解剖关系。如果超声心动图不能良好的显示其全部解剖细节,或需要提供血流动力学的信息来制定临床决策,那么需要做心导管检查。

4.治疗 大型 VSD 不会自行愈合,所以必须行手术治疗。当 Qp∶Qs 比值为 2∶1(心导管检查测量所得)时,即需要关闭。

(六)限制性(小型)VSD

小型 VSD 无血流动力学的显著改变,但可能产生较明显的杂音。

1.临床特征 在室间隔肌部的小缺损能产生一个短暂呈高调的收缩期杂音,最佳听诊部位在胸骨左缘下部或心尖部。这种杂音可能会缩短,不持续到收缩期末,且有可能在收缩中期即停止。这种情况发生在心室收缩最强时肌部缺损的边缘将缺损关闭。因为从肌部小 VSD 处将通过大量分流,可能会感觉到震颤,杂音强度最强可以达到Ⅵ级。肌部小 VSD 随着时间会逐渐变小,因此,在发现以后的检查中往往可以发现杂音强度增加。

小 VSD 也可能出现在室间隔流入道处,邻近三尖瓣隔瓣,这种被称为膜周部或圆锥隔心室型 VSD。膜周部小 VSD 会产生一个高调的贯穿全收缩期的杂音,最佳听诊部位在胸骨左缘下部,并向胸骨右缘下部放射。三尖瓣隔瓣可能会折入缺损,围绕缺损形成膜部瘤。这可能会在杂音之前产生一个收缩早期的喀喇音。邻近膜周部 VSD 的膜部瘤不断增长会使缺损自然愈合。

2.评估 在小 VSD 中,S_2 是正常的,心电图和 X 线胸片也是正常的。超过 50%的小 VSD 在患儿 2 岁以前可以自然愈合。

(七)房间隔缺损

1.病因 ASD 使血液以低压力流速从左心房流入右心房,导致右心室容量负荷增加,使肺动脉瓣相对狭窄(肺动脉内径正常但血流量增多)而产生杂音,杂音性质与肺动脉瓣狭窄相似。ASD 引起的杂音不是因缺损处分流而引起,而是由于肺动脉瓣处血流量增多而产生。

2.临床特征 杂音出现于收缩期,呈喷射性,一般为Ⅱ～Ⅲ级杂音,音调低到中度。最佳听诊部位在胸骨左缘第 2 肋间,偶尔向背部肺野放射。

在 ASD 患者中常常可发现由右心室射血量增加导致的 S_2 宽阔分裂。S_2 并不会随呼吸节律而改变，因为呼吸对右心系统容量的影响明显低于大型房间隔缺损所呈现的。

当存在大量分流时，可能在胸骨右缘下部听到舒张期隆隆样杂音，是因为通过三尖瓣的血流量增多引起的（通过上下腔静脉回流的血液加上通过房间隔缺损分流来的血量）。

3.评估　在心电图上可以发现轻度右心室传导延迟（即胸导联上的 V_{3R}、V_{4R} 和 V_1 呈 rSR'）。胸部 X 线检查可以发现正常或稍大的心脏，左心缘可见突出的肺动脉干影。肺血管纹理正常或轻度增多。超声心动图足以确诊，很少需要做心导管检查。

（八）动脉导管未闭

1.病因　在人生的第 1 年，动脉导管的持续存在是杂音产生的原因。在子宫内时，动脉导管的作用是将从右心室射出的血液分流入降主动脉而非肺内的管道。动脉导管对氧气高度敏感，新生儿常在出生后 24h 内自然关闭。在一些新生婴儿中，一些刺激（如早产儿、脓毒症、容量负荷增加）被认为可能是 PDA 存在的原因。

2.临床特征　在 PDA 中听到的杂音是持续存在的隆隆样杂音，有时呈粗糙的机器样杂音。最佳听诊部位在胸骨左缘上部及左锁骨下区。无论在收缩期还是舒张期，主动脉与肺动脉之间的压力差持续存在，因此在整个心动周期内持续存在左向右分流，从而导致产生的杂音呈连续性。S_2 正常且可能被杂音掩盖。

当患者的肺血管阻力下降到最低时（在 0～3 个月，早产儿更早），主动脉分流入肺动脉的大量血液可能会导致左心室负荷增加，发生充血性心力衰竭。在这些患儿中，因为通过二尖瓣的血流量增加，在心尖部可能会听到一个明显的舒张期隆隆样杂音，心电图也可以显示出左心室肥大，经超声心动图即可确诊。

3.治疗　治疗方法在 6 个月以内的患儿需要密切观察，因在此期间仍有自愈的可能。如果年龄＜6 个月，但已出现充血性心力衰竭且应用抗心力衰竭药物（如地高辛、利尿药）控制不佳时，推荐行手术结扎。在早产儿中，有报道使用吲哚美辛疗法是相当成功的，尽管在出生 2 周以后其有效性就很微小。

(九)肺动脉瓣狭窄

1.病因　肺动脉瓣瓣叶发育不良或肺动脉瓣呈两叶瓣可能导致肺动脉瓣狭窄(PS)。

2.临床特征　当狭窄较严重时,新生儿右心室内的血流通过卵圆孔向左分流可能导致发绀,出现这种情况时紧急干预是必须的。

在轻中度 PS 患者中,典型表现是在儿童体格检查中发现无症状的杂音。杂音呈低调的递增递减型,在收缩期出现,最佳听诊部位在胸骨左缘第 2 肋间。在胸骨左缘上部可能听到一个低沉的喷射性收缩期喀喇音。杂音常沿肺动脉分支放射,并可能在背部左右肺野听到杂音。S_2 可能宽阔分裂,同时呼吸节律正常,P_2 是减弱的。

3.评估　在轻至中度 PS 患者中 ECG 及 X 线胸片检查可表现正常。

4.治疗　轻度 PS 患者无须治疗;但是中至重度狭窄患者,需要行心导管检查并行球囊扩张瓣膜成形术。尽管球囊扩张时会导致肺动脉供血不足,但只要三尖瓣功能良好,供血不足是可以耐受的。

(十)主动脉瓣狭窄

1.病因　先天发育不良或更常见的主动脉瓣叶融合可以导致主动脉瓣狭窄(AS)。在年长儿和成年人中主动脉瓣二叶瓣是很多先天性心脏病的组成部分,但常常表现为轻度或无梗阻。

2.临床特征　在年长儿中,AS 常会产生杂音。杂音呈典型的收缩期递增递减型,有时是粗糙的,其最佳听诊部位在胸骨右缘第 2 肋间,并沿主动脉弓走形向颈动脉放射。

提示:在婴儿期,严重的 AS 可能不会产生杂音,如果主动脉流出严重受阻,而由 PDA 供应体循环。

在胸骨上切迹处可触及震颤。S_2 比正常时轻柔,且可能是单个的。在轻度至中度 AS 的患者中,在杂音出现之前,收缩早期可能听到一个高调尖锐的喷射性喀喇音。这个喀喇音能在心尖部听到,在心底不能,它的起因可能是左室流出道惯性的力量强于主动脉瓣开放。

提示:AS 是一个逐步发展的疾病,杂音更加粗糙同时喀喇音消失,表明主动脉瓣狭窄加重。

3.评估 当AS对患者血流动力学影响明显时，心电图可见左心室肥大，X线胸片可显示出心脏增大。

(十一)主动脉缩窄

1.病因 主动脉缩窄(COA)指主动脉弓远端至左锁骨下动脉的一段逐渐缩窄或呈架状突起。在婴儿期，COA常呈弥漫性狭窄，接近动脉导管插入处(主动脉弓峡部)。在年长儿中，常呈局限性狭窄，目前认为其与动脉导管组织在主动脉内的残留有关。

2.临床特征 在COA患者中常在胸骨左缘上部听到一个较长的收缩期杂音，在背部肩胛区最响。在80%的患者中可发现两叶的主动脉瓣。因此，COA患者中存在二叶主动脉瓣的患者可在心底部听到一个收缩早期的喀喇音。

在长期缩窄的年长患者中，侧胸壁可听到一个持续性杂音。这是因为主动脉缩窄远端到肋间侧支血流导致的。

3.评估 在体格检查中，会发现右上肢和下肢血压存在压差，还可能发现股动脉搏动减弱。心电图检查可见左心室肥大。X线胸片可见心脏正常或轻度增大，有时可见缩窄后扩张的降主动脉远端。

(杨晓斐 伊迎春 译)

第 54 章

颈部肿块

Monika Goyal,Frances Nadel

颈部肿块是小儿常见的临床问题。虽然颈部肿块的潜在原因很广泛,但大多数是由良性疾病导致的,并且可根据完整的病史和体格检查明确诊断。密切随访十分重要,对于明确儿童少见病因如恶性肿瘤是不可忽视的。

一、鉴别诊断列表

1.感染性因素

(1)颈淋巴结炎。①细菌感染:化脓性链球菌、金黄色葡萄球菌、B族链球菌、口腔厌氧菌和多杀性巴氏杆菌。②猫抓病(巴尔通体)。③兔热病。④诺卡菌。⑤结核分枝杆菌。⑥非典型分枝杆菌。

(2)反应性淋巴结肿大。①病毒感染:上呼吸道病毒、腮腺炎、麻疹、疱疹病毒、EB病毒、巨细胞病毒、人类免疫缺陷病毒。②细菌感染:梅毒、布氏菌病。③真菌感染:组织胞浆菌病、球孢子菌病。④寄生虫感染:弓形虫病、丝虫病。⑤其他感染:头颈部感染(扁桃体炎、中耳炎、头癣)。

(3)勒米埃综合征。

2.先天性或血管因素　①甲状舌管囊肿(TGDC)。②鳃裂囊肿。③囊性淋巴管瘤。④喉囊肿。⑤皮样囊肿。⑥颈部胸腺囊肿。⑦动静脉瘘。

3.肿瘤因素

(1)恶性肿瘤:白血病、霍奇金淋巴瘤、非霍奇金淋巴瘤、横纹肌肉瘤、纤维肉瘤、甲状腺/甲状旁腺癌、神经母细胞瘤、转移性肿瘤。

(2)良性肿瘤:脂肪瘤、纤维瘤、神经纤维瘤、畸胎瘤、骨软骨瘤、血管瘤。

4.代谢性或遗传因素　①甲状腺肿。②甲状腺结节。

5.创伤性因素　①血肿。②先天性肌性斜颈。③皮下气肿。④颈椎骨折。

6.炎性因素(颈淋巴结病)　①川崎病。②系统性红斑狼疮。③窦组织细胞增生症。④结节病。⑤周期性发热、口疮性口炎、咽炎、颈淋巴结炎(PFAPA)综合征。

7.中毒因素　与药物有关的淋巴结肿大(如苯妥英)。

二、鉴别诊断讨论

(一)反应性淋巴结肿大

熟悉局部解剖有助于缩小颈部肿块患儿的鉴别诊断。由于大部分婴儿和儿童颈部肿块是淋巴结肿大,所以熟悉淋巴引流区域十分重要。此外,某些典型部位的肿块有助于确定病因。颈部分成颈前三角和颈后三角,胸锁乳突肌(SCM)为颈前三角(图 54-1)的后缘。

将淋巴结肿大和淋巴结炎区分开是很重要的。淋巴结肿大被定义为淋巴结的增大。淋巴结炎中的肿胀通常伴有炎症的表现,如发热、压痛、红斑。绝大多数小儿淋巴结肿大是由良性病毒或容易治疗的细菌引起的。然而,随访对于评估症状变化和肿块体积减小是很重要的,以免错过不常见的感染、炎症或肿瘤。此外,淋巴结直径＞2cm 不在良性增生范围内,需要进一步的关注。关于本疾病详见第 50 章。

提示:2 岁内患儿的肱骨内上髁、腘窝、锁骨上或枕部淋巴结很少是由于淋巴结良性增生导致的。在新生儿中,这些部位的淋巴结,包括任何可触及的结节,都需要进一步观察。

(二)Lemierre 综合征

Lemierre 综合征(又称坏死杆菌病或咽峡后脓毒症)是一种罕见的疾病,特征为继发于扁桃体或扁桃体周围的厌氧菌感染和颈内静脉血栓性浅静脉炎的败血症。该疾病的典型表现为发生于长期咽炎或扁桃体炎后的颈外侧部疼痛、肿胀及随后的肺部症状。最常见的致病菌是坏死梭形杆菌。诊断的关键是发现适当的可疑指征,或经超声、计算机断层扫描(CT)和 MRI 检查证实有颈内静脉炎。治疗包括选择合适的抗生素及适当的抗凝治疗。

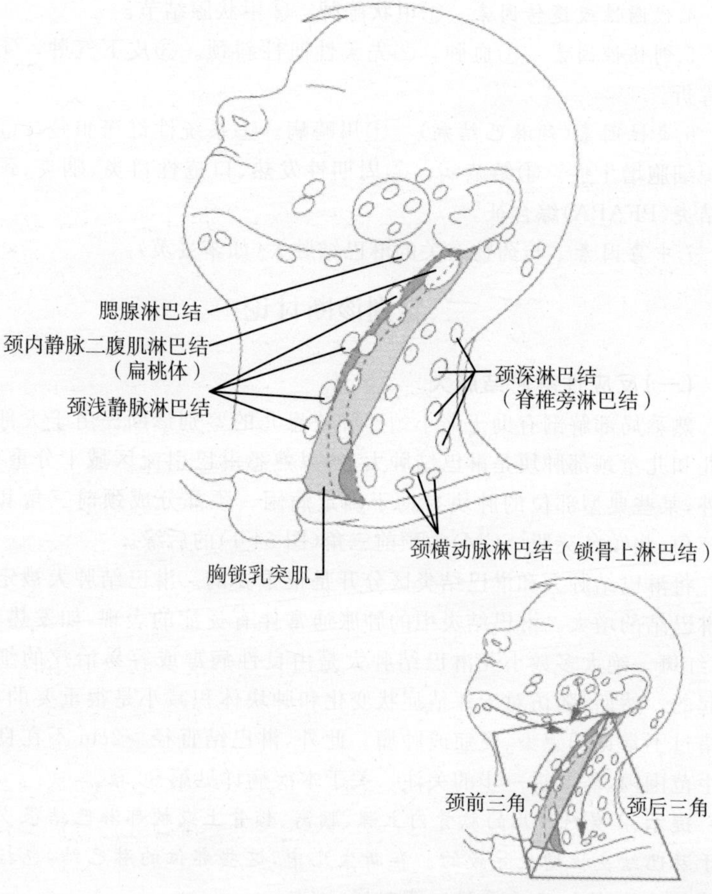

图 54-1　颈前三角和颈后三角分区

(三)先天性畸形

1.甲状舌管囊肿

(1)病因：TGDC 是由甲状舌管胚胎细胞增生导致的。

(2)临床特征与评估：TGDC 是最常见的先天性颈部肿块，通常发现于 10 岁前。上呼吸道感染导致囊肿炎时，TGDC 症状可变明显。体格检查时最好将颈部全部展开，并暴露颈前三角肿胀的正中线或正中旁线。肿块部位可以位于从舌根部到甲状舌骨的胚胎发育层的任何部位。肿块呈圆形，并可随着患儿吞咽或伸舌而改变位置。TGDC 患儿需要耳鼻喉科专家进行进一步评估。当诊断可疑时，区分 TGDC 和异位甲状腺十分重要。外科医师需要考虑进一步的检查以确认甲状腺功能和位置。

(3)治疗：几乎所有 TGDC 需要手术切除明确诊断，并防止囊肿复发感染。

2.鳃裂囊肿/瘘管/窦

(1)病因：胚胎期的鳃裂形成了面部和颈部的结构。囊肿是由这些残余鳃裂增生导致的，通常包括第二鳃裂。

(2)临床评估：残余鳃裂是第二个最常见的先天性颈部肿块。瘘管或窦道在新生儿期易被发现，但是在学龄前期囊肿不易在临床上发现。第二鳃裂囊肿在胸锁乳突肌下 1/3 前，表现为小圆形、无压痛、柔软的肿块。上呼吸道感染和囊肿本身的感染可导致炎症表现。如果经抗生素治疗后，胸锁乳突肌旁肿块持续存在或反复出现，应怀疑是否是淋巴结炎，并进一步行 CT 或 MRI 检查。

(3)治疗：如果有囊肿感染的证据，需要选择覆盖皮肤菌群的抗生素。彻底治疗则需要择期手术切除。

3.囊性淋巴瘤

(1)病因：囊性淋巴瘤起源于淋巴组织的良性增生，与正常的淋巴引流无关。这些囊中富含内皮细胞分泌的淋巴液，可以压迫或拉伸周围组织。

(2)临床评估：囊性淋巴瘤是第三个最常见的先天性颈部肿块。囊性淋巴瘤绝大多数见于颈后三角，并多在 1 岁内诊断。肿块柔软，可压缩，如果没有二次感染，则可透亮。上呼吸道感染或创伤可导致肿块迅速增大。侵占呼吸道可能导致呼吸道症状，如喘鸣。诊断通常根据临床症状，但超声或 CT 对于明确病变范围是必要的。

(3)治疗：自然消退很少见。目前，分期手术切除是主要的治疗手段。硬化剂和其他治疗具有辅助作用。手术的时间将取决于病变的位置、儿童的年龄和重要结构的参与。有时需要气管造瘘术和胃管进食。

4.皮样囊肿　皮样囊肿由外胚层和中胚层组成，被认为是真正的发育肿瘤。这种罕见的中间位置肿块通常是柔软的、无压痛且可移动的，位于舌骨水平上。该病最初可与 TGDC 混淆，但是其肿块位置不随伸舌而改变。囊肿感染时可发生炎性症状。超声和 CT 成像技术有助于确定病变的性质及范围。需要手术切除。

5.喉囊肿　喉囊肿是一种极为罕见的先天性异常。它是位于喉部的充满空气的肿块。甲状舌骨膜向外伸展可压缩肿块，肿块位于中线旁，大小可随 Valsalva 动作改变。声音嘶哑、咳嗽、呼吸困难、吞咽困难可提示喉囊肿。侧位片可显示充气囊泡。需要手术切除。

（四）肿瘤肿块

请参见第 50 章、第 52 章及第 36 章，查找有关此主题的详细信息。

提示：幸运的是，颈部肿块的患儿极少是由肿瘤导致的。肿块发生于婴儿期，迅速增大，位于组织内，伴有溃疡，大小＞3cm，或位于颈后三角，多怀疑是恶性肿瘤。

1.淋巴瘤　霍奇金淋巴瘤是儿童最常见的恶性颈部肿瘤。霍奇金淋巴瘤常表现为颈部单侧缓慢增大的肿块，而非霍奇金淋巴瘤多为双侧。全身症状可表现为乏力、发热、消瘦、盗汗（“B 症状”）及呼吸窘迫。该疾病和骨髓功能障碍有关，累及纵隔，也可累及脊髓。淋巴结活检是必要的。需要立即请儿科肿瘤专家会诊以明确诊断并进行治疗。

2.神经母细胞瘤　颈部神经母细胞瘤可见于 5 岁或小于 5 岁患儿，表现为颈部肿块及霍纳综合征（瞳孔缩小、眼睑下垂及无汗）。神经母细胞瘤也可从其他部位转移到颈部，当肿块压迫神经时才可出现神经系统症状。

3.甲状腺肿块　详见第 36 章。

（五）创伤性原因

先天性肌性斜颈（婴儿纤维瘤病）

（1）病因：虽然该疾病确切的发病机制尚不清楚，但与产伤造成胸锁乳突肌的损伤和出血，以及随后的肌肉纤维化和挛缩有关系。宫内位置阻碍胸锁乳突肌静脉血流也可导致肌肉损伤及挛缩。

（2）临床评估：父母通常于患儿 1 个月时发现颈部肿块或斜颈。体检可发现胸锁乳突肌内无痛、质硬、可移动的肿块。患儿头部偏向一侧，下颌指向肿块位置。根据临床表现即可诊断。颈椎 X 线检查和超声可协助排除其他较少见的原因。

(3)治疗:绝大多数患儿可通过被动拉伸运动进行改善。延误诊断和治疗可能导致面部不可逆的非对称性发展。如果斜颈持续超过 6～12 个月,必须进行手术治疗以松弛肌肉。

(六)炎性病因

这些疾病可能与颈淋巴结病有关,极少以淋巴结肿大为首要或唯一表现。

1.川崎病(皮肤黏膜淋巴结综合征)　川崎病中,淋巴结必须≥1.5cm。发病时,可于颈部发现淋巴结肿大。这是 5 个诊断标准中最常见的 1 项(详见第 64 章)。

2.窦组织细胞增生症(Rosai-Dorfman 综合征)　这是一种病因不明且极为罕见的疾病。典型的患儿多为年龄较小的非洲裔美国患儿,表现为长期发热,双侧颈部可见无压痛的巨大肿大淋巴结。诊断主要依靠特征性表现和淋巴结活检。治疗方法包括化疗,且患者需要肿瘤学专家会诊。

三、对患儿的处理方法

儿童大部分颈部肿块是良性的。完整的病史、体格检查及随访可充分诊断大部分颈部肿块。全身症状、持续性或复发肿块,或有暴露于传染源的病史如结核史,应及时作进一步的评估。进一步的检查包括 CBC、纯蛋白衍生物结核菌素试验,特殊病原体检查或超声和 CT 成像检查。患者肿块 2 周内体积增大、4～6 周内体积未变或 8～12 周未恢复至正常,需要进行组织活检。新生儿及气道狭窄症状、免疫功能不全或门诊口服抗生素治疗失败的患者需要住院治疗。

(杨晓斐　伊迎春　译)

第 55 章

颈部疼痛/僵硬

Jill C. Posner

在儿童中,颈部疼痛的主诉往往可能代表颈部僵硬或斜颈。斜颈描述了头部和下巴的特征性不正位置,其中头部倾斜到一个方向上,而下巴斜向相反方向。这是一个潜在疾病过程中的一个标志,并不意味着一个特定的诊断。头部和颈部区域具有高度复杂的解剖结构,并且这其中许多结构可能会引起的症状。疼痛或僵硬可来自颈内结构,如颈椎肌肉、椎骨或淋巴结,或头皮、耳部、口咽部或下颌骨的疼痛可以在颈部区域被感知。头部或外部的硬脑膜或从脑或脊髓内起源的压力可引起颈部疼痛或僵硬。最后,累及上胸部疾病也可引起疼痛,可能辐射到颈部区域。

一、鉴别诊断

1.创伤　①颈椎骨折。②颈椎半脱位。③无放射图形异常的脊髓损伤(SCIWORA)综合征。④寰枢椎旋转半脱位。⑤肌肉挫伤/痉挛。⑥蛛网膜下腔出血。⑦颈椎硬膜外血肿。⑧锁骨骨折。

2.传染　①脑膜炎。②咽后脓肿。③扁桃体周脓肿。④会厌炎。⑤骨髓炎。⑥关节盘炎。⑦硬脊膜外脓肿。⑧颈淋巴结炎。⑨咽炎。⑩上呼吸道感染。⑪上叶肺炎。⑫病毒性肌炎。⑬中耳炎/乳突炎。

3.炎症　①寰枢椎旋转半脱位。②Grisel 综合征。③胶原血管疾病。④少年椎间盘钙化(JIDC)。

4.先天性　①先天性肌性斜颈(CMT)。②骨骼畸形。③克利佩尔-费尔(Klippel-Feil)综合征。④寰枢椎不稳。

5.有毒代谢　①肌张力障碍反应。②破伤风。

6.神经性　①占位性病变。②脑肿瘤。③脊髓肿瘤。④阿诺德-基亚里(Arnold-Chiari)畸形。⑤脊髓空洞症。⑥动静脉畸形。⑦斜视。

⑧脑神经麻痹。⑨重症肌无力。⑩偏头痛。

7.其他 ①良性阵发性斜颈。②胃食管反流(Sandifer 综合征)。③心因因素。

二、鉴别诊断讨论

(一)重大创伤

1.病因 人身伤害可能导致高风险的机制,致颈椎骨折、椎体半脱位或 SCIWORA 综合征(如机动车辆碰撞、行人遭机动车辆碰撞、从高处落下,或高影响力的体育活动)。较大的头部,实力较弱的颈部肌肉,韧带松弛使孩子更容易有上颈椎损伤,而成年人更容易有下颈椎损伤。

2.临床特征 患者曾受伤或有暗示的体征或症状的高风险机制,应高度怀疑颈椎损伤,如颈部触诊疼痛、颈部肌肉痉挛、关节活动范围有限、斜颈、短暂或持久的感觉变化、反射降低、肌肉无力或软弱、阴茎异常勃起、膀胱或肠道功能紊乱、低血压或心动过缓(脊髓休克)。此外,在不能言语或不合作的儿童或精神状态改变或与其相关的重型颅脑损伤的儿童,体格检查可能是困难的或不可靠的。对这些儿童,在评估和脊椎固定开始时,应考虑颈椎受伤的可能性,直到证明并非如此。

3.评估 怀疑颈椎损伤通常需要紧急评估。儿童应该有固定的钢性颈托。评价应通过评估患儿的呼吸和血流动力学状态开始。然后,应进行一个完整的感觉和运动神经系统检查。对于一些有感觉、可以说话和合作的孩子们,可通过仔细的体格检查来从“临床上明确”颈椎损失。项圈取下后仔细检查颈椎,但手要保持固定,应无压痛或畸形。在这一点上,允许患者尝试主动活动(不是被动的)颈部屈曲、伸展、横向和旋转。如出现任何限制、疼痛或运动范围受限,应及时进行颈椎固定,其次是颈椎摄片。影像学评估应包括至少 3 个方面:横向、前后和开放口(齿状突)X 线片。一名儿童持续性颈部疼痛韧带损伤,在正常的三视图系列之后,可行屈伸视图用于评估。计算机断层扫描(CT)提供了极好的骨骼细节,而磁共振成像(MRI)被用来评估软组织和脊髓。

4.治疗 除了支持治疗,脊髓损伤相关的神经系统异常可用甲基泼尼松龙治疗,开始超过 15min 为 30mg/kg,接下来 23h 为 5.4mg/(kg·h)。根据成年人的研究,如果在损伤 8h 内给予这种治疗是最有效的。

(二)寰枢椎旋转半脱位

1.病因　第2颈椎齿状突通常定位 C_1 的环内,两个椎骨由反式节及鼻翼韧带固定。与成年人相比,由于儿童韧带更加松弛和长度较长,更容易受到创伤性颈椎损伤。

正如其名,患者发生旋转半脱位,C_1 和 C_2 可旋转错位。这通常源于创伤性机制,在轻摔跤或体操时可能发生。一些条件,如扁桃体切除术(GRISEL综合征)、上呼吸道感染或幼年型类风湿关节炎可能导致发炎和横向韧带松弛,从而导致 C_1 至 C_2 不稳定与旋转半脱位。此外,某些疾病,如唐氏综合征和先天性齿状突发育不良可能诱发旋转半脱位。

2.临床特征　患者通常表现为颈部疼痛或僵硬。体检发现斜颈,颈旁肌肉松弛,颈部活动范围减少。斜颈使患侧胸锁乳突肌尝试重新建立正常的定位。旋转半脱位是一种稳定的颈椎损伤,很少引起脊髓损伤,神经系统体征不常见。

侧位片显示可正常或扭曲的解剖。特别要注意检查齿前间隙可能扩大。所选择的诊断方式静止和动态颈部CT扫描。静态CT扫描通常显示 C_1 前弓内的窝点不对称的位置。在动态CT,旋转的 C_2 对 C_1 的连接是固定的,尽管头部以两个方向侧向旋转。

3.治疗　多数患者治疗目的为缓解症状,注意护理,穿软领衣服,服用非甾体类消炎药。骨科专家建议症状反复的患者减少和稳定牵引力。

(三)脑膜炎

脑膜炎详见第21章。

(四)咽后脓肿、扁桃体周脓肿、会厌炎、颈淋巴结炎和咽炎

咽后脓肿、扁桃体周脓肿、会厌炎、颈淋巴结炎和咽炎详见第72章。

(五)关节盘炎

1.病因　传染性关节盘炎是一种罕见的疾病,病因不清。在50%的关节盘炎患者,受影响区域产生了细菌病原体(金黄色葡萄球菌最多,也有凝固酶阴性葡萄球菌、金氏菌和沙门菌),这使得一些人认为,这个疾病是由感染引起的。然而,抗微生物治疗与否,患者的结果是一

样的。其他人提出了病因是创伤或炎症，一个先前的创伤性事件引起组织酶释放，导致炎症。关节盘炎常见发病部位为腰区，但可以在颈部区域发生。

2.临床特征　其临床表现为缓慢起病，很少有全身症状。患者可出现轻度烦躁或更明显的疼痛。体格检查往往是接近正常，只是儿童可能会拒绝动他的颈部。

外周血白细胞计数和分类通常是正常的。特异性的炎症指标[红细胞沉降率(ESR)、C-反应蛋白]通常会升高，血培养阳性。X 线检查通常在病程早期是正常的，但在发病后 4～8 周可显示相邻椎体板的侵蚀。修复及残留硬化症是一种典型的进展过程。骨扫描可以检测疾病的早期，表现为磁盘和椎体摄取增加。

3.治疗　关节盘炎的管理是有争议的。固定和镇痛支持治疗一般使患者缓解症状约 48h。肠外抗生素的作用仍不清楚。

(六)硬脊膜外脓肿

硬脊膜外脓肿详见第 58 章。

(七)先天性肌性斜颈

1.病因　CMT 是一种较常见的实体，新生儿患病率为(3～19)/1000。尽管存在几个理论，病因不明。宫内理论认为，异常胎位造成胸锁乳突肌缩短；另一种理论声称，难产中分娩产伤引起出血进入胸锁乳突肌，随后出现筋膜室综合征、纤维化和挛缩。没有遗传倾向。

2.临床特征　CMT 常常在新生儿期未被发现。然而，由于婴幼儿逐渐发展对头的控制，歪头变得更加明显，头部朝向短路肌和下巴点。约 1/3 的病例在胸锁乳突肌的前下方可以摸到一团。很少情况下，也会发生其他的肌肉骨骼异常，包括髋关节发育不良、跖骨内收和马蹄内翻足。

3.评估　一次彻底的身体检查是必须的，以消除引起斜颈的其他原因。颈椎影像学评估可以找出罕见的先天性脊椎畸形，如 Klippel-Feil 综合征(任意数量的颈椎先天性融合)。

4.治疗　治疗通常是用非手术的加强和伸展运动。早期物理治疗可改善预后。斜颈患者的复发率为 11%，可在几年后复发。

(八)阵发性斜颈

1.病因　其病因尚不清楚,可能是偏头痛变异或相关的前庭功能障碍。

2.临床特征　该综合征一般呈现在出生后几个月,特点是歪头反复发作,往往两侧交替。斜颈很少发生在一侧。其他伴随症状可能包括呕吐、面色苍白、烦躁不安、共济失调。尽管患儿父母恐惧斜颈,但阵发性斜颈是一种良性、自限性过程。发作频率逐渐减少,在1～5年治愈。

3.评估和治疗　初始病情进行评估包括仔细的病史和查体,以排除引起呕吐和共济失调的其他原因,如中枢神经系统感染(CNS)或中毒。随后给予支持治疗,包括必要时静脉输液水化。药物治疗并没有得到很好的研究。

(九)肌张力障碍反应

1.病因　无论是在过量或治疗剂量服用止吐药、抗精神病药和其他药物与多巴胺受体拮抗药时,均可引起肌张力障碍。

2.临床特征　肌张力障碍患者感觉胸锁乳突肌严重收缩。面部肌肉经常受累,四肢和躯干肌肉有时也受累。

3.评估和治疗　苯海拉明(1.25mg/kg)可用于诊断和治疗。该反应是迅速和戏剧性的。违规代理应停药并继续每6～8h给予苯海拉明,连续几天可避免复发。

(十)神经性原因

中枢神经系统可通过多种机制引起斜颈,腔隙占位性病变施压于硬脑膜引起斜颈,可因刺激,使颈部僵硬。另外,小脑扁桃体疝可能导致拉伸或刺激副神经,然后诱发胸锁乳突肌痉挛。另外,继发于脑神经功能障碍或斜视的复视患儿可以试图通过倾斜其头部,重新调整得以补偿。儿童颈部僵硬或斜颈的评估必须包括仔细的神经系统检查,以评估是否存在神经系统因素。

(十一)寰枢椎旋转半脱位

涉及C_1和C_2的横向韧带炎性病症可导致如前所述的斜颈。

(十二)幼年型类风湿关节炎

50%的幼年型类风湿关节炎的患者涉及颈椎。它是很少见的疾病早期并发症，当患者病程>6 个月时通常被发现。

(十三)少年椎间盘钙化

1.病因　JIDC 的罕见疾病实体具有病因不明，但据推测与以下因素有关，包括水含量的发展变化、血液供给和椎间盘肌肉的细胞基质。JIDC 有几个显著的特点，因此，它被认为是与成年人椎间盘钙化不同的疾病。儿童的发病位置与成年人截然不同。在 JIDC，颈椎部位最常受累，钙化发生在细胞核内。在成年人中，胸椎或腰椎区域的环受到影响。儿童疾病可以是无症状或有短暂的症状。成年人一般有症状，产生永久性钙化。

2.临床特征　JIDC 患者根据临床特征可分为有症状组和无症状组。触发了该症状发展的原因，目前尚不清楚。许多无症状的患者从来没有出现过症状，在没有症状的早期，不给予特殊处理。对于大多数有症状的患者，症状发展超过 24～48h，最常见的症状包括颈部疼痛、斜颈和发热。神经系统症状和体征是罕见的。

3.评估和治疗　对有症状的患者，1/3～1/2 的患者非特异性实验室炎症指标阳性(白细胞增多，升高的 ESR)。血培养为阴性。脊椎的 X 线片显示出椎间盘钙化的髓核。在急性发作期，所涉及的椎间隙可能扩大，然后随着症状的缓解，椎间隙恢复正常。在椎管后方或椎前软组织内可见拉伸的钙化盘材料。相邻椎体没有被破坏，咽后间隙没有被放大。MRI 可以用来评估椎间盘突出引起的椎管损害。

鉴于该疾病是良性和自限性的，治疗通常是支持治疗、卧床休息、镇痛、清热和应用肌肉松弛药。通常不建议手术切除椎间盘。约 67% 的患者症状在 3 周内缓解，约 95% 的患者症状在 6 周内缓解。完整的影像学分辨是诊断的“金标准”。

三、评价颈部疼痛

颈部疼痛的患儿可能存在潜在的威胁生命的疾病。当务之急是要确保气道、呼吸和循环。早期可能考虑颈椎损伤，必要时脊柱固定和给予预防措施。大多数的诊断仅根据病史和体格检查结果得出。实验室和影像学检查进一步评估都是基于这些发现。

(一)病史

在病史中，主诉实质特征是非常重要的，区分颈部疼痛、僵硬或斜颈。疼痛是急性或慢性？是持续性的还是间歇性的？对已经有过的任何家庭疗法是否有何回应？找到急性或慢性中枢神经系统病变的任何证据，如无力、感觉异常、肠道或膀胱控制力丧失，或发展损失尤为重要。应该有一个颅内压增高的症状，如头痛，呕吐或学校表现的改变。先前重大创伤通常是重要证据，但轻微创伤的可能性要仔细询问。该患者是否有发热、咽痛、咳嗽等上呼吸道症状，或耳部或口腔疼痛？该患者或者是其任何接触者，服用过任何药物，无论是处方药还是非处方？

(二)查体

应该进行所有系统的全面检查。脑膜炎的诊断通常可以通过体格检查排除。如有疑问，应行腰椎穿刺。颈部的检查开始为观察定位。如果颈椎棘突触诊到位置软化或畸形，应放置颈围，停止进一步的操作，直至有影像学评估显示没有骨折、脱位或韧带损伤。除此之外，颈部的其余部分应仔细触诊肌肉块和肌肉痉挛。在这一点上，应该允许患儿尝试主动(而不是被动的)颈部前屈、后伸和外旋。

(三)诊断评估

诊断评估是有选择性的，并根据病史和体格检查做出诊断。实验室检查，如血常规、红细胞沉降率、C-反应蛋白和血培养可为感染性或炎性病因提供非特异性的证据。放射学检查，如平片、CT、MRI和核医学扫描，在有些情况下是有用的。

四、治疗颈部疼痛

给予支持治疗，直到找到颈部疼痛的原因。

(1)应用镇痛药，通常是非甾体类消炎药。

(2)温柔的外部轻压迫。

(3)解热药物的应用。

(杨晓斐　伊迎春　译)

第 56 章

新生儿感染

Samir S. Shah

一、新生儿脓毒症

(一)概述

新生儿脓毒症常由发病年龄的早晚来分类。

1.早发型脓毒症　出生 7d 内发生的感染称为早发型脓毒症(95%在出生后 72h 出现)。感染多由分娩时母婴传播引起,胎儿在分娩时通过产道,其皮肤、消化道及气道可有微生物定植。定植细菌引起胎儿感染的机制仍不明确。常见引起早发型脓毒症的致病菌为 B 族溶血性链球菌(GBS)、大肠埃希菌、李斯特菌。

2.晚发型脓毒症　临床晚发型脓毒症多发生在出生后 7～30d。感染可能是出生时或在重症监护室住院期间细菌定植的结果。虽然大多数婴儿不会因为细菌定植而发病,但必须的侵入性操作使感染风险增加。常见致病菌有凝固酶阴性葡萄球菌、金黄色葡萄球菌、泛耐药肠球菌、B 族溶血性链球菌(GBS)、大肠埃希菌、肺炎克雷伯杆菌、假丝酵母菌等。

3.超晚发型脓毒症　极低出生体重儿(<1500g)死亡率的下降导致了该种类型脓毒症的出现,超晚发型脓毒症多发生在其出生后 31～90d,虽然该类患儿已不属于新生儿,但其纠正胎龄为 28～34 周,符合"新生儿"身份,并且由于早产需要继续在院内治疗。存活超过 3d 的低出生体重儿有 1/4 至少有一次晚发型或者超晚发型脓毒症,这些婴儿多有中心静脉置管或者气管插管。该类型感染常为医院获得,常见致病菌为凝固酶阴性葡萄球菌、铜绿假单胞菌、泛耐药的大肠埃希菌、泛耐药的克雷伯杆菌、黏质沙雷菌、假丝酵母菌等。

(二)常见病原菌

1.B族溶血性链球菌(GBS)脓毒症　15%～30%产妇存在该细菌的定植,50%感染此细菌的产妇可在分娩时使新生儿定植该细菌,1%定植细菌的新生儿出现感染表现。母亲存在产前细菌定植的婴儿感染早发型GBS的风险是普通产妇婴儿的25倍。表56-1列举了其他引起感染的危险因素。早发型脓毒症最典型的临床表现为脓毒症、肺炎,少数可发生脑膜炎(5%～10%早发型GBS败血症可出现)。早发型GBS感染多急性起病,50%患儿出生后即可有临床症状。病初可表现为呼吸窘迫、组织缺氧和休克。早发型GBS感染的死亡率为5%～10%。晚发型脓毒症多发生在出生后第1个月,也有一小部分婴儿在生后第3～6个月感染GBS。晚发型感染多表现为脓毒症、脑膜炎(30%～40%晚发型GBS感染患儿可出现)、皮肤或软组织感染、骨髓炎或化脓性关节炎。晚发型GBS感染的死亡率为2%～6%。50%GBS感染引起的脑膜炎患者可留有永久性神经系统后遗症。

表56-1　B族溶血链球菌感染的相关危险因素

母源性危险因素
前一胎有过B族溶血链球菌脓毒症
B族溶血链球菌菌尿症
胎膜破裂超过18h
胎膜早破(<妊娠37周)
早产(<妊娠37周)
分娩期发热>37.9℃(100.4℉)

GBS定植产妇分娩期抗生素的治疗使早发型GBS感染的患病率降低了30%;由于分娩期抗生素应用不能有效根除新生儿细菌定植,故晚发型GBS感染患病率无明显下降。当前,一半以上的侵袭性GBS感染为迟发型。美国儿科学会(AAP)和美国妇产科学会推荐孕妇在妊娠35～37周时行阴道和直肠GBS筛查。分娩期青霉素可在下列情况下应用:前一胎GBS感染;GBS菌尿症;GBS培养阳性;未知的GBS状态,如

果有早产、胎膜破裂＞18h 或产时的温度＞38°C(100.4°F)。根据 GBS 药敏试验结果，对青霉素过敏的妇女可给予头孢唑啉、克林霉素(氯林可霉素)或万古霉素。多胎妊娠和产妇绒毛膜羊膜炎是增加新生儿脓毒症风险的因素。

2.大肠埃希菌脓毒症　大肠埃希菌与 GBS 类似，均通过母婴传播，定植菌婴儿的患病率也相似。早发型及晚发型感染均可发生。有 K1 表面抗原的微生物更容易引起感染，特别是脑膜炎。

3.凝固酶阴性葡萄球菌脓毒症　凝固酶阴性葡萄球菌(尤其是表皮葡萄球菌)多与院内感染有关，早产及留置导管均为危险因素。微生物产生黏液涂层使其黏附于中心静脉置管材料的表面，并且能使其避免免疫系统的清除。该类脓毒症的临床表现多不典型，需尽早发现尽早诊断。

4.真菌败血症　白色念珠菌是引起新生儿念珠菌感染最常见的真菌；然而，平滑念珠菌及非白色念珠菌属(热带假丝酵母菌、光滑假丝酵母菌)患病率也越来越高。真菌感染的风险因素主要有＜32 周早产儿，中心静脉置管，气管插管超过 7d，脂肪乳或者静脉营养应用，以及广谱抗生素的应用，特别是第三代头孢药物。血行播撒可引起全身感染。血培养(＞3d)为假丝酵母菌阳性的且存在中心静脉置管的婴幼儿发生全身播散性感染的机会可增加 3 倍。易受累的器官有心脏(15%)、视网膜(6%)、肾(5%)和肝(3%)。糠秕马拉色菌血行感染与脂肪乳静脉应用有关。

(三)鉴别诊断

新生儿脓毒症的临床表现多种多样。许多其他原因可引起与脓毒症相似的临床表现或伴有脓毒症。表 56-2 总结了脓毒症的鉴别诊断。

表 56-2　脓毒症鉴别诊断

分类	异常	相关的体征与表现	鉴别要点
代谢性	低血糖症	呼吸困难、神经过敏、嗜睡、抽搐	低血糖症可与脓毒症伴发，患病新生儿行血糖监测，尤其是糖尿病母亲儿与小于胎龄儿

续表

分类	异常	相关的体征与表现	鉴别要点
	低钙血症	呼吸困难、神经过敏、抽搐	检查血钙,尤其是糖尿病母亲儿与早产儿
	先天性代谢病	嗜睡、呕吐、抽搐、呼吸急促	第一次少量喂养后出现尿素循环障碍和有机酸血症
肺源性	呼吸困难表现	早产儿出现呼吸困难	X线胸片显示模糊,毛玻璃样表现;与细菌性肺炎不易区分
	胎粪吸入	足月儿出现呼吸困难	典型X线胸片表现为弥漫性、间质性、斑片状阴影;肺高压与右向左分流可能引起严重发绀
	新生儿短暂的呼吸急促	非肺部疾病引起的呼吸急促	胸片清晰或者存在胸腔积液,需要最小流量氧气维持,通常在剖宫产后出现
心源性	发绀型先天性心脏病:法洛四联症、TGA、三尖瓣闭锁、肝动脉、TAPVR	呼吸急促、发绀吸氧无效、心脏杂音、心脏外杂音,或异常 S_2	X线胸片示异常肺血管或者心脏轮廓影,导管前和导管后血氧饱和度不同,高氧试验无反应(吸100%氧气 PaO_2 100mmHg)
	充血性心力衰竭(室间隔缺损、PDA、心肌炎、脑或肺动静脉畸形)	喂养困难、呼吸急促、灌注不良、肝大、异常 S_2	左向右分流引起的充血性心力衰竭不会在新生儿肺动脉高压时期立即出现,通常为进行性的

续表

分类	异常	相关的体征与表现	鉴别要点
	导管依赖性病变(主动脉缩窄、左心室发育不良、肺动脉狭窄)	循环障碍、呼吸急促、代谢性酸中毒、发绀	常急性发病，出生后数小时至数周发病，检查动脉血气分析，四肢血压和导管前与导管后的血氧饱和度
神经源性	出血	苍白、肌张力低下、心动过速、低血压	多见于早产儿与经阴分娩的产伤
	脑梗死	抽搐	可能与红细胞增多症或可卡因暴露有关，多为特发性
胃肠源性	坏死性小肠结肠炎	喂养不耐受、腹胀、血便	通常与早产有关，腹部平片示肠胀气，门静脉气体或者游离气体，实验室检查包括代谢性酸中毒和血小板减少症
	旋转不良、肠扭转	呕吐胆汁、腹胀、血便和休克	所有呕吐胆汁的新生儿需要排除胃肠道梗阻，肠扭转是外科急症
血源性	严重的贫血	面色苍白、心动过速、黄疸(溶血引起)	溶血、围生期出血(前置胎盘、胎盘早剥)、产后出血

PaO_2.动脉血氧分压；S_2.第二心音；TAPVR.完全性肺静脉异位引流；TGA.大动脉转位

(四)脓毒症的评估

所有怀疑脓毒症的婴幼儿在等待血培养结果的同时需给予抗生素治疗。其他诊断手段，如腰椎穿刺等可在患儿病情稳定的时候完成。

1.病史

(1)母亲是否存在增加患儿脓毒症患病率的因素(表 56-1)。

(2)新生儿是否存在感染性疾病或者其他疾病(如半乳糖血症)的家族史。

(3)新生儿是否存在食欲缺乏,喂养不耐受(呕吐、腹胀),精神欠佳,嗜睡,烦躁等。

2.体格检查　新生儿的感染体征多不典型,包括以下异常。

(1)体温:发热(>37.9℃)或者低体温(<36.0℃)。

(2)神经系统表现:前囟饱满,嗜睡,烦躁,吸吮无力或者哭声弱,肌张力减低或者升高。

(3)呼吸系统:呼吸急促(呼吸频率>60 次/分),呻吟,鼻翼扇动,低氧血症,窒息。

(4)心血管系统:心动过速,心动过缓,低血压(足月儿收缩压<60mmHg),毛细血管充盈时间延迟(<2s)。

(5)皮肤表现:黄染,皮肤发花,发绀或者有出血点、瘀斑。

(6)骨骼表现:局部骨骼压痛。

3.实验室检查　表 56-3 为诊断脓毒症的一系列化验检查。

表 56-3　标准的脓毒症检查

全血计数及分类
血培养
腰椎穿刺和脑脊液分析[a]
尿常规和尿培养[b]
X 线胸片检查[c]

a.如果婴儿病情稳定,同时血小板计数>50×10^9/L,可行腰椎穿刺查脑脊液细胞计数、蛋白水平测定和对革兰染色和培养

b.如果婴儿>72h

c.如果出现呼吸系统体征

(1)全血细胞计数(CBC):白细胞的正常范围根据孕周及新生儿的日龄增加而有所不同。出生时正常白细胞计数为$(10\sim30)\times10^9/L$,出生后第 2 周下降至$(5\sim15)\times10^9/L$。白细胞及中性粒细胞绝对值的升高并不能作为脓毒症的单一诊断标准,中性粒细胞减少($<1.5\times10^9/L$),幼稚细胞占全部白细胞比例>20%均提示存在感染。这些标准与治疗决策正负相关性的大样本研究暂未建立。被感染的新生儿初期白细胞计数可正常,24～48h 后出现异常变化。

提示:几种非感染情况可引起新生儿中性粒细胞减少症,包括妊娠高血压、窒息、新生儿脑室出血、新生儿溶血病、同种免疫新生儿中性粒细胞减少症。

(2)脑脊液检查:脑脊液样本需要根据细胞计数、不同的蛋白及葡萄糖水平进行评估。新生儿脑脊液细胞计数及蛋白水平较年长儿及成人均高。非感染的正常新生儿脑脊液细胞计数为 6 个/mm^3,许多研究表明脑脊液细胞数正常上限可达 20 个/mm^3。脑脊液蛋白的平均值在足月儿为 90mg/dl,早产儿为 120mg/dl。正常婴儿脑脊液蛋白上限可达 150mg/dl。创伤性(血性)脑脊液的结果较难分析,正确的方法可以通过脑脊液及外周血中白细胞-红细胞比例进行分析。然而,脑脊液中的真正白细胞计数及蛋白定量仍不能精确地确定。

(3)其他检查:C 反应蛋白,降钙素原,D-二聚体,肝功能,生化,血糖,脑脊液病毒 PCR 检测(肠道病毒、柯萨奇病毒、单纯疱疹病毒等),咽拭子及肛门拭子培养,脑脊液培养。

(4)C-反应蛋白和降钙素原:CRP 作为急性期反应物,常在感染后升高明显。有研究显示超过 97%的新生儿出生后 24h 及 48h 内两次 CRP 均<1mg/dl,为阴性结果。新生儿脓毒症降钙素原也升高,感染患儿 PCT 可高达 40ng/ml,非感染患儿 PCT<5ng/ml。然而,目前无充足的数据支持可根据 CRP 及 PCT 对早期无临床症状的新生儿抗生素应用进行指导。

4.治疗

(1)镇静及观察:需牢记 ABCs(气道、呼吸及循环)。密切观察败血症患儿的呼吸情况、循环灌注及尿量变化。

(2)早期经验性抗生素治疗:根据病原菌可能来源经验性选择抗生

素，结合感染部位及ICU常见的药敏试验结果。早发型脓毒症的标准治疗首选为青霉素(对GBS、李斯特菌、大部分肠球菌和50%大肠埃希菌属)和庆大霉素(对G^-菌敏感，并与青霉素有协同作用)。院内感染可选用万古霉素及氨基糖苷类药物(如庆大霉素、阿米卡星、妥布霉素)。G^-菌感染脑膜炎或者考虑氨基糖苷类药物耐药时可加用亚胺培南作为经验性治疗。显然，当病原体被分离及得出药敏试验结果时需适当调整抗生素治疗方案。

(3)具体抗菌治疗方案

①B族溶血性链球菌(GBS)：菌血症或者肺炎可单用青霉素类治疗，如果出现脑膜炎，需给予氨基糖苷类药物治疗。

②李斯特菌：青霉素＋氨基糖苷类药物。

③大肠埃希菌和肺炎克雷伯菌。可选择头孢吡肟为经验性治疗，亚胺培南可作为替代治疗，作为敏感菌亦可选用头孢唑林或者头孢噻肟。脑膜炎需要联合氨基糖苷类治疗。

④其他G^-病原体：由于庆大霉素及头孢类药物的耐药使治疗更加复杂。碳青霉烯类及阿米卡星(或者妥布霉素)也可考虑，但需要儿科感染专家会诊后给出方案。头孢菌素类药物不能作为治疗G^-杆菌血症感染的单一抗生素(如沙雷菌、铜绿假单胞菌、枸橼酸杆菌、肠杆菌等)应用，易产生耐药菌株。

⑤凝固酶阴性葡萄球菌：最常应用万古霉素，然而，苯唑西林亦可以应用，如果体外实验证明该菌种敏感。

⑥白色假丝酵母菌：治疗选用两性霉素B。脑膜炎患儿可口服氟胞嘧啶。两性霉素B严重毒性反应(如肾功能不全)患儿，可考虑两性霉素B脂质复合体、伏立康唑、卡泊芬净。去除被感染导管是治疗念珠菌血症的重要部分。感染念珠菌血症后没有尽快去除导管会导致菌血症时间延长及增加死亡率。

(4)抗生素治疗疗程：预期抗生素治疗疗程取决于许多因素，包括病原体毒力、临床治疗反应速度、被感染导管去除时间，如果出现脓性分泌物，引流是否充分等。表56-4列举了某些感染的大致治疗疗程。

表 56-4 新生儿不同感染的治疗时间

感染部位	治疗时间(d)
皮肤/软组织感染	7～10
菌血症	10
中心静脉导管相关性菌血症	10～14[a]
坏死性小肠结肠炎	10～14
肺炎	10～14
脑膜炎(G^+)	14
脑膜炎(G^-)	21
骨髓炎/化脓性关节炎	28～42
心内膜炎	28～42
真菌血症(中心静脉导管已拔出)	14
真菌血症(播散性)	＞28
CVC 中心静脉导管	

a.治疗时间取决于致病微生物和 CVC 是否已经拔除。通常情况下,金黄色葡萄球菌感染疗程需要 14d,而其他病原体,如肠球菌可能需要较短的疗程

在细菌性脑膜炎患儿,G^- 脑膜炎及泛耐药细菌引起的脑膜炎在治疗过程中腰椎穿刺需要数天复查以确定脑脊液情况。G^+ 脑膜炎在复查脑脊液转阴后疗程需满 2 周,G^- 脑膜炎复查脑脊液转阴后治疗疗程需满 3 周。

(5)其他治疗

①血液制品:凝血功能障碍时给予新鲜冰冻血浆(15ml/kg)补充凝血因子。输注血小板使其维持在＞20×10^9/L(或者有明显出血需要维持在＞50×10^9/L)。

②替代疗法:新生儿脓毒症的研究显示治疗或者预防的方法多种多样,包括换血疗法、中性粒细胞输血、静脉输注丙种球蛋白、细胞因子治疗。可惜的是以上疗法无一被证明常规应用有效。近期造血刺激因子的试验应用表明,可增加中性粒细胞而且能降低危重中心粒细胞缺乏新生儿的死亡率。

(五)有脓毒症易感因素的无症状患儿的处理

对于无症状性脓毒症患儿的诊断需要建立在母亲及新生儿是否存在易感因素,见表 56-1。胎龄＞35 周无症状的新生儿,分娩前预防治疗时间决定了后续治疗疗程。如果产前孕妇给予两类或者更多种药物预防性治疗,新生儿无需进行实验室检查及治疗,但在医院观察至少 48h。如果少于两种药物治疗,美国儿科学会(APP)和美国妇产科学会建议行相关实验室检查(全血细胞分析及血培养),离院前观察至少 48h。

早产儿比普通新生儿感染早发型 GBS 脓毒症的风险高至少 10 倍。然而,随着早产的增加,败血症的临床症状及体征越来越不典型。因此,胎龄＜35 周的无症状早产儿需行相关实验室检查(全血细胞分析及血培养),离院前至少观察 48h。不需要经验性抗生素治疗。如果在院观察期间,出现全身感染的临床表现,需要立即完善实验室检查并给予经验性抗生素治疗。以上观察及治疗的程度取决于新生儿感染的高发病率及死亡率。

二、先天性(TORCH)和围生期感染

(一)概述

先天性感染可在妊娠早、中、后期经胎盘传播,表 56-5 列出先天性感染相关的临床表现。此类感染典型病原体的首字母缩写为 TORCH。围生期感染包括以下几类。

1.弓形虫。

2.其他(包括艾滋病、梅毒、肠病毒、细小病毒、乙型肝炎病毒、水痘带状病毒)。

3.风疹。

4.巨细胞病毒。

5.单纯疱疹病毒。

表 56-5　提示存在 TORCH 感染的临床表现

胎儿宫内发育迟缓
水肿
小头畸形，脑积水，颅内钙化
眼部异常(脉络膜视网膜炎、白内障、青光眼)
心脏畸形，心肌炎
肺炎
肝脾大
贫血，血小板减少，出血点
黄疸(特别是结合胆红素升高)
骨骼异常(骨软骨炎、骨膜炎)

TORCH.弓形虫病，其他(先天性梅毒和病毒)，风疹，巨细胞病毒和单纯疱疹病毒感染

(二)常见感染

1.巨细胞病毒感染　CMV 是引起先天性感染的最常见病毒。近 50%～80%的育龄期妇女血清中巨细胞病毒阳性，但孕期病毒复制感染胎儿的概率却很小(<1%)。1%～4%孕妇可发生原发性 CMV 感染，其中 40%胎儿可被感染。大部分被感染新生儿在生后可无症状，并且生长发育正常。接近 10%～15%的感染胎儿在出生时即存在临床表现，其中 90%存在发育缺陷(如智力缺陷、听力下降、癫痫)。

先天性 CMV 感染可通过在出生后 2 周内的尿中检测到病毒进行诊断(某些医院可行 PCR 而不是培养)，此时间以后若病毒阳性，考虑为产时及生后感染，除非为早产儿，其他感染新生儿多无严重的临床症状。

先天性巨细胞病毒感染的治疗包括对症支持和密切随访。为减少听力损伤进程可给予更昔洛韦治疗 6 周。神经系统若有受累证据，包括颅内钙化、小头畸形或者脑脊液细胞数升高等需要给予更昔洛韦治疗。

2.梅毒　先天性梅毒多数由胎盘传播的梅毒钩端螺旋体导致，极少数胎儿在围生期接触母亲的下疳被传染。母亲在梅毒任何阶段对胎儿

来说均有传染性。

先天性梅毒感染的胎儿的围生期死亡率可达40%。存活胎儿刚出生时可无临床体征，但是如果不予治疗，出生后1周可出现临床症状。先天性梅毒常见的早期临床表现为肝脾大、骨骼畸形、溶血性贫血和黄疸。少数可表现为视觉受损、血性鼻涕、皮肤黏膜疹、白色肺炎。

母亲梅毒诊断需有血清学检查，可进行梅毒血清学试验或者快速血浆反应素试验。梅毒螺旋体试验(梅毒螺旋体凝血试验或者免疫荧光吸附试验)可一生阳性，因此，它反映的是存在该病毒感染，而不是血液检测时的病毒活性。在许多城市，医疗卫生机构保留既往感染及治疗记录。

婴儿治疗的适应证较广泛，参阅最新的美国儿科学会委员会关于感染性疾病的报告(红皮书)的推荐。母亲的治疗时间及治疗后病毒滴度下降4倍均为制订治疗方案时需考虑的因素。新生儿需行以下检查。

(1)血清快速血浆反应素试验。脐血试验可有假阳性结果。

(2)腰椎穿刺行脑脊液检查、进行梅毒血清学试验；脑脊液分析显示细胞数升高及蛋白定量升高。

(3)长骨X线检查。

新生儿时期，常见的脑脊液蛋白定量的升高和罕见的骨骼异常使所列的标准并非绝对。妊娠可使快速血浆反应素试验升高。患儿如果存在以下情况需按照先天性梅毒接受治疗。

(1)患儿母亲患有梅毒且未接受治疗。

(2)母亲的梅毒复发或者再次感染梅毒。

(3)查体、放射线检查、实验室检查存在梅毒感染证据。

(4)脑脊液的梅毒血清学试验有反应。

(5)血清螺旋体滴度监测至少为母亲滴度的4倍。

早期无症状感染患儿的治疗可避免临床后遗症的发生。青霉素为治疗首选(每次50 000U/kg静脉滴注，每12小时1次，连续10～14d)。母亲产前最后1个月有系统治疗的患儿需要进行评估：如果相关检查正常，患儿可单一应用卞星青霉素肌内注射。详细的关于孕期及胎儿梅毒的治疗方案可参照2006年红皮书，即美国儿科学会委员会关于感染性疾病的报告。

提示：狼疮患者的梅毒血清学检测可出现假阳性结果。莱姆病患者螺旋体试验可阳性（梅毒螺旋体凝集试验或者荧光梅毒螺旋体抗体吸收试验），但梅毒血清学检测可为阴性。

3.乙型肝炎　乙型肝炎病毒极少宫内感染，围生期的传播更常见。总的来说，如果母亲存在急性乙型肝炎感染的症状，有 60%～70%的机会发生围生期传播感染。如果母亲 HbeAg 阳性，围生期传染的概率可达 90%，相反，如果母亲 HbeAg 阴性，发生围生期传染的概率只有 10%。

被感染患儿出生后可无临床症状，但是可出现乙型肝炎抗原血症，出生后 2～6 个月出现转氨酶升高。

乙型肝炎可通过主动免疫或者被动免疫来预防。近期推荐所有母亲 HbsAg 阳性的患儿均需接受乙型肝炎免疫球蛋白和乙型肝炎疫苗的治疗。

提示：乙型肝炎母亲可以进行母乳喂养。

4.单纯疱疹病毒（HSV）　近 75%新生儿单纯疱疹病毒感染由 HSV-2 型致病。先天性感染此种病毒较罕见，大部分患儿是在分娩时通过母亲产道时被感染。母亲原发感染导致患儿感染 HSV 的病例可超过 50%，而复发性感染的病例可超过 5%。如果母亲存在活动性生殖道疾病和破膜<4h 行剖宫产，可避免 HSV 的传播。

HSV 感染的新生儿可有 3 类典型的临床表现。

（1）局限于皮肤、眼睛和（或）口腔（SEM 疾病）。

（2）脑炎合并或者不合并皮肤受累（CNS 疾病）。

（3）播散性感染可累计多个器官，包括中枢神经系统、肺、肝、肾上腺、SEM 等。

9%患儿出生后 24h 内发病，30%患儿出生后 1～5d 出现，近 60%患儿出生后超过 5d 出现症状。

2/3 的中枢神经系统或者播散性感染的患儿合并有皮肤受损表现。50%中枢神经系统受累患儿发生癫痫，而播散性感染的患儿中有 20%出现癫痫。肺炎在播散性感染中的发病率可达 35%～40%。播散性感染表现类似于菌血症（嗜睡、喂养困难、体温不稳定）。随着疾病进展，会出现黄疸、弥散性血管内凝血、肝脾大和休克。常见的脑脊液表现包括细胞数增多(淋巴细胞为主),红细胞计数增多,脑脊液蛋白水平升高。脑脊液单纯疱疹病毒PCR结果阳性可诊断脑膜炎。脑脊液单纯疱疹病毒PCR具有高敏感性(>98%)和高特异性。任何类型HSV感染的新生儿,其中超过90%的患儿皮肤或者结膜培养结果阳性。脑脊液培养很难分离出HSV。

新生儿HSV感染需要大剂量阿昔洛韦治疗[60mg/(kg·d),每8h1次]。SEM疾病疗程为14d,中枢神经系统疾病或者全身性疾病疗程为21d。

5.人类免疫缺陷病毒(HIV) HIV血清阳性母亲传播给胎儿的概率为25%,母亲在孕期和分娩期积极治疗可显著降低传染率。如果母亲合并获得性免疫缺乏综合征(AIDS)或者既往曾有被感染的患儿,被感染的风险增加至50%。剖宫产是否能够降低感染概率仍不明确。因为病毒亦可通过母乳传播,在美国近期建议HIV阳性的母亲不要母乳喂养。

对于HIV感染不明的母亲,胎儿是否存在HIV暴露危险需要行抗体检测;该阶段HIV抗体检测提示是否存在病毒暴露,但是需要行附加试验来诊断是否存在新生儿HIV感染。对HIV感染母亲所生新生儿(包括检测到抗体的新生儿),在出生后、2周、4周及4个月时进行HIV RNA定量检测;生后有20%感染患儿结果阳性,出生后2周有95%结果阳性。HIV DNA定量结果阴性的新生儿(出生后、1个月、4个月),需要在12个月、15个月及18个月时行HIV抗体检测以确定母亲的HIV抗体消失。HIV暴露的新生儿需要在出生后6周内接受齐多夫定(ZDV)治疗。

有报道显示,新生儿存在HIV机会性感染,因此,如果相关化验显示婴儿不存在HIV感染,出生后6周开始预防性应用复方磺胺甲噁唑直至出生后4个月。临床试验表明,应用齐多夫定在中晚期妊娠及分娩期治疗HIV阳性的妇女,随后新生儿出生后6周给予治疗,可以使母婴传播降低至8%。

(三)先天性感染的评估

1.病史 筛选母亲血清学检查结果,包括风疹、乙型肝炎、梅毒及艾滋病。

2.体格检查　对新生儿各器官系统进行查体，包括眼底镜检查。表56-6 列出了特殊感染提示的表现。

表 56-6　TORCH 感染的特殊临床表现

弓形虫病
脑积水伴有广泛性钙化
脉络膜视网膜炎、小眼球
耳聋
风疹
白内障、青光眼、色素性视网膜病、小眼球
耳聋
心脏畸形（PDA、肺动脉狭窄）
“蓝莓松饼”样表现（髓外造血）
巨细胞病毒
小脑脑室周围钙化
脉络膜视网膜炎
腹股沟疝（男孩）
瘀斑伴血小板减少
疱疹
急性中枢神经系统感染表现
角膜结膜炎
皮肤、眼、黏膜囊泡改变
梅毒
间质性角膜炎、色素性视网膜病
鼻塞（持久的，常为血性鼻涕）
唇裂（嘴唇、鼻孔）和黏膜斑（口腔、外生殖器）
湿疹样皮疹
骨软骨炎和骨膜炎

PDA.动脉导管未闭

3.实验室检查　没有必要为每一个怀疑先天性感染的患儿完成TORCH 筛查。新生儿详细的病史和体格检查，母亲孕期实验室检查结果（风疹、梅毒、肝炎和 HIV）可以帮助进行鉴别诊断。表 56-7 列出了对于评价怀疑 TORCH 感染的新生儿需要考虑的因素。

(1)血清学:母亲 IgG 抗体可通过胎盘,因此,无风疹或者弓形虫 IgG 的新生儿可排除先天性感染。然而,风疹或者弓形虫 IgG 抗体阳性并不能作为诊断先天性感染的依据。如果血清抗体阳性,需行特异性 IgM 抗体检测。怀疑先天性梅毒的患儿,需要检测快速血浆反应素试验(RPR)和脑脊液梅毒血清学试验。

(2)病毒分离培养:所有怀疑 HSV 感染的新生儿需行病毒分离培养。诊断先天性 CMV 病毒感染需要行尿 CMV-PCR 定量;病毒培养偶尔用来替代 PCR 定量。以上检查需在出生后 2 周内进行,否则不能排除出生后获得的可能。鼻咽部、直肠部拭子及脑脊液进行肠道病毒培养可提示新生儿是否存在心肌炎、肝炎或者无菌性脑膜炎。

(3)其他实验室检查:包括全血细胞计数、胆红素(直接和间接)和转氨酶。伴有鼻塞的新生儿,鼻腔分泌物行暗视野检查可能会提示为梅毒感染。

表 56-7 疑似 TORCH 感染患儿的实验室检查

脑脊液
CSF 细胞数、蛋白质、葡萄糖(肠病毒、风疹、梅毒)
CSF PCR 检测病毒(肠道病毒、单纯疱疹病毒)
CSF VDRL(梅毒)
血
IgG 抗体(特别是弓形虫或风疹,若为阳性,送检 IgM)
RPR(梅毒)
乙肝表面抗原
PCR 检测病毒(肠道病毒、人类免疫缺陷病毒)
皮肤病变
暗视野检查(梅毒)
直接荧光抗体(单纯疱疹病毒、水痘)
PCR 检测病毒(单纯疱疹病毒、水痘)
Tzanck 涂片(单纯疱疹病毒)[a]
培养(单纯疱疹病毒)

续表

尿
PCR 检测病毒(巨细胞病毒、肠道病毒)
培养(巨细胞病毒)
黏膜
结膜培养(单纯疱疹病毒)
口腔或鼻咽培养(单纯疱疹病毒、肠道病毒)[b]
直肠培养(肠道病毒、单纯疱疹病毒)[b]
其他研究
听力学评估(单纯疱疹病毒、风疹、弓形虫病)
头颅 CT(巨细胞病毒、弓形虫病)
眼科检查(弓形虫、风疹、巨细胞病毒、单纯疱疹病毒、水痘、梅毒)
长骨 X 线片(风疹、梅毒)

CSF.脑脊液;CT.计算机断层扫描;IgM.免疫器蛋白 M;PCR.聚合酶链反应;RPR.快速血浆反应;VDRL.梅毒检测

见婴儿 HIV 感染如何评价

a.Tzanck 涂片很少使用。PCR 是首选的,虽然可以行直接抗体检测

b.血、尿、粪便标本进行肠道病毒培养极少,在进行 PCR 时为高灵敏度

(陈　娜　张建军　译)

第 57 章

苍　白

Kim Smith-Whitley

苍白通常是外周循环血红蛋白减少或者皮肤血管收缩所致。根据病因可分为血液性和非血液性。

一、鉴别诊断列表

(一)血液性疾病

1.红细胞破坏增多(详见第 40 章)　①同族免疫性溶血性贫血(新生儿溶血病)。②自身免疫性溶血性贫血。③红细胞膜缺陷。④红细胞酶缺陷。⑤血红蛋白结构异常。⑥血红蛋白数量异常。⑦微血管病性溶血性贫血。⑧药物性。⑨毒物性。⑩感染性。

2.骨髓造血功能障碍　①儿童期短暂幼红细胞减少症。②先天性溶血性贫血所致再生障碍危象。③先天性再生障碍性贫血。④全身性疾病所致贫血。⑤药物相关性贫血。⑥感染。⑦再生障碍性贫血:原发性或者继发于药物、化学品、病毒、辐射、妊娠。⑧短暂的骨髓抑制:由病毒或细菌感染、药物、妊娠、辐射所致。⑨范科尼贫血。⑩先天性角化不良。⑪纯红细胞再生障碍。⑫先天性异常红细胞再生贫血。⑬妊娠。

3.骨髓浸润　①白血病或者肿瘤导致的骨髓转移。②感染。③骨硬化病。④组织细胞增多病。⑤骨髓纤维化。⑥贮积病。

4.营养缺乏　①铁缺乏。②叶酸缺乏。③维生素 B_{12} 缺乏。

5.失血　①大出血。②出血性疾病。

(二)非血液性疾病

1.感染因素　细菌感染导致休克、贫血或者两者皆有。

2.中毒因素　铅中毒。

3.肿瘤因素　嗜铬细胞瘤。

4.创伤因素　头部创伤导致密闭性头部损伤或者脑出血。

5.先天性因素　体质性肤色。

6.代谢或遗传因素　低血糖症。

7.炎症因素　①特应性皮炎。②其他慢性全身性疾病。

8.其他因素　①休克。②皮肤水肿(甲状腺疾病所致黏液性水肿)。③尿毒症。④囊胞性纤维症。⑤癫痫。⑥晕厥。⑦缺乏日光照射。

二、鉴别诊断讨论

(一)失血

1.病因　急性或者慢性失血是儿童贫血最常见的病因。引起慢性失血常见病因有胃肠道出现、月经量过多,或者以频繁出血发作为表现的出血性疾病。

2.临床特征　慢性失血的患者常表现为苍白,特别是近期未见到患儿的观察者所注意到的,由于血红蛋白下降不明显,慢性失血较难早期发现。

3.评估　最初的实验室检查需包括血常规、血型、血交叉、凝血酶原时间和部分凝血活酶时间。慢性失血导致继发性贫血的患儿,外周血涂片显示缺铁性小细胞低色素。急性失血患儿外周血涂片为正细胞正色素性贫血。

4.治疗　出血量大或者威胁生命的出血,需要行静脉内输血,控制活动性出血,未进行交叉配血的 O 型红细胞可给予输注。极少见早先输过血的同族免疫患儿,输注未进行交叉配血的 O 型红细胞后,少数血型抗原不相容导致严重的迟发的溶血性输血反应。

(二)缺铁性贫血

提示:营养性贫血可能由于摄入减少、需要量增加、吸收降低、铁的转运或者利用障碍所造成,特殊缺乏需要找到根本原因进行优化治疗。

1.病因　缺铁性贫血是小儿最常见的贫血,可发生于任何年龄段,以 6～36 个月婴幼儿及 11～17 岁的女孩患病率最高。小儿铁缺乏的常见原因有迅速生长期饮食摄入不足、慢性或者大量失血、肠道吸收减少等。婴儿铁缺乏通常伴有大量牛乳或者其他低含铁量食物的摄入史。

提示:铁缺乏在母乳喂养儿中不常见,虽然母乳中含铁量较配方奶低,但是母乳铁吸收率较配方奶高。

提示:异食癖可能为铁缺乏的体征或者铁缺乏的危险因素。异食泥土患儿需行铅中毒检查。

2.临床特征　缺铁性贫血患儿多有苍白、烦躁不安、食欲缺乏等表现。亦可有贫血的其他表现,如口角炎、脾大等。

3.实验室评估　缺铁性贫血的严重程度可根据实验室检查进行评价。以下实验室检查异常呈渐进性改变:血清铁蛋白减少,血清铁下降,小红细胞增多,血红蛋白下降伴或不伴网织红细胞计数下降,红细胞宽度升高,血小板计数升高。外周血涂片示血红蛋白减少、红细胞大小不等,以小细胞为主,有异形红细胞。椭圆形红细胞和卵形红细胞数量可能增多。

4.治疗　缺铁性贫血治疗包括补充铁剂和给予适当营养指导去除根本病因。口服铁剂选用硫酸亚铁[3～6mg/(kg·d)元素铁,分2～3次服用]。虽然空腹吸收率更高,但饭后服用对胃肠道刺激较小。

严重贫血的患儿,硫酸亚铁治疗7～10d后检测网织红细胞计数可反应治疗后效果。网织红细胞计数增加早于血红蛋白,血红蛋白常在铁剂治疗2个月后开始逐渐恢复正常,取决于贫血程度。

许多内科医师认为缺铁性贫血较为常见,所以对于健康的小细胞低色素性贫血的儿童或者青少年可以不必行实验室检查而直接给予铁剂治疗。该类患儿需临床密切随访。如果小细胞性贫血无改善,需行其他病因的综合性评价(如珠蛋白生成障碍性贫血(地中海贫血)、慢性病所致贫血、慢性失血、铁粒幼红细胞性贫血)。

(三)巨幼红细胞贫血

1.病因　巨幼红细胞贫血是由缺乏叶酸和维生素 B_{12} 所致,并影响DNA的正常合成。美国叶酸缺乏的主要原因为叶酸吸收障碍,红细胞合成增多和药物因素。维生素 B_{12} 缺乏常见原因为吸收障碍或者恶性贫血,一种由于缺乏维生素 B_{12} 正常吸收所需要的某种因子所致的罕见疾病。

2.评估　巨幼红细胞贫血呈大细胞性贫血,红细胞平均容积>95fl。网织红细胞计数降低,在进展期全血细胞可减少。骨髓象可表现为核和胞质成熟不同步，核分叶增多。

血清叶酸下降，但红细胞叶酸水平的测定更能反映慢性叶酸缺乏的程度。恶性贫血的患儿，血清维生素 B_{12} 水平下降，内在因子抗体阳性。

3.治疗　包括补充叶酸或者维生素 B_{12}，并对引起缺乏的病因予以去除。

(四)儿童期短暂幼红细胞减少症

1.临床特征　儿童期短暂幼红细胞减少症的典型表现为既往健康的 6 个月至 4 岁的儿童突然出现的急性贫血。可能有病毒感染的前驱症状。除了贫血体征其他体格检查基本正常。

2.评估　血红蛋白及网织红细胞水平取决于疾病的阶段。疾病早期，血红蛋白和网织红细胞均降低，但是疾病恢复期，血红蛋白仍低，但是网织红细胞升高。因此，可动态联合检测网织红细胞计数和血红蛋白水平来判断疾病的分期。

其他实验室检查包括中性粒细胞减少(25%患儿)和血小板计数正常。疾病早期骨髓中幼红细胞显著减少。

3.治疗　因为可能出现严重贫血而且需要接受连续检查，这些患儿最初住院接受治疗较为适当。短暂幼红细胞减少症一般在 1～2 个月消退。无药物能加快骨髓恢复。必要时可行红细胞输注。

(五)先天性纯红细胞再生障碍性贫血

1.病因　先天性纯红细胞再生障碍性贫血是以红细胞再生不良为特征的先天性疾病。

2.临床特征　多数患儿在生后 6 个月出现贫血。25%患儿出现先天畸形，包括三指畸形、身材矮小及视觉、味觉、心脏和肾脏畸形。

3.评估　该病为大细胞性贫血，虽然在疾病早期表现为正细胞性贫血伴有网织红细胞减少，骨髓象是正常细胞形态，除了幼红细胞减少。在红细胞腺苷脱氨酶增加时，胎儿血红蛋白也会增加，有些患儿 RPS19 基因突变。

4.治疗　接近 60%～70%先天性再生障碍性贫血的患儿对皮质激素治疗有效，并不需要慢性输血。对激素治疗无效的患儿需每月进行红细胞输注，预后欠佳，可能与长期慢性输血相关的并发症有关(如铁过量)。

对激素治疗无效的患儿可行脾切除,部分患儿有效。部分患儿通过骨髓移植治愈。

(六)先天性溶血性贫血伴再生障碍危象

1.病因 先天性溶血性贫血患儿可发生再生障碍危象,多由感染人微小病毒B19所致。

2.评估 儿童期短暂幼红细胞减少症、先天性纯红细胞再生障碍性贫血,以及早先未明确诊断的溶血性贫血发生再障这几种情况较难彼此鉴别。先天性溶血性贫血的患儿有以下特点。

(1)疾病中间歇出现巩膜黄染的病史。

(2)家庭成员中有贫血史或者在成人之前有脾切除或者胆囊切除史。儿童期短暂幼细胞减少症或者纯红细胞再障多无此类病史。

(3)儿童期短暂幼红细胞减少症不伴有脾大,而先天性纯红细胞再生障碍性贫血患儿多伴有脾大表现。

(4)外周红细胞形态有助于以下疾病的诊断:遗传性球形红细胞症、遗传性椭圆形红细胞增多症或者镰状红细胞贫血。

如果外周红细胞形态正常,但是病史怀疑存在先天性溶血性贫血,那么血红蛋白电泳、红细胞酶水平测定、红细胞膜的异常需要进行检查(输血前进行)。

先天性溶血性贫血的患儿出现再生障碍性危象多有发热的前驱症状,且可能有严重的贫血和网织红细胞减少。血清需行人微小病毒B19滴度测定(详见第40章)。

(七)再生障碍性贫血

1.病因 再生障碍性贫血(骨髓功能衰竭导致全血细胞减少)多为获得性的。然而,儿童中亦存在先天性因素,获得性再生障碍性贫血可能为特发性或者继发于以下情况(表57-1)。特发性再生障碍性贫血更常见,因为30%~50%患者无明显诱因。大部分关于儿童再生障碍性贫血的报道显示明确的病因包括药物性、化学性或者其他有毒物质。严重的再生障碍性贫血的诊断标准包括中性粒细胞绝对值低于500/μl,网织红细胞计数<1%,血小板计数<20 000/μl,骨髓细胞计数减少。

表 57-1　严重再生障碍性贫血病因

药物性
氯霉素
磺胺类药物
抗惊厥药
癌症化疗药物
化学性
苯
黄金
杀虫剂(DDT)
林丹(香波的活性成分用于治疗虱病)
妊娠
病毒感染
甲型肝炎、乙型肝炎、丙型肝炎
EB 病毒感染
辐射性
阵发性睡眠性血红蛋白尿症
遗传性疾病
范科尼贫血
先天性角化不良
网状组织发育不全
骨髓增生异常综合征
免疫疾病
严重联合免疫缺陷症与移植物抗宿主病
系统性红斑狼疮
嗜酸性筋膜炎
胸腺瘤
低丙种球蛋白血症

2.临床特征　再生障碍性贫血患儿常有血小板减少表现(如瘀点、瘀斑、异常出血等);然而,也可表现为贫血。不伴有肝脾大和淋巴结

病变。

3.评估　实验室检查示中至重度贫血，血小板减少和中性粒细胞减少。当纠正的网织红细胞计数<2%时称为网织红细胞减少。

骨髓穿刺和骨髓活检物进行分析可明确诊断。骨髓常规显示红细胞、白细胞和血小板幼稚细胞减少，骨髓被恶性细胞浸润。骨髓活检示全骨髓细胞减少，并被脂肪组织浸润。骨髓细胞活检显示细胞正常的仍不能排除再生障碍性贫血，因为该类患儿可能骨髓细胞活性表现不一致。这些患儿需行磁共振检查来观察骨髓被脂肪取代，特别是脊柱中。诊断时需要进行先天性骨髓障碍病因的检查。

4.治疗　一旦确诊再生障碍性贫血，需对可能的致病因素进行评估，选择合适的治疗方案。全血细胞减少的患儿的早期治疗应针对威胁生命的出血、感染及与贫血相关的充血性心力衰竭。支持疗法包括输注辐照红细胞和血小板(必要时)，以及预防性或者治疗性应用抗生素，避免严重感染。

多数严重的再生障碍性贫血患儿可以通过骨髓移植或者药物治疗痊愈。严重的再生障碍性贫血而有 HLA 相同配型兄弟姐妹的患者应首先行骨髓移植评估。如果没有 HLA 相同配型的兄弟姐妹，药物治疗包括免疫抑制药，如抗胸腺细胞球蛋白、环孢素和皮质激素。其他药物还包括雄激素和生长因子。尽管给予治疗干预，仍有少数再生障碍性贫血患儿对治疗无反应或者进展为白血病。

(八)骨髓浸润

1.病因　恶性疾病可以引起骨髓浸润，如白血病、横纹肌肉瘤、成神经细胞瘤、成视网膜细胞瘤、尤因肉瘤、淋巴瘤和组织细胞增多症。非恶性疾病能引起骨髓浸润的有贮积病、骨硬化病、传染性疾病(如结核和纤维组织替代病)。

2.评估　骨髓被恶性细胞或者异常细胞浸润会导致全血细胞减少。外周血液涂片出现泪滴状红细胞、幼稚红细胞和白细胞增多。

3.治疗　治疗主要为病因治疗，支持疗法包括抗生素治疗和红细胞、血小板输注。

三、苍白的评估

详细的病史和体格检查可以帮助诊断(表 57-2)。

表 57-2　苍白儿科患者的临床评估

质疑	如果答案为“是”，考虑……
病史	
请问是否儿童嗜睡伴有突发性苍白？	急性疾病，如头部创伤、细菌感染、低血糖症或者严重感染
请问儿童的苍白是否为缓慢发病的，且伴有其他主要的全身症状？	慢性疾病，如囊性纤维化、肾病综合征、恶性肿瘤
儿童是否有一个已知的慢性疾病？	慢性疾病引起的贫血
婴幼儿时期的饮食是否主要为牛奶？	缺铁性贫血
儿童是否为美国黑种人？	G-6-PD 缺陷、心源性猝死、珠蛋白生成障碍性贫血综合征
儿童是否为地中海或亚洲血统？	G-6-PD 缺陷、珠蛋白生成障碍性贫血综合征
儿童的父母是否苍白，且无贫血病史？	原发性苍白
儿童是否为新生儿？	急性或慢性失血、新生儿溶血病
体格检查	
是否有舌头异常？	营养不良
是否有先天性畸形？	范科尼贫血、先天性再生障碍性贫血、先天性感染
是儿童生病出现了淋巴结肿大和肝脾大？	慢性全身性疾病、先天性感染、恶性肿瘤
儿童有黄疸和肝脾肿大吗？	溶血
儿童有瘀斑，或出血量过多吗？	血小板或凝血功能障碍
儿童是否有肝大或奔马律？	充血性心力衰竭
实验室检查	
对于年龄来说 MCV 是否偏低？	缺铁性贫血、珠蛋白生成障碍性贫血、铁粒幼细胞贫血、慢性病所致贫血

续表

质疑	如果答案为“是”,考虑……
MCHC是否偏低并有小细胞低色素的红细胞形态?	缺铁性贫血、珠蛋白生成障碍性贫血、铁粒幼细胞贫血、慢性病所致贫血
MCV有升高吗?	巨幼细胞性贫血、网状细胞增多症、甲状腺功能减退症、唐氏综合征、肝病
是否有形态正常,色素正常的贫血	急性或慢性失血、血红蛋白病、早期缺铁性贫血、感染、红细胞膜或酶的异常、脾功能亢进
RDW是否升高?	镰状细胞病、缺铁性贫血、巨幼细胞性贫血、珠蛋白生成障碍性贫血
尿素氮和肌酐水平是否有升高?	尿毒症、溶血性尿毒症综合征
是否有突出的靶细胞?	肝病、珠蛋白生成障碍性贫血、血红蛋白病
是否有突出的毛刺细胞?	肝病、肾病、脱水、丙酮酸激酶缺乏
是否有显著的裂细胞?	重度溶血性贫血、微血管病的溶血过程、Kasabach-Merritt综合征、溶血性尿毒症综合征、血栓性血小板减少性紫癜
是否有突出的椭圆红细胞?	遗传性球形红细胞增多症、缺铁性贫血、正常变异
是否有突出的嗜碱性点彩?	考虑缺铁性贫血、铅中毒、珠蛋白生成障碍性贫血、血红蛋白不稳定
是否有突出的水疱细胞?	G-6-PD缺乏
是否有突出的Howell-Jolly小体	脾切除患者、巨幼细胞性贫血

G-6-PD.6-磷酸葡萄糖脱氢酶;MCHC.平均血红蛋白浓度;MCV.平均红细胞容积;RDW.红细胞分布宽度

(一)病史

需详细询问以下情况。

(1)年龄,不同年龄阶段的诊断标准略有不同(表57-3)。

(2)完整的产前病史、出生史、家族史,包括输血史、儿童时期脾切除或者胆囊切除术,或者异常出血史(如果贫血是由大量失血所致)。

(3)贫血体征(如苍白,伴或不伴有巩膜黄染)。

(4)心血管受累表现(如易疲劳;休息或运动时气短;端坐呼吸;头痛;心理状态改变)。

(5)其他体征(发热等)。

(6)慢性病史。

(7)癫痫史、晕厥史或者头部创伤史。

(8)饮食史。

表 57-3　新生儿贫血的病因

失血
母胎出血
胎盘异常
胎盘早剥
前置胎盘
双胎输血
凝血功能障碍导致的失血过多
脊髓异常
出血
胎头血肿
肝出血
颅内出血
产伤,包括胎盘、脐带
溶血性贫血
血型不合
红细胞膜或酶的异常
血红蛋白病
微血管病变
再生障碍性贫血
感染
巨细胞病毒感染
梅毒

续表

弓形虫病
风疹
重度细菌感染

(二)体格检查

除了一般体格检查,需要注意行皮肤和黏膜检查。在黑色皮肤儿童,结膜苍白,手掌皱褶,甲床和口腔黏膜颜色可帮助确诊苍白的出现。

心血管系统查体可能发现心动过速和收缩期喷射性杂音。先天性心脏病伴有严重贫血的患儿可能表现为严重心动过速,第三心音,水泡音,肝大(常伴有脾大),足部水肿(少见)和休克。先天异常提示先天性骨髓衰竭综合征。

(三)实验室检查

需要进行以下实验室检查(表 57-2)。

血常规、网织红细胞计数、外周血涂片、血型和交叉配血、骨髓常规和(或)骨髓活检、血清电泳、尿素氮和肌酐水平、血糖、血培养。

提示:贫血(红细胞量下降)引起的苍白仅通过血常规即可确诊,血常规中有评价红细胞量的指标:红细胞体积、血细胞比容和血红蛋白数量。由于血管内容量的增加可降低血细胞比容和血红蛋白数量,所以这些指标的评价需要结合患儿血管内容量的水平。

四、苍白患儿的处理方法

表现为苍白或者一般情况差的患儿可能有潜在的威胁生命的疾病。多数休克患者存在苍白、嗜睡和四肢末梢凉。患者病情稳定后,需行以下血液检查,包括血常规、血清电泳、血尿素氮、肌酐、血糖、血培养、血型和交叉配血。主要病史需集中在头部创伤、癫痫、晕厥、既往疾病或者发热等。待患儿疾病稳定后进一步详细询问病史。

表现为苍白但一般情况好的患儿也需行血常规、网织红细胞计数和包括胆红素的血生化检查。如果血红蛋白降低,网织红细胞计数升高,间接胆红素升高,考虑溶血性贫血可能性大。Coomb's 试验或者直接抗体检测可以确定溶血是否为免疫相关的。

所有贫血患儿均需行外周血涂片检查。需记录红细胞形态(异形红细胞)和体积(红细胞大小不等)的变化。红细胞平均体积和平均红细胞血红蛋白含量也需要进行检测。红细胞分布宽度提示红细胞大小不等的程度,而且在缺铁性贫血、SCD和巨幼细胞性贫血的患儿红细胞分布宽度增加。

一旦鉴别诊断范围缩小(图 57-1),必要时需行特殊检查。例如,对于生长发育良好,人工喂养为主,且伴有小细胞低色素贫血的幼儿需行铁相关检查。慢性贫血、无病因的严重贫血或者贫血治疗无反应的患儿需要看小儿血液专家。

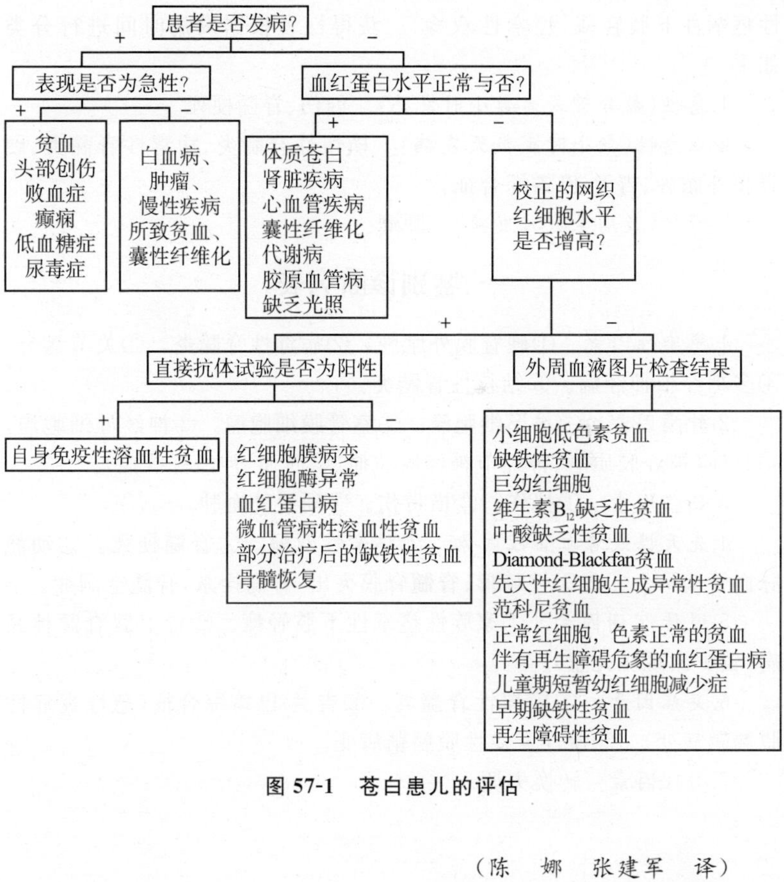

图 57-1　苍白患儿的评估

(陈　娜　张建军　译)

第 58 章

截 瘫

Lawrence W. Brown

截瘫是由于神经系统功能紊乱所致下肢无力，包括外周神经、脊髓或者颅脑水平受损。部分截瘫为先天性（脊髓拴系、脊髓空洞症、家族性痉挛性下肢轻瘫、痉挛性双瘫）。获得性者根据发病时间进行分类如下。

1.急性（数分钟或者数小时发病） 创伤、脊髓梗死。

2.亚急性（数小时至数天发病） 横惯性脊髓炎、病毒性脊髓炎、硬脊膜外脓肿、吉兰-巴雷综合征。

3.慢性（数周至数月发病） 肿瘤。

一、鉴别诊断列表

1.感染性因素 ①硬脊膜外脓肿。②病毒性脊髓炎。③关节盘炎。④多神经根神经病。⑤结核性骨髓炎。

2.肿瘤因素 ①星形细胞瘤。②室管膜细胞瘤。③神经母细胞瘤。④其他（神经胶质瘤、神经节神经胶质瘤、脑膜瘤、神经纤维瘤）。

3.创伤因素 ①挫伤。②横贯伤。③硬膜外血肿。

4.先天性或者血管性因素 ①痉挛性双瘫。②脊髓梗死。③动静脉血管畸形。④先天性畸形：脊髓脊膜突出，脊髓拴系，脊髓空洞症。

5.遗传/代谢因素 ①家族性痉挛性下肢轻瘫。②肾上腺脊髓神经病（较少出现在儿童）。

6.炎症因素 ①横惯性脊髓炎。②吉兰-巴雷综合征（急性炎症性脱髓鞘病变）。③慢性炎症性脱髓鞘病变。

7.心理因素 转换失调。

二、鉴别诊断讨论

(一)创伤

1.病因　脊髓受伤多与重大创伤有关,最常见的引起创伤性截瘫的原因为交通事故和运动相关性损伤,而射击伤的比例逐渐增加。创伤会导致挫伤、急性水肿、继发于硬膜外血肿的压迫或者实际的横断。

2.临床特征　早期表现为虚弱、肌无力,损伤截面以下腱反射消失,感觉消失等(脊髓休克)。典型的有大小便失禁。自主神经功能紊乱常出现在损伤截面以下(如出汗、寒战等)。经过数周至数月,由软瘫变为强直状态、反射亢进等。

3.评估　颈部需要颈套固定直到颈部脊髓恢复,需行 MRI 将硬膜外血肿与挫伤或者横断区分开来。脊髓普通 X 线片或者 CT 对椎骨骨折或者脱位也有帮助。

4.治疗

(1)脊髓类固醇应用(即静脉内甲泼尼龙,30mg/kg,>1h),需要在受伤后 8h 内立即应用。初始剂量 5.4mg/(kg·h),持续 24h(如果伤后 3h 内开始治疗)或者 48h(如果伤后 3~8h 内开始治疗)。

(2)神经外科手术治疗为硬膜外血肿解压或者椎骨骨折固定。

(3)细致支持护理,包括肠道和膀胱管理,弹力袜预防深静脉血栓形成。皮下注射肝素 5000U,每日 2 次或者 DVT 高风险患者加用低分子肝素治疗。

(二)脊髓梗死

1.病因　脊髓梗死多由供应脊髓腹侧 2/3 的脊髓前动脉闭塞所致。心脏病患儿最常见的是继发于创伤、感染或者栓子,高凝状态患儿继发于栓塞。

2.临床特征　脊髓栓塞患儿表现为动脉栓塞位置以下的迟缓性运动麻痹、反射消失和感觉分离(痛温觉感觉丧失,但振动觉、位置觉保留)。经常伴有直肠及膀胱功能障碍,有时伴有背痛。数周或者数月后,软瘫变为硬瘫,出现腱反射亢进,肌阵挛,足底伸肌反应。

3.评估　需行脊髓 MRI 检查,寻找是否存在脊髓梗死,也可做脊髓动脉脉搏图。如果无梗死的明显诱因,需要行心脏病或者高凝状态的相关检查。

4.治疗　静脉内皮质醇早期应用可减轻脊髓水肿，避免更大范围缺血。高凝状态、心源性栓塞、血管切开等均需要抗凝治疗。

(三)横贯性脊髓炎

1.病因　横贯性脊髓炎是脊髓的急性炎症性、脱髓鞘病变。也可并发于全身性病毒感染[传染性单核细胞增多症(EB病毒感染)]，水痘，流行性腮腺炎，狂犬病，风疹，麻疹，流行性感冒，HIV或者细菌性感染(猫抓病、肺炎支原体感染)，自身免疫性疾病(狼疮)，免疫接种(少见)和多发性硬化。

2.临床特征　平均发病年龄为9岁。患儿表现为胸背疼痛，下肢麻木，下肢无力(对称或不对称)，进行性尿潴留或者尿失禁。初始表现为虚弱，肌无力(对称或不对称)，腱反射消失，损害层面以下的感觉消失。视神经脊髓炎(横贯性脊髓炎伴随视神经炎)患儿会出现视盘水肿、视觉减弱或者消失，通常视觉症状发生多晚于脊髓症状。强直状态、反射亢进、阵挛发作、跖伸肌反射等表现可能在疾病后期出现。

3.评估　需行腰椎穿刺明确脑脊液压力(正常或者轻微升高)、蛋白水平(通常增加)、电泳(寻找寡克隆区带)和细胞数(通常脑脊液细胞数增多<200个细胞/mm^3)。脊髓MRI可以发现损伤截面的水肿和异常信号。头颅MRI寻找是否存在多发性硬化的脱髓鞘病变。病毒血清学检查(包括HIV检测)帮助是否由病毒感染引起。考虑自身免疫性疾病时需行抗核抗体谱检查和补体水平检查。

4.治疗　通常给予3～5d静脉大剂量甲泼尼龙冲击[15mg/(kg·d)，最大量1g/d]，然后给予4周泼尼松逐渐减量。有报道建议，给予静脉注射免疫球蛋白。支持疗法和康复治疗也很重要。

(四)病毒性脊髓炎

1.病因　病毒性脊髓炎为脊髓前角细胞急性节段性感染。常见病毒有脊髓灰质炎病毒、B族柯萨奇病毒、艾柯病毒。

2.临床特征　患者早期可能有不适感、肌痛、低热及上呼吸道感染症状，逐渐加重为严重头痛和颈背部僵硬。脊柱和受累肢体疼痛早于反射消失、软弱和肌无力(通常非对称性)出现。也可表现延髓麻痹。通常无感觉异常表现。

3.评估　最重要的诊断依据为腰椎穿刺，表现为脑脊液细胞数增多(50～200 个细胞/mm^3)。患病后 1 周单核细胞取代多核细胞占优势，脑脊液蛋白可能正常或者轻微升高，脑脊液葡萄糖多正常。脑脊液、粪便、鼻咽部分泌物病毒分离，以及急性或者恢复期病毒滴度测定可以帮助诊断。

4.治疗　病毒性脊髓炎治疗为支持疗法。

(五)硬膜外脓肿

1.病因　硬膜外脓肿多由血源性细菌播散所致，年长儿通常为金黄色葡萄球菌感染。最常见部位为胸椎或者低位腰椎的背侧面。

2.临床特征　典型表现为有严重的局部的背部疼痛(咳嗽或者弯腰时加重)和发热，常伴有头痛、呕吐、颈部僵硬。背部疼痛后 3～6d 出现放射性疼痛，并伴随进行性截瘫和膀胱功能障碍。体格检查表现局部脊髓阶段压痛，下肢反射亢进，强直状态(胸部病变患者)或者反射减弱、肌张力下降(低位腰椎病变患者)。

3.评估　如果怀疑硬膜外脓肿，禁忌行腰椎穿刺，可能会导致医源性脑膜炎。而 MRI 安全且对明确病变阶段有帮助。

4.治疗　早期给予抗葡萄球菌的广谱抗生素治疗。一旦明确病原体及药敏结果，可调整抗生素治疗方案。一旦有脊髓受压证据可行外科引流手术。

(六)吉兰-巴雷综合征

1.病因　吉兰-巴雷综合征是免疫介导的急性炎症性脱髓鞘性多发性神经病。近 50%吉兰-巴雷综合征患者有前驱病毒感染史。

2.临床特征　任何年龄均可有临床表现，但是小于 3 岁患儿不常见。通常第一症状为短暂的感觉障碍和肌肉疼痛。典型表现为急性进行性对称性肌无力，多由下肢开始，逐渐向上发展。腱反射消失可能出现在肌无力之前(如肱二头肌、肱三头肌腱反射消失但是上肢仅为轻微无力)。多达 50%患儿合并面神经麻痹和其他脑神经受累表现。麻痹进展累积呼吸肌时可表现为通气不足。轻微的、对称的、一过性的感觉改变较常见，通常不出现广泛的感觉丧失或者感觉平面。自主神经功能障碍(如血压不稳、心律失常)可能出现。

3.评估　患儿脑脊液呈现蛋白含量升高而白细胞数正常(通常病后

第2周开始)。神经电生理检查显示运动神经传导速度减慢。肺活量和吸气负压的检查需密切监测,以提前预防呼吸肌麻痹的发生。

4.治疗 细致的护理及支持疗法很重要(尤其为呼吸功能监测)。若患者失去独立行走能力,建议立即给予血浆交换疗法或者静脉注射免疫球蛋白(2g/kg,2～5d分次给予)。

提示:病初,横贯性脊髓炎、病毒性脊髓炎、硬膜外脓肿、吉兰-巴雷综合征的鉴别较困难。对于查体欠合作的儿童很难进行感觉系统查体,且以上四种疾病均在病初表现为四肢迟缓性瘫痪、腱反射消失。而且,许多诊断性检查在病初1周内无意义,例如,神经电生理检查和脑脊液蛋白水平在吉兰-巴雷综合征患儿病初1周内均正常。虽然以下线索对诊断有帮助,但仍需病后第2周的重复检查才可能确诊。

(1)高热:严重背部疼痛或者压痛,外周血象白细胞升高明显提示硬膜外脓肿。

(2)腱反射:如果上肢与下肢腱反射均降低,考虑吉兰-巴雷综合征。轻微对称性面瘫(双侧面瘫)和呕吐反射减弱也可出现在吉兰-巴雷综合征患儿,但不会出现于脊髓病变。

(3)瘫痪的分布:病毒性脊髓炎瘫痪多为不对称性,而吉兰-巴雷综合征和横贯性脊髓炎多为对称性瘫痪。横贯性脊髓炎在病损截面以下为完全一致的瘫痪,而吉兰-巴雷综合征远端肌肉瘫痪较近端严重。

(4)直肠和膀胱功能障碍:首先考虑硬膜外脓肿或者横贯性脊髓炎,但是吉兰-巴雷综合征患儿有时也有直肠和膀胱受累。

(七)肿瘤

1.病因 星形细胞瘤和室管膜瘤是最常见的脊髓内部肿瘤,成神经细胞瘤是造成脊髓压迫的最常见的外部肿瘤(脊椎旁肿瘤通过椎间孔扩大造成压迫)。

2.临床特征 肿瘤引起的截瘫表现为缓慢进展的下肢无力、步态困难和感觉丧失,多伴有背部疼痛,直肠和膀胱功能障碍。体格检查表现取决于肿瘤位置:胸段肿瘤导致反射亢进的痉挛性截瘫;脊髓圆锥和马尾部的肿瘤会造成腱反射减弱或者消失、肌无力、迟缓性瘫痪。肿瘤平面以下会出现感觉丧失。脊髓内部肿瘤可伴有脊柱侧弯。

3.评估 脊髓MRI可作为诊断肿瘤的主要手段。

4.治疗 初始治疗为应用地塞米松(0.25mg/kg,每 6h 1 次)以降低周围水肿。最终治疗方案取决于肿瘤的类型、范围、位置,但是通常选择手术、放疗及化疗联合治疗。

(八)脊髓拴系

1.病因 脊髓拴系的患儿,脊髓圆锥被增厚的马尾、脂肪瘤、皮窦或者其他部位的牵引固定于脊柱的底部。随着患儿年龄增长,脊髓被牵拉,腰骶部脊髓局部缺血逐渐加重。

2.临床特征 婴儿至成年早期均可出现临床表现。典型表现为进行性步态笨拙、便秘、小便失禁。

3.评估 一般检查可表现为脊柱侧凸,下肢生长发育障碍或者足部畸形(弓形足),色素沉着,头发稀少或者脊髓低位的深皮窦。神经学检查包括下肢痉挛性麻痹、反射亢进及跖伸肌反射亢进。

4.治疗 手术治疗解除脊髓牵拉。

(九)脊髓空洞症

1.病因 脊髓空洞症多为先天神经管发育畸形所致的脊髓空洞。多发生在颈部及腰部脊髓节段。

2.临床特征 脊髓空洞症多在青春期或者更晚发病,表现为进行性肌无力和感觉丧失。病变的位置决定运动检查的结果。颈部脊髓病变表现为上肢迟缓性瘫痪与腱反射消失,下肢强直性瘫痪与腱反射亢进;腰部脊髓病变呈现下肢迟缓性瘫痪、腱反射消失、肌束震颤和肌肉萎缩。脊髓丘脑束中心束交叉部位的中断会造成痛温觉丧失,而触觉及深感觉相对正常。

3.评估 MRI 是诊断本病的方法。

4.治疗 先天性脊髓发育畸形且伴有临床表现者可行手术治疗。

(十)家族性痉挛性下肢轻瘫

1.病因 该病是遗传性进行性下肢痉挛性轻瘫。基因遗传学复杂,70%的患者呈现常染色体显性遗传,但也有报道显示常染色体隐性遗传和 X 连锁隐性遗传者。Ⅰ型家族性痉挛性下肢轻瘫的患儿平均发病年龄为 11~16 岁。

2.临床特征 典型表现为用足尖行走和缓慢的进行性步态不稳。

1/3患儿表现泌尿系症状。患儿强直性痉挛与瘫痪不成比例。四肢表现为腱反射亢进，踝阵挛阳性。1/3患儿有弓形足。常染色体隐性遗传患儿多伴有共济失调、感觉神经病、假性延髓麻痹。

3.评估　临床最有效的检查手段为基因检测。需排除其他异常，脊髓MRI可以排除结构异常或脱髓鞘病变(如血管畸形、肿瘤、脊髓空洞症)。维生素B_{12}、维生素E和长链脂肪乳水平需要被测定。类似家族史发作对个人诊断很重要。

4.治疗　无特效治疗。

(十一)痉挛性双瘫

1.病因　由大脑麻痹引起的，四肢均有受累表现；然而，下肢受累较上肢更为明显。

2.临床特征　在婴儿早期(＜4个月)，肌张力多正常或者降低。4个月至1岁婴儿，下肢隐匿性出现痉挛强直，多在坐、爬或者站立时表现。常见足尖下垂步态。体格检查示强直痉挛状态和腱反射亢进，下肢较上肢明显。下肢成剪刀样交叉，踝阵挛和足底伸肌过伸也常见。

3.评估　历史记录显示早产史或者围生期损伤。颅脑MRI显示脑室周围白质软化或者其他围产期损伤的证据。

4.治疗　支持治疗包括物理、康复治疗及背带。如果需要，肉毒杆菌注射或者手术可缓解挛缩。

三、截瘫的评估

(一)病史

病史需要包含以下信息。

出现临床表现时间的长短(急性、亚急性或者慢性)；创伤、发热、背部疼痛、感觉异常(如果有，分布范围)、直肠和膀胱功能异常、视觉障碍(既往或者现有)，以及既往有无力、麻木或者其他神经学体征，或有下肢无力的家族史。

(二)体格检查

需行下列体格检查。

(1)一般检查：头部、颈部或者背部创伤；脊柱侧弯；下肢生长缓慢；

足部畸形(弓形足);色素沉着;头发稀少;脊髓下端的皮毛窦。

(2)脑神经检查:寻找视盘炎(在视神经脊髓炎的患儿伴有横贯性脊髓炎);眼睛运动异常(继发于多发性硬化伴有横贯性脊髓炎);霍纳综合征(伴有颈部脊髓创伤);双侧面瘫和咽反射降低(吉兰-巴雷综合征)。

(3)运动强度、声调、四肢反射:无力,下肢迟缓性瘫痪和腱反射消失(急性脊髓病变和吉兰-巴雷综合征);强直状态,腱反射亢进,足底伸肌反射(慢性脊髓病变)。

(4)感觉:感觉平面(脊髓病变有关);轻微末梢感觉异常(吉兰-巴雷综合征有关)。

(5)自主神经紊乱:与脊髓病变(通常在病变节段以下)或者吉兰-巴雷综合征有关。

(三)实验室检查和诊断方式

截瘫症状患者的常规处理包括 MRI、肌电图、神经传导速度检查和腰椎穿刺。若干时机因素可能导致假阳性结果(如病史长达 1 周的吉兰-巴雷综合征患者的脑脊液蛋白水平和神经传导检查可能正常;横贯性脊髓炎或脊髓梗死患者的第 1 个 24h MRI 不能显示线肿胀或者信号变化)。

四、急性截瘫的治疗

如果怀疑存在脊髓创伤,颈部需要固定而且给予脊髓类固醇治疗。连续弹力袜应用可预防深静脉血栓形成。DVT 高风险患儿在排除出血后可以给予皮下注射肝素 5000U 每日 2 次,或者低分子肝素治疗。尿潴留较常见,可留置导尿管或行膀胱置管。抗组胺药物应用预防胃炎。自主神经功能紊乱患儿有必要检查心率和血压。

五、截瘫患儿的处理流程

截瘫患儿结构化的诊断流程见图 58-1。

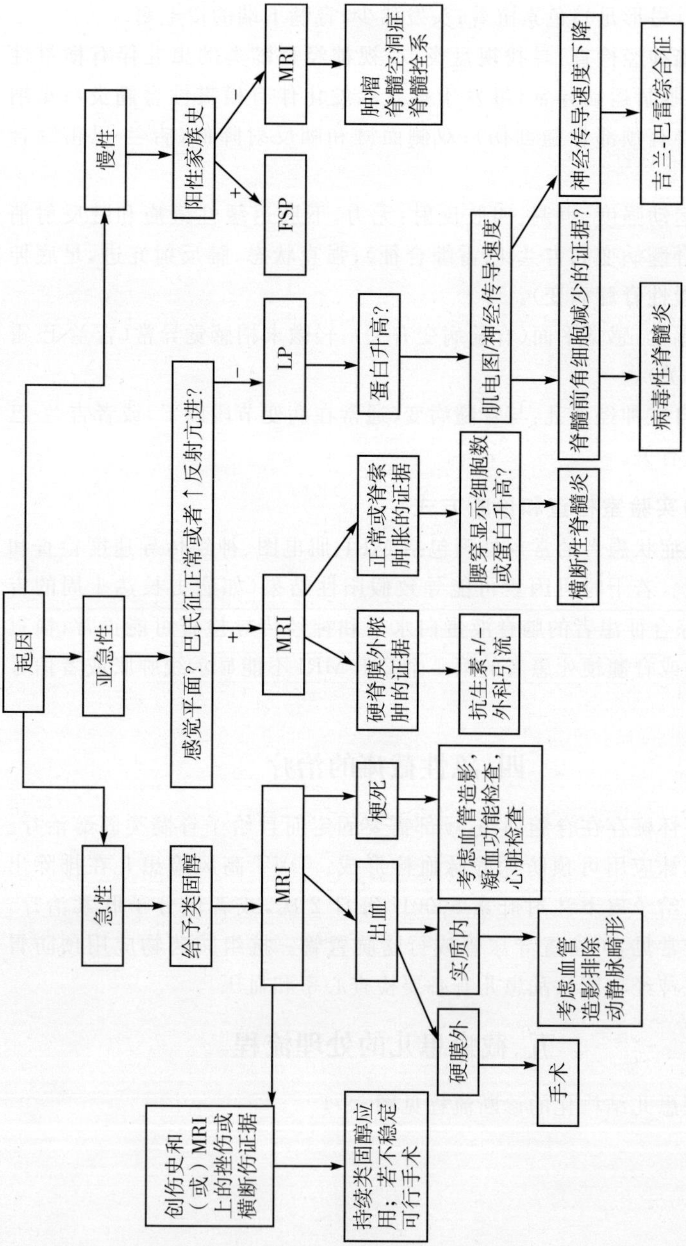

图58-1 如何评估截瘫患者

FSP.家族性痉挛性截瘫；LP.腰椎穿刺；MRI.磁共振成像

（陈 娜 张建军 译）

第 59 章

盆腔疼痛

Sara Pentlicky, Courtney Schreiber

了解器官在女性盆腔中的位置以及它们如何引起不适，是诊断女性患者盆腔疼痛的关键。盆腔疼痛的病因取决于疼痛发生的时间及发作情况。急性盆腔疼痛是突然发生的短时剧烈的疼痛。慢性盆腔疼痛发生超过 6 个月，严重时可致功能障碍。

一、鉴别诊断列表

(一)急性盆腔疼痛

1.产科疾病　异位妊娠、流产(先兆流产、稽留流产或不完全流产)、分娩。

2.妇科疾病　子宫内膜异位症、子宫腺肌病、痛经、经间痛，盆腔粘连、卵巢/附件扭转、稳定性卵巢囊肿/卵巢囊肿破裂、梗阻性米勒管异常。

3.感染　子宫内膜炎、盆腔炎症性疾病(PID)、输卵管卵巢脓肿。

4.胃肠道疾病　胃肠炎、阑尾炎、梅克尔憩室炎、胰腺炎、炎性肠病、便秘、肠扭转、肠易激综合征、肠系膜淋巴结炎、局限性肠炎。

5.泌尿生殖系统疾病　膀胱炎、放射性膀胱炎、尿路感染、肾盂肾炎、肾/输尿管结石。

6.肌肉骨骼疾病　疝气、背部疼痛、骨盆骨和关节感染、股骨头脱位、肌肉拉伤/扭伤。

7.其他　坠落、意外事故、性侵犯。

(二)慢性盆腔疼痛

1.产科疾病　妊娠。

2.妇科疾病　梗阻性米勒管异常、宫颈狭窄、卵巢肿瘤、盆腔粘连、子宫内膜异位症。

3.胃肠道疾病　疝气、炎性肠病、肠易激综合征、中肠旋转不良、乳糖吸收障碍、慢性便秘。

4.泌尿生殖系统疾病　先天性肾盂输尿管连接部梗阻、逼尿肌不稳定、盆腔肾、膀胱炎。

5.肌肉骨骼疾病　脊柱侧凸、驼背、纤维肌痛、腹壁触发点。

6.神经系统疾病　神经纤维瘤、神经卡压综合征。

7.心理疾病　虐待和情感压力。

二、鉴别诊断讨论

(一)异位妊娠

1.病因　异位妊娠是指由于受精卵进入宫腔推迟导致种植在宫腔外(多在输卵管)。异位妊娠也可发生在腹腔、子宫角、宫颈和卵巢。受精卵推迟进入宫腔通常是由于影响输卵管结构或功能的疾病导致的(如慢性输卵管炎、盆腔粘连病、输卵管手术、先天性输卵管异常)。

2.临床特征　50%患者可有经典的三联征表现,包括腹痛、闭经史和近期阴道出血。腹痛可突然发生或逐渐加重。未破裂的异位妊娠疼痛多表现为单侧绞痛,局限于相关附件。异位妊娠破裂时表现为弥漫性剧痛。腹腔积血可有牵涉性肩痛。贫血、血压过低可导致头晕、晕厥。

3.评估

(1)生命体征:生命体征通常是正常的。但是剧痛或出血可导致患者心动过速。如果出现大量出血,患者可表现为低血压。

(2)腹部检查:下腹可有局部压痛。异位妊娠破裂或腹腔出血时可有反跳痛和肌紧张。盆腔检查,宫颈和子宫受到孕激素影响而质软。附件丰满且游离,部分患者可触及柔软的肿块。

(3)全血细胞计数(CBC):急性或慢性腹腔出血患者,血红蛋白和血细胞比容可降低。没有出血时,指标通常是正常的。

(4)血液分型和抗体筛查:Rh分型对于血液替代治疗是必要的,识别Rh阴性需要抗Rh γ球蛋白治疗的患者。

(5)妊娠试验:应进行β-人绒毛膜促性腺激素(β-hCG)定量检测。

(6)阴道超声检查:最早可在妊娠4周时检测到宫内妊娠囊,β-hCG

定量为 1500～2000mU/ml。但是区分子宫内膜妊娠囊和子宫内膜流体,也称假性孕囊,比较困难。当异位妊娠发生时可导致假性孕囊。因此,临床医师进行超声检查时需注意宫内和异位妊娠的其他标志(如双蜕膜征)。此外,超声可显示附件肿瘤或盆腔内复杂的空流体。超声显示盲端的空流体提示腹腔积血,必须行手术治疗。

提示:β-hCG>2000mU/ml 和阴道 B 超显示的空的子宫是诊断异位妊娠的证据。

4.治疗　输卵管异位妊娠肿块≥3.5cm 提示需要行腹腔镜或剖腹手术进行诊断和治疗。当确定无宫内妊娠,未发现附件肿块,或肿块<3.5cm 且 β-hCG 阳性时,可考虑应用甲氨蝶呤行药物治疗。推荐早期进行妇科咨询。

(二)痛经

1.病因

(1)原发性痛经:是指无明显原因的经期疼痛。原发性痛经患者子宫内膜产生前列腺素过多,导致子宫收缩、子宫局部缺血及骨盆疼痛。

(2)继发性痛经:是由各种病理性疾病导致的(如子宫内膜异位、输卵管炎、先天性米勒管异常)。

2.临床特征　原发性痛经的症状通常在初潮后 1～2 年排卵周期建立时发生。疼痛表现为下腹部痉挛性疼痛,起于月经周期开始几小时内。疼痛通常持续 2～3d。相关症状包括头痛、恶心、呕吐、腹泻、背痛。继发性痛经症状类似原发性痛经,可持续至月经初潮后几年。

3.评估　原发性痛经患者,查体是正常的。继发性痛经查体可发现潜在病因。CBC 和淋病奈瑟菌、沙眼衣原体筛查可发现可能感染。妊娠试验可排除妊娠。盆腔超声检查可评估盆腔内部解剖和附件病理学改变。磁共振成像(MRI)有助于诊断米勒管异常。

4.治疗　如果盆腔检查是正常的,治疗的目的是缓解症状。非甾体类抗炎药物(NSAIDs)应在月经开始前 1d 服用,并持续 2～3d。如果痛经持续,可联合口服避孕药(COCs)治疗。COCs 也可持续应用减少出血。虽然这种方法可以导致经期不规律,但出血天数可减少和痛经症状可减轻。醋酸甲羟孕酮(DMPA),通常被称为避孕针,也可以改善原发性痛经的症状。此外,对于病因明确的骨盆疼痛(如子宫内膜异位),皮下埋植剂，即含有依托孕烯的单真皮下杆，已被证明可以改善痛经；因此，皮下埋植剂可用于此疾病。当所有医疗方法都难以治疗痛经时，须行诊断性腹腔镜检查评估盆腔病变，如子宫内膜异位症、粘连或卵巢囊肿。

（三）附件扭转

1.病因　附件扭转是指输卵管或输卵管和卵巢蒂扭转。这可能会导致血管阻塞、缺血、组织坏死。通常正常的输卵管和卵巢在没有诱因（如卵巢囊肿、肿瘤、输卵管肿瘤、卵巢冠囊肿或妊娠）的情况下不会发生扭转。如果卵巢囊肿>5cm，发生卵巢扭转的风险很大。

2.临床特征　腹痛可能突然或逐渐发生，多表现为发作性和间断性，往往是病侧附件单侧局部疼痛。如果缺血疼痛加剧，呈持久性。相关症状包括恶心、呕吐、厌食、下腹部饱胀感。

3.评估　患者通常表现为急性痛苦貌，可能会出现轻微的心动过速和体温轻微升高。腹部检查可显示髂窝压痛。随着缺血及腹膜刺激，可出现腹肌紧张、反跳痛、肠鸣音减弱。盆腔检查可有触痛的附件肿块。

白细胞计数正常或轻度升高提示炎症或应激反应。尿液分析是正常的。盆腔超声检查发现附件包块，如果附件扭转是间歇性的，多普勒检查可有或没有血流。

4.治疗　该病有急症外科腹腔镜探查和剖腹探查的指征。保守的手术方式是至关重要的，应尽力保存附件。最近的研究表明，貌似坏死的卵巢可能仍然能存活且有功能。尽管理论上存在，但研究并没有证明附件扭转解除后会发生血栓栓塞。

（四）卵巢囊肿

1.病因　青春期，下丘脑开始分泌促性腺激素释放激素，促性腺激素水平升高（促卵泡激素和黄体生成素）。促性腺激素峰值在青春期通常不是周期性的。促性腺激素对卵巢的持续刺激导致多卵泡囊肿，范围可以从几毫米至8cm。疼痛是由卵泡扩张、破裂、出血、卵巢扭转或破裂后腹膜刺激。

2.临床特征　大多数卵泡囊肿是无症状的。大卵泡囊肿可能导致模糊的、持续性钝痛，或骨盆坠痛。囊肿和卵巢破裂或扭转的极度扩张可导致急性严重的盆腔疼痛。

3.评估　可发现卵巢轻度增大压痛。极少数情况下，可发现大的卵巢囊肿。CBC 可排除破裂和内出血。妊娠试验可排除妊娠。盆腔超声可以显示小的卵巢囊肿或流体。

4.治疗　对症状轻微的患者,所要做的是安慰。囊肿应该持续行超声观察,通常每 3 个月做 1 次,以监视变化。多数小囊肿在第 1 次复查超声时可消失;然而,需要几个月检测的也不少见。NSAIDs 可用于治疗疼痛,口服避孕药抑制新囊肿形成。囊肿破裂出血,并伴有严重贫血、卵巢扭转,或持续性囊肿,尤其是有扭转风险的囊肿,需要行腹腔镜手术。

(五)先天性梗阻性米勒管畸形

1.病因　在胚胎和胎儿期,泌尿生殖系统的分化和发育是复杂的。发育异常可能发生在整个过程中,导致不同的结构异常。阻塞性米勒管畸形包括无孔处女膜、阴道横膈和各种类型的子宫畸形。

2.临床特征　米勒管异常经常是无症状的,直到青春期女孩出现原发性闭经和反复盆腔疼痛才诊断出来。阻塞可导致月经持续聚集,导致子宫和阴道膨胀及每月发生的周期性疼痛。

3.评估　当患儿诉盆腔或腹部疼痛时,生殖器或直肠检查是必要的。儿科耳镜或阴道窥器(Huffman"处女",儿科常规,儿科限用)可以用来观察宫颈及阴道。孩子可在膀胱截石位或膝胸位检查。处女膜闭锁通过简单检查即可诊断。在婴幼儿和儿童,处女膜可由于黏液导致膨胀。青春期可发现经血充满阴道。阴道横膈可为完全性或不完全性,可通过阴道镜检查发现。子宫异常较难诊断,检查可发现子宫形态异常或盆腔肿块。

提示:青春期前,直肠检查是上生殖道诊断的最佳方法。

实验室检查没有诊断意义。腹盆腔 MRI 对子宫异常的检测是最有用的。由于泌尿系统胚胎分化和发育和生殖系统在同一时间,必须行静脉肾盂造影检查泌尿系统是否有异常。

4.治疗　处女膜闭锁可行外科手术。在婴儿,处女膜呈帐篷形,可用剪刀切除。在绝经期患者,处女膜残留部分应该被切除。完全性阴道横膈患者可在初潮期前做一个简单的切口允许分泌物流出。手术治疗包括阴道膈膜及周围致密结缔组织环切除,由于对发育未成熟的组织结构进行手术会遇到技术困难,手术应推迟到青春期后。子宫的异常(如盲残角子宫)在绝经前不应该被切除。

(六)子宫内膜异位症

1.病因　子宫内膜异位症是指子宫外存在子宫内膜组织。发病机制包括逆行月经、直接植入、体腔上皮化生及淋巴和血行播散。也有证据显示是多基因多因素遗传性疾病。如果一级亲属患病，患有子宫内膜异位症的风险会提高7倍。青春期子宫内膜异位症和成年人的主要区别是该病和青春期患者生殖道先天性异常有关。初经前期的患者不会受到这种疾病的影响，因为月经开始要早于子宫内膜异位症的发生。

2.临床特征　典型的盆腔疼痛表现为盆腔或骶椎区压迫感，在经期加重。疼痛也可表现为慢性、间歇性，且与经期无关。

3.评估　麻醉下检查对于青春期处女适当的盆腔体检是必要的。需要检查处女膜、阴道、子宫颈、子宫和附件的解剖特点。对于年长患者，在附件(如卵巢和输卵管)区、盲肠区或沿宫骶韧带叩诊时发现疼痛提示子宫内膜异位症可能。有时，双手触诊可发现卵巢增大、粘连导致的盆腔器官固定，或盆腔器官移动性减小。

淋病奈瑟菌和沙眼衣原体筛选试验(宫颈管或尿道)可排除盆腔感染的可能性。妊娠试验可排除妊娠。

盆腔超声检查在体检困难时是十分有用，可提示明显的盆腔肿块。MRI有助于描绘盆腔解剖结构，并明确先天性米勒管异常的诊断。诊断性腹腔镜检查可观察或进行子宫内膜活检，对于诊断是必要的。

4.治疗　NSAIDs是控制疼痛的首选药物。如果疼痛持续，COCs可以持续服用抑制排卵和促进子宫内膜萎缩。另外，甲羟孕酮避孕针(DMPA)或皮下埋植剂也可应用。DMPA可能会暂时引起骨密度降低，但大多数妇女停止用药后可恢复到正常。当药物治疗失败，可行腹腔镜灼烧、激光汽化或切除子宫内膜移植物和进行粘连松解。

(七)盆腔炎

详见第70章。

(八)便秘

详见第22章。

三、盆腔疼痛的评估

急性和慢性盆腔疼痛有各种原因(表59-1和表59-2)。作出正确诊断最重要的是详细的病史、体格检查、实验室和影像学评价。应获得下列信息。

表59-1　121例11～17岁青春期女性因急性盆腔疼痛行腹腔镜发现与年龄有关的患病率(波士顿儿童医院,1980—1986)

诊断	患者数量		
	11～13岁	14～15岁	16～17岁
卵巢囊肿	12(50%)	16(35%)	19(37%)
急性盆腔炎	4(17%)	7(16%)	10(19%)
附件扭转	0(0%)	7(16%)	2(4%)
子宫内膜异位症	0(0%)	2(4%)	4(7%)
异位妊娠	0(0%)	3(7%)	1(2%)
阑尾炎	3(13%)	4(9%)	6(12%)
无病理变化	5(20%)	6(13%)	10(19%)
合计	24(20%)	45(37%)	52(43%)

表59-2　129例11～21岁慢性盆腔疼痛青春期女性腹腔镜发现与年龄有关的患病率(波士顿儿童医院,1980—1983)

诊断	患者数量				
	11～13岁	14～15岁	16～17岁	18～19岁	20～21岁
子宫内膜异位症	2(12%)	9(28%)	21(40%)	17(45%)	7(54%)
术后粘连	1(6%)	4(13%)	7(13%)	5(13%)	2(15%)
浆膜炎	5(29%)	4(13%)	0(0%)	2(5%)	0(0%)
卵巢囊肿	2(12%)	2(6%)	3(5%)	2(5%)	0(8%)
子宫畸形	1(6%)	0(0%)	1(2%)	0(0%)	1(0%)
其他	0(0%)	1(3%)	2(4%)	1(3%)	0(0%)
无病理变化	6(35%)	12(37%)	19(36%)	11(29%)	3(23%)

1.病史

(1)用药、手术、性生活、妇科病病史,包括绝经患者的避孕方式。

(2)心理学病史(评估可能受到的压力、药物滥用或性及身体虐待)。

(3)疼痛病史(记忆名:OLD CAARTS)。

①开始:疼痛何时开始及开始方式,是否随时间变化?

②位置:具体定位。能否指出疼痛位置?

③持续时间:疼痛持续多长时间?

④疼痛特点:压迫感、疼痛、针刺感、灼烧痛、刺痛及痒痛?

⑤缓解/加重原因:哪种因素可使疼痛缓解(药物、压力减轻、加热/冰、变化体位)或加重(具体的活动、压力、月经周期)?

⑥相关症状:妇产科学症状,如性交困难、痛经、不规则出血、流出异物及不育;胃肠道症状,如便秘、腹泻、腹胀、排气及直肠出血;泌尿系统症状,如尿频、排尿困难、尿急、尿失禁。

⑦放射痛:是否转移到其他位置?

⑧发生时间:发生在一天的什么时候?和月经周期及日常活动有无关系?

⑨严重程度:分0~10级。

2.体格检查 ①反常体征。②结构异常。③触诊腹部或盆腔特定部位时出现疼痛。④腹膜炎表现(肌紧张、腹肌强直、反跳痛)。

3.实验室检查 怀疑有急腹症的患者需要进行以下实验室检查。①全血细胞分类计数。②血电解质。③血型和交叉配血。④妊娠试验(β-hCG)。⑤尿分析。⑥尿液培养。⑦淋病奈瑟菌和沙眼衣原体检测。

4.影像学检查 ①盆腔超声。②腹部/盆腔CT扫描或MRI检查(必要时)。

(陈 娜 张建军 译)

第 60 章

胸腔积液

Angela Lorts

胸腔积液是壁胸膜和脏胸膜之间液体的积聚。正常情况下，液体由壁胸膜的毛细血管产生，被脏胸膜的毛细血管吸收，胸膜腔内只有极少的液体量。Starling 公式可以计算每个毛细血管床的净流动液体。

$$F = k[(\boldsymbol{P}_{cap} - \boldsymbol{P}_{pl})] - \boldsymbol{\sigma}(P_{cap} - P_{pl})]$$

其中：

F 是液体运动的速率。

$\boldsymbol{P}$ 是静水压力。

P 是胶体渗透压。

k 是过滤系数。

$\boldsymbol{\sigma}$ 是对蛋白质的渗透反射系数。

毛细血管和胸膜静水压差增大，或毛细血管和胸膜胶体渗透压差减小，均可导致胸膜腔内液体的大量积聚。淋巴引流通常可将胸膜腔中多余的液体引流出。胸腔积液的积聚可能源于毛细血管静水压力升高，胸膜腔静水压力下降，毛细血管胶体渗透压下降，毛细血管渗漏，淋巴管阻塞，腹膜腔内液体的流动，或这些因素的结合。

根据病因可将胸膜腔积液分为漏出液和渗出液。胸膜液分析通常可以区分渗出液和漏出液，并以此作为鉴别诊断的第一步。

漏出液：通常继发于毛细管静水压力的升高或毛细管胶体渗透压的下降。漏出液最常见的病因是充血性心力衰竭。

渗出液：通常见于毛细管膜破坏的疾病，导致毛细血管通透性增加，或损害淋巴引流。渗出液隐含较广的鉴别诊断，需要进行较广泛的诊断检查。

一、鉴别诊断列表

(一)漏出液

1.心源性　①充血性心力衰竭。②肺动脉压力升高。③上腔静脉阻塞。④缩窄性心包炎。

2.肺源性　急性肺不张。

3.肝源性　①肝硬化。②低白蛋白血症。

4.肾源性　①腹膜透析。②肾病综合征。

5.医源性　液体从锁骨下或颈静脉中心静脉溢出至胸膜腔。

6.内分泌　甲状腺功能减退症。

(二)渗出液

1.感染性　①细菌感染(最常见有肺炎链球菌和金黄色葡萄球菌)。②病毒感染(最常见有腺病毒)。③支原体感染。④真菌感染。⑤寄生虫感染。

2.肿瘤性　①血液学肿瘤。②宫颈畸胎瘤。③胸膜间皮瘤。④嗜铬细胞瘤。⑤小儿肾母细胞瘤。⑥转移性肉瘤(尤因肉瘤)。⑦横纹肌肉瘤和透明细胞肉瘤。⑧鳞状细胞癌。⑨支气管癌。

3.胃肠道疾病　①食管破裂。②膈下脓肿。③胰腺假性囊肿。④急性胰腺炎。⑤肝内脓肿。

4.肺病　①肺栓塞。②急性呼吸窘迫综合征。③慢性肺不张。④血胸。

5.胶原血管疾病　①风湿性疾病(风湿性关节炎、系统性红斑狼疮、类状瘤病、韦格纳肉芽肿病)。②Sjögren 综合征。

6.淋巴性　①创伤性乳糜胸。②淋巴引流障碍。③先天性淋巴管扩张。④努南(Noonan)综合征。⑤淋巴水肿。

7.医源性　①放射治疗。②手术。③食管硬化疗法。④液体从锁骨下或颈静脉的中心静脉置管溢出。

二、鉴别诊断讨论

如果积液的病因还不清楚,应该通过胸腔穿刺术和胸腔积液分析注意区分渗出液和漏出液。

(一)漏出液

通常主要治疗潜在疾病。

(二)渗出液

1.感染性因素　类肺炎性胸腔积液是指肺炎、肺脓肿或支气管扩张引起的胸膜腔积液。50%～70%住院患儿的胸腔积液属于此类。

2.细菌感染　导致类肺炎性胸腔积液和肺气肿的最常见的细菌是金黄色葡萄球菌、肺炎链球菌及化脓性链球菌。鉴于儿童预防接种,近年来肺炎链球菌感染相对少见。在当今预先免疫的情况下,乙型流感嗜血杆菌感染成为主要原因。口腔厌氧菌感染可导致儿童神经系统损害。革兰阴性杆菌感染可见于新生儿和儿童慢性呼吸系统疾病。

少数细菌性类肺炎性胸腔积液会发展成为肺气肿,导致胸膜腔纤维蛋白沉积,胸膜腔内形成小腔积液。形成小腔积液后,其内感染清除较困难,最终导致纤维母细胞从脏胸膜和壁胸膜表面脱落。类肺炎性胸腔积液分为单纯型-仅系统性应用抗生素治疗即可治愈,复杂型-需要引流。胸膜积液分析可以帮助预测类肺炎性胸腔积液可能属于复杂型。

3.病毒感染　在病毒性下呼吸道感染的患者中,胸腔积液发生率为10%～15%。病毒相关性胸腔积液的最常见病原体是腺病毒。胸腔积液很少出现在流感病毒、巨细胞病毒、单纯疱疹病毒、EB 病毒或肝炎病毒感染。积液症状通常在几周内即自行消失。

(三)其他原因

表 60-1 列出了两个医院系列中导致胸腔积液各种病因的频率。

表 60-1　胸腔积液住院患儿的病因

病因	Alkrinawi 和 Chernick[a] ($n=127$) 数量(%)	Hardie 等[b] ($n=210$) 数量(%)
肺炎	64(51%)	143(68%)
先天性心脏病	22(17%)	23(11%)
恶性肿瘤	13(10%)	10(5%)
肾性	11(9%)	

续表

病因	Alkrinawi 和 Chernick[a] ($n=127$) 数量(%)	Hardie 等[b] ($n=210$) 数量(%)
肝衰竭		7(3%)
创伤	9(7%)	
镰状细胞病		7(3%)
阑尾破裂		6(3%)
其他	8(6%)	14(7%)

三、胸腔积液患儿的处理方法

(一)体格检查

根据积液量的多少及诱因不同，胸腔积液的临床表现各异。少量胸腔积液时，患者可能没症状，或仅表现为咳嗽、胸痛、发热或这三者的结合。中等量积液患者可能因肺部受压而出现呼吸浅表而急促。大量胸腔积液患者可能因肺部分流而出现发绀。胸部体格检查可发现呼吸音降低、患侧叩诊呈浊音。若肺部因胸腔积液受压，可能出现羊鸣音。

(二)诊断方法

在拍X线胸片时，取立位、前后位或卧位时可使胸腔积液影更好地体现出来。仰卧位的X线胸片可能只显示一个模糊的肺野。小量胸腔积液，只可看到肋膈角变钝。随着液体积聚，半胸开始变为不透明。在侧卧位的X线胸片中，可以看到少至50ml的液体。如果看不到不透明影，应考虑小腔积液、脓胸或肺叶变实。超声或CT扫描可用于区分实变、积液及积液中的小腔。

(三)实验室检查

1.*胸腔穿刺术和胸腔积液分析* 如果积液的原因尚不清楚，确定需要引流类肺炎性胸腔积液，或者如果胸腔积液使氧合、通气障碍而导致呼吸窘迫，应进行胸腔穿刺术。如果积液很少或呈小腔性，超声或CT

引导下的胸腔穿刺术很必要。

2.漏出液及渗出液的分类　胸腔积液应该送检 pH、乳酸脱氢酶(LDH)、总蛋白及血清 LDH 和总蛋白测定。如果涉及乳糜胸，还应该送检白细胞分类计数。Light 标准定义渗出液至少满足下列标准之一。在成年人研究中，这个定义具 98%敏感性和 83%特异性。

(1)胸膜液蛋白质/血清蛋白质>0.5。

(2)胸膜液 LDH>200U/L。

(3)胸膜液 LDH/血清 LDH>0.6。

表 60-2 列出了一些其他的研究，可能有助于渗出液的鉴别诊断。

原因不明的渗出液需要本章所讲范围之外的进一步检查。

四、胸腔积液的评估

在所有病例，基础疾病，即刺激积液形成的疾病应该治疗。应密切监测患者的呼吸状态。如果积液明显损害了患者的呼吸状态，应使用治疗性胸腔穿刺或胸腔放置引流管。用硬化剂(如滑石或四环素)进行胸膜固定术很少使用，该操作用于将两层胸膜纤维化以防止液体积聚。类肺炎性胸腔积液的治疗很受关注，因为存在脓胸的风险，且治疗方法有多种。

单纯型类肺炎性胸腔积液定义为单纯全身应用抗生素治疗即可痊愈。复杂型类肺炎性胸腔积液需要胸腔置管或手术引流才可痊愈。

评估小腔形成应行胸部超声检查。诊断性胸腔穿刺术可能是有益的。胸腔积液 pH<7.0，葡萄糖>40mg/dl，或 LDH>1000U/L 提示为复杂型胸腔积液，亦为胸腔置管引流的指征。此外，革兰染色或培养阳性是胸腔置管引流的指征。重要的是，英国胸科协会的指南不依赖生化参数，而是建议与感染有关的任何明显的胸腔积液进行置管引流。纤溶剂、视频辅助下胸腔镜清创术，或切开引流用于小腔性积液或那些置管引流无效的患者。一些学者主张，对复杂型类肺炎性胸腔积液更早、更普遍地使用纤溶剂或视频辅助下胸腔镜清创术，但这种做法仍存在争议。外科剥脱术用于脓胸纤维化期。

表 60-2 其他有助于渗出液的鉴别诊断的相关检查

检查项目	结果
白细胞计数与分类	淋巴细胞为主常见的为肿瘤、肺结核、乳糜胸或者某些真菌感染
	中性粒细胞为主常见的为细菌感染、结缔组织病、胰腺炎或肺梗死
	嗜酸性细胞增高常见于细菌感染、肿瘤进展期或结缔组织病
红细胞计数	红细胞计数$>100\times10^9$/L，考虑创伤、肿瘤或者肺栓塞
微生物学研究	结合临床方面
革兰染色和需氧及厌氧血培养	
抗酸杆菌涂片和培养	
病毒培养	
真菌培养	
细胞学	可能发现恶性细胞
类风湿因子，系统性红斑狼疮前体，抗核抗体	如果怀疑血管胶原疾病可能有用
淀粉酶	胰腺炎时升高或者食管破裂
三酰甘油	乳糜胸$>$110mg/dl
胆固醇	某些炎症情况下可能出现升高，特别是肺结核、类风湿关节炎

（陈 娜 张建军 译）

第 61 章

性 早 熟

Marta Satin Smith

1.正常青春期发育

(1)女性:对于女性而言,青春期通常开始于 10.5～11 岁,持续 9～11 年。乳房发育(乳房初长)通常为性发育的第一个信号。然而,在少数女性中,阴毛生长可能早于乳房发育约 6 个月。阴毛生长(肾上腺功能初现)通常是乳房初长 6 个月后出现,腋毛生长则在 12～18 个月后。快速生长出现在青春发育早期,女孩平均年龄为 11.5 岁(在 Tanner 阶段 2～3,详见第 2 章表 2-6)。月经(月经初潮)在乳房初长 18～24 个月后出现,大多数女孩在 18 个月内发生排卵。青春期在 1.5～6 年完成。女孩的青春期发育可使整体身高增长 25cm。

乳房发育和阴道黏膜角化主要由卵巢雌激素控制,卵泡刺激素(FSH)影响此过程。虽然卵巢也可能影响阴毛和腋毛生长,但肾上腺雄激素起主要控制作用。

(2)男性:对男性而言,青春期通常开始于 11.5～12 岁,持续 10～14 年。首先表现为睾丸增大,6 个月后阴毛生长。阴茎增大通常开始于睾丸增大 12 个月后。男孩青春期快速生长出现在 Tanner 阶段 3 和 4,持续 2～4.5 年(详见第 2 章表 2-5)。男性青春期身高平均增长 28cm。精子形成发生在青春期早期,其中有意识的射精平均年龄为 13.5 岁(范围 12.5～15.5 年)。

青春期男性化改变主要是睾丸分泌睾酮的结果。阴茎和阴毛的增长主要由睾丸雄激素刺激,然而肾上腺雄激素也起一定作用。黄体生成素(LH)刺激睾丸间质细胞生产睾酮,而 FSH 刺激精子发生。现在已明确,外周雄激素向雌激素的转变对男性的骨骼生长和成熟起重要作用。

2.性早熟　性早熟定义为第二性特征的出现＜6 岁(非洲裔美国女

孩)、<7 岁(美国白人女孩)及<9 岁(不论种族)。这些女孩的年龄界限基于 1997 儿科研究办公室网络的一个大型研究,该建议曾遭到质疑,因为乳房发育的 Tanner 分期基于视诊而非触诊。随着儿童中肥胖人群越来越多,因为无法区分肥胖与真正的乳房发育,人们认为他们的数据出现偏移。两项最近发表的纵向研究已经证实这些数据(见建议阅读)。在女孩,如果青春期过早出现>6 岁伴发育期的进展异常迅速,骨龄提前>2 岁,预测身高<150cm,或体格检查出现神经症状或体征,许多专家还是建议评估,包括头部的磁共振成像(MRI)。性早熟分为中枢性(促性腺激素依赖型,CPP),主要由 FSH 和 LH 分泌增多引起;外周性(促性腺激素非依赖型,PPP),主要由性类固醇分泌增多引起。

一、鉴别诊断列表

(一)中枢性(促性腺激素依赖型)性早熟(CPP)

1.感染性因素 ①脑脓肿。②脑膜炎:病毒性或细菌性。③脑炎。④肉芽肿疾病。⑤肺结核、肉状瘤病或组织细胞增生症。

2.毒性因素 接触慢性外源性雄激素和雌激素(最初表现为 PPP)。

3.脑肿瘤 ①胶质瘤。②星形细胞瘤。③室管膜瘤。④下丘脑错构瘤。

4.脑损伤 ①头部创伤。②颅脑手术。③头颅辐射。④出血及脑卒中。

5.先天性因素 ①中枢神经系统(CNS)畸形。②蝶鞍上囊肿。③脑积水。④特发性性早熟。⑤体质性性早熟。

(二)外周性(促性腺激素非依赖型)性早熟(PPP)

1.毒性因素

(1)外源性雌激素:面霜、丰胸霜、避孕药和阴道霜。

(2)过量摄入豆制品中的植物雌激素。

(3)外源性雄激素:经皮的睾酮凝胶和类固醇类激素的滥用。

2.肿瘤因素

(1)男性:①人类分泌 hCG 的肿瘤:脑和肝脏绒毛膜癌。②睾丸间质细胞瘤。③男性肾上腺瘤。

(2)女性:①卵巢肿瘤。②肾上腺肿瘤。

3.先天性因素　①先天性肾上腺增生症(CAH)。②家族性促性腺激素非依赖型睾丸间质细胞成熟-睾酮中毒症。③McCune-Albright 综合征。④卵巢滤泡囊肿。

二、鉴别诊断讨论

(一)中枢性(促性腺激素依赖型)性早熟

1.病因　中枢性性早熟或真性性早熟,指继发于促性腺激素(FSH 和 LH)分泌增多的性早熟。CPP 源于早期下丘脑-垂体-性腺轴的激活。CPP 在女性中的研究是男性的 5 倍。

在 CPP 中,尤其是在女性中,病因不明(特发性性早熟)。起病越早,找到病因的可能性越大。其他病例涉及中枢神经系统的各种疾病,包括畸形及良性或恶性肿瘤。灰结节错构瘤是导致性早熟最常见的中枢神经系统肿瘤。这些肿瘤包括异位释放促性腺激素释放激素(GnRH)的神经内分泌细胞。这些细胞陆续释放 GnRH 刺激脑下垂体。这些错构瘤可能与癫痫(涉及情感特性)发作有关。CPP 还与中枢神经系统肿瘤和头部创伤进行颅脑照射治疗有关。有中枢神经系统畸形,如视神经发育不良和脑积水的儿童,性早熟患病率亦增加。

2.临床特征　随着儿童青春期正常发育,第一个生理变化是下丘脑 GnRH 脉冲的振幅和频率增加,这引起垂体 FSH 和 LH 分泌增加、性腺成熟、性类固醇激素的释放增加。

3.评估　男性对 GnRH 的反应为 FSH 和 LH 及睾酮含量的变化。女性则表现为 FSH 和 LH 水平及雌二醇的变化(表 61-1 和表 61-2)。在男性,CPP 的诊断几乎总是需要寻找一个严重中枢神经系统肿瘤。遗憾的是,被认为是诊断 CPP“金标准”的 GnRH 刺激试验不可行。替代的诊断方法包括使用那法瑞林或亮丙瑞林刺激试验、超声波卵巢和子宫增大的证据,以及超灵敏的 LH 和雌二醇化验方法。

表 61-1 女性正常促性腺激素和类固醇水平

	LH (mU/ml)	FSH (mU/ml)	雌二醇 (ng/ml)	睾酮 (ng/dl)
0～1岁	0.02～7.0	0.24～14.2	0.5～5.0	<10
青春期	0.02～0.3	1.0～4.2	<1.5	<3～10
Tanner2	0.02～4.7	1.0～10.8	1.0～2.4	7.0～28
Tanner3	0.10～12.0	1.5～12.8	0.7～6.0	15～35
Tanner4	0.4～11.7	1.5～11.7	2.1～8.5	13～32
Tanner5	0.4～11.7	1.0～9.2	3.4～17.0	20～38
成年人	—	—	—	10～55
卵泡期	2.0～9.0	1.8～11.2	3.0～10.0	—
排卵期	18.0～49	6.0～35.0	—	—
黄体期	2.0～11.0	1.8～11.2	7.0～30.0	—

FSH.促卵泡生成素；LH.黄体生成素

表 61-2 男性正常促性腺激素和类固醇水平

	LH (mU/ml)	FSH (mU/ml)	雌二醇 (ng/ml)	睾酮 (ng/dl)
0～1岁	0.02～7.0	0.16～4.1	1.0～3.2	<10
青春期	0.02～0.3	0.26～3.0	<1.5	<3～10
Tanner2	0.2～4.9	1.8～3.2	0.5～1.6	18～150
Tanner3	0.2～5.0	1.2～5.8	0.5～2.5	100～320
Tanner4	0.4～7.0	2.0～9.2	1.0～3.6	200～620
Tanner5	0.4～7.0	2.6～11.0	1.0～3.6	350～970
成年人	1.5～9.0	2.0～9.2	0.8～3.5	350～1030

FSH.促卵泡生成素；LH.黄体生成素

4.治疗　与 CPP 相关的中枢神经系统肿瘤一般都与重要结构毗邻，故很少可以完全切除。因此，需要药物和手术联合治疗。通常需要进行活组织病理检查并以此为依据进行治疗。

灰结节错构瘤是下丘脑的良性肿瘤，除了可导致性早熟和癫痫发作，通常没有其他症状。这些错构瘤不建议应用手术治疗；治疗以药物终止性早熟发育为主。

CPP 的首选治疗是一种合成的 GnRH 受体拮抗药，如果长期应用，可抑制促性腺激素的分泌和类固醇雄激素的释放。可用的 GnRH 类似物有几种不同的形式，包括长效型，可以每月应用一次。2007 年，在一项多中心研究之后，皮下植入组胺瑞林被批准用于治疗 CPP。植入物需要每年更换，该治疗同每月注射 GnRH 类似物有同等疗效。

(二)外周性(促性腺激素非依赖型)性早熟

1.病因　PPP 中继发性的性发育源于血液循环中非促性腺激素刺激所引起的类固醇性激素的分泌，可能来源如下。

(1)性腺(如卵巢囊肿、卵巢肿瘤、睾丸肿瘤)。

(2)肾上腺(如 CAH、肾上腺肿瘤)。

(3)外源性应用，如雌激素乳霜、避孕药或合成类固醇。

同性性早熟发生与性别相一致的激素变化(如女性分泌过量的雌激素)。异性性早熟发生与性别相反的激素变化(如女性肾上腺癌产生雄激素)。

在男性中，PPP 的发生可能通过自主分泌类固醇雄激素增多或由于人绒毛膜促性腺激素分泌，从而刺激睾丸间质细胞分泌雄性激素。雄激素的自主分泌可能源于肾上腺 21-羟化酶缺乏或 11-β-羟化酶缺乏症、肾上腺癌、睾丸的间质细胞肿瘤，或睾丸间质细胞的过早成熟。分泌绒毛膜促性腺激素的肿瘤包括肝癌、肝母细胞瘤、畸胎瘤，以及性腺、纵隔膜、腹膜后腔或松果体的绒毛膜上皮细胞瘤。

在女性，PPP 的发生可能源于卵巢、肾上腺分泌雌激素或外源性雌激素。卵泡囊肿、颗粒细胞肿瘤、类脂性肿瘤及卵巢癌都可以分泌雌激素。

重要的是，PPP 的某些类型，如先天性肾上腺皮质增生症，若控制不好，最终可激活下丘脑-垂体-性腺轴，故可通过中枢机制诱发真性性早熟。

2.临床特征 下丘脑-垂体-性腺轴还没有被激活，因此，性特征表现仅限于那些类固醇性激素水平升高引起的表现（如雌激素引起的乳房发育）。肾上腺肿瘤可以产生过多雄激素、雌激素，导致女性男性化或男性女性化。卵巢异常也可以产生雄激素和雌激素。男性PPP的特征表现是不伴睾丸增大的阴茎发育。

3.评估 如果性类固醇水平升高，但促性腺激素水平下降，可能诊断为PPP。LH与hCG在一些放射免疫检查中有交叉反应，因此，在男性中为排除hCG分泌性肿瘤应该测量hCG及LH、FSH和睾酮。若怀疑有卵巢病变，应该行骨盆超声检查。

4.治疗 PPP的治疗由其病因决定。对于分泌类固醇的肿瘤，手术、化疗或者两者联合治疗都可能采用。现在治疗PPP的药物有酮康唑（类固醇生成抑制药）、他莫昔芬（三苯氧胺）、螺内酯的组合（雄激素受体抑制药）及睾内酯和阿那曲唑（芳香酶抑制药）。

（三）肾上腺功能早现

1.病因 肾上腺功能早现，女性6岁或7岁前（男性9岁前）单纯出现阴毛，是导致阴毛过早发育最常见的原因。该病在女性中更常见，是继发于肾上腺雄激素过早分泌增加或终末器官的敏感性增加，或两者兼有的一种良性疾病。

2.临床特征 患该病的儿童可能只有阴毛，或者可能也有腋毛、痤疮、汗水和体味。没有过早急速生长。女性没有相关的阴蒂增大。反复观察是最重要的评估和诊断工具。

3.评估 实验室检测的必要性是由对反复、完整的检查及骨龄的关注程度决定的。肾上腺功能早现通常是缓慢进展的。硫酸脱氢表雄酮水平在肾上腺功能早现患者中会轻微增高。血浆中促性腺激素及类固醇性激素的水平是正常的。测量17-α-羟孕酮、雄烯二酮和睾酮以区分肾上腺功能早现与真性性早熟（在男性）、肾上腺肿瘤或肾上腺皮质增生（在男性和女性）。骨龄通常是轻微提前，但不是很明显。应注意患者阴毛迅速增长及骨龄正常的情况，这可能表明有分泌雄激素的恶性肿瘤。

4.治疗 由于除了进展为中枢性性早熟外，无其他后遗症，因此只需要观察。然而，有数据表明，肾上腺功能早现与以后的雄激素过渡状态，如多囊卵巢综合征有关联。因此，对这类女性随访至性发育晚期以了解不规则月经、多毛症及痤疮的情况。

(四)乳房过早发育

1.病因　乳房过早发育指单纯乳房发育，通常出现在生命的前 3 年。一般认为是继发于多囊卵巢综合征或乳房对雌二醇的敏感性增加。

2.临床特征　患病儿童表现为单侧或双侧乳房过早发育。没有其他雌激素效应或性早熟的迹象(如阴道角化、阴毛或增长高峰)。

3.评估　对于肾上腺功能早现，应该每几个月定期检查一次，这比任何实验室检查或放射评估更重要。若重复体检发现其他雌激素效应迹象出现，则应检测血浆的 FSH、LH、雌二醇水平及促性腺激素水平、雌二醇水平，骨龄通常是正常的。继续观察是必要的，因为这可能是 CPP 或 PPP 第一征象。

4.治疗　因为没有长期后遗症，观察是唯一必要的治疗。

三、性早熟的评估

(一)病史

应该注意以下信息。

(1)加速生长的历史。

(2)行为变化。

(3)中枢神经系统感染或创伤。

(4)使用类固醇药物。

(二)性早熟的家族史

提示：具体询问家里是否有含雌激素或雄激素制剂的存在。

1.体格检查

(1)乳房、生殖器和阴毛的发育应该仔细评估并进行 Tanner 分期。

(2)特殊测量设备，如睾丸体积珠子(Prader 睾丸测量仪)可能是有用的。

(3)应检查皮肤的粉刺、油性和多毛症情况(雄激素分泌的迹象)，以及咖啡牛奶斑(McCune-Albright 综合征)。

(4)应该行眼底镜检查和评估神经功能,以检查颅内病变的可能性。

2.实验室检查

最初的实验室和影像学评估应遵循病史和体检结果。一般来说,血液检测应包括 LH、FSH、雌二醇、睾酮、肾上腺类固醇的水平。如果这些初步测量结果异常或可疑异常,则应用合成的 GnRH 或亮丙瑞林进行兴奋试验。正常儿童和真性性早熟的儿童对外源性促性腺激素释放激素有 LH 的分泌。促性腺激素和类固醇性激素水平的正常范围见表 61-1(女性)和表 61-2(男性)。有青春期迹象的男孩应测 β-hCG。鉴于甲状腺功能减退症与 CPP 发生相关,应该同时行甲状腺功能测试。

3.影像学研究

应该确定骨龄。如果有可疑征象,则应行卵巢和肾上腺的超声检查。其他检查是否进行(如磁共振扫描头部以检测颅腔和垂体窝)取决于这些初步检查的结果。

提示:没有临床证据证明青春期女孩中卵巢小囊肿并不少见。

四、性早熟患儿的处理方法

性早熟的治疗方法取决于病因。然而,应找出引起性早熟的原因并积极治疗,医师也必须关注长期发生的身体的生理变化。身材矮小是性早熟最明显的表现。提前发育的骨骼成熟度与某些性早熟类型相关,导致这类儿童最初比他或她的同龄人高且壮,但若不积极治疗,由于骨骺生长板的融合会失去多年的增长潜力。

(陈 娜 张建军 译)

第 62 章

蛋 白 尿

Rebecca Ruebner, Madhura Pradhan

蛋白尿，指尿液中存在过多的蛋白质，在学龄儿童中很常见。多达10%的儿童在某段时间蛋白尿测试阳性（尿试纸+）（表 62-1）。蛋白尿的患病率随着年龄而增长，青春期达到高峰。尽管大多数蛋白尿是暂时或间歇出现，它是肾脏疾病最常见的实验室结果。区分蛋白尿由肾脏疾病引起还是良性疾病引起较困难。正常成年人尿蛋白排泄是低于150mg/d，而在儿童小于 4mg/(m^2 · h)（表 62-2）。

表 62-1　试纸尿蛋白定性评估

分级	蛋白浓度(mg/dl)
微量	10～20
+	30
++	100
+++	300
++++	1000～2000

表 62-2　24h 尿液收集尿蛋白定量评估

正常	<4mg/(m^2 · h)
异常	4～40mg/(m^2 · h)
肾病范围	>40mg/(m^2 · h)

一、蛋白尿的检测

（一）定性检测

尿试纸检测尿液中蛋白质的浓度。将其浸入四溴酚蓝中，当 pH 在正常范围内，若尿液中存在白蛋白则试纸变色。如果检测结果为+（尿比重<1.015）或++（比重>1.015）则为尿蛋白阳性。若患儿至少间隔 1 周的 3 个随机尿液样本中出现两次阳性，则称为持续性蛋白尿。

虽然磺基水杨酸试剂不如试纸分析方便，但可以检测各种形式的蛋白尿。这种方法的假阳性结果可能来自放射摄影对比剂、青霉素、头孢菌素、磺胺类药及尿酸浓度增高。

提示：以下因素可能导致试纸分析的假阳性结果：碱性尿液（pH>7.0），长时间浸泡，直接将试纸条浸入尿流中，在收集尿液样本前用四胺化合物清洗尿道口。假阴性结果可能发生在尿液太稀时（如比重<1.005）或者当患者排泄白蛋白之外的异常数量的蛋白质。

（二）定量检测

定时收集尿液进行蛋白质定量对于明确蛋白尿的严重程度至关重要。24h 尿液收集可以通过要求儿童醒来后，丢弃第一次尿液样本，然后收集接下来 24h 的每一次尿液，包括第 2 天清晨的第 1 次尿液。在临床实践中，很难对儿童的尿液进行及时收集。可以用随机尿液样本分析蛋白质和肌酐浓度，以尿蛋白（mg）/尿肌酐（mg）比率作为衡量 24h 尿蛋白的参数。正常比率为大于 2 岁小儿<0.2，小于 2 岁小儿<0.5。

（三）微量蛋白尿

建议糖尿病病史超过 5 年的患儿进行尿微量白蛋白监测，以检测是否患有慢性肾脏疾病。首次晨尿是最优的，以避免直立性蛋白尿的影响。白蛋白（mg）/肌酐（g）正常值<30，该值在 30～300 符合微蛋白尿，该值>300mg/g 诊断为临床蛋白尿。微量蛋白尿和临床蛋白尿均需要进一步评估，因为这可能是早期糖尿病肾病的征象。

二、鉴别诊断列表

1.暂时性蛋白尿　①发热。②脱水。③运动。④寒冷暴露。⑤充血性心力衰竭。⑥癫痫。⑦使用肾上腺素。

2.孤立的蛋白尿　①直立性蛋白尿。②持久无症状的孤立性蛋白尿。

3.肾小球疾病　①微小病变性肾病(MCNS)。②局灶节段性肾小球硬化症(FSGS)。③感染后肾小球肾炎。④膜增生性肾小球肾炎。⑤膜性肾病。⑥IgA 肾病。⑦过敏性紫癜。⑧溶血性尿毒症综合征。⑨遗传性肾炎。⑩系统性红斑狼疮。⑪糖尿病。⑫镰状细胞病。⑬人类免疫缺陷病毒(HIV)相关性肾病。

4.肾小管间质性肾病　①反流性肾病。②肾盂肾炎。③间质性肾炎。④范科尼综合征——胱氨酸贮积症、酪氨酸血症、Lowe 综合征。⑤毒素——药物(氨基糖苷类、青霉素、重金属)。⑥缺血性肾小管损伤。⑦肾发育不全或发育不良。⑧多囊性肾病。

三、鉴别诊断讨论

(一)暂时性蛋白尿

暂时性蛋白尿与肾脏疾病无关,当诱发因素消失,蛋白尿症状也会消失。试纸检测一般不会超过(++)。发热性蛋白尿的发病通常随发热出现,持续 10～14d 消退。运动后蛋白尿通常于停止运动 48h 后消退。随发热、运动和充血性心力衰竭出现的暂时性蛋白尿由肾小球内血流动力学改变引起。

(二)直立性蛋白尿

1.病因和发生率　直立性蛋白尿的异常蛋白排泄仅发生于当患者处于直立位置时。虽然确切的机制尚不清楚,直立性蛋白尿最有可能是过度肾小球蛋白质滤过的结果。直立性蛋白尿是最常见的蛋白尿形式,占儿童蛋白尿的 60%。青少年(尤其是女孩)中患病率更高。直立性蛋白尿是一次偶然的发现,而且也没有具体的临床特征。

2.评估　如果患者尿液样本直立时尿蛋白排泄异常而平卧时正常,则可诊断为直立性蛋白尿。总尿蛋白排泄率应该<1g/d。在一些患者,直立性蛋白尿是可重复的,而另一些患者是间断性的。有 3 种方法评估直立性蛋白尿。

(1)首次晨尿(卧式)和白日(直立)随机尿液样本试纸分析。晨尿阴性或微量蛋白，而白日尿液样本>＋提示直立性蛋白尿的诊断。

(2)间断收集标本蛋白尿定量评估。每间隔一段时间收集卧位及直立位尿液样本，并定量评估蛋白质排泄(表 62-2)。定时收集的尿液样本应该要求儿童卧床前排空膀胱并丢弃尿液。然后将尿液收集于一个容器中，直至起床时，并标记“卧位”。然后收集包括次日睡前尿液在内的白天所有尿液于另外一个单独的容器中并标注“直立位”。在直立性蛋白尿，非卧位收集尿的蛋白质量应该是卧位收集尿的 2～4 倍。

(3)计算尿液蛋白质/肌酐比率。计算晨尿及直立随机尿液样本中该比率。

直立性蛋白尿的预后较好。

(三)持续无症状孤立性蛋白尿

病因　持续无症状孤立性蛋白尿(PAIP)是指其他方面健康的儿童，其有超过 80%的尿液样本中发现蛋白持续达 3 个月，包括卧位尿液样本。学龄儿童的患病率是 6%，它通常<2g/d，且不伴有水肿。许多研究显示，PAIP 患儿组织学正常或仅轻微非特异性肾小球异常。其他的研究报道了不同结果，即大量患者存在局灶肾小球硬化。PIAP 患儿构成异质性群体，在没有大量前瞻性研究的情况下，PAIP 的预后要谨慎对待。

(四)肾病综合征

肾病综合征的定义为出现蛋白尿、水肿、高胆固醇血症及低白蛋白血症。

1.病因　肾病综合征可以为原发性或继发性(系统性疾病的一部分，如系统性红斑狼疮)。肾小球疾病会导致原发性肾病综合征，包括 MCNS(77%)、FSGS(8%)、膜增生性肾小球肾炎(7%)和膜性肾病(2%)。

2.临床特征　水肿是肾病综合征的主要表现。其中最常见的表现是晨起眶周水肿，有时会误认为是过敏反应。水肿随着时间的推移加重，患儿甚至可能进展为腹水、胸腔积液、阴唇或阴囊水肿。有利于诊断为 MCNS 的临床特征是男性、发病年龄<6 岁且无肾功能损害。高达 30%的 MCNS 患儿存在镜下血尿。

3.评估　应进行尿液分析、血清白蛋白水平、血生化，包括血清肌酐和血清胆固醇水平的评估。肾病综合征特点是尿蛋白＞40mg/(m^2·h)，血清白蛋白水平一般＜2.5g/dl 及高胆固醇血症，总胆固醇＞200mg/dl。

活检适用于：＜1 岁或＞12 岁，具有非典型特征，如血尿伴红细胞管型、严重高血压及肾病综合征家族病史，经泼尼松治疗 4～6 周无缓解(激素抵抗)。

4.治疗　超过 80％的肾病综合征患者和 95％的 MCNS 患儿对类固醇治疗有良好的反应。糖皮质激素起始剂量一般为 2mg/(kg·d)[最大剂量为 80mg/(kg·d)]，分两次应用，持续 4～8 周。缓解定义为尿液试纸阴性，或连续 3d 尿蛋白∶肌酐＜0.2。患者经 4～8 周类固醇治疗达到缓解则认为类固醇激素敏感。如果患者达到缓解，则类固醇激素在4～8周逐渐减量。减量应是逐渐的，以减少复发率，又不造成不良反应(如生长迟缓)。

大约 80％初次经泼尼松治疗的儿童复发，定义为尿液试纸＞＋或尿蛋白与肌酐比值连续 3d 大于 2。患者在类固醇减量期或停用类固醇治疗 2 周内复发被认为是激素依赖型。那些经类固醇治疗 4 周未能达到缓解或先达到初步缓解然后对类固醇治疗不在反应称为激素耐受型。激素耐受型患者或频繁复发(6 个月复发超过 2 次或每年复发超过 3 次)者则应给予另外的免疫抑制药物治疗，如静脉注射类固醇、环磷酰胺、环孢素(环孢霉素)或他克莫司。

提示：大多数 MCNS 患儿随年龄增长复发较少，通常情况很好。

(五)结构异常引起的蛋白尿

肾小球或肾小管损害会导致蛋白尿。肾小球源性蛋白尿在肾病范围(表 62-2)，而肾小管损伤导致的蛋白尿很少超过 1g/d。

四、蛋白尿的评估

异常蛋白尿一经发现和证实，即可开始逐步的诊断检查。

1.第一阶段　蛋白尿的最初检查应该从完整的病史和体格检查开始。医师应该注意最近感染史(链球菌，脓疱病)、尿路感染、少尿/血尿和肾脏疾病家族史。体格检查应该专注于高血压(肾小球肾炎)、水肿(肾病综合征)、皮疹/关节炎(血管炎)和身材矮小(慢性肾脏疾病)。在这个阶段的实验室检查应该包括尿液试纸（非卧位和伏卧位），尿液分析包括显微镜检查及尿蛋白/肌酐比值。

2.第二阶段　如果患者存在水肿，实验室检查应该包括血清白蛋白，血生化包括血清肌酐、总胆固醇以确诊肾病综合征。额外的实验室检查旨在寻找肾病综合征的次要原因，应基于病史和体格检查获得，这包括补体水平、ANA、乙型肝炎/丙型肝炎病毒、人类免疫缺陷病毒。在应用类固醇激素前应进行 PPD 试验。对未患肾病综合征的患者，应查尿蛋白/肌酐比值（最好是首次晨尿），或者 24h 尿蛋白水平。应行肾超声检查，以寻找肾脏大小及结构异常。

3.第三阶段　如果最初的检查表明存在一种潜在的肾脏疾病，在下列情况下应转诊给儿科肾病医师。①持续固定（非直立性）蛋白尿。②肾小球肾炎的家族病史。③系统并发症（如发热、皮疹、关节痛）。④高血压。⑤水肿。⑥皮肤血管炎或紫癜。⑦血尿。⑧肾功能异常。⑨异常超声。⑩增加父母的焦虑。

在有些情况下，小儿肾脏科医师可能会进行肾活检来确定蛋白尿的病因。

大多数蛋白尿患儿可以由初级保健医师来管理，并定时咨询儿童肾脏科医师。因为在很多情况下预后很难确定，故长期随访很重要。

五、蛋白尿患儿的处理方法

蛋白尿患儿的具体处理方法见图 62-1。

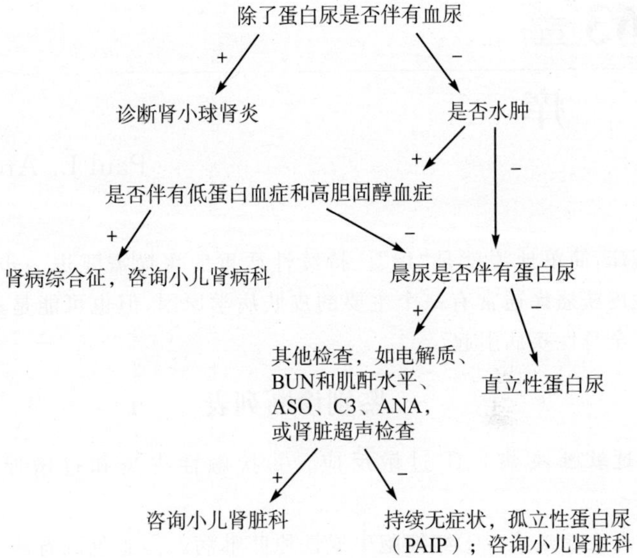

图 62-1　蛋白尿患儿的处理方法

ANA.抗核抗体；ASO.抗链球菌溶血素 O；BUN.尿素氮

（陈　娜　张建军　译）

第 63 章

瘙　痒

Paul L. Aronson

瘙痒，简单地说就是"痒"。持续性严重的瘙痒需要进一步检查。原发性皮肤瘙痒通常有一个主要的皮肤病学原因，但也可能是药物引起的或全身性疾病引起。

一、鉴别诊断列表

1.过敏性疾病　①过敏反应。②接触性皮炎和过敏原介导。③药疹。

2.先天性疾病　①红细胞生成性原卟啉病。②血色沉着病。③神经纤维瘤病。④肥大细胞病。

3.血液学疾病　①嗜酸细胞增多综合征。②缺铁性贫血。③红细胞增多症。

4.传染性疾病　①钩虫病。②细小病毒。③虱病。④蛲虫病。⑤癣。⑥疥疮。⑦旋毛虫病。⑧水痘。

5.炎性疾病　①特应性皮炎。②扁平苔藓。③银屑病。

6.代谢性疾病　①糖尿病。②高血钙症。③甲状旁腺功能亢进症。④甲状腺功能低下症或甲状腺功能亢进症。

7.肿瘤　①类癌综合征。②肝胆肿瘤。③霍奇金病。④白血病。⑤非霍奇金淋巴瘤。

8.神经病学和精神病学疾病　①寄生虫妄想病。②带状疱疹瘙痒症。

9.风湿性疾病　①皮肌炎。②结节病。③干燥综合征。④系统性红斑狼疮。

10.外伤　①腔肠动物(水母)浸毒。②昆虫咬伤。③接触性皮炎及刺激物介导。④过度洗浴、干热、洗涤剂刺激。⑤紫外线或化学灼伤。

11.其他原因　①胆汁淤积。②阿片类制剂。③玫瑰糠疹。④妊娠。⑤脂溢性皮炎。⑥尿毒症。⑦干燥病(干性皮肤)。

二、鉴别诊断讨论

任何皮肤症状包括渗出、苔藓样变和皮肤瘙痒均归类为广义的湿疹。首先讨论两种常见的湿疹类型,特应性皮炎和接触性皮炎,其次是其他常见的瘙痒。

(一)特应性皮炎

1.病因　虽然该病是儿童皮肤瘙痒最常见的原因,但这种疾病很少被了解。该病以炎症反应为特点,目前认为是由皮肤 T 细胞功能异常,伴有免疫球蛋白 E 升高及细胞介导的免疫功能障碍引起的。

2.临床特征和评估　大多数特应性皮炎患儿有过敏性疾病(哮喘、过敏性鼻炎、特应性皮炎)家族史,后期可能会发展成这些疾病。皮疹通常出现在患者 1 岁以内,开始于脸颊和四肢伸面。随着儿童的成长,皮疹分布开始变化,累及肘部和膝部皱褶处,以及手腕、足踝和躯干。尿布区和鼻子通常皮疹较少。皮疹包括红斑、边缘不清的斑疹,最初为渗出性,后来形成痂皮,也可合并丘疹或疱疹。抓挠后,可导致增厚或苔藓化,可能发展为表皮鳞片。色素沉着是常见的并发症。特应性皮炎有慢性、复发性和顽固性的特点。

提示:区分脂溢性皮炎和婴儿特应性皮炎较困难。通常,脂溢性皮炎出现在患儿 2 个月内,而特应性皮炎可较晚出现。溢出的皮脂呈黄色、油腻的,常见于耳后及尿布区。特应性皮炎的诊断可能会推迟,直到皮疹反复暴发性出现。

提示:尿布区湿疹样皮疹,局部治疗较难治愈,认为是由于锌缺乏。锌缺乏可以是继发性(肠病性肢端皮炎)或营养性。常表现为腹泻生长落后。

3.治疗　治疗以滋润皮肤、防止皮肤干燥及避免接触刺激物为主。患儿洗澡每周应不超过 3 次,至少一天用 2 次保湿剂。开始时用外用类固醇,如 1%或 2.5%氢化可的松软膏控制斑疹。对药物反应迟钝或皮疹严重的情况下可能需要应用更强的类固醇或抑制细胞因子的吡美莫司(Elidel)或他克莫司(普特彼)。重度特应性皮炎患者有继发葡萄球菌、单纯疱疹病毒（疱疹性湿疹）及水痘-带状疱疹皮肤感染的风险。

（二）接触性皮炎

1.病因　接触性皮炎由接触刺激物或过敏原引起。

原发性刺激性皮炎是皮肤对刺激物的直接反应。最常见的刺激物包括肥皂、泡泡浴（青春期前女孩严重阴道瘙痒的常见原因）、唾液、尿液、粪便、汗液、柠檬汁、化学药品及羊毛。刺激性尿布皮炎婴儿期常见，与真菌性尿布皮炎的区别在于不累及腹股沟皱褶处。

变应性接触性皮炎发生于再次接触过敏源后，其特点为迟发型超敏反应。最常见的过敏原包括毒藤、毒橡树和毒漆树（漆树皮炎）（图63-1）、珠宝（镍）、化妆品（引起眼睑炎症）和指甲油、外用药物、鞋用材料（橡胶，染料）、服装材料（松紧带或乳胶化合物）。

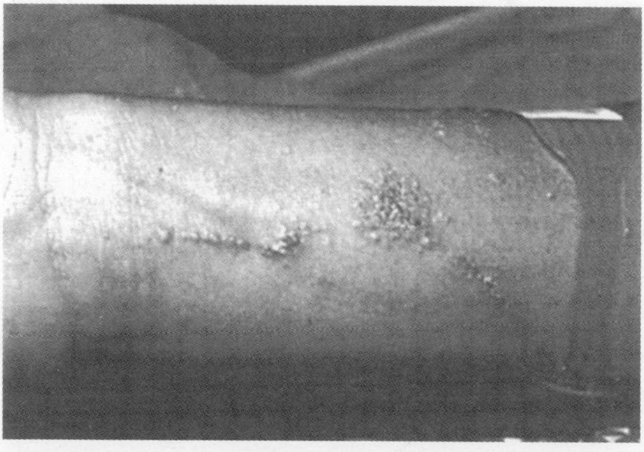

图 63-1　漆树皮炎（毒葛）：过敏性接触性皮炎的一个例子

2.临床特征及评估　任何情况下，皮疹是诊断的关键，在直接接触刺激物的部位最明显。可表现为红色丘疹、斑块、囊泡或大疱。

3.治疗　治疗最重要的方法是避免接触刺激物。局部应用短效类固醇类药物可以迅速恢复。毒漆致严重的接触性皮炎可能需要口服2周类固醇类药物，并逐渐减量防止皮炎反弹。以上方法治疗失败提示可能是误诊。

(三)疥疮

1.病因　疥疮是由疥螨感染引起的。螨虫进入角质层,并产卵及排泄,导致剧烈的瘙痒。

2.临床特征和评估　病变可表现为丘疹、脓疱、囊泡(图63-2)。少于15%的患者有典型的S形虫穴。婴儿的皮疹分布(颈部、面部、头皮、腋窝、生殖器)不同于年龄较大的儿童(手腕、手指蹼、腋下、臀部、腰带线)。疥疮是临床诊断,将从未抓挠的虫穴处刮下的皮肤碎屑置于显微镜浸油中,在10倍放大显微镜下观察,可发现雌性螨虫、虫卵及排泄物。

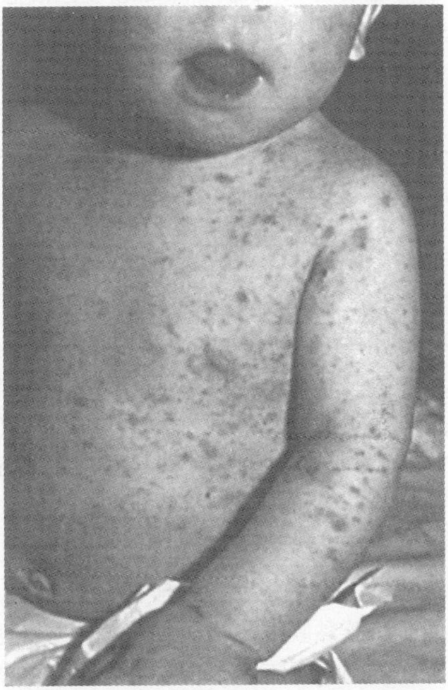

图63-2　丘疹、脓疱、小泡和疥疮结痂病变

3.治疗　5%氯菊酯霜用于全身,并保持12h。必要时这种治疗方法可以每2周重复1次。由于螨虫具有高度传染性,接触过的家属也应

接受治疗。床上用品和服装也可有螨虫，应进行清洗；干热杀死剩余的螨。

（四）臭虫

1.病因　臭虫（温带臭虫）是瘙痒的病因之一。臭虫有5mm长，身体呈褐色，进食后变成桃红色，在夜间出现。臭虫将自己黏附在皮肤上，并注入一种酶，有抗凝及扩张血管的作用。在进食后，它返回到床垫、家具、壁纸和箱子的暗缝中。和蚊子不同，臭虫不会传播疾病。

2.临床特征和评估　大多数患者有瘙痒性斑丘疹、红斑和硬结。病变可表现为阶段性（“早餐、午餐、晚餐”）。大疱性病变、风团和过敏反应也有报道。年轻的患者可出现丘疹性荨麻疹。治愈时，病变处可出现色素减退。应询问病史和体格检查进行诊断，基底呈咖啡色小色斑有助于诊断。发病前可有近期旅行史。应仔细检查被褥，翻过床垫可发现臭虫。

3.治疗　通常需要进行皮损局部护理，每日2次清洁，局部应用抗生素软膏。根除家庭中臭虫需要使用驱虫剂，臭虫幼虫多阶段发育可能导致驱虫困难。

（五）水痘

1.病因　水痘是由水痘-带状疱疹病毒引起的原发性感染，通常由接触感染者而引起。水痘在皮疹出现前1～2d直到所有皮疹结痂都有传染性。水痘疫苗现在是常规免疫计划的组成部分，自从1995年水痘疫苗普遍接种后，发病率已经大幅度下降。曾接种疫苗的患儿可能会表现出轻微或不典型症状。

2.临床特征和评估　原发性水痘感染皮疹的特点是从红斑，到丘疹、水疱，再到皮疹结痂的连续发展。皮疹存在于面部、躯干和头皮，极少发生在四肢远端。口腔黏膜可有浅表性溃疡。典型表现是各期皮疹同时存在。可伴有发热和全身不适。带状疱疹是由于背根神经节潜伏病毒再激活导致的，表现为按皮节分布的成簇的疱疹。

3.治疗　支持性治疗，包括缓解瘙痒。如果在皮疹出现24h内应用抗病毒药物（如阿昔洛韦），可有效缩短病程。没有免疫力者，建议在暴露后72h（最长120h）内接种水痘疫苗。免疫功能低下的患者暴露后96h内应使用水痘免疫球蛋白（VZV免疫球蛋白）。水痘患者使用阿司匹林可发生瑞氏综合征,故应禁用阿司匹林。

提示:免疫功能低下的宿主和新生儿易被感染,并且需要特殊的预防措施,包括静脉应用阿昔洛韦预防和咨询传染病专家。若产妇在分娩期5d或者分娩后2d内发病,那么新生儿存在被感染的高风险。

提示:继发于化脓性链球菌(A族链球菌)的中毒性休克综合征是水痘感染可能的并发症。中毒性休克综合征的特征为发热、低血压、红皮病,并存在3个器官系统功能障碍。

(六)干燥病

1.病因　干燥病指的是皮肤干燥,在常见的瘙痒病中需要排除。任何年龄的儿童均可患病。

2.临床特征和评估　皮疹常为白色片状,范围较弥漫,可能是抓挠所致。通常累及小腿。年长的患儿也可累及手部,尤其是当清洗手或餐具时。干热、频繁用热水洗浴及毛织品可使疾病加重。

3.治疗　应用润肤露或停止致病因素可有效治疗该病。

(七)药物反应

1.病因　很多药物可通过诱发肝内胆汁淤积(红霉素、口服避孕药、合成代谢类固醇、吩噻嗪)或由肥大细胞脱颗粒(阿片类药物、阿司匹林、青霉素)而导致瘙痒。

2.临床特征和评估　除了瘙痒,药物反应引起的皮疹可以是多种多样的,从丘疹到靶形病变(史蒂文斯-约翰逊综合征)再到荨麻疹(见下文)。

3.治疗　大多数药物反应需要支持治疗。如果临床可行,患者应尝试取消用药。如果是组胺介导的反应,瘙痒可在发病几天内减轻,但是如果是胆汁淤积导致的,瘙痒可持续几周。阿片类药物引起的瘙痒,没有相关荨麻疹或系统症状,应考虑药物的不良反应,而不是过敏反应,服药前应用抗组胺药物可预防瘙痒。

(八)荨麻疹

1.病因　荨麻疹是经典的瘙痒性皮疹,由组胺和其他血管活性介质释放到真皮层引起,可以是急性或慢性的。急性荨麻疹最常见的原因是速发型过敏反应,但也可由其他类型的过敏性反应导致。最常见的诱因有食品(坚果、浆果、贝类、乳制品)、药物反应、环境因素、病毒感染、肺炎支原体。静脉注射造影剂或血液制品可能会引起严重的反应。较少情况下,冷、热、触觉的刺激或阳光也可引起荨麻疹。慢性荨麻疹持续6周以上,由自身免疫性疾病或其他全身性疾病引起。

2.临床特征和评估　临床即可诊断。经典的荨麻疹表现为高起的红斑,常迅速消失,弥漫于全身的风团样皮疹。慢性荨麻疹患者需行实验室检查排除自身免疫性疾病或恶性肿瘤。

3.治疗　若出现过敏反应症状(哮鸣音、喘鸣、胃肠道症状、低血压),应紧急给予肌内注射肾上腺素。过敏反应时也应全身应用类固醇药物。对于任何原因导致的荨麻疹,抗组胺药均可减轻瘙痒。应确定并脱离过敏原,但经常无法发现。

提示:高达20%的患者有过敏反应时不会有荨麻疹、皮肤瘙痒或者血管神经性水肿。怀疑过敏的患儿在暴露于可能或者已知过敏原后,会出现呼吸道和消化道症状或者低血压。

三、瘙痒的评估

1.病史　关键在于症状持续时间及皮疹、发热或其他症状的表现。应询问以下问题:①是否暴露于新的或不常见的物质?②患者用药史?③相关家属是否患有类似症状?④患者以往病史,包括肾脏和肝脏疾病、过敏性疾病、精神疾病、自身免疫性疾病。

2.检查体格　提示诊断的体征包括哮鸣音、口腔病变、脏器肿大及其他异常的皮肤表现。应注意皮疹分布特点。

3.实验室检查和诊断检查　询问病史和进行体格检查后应进行适当的实验室检查和诊断性检查,包括如下:①全血细胞计数。②血尿素氮和肌酐水平。③肝功能。④β-hCG水平。⑤X线胸片。⑥皮肤活组织检查。⑦皮肤碎屑的显微镜检查。

四、瘙痒的治疗

如果有荨麻疹,需要紧急评估患者是否有上述过敏症的症状。根据基础病因进行治疗。

五、患儿的处理方法

对患儿的评估见图 63-3。

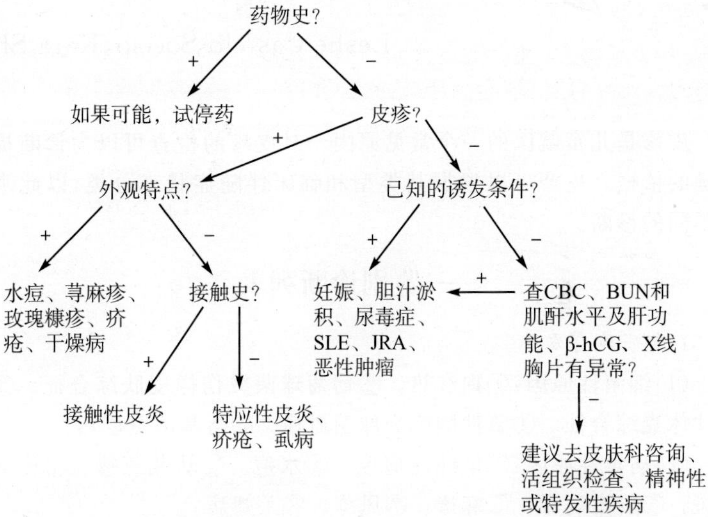

图 63-3　评价瘙痒患儿。如果诊断困难，建议皮肤科就诊

β-hCG.β-人绒毛膜促性腺激素；BUN.尿素氮；CBC.全血细胞计数；JRA.幼年类风湿关节炎；SLE.系统性红斑狼疮

（陈　娜　张建军　译）

第 64 章

皮　　疹

Leslie Castelo-Soccio，Kara Shah

皮疹是儿童就医的一个常见原因。对皮疹的检查可以为诊断提供关键的依据。皮疹可以根据其类型和临床伴随症状来分类，以此来区别不同的诊断。

一、鉴别诊断列表

1.皮疹伴有发热

(1)细菌性原因：①猩红热。②葡萄球菌烫伤样皮肤综合征。③中毒性休克综合征。④急性脑膜炎球菌血症。⑤落基山斑疹热。

(2)病毒性原因：①单纯性疱疹。②水痘。③幼儿急疹。④传染性红斑。⑤肠道病毒。⑥麻疹。⑦风疹。⑧莱姆病。

(3)其他原因：①幼年特发性关节炎。②川崎病。

2.新生儿的皮疹　①新生儿毒性红斑。②新生儿暂时性脓疱性黑色素沉着病。③痱子。④婴儿脂溢性皮炎。⑤念珠菌病。⑥新生儿痤疮。⑦婴儿肢端脓疱病。

3.湿疹性皮炎　①过敏性皮炎。②接触性皮炎。③钱币状(圆形)皮炎。④乏皮脂性湿疹。⑤自身反应。

4.丘疹鳞屑性疾病　①银屑病。②扁平苔藓。③脂溢性皮炎。④癣(皮肤真菌)感染。⑤花斑癣。⑥玫瑰糠疹。⑦梅毒。⑧急性痘疮样苔藓样糠疹。⑨肠病性肢端皮炎。⑩剥脱性皮炎。

5.囊疱性疾病　①单纯性疱疹。②带状疱疹。③水痘。④漆树皮炎(毒葛)。⑤接触性皮炎。⑥昆虫咬伤或丘疹性荨麻疹。⑦色素性荨麻疹。

6.环状红斑　①莱姆病。②多形性红斑(EM)。

7.丘疹性皮疹　①疥疮。②儿童丘疹性肢端皮炎。③丘疹性荨麻疹。④传染性软疣。⑤尖锐湿疣。

二、鉴别诊断讨论

(一)猩红热

1.病因 猩红热是由 A 组β-溶血性链球菌引起的。

2.临床特征 疾病起初表现为发热和咽炎,在接下来的 24～48h 就会发展为黏膜疹和皮疹。

除了嘴部周围苍白,脸上其他部分发红。舌头起初覆盖着白色(白草莓舌),在第 4 天会退去,转而显示出红色的乳头状突起(红草莓舌)。可见颈部和颌下淋巴结病。

皮疹表现为弥漫性红斑。一些非常细小的丘疹像细砂纸一样。皮疹首先在脖子上出现,然后向躯干和四肢蔓延。在有摩擦的地方会加重(如在腋窝、肘前、腹股沟和膝后窝),手掌和足底不受累。皮疹会在 4～5d 随着脱皮而消失。脱皮开始于脸部,之后发展到躯干和四肢。手和脚会出现大片的脱皮。

提示:出血点会在软腭和腭垂出现,或者在摩擦的区域出现条纹(帕氏线)。

3.评估 诊断是通过咽拭子培养或者快速检测而做出。抗链球菌溶血素 O 滴度或者抗脱氧核糖核酸酶滴度也可以提示近期感染。全血细胞计数通常可以显示出白细胞增多。尿分析和肝功能测试可以揭示与猩红热并发症相关的变化。

4.治疗 治疗可以选择青霉素、阿莫西林或者第一代头孢菌素。青霉素过敏患者可以用红霉素。

(二)葡萄球菌烫伤样皮肤综合征

1.病因 葡萄球菌烫伤样皮肤综合征是由两种表皮松解毒素即表皮松解毒素 A 和 B 引起的。这两种毒素由某些金黄色葡萄球菌菌株产生。这些毒素通过桥粒芯蛋白 1 的特殊分裂作用引起表皮内的裂开直至颗粒层。这种桥粒芯蛋白-1 是一种调节角化细胞间相互黏附的钙黏蛋白。

2.临床特征 葡萄球菌烫伤样皮肤综合征通常发生在 5 岁以下的儿童。该病以结膜炎、鼻炎或者是上呼吸道感染后的发热和(或)易怒开始。皮肤最初变为红斑样并有痛感。皮疹通常开始于鼻和口周围,然后蔓延到躯干。皮疹在有褶皱的部位最显著,并且可以延伸到手和脚。1～2d 后,皮肤开始出现大疱,并且开始出现大片的脱皮。2d 后,皮肤表面会生成外皮,并发展成为鳞片状排列,一直持续 5d 左右(图 64-1)。

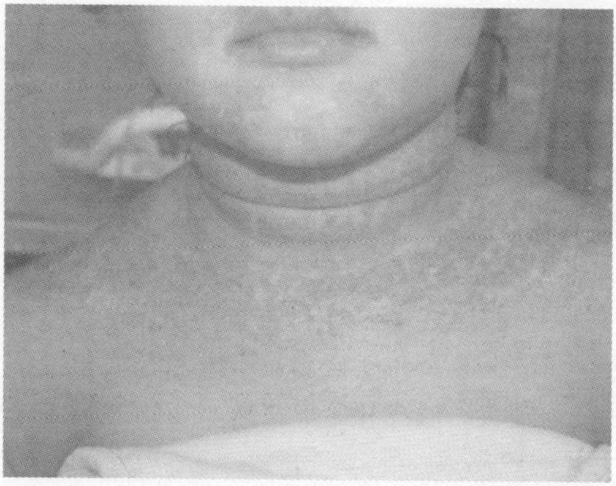

图 64-1　在葡萄球菌烫伤样皮肤综合征中有摩擦的部位表现为出生外皮的表面侵蚀

3.评估　金黄色葡萄球菌有时可以由鼻、鼻咽、喉咙、结膜或者肛周区的细菌培养分离出来。

提示:与痛性红斑和水疱或者有摩擦的部位(如颈部、腋窝、腹股沟、会阴)表现为出生外皮的表面侵蚀相关的眼周和口周的外皮形成,是这种疾病的特征。

4.治疗　治疗是用抗青霉素酶类抗生素,如萘夫西林、苯唑西林(注射)、双氯西林或阿莫西林-克拉维酸(口服)。因为担心耐甲氧西林金黄色葡萄球菌,克林霉素的应用越来越多,它可减少细菌毒素的产生。

(三)中毒性休克综合征

1.病因　中毒性休克综合征是一种多系统的疾病,是由产生外毒素的金黄色葡萄球菌或化脓性链球菌菌株引起的。这些外毒素——金黄色葡萄球菌病例中的中毒性休克综合征毒素-1 及化脓性链球菌病例中最常见的链球菌致高热外毒素-A 作为超抗原，刺激大量的前炎性细胞因子的释放，包括肿瘤坏死因子和白介素-1。尽管典型的中毒性休克综合征和月经有关，但是和月经无关的中毒性休克综合征现在更常见。化脓性链球菌常是伤口感染的并发症。

2.临床特征　同时有发热、皮疹和血压过低是中毒性休克综合征的特点。涉及其他器官系统可能会表现为肌痛、急性肾衰竭、脑病、弥散性血管内凝血、腹泻、代谢性酸中毒和(或)肝炎。皮疹会显示出麻疹样，或像汇合的红斑，常累及手掌和足底，之后这些区域的脱皮是一个很关键的特征(图 64-2)。草莓舌也是一个特征。

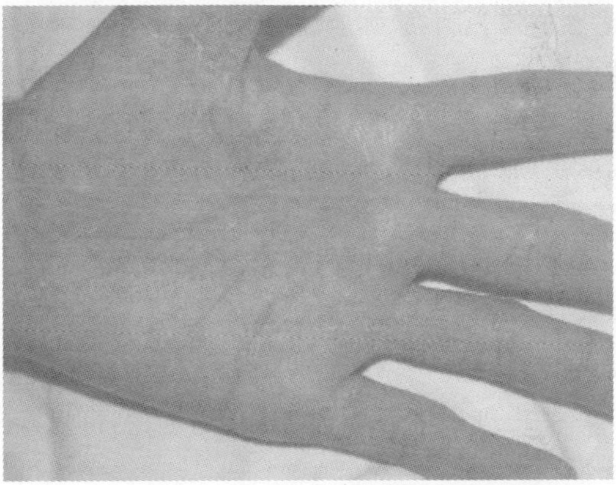

图 64-2　在中毒性休克综合征中患者手掌的脱皮

提示：出现发热、低血压和红斑疹，结合至少 3 个器官系统功能紊乱，可诊断中毒性休克综合征。

3.评估　应送检血液培养，尽管并不总是阳性结果。在中毒性休克综合征中只有 5%～15% 培养是阳性的，而在化脓性链球菌中有大约 50% 是阳性的。任何皮肤伤口也应进行培养。系统受累的评估应当包括全血细胞计数、血生化、肝功能、尿分析、肌酸激酶及凝血检查。当有指征时其他有用的诊断测试包括心电图、超声心动图、胸部 X 线摄影(术)。很少需要皮肤活体组织检查。

4.治疗　应立即开始适当的抗生素治疗。如果病原体不明，需要使用对金黄色葡萄球菌和化脓性链球菌都有效的药物。最先的选择包括苯唑西林或万古霉素。建议加用克林霉素作为辅助治疗以减少毒素的产生。

(四)脑膜炎球菌血症

1.病因　脑膜炎球菌血症是由脑膜炎双球菌引起的。无症状者鼻咽部携带细菌通过呼吸道飞沫传播。

2.临床特征　这些患者的症状一开始为轻度的上呼吸道感染症状，接着是发热、心悸、头痛和皮肤黏膜的瘀斑及瘀点。此外，患者还可有红斑疹、丘疹和荨麻疹性病变。在重症患者中，紫癜还可引起大面积坏死。

许多患者会发展为脑炎、弥散性血管内凝血和低血压。

提示：伴有发热和瘀点的患者总是想到脑膜炎球菌血症。

3.评估　应行血液和脑脊液培养。如果对病变组织进行活检和培养，有时可以从小的瘀斑中发现微生物。刮取瘀斑病变行革兰染色可以找到生物体。

4.治疗　最初的治疗是广谱抗生素；一旦诊断成立，患者可用青霉素、头孢曲松或者头孢噻肟来治疗。

(五)落基山斑疹热

1.病因　落基山斑疹热是由立克次体引起的，由扁虱来传播，人类是次要宿主。

2.临床特征　先驱症状包括头痛、心神不安、畏光、关节和肌肉疼痛，之后患者出现发热，第4天出现皮疹。

皮疹开始于手腕和足踝，就像小的红斑斑疹，最后变成瘀斑或紫癜。然后皮疹开始向躯干扩散，在2d内遍及全身，包括手掌和脚心。

其他的表现可能包括全身性水肿(尤其是影响儿童眶周区域)、严重的肌肉疼痛、畏光、低钠血症。

提示：如果患者存在发热和涉及手掌及足底的暴发性瘀斑，考虑为落基山斑疹热。

3.评估　诊断依赖于立克次体特异性抗体的检测。间接免疫荧光抗体检测，酶免疫分析法和间接红细胞凝集反应是最敏感和特异的诊断手段。皮肤病变活检标本直接免疫荧光检查和血清聚合酶链反应对于确定临床诊断是有用的。由于缺乏敏感性和特异性，外-斐（Weil-Felix）试验不再使用。

4.治疗　所有患者的选择是四环素衍生物。

（六）单纯疱疹病毒

详见第 70 章。

（七）水痘

详见第 63 章。

（八）幼儿急疹

1.病因　由人类疱疹病毒-6 感染引起。通过唾液发生传播。

2.临床特征　通常出现在婴儿，典型表现是 3d 高热，热退后出现的红疹，高热惊厥常见。发热消退后，弥漫、模糊、网状红斑皮疹出现，它会持续数天，以软腭和悬雍垂红斑疹为特征的黏膜疹也可能出现。

3.评估　通常进行临床诊断。但如果诊断不明，可进行血清学检测和（或）人类疱疹病毒-6 DNA 的血清 PCR 检查。

4.治疗　该疾病是自限性的。

（九）传染性红斑

1.病因　传染性红斑是由细小病毒 B19 感染引起的。通过呼吸道飞沫传播。临床体征和症状可能是由皮肤和关节的免疫复合物引起，而不是病毒本身。

2.临床特征　传染性红斑主要见于学龄儿童。前驱症状可有发热、咽炎、不适或者鼻炎，继之出现典型的“被掴脸”样红斑。然后出现丝带状、网状红斑性皮疹，最常见于四肢。在几周内皮疹会逐渐增大，然后消退。年长儿或成年人或许会抱怨关节痛或者关节炎。

3.评估　通常是作临床诊断。如果诊断不明确，可以做血清学试验和细小病菌 B19DNA 的血清 PCR 检查。

4.治疗　这种疾病有自限性。患有镰状细胞贫血或者其他溶血性疾病的患者可能需要治疗与微小病毒感染相关的红细胞产生减少所致的贫血。

（十）肠道病毒

1.病因　一些人类肠道病毒会引起带有皮肤表现的疾病。柯萨奇病毒 A1-10,16 和 22 是引起疱疹性咽峡炎的常见原因。柯萨奇病毒 B16 是最常见的引起手足口病的原因。其他肠道病毒包括艾柯病毒可能引起脓疱性、麻疹样、水疱性或丘疹性皮疹。

2.临床特征　前驱症状,如发热、不适、头痛、咽炎,或腹泻可能出现。疱疹性咽峡炎表现为悬雍垂、软腭和扁桃体上灰白色小疱和糜烂周围有红斑环。手足口病会表现类似的囊泡和糜烂,更多见于硬腭、颊黏膜、舌和牙龈。在手和足侧面及手掌和足心都可以看到带有红斑环的小椭圆囊泡。丘疹和囊泡也可出现在臀部。许多患有疱疹性咽峡炎或者手足口病的患者有明显的口腔疼痛和摄入减少;婴儿有脱水的危险。

3.评估　通常是作临床诊断。

4.治疗　肠病毒感染是自限性的。严重病例需要静脉补液和镇痛药。

(十一)幼年特发性关节炎

详见第 47 章。

(十二)川崎病

1.病因　引起川崎病的原因还是未知的。

2.临床特征　患者必须符合以下 6 个标准中的 5 个才可以诊断为典型川崎病。非典型川崎病的病例越来越多被认识,这些病例的诊治已在最近的实践指南中总结。

(1)发热>5d。

(2)非化脓性结膜炎。

(3)口唇红斑和硬皮。

(4)手掌和足底水肿或红斑随后脱皮。

(5)皮疹。

(6)颈淋巴结病。

皮疹可以有许多不同的形式,包括全身性红斑、猩红热样病变、多形性红斑和脓疱样病变。口唇通常鲜红伴有结痂,患者可能有草莓舌。

提示:一个重要的皮肤表现是在疾病早期会阴区明显的细小脱屑。

3.评估　疾病的第 2 周出现血小板增多。无菌脓尿、低钠血症、低白蛋白血症、红细胞沉降率升高、贫血、白细胞增多可能会出现。应行超声心动图检查以发现冠状动脉动脉瘤样扩张。

4.治疗 治疗措施为静脉注射丙种球蛋白和口服阿司匹林。

(十三)新生儿中毒性红斑

1.病因和临床特征 新生儿中毒性红斑的原因不详。感染的婴儿似乎是健康的。皮疹可于出生后3～4d出现，特点是红色的斑点及斑块，有些有向心性丘疹或脓疱。皮疹除了手掌和足底外可发生在身体的任何地方。可能有很少或几百处皮损。

2.临床评估 脓疱涂片显示嗜酸性粒细胞集群，细菌革兰染色阴性。多达15%的患者外周嗜酸性粒细胞增多。

3.治疗 不需要治疗。通常在婴儿2周时皮疹消失。

(十四)新生儿暂时性脓疱性黑变病

1.病因和临床特征 新生儿暂时性脓疱性黑变病的原因是未知的。该病更常见于非裔美国人的婴儿，特点是出生时出现的脓疱、囊泡和色素沉着斑。脓疱破裂后留下一些白色囊领。皮疹在几天内消退，大多数时候留下色素斑。出疹可以发生在身体任何地方，包括手掌和足底。脓疱涂片可见中性粒细胞。

2.评估和治疗 革兰染色、赞克制剂和氢氧化钾制剂试验阴性。不需要治疗。

(十五)痱子

出疹的特点是小的无囊泡的红斑状丘疹，是由于汗液潴留于外分泌腺导管所致。皮疹最常见的是出现在摩擦部位或者身体的屈侧，但也可以出现在任何部位，没有感染迹象。治疗需要避免过热、过湿和摩擦。

(十六)婴儿脂溢性皮炎

1.病因 病因还未知，但可能与母亲的激素刺激有关。

2.临床特征 出疹往往开始于生命的头12周，伴有头皮鳞片样皮屑，有时伴有红斑("摇篮帽")，皮疹一般在1岁左右消失。出疹的特点为在头皮、脸、耳、鼻和摩擦部位有油腻的黄色鳞片，伴有片状红斑、裂隙和偶尔的渗出。

3.治疗 建议父母用软梳子或刷子轻柔地松开鳞片。在洗头之前头皮涂婴儿油可能是有益的。外用的低效皮质类固醇(如氢化可的松)可应用于严重病变区域。

(十七)念珠菌病

1.病因 在新生儿和婴儿皮肤念珠菌病是常见的。酵母白色念珠菌导致的感染是其主要的原因。尽管其他的念珠菌菌株也可能有关联。传播通常发生在分娩期或者分娩期之后。由产前感染引起的先天性念珠菌是非常罕见的。

2.临床特征 可看到皮肤表面红斑性丘疹和脓疱,常伴有鳞片囊领。常见尿布区和其他摩擦部位如颈部受累。先天性念珠菌病可能会出现更弥漫的红斑和脓疱。

3.评估 通常作临床诊断。皮肤刮擦碎屑经氢氧化钾处理显微镜检查可以发现出芽酵母。如果诊断不清楚,可行真菌培养。

4.治疗 使用制霉菌素或克霉唑等局部抗真菌软膏是有效的。感染处应该保持干燥,并且应该勤换尿布。

(十八)新生儿痤疮

原因不明,但可能与母亲和婴儿雄激素对皮脂腺的刺激有关。新生儿痤疮常见于男孩,据报道见于多达20%的新生儿。封闭的黑头粉刺(白头粉刺)是最常见的,但开放的黑头粉刺、炎性丘疹和脓疱也可见到。大多数患者没有必要治疗,中重度患者需要咨询小儿皮肤科医师。

(十九)过敏性皮炎和接触性皮炎

过敏性皮炎和接触性皮炎详见第63章。

(二十)钱币状(圆形)皮炎

圆形皮炎的原因尚不清楚,尽管它倾向于是干性皮肤和鱼鳞病的表现。皮疹的特点为硬币形状的皮损,伴有囊泡、丘疹、红斑和鳞屑,通过融合而扩大或者向外围扩展。可用外用中效类固醇治疗。

提示:圆形皮炎病变可能与脓疱病或体癣混淆。

(二十一)自身反应

1.病因 自身反应是应对原发感染,通常是皮肤真菌(癣)或细菌感染,或湿疹皮炎,如接触性皮炎的一种反应性皮炎。

2.临床特征 患者表现为急性、有痒感的皮疹,特点是对称多发小丘疹和(或)囊泡(图 64-3)。多位于脸、耳和四肢,但任何部位都有可能受累。

3.评估　通常作临床诊断。应检查患者来获得皮肤真菌感染的相关证据,如体癣、头癣、脓疱病或接触性皮炎。

4.治疗　大多数患者应对潜在感染或湿疹性皮炎进行治疗。局部糖皮质激素和全身性抗组胺药的使用可减轻症状。

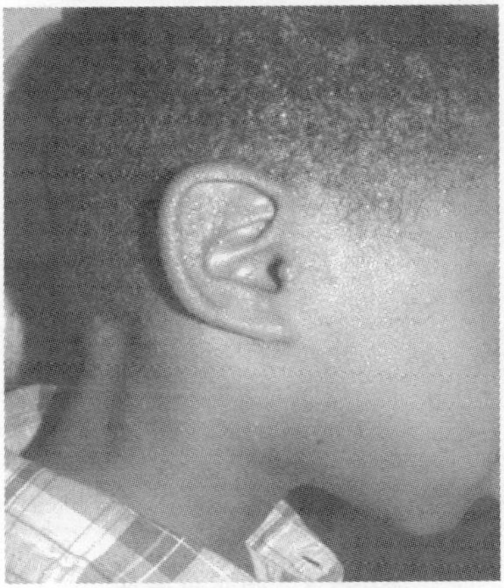

图 64-3　自身反应头癣

(二十二)银屑病

1.病因　原因不明,尽管有证据表明遗传因素的作用。免疫缺陷可能是一个主要或次要因素。

2.临床特征　银屑病的特点是对称分布于手肘、膝盖、手腕的伸侧面、生殖器和头皮的带银色鳞屑的红斑。患儿可能会表现为躯干部的滴状斑块(图 64-4)。患者还可以出现大的斑块、脓疱性斑块,或像红皮病,身体的大部分皮肤有红斑和鳞屑。指甲变化包括部分或全部指甲凹陷及脱甲(即甲板与甲床脱离)。

3.评估　银屑病是临床诊断,但如果有疑问,皮肤活组织检查对诊断是有帮助的。

4.治疗　外用中效类固醇、维 A 酸、卡泊三醇(维生素 D 衍生品)、焦油制剂和抗皮脂沐浴液是有作用的。重症患者可能需要紫外线疗法或全身性药物治疗。除非非常轻的病例,其他的建议看小儿皮肤科医师。

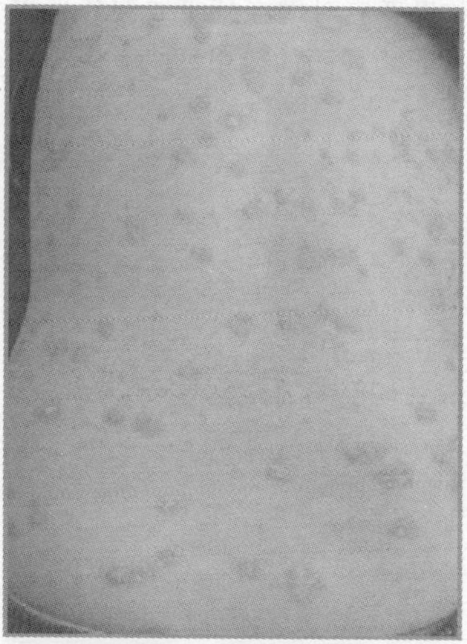

图 64-4 滴状银屑病

提示:滴状银屑病可以由前期的A组α-溶血性链球菌感染引发。

(二十三)扁平苔藓

1.病因和临床特征 扁平苔藓是一种以"5个P"为特征的皮肤疾病——瘙痒、多边形、紫色、平坦和丘疹,位于屈侧皮肤、生殖器、黏膜、头皮和指甲(图64-5)。病因不明,这种疾病可能最终导致头皮和指甲的瘢痕。

2.评估 临床病变不符合经典描述时需要皮肤活组织检查以明确诊断。

3.治疗 初始治疗外用中高效类固醇。一些患者可能需要口服糖皮质激素或光疗;这些患者最好由皮肤科医师处理。

(二十四)脂溢性皮炎

1.病因 病因未明,可能与酵母卵圆皮屑芽孢菌有关。此外,似乎

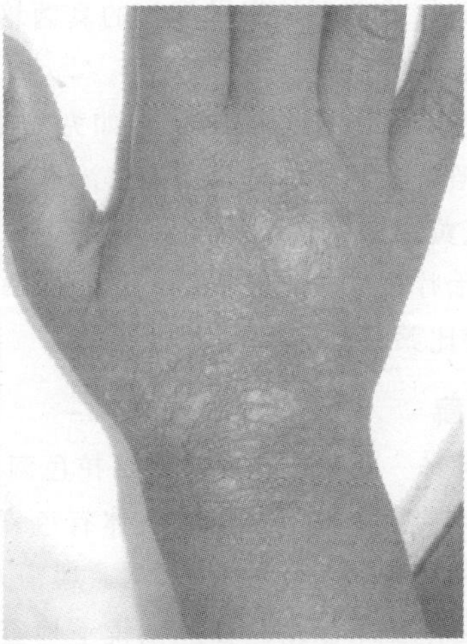

图 64-5　多边形、瘙痒和扁平苔藓的紫色丘疹

和荷尔蒙有关,因为经常出现于新生儿或者青春期开始之后。

2.临床特征　典型表现头皮鳞屑,可能伴红斑和瘙痒。此外,在耳后、前额和眉毛及鼻唇沟可能出现带油性鳞屑的红色斑块。偶尔可以在胸骨柄、腋窝和腹股沟区看到皮疹。

提示:1 岁至青春期的儿童脂溢性皮炎不常见。在这个年龄段的患儿,必须考虑皮肤真菌(癣)感染的可能。

3.治疗　治疗需要用去屑洗发露频繁洗头,并外用低效类固醇。

(二十五)癣(皮肤真菌)感染

1.病因　癣感染是由多种皮肤真菌感染皮肤表面引起的。可通过他人、动物或环境传播。

2.临床特征　感染可能累及身体(体癣)、脸(脸癣)、手(手癣)、脚(脚癣)、腹股沟(股癣)、头皮(头癣)或指甲(甲癣)。皮肤表现瘙痒、鳞片状红斑丘疹和环形斑块。头癣可能出现头皮鳞屑、鳞片状红斑丘疹、脱发或疼痛、黏性鳞片样斑块(脓癣)。在头癣中可能颈部淋巴结肿大明显。甲癣表现为指甲变脆、增厚、脱色。可能涉及一个或多个指甲。

3.评估　显微镜下检查用氢氧化钾处理的皮肤碎片可以发现真菌菌丝。皮肤或头皮碎屑或剪下的指甲碎片的真菌培养是可选择的诊断测试，可以确定致病的菌种。

4.治疗　各种各样的外用抗真菌制剂，如克霉唑、萘替芬、环吡酮胺（环匹罗司）或酮康唑，适合治疗皮肤感染。治疗头癣需要使用全身性抗真菌药，通常是灰黄霉素。建议用抗真菌洗发水，如酮康唑、环吡酮胺或者硫化硒辅助治疗以减少孢子脱落。治疗甲真菌病也需要使用全身性抗真菌药，如特比萘芬。

（二十六）花斑癣

1.病因和临床特征　花斑癣是由糠秕马拉色菌的表面感染导致的。

花斑癣表现为在胸、背、腹部或近端肢体有色素减退或着色过度的圆形、椭圆形、融合的斑疹，表面有少许鳞屑。通常无症状。

2.评估　通常是作临床诊断。在显微镜下检查用氢氧化钾处理的皮肤碎片可能发现特征性的、外观像“意大利面条和肉丸”的真菌孢子和菌丝。

3.治疗　间歇性的外用抗真菌洗发露或霜剂，如酮康唑或硫化硒通常很有效。

（二十七）玫瑰糠疹

1.病因和临床特征　玫瑰糠疹是一种急性、自限性的皮疹。病因不明。多数病例是从单个、大的、椭圆形的、带鳞屑斑块开始，称为前驱斑。

初始皮损发生1周内，躯干出现小的、粉红、有鳞屑的斑块（图64-6）。这些病变有沿皮肤纹理分布的趋势，形成一个“圣诞树”图案。皮疹通常不侵及面部，但儿童除外，儿童面部侵害是常见的。出疹可能伴有中度瘙痒。

提示：梅毒的出疹可与玫瑰糠疹形似，在性活跃的青壮年应考虑到此病。

2.治疗　外用类固醇和口服抗组胺药可以帮助缓解瘙痒。

（二十八）莱姆病

1.病因　莱姆病是一种蜱传播的由伯氏疏螺旋体引起的疾病。美

图 64-6　在玫瑰糠疹中椭圆形鳞屑斑疹沿皮肤张力线排列

国东北部最常见。

2.临床特征　最有特色的表现是在蜱虫咬的部位，有以其为中心扩大的环形红斑（慢性游走性红斑）（图 64-7）。早期症状包括发热、肌痛、关节痛、头痛、疲劳。后期表现包括关节炎、心肌炎和神经系统异常，如无菌性脑膜炎和特发性面神经麻痹。

3.评估　急性和恢复期的血清学检测是有必要的。皮肤活组织检查很少需要。

4.治疗　早期莱姆病 8 年以上儿童的首选治疗是多西环素（强力霉素）。在年幼的儿童，使用阿莫西林是适当的。

（二十九）多形性红斑

1.病因　多形性红斑是反应性炎症性皮肤病。通常发生之前有前期感染，尽管药物也可能触发这种反应。最常见原因是单纯疱疹病毒感染，但其他病毒、细菌和真菌也可引起多形性红斑。反复发作通常与单纯疱疹病毒感染有关。

2.临床特征　皮疹特点是靶样病变，中心区域是暗色红斑，周围一圈苍白（水肿）和外围红斑环（图 64-8）。常见发生部位是手掌和四肢，

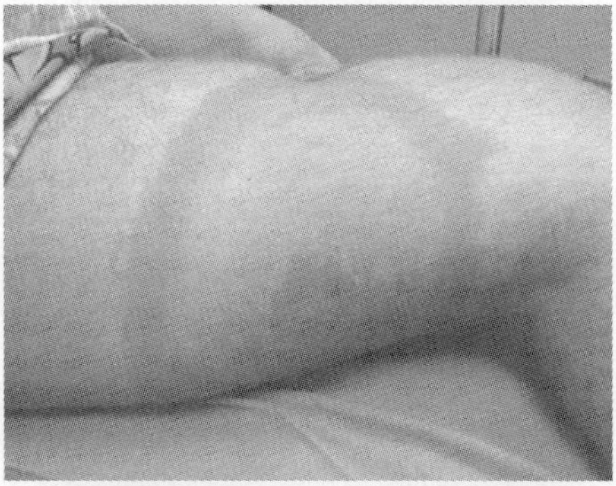

图 64-7　莱姆病环形红斑(慢性游走性红斑)

尽管任何部位都可累及。有些患者主诉痒感或烧灼感。嘴唇或口咽的黏膜也可受累,但通常比较缓和。相关症状一般比较轻微,可能包括发热、疲劳或咽炎。史蒂文斯-约翰逊综合征是有黏膜表现的此类疾病的较严重形式。

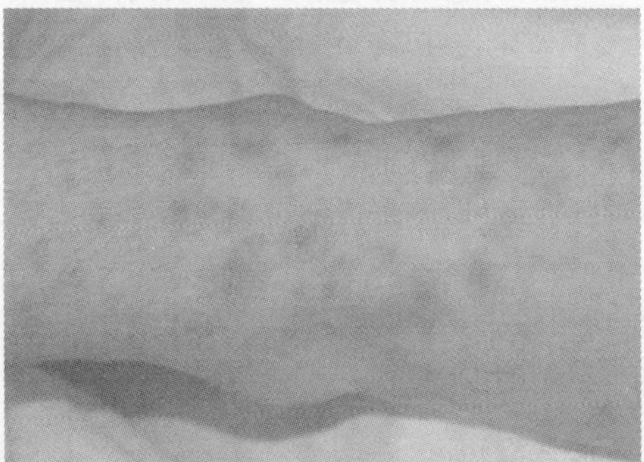

图 64-8　经典肢端的多形性红斑的"靶样病变"

提示:多形性红斑可能与环形的荨麻疹混淆,后者以短暂环形和多环斑块性红斑病变为特征。

3.评估　通常作临床诊断。很少需要皮肤活组织检查。

4.治疗　外用类固醇和全身性使用抗组胺药可能有帮助。全身性应用类固醇适用于病变范围更广泛的病例。痛性口腔病变可使用镇痛药、软化剂和注意口腔卫生。症状有自限性。

(三十)疥疮

疥疮在第 63 章中讨论。

(三十一)儿童丘疹性肢端皮炎(Gianotti-Crosti 综合征)

1.病因　儿童丘疹性肢端皮炎与许多病毒感染有关,在美国最常见的是 EB 病毒。在欧洲,这种疾病与无黄疸型乙型肝炎病毒感染密切相关。

2.临床特征　患儿在面部、四肢和臀部出现与皮肤同色的或红斑性丘疹,躯干一般不受累(图 64-9)。出疹有时伴有痒感,偶尔可见肝大和淋巴结肿大。

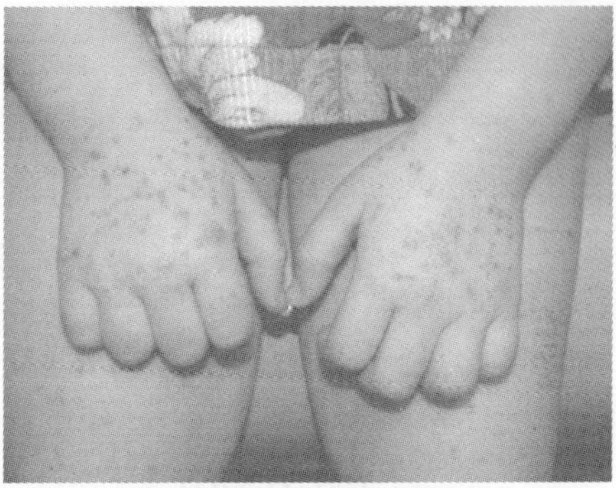

图 64-9　Gianotti-Crosti 综合征的肢端丘疹

3.评估和治疗　肝大患者肝功能测试可能异常。通常可临床诊断而不需要任何实验室检测。皮疹通常是良性和自限性的,3～6 周恢复。

(三十二)丘疹性荨麻疹

1.病因和临床特征　对昆虫叮咬的过敏反应可引起丘疹性荨麻疹,特点是伴有强烈痒感的风团(直径 5～10mm)和中央凹陷的丘疹。多数情况,中央凹陷不是继发于表皮脱落。蚊子、跳蚤、臭虫是最常见的致病源。

身体的任何部位可以出现病变，但通常会在暴露部位，如四肢、头部、颈部和肩膀观察到。皮疹可以持续数月并可继发感染。极度敏感的患者可以出现大疱病变。病变痊愈后往往留有暂时性色素沉着。

提示：当患者表现为仅在暴露部位分批出现荨麻疹时，通常考虑为昆虫咬伤反应。

2.评估　根据病史和体格检查可做出诊断。

3.治疗　对长时间发作的患者来说重要的是要确定致病的节肢动物。宠物感染应进行治疗。需要职业灭虫者对家里进行检查。继发感染病变应该用适当的局部或全身性抗生素来治疗。

（三十三）传染性软疣

1.病因　传染性软疣是由皮肤感染软疣病毒（一种痘病毒）引起的。此病可由亲密的身体接触、共用游泳池或污染物（如毛巾），以及自体接种而传播。

2.临床特征　在学龄儿童感染最常见。出现从几个到几十个小珍珠似的、脐形的丘疹。丘疹可能发生在身体的任何部位，但常见于面部。病变通常无症状，在治疗的过程中，会出现强烈的炎症反应，周围出现红斑。病变是自限性的，通常 9～15 个月消失。

3.评估　通常是作临床诊断。

4.治疗　由于感染是自限性的，不需要治疗。当需要治疗时，治疗的方法包括局部应用斑蝥素、冷冻疗法、刮除术、外用维 A 酸（维甲酸）。

三、皮疹的评估

（一）病史

应询问相关症状，如发热、咽炎和不适的细节，重要的是要确定皮疹是如何演变的和是否进行任何局部或全身性治疗，应询问完整的用药和免疫接种史。

（二）体格检查

重要特性包括出疹的形态及其分布。应当进行皮肤、头发、指甲和黏膜完整的检查。

四、皮疹的治疗

表 64-1 总结了常用外用皮质激素的治疗用药，但并不是包含所有的。一般来说，儿童最好避免用 1 类和 2 类外用类固醇。

表 64-1　外用皮质类固醇

分类	药物名称	商品名	构成
最高效	0.05％丙酸氯倍他索	氯倍他索	乳剂，乳油
	0.05％二丙酸倍他米松	倍他米松	乳油，乳膏
	0.05％醋酸二氟拉松	索康霜	软膏
高效	0.05％氟轻松醋酸酯	氟轻松	乳油，药膏，凝胶
	0.25％去羟米松	去羟米松	乳油，药膏
中效-高效	0.5％去炎松缩丙酮	曲安奈德	乳膏，乳油
	0.1％糠酸莫米松	莫米松	乳膏，乳油
	0.1％倍他米松戊酸酯	威力松	软膏
中效	0.1％去炎松缩丙酮	曲安西龙	软膏
	0.1％糠酸莫米松	曲安奈德	软膏
	0.025％氟轻松醋酸酯	莫米松	乳油
	0.05％去羟米松	去羟米松	乳油
低效-中效	0.05％二丙酸阿氯米松	安可威特	软膏，乳油
	0.1％倍他米松戊酸酯	威力色	乳膏，乳液
	0.025％氟轻松醋酸酯	氟轻松	乳油
	0.2％氢化可的松戊酸酯	维克特	软膏，乳油
低效	0.025％去炎松缩丙酮	曲安西龙	乳油
	0.05％地奈德	地奈德	乳油
	0.01％氟轻松醋酸酯	氟轻松	乳膏，乳液
最低效	1％氢化可的松	许多专柜均有售	软膏，乳油
	2.5％氢化可的松		

（陈　娜　张建军　译）

第65章

红 眼 病

Cynthia J. Mollen

红眼病是指眼附属器的红斑，结膜、巩膜、角膜处，或眼睛深部结构的炎症。

一、鉴别诊断列表

1.眼附属器

(1)感染因素：睑腺炎、睑板腺囊肿、泪囊炎、传染性软疣、睑缘炎、虱病、额窦感染或其他鼻窦炎、眶骨骨膜炎、眼眶及眶周蜂窝织炎、牙脓肿。

(2)肿瘤因素：成神经细胞瘤、白血病、纤维神经瘤。

(3)创伤因素：昆虫叮咬、颅底骨折、眼睑或鼻外伤。

(4)其他原因：常揉眼睛、海绵窦血栓形成、接触性皮炎、皮脂溢出。

2.结膜

(1)感染因素：细菌、病毒、真菌、原虫、寄生虫、盘尾丝虫病(河盲症)。

(2)中毒因素：阿托品、莨菪碱、刺激物(化妆品、吸烟、烟雾、化学品、隐形眼镜、蛾虫毛、风、紫外线、烟草)。

(3)肿瘤因素：眼眶肿瘤(成视网膜细胞瘤)。

(4)创伤因素：外来物、睑内翻、睑外翻、虐待儿童、钝挫伤或穿透性损伤、外伤性青光眼、结膜下出血。

(5)免疫因素：过敏性或炎症性结膜炎、干燥性角膜结膜炎和其他干眼病、鼻腔炎症、干燥综合征(Sjögren syndrome)和其他胶原血管病、史蒂文斯-约翰逊综合征(Stevens Johnson syndrome)、炎性肠病、幼年特发性关节炎；格雷夫斯(Graves)病。

(6)其他原因：骨髓移植、外胚层发育不良、结膜下出血(继发于严重的感冒、菌血症、恶病质、呕吐)。

3.角膜

(1)创伤因素:隐形眼镜、角膜溃疡、角膜擦伤、化学刺激。

(2)感染因素:角膜炎、梅毒。

4.葡萄膜 ①虹膜睫状体炎。②赖特综合征(Reiter syndrome)。

5.巩膜 ①巩膜外层炎。②巩膜炎。

6.瞳孔 ①前房积血。②青光眼。

二、鉴别诊断讨论

(一)新生儿结膜炎

1.病因 大多数的新生儿结膜炎都是由感染或化学刺激所造成。

(1)感染:感染性结膜炎可分别由性传播和非性传播引起。性传播的病原体根据降序排列包括沙眼衣原体、淋病奈瑟菌、单纯性疱疹病毒Ⅱ。金黄色葡萄球菌是非性传播的病原体中最常见的,其次是革兰阴性肠杆菌。

(2)化学刺激:抗生素的预防性应用是化学性结膜炎的一个因素,而硝酸银却是最常见的诱因。

2.临床特征 在出生后 24h 内发作的结膜炎多继发于化学刺激,除非产前胎膜破裂的时间较长。

(1)淋球菌结膜炎:发生于出生后 2～6d,是一种超急性的感染,以眼睑、球结膜广泛水肿、局部疼痛、大量脓性物质分泌为主要表现,患儿往往视物困难。该病大多有明显的耳前淋巴结肿大,而细菌性结膜炎淋巴结肿大却不常见。

(2)衣原体结膜炎:衣原体结膜炎比淋球菌结膜炎起病稍晚一些,但临床症状出现相对较早,出生后 4～5d 即可出现一些脓性物质的分泌,以及轻中度炎症的表现。像淋球菌结膜炎一样,可伴有耳前淋巴结触痛。

(3)单纯疱疹性结膜炎:该病可引起面部、眼睑、黏膜等处成簇出现的水疱。

提示:衣原体结膜炎的症状通常比淋球菌结膜炎轻微一些。

提示:1/3 的衣原体结膜炎患儿合并衣原体肺炎,多于出生后 3～

16 周出现。

3.评估 巧克力琼脂或 Thayer-Martin 琼脂是淋球菌结膜炎常用的培养基，将患儿的脓性分泌物置于培养基上进行细菌培养，并进行革兰染色，95%的患儿可检出 G^- 的淋球菌。对疑似衣原体结膜炎的患儿可用涤纶尖拭子进行结膜刮片，将刮下的碎屑而非脓性分泌物进行衣原体培养。核酸扩增技术可用于实验室检出病原体。单纯疱疹性结膜炎患儿的结膜刮片可发现单核细胞及巨多核上皮细胞。

4.治疗

(1)衣原体结膜炎：口服红霉素，并结合局部应用，疗程 14d，不需要住院治疗。

(2)淋球菌结膜炎：需住院治疗并在眼科医师指导下用药。每 1～2h 局部滴眼 1 次，保持眼睛湿润以减少细菌负荷和局部刺激，若处理不当可引起视力损伤。静脉治疗的疗程根据具体情况而定：单纯结膜炎的患儿静脉用药一次即可，全身弥散性感染者疗程为 7d，合并脑膜炎者疗程 14d。在病原菌明确之前抗生素宜用头孢噻肟与头孢曲松，但高胆红素血症患儿慎用头孢曲松。

(3)单纯疱疹性结膜炎：必须在眼科医师指导下用药，以尽量减少永久性瘢痕形成从而损害视力。

(二)传染性结膜炎(新生儿期以外)

1.病因 在所有的年龄段中，引起结膜炎的最常见的细菌是金黄色葡萄球菌。流感嗜血杆菌和肺炎链球菌在幼儿组常见；青少年组可出现继发于性接触的淋菌性结膜炎。

(1)流行性角膜结膜炎：此病得名于病毒性结膜炎的迅速扩展，最常继发于腺病毒感染。而单纯疱疹病毒(1 型和 2 型)、水痘-带状疱疹病毒的致病力更强，这些病毒均可导致角膜破坏(角膜炎)及视力丧失。在发达国家，单纯疱疹病毒性角膜炎是角膜失明的最常见的感染原因。

(2)原虫感染：特别是棘阿米巴，几乎只在隐形眼镜配戴者的身上发现。

提示：隐形眼镜配戴者更容易受到致命的革兰阴性菌和异常真菌感染。

2.临床特征

(1)细菌性结膜炎的临床症状包括流泪、脓性分泌物、结膜充血,并有异物感(表 65-1)。晨起时双眼常因分泌物而黏着。流感嗜血杆菌和肺炎链球菌感染可引起球结膜下出血。感染通常为双侧性。

表 65-1　结膜炎的鉴别诊断(新生儿期以外)

临床表现	病毒性	细菌性	衣原体性	过敏性
痒感	轻	轻	轻	重
结膜充血	常见	常见	常见	常见
流泪	多	中等	中等	中等
分泌物	少	多	多	少
耳前淋巴结	常见	不常见[a]	包涵体结膜炎	无
咽痛/发热	偶有	偶有	无	无

a.除外淋球菌结膜炎

(2)非疱疹病毒性结膜炎主要表现为浆液性或少许脓性分泌物、轻中度眼睑肿胀、单侧或双侧眼受累,偶有全身症状,如乏力、发热或咽痛。流泪不止是经常存在的。病毒性结膜炎比细菌感染更容易导致耳前淋巴结肿大。

提示:不能根据临床表现绝对性地区分细菌性或病毒性结膜炎。有以下表现者提示病毒性感染的可能性更大:无分泌物或水样分泌物,晨起时双眼无黏着,年龄在 6 岁及以上,发病时间在 4～11 月份。

提示:结膜下出血提示可能为腺病毒性结膜炎。

单纯疱疹病毒性结膜炎病初与其他病毒感染很难鉴别,唯一的不同之处是它几乎都是单侧发病。复发者中有 96%的患儿为单侧,通常累及角膜(角膜炎),并产生荧光素下可见的经典的树突状病变。

3.评估　一般不进行培养,除非怀疑异常病原体或严重感染时。一旦应用了抗生素,再进行培养比较困难,即便如此,对于治疗失败的病例还是主张进行培养。疱疹性结膜炎患儿 HSV 病毒培养的阳性率仅为70%。

4.治疗　除单纯疱疹结膜炎、水痘-带状疱疹病毒性结膜炎外，病毒性和细菌性结膜炎都是自限性疾病。由于无法根据临床表现绝对性区分病毒性和细菌性结膜炎，非疱疹病毒性结膜炎与细菌性结膜炎的治疗大致相同。可以观察等待，如进行积极治疗，可选用抗生素类滴眼液，并使用温暖潮湿的毛巾定时去除眼部分泌物，症状一般在3～4d改善。若不采取任何治疗措施，5d内亦可好转。对于细菌性结膜炎，已有研究证明，积极治疗可加快痊愈。若首次治疗失败，需再选用与最初应用的抗生素抗菌谱不同的药物。

既往曾感染过疱疹性结膜炎的儿童，当再次出现红眼病时，应立即就医，并假定为复发性疱疹感染。激素类药物是否使用应由眼科医师而定，以防止误用于疱疹性结膜炎患儿而产生严重后果。

(三)过敏性结膜炎

1.病因　常见的环境变应原(如动物皮屑、灰尘、真菌、草、花粉)、抗生素滴眼液、面霜或乳液等均可引起过敏性结膜炎。

2.临床特征　过敏性结膜炎的典型表现为瘙痒，其次包括双侧眼睑肿胀、明显红斑，类似于眼眶及眶周蜂窝织炎的表现，但没有触痛及全身症状等。结膜可出现弥漫性充血，分泌物清，量适中，无淋巴结肿大。

急性者发作迅速，为暴露于变应原后突然出现，慢性者多为长期反复接触变应原。症状存在季节性变化，多于春天发作，并可伴随鼻炎及其他过敏表现。

3.治疗　治疗取决于儿童的年龄和主观症状。单纯皮肤红斑可不予干预。冷敷可暂时缓解瘙痒。局部应用血管收缩药物和抗组胺药物为一线治疗，若初步治疗效果不佳，可外用类固醇。全身性抗组胺药、鼻部应用类固醇药物可帮助缓解症状。

(四)睑板腺囊肿(霰粒肿)和睑腺炎(麦粒肿)

1.病因　睑板腺囊肿是由于腺管阻塞而造成的睑板腺慢性炎症性脂肪肉芽肿，常继发感染，受感染的睑板腺囊肿也被称作内睑腺炎。

外睑腺炎(麦粒肿)是睫毛毛囊附近的皮脂腺或汗腺的急性化脓性炎症，病原菌多为葡萄球菌。

2.临床特征和评估　睑板腺囊肿未继发感染时主要表现为眼睑处

无痛性的圆形肿块，进行性增大，继发感染时脓液向眼睑内侧（结膜一侧）排出。

睑腺炎以肿胀、硬结、脓性分泌物为表现，脓液向眼睑外侧排出，感染易沿着滤泡蔓延至麦粒肿成组出现。

睑板腺囊肿和睑腺炎均可累及单侧或双侧，感染发生时无发热，一般状况良好。

3.治疗 较小的睑板腺囊肿若无继发感染可自行缓解，较大者可手术切除，继发感染者需给予治疗。

睑板腺囊肿继发感染与睑腺炎的治疗原则一样。热敷可以促进脓液排出，每次 20min，每日 4 次。有人主张每日清洁眼睑边缘，可以闭上眼睛，用婴儿洗发水和水浸过的毛巾擦拭睑缘。坚持每天应用外用抗生素软膏或滴眼液，注意卫生避免复发。

（五）角膜擦伤

1.病因 角膜擦伤是由外伤所致的角膜上皮缺损。

2.临床特征 角膜擦伤的症状和体征与感染性结膜炎类似，表现为球结膜弥漫性充血、流泪、疼痛，常出现视力下降。主要的区别在于外伤史。

3.评估 凡有外伤史的红眼病患儿需进行荧光素检查以排除角膜擦伤。检查时翻转上眼睑以查看内表面，仔细检查有无残留异物及更深的损伤。如果疼痛超过创伤后 24h，患儿应转诊给眼科医生。

4.治疗 治疗的主要目标是防止进一步损伤。异物可用无菌生理盐水冲洗法除去，如无法除去，应由眼科医师进一步操作。许多人建议外用抗生素滴眼液辅助治疗。对于较大的擦伤或波及视轴者，应每天进行检查，直至完全愈合。

提示：局部麻醉药可致愈合延迟、泪膜损伤，甚至造成永久性角膜瘢痕形成，故禁止角膜擦伤的患者在家反复使用局部麻醉的滴眼液。

（六）眼眶及眶周蜂窝织炎

1.病因 眶周蜂窝织炎是指眼球前部组织的感染。感染可通过血行播散或局部外伤引起。在过去，流感嗜血杆菌是血行播散最常见的原因，但近来由于流感嗜血杆菌 B 型疫苗接种的成功，肺炎链球菌和其他病原变得更为多见。有局部外伤病史的患儿金黄色葡萄球菌和链球菌是最常见的病原体。

眼眶蜂窝织炎累及的球后组织，包括眼球外肌、眶隔脂肪和骨骼，感染多由鼻窦直接蔓延而来。

2.临床特征 眶周蜂窝织炎表现为显著肿胀、硬结、触痛、眼睑红斑及或多或少的脓性分泌物，单侧发病，多伴发热。

眼眶蜂窝织炎的临床表现与眶周蜂窝织炎类似，此外，眼眶蜂窝织炎的特点还有眼球运动明显受限，眼球突出，视力变化，视盘水肿。有以下高危因素者感染易扩散，如先前使用抗生素治疗、年龄3岁以上、水肿超出眼睑。

3.评估 眼眶或眶周蜂窝织炎的患儿可能合并菌血症，高热患儿需行血培养明确病原菌。凡疑似眼眶蜂窝织炎者均应行CT检查。

4.治疗 眼眶蜂窝织炎患儿应住院治疗，并静脉给予抗菌药物，抗生素的选用要覆盖耐甲氧西林金黄色葡萄球菌，可选氨苄西林舒巴坦、苯唑西林、头孢曲松(头孢三嗪)等。有些患儿可能需要行引流手术。眶周蜂窝织炎患儿亦需住院治疗，但有以下情况者也可门诊治疗：年龄较大(一般2岁)，无发热，一般情况较好，并有能密切随访的初级保健医师。抗生素可选用阿莫西林克拉维酸和头孢呋辛酯。

眼眶蜂窝织炎导致视轴损害的风险极大，尤其是视神经炎导致视神经萎缩，故眼眶蜂窝织炎患儿应由眼科医师亲自诊治。该病还可导致严重的颅内并发症，包括海绵窦血栓形成、脑膜炎、脑脓肿等。

(王 琦 张建军 译)

第 66 章

呼吸困难

Esther M. Sampayo

呼吸困难是由多种原因造成的氧合不足和(或)通气不良,以致呼吸功增加,最终导致呼吸衰竭。临床表现包括咳嗽、呼吸急促、三凹征阳性、呻吟、喘鸣、哮鸣、气短、胸闷、胸痛,后期出现精神状态改变。

一、鉴别诊断列表

1.感染因素　①扁桃体周脓肿。②咽后脓肿。③会厌炎。④假膜性喉炎(病毒性喉气管支气管炎)。⑤细菌性气管炎。⑥细支气管炎。⑦脑膜炎。⑧百日咳。⑨肺炎。

2.结构病变　①喉部病变/肿块。②喉软骨软化病。③声带麻痹。④声门下狭窄。⑤气管软化。⑥支气管软化。⑦叶性肺气肿。⑧支气管性囊肿。⑨血管环和其他血管畸形。⑩纵隔或其他胸廓肿块(囊状水瘤、畸胎瘤、囊性腺瘤样畸形、成神经细胞瘤、膈疝、膈膜膨出)。

3.中毒因素　①一氧化碳中毒。②重金属中毒。③高铁血红蛋白血症。④有机磷中毒。

4.肿瘤因素　①血管瘤。②乳头瘤。③脑干肿瘤。

5.创伤因素　①异物吸入。②由胃食管反流引起的吸入。③溺水。④气胸。

6.遗传代谢因素　①囊性纤维化。②低血钙性手足搐搦。③免疫缺陷病。④代谢性酸中毒。

7.社会心理因素　心因性过度通气。

8.神经肌肉疾病　①呼吸肌无力、肌病。②进行性假肥大性肌营养不良。③脊髓性肌肉萎缩症。④梨状腹综合征。⑤韦德尼希-霍夫曼(Werdnig-Hoffmann)综合征。

9.其他因素　①过敏。②哮喘。③肺不张。④心脏疾病(充血性心力衰竭、心脏压塞、心肌炎)。⑤中枢神经系统(颅内压增高)。⑥胸膜疾病(渗出、脓胸)。⑦肺出血。⑧肺水肿。⑨肺栓塞。⑩镰状细胞危象——急性胸部综合征。⑪声带功能异常。

二、鉴别诊断讨论

(一)感染因素

细菌或病毒感染均可引起的呼吸窘迫,并可能影响呼吸道的任何部位。有些感染在不同年龄组比较常见,可以用来协助诊断。除了前面提到的呼吸窘迫的症状,患者还可有结膜充血、鼻炎或各种全身症状,如发热、乏力、食欲缺乏、全身酸痛等。可通过鼻咽、咽分泌物培养或痰培养明确病原菌。

1.会厌炎

(1)病因:会厌炎常由B型流感嗜血杆菌引起,发病时会厌急性水肿,造成呼吸道狭窄,是一种严重的致命性感染。幸运的是,随着B型流感嗜血杆菌疫苗的广泛接种,会厌炎的发病率大大降低。其他病原菌包括链球菌、葡萄球菌及白色念珠菌。

(2)临床特征:会厌炎好发于3~6岁未接种疫苗的儿童,症状在数小时内迅速进展,其中包括高热、吞咽困难、流涎、吸气性喘鸣,并常使患儿保持头部直立、颈后仰、下颌突出的“插管体位”以增加通气量。

(3)评估:当怀疑该病时,应尽量保持患儿处于安静状态。直接检查会厌具有诊断意义,但可导致致命性的气道梗阻、呼吸停止。如果观察到会厌具有特征性的“指纹样”改变(会厌肿胀),即可诊断。疑似会厌炎的患儿必须检查免疫功能,即便既往接种过疫苗的患儿也不能完全排除该病的可能。高度怀疑会厌炎的患儿在建立安全的气道前不主张行颈部侧位片检查。气道建立后可行血培养帮助确定致病细菌。

(4)治疗:气管插管最好由技术熟练的医师施行,最好耳鼻喉科医师或麻醉师在场。若气管插管困难,应立即进行气管切开。静脉应用广谱抗生素。

2.假膜性喉炎(病毒性喉气管支气管炎)

(1)病因:假膜性喉炎大多由副流感病毒1型和3型引起,感染导致喉、气管、支气管处气道阻力增加,气道严重阻塞,心搏、呼吸骤停可随即发生。

(2)临床特征:该病好发于6个月至6岁的儿童,发病年龄越小提示可能存在先天发育异常。轻症患儿表现为犬吠样咳嗽、鼻塞、发热,症状典型者伴有间歇性喘鸣,随病情发展出现连续性喘鸣,多于夜间发病。许多患者呼吸到夜晚凉爽的空气后症状可改善。

(3)评估:三凹征阳性、吸气性喘鸣是气道狭窄的重要提示,阻塞严重者可出现发绀、乏力。发绀、心动过速和精神状态的变化往往伴随缺氧而出现。颈部正侧位X线片典型标志为声门以下可看到“尖塔影”,会厌是正常的,由此可与会厌炎鉴别。当然,症状严重时不易行X线检查。

(4)治疗:对于可能发生呼吸衰竭的患者应立即建立人工气道。治疗措施包括如下。

①加湿氧气:轻中度患儿给予凉的湿润氧气吸入,但是这种做法在临床随机试验中并无明确的证据支持。

②类固醇:口服一次地塞米松可改善呼吸系统症状,轻症患儿可在4～6h症状缓解。

③消旋肾上腺素:重者患者可给予消旋肾上腺素雾化吸入,起效迅速。但消旋肾上腺素用完1～4h可出现反弹效应,故这些患儿需住院观察。

④静脉输液:严重的呼吸困难患者需静脉补液以维持出入量平衡。

⑤抗生素:无抗生素应用指征,除非继发细菌感染。

3.细支气管炎

(1)病因:该病是由病毒[如呼吸道合胞病毒(RSV)、人类偏肺病毒、副流感病毒和腺病毒]感染小气道(细支气管)内皮,从而导致黏膜水肿、管腔内黏液和细胞碎片聚集所致。小于2岁的婴幼儿好发,由于他们本身气道内径较小,即使轻度的气道狭窄也可造成致气道阻力明显增加。

(2)临床特征:鼻塞和鼻炎等前驱症状可持续数天,发热、厌食可能存在,尤其是小婴幼儿鼻塞严重时往往喂养困难。通常情况下,其他家庭成员有轻微的上呼吸道感染病史。咳嗽、哮鸣不断加重,出现呼吸困难。夜间症状较重,尤其是病程第3～5天。

(3)评估：婴儿表现为呼吸急促，呼吸频率可达60～80次/分，呼气相延长，肺部听诊可闻及弥漫性哮鸣音、爆裂音和干啰音，重症病例呼吸音减低。三凹征多为阳性，辅助呼吸肌参与做功，由于肺过度通气，膈肌下移，以致肋下可扪及肝和脾。临床医师需根据病史和体格检查做出诊断，并评估病情的严重程度，不应常规进行实验室检查及胸部X线片，除非需要鉴别其他疾病。胸部X线片可显示过度通气，支气管周围增厚，许多患儿还会出现阶段性肺不张。细支气管炎的诊断主要根据临床表现，鼻咽拭子或冲洗液查呼吸道合胞病毒有助于诊断。

(4)治疗：氧饱和度低于90%者需给予加湿氧气吸入，及时通过鼻腔吸痰非常重要。对于呼吸急促和进食减少者需静脉输液或鼻饲以维持体液平衡。药物的雾化应用目前研究广泛，但尚无统一定论。一些研究表明，雾化吸入沙丁胺醇在大多数情况下并无明显效果，而雾化吸入消旋肾上腺素是有效的。是否全身应用皮质激素尚有争议，目前并不推荐常规使用。高渗生理盐水可帮助改善症状。镇静药、抗生素不应使用。对病情严重的婴儿，或有潜在心脏或肺部疾病的患儿，可应用利巴韦林治疗由呼吸道合胞病毒引起的细支气管炎。

提示：有早产史的新生儿及婴儿(伴或不伴肺疾病)，或有慢性心脏、肺部疾病的患儿发生呼吸暂停的风险较大，且预后不良。对这些患儿，在呼吸道合胞病毒高发季节，可以每月肌内注射单克隆抗体(帕利珠单抗)来预防。

4.百日咳

(1)病因：百日咳主要是由百日咳博德特菌引起的，以咽部表面上皮细胞坏死、脱屑为特点的传染病，副百日咳杆菌和腺病毒感染也可导致该病。2个月以下的婴儿最易感染，即使进行过免疫接种。由于预防接种免疫力的逐渐减低，青少年和成年人往往首先感染，若患儿曾接触有长期咳嗽病史的成年人，则需考虑该病的可能。

(2)临床特征

①卡他期：表现为上呼吸道感染的症状，持续1～2周。

②痉咳期：阵发性痉挛性咳嗽是本期特点。痉咳发生时，患者处于呼气状态，往往一次排空所有肺活量，随之是一次深长吸气，声门一开一闭，气流通过水肿且狭窄的声门时发生振动，从而发出一种高调的吼

声，如鸡鸣样。并不是所有患儿都存在鸡鸣样回声，有些患者表现为咳后呕吐。在发作间期患儿状态良好。由于咳嗽剧烈，可导致颜面发红、发绀、颈静脉扩张，重者头颈部有出血点、结膜出血，婴儿可能发展为呼吸困难和(或)呼吸暂停。

③恢复期：咳嗽频率逐渐降低，但往往持续数月(所谓的“百日咳”)，部分患儿可能存在习惯性(或心因性)咳嗽。

(3)评估：在痉咳期早期，血常规可能出现淋巴细胞增多。胸部 X 线检查可显示肺门周围充血和亚段肺不张。取鼻咽拭子通过荧光抗体染色法或聚合酶链反应以检测百日咳博德特菌，细菌培养可明确诊断。该病需向卫生部门上报，密切接触者可以采取相应的预防措施。

(4)治疗：依托红霉素可以减少感染扩散，但若一旦发展到痉咳期它不会帮助缩短病程。克拉霉素或阿奇霉素由于用药次数少、有效时间长、不良反应小等方面，患者依从性更好，可以用作替代治疗。支持治疗包括保持充足的水分，呼吸困难者给予吸氧，及时吸除婴儿的痰液及鼻腔分泌物。吸入支气管扩张药可能有助于减少咳嗽发作。止咳药在幼儿往往没有任何帮助，一般不建议使用，对于影响睡眠的年长儿可考虑在睡前应用。

(二)结构病变

结构病变可发生于呼吸道系统的任何部位，从新生儿早期起随时可引起呼吸道症状，合并病毒感染或哮喘发作时症状加重。治疗措施包括观察随访、药物治疗、外科手术。

喉软骨软化、气管软化、支气管软化

(1)病因：由于构成气道的软骨和(或)肌肉减弱或软化，从而导致气道塌陷，管腔变窄。可分为原发性或继发性，继发性者常见于早产儿长期使用机械通气、由胃食管反流引起的吸入。

(2)临床特征：若病变在胸腔外，患者可表现出吸气性喘鸣，胸腔内者则为呼气性哮鸣，哮鸣音往往是单音性，伴有振动。当患儿哭闹、烦躁或并发急性呼吸道疾病期间症状加重。

(3)评估：病史和体格检查往往高度提示该诊断，确诊需内镜检查。颈部侧位 X 线片和(或)胸部透视对诊断的意义不大，需排除其他疾病时可行胸部 X 线正侧位片。

(4)治疗:大多数病例无须进行任何治疗,可于15～18个月时自愈。有些气管软化的患儿可持续存在具有特征性的大声或犬吠样的如"吸烟者的咳嗽",直到学龄期。并发急性呼吸道疾病时要及时处理,继发病变者应同时处理原发病,如胃食管反流。病情严重者,需进行气道正压通气(无创性或有创的气管切开术)或外科手术。对于拒食、发育迟缓、缺氧发作、并发危及生命的疾病,或病情没有自发改善时都应该及时评估和干预。

(三)创伤因素

1.异物吸入

(1)病因:由于异物被吸入呼吸道,或嵌于食管压迫气管从而引起呼吸困难。异物吸入多见于婴幼儿,症状起源可追溯到具体时间,在无任何感染的征象的情况下迅速出现。

(2)临床特征:若异物位于食管,患儿除呼吸困难以外,还可存在流涎、吞咽困难、厌食等。呼吸系统症状可以是急性或慢性,慢性者多为其他治疗效果不佳。

(3)评估:查体可闻及一侧单音性哮鸣音或呼吸音消失。

行胸部和颈部侧位片以明确异物位置。吸气和呼气侧卧位片可显示肺过度通气的区域。通过透视确定有无纵隔摆动。若异物较小、阻塞部位在小气道,会导致局部慢性炎症,胸部X线片出现密度增高影,继而支气管扩张。

病情严重者需行动脉血气分析以明确通气状况。

(4)治疗:在患儿平静、通气良好的状态下取出异物,操作过程中可造成异物移位,导致更严重的阻塞,因此,需在可控的条件下取出异物。

若患儿呼吸困难明显,按照心肺复苏术的标准技术,对小于1岁的患儿进行推击胸部,大于1岁者推击腹部。紧急情况下需行气管切开术。

2.胃食管反流引起的吸入

(1)病因:胃食管反流(GERD)通过大的食团吸入、反复少量吸入、反射性喉痉挛或支气管痉挛等引起呼吸道症状。所有年龄段的儿童均可发生误吸,有潜在的神经系统疾病者危险性更大。

(2)临床特征:患者可能存在呕吐后反流,随后出现咳嗽或窒息的病史，也有患儿并无此表现，可能仅仅表现为反复咳嗽（尤其是夜间），经常胃痛、胃灼热、打酸嗝或癔球症。发生吸入性肺炎者多有发热，随病情进展出现明显的呼吸困难和低氧血症。

（3）评估：胃食管反流病根据临床症状及试验性治疗确诊。过程包括放射性核素扫描（milk scan）、pH 探头和阻抗 pH 测试。为了排除解剖学异常引起的反流，治疗之前要先行上消化道检查。误吸后胸部 X 线检查显示病变部位实变影。

（4）治疗：合并吸入性肺炎者需静脉应用抗生素，直至发热和呼吸道症状消失。预防胃食管反流需控制饮食（少量、浓稠），治疗常用 H_2 受体阻滞药或质子泵抑制药，有时联合使用促动力药。反流严重者，若药物治疗效果不佳，需行外科手术治疗（胃底折叠术）。

3.气胸

（1）病因：胸部创伤、异物吸入（球阀效应）、严重的潜在性肺病或特发性肺大疱形成，均可能会造成空气进入壁层和脏胸膜之间的潜在空间，妨碍患侧肺部膨胀。哮喘、囊性纤维化、结缔组织疾病（如马方综合征）的患儿发生气胸的风险更大。通常情况下，过度用力呼气（Valsalva 动作）导致胸腔内压力一过性升高，从而诱发气胸。其他危险因素包括航空旅行和潜水。

张力性气胸是气体在压力作用下将胸膜间隙快速填充，周围血流受压，并导致迅速死亡。正压机械通气是张力性气胸的高危因素。

（2）临床特征：症状通常是突然出现，包括胸痛、咳嗽、发绀，呼吸急促和低氧血症。也有患者以肩膀疼痛为表现。呼吸困难的程度与气胸的范围（占患侧胸廓体积的百分比）大小有关，范围较小气胸可无任何临床症状。

（3）评估：患儿既往多有创伤、潜在的肺部疾病、既往肺大疱合并气胸史，查体显示患侧呼吸音减弱，叩诊呈鼓音。心脏听诊发现心音移向患侧（肺塌陷所致）或远离患侧（张力性气胸）。婴幼儿可行胸透协助诊断，胸部 X 线片摄取应在呼气相完成。动脉血气分析有助于评估病情。自发性气胸患者要行胸部 CT 明确是否存在肺大疱。

（4）治疗：张力性气胸是一种医疗急症，需立即行胸腔穿刺，穿刺部位位于第 2 肋间锁骨中线处，避免穿刺到肺组织。对于大型气胸，放置胸膜腔引流管排出空气，直至脏层胸膜修复完整。复发性气胸可通过化学或物理手段使胸膜硬化粘连，封闭胸膜腔使肺复张。低氧血症的患儿给予吸氧，100%的纯氧吸入可以加快气胸的吸收，这是由于吸入纯氧可置换出构成气胸的主要气体是氮气，而氧气更容易被人体吸收，但是这种做法在相关实验研究中并不支持。气胸者禁忌潜水，若需航空旅行，应延迟至痊愈后进行。

（四）神经肌肉性疾病

1.病因　骨骼肌无力者往往存在呼吸肌无力，由于呼吸泵功能衰竭而导致通气不足。神经肌肉疾病患者咳嗽无力，使呼吸道的清除功能减退，从而导致反复感染或肺不张。进行性的肌病可导致慢性呼吸功能不全甚至呼吸衰竭。这些患者在合并急性呼吸系统疾病时，发生呼吸功能失代偿和急性呼吸衰竭的风险很大。

2.临床特征　临床表现为呼吸表浅、咳嗽无力。慢性呼吸衰竭者随病情恶化可出现晨起头痛和睡眠质量差。急性发作时伴有低氧血症和呼吸困难。

3.评估　定期行肺功能测试，包括测量肺活量、肺容积和最大呼吸压力。呼气末二氧化碳水平测定可表明呼吸衰竭程度。过夜多导睡眠记录用于评估睡眠过程中的睡眠模式、呼吸事件、氧合和通气。

4.治疗　治疗的主要措施为及时清除呼吸道分泌物、协助咳嗽。早期识别即将发生慢性呼吸衰竭者，尽早应用夜间无创通气，对于发展至需24h呼吸支持的患者，可以考虑气管切开，给予长期有创机械通气。

（五）其他原因

1.哮喘

（1）哮喘的发病机制：详见第23章，这里重点讨论哮喘作为引起呼吸困难和即将发生呼吸衰竭的因素。

（2）临床特征：重点需要与过敏反应和异物吸入鉴别。鉴别主要依据有以下几点：病史，包括症状持续时间、发作频率及严重程度，患者急慢性期及病情加重时各用什么药物；峰流量（如果患者有疾病日志）和家族史；体检时，呼气相延长，可闻及管状呼吸音，甚至呼吸音减低。双肺闻及弥漫性哮鸣音，喘憋严重时可不存在。

（3）评估：脉搏血氧仪对于测定氧合状态非常有用。轻中度患者可通过肺功能测定协助诊断，显著呼吸困难者应暂缓检测。哮喘持续状态，可行动脉血气测定氧和二氧化碳分压。表 66-1 列出了正常值。在危重情况下可扪及奇脉。

表 66-1 费城儿童医院血气实验室的正常血气值

参数	年龄	正常值
pH	1d	7.29～7.45
	3～24 个月	7.34～7.46
	＞7 岁	7.37～7.41
PCO_2	1d	27～40mmHg
	3～24 个月	26～42mmHg
	＞7 岁	34～40mmHg
PO_2	1d	37～97mmHg
	3～24 个月	88～103mmHg
	＞7 岁	88～103mmHg
BE	1d	0.8～−2
	3～24 个月	−7～0
	＞7 岁	−4～12
HCO_3	1d	19mmol/L
	3～24 个月	16/24mmol/L
	＞7 岁	22～27mmol/L
氧饱和度	—	94%～99%
静脉 pH	—	7.32～7.42
静脉 PCO_2	—	25～47mmHg
静脉 PO_2	—	25～47mmHg

HCO_3.碳酸氢盐；O_2.氧；PCO_2.二氧化碳分压；PO_2.氧分压；BE.碱剩余

提示：显著呼吸急促者接近正常的二氧化碳分压预示即将发生呼

吸衰竭。机械通气的指征取决于进行性的高碳酸血症和低氧血症、血流动力学不稳定、精神状态改变，而不是二氧化碳水平。

(4)治疗：低氧血症者均应吸氧。

①支气管扩张药：症状较轻的患者可吸入β受体激动药，如沙丁胺醇；即将发生的呼吸衰竭的重症患者需要连续雾化吸入沙丁胺醇（给药速率10～40mg/h）；大剂量沙丁胺醇可导致低钾血症，需要密切监测血钾。严重者也可皮下或静脉应用支气管扩张药，如特布他林。

②抗胆碱药：连续多次的异丙托溴铵（2～3次），联合支气管扩张药，推荐用于中重度哮喘发作的早期。

③类固醇激素：哮喘发作时，口服或静脉注射类固醇激素可发挥重要的抗炎作用，通常为泼尼松或甲泼尼龙琥珀酸钠，1～2mg/(kg·d)。

④液体：合并病毒毒感染或呼吸急促时容易造成脱水，需及时补液。

⑤镁：静脉应用镁剂已经被证明可以改善严重恶化的肺功能。

2.肺不张

(1)病因：肺不张是由于支气管管腔阻塞、气道被外源性压迫、呼吸肌无力等原因造成的肺实质部分或完全塌陷，导致气体交换区域减少，肺泡通气-血流比例失调，发生呼吸困难。

肺不张常见于术后呼吸驱动或肌肉受损、感染或支气管痉挛导致气道堵塞及由先天性疾病、支气管肺发育不良，或反复吸入所致的气道结构异常。

(2)评估：病变部位呼吸音减低。胸部X线正侧位片有助于明确病变位置。叶间裂和纵隔向患侧移位。

(3)治疗：最主要的是去除病因。胸部物理治疗及体位引流联合支气管扩张药治疗可以帮助肺不张区域重新膨胀。难治性病例可行支气管镜检查去除顽固的黏液栓。低氧血症者给予吸氧。在术后，早期促进肺功能恢复、早期下床活动、良好的控制疼痛可以有效防止肺不张。

3.声带功能障碍

(1)病因：声带功能障碍（VCD）是在运动或过度通气等气流量增加时，声带在呼吸周期吸气相不明原因的关闭。它经常被误诊为哮喘，但典型的支气管扩张药，甚至长期吸入糖皮质激素等治疗无效，最常见于运动员、心理压力较大的青少年。

(2)临床特征：咳嗽及呼吸困难是声带矛盾运动的结果，还可存在喘鸣或吸气困难，尤其在从事体育活动或心理压力大时。胃食管反流患者在呼吸困难时或之前可有反酸或胃灼热。

(3)评估：诊断为哮喘的患者常规治疗效果不佳时应考虑到该病，尤其是性格好胜、容易焦虑者。要试图发现患者的社会心理压力，有时这些常被父母和(或)教练隐瞒。查体肺部无喘鸣音，而颈部听诊可闻及单声的吸气性喘鸣。作为肺功能测试的一部分流量-容积环可能会出现吸气曲线变平。运动试验可使症状重现或表现出吸气曲线变平，而没有运动诱发的哮喘所存在的肺活量减低。

动态喉镜检查有时可以识别矛盾声带运动。

(4)治疗：由有经验的语言病理学家教授声带肌肉放松练习，往往是非常有效的。如果症状持续存在，可进行心理咨询和(或)生物反馈。许多 VCD 患者也有合并有真正的哮喘；对于这些患者，需对哮喘进行适当的治疗，可为患者专门制定一个治疗方案。通过治疗，患者可以再次从事诱发该病的体育运动或其他活动。

(5)诊断途径：根据患者的年龄、自身条件首先考虑典型、常见的疾病。详细询问病史，特别注意发病时表现、感染的前驱症状、病程和症状持续时间、治疗反应等。呼吸困难者应在进行紧急生命支持以后再详细询问病史。查体可发现呼吸急促(表 66-2 列出了正常值)、心动过速、血氧饱和度降低、颈部过伸位、发绀、鼻翼扇动、三凹征阳性或辅助呼吸肌参与呼吸、呻吟、哮鸣或喘鸣。以下检查可辅助诊断：动脉血气分析、X 线检查(胸片、胸部 CT、上呼吸道平片、透视、钡剂、支气管造影、肺血管造影、通气灌注扫描)、内镜及肺功能检测。症状严重者暂缓检查。尽量找到并治疗引起呼吸困难的原发病。有时支持治疗是唯一推荐的方法。治疗首先要保持气道通畅、保证氧合和循环，这也是最重要的。其次为药物治疗，如支气管扩张药、消炎药、祛痰药、抗菌药、镇痛药等，以及有创或无创机械通气。外科手术，如气管镜检查、胸腔或肺活检，可帮助诊断或治疗。呼吸困难未经治疗者，由于氧合不足、通气功能受损，最终将出现呼吸衰竭。

表 66-2 不同年龄呼吸急促的定义

年龄	呼吸次数(次/分)
<2 个月	>60
2～12 个月	>50
1～5 岁	>40
>5 岁	>20

(王 琦 张建军 译)

第 67 章

急性阴囊疼痛

Kate Kraft

急性阴囊疼痛患者在最终明确诊断前，应首先考虑为睾丸扭转。睾丸扭转是导致急性阴囊疼痛的各种疾病中唯一需要紧急手术治疗的。发生这种情况者需要立即送往急诊室，电话咨询往往延误早期治疗时机，而导致生育能力丧失。1/4000 的小于 25 岁的男性会丧失睾丸。睾丸扭转可发生在任何年龄，发病高峰分别是出生后最初几天和青春期。急性阴囊疼痛的男孩和年轻男性中，16%～42%最终被证实存在睾丸扭转。这是一种外科急症，疼痛超过 4h 后将发生不可逆的缺血性损伤，超过 6h 睾丸的生育能力显著下降，因此，对阴囊疼痛患者必须高度重视，及时处理。

一、鉴别诊断列表

1.解剖结构因素　①睾丸扭转。②附睾扭转。③附睾附件扭转。④腹股沟疝。⑤鞘膜积液。

2.炎症因素　①附睾炎。②附睾睾丸炎。③创伤。④昆虫咬伤。⑤炎症性血管炎（过敏性紫癜）。⑥特发性阴囊水肿。

3.其他　①皮肤病变。②精索静脉曲张。③肿瘤。④输尿管痛（牵涉性痛）。⑤非泌尿生殖系统疾病（如肌肉、骨骼）。

二、鉴别诊断讨论

（一）常见原因

近 95%的急性阴囊疼痛都是由睾丸扭转、睾丸附件扭转、附睾炎引起。在一项研究中，近 70%的急性阴囊疼痛病例均为睾丸扭转或附睾扭转。

1.睾丸扭转　睾丸扭转源于其血管蒂的完整扭曲，由于缺血产生持续疼痛或绞痛。疼痛突然发作，常伴有恶心、呕吐。发生扭转的睾丸在阴囊内的位置显得较正常睾丸稍高(继发于精索扭转)。在大多数情况下，提睾反射无法引出。并不是所有人都存在提睾反射，尤其是中老年男性，因此，提睾反射消失并不代表一定存在睾丸扭转。

睾丸扭转可分为鞘膜外睾丸扭转和鞘膜内睾丸扭转。鞘膜外睾丸扭转几乎只发生在新生儿，占睾丸扭转的约10%，由于新生儿睾丸尚未降至阴囊，鞘膜尚未与阴囊粘连，而易发生扭曲。大多数睾丸扭转为鞘膜内扭转，这是由于睾丸先天性位置不正，在鞘膜内自由旋转所致，称为"铃锤"样畸形。正常睾丸鞘膜与睾丸和阴囊后壁附着，附着处不被鞘膜包绕使睾丸的位置相对稳固，当鞘膜完全包裹睾丸或向上扩展包绕到精索远端，使睾丸悬吊在精索上呈"铃锤"样畸形，睾丸可在鞘膜腔内自由旋转。早期诊断是至关重要的，诊断越晚，挽救睾丸的概率越低。

2.睾丸附件扭转　睾丸附件扭转是这些退化的残留物扭转造成的缺血所致。典型症状为是逐渐发生的疼痛，以及反应性鞘膜积液引起的阴囊水肿和红斑。食欲不受影响，恶心和呕吐罕见。它可能引起强烈的提睾反射，从而有助于与睾丸扭转相鉴别。早期外上极可出现轻微压痛。部分患者阴囊上出现"蓝点征"。治疗包括休息及应用非甾体类消炎药。90%～95%的患者1周内病情好转，无需进一步治疗。5%～10%的患者附件持续扭转，需行睾丸附件手术切除。

3.附睾炎　青春期前男孩极其罕见，患病者通常继发于泌尿生殖系统的结构异常。青春期男性中常见的病原体是衣原体和淋病，尿常规检查可正常。患者多经过一段时间的重体力活动，如举重，无菌尿液在压力作用下沿前列腺管道反流。无论病因为何，根据病史和查体即可做出诊断。患者疼痛发作缓慢，不影响食欲，尿道可见分泌物和(或)排尿困难。查体发现睾丸无压痛，而后方附睾明显肿大和触痛。怀疑细菌感染时，应适当用抗生素治疗。非感染性附睾炎的治疗包括应用阴囊托、卧床休息、应用非甾体类消炎药等，直到症状改善。

4.疝/鞘膜积液　小儿交通性鞘膜积液或腹股沟斜疝是由于鞘状突未闭，腹腔液体或腹内容物进入鞘膜腔所致，嵌顿疝者有明显的疼痛。鞘膜积液者阴囊肿大、睾丸无触痛、透照试验阳性。有时未闭的鞘状突扩张,使肠管或大网膜进入鞘膜腔,使精索加厚,若肠管或大网膜发生感染,会引起疼痛且更难回纳,需手术治疗。

(二)急性阴囊疼痛的评估

急性阴囊疼痛患者根据病史和体格检查即可做出诊断,尤其是临床表现出现较早的患儿(图 67-1),但炎症发生 8～12h 以后,需要利用多普勒超声检查协助诊断。表 67-1 总结了急性阴囊疼痛的诊断要点。

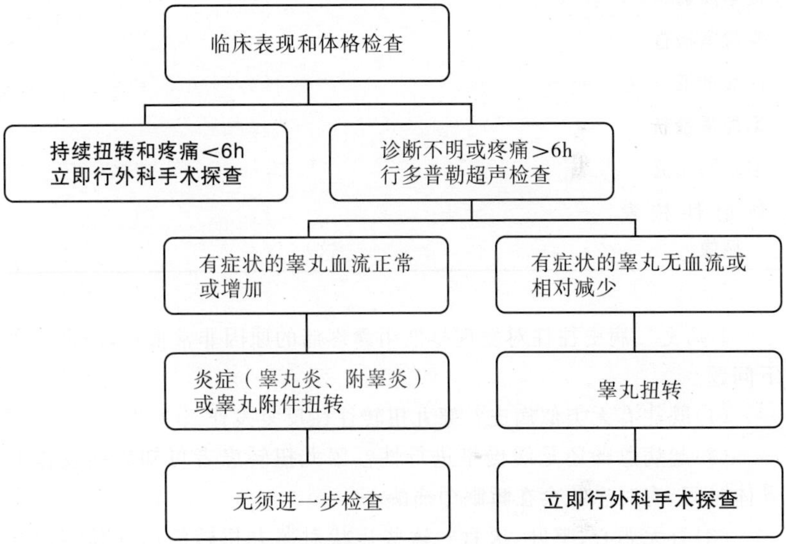

图 67-1　急性阴囊疼痛的评估标准方法

表 67-1　急性阴囊疼痛鉴别诊断要点

	睾丸扭转	睾丸附件扭转	附睾炎	疝/鞘膜积液
病史				
突然发作	+	+/−	−	+/−
恶心/呕吐	+	−	−	−
步态改变	−	+	−	−

续表

	睾丸扭转	睾丸附件扭转	附睾炎	疝/鞘膜积液
前兆	+	−	+/−	+
查体				
睾丸位置高	+	−	−	−
透照试验	−	+/−	−	+
提睾反射	−	+	+	+/−
实验室检查				
尿液试纸	−	−	+/−	−
影像学检查				
多普勒血流	−	+	+	+
放射性核素显像	−	+	+	+

1.病史　病史往往对发现急性阴囊疼痛的原因非常重要，需询问以下问题。

(1)既往有无类似病史？睾丸扭转往往反复发作。

(2)起病急骤还是缓慢呈进行性？睾丸扭转患者可知疼痛发作的具体时间，有时患儿会在睡眠中痛醒。

(3)有无恶心、呕吐、厌食？这些症状对睾丸扭转的阳性预测值高达98%。相反，男孩附睾炎或睾丸附件扭转患者食欲尚可。

2.查体　疼痛显著甚至因疼痛剧烈而在地上打滚者睾丸扭转的可能性较高。相反，睾丸附件扭转患者无明显疼痛。查看阴囊的外观对诊断亦有帮助，检查阴囊有无水肿、积液、触痛、捻发音。睾丸扭转患者睾丸位置较高或横位，精索因缺血而变短。查体时应注意检查提睾反射，轻抚男性大腿内侧上方皮肤，可以引起同侧提睾肌收缩使睾丸上提(至少2cm)，睾丸扭转患者提睾反射消失，同侧提睾反射消失对诊断的敏感性为92%、特异性为94%。

提示：睾丸位置较高和提睾反射消失预示睾丸扭转的存在。

需要鉴别疼痛是来自睾丸、附睾或发炎的睾丸附件。睾丸附件扭转早期局部压痛点通常位于外上极。

检查泌尿生殖系统的其他部分也可能提供诊断线索，检查阴茎有无肿块及分泌物，腹股沟处肿胀可能存在腹股沟疝，腹股沟淋巴结肿大提示存在炎症或感染。

最后，手法复位可暂时治疗睾丸扭转，睾丸扭转患者中有 67% 为精索向内侧扭转所致，将睾丸向外侧轻轻转动，可使位于横位的精索复位。如果患者疼痛剧烈，则不能强行进行，其余 33% 的患者为精索向外侧扭转，需将睾丸向内旋转以复位。如果复位成功，疼痛瞬间缓解，精索会变长，睾丸下降至正常位置。当手术室或手术专科医师有限时，暂时行手法复非常重要，但对于复发或残余扭转者，仍需进行阴囊探查及双侧睾丸固定术。

3.实验室检查　不论年龄大小，均行尿液分析以帮助发现病因。若结果显示 WBC>10 个/HPF 或 RBC>10 个/HPF 提示附睾炎，但不是确诊标准。如果患者性活跃，需行尿液培养查淋病和衣原体。

4.影像学检查　若阴囊疼痛时间持续超过 12h，则往往炎症和水肿严重，查体很难明确诊断。附睾扭转患者当发生反应性鞘膜积液、鞘膜及白膜发炎时，压痛点不再明显。当诊断不明时，可行 X 线片检查以明确诊断。

彩色多普勒超声可以无创且快速直接地发现睾丸本身有无血流，已成为诊断急性阴囊疼痛的金标准，彩色多普勒超声检查诊断急性缺血的敏感性为 86%，特异性为 100%，精确性为 97%。由于核素的限制性应用、成本高、检查持续时间长，核素显像已很少应用。

(三)手术治疗

当怀疑存在睾丸扭转时，谨慎的做法是进行手术探查。对急性阴囊疼痛患者进行手术探查建立明确的诊断，以排除睾丸扭转，这点绝不会错。如果临床表现提示存在睾丸扭转，应立即手术探查而非行放射学检查。虽然多普勒超声已减少探查术的实施，但检查并不完美，可能在实际检查时扭转的睾丸正好复位到有血流通过而漏诊，确立诊断的最佳方法是在患者出现症状时进行检查。对于疼痛短暂、症状不典型的患者，可有间歇性的扭转，选择性睾丸固定术往往对其有帮助。此类患者也应行泌尿系统评估，并书写疾病日记，记录发作的频率，疼痛程度和持续时间。

（王　琦　张建军　译）

第 68 章

癫痫发作

Katherine S. Taub, Nicholas S. Abend

癫痫发作是由大脑神经元突然异常的过度放电引起的行为、意识、运动、感觉或自主神经功能改变。癫痫发作的鉴别诊断见表 68-1。全身性发作为双侧大脑皮质弥漫性放电，局灶性发作是由一部分的大脑放电引发的相应部位的症状。先前的分类系统将局灶性发作分为简单部分性发作（局限于一个区域，不伴随意识障碍）、复杂部分性发作（影响相邻区域，伴随意识障碍），以及继发性全身性发作（广泛传播至整个大脑皮质）。在最近的国际抗癫痫联盟（ILAE）的分类中，术语简单和复杂分别被替换为更具描述性的“不伴意识障碍”和“伴意识障碍”，也被指定为“进展为双侧惊厥发作”。

表 68-1　一过性神经功能活动的非癫痫发作因素

因素
神经系统疾病
卒中/短暂性脑缺血发作
偏头痛
运动障碍
反射动作
心血管疾病
血管迷走性晕厥（可能导致晕厥性痉挛发作）
心律失常
低血压
内分泌或代谢性疾病
低血糖症

续表

低钠血症
睡眠障碍
入睡抽动(hypnic jerks)
良性睡眠肌阵挛
异睡症
嗜睡症/猝倒
心因性疾病
非癫痫性心因性惊厥(假性发作):转换障碍
其他
憋气
自慰
胃食管反流
行为
危及生命的事件

癫痫发作发生于自身有反复发作倾向的疾病(癫痫),或由一个原发或继发影响大脑的疾病所致(急性症状性发作)。癫痫发作患者的初步评估必须识别和治疗可能会导致发作的任何潜在原因。癫痫持续状态为抽搐连续或反复发作,意识状态无恢复。癫痫发作的类型见表 68-2。

表 68-2　癫痫发作的分类(ILAE 2010)

全身性发作
强直-阵挛发作
失神发作
典型失神发作
不典型失神发作

续表

伴有特殊症状的失神发作(如肌阵挛性失神、眼睑肌阵挛)
肌阵挛发作
肌阵挛
失张力肌阵挛
强直性肌阵挛
阵挛性发作
强直性发作
失张力发作
局灶性发作
伴有认知或意识障碍
不伴有认知或意识障碍
进展为双侧抽搐发作
其他分类不明的发作
癫痫性痉挛(包括婴儿痉挛)

癫痫是指反复无端抽搐发作。更详细地说,ILAE将癫痫定义为以脑功能失调导致反复痫性发作倾向,以及由此导致的神经生物、认知、心理、社会影响。癫痫根据发病原因分为遗传性、结构-代谢性、不明原因性。遗传性癫痫是由已知或推测的基因缺陷所致。基因突变可以是已知的,如钠离子通道(如SCN1A突变)的突变,或由癫痫的家族史所推测出的突变。结构-代谢性癫痫由于潜在的结构或代谢缺陷引起。结构缺陷包括皮质发育畸形(如发育不良、神经管发育障碍)或后天的缺陷,如脑卒中或创伤。不明原因性癫痫病因不明,有可能与未明确的基因缺陷有关。在一些患者中,根据病史、年龄、发作类型和脑电图(EEG)可以归结为某一癫痫综合征,从而指导治疗、推测预后。儿童常见的癫痫综合征见表68-3。

提示:初次发作者应积极寻找病因。癫痫(无端发作)是一个排除性诊断。

表 68-3　国际抗癫痫联盟制定的癫痫分类

新生儿期
良性家族性新生儿癫痫(BFNE)
早期肌阵挛性脑病(EME)
大田原综合征
婴儿期
婴儿游走性部分性发作
West 综合征
婴儿肌阵挛性癫痫(MEI)
婴儿良性癫痫
良性家族性婴儿癫痫
Dravet 综合征(婴儿严重肌阵挛性癫痫)
非进行性疾病中的肌阵挛性脑病
儿童期
热性惊厥附加症(FS+)
Panayiotopoulos 综合征(早发性良性儿童枕叶癫痫)
肌阵挛失张力发作性癫痫
儿童良性癫痫伴中央颞区棘波(BECTS,运动性癫痫)
常染色体显性遗传夜间额叶癫痫(ADFNLE)
迟发性儿童枕叶癫痫(Gastaut 型)
肌阵挛失神癫痫
Lennox-Gastaut 综合征
Landau-Kleffner 综合征(LKS)
慢波睡眠中持续性棘慢复合波的癫痫(CSWS)
儿童失神性癫痫(CAE)
青春期-成年人
少年失神癫痫(JAE)

续表

少年肌阵挛性癫痫(JME)
仅有全身强直-阵挛发作的癫痫
进行性肌阵挛性癫痫(PME)
Lafora 病(拉福拉病)
Unverricht-Lundborg 综合征(Baltic 肌阵挛)
神经元蜡样脂褐质沉积症
肌阵挛性癫痫伴蓬毛样红纤维(MERRF)
涎酸贮积症
有听觉症状的常染色体显性遗传癫痫(ADEAF)
反射性癫痫
光敏性枕叶癫痫
原发性阅读性癫痫
惊愕性癫痫
特殊类型
伴海马硬化的颞叶内侧癫痫
Rasmussen 综合征
伴下丘脑错构瘤的痴笑发作
偏侧惊厥-偏瘫综合征
由结构-代谢疾病引起的癫痫
大脑皮质发育异常(如半侧巨脑综合征、灰质异位)
神经皮肤综合征
肿瘤
感染
创伤
血管瘤
围生期损害

续表

脑卒中
能诊断为癫痫的痫样发作
良性新生儿发作(BNS)
热性惊厥(FS)

一、鉴别诊断列表

(一)神经系统因素

1.神经血管因素　缺血性脑卒中、静脉窦血栓形成、脑出血、蛛网膜下腔出血、动静脉畸形、高灌注综合征。

2.肿瘤　原发性、转移性。

3.感染　脑膜炎、脑炎、脓肿、猫抓病、蜱传疾病。

4.炎症　急性播散性脑脊髓炎、血管炎、狼疮性脑炎、Rasmussen 脑炎。

5.创伤　撞伤、硬脑膜外血肿、硬脑膜下血肿、外伤性蛛网膜下腔出血、颅骨凹陷性骨折。

6.神经外科手术

7.遗传因素　神经退行性病变。

8.先天和宫内因素　脑畸形、新生儿缺氧缺血性损伤、先天性感染。

9.原发性癫痫

(二)全身系统因素

1.缺氧缺血

2.药物毒性　苯丙胺(安非他明)、可卡因、苯环己哌啶、局部麻醉药、精神病药、抗抑郁药、免疫抑制药、抗生素。

3.药物戒断　苯二氮䓬类、巴比妥类、阿片类、酒精。

4.感染性发热(不累及中枢神经系统)

5.代谢紊乱　低血糖症、低钠血症、低磷血症、肾功能不全、肝功能损害。

6.代谢性疾病　尿素循环代谢障碍、氨基酸代谢疾病、线粒体脑病、贮积病、维生素 B_6 缺乏病、亚叶酸反应性惊厥、非酮症高血糖。

二、鉴别诊断讨论

(一)儿童良性癫痫伴中央颞区棘波(Rolandic Epilepsy,运动性癫痫)

通常于 2～13 岁发病,5～10 岁最多。发作多出现在睡眠期,主要表现为流涎,嘴部阵挛、并发出咯咯的声音。白天发作不太常见,通常包括语言中断和脸部/手臂阵挛抽动,无意识丧失。认知功能正常,神经系统检查亦无异常所见。脑电图显示一侧或双侧的中央颞区尖波。可应用抗癫痫药物治疗,发作容易控制,多在青春期前停止发作。

(二)少年肌阵挛性癫痫(juvenile myoclonic epilepsy)

通常十几岁时起病,它的特点是睡醒后不久出现的上肢肌阵挛发作,最初往往被认为是晨起动作笨拙,直到出现全身强直-阵挛性发作,有时与光刺激有关。认知功能和神经系统检查均正常。清醒时脑电图可完全正常,睡眠中出现典型的不规则快棘慢波。失眠、压力和饮酒会使症状加剧。此型癫痫容易控制,但若中断治疗会经常复发,因此需要终身治疗。

(三)儿童失神性癫痫

起病年龄在 4～10 岁,高峰为 5～7 岁。临床特点为频繁(>10 次/天)、短暂(4～10s)的意识丧失。常导致相关的行为障碍(如注意力缺陷多动障碍),大多数患儿认知功能正常,神经系统无异常体征。他们可能会一天发生几百次,通常远远多于照料者发现的次数,因此可能会干扰判断。癫痫发作可有考试时患儿过度通气引起。脑电图显示过度通气引起的广泛的 3Hz 棘慢复合波。发作通常是很容易治疗,多于青春期自然缓解。难治性失神癫痫提示 GLUT-1 缺乏,治疗需生酮饮食。

(四)少年失神癫痫

此型类似于儿童失神性癫痫,但发病年龄稍晚(10～17 岁),高峰为 12～14 岁。认知功能及神经系统检查无异常。脑电图显示广义棘波放电在 3.5～4.5Hz。癫痫发作不频繁,每周发作几次,疲劳、过度通气可诱发。他们通常也很容易治疗,若治疗中断则经常复发,因此需终身治疗。一些将发展为全身强直-阵挛性发作。

(五)婴儿痉挛症(West 综合征)

婴儿痉挛症是一种与年龄相关的癫痫性脑病,典型者4～12个月发作。1/3病例在发病之前神经发育正常(特发性),其余2/3早期即存在异常(症状性)。该病是以婴儿痉挛、智力低下、高幅失律脑电图为表现的一组综合征。发作类型可以是屈曲型或伸展型(也被称为"折刀样发作"或"敬礼样痉挛"),往往在睡眠-觉醒转变过程中出现,成簇发作。脑电图呈高幅失律(不规则、高振幅、杂乱无章、多灶性棘波和慢波)。病因较多,如新生儿缺氧缺血或感染致脑发育异常、结节性硬化症和唐氏综合征。明确病因需行磁共振成像(MRI),有时需行遗传代谢病筛查。治疗上每天应用促肾上腺皮质激素肌内注射或口服大剂量类固醇;治疗前需排除感染,治疗过程中密切监测不良反应。氨己烯酸对结节性硬化症患者尤其有用。典型的抗癫痫药物[AEDs(尤其是托吡酯)]适合于结构病变的患儿。大约有50%演变为Lennox-Gastaut综合征。只有10%预后良好,其中大部分为特发性。

(六)Lennox-Gastaut 综合征

Lennox-Gastaut综合征临床表现为三联症:脑电图呈弥漫性慢棘慢波、智力发育落后、多种发作形式的难治性全身性癫痫。发病年龄2～8岁,可以原发起病或由West综合征演变而来。常见的发作形式为不典型失神、强直性、失张力发作。极少缓解,常伴认知功能障碍。

(七)获得性癫痫性失语(Landau-Kleffner 综合征)

于3～8岁隐匿起病,典型表现为渐进性言语听觉失认,类似于自闭症的退化过程。失语之前或同时可伴癫痫发作,癫痫症状一般较轻且易控制。脑电图显示慢波睡眠期双侧颞区或顶枕区明显的棘波(若描记大部分为癫痫样放电,又被称为睡眠中癫痫性电持续状态)。于言语功能有关的脑电图异常可被药物控制,但有50%儿童的失语不易恢复。

(八)热性惊厥

热性惊厥是儿童癫痫发作最常见的原因,6个月至5岁的儿童发生率为2%～4%。单纯热性惊厥由高热引起,患儿无潜在的神经系统疾病，表现为全身性发作、持续时间<15min、24h内仅发作1次。高达50%的患儿会再次发作，但只有2%～3%有发生癫痫的风险。单纯热性惊厥对认知功能发育无影响。复杂性热惊厥主要特征有局灶性发作、持续时间>15min、24h内反复发作。若以上3个条件均满足，发生癫痫的风险高达50%。目前正在研究长时间的热性惊厥是否会导致颞叶内侧硬化。如果患儿存在局灶性发作的特点，需行MRI检查。

对该病诊断性评估首先应明确发热原因并给予治疗。常见的病因有中耳炎、上呼吸道感染、病毒性综合征、肺炎、尿路感染、胃肠炎、水痘和支气管炎。癫痫发作可能是中枢神经系统感染的早期表现，因此，对于12～18个月以下的患儿不能排除中枢神经系统感染者，以及持续嗜睡、烦躁、体温不能降至正常的年长儿，应行腰椎穿刺术。单纯热性惊厥者一般无须行神经系统影像学检查和脑电图。抽搐常发生于发热早期，目前尚没有证据表明退热药能有效防止热性惊厥复发，长时间热性惊厥患儿可以经直肠给予地西泮。

(九)新生儿癫痫发作

出生后1周内出现的癫痫发作通常不易察觉，不是定位明确的部分性发作或对称的全身强直-阵挛性发作。典型患者表现为嘴唇抽动、眼球偏斜、局灶性运动、自主神经变化或肌阵挛。大多数新生儿癫痫发作是由一个明确的因素引起的损伤(60%为缺氧缺血性损伤，20%为脑出血或脑梗死，5%～10%为感染，5%～10%为其他疾病：包括代谢性疾病)。出生后3d内发生者首先考虑为缺氧缺血性脑病、颅内出血、代谢异常、吡哆醇依赖性、非酮症高血糖、局部麻醉药中毒、败血症和脑膜脑炎。出生3d以后发作者，更可能是代谢性疾病、颅脑畸形、“五日风”(健康足月婴儿生后第5天出现惊厥，在2周内痊愈，预后良好)，以及新生儿良性(非癫痫性)睡眠肌阵挛或新生儿家族性惊厥(常染色体显性遗传病，癫痫发作通常持续1～6周，预后良好)。新生儿癫痫发作的预后取决于病因。

需要考虑到的特殊疾病如下。

(1)维生素B_6(吡哆醇)敏感性癫痫可能会因应用维生素B_6或磷酸吡哆醛诱发。

(2)GLUT-1缺乏症(脑脊液糖<40%血清葡萄糖)可以给予生酮

饮食治疗。

常规检查包括血糖、电解质、动脉血气、血氨、药物检测、腰椎穿刺术、CT/ MRI、血和脑脊液培养、脑电图和吡哆醇试验。新生儿惊厥可能只存在脑电改变，这是指没有任何临床表现，只有脑电图监测可发现癫痫发作，尤其是应用抗惊厥药治疗之后，因此，需对部分新生儿进行长时间的脑电图监测。此外，根据需要可进行血浆氨基酸、尿有机酸、极长链脂肪酸、溶酶体酶、脑脊液及血乳酸/丙酮酸和脑脊液甘氨酸等检测。如果这些指标均为阴性，则可考虑进行基因检测。

初始治疗通常是应用苯巴比妥(20mg/kg 静脉注射)，若需血药浓度达到 20～40μg/ml 时可重复给药。癫痫持续状态可用苯妥英钠(20mg/kg 静脉注射)进行治疗，必要时增加剂量使血药浓度达到 15～20μg/ml。其他常用抗惊厥药包括托吡酯和左乙拉西坦，虽然缺乏其剂量和有效性的数据。若癫痫发作完全控制 1～2 周，潜在的急性病因已稳定或恢复，可以停用抗癫痫药物。

提示：新生儿惊厥通常有潜在的病因，在控制惊厥的同时，需找出并治疗原发病。

(十)外伤性癫痫发作

癫痫发作可由闭合性或穿透性颅脑外伤造成的急性损伤引起，或是外伤后延迟出现的后果。

即刻癫痫发作发生于脑外伤后 1h 内，可能与脑损伤有关，也可能无关。此型在外伤性癫痫发作中发生概率最小。

早发性外伤后癫痫发生于脑外伤后 1 周以内，与脑水肿、硬脑膜外、硬脑膜下及脑内血肿及外伤性蛛网膜下腔出血有关。神经系统影像学检查有利于诊断。此型与将来发生的癫痫无关。

晚发性外伤后癫痫(1 周后)，被认为是迟发的症状性癫痫发作，易复发，需及时治疗。

三、第一次癫痫发作后的评估

癫痫发作最初应考虑为急性症状性发作，以免错过病因治疗。无诱因反复发作(如癫痫)的诊断必须在症状性病因排除之后。所有的儿童需进行详细的病史询问和体格检查。与癫痫发作有关的病史相关问题见表 68-4。若发作不能迅速恢复正常、神经功能状态不能恢复或是惊厥反复发作,应进行血糖和血电解质检测。如果有下列危险因素的儿童应立即进行 CT 检查,包括头部外伤、癫痫发作＞15min、发作后暂时性局限性瘫痪(Tdd 麻痹)、意识改变持续存在、镰状细胞病、出血性疾病、恶性肿瘤及人类免疫缺陷病毒感染。MRI 对发现癫痫相关的异常比 CT 更为敏感,因此,在非紧急状况下最好行 MRI 检查。＜1 岁的儿童,有局灶性发作、有局灶性神经系统检查迹象或存在其他运动/认知障碍时应考虑 MRI 检查。ILAE 指南建议:由于 MRI 具有分辨率高、功能多、无辐射等优点,在已知或疑有与定位有关的癫痫、癫痫分类不清,或根据癫痫症状怀疑有远程病因时,MRI 优于 CT。若怀疑有感染时,必须行腰椎穿刺术排除中枢神经系统感染。怀疑中毒时应行毒物筛查。新生儿和婴幼儿发生中枢神经系统感染时,可以癫痫发作为首发症状,因此当疑有感染时,即便无发热或已有明确的脑病,也应行腰椎穿刺排除中枢神经系统感染。若患儿脑电图已回归基线水平,病史也不提示存在潜在病因,则一般不进行实验室检查、腰椎穿刺和紧急神经系统影像学检查。

即刻脑电图检查的适应证为:对不明原因的持续精神状态或运动改变者,评估亚临床发作或证实是否为癫痫发作。否则,不需要发作后即刻行脑电图检查,此时的脑电图可能会出现非特异性的慢波。脑电图一般都在稳定的情况下进行,以帮助确定发作类型,并识别潜在的癫痫综合征。

表 68-4 癫痫发作患者的病史采集

患者病史
出生史
热性惊厥史
神经系统问题
生长发育问题
精神心理问题
药物应用史

续表

与疑似癫痫发作事件相关
诱发因素
降低癫痫发作阈值的因素(包括睡眠不足、酒精、全身性感染、发热)
前兆
症状持续时间
运动和感觉症状
意识和反应水平
外伤
尿失禁
呼吸或皮肤颜色改变
事件持续的时间
事件发生后的持续时间和表现
与事件类型相关
事件的频率
固定的或变化的特点
家族史
社会史:家用药物/毒物

四、癫痫发作的处理

(一)抗癫痫药物(antiepilepitc drugs,AEDS)

癫痫急性发作时,应首先治疗潜在的病因,不需要应用抗癫痫药。抗癫痫药物可用于数周或数月后再次发作使急性期病情更为复杂,或额外的发作影响神经功能状态(如外伤后癫痫发作),进一步增加颅内压者。

如果第一次癫痫发作是无诱因的,只有 40%的儿童会出现再次发作。因此,第一次发作后一般不服用抗癫痫药物。再一次无端发作后,

60%～70%的儿童会再次发作，因此，需要开始给予抗癫痫药物。开始抗癫痫药物治疗需考虑到儿童的年龄、癫痫综合征的类型、脑电图检查结果、随后发作之间的间隔时间。

常用抗癫痫药物见表68-5。药物的选择根据癫痫的类型、发作频率、疗效数据、可能的不良反应、滴定时间表、剂量时间表和儿童喜欢的剂型的实用性(液体、喷洒型胶囊)。

地西泮直肠凝胶(直肠地西泮的预装注射器)被批准用于反复发作的儿童。有证据表明，它也对长程发作有效。它一般用于成簇发作或发作时间超过5min者。不是每个发作的患儿都需要直肠应用地西泮，对长程发作或远离医疗护理地区的患儿应考虑使用。

表68-5 抗癫痫药物

AED	适应证	优点	不良反应
卡马西平(得理多，Carbatrol)	局灶性癫痫 初始单药治疗	可能有情绪稳定剂作用 剂型为混悬剂、喷洒型胶囊	肝酶诱导 皮疹和超敏反应 特质性白细胞减少和再生障碍性贫血 长期使用可致骨质疏松
乙琥胺(Zarontin)	失神性癫痫	剂型为混悬剂	特质性皮疹和白细胞减少
非尔氨酯(Felbatol)	广谱抗癫痫药 难治性癫痫	剂型为混悬剂	特质性再生障碍性贫血和肝衰竭 频繁进行血液学检查和签知情同意书
加巴喷丁(Neurontin)	局灶性癫痫	神经性疼痛 剂型为混悬剂	长期使用可致体重增加

续表

AED	适应证	优点	不良反应
拉莫三嗪(利必通)	广谱抗癫痫药	可能有情绪稳定剂作用 剂型为咀嚼片	缓慢加量 皮疹和超敏反应 与丙戊酸钠同时使用时血药浓度增加 皮疹(特别是快速加量时)
左乙拉西坦(开浦兰)	广谱抗癫痫药	可静脉推注 剂型为混悬剂	可能加重行为问题
奥卡西平(曲莱)	局灶性癫痫 初始单药治疗	剂型为混悬剂	皮疹和超敏反应 低钠血症
苯巴比妥	局灶性癫痫 初始单药治疗(但儿童已不用于一线治疗)	可静脉推注 快速达负荷量 剂型为混悬剂	认知问题 肝酶诱导 皮疹和超敏反应 用药速度过快可能致低血压、呼吸频率减慢 长期使用可致骨质疏松
苯妥英钠(Dilantin)	局灶性癫痫 初始单药治疗(但儿童已不用于一线治疗)	可静脉推注 快速达负荷量 剂型为混悬剂	肝酶诱导 皮疹和超敏反应 不可预知的药代动力学 可能致心律失常 长期使用可致牙龈增生、骨质疏松
卢非酰胺(Banzel)	与 Lennx-Gastaut 综合征有关的癫痫发作 年龄＞4 岁		QT 间期缩短、头痛、头晕、嗜睡、恶心

续表

AED	适应证	优点	不良反应
托吡酯（妥泰）	广谱抗癫痫药 初始单药治疗	预防偏头痛和抽动 不增加体重 剂型为喷洒型胶囊	失语 体重减轻 肾结石 少汗症（体温过高） 代谢性酸中毒 急性闭角型青光眼
丙戊酸钠（Depakote，德巴金）	广谱抗癫痫药	可静脉推注 剂型为混悬剂、喷洒型胶囊	肝酶抑制 特质性胰腺炎和肝衰竭（尤其是小年龄患儿、多种药物联用、代谢性疾病） 剂量相关性血小板减少 长期使用可致体重增加、脱发、震颤、月经失调 致畸率高
氨己烯酸	部分性癫痫 婴儿痉挛（特别是结节性硬化者）		基底节、丘脑、脑干和齿状核出现MRI改变，但无临床症状 进行性永久性双侧视野沿同心圆收缩 发热（19%～29%）
唑尼沙胺（Zonegran）	广谱抗癫痫药	无体重增加	体重减轻 肾结石 少汗症（体温过高） 代谢性酸中毒

(二)其他的治疗方法

1.生酮饮食 采用高脂肪、低糖类的方案。常见的不良反应包括低血糖症和肾结石。如需静脉输液,液体中应不含糖。

2.迷走神经刺激器 该手术置入的装置,可以设置为不断循环,也可以进行编程,以长时间提供较高的电流,通过电脉刺激神经系统,从而中止发作。它必须在行 MRI 扫描前关闭。

3.癫痫手术 术式选择包括切除手术、标准叶切除术、皮质切除术及很少应用的大脑半球切除术。其他的术式有胼胝体切开术和多处软脑膜下横切术。脑电图和影像学表现一致的癫痫病灶预后最好。局灶性癫痫中,尽管应用 2、3 种抗癫痫药但仍持续发作者,应行手术进行评估。

(三)停用抗癫痫药物

2 年未发作者可尝试停止抗癫痫药物,50%以上患儿停药后不再发作。停药成功的指标包括 2 年未发作、脑电图正常、检查正常、单个发作类型。

当癫痫发作的频率或严重程度突然增加时,必须考虑癫痫加重,但恶化原因更常见于漏服药物、最近体重增加使抗癫痫药物血药浓度降低、并发感染(伴或不伴发热)等。有时,需要考虑到急性症状性病因,因为确诊癫痫的患儿也可以再发生其他中枢神经系统疾病(如感染)。急性加重期(如并发感染期间)可考虑应用长效的苯二氮䓬类数天,如氯氮䓬或氯硝西泮。

(四)癫痫合并症

大部分癫痫的管理侧重于控制发作,但合并症的识别和管理亦非常重要,因其可对生活质量产生重要影响。常见的并发症包括抑郁、焦虑、学习障碍、注意力缺陷多动障碍和头痛。一些研究显示,癫痫患者即便发作控制良好,意外妊娠、学习成绩差、失业的发生率仍较高,这表明对于这些心理问题需给予足够的关注。

五、癫痫持续状态

癫痫持续状态(status epilepticus,SE)是一种危及生命的急症,其特征是长程的或反复癫痫发作,精神状态不恢复正常。传统的定义是一次癫痫发作持续 30min 或反复发作达 30min，期间意识不恢复。然而，有证据表明，大多数癫痫发作在 5min 内自行停止，长程的癫痫发作则难以终止，预后差，5～10min 应开始治疗。癫痫持续状态可伴或不伴惊厥(不伴惊厥时需进行脑电图检测)。先前已确诊的癫痫患者，导致癫痫持续状态的常见病因包括服药依从性差、近期服药变化、苯二氮䓬类或巴比妥类药物戒断或并发感染。第一次癫痫持续状态者多有急性症状性病因，必须考虑脑膜脑炎、脑卒中、颅内出血、急性颅脑损伤、脑肿瘤、脱髓鞘疾病、代谢性疾病及药物/毒品过量。评估和治疗必须着眼于终止发作、治疗基础疾病。特别要注意传统的心肺复苏(ABC 流程)可能会加重或引起继发性脑损伤。癫痫持续状态的治疗建议见表 68-6。

表 68-6 癫痫持续状态治疗建议

阶段	策略
即将发生 SE	院外
＜5min	口腔含服咪达唑仑或经直肠给予地西泮
	苯二氮䓬类：
	劳拉西泮 0.1mg/kg，静脉注射，1min 以上(最大剂量 5mg)
	地西泮 0.2mg/kg，静脉注射，1min 以上(最大剂量 10mg)
	观察 5min 发作是否停止
	吸氧，保持通气、呼吸和血流动力学稳定，建立静脉通道
	床边测血糖、开始监测心电图
SE 发生	重复给予苯二氮䓬类
5～10min	给予磷苯妥英钠 20mg/kg，静脉注射，速率 2mg/(kg·min)(最大 150mg/min)
	或苯妥英钠 20mg/kg，静脉注射，速率 1mg/(kg·min)(最大 50mg/min)
	或若＜1 岁，苯巴比妥 20mg/kg，静脉注射
	或若＜2 岁，维生素 B_6 100mg，静脉注射

续表

阶段	策略
	低血糖症患者给予 50%葡萄糖 2ml/kg，首先给予维生素 B_1 100mg 静脉注射
	检查：
	床旁血糖测定、血常规、培养
	骨形态发生蛋白(BMP)、镁、磷、肝功能、毒物(血、尿)
	抗癫痫药物血药浓度、PT、PTT
	头颅 CT
	给药 10min 后绘制苯妥英钠/苯巴比妥浓度曲线
	保持通气、呼吸、血流动力学稳定，持续生命体征和心电图监测，神经内科会诊
难治性 SE 早期	若给予苯二氮䓬类药物及追加抗癫痫药治疗 10min 后，癫痫发作仍未缓解，可诊为难治性 SE
	均应给予三线药物治疗：
	苯巴比妥 30mg/kg，静脉注射，速率 2mg/(kg・min)(最大速率 60mg/min)，需密切监控，随时准备给予通气支持，并维持血压稳定
	苯妥英钠 20mg/kg，静脉注射，速率 1mg/(kg・min)(最大 50mg/min)
	需密切监测心电图
	左乙拉西坦 40mg/kg，静脉注射，速率 5mg/(kg・min)(最大 3g)
	丙戊酸钠 20mg/kg，静脉注射，速率 5mg/(kg・min)
	合并肝脏或代谢性疾病时禁用
难治性 SE 晚期	收入 PICU，准备建立气道、机械通气，建立中央静脉通道，持续动脉血流动力学监测

续表

阶段	策略
	一旦临床发作终止,可能需要脑电图监测以评估有无亚临床发作
昏迷	若发作持续出现昏迷时,给予咪达唑仑,0.2mg/kg,静脉注射,2min以上(最大10mg),之后给予0.1mg/(kg·h)。若静脉注射咪达唑仑5min后发作仍不缓解,追加0.2mg/kg,之后静脉滴注维持。根据需要加量至发作终止,通常要达到脑电图出现暴发抑制
	若给予最大剂量的咪达唑仑[一般2mg/(kg·h)]发作仍不缓解,或咪达唑仑不耐受者,可考虑给予戊巴比妥钠或异氟醚

提示:癫痫持续状态是一种紧急情况,需要迅速和积极有效的治疗。

(王　琦　张建军　译)

第 69 章

性 虐 待

Cindy W. Christian

儿童性虐待是指儿童参与他们无法理解、身体尚未发育准备好且不能提供主观同意的性行为，是一种违法、社会禁忌的行为。“性虐待”是一系列行为的普遍术语，包括非接触式性虐待（如观看或拍摄色情影视片；偷窥儿童穿衣、上厕所或洗澡；暴露癖）和接触式性虐待。非接触式性虐待频繁发生，犯罪者取得儿童的信任以后，可进展为直接接触式性虐待。

一、鉴别诊断列表

儿童性虐待表现出各种症状及体征，下面是与性虐待有关表现及相关的鉴别诊断。

（一）阴道或阴茎分泌物异常

1.感染因素　性传播疾病（淋病奈瑟菌、沙眼衣原体、阴道毛滴虫）、A 群链球菌。流感嗜血杆菌、金黄色葡萄球菌、白喉、解脲支原体、阴道加德纳菌、志贺菌。

2.解剖结构因素　输尿管异位、直肠阴道瘘、盆腔脓肿引流。

3.创伤因素　异物、化学刺激（如泡沫浴）及紧身、不透气的衣物。

4.其他原因　非特异性外阴阴道炎、白带、急性女阴溃疡。

（二）生殖器出血

1.感染因素　有肉眼血尿的泌尿系感染、阴道炎。

2.解剖因素　阴道息肉、尿道脱垂、外阴血管瘤。

3.创伤性因素　骑跨伤（通常前壁撕裂）、刺穿（贯穿）伤、异物（如卫生纸、小玩具）

4.皮肤病因素　硬化性萎缩性苔藓(女孩)、干燥性闭塞性龟头炎(男孩)。

5.内分泌因素　新生儿雌激素撤退、性早熟。

6.肿瘤因素　葡萄状肉瘤、阴道横纹肌肉瘤、产生雌激素的肿瘤。

(三)生殖器炎症或瘙痒

1.感染因素　非特异性外阴阴道炎、性传播疾病(淋病奈瑟菌,沙眼衣原体,阴道毛滴虫)、蛲虫、疥疮、阴道念珠菌病、A组链球菌肛周蜂窝织炎。

2.创伤因素　卫生不良、通风不良或紧身内衣、化学刺激、"沙盒"阴道炎。

3.皮肤病因素　特应性皮炎、接触性皮炎、皮脂溢、尿布皮炎、牛皮癣、硬化性萎缩性苔藓(女孩)、干燥性闭塞性龟头炎(男孩)。

4.全身因素　荨麻疹、克罗恩病、川崎病、Stevens-Johnson综合征。

(四)瘀青

1.感染因素　暴发性紫癜、弥散性血管内凝血。

2.创伤性因素　骑跨伤、意外贯穿伤。

3.皮肤病因素　硬化性萎缩性苔藓(女孩)、干燥性闭塞性龟头炎(男孩)、多形性红斑、蒙古斑、血管痣。

4.血液病因素　特发性血小板减少性紫癜、白血病、维生素K缺乏症、凝血因子缺乏症、弥散性血管内凝血。

5.代谢因素　Ehlers-Danlos综合征、成骨不全症。

6.自身免疫性因素　过敏性紫癜、血管炎。

(五)解剖变异

1.获得性　阴唇粘连、HTT综合征(Hair thread tourniquet syndrome)、包茎、嵌顿包茎、尿道脱垂。

2.先天性　处女膜纵隔、筛状处女膜、处女膜开口过小、处女膜闭锁、尿道肉阜、前庭阶、阴茎中线囊肿、异位输尿管囊肿。

二、鉴别诊断讨论

一些通常容易被误诊为性虐待的情况需要鉴别。

(一)硬化性萎缩性苔藓病

1.病因　通常发生于青春期前及绝经后女性,外阴皮肤变薄、萎缩,从而容易受伤。萎缩的皮肤通常位于大阴唇、会阴及肛周区,呈沙漏形状,处女膜无异常。

2.临床特征与评估　可出现黏膜白斑和血疱,儿童常表现为轻微创伤后的瘙痒和阴道出血,一般依靠临床表现即可诊断,有时需要活检。

3.治疗　对症治疗,注意卫生。氢化可的松可用于缓解刺激和瘙痒。

(二)骑跨伤

1.病因　骑跨伤是一种常见的生殖器创伤,男女孩均可出现,由于骨盆与外界硬物之间的挤压碰撞导致生殖器组织损伤(如自行车把手或椅子扶手)。

术语"骑跨伤"也用于描述生殖器的意外贯穿伤,这些损伤可发生在生殖器的任何区域,女孩有可能导致处女膜破裂。生殖器意外贯穿伤的发生率远远低于非贯穿性的骑跨伤,且需要明确的病史来证实。

2.临床特征　在女孩,大多数非贯穿性骑跨伤可引起前外阴瘀斑和(或)撕裂,常累及小阴唇。由于处女膜的解剖位置靠后且向内凹陷,通常不被累及。在男孩,通常出现阴囊和阴茎撕裂伤或瘀斑。这些损伤愈合快,除了坐浴以外不需要其他治疗。有些撕裂或刺穿伤需要在全身麻醉下手术修复。

(三)外阴阴道炎

1.病因　引起儿童外阴阴道炎的原因很多,大多与性虐待无关。在青春期女性,主要是由特殊的病原体感染所致。青春期前儿童最常见的类型是非特异性外阴阴道炎,是由解剖、生理、卫生等因素共同作用引起。外阴阴道炎也可以因性虐待造成,原因有机械性创伤、刺激或性传播疾病。

2.临床特征　非特异性外阴阴道炎的分泌物通常是慢性、间歇性,很少至中度,查体在阴道口可见或不可见。

3.评估　外阴分泌物的实验室检查包括淋球菌、沙眼衣原体、阴道毛滴虫的查找,阴道分泌物的革兰染色和培养,阴道毛滴虫的抗原检测和线索细胞（黏附细菌的阴道上皮细胞），念珠菌的氢氧化钾试验。胺臭味试验（whiff test）是取阴道分泌物加少量氢氧化钾溶液，闻到胺臭样气味，即所谓试验阳性，见于细菌性阴道炎及阴道毛滴虫病。核酸扩增试验已迅速取代细菌培养用于鉴定淋病与衣原体感染。

4.治疗　非特异性外阴阴道炎的治疗在于改变卫生习惯（如便后从前往后擦拭；穿宽松舒适的衣服和白色纯棉内衣）。性传播疾病及其他传染性病原体所致外阴阴道炎的治疗详见第 70 章。

三、评估儿童性虐待

性虐待的发现通常是通过下列方法之一：①儿童揭发；②第三者发现（如性虐待过程被他人撞见）；③儿童出现身体损伤；④儿童获得性传播疾病。

许多遭受性虐待的儿童在查体时没有异常发现，有可能是因为儿童在遭受性虐待时没有受到身体损伤或损伤已经痊愈。对怀疑遭受性虐待的患儿进行病情评估时，需认真询问病史、查体和收集标本进行化验，且必须详细记录病史及体格检查发现。

（一）病史

主诉可能是身体损伤或性传播疾病，但更常见的是往往是由性虐待所造成的心理压力，症状体征并无特异性。这些包括非特异性的主诉（如过度性感的行为、恐惧症、睡眠障碍、学习成绩差、行为失控、逃学、攻击行为、抑郁症的表现），以及非特异性的身体不适[如白天或晚上继发性遗尿、大便失禁、头痛及腹部、生殖器和（或）直肠疼痛、排尿困难、阴道炎、外阴红斑、阴道或阴茎分泌物、生殖器和（或）直肠出血、妊娠]。有关性虐待所致身体及行为两个方面的症状均应仔细探查。

在大多数情况下，儿童性虐待的诊断依赖于从儿童处获得的病史。理想条件下，与儿童面谈应由一个熟悉性虐待、熟知儿童生长发育、能和儿童舒服自然地交流这些问题的专家来进行。推荐进行联合采访（一个儿童保护组织的代表和一个执法人员），尽管这不是经常能实现。儿童接受面谈时，其父母应不在场。

不应进行诱导性的提问，最好以一个开放式的提问来开始面谈，比如“你能告诉我为什么你今天被带到这里？”应该循序渐进的问一些恰当的问题。比如最好通过季节、节假日、患儿的生活中的其他重要事件来估测日期和时间。儿童的陈述应尽可能地逐字记录在医疗文书中。

试图引出下列重要信息。

1.找出犯罪者及他或她与儿童的关系。

2.最后一次性虐待的时间。

3.患儿选择在此时揭发事件的原因。

4.被虐待的频率(一次或长期)。

5.性虐待的形式。

6.犯罪者射精史。

7.犯罪者是否威胁儿童。

8.之前是否有官方报告。

(二)体格检查

检查的类型取决于患儿的年龄。大多数儿童通常只需要仔细检查外阴,儿童或青春期少女疑似阴道内损伤时需要进行完整的盆腔检查,常用体位包括仰卧位、蛙腿位(幼女)、截石位(少女)、膝胸卧位及侧卧位。

体格检查很少能发现性虐待的特殊体征,许多生殖器官的发现都是非特异性的,但结合病史,即可支持性虐待的诊断。精液或精子的存在是性虐待明显的证据。那些妊娠、被感染性传播疾病或受伤但没有性活动史的患者,性虐待的可能性极大。对于可疑受伤或解剖结构变异(例如处女膜下方变细或横断),不太严重的阴道问题(如感染、粘连)在儿童中是常见的,单独存在时不能提示性虐待。肛周红斑或色素沉着过度是非特异性的改变。

最终确认“强奸证据箱”取决于临床表现。最近的研究表明,青春期前患儿,要求进行医学鉴定者或在体格检查中发现损伤或出血者,需在最后受侵 24h 内提出收集证据。青少年在 72h 内(在某些情况下可延至 5d)提出需要采集证据。当地的犯罪实验室有不同的方法采集证据,通常可以收集以下证据。

1.受害人的衣服　在性虐待案件中,衣服是能提供最多证据的物品,需仔细检查。收集患儿被性虐待时所穿的衣服,让患儿站在无菌单上脱下衣服,放置在一个干净的纸袋中(不应使用塑料袋,因为它们可能是密闭的，热量及潮湿可能会破坏证据）。警察应告知家中未洗的衣服可能提供证据。

2.棉签取精液、精子行酸性磷酸酶、P30分析和DNA分析　从口腔（如咽部、牙龈线）、阴道、直肠等处用棉签收集湿润分泌物，风干后包好。也可以用棉签收集已经干燥的分泌物，将干燥分泌物刮下放入纸信封中，或用棉签蘸少许无菌水擦拭后风干。

3.指甲刮下的碎屑　放置到信封中用于查外来物。

4.阴毛收集　收集梳理好的阴毛放置在信奉中。

5.外来物　任何从受害人身上发现的可疑外来物应置于信封中。

6.受害人的标本　收集受害人的唾液和血液样本，用于识别患儿的分泌状态或行DNA分析。

（三）实验室检查

不是常规行实验室检查。怀疑性传播疾病者，进行下列筛查。

1.子宫颈、阴道、尿道、直肠、咽部细菌培养或核酸扩增试验，查找淋球菌。

2.宫颈/阴道/尿道和直肠行核酸扩增试验或培养检测沙眼衣原体。

3.阴道分泌物标本湿法制备检测阴道毛滴虫。

4.受损组织培养检测单纯疱疹病毒。

5.梅毒血清学检测。

6.人类免疫缺陷病毒血清学检测，根据感染的患病率和可疑风险（在受侵犯后的3个月和6个月复查，并获得书写诊断报告）。

7.任何阴道、尿道或直肠排泄物行革兰染色和常规培养。

8.核酸扩增技术目前已被批准用于青少年和成年妇女性病筛查，筛查阳性者需进一步确诊。

（四）病历书写

对确保患儿的最大利益，必须详细的书写医疗记录。一个证据充分的医疗评估记录是将来评估该事件的基础。医师不应仅仅将回忆作为诊断依据。下列提示可作为参考。

1.做

（1）简单地描述发现。

（2）注意儿童的发育状况。

(3)使用患儿原话,必要时界定患儿的语言。

(4)非诱导性提问。

(5)记录所问问题及具体答案。

(6)使用图表和照片补充书面记录。

2.不应做

(1)诱导性提问。

(2)使用名词“处女”或“处女膜完整”,因为这些名词是不严密的,并在法律调查过程中会产生问题。

(3)给出绝对的结论;相反,描述发现和意见,如果他们与当时已知信息的预期是一致的。

(五)治疗

治疗根据创伤或感染的具体情况而定。很少需要住院,一般情况下,需住院治疗者仅限于严重外阴创伤或性传播疾病有全身表现的患儿。受害者、受害者父母及犯罪者均受益于治疗,必要时需及时转诊病人。

(六)对待性虐待的处理方法

怀疑性虐待的所有事件必须上报执法机关和(或)儿童保护组织。每个国家都有关于儿童性虐待的法律,医师应了解相关法律。个人医疗机构往往有关于性虐待的评估方法及指导,一些医院甚至有多学科的研究团队用于识别和评估性虐待事件。善意报告性虐待的医师,若被诉诸为“不实报道”时,获有豁免权。报告前应告知儿童父母。

(王　琦　张建军　译)

第 70 章

性传播疾病

Lisa K. Tuchman, Amy L. Weiss

在各年龄组人群中，青少年患性传播疾病(sexually transmitted disease, STD)的风险最高，原因包括冒险行为、生物易感性增加和未得到正确的生殖健康保健服务。尽管 15～24 岁的年轻人占性传播疾患者群的 1/4，他们却占到新发 STD 的 50%。2009 年，与其他年龄组相比，15～19 岁的女性有较高的支原体、淋病、HPV 感染率。

虽然多无症状，青少年 STD 患者临床表现多样。女性可能会有阴道分泌物、阴道异常出血、阴道瘙痒、排尿困难或疼痛(下腹部、右上腹部或直肠)。男性可能出现尿道分泌物、排尿困难、睾丸疼痛或肿胀、直肠疼痛等。还会出现皮疹、咽炎、关节痛或关节炎及腹股沟淋巴结肿大。

临床医师应该教育青少年关于性传播疾病的传播及自我防护的重要性。最主要的预防包括帮助引导他们形成健康的性行为，并且提供正确的性生殖健康知识和资源。与慢性 STDs 患者长期保持亲密关系的健康同伴也有可能感染。在美国，几乎所有青少年都同意进行秘密诊治，而不经父母知道或同意。诊治者应该确保青少年的隐私，并遵守国家法律政策来确保青少年 STDs 相关服务的保密性。

患者和性伴侣同时治疗是必要的。

一、鉴别诊断列表

1.细菌感染　①软下疳(杜克雷嗜血杆菌)。②淋病(淋病奈瑟菌)。③腹股沟肉芽肿(肉芽肿荚膜杆菌)。④性病淋巴肉芽肿(沙眼衣原体)。⑤志贺菌。⑥梅毒、尖锐湿疣(梅毒螺旋体)。⑦解脲支原体。⑧细菌性阴道炎(阴道加德纳菌)。

2.寄生虫感染　①阴虱(阴虱)。②疥疮(疥螨)。

3.原虫感染 ①阴道毛滴虫。②溶组织内阿米巴原虫。③贾第虫病(蓝氏贾第鞭毛虫)。

4.病毒感染 ①巨细胞病毒感染。②甲、乙、丙型肝炎。③单纯疱疹病毒(HSV)感染。④HIV。⑤HPV(生殖器疣、尖锐湿疣)。⑥传染性软疣。

二、鉴别诊断讨论

(一)引起生殖器病变的疾病

1.梅毒

(1)病因:梅毒是由梅毒螺旋体引起的。

(2)临床特征

①一期梅毒特征是感染部位无痛性溃疡或硬下疳。

②在儿童和青少年中,二期梅毒最常见,通常表现为手掌和脚掌的斑丘疹。其他的症状包括皮肤黏膜病变(尖锐湿疣)和全身症状(如淋巴结肿大、发热、咽炎、全身不适)。

③三期梅毒包括动脉炎、神经功能障碍和骨骼、肾脏、肝脏的梅毒性流胶样病变。

④潜伏梅毒为无临床症状的患者。早期潜伏梅毒是指在过去 1 年中发生感染者,其余为晚期潜伏梅毒和时间不明者。

⑤2009 年,男同性恋(MSM)占美国所有一期和二期梅毒的 62%。男同性恋同时感染 HIV 和梅毒者因地区而异,平均为 44.4%(30%~74%)。

(3)评估:梅毒的检测通常是通过非特异性抗体检测,如性病研究实验室(VDRL)试验和快速血浆反应素试验。特异性梅毒螺旋体抗体检测,如荧光梅毒螺旋体抗体吸收试验(FTA-ABS)、梅毒螺旋体颗粒凝集试验(TP-PA),一旦感染终身阳性,因此,不能用来检测有无活动性梅毒。非特异性梅毒螺旋体检测可通过逐级稀释血清来定量。定量很重要,因为损伤的临床表现与抗体滴度的升高有关。正确治疗后抗体滴度下降,可据此判断治疗效果。

提示:红斑狼疮 VDRL 可产生假阳性,可通过 FTA-ABS 或 TP-PA 鉴别。然而,FTA-ABS 或 TP-PA 在莱姆病是阳性,而 VDRL 为阴性。

梅毒螺旋体在人工培养基中无法培养，但通过病灶渗出物或组织在暗视野显微镜下检查和直接抗体荧光试验进行检测。

(4)治疗：青霉素G能治疗各期梅毒(表70-1)。

治疗过程中可出现一种急性发热综合征：吉-海反应(Jarisch-Herxheimer reaction)，可在24h内缓解。

预期血清学反应为，治疗的6个月中非梅毒螺旋体检测滴度至少减少4倍。

2.生殖器疱疹

(1)病因：50%以上的原发生殖器疱疹有常导致口腔炎的单纯疱疹病毒1型(HSV-1)所致，绝大多数复发的生殖器疱疹病例则是由单纯疱疹病毒2型(HSV-2)引起的。90%以上的生殖器溃疡是由这些病毒引起，并具有高度传染性；多达90%的女性因接触已感染的男性而出现生殖器疱疹。无症状患者之间可相互传播，并且他们往往无意识，但仍持续排毒，因此传染性更强。

(2)临床特征：原发性生殖器疱疹以簇集或散在的小水疱为特征，可发生于生殖器任何部位的，这些水疱自发破裂形成浅溃疡，自觉疼痛，可自行消退，不留瘢痕。可伴随轻至重度的全身症状。病情严重者需住院治疗。平均病程为12d。

复发性生殖器疱疹者疼痛较轻，病程较短，一般持续4～5d。

(3)评估：病毒培养可在1～3d检测到病毒。将新发水疱去皮搔刮，接种到病毒培养基上，时间越长产量将减少。直接荧光抗体试验可快速检测，敏感性高。血清学试验也可行，但作用有限。

(4)治疗：初发生殖器疱疹的治疗包括抗病毒治疗和咨询有关生殖器疱疹的自然病史，特别是潜在复发、无症状性排毒、性传播、育龄期妇女、新生儿感染的风险和降低风险的方法。阿昔洛韦、泛昔洛韦和伐昔洛韦都可以使用(表70-1)。镇痛药及局部护理(如坐浴、护肤霜)可以缓解症状。疱疹性直肠炎或伴免疫功能障碍的疱疹(如HIV/获得性免疫缺陷综合征、骨髓移植后)可能需要高剂量的抗病毒药物。

对于复发的患者，阿昔洛韦、泛昔洛韦或伐昔洛韦能够降低感染严重程度及缩短病程，尤其对发病1d内的患者(表70-1)。对频繁复发者(至少6个月至1年)，可考虑抑制疗法，这需要长期口服抗病毒药物。

表 70-1 性传播疾病

病因	疾病	诊断试验	治疗
梅毒螺旋体	梅毒[a]	暗视野显微镜或直接荧光抗体染色 血清学检查 非特异性梅毒螺旋体（VDRL，RPR） 梅毒螺旋体（TP-PA，FTA-ABS）	
	一期：硬下疳		苄星青霉素 G 240 万 U，im，用 1 次
	二期：皮疹，淋巴结肿大，发热		苄星青霉素 G 240 万 U，im，用 1 次
	三期：心脏受累，梅毒瘤		苄星青霉素 G 240 万 U，im，每周 1 次，共用 3 次
	神经梅毒		水剂青霉素 G 1800～2400 万/d，疗程（10～14）d
	潜伏早期		苄星青霉素 G 240 万 U，用 1 次
	潜伏晚期或潜伏时间未知		苄星青霉素 G 240 万 U，im，每周 1 次，共用 3 次
单纯疱疹病毒	单纯疱疹[b]	病毒培养 快速荧光抗体检测	

续表

病因	疾病	诊断试验	治疗
	原发：生殖器病变部位疼痛和轻微全身症状		阿昔洛韦 400mg，po，tid 或 200mg po，5 次/天，疗程(7～10)d
			泛昔洛韦 250mg，po，tid，疗程(7～10)d
			伐昔洛韦 1g，po，bid，疗程(7～10)d
	复发：不严重的复发		阿昔洛韦 400mg，po，tid 或 800mg po，bid，疗程 5d；或 800mg po，tid，疗程 2d
			泛昔洛韦 125mg，po，tid，疗程 5d 或 1g po，bid，疗程 1d 或第一次 500mg，之后 250mg po，bid，疗程 2d
			伐昔洛韦 500mg，po，bid，疗程 3d 或 1g po，qd，疗程 5d
阴道毛滴虫	毛滴虫病：阴道分泌物、排尿困难及局部刺激症状	湿涂片 细菌培养	甲硝唑 2g，po，用 1 次 或替硝唑 2g，po，用 1 次
人乳头瘤病毒	尖锐湿疣(生殖器疣)[c]	视诊	患者应用疗法： 0.5%鬼臼毒素溶液或凝胶，wy bid，用 3d 停 4d，疗程 4 周；
			5%咪喹莫特乳膏，3 次/周，疗程 16 周，用完 6～10h 后洗净

续表

病因	疾病	诊断试验	治疗
			15%儿茶素软膏，tid，疗程16 周
			医师管理疗法：
			冷冻疗法，每 1～2 周 1 次；
			10%～25%鬼臼树脂，每周1 次，用完 1～4h 洗净
			80%～90%三氯醋酸或二氯醋酸，每周 1 次
			外科手术
沙眼衣原体	单纯宫颈炎	NAAT（尿液、宫颈、尿道）	阿奇霉素 1g，po，用 1 次，或多西环素 100mg，po，bid，疗程 7d
	尿道炎	细菌培养	
	附睾炎		孕妇：
	直肠炎		阿奇霉素 1g，po，用 1 次，或阿莫西林 500mg，po，tid，疗程 7d
	新生儿结膜炎		新生儿：
	或肺炎		红霉素 50mg/(kg・d)，分 4 次，疗程 14d
淋病奈瑟菌	单纯性宫颈炎	NAAT（尿道、宫颈、尿液）	头孢曲松 250mg，im，用 1 次
			或头孢克肟[d] 400mg，po，用 1 次或单剂量注射头孢菌素加阿奇霉素 1g，po，用 1 次或多西环素 100mg/d，疗程 7d

续表

病因	疾病	诊断试验	治疗
			喹诺酮类[e]因耐药性增加，不再被作为一线用药，仅用于药敏试验对喹诺酮敏感者
	尿道炎	细菌培养	
	咽炎	革兰染色(尿道分泌物)	
	附睾炎		
	直肠炎		
		结膜炎	头孢曲松 1g，im，用 1 次；生理盐水灌洗眼睛
		播散性疾病	头孢曲松[f]1g，iv，每 24h 1 次

FTA-ABS.荧光密螺旋体抗体吸附(实验)：im.肌内注射；iv.静脉注射；NAAT.核酸扩增检测；TP-PA.梅毒螺旋体明胶颗粒凝集试验；po.口服；VDRL.性病研究实验室(试验)

[a].上表所有剂量均为青少年及成年人用量；儿童剂量及青霉素过敏者替代方案见：疾病控制和预防中心的 2010 性传播疾病治疗指南.MMWR Recomm Rep，2010，59(RR-12)：1-110

[b].复发性生殖器疱疹的抑制治疗方案见：2010 性传播疾病治疗指南.MMWR Recomm Rep，2010，59(RR-12)：1-110

[c].外生殖器疣的具体治疗方案及宫颈尖锐湿疣治疗中出现炎症见：2010 性传播疾病治疗指南.MMWR Recomm Rep，2010，59(RR-12)：1-110

[d].目前美国无头孢克肟的口服剂型

[e].由于喹诺酮类有导致关节软骨损伤的可能，不推荐 18 岁以下应用；由于缺乏数据，疾病预防控制中心推荐应用于 45kg 及以上成年人

[f].可传播淋病的其他治疗方案见疾病控制预防中心的 2010 性传播疾病治疗指南：症状改善 24～48h 后可将肠外给药改为口服，疗程 7d

3.人乳头瘤病毒

(1)病因：能够侵袭生殖道的 HPV 病毒超过 40 多种类型。大多数

HPV感染者是无症状的，但90%的生殖器疣是由HPV 6型和11型引起，HPV16，18，31，33和35型与宫颈不典型增生密切相关。病毒通过直接性接触传播的，潜伏期长达20个月。在儿童中，生殖器疣常继发于出生时的垂直传播或性虐待。

2006年6月美国授权使用一种针对6，11，16，18型菌株的四价HPV疫苗，2009年9月一种抗16，18型菌株的二价HPV疫苗也被授权使用。最近的建议是年龄9～26岁的年轻女性可接种两者之一，9～26岁的青年男性则需接种四价疫苗。目前接种疫苗对预防各型HPV感染的效果尚不清楚。

(2)临床特征：尖锐湿疣可以无症状或有症状，可以出现在多个地方，包括宫颈、阴道、尿道、肛门及生殖器外的部位（结膜、鼻、口、喉）。因位置和大小不同，疣可具有疼痛、易破溃、瘙痒感等不同特点。

(3)评估：对特征性病变的鉴别具有诊断意义。应用3%的醋酸可以产生经典的白色外观（醋酸白试验阳性）。因位置和外观不同，尖锐湿疣易与尿道脱垂、梅毒、外阴肿瘤和葡萄状肉瘤相混淆。

不推荐21岁以前的青少年常规行宫颈细胞学检查，包括常规或液基细胞学检查，除非已感染HIV或存在其他免疫功能低下的征象。同样也不推荐行HPV检查。

(4)治疗：治疗生殖道尖锐湿疣的主要目标是去除症状或可见的疣。治疗通常是诱导疣缓解，但不一定会降低传染性。目前对进展为宫颈癌者尚无有效的治疗方法。如果不治疗，尖锐湿疣可以自愈，或一直存在，也可以增大、增多。

因为没有有效的疗法，治疗方案应根据患者的意愿及医师的经验来制定。药物及手术治疗都是可行的。治疗方法包括患者应用疗法（如鬼臼毒素和咪喹莫特），以及医师管理疗法（如冷冻疗法、鬼臼树脂、三氯醋酸、干扰素及外科手术）。皮肤表面湿润的疣对局部外用治疗的反应更好。如果经过3种医师管理疗法，无明显改善者需要改变治疗方法。在治愈前3个月常易复发。

提示：HPV疫苗是预防性免疫接种，只对在接种前未暴露者有保护作用；对已经感染某一类HPV者无治疗作用。

(二)产生黏液脓性分泌物的疾病

1.沙眼衣原体

(1)病因:沙眼衣原体是一种革兰阴性的在细胞内寄生的微生物。它是美国最常见的需呈报的疾病。

(2)临床特征:在女性中,沙眼衣原体能够引起宫颈炎、尿道炎或盆腔炎性疾病(PID)。大多数女性无症状或症状轻微(阴道分泌物、排尿困难、性交疼痛、尿频),但其后遗症严重,包括PID、异位妊娠及潜在的输卵管瘢痕形成,导致生育困难。

与女性类似,男性的衣原体感染也常是无症状的,但能够引起尿道炎、附睾炎、直肠炎或前列腺炎。附睾炎的临床表现是疼痛和附睾肿胀;前列腺炎患者睾丸、阴囊疼痛;直肠炎患者常诉有排便时直肠疼痛或里急后重。

在男性或女性中均可发生Reiter综合征(结膜炎、皮炎、尿道炎和关节炎)或反应性关节炎。

(3)评估:在有症状的女性患者中,必须行泌尿生殖系统检查。核酸扩增试验(NAATs)可收集较小的侵入性标本进行检测,具有高度敏感性及特异性。可以用尿液或取自宫颈或阴道的拭子进行检查。宫颈可能正常或质脆伴有黏液脓性分泌物。宫颈分泌物培养的敏感性在50%~85%,如果NAAT检查结果在呈现全血方面不可靠,或标本取自青春期前的女孩,或是行法医鉴定的标本,均应该行宫颈细菌培养检查以明确诊断。

在男性中,尿液或尿道拭子可以行NAAT检查沙眼衣原体。

疾病预防控制中心(CDC)不建议在治疗完成之前,行衣原体检查来检测治疗效果,除非症状持续存在或可疑再次感染。在治疗结束后3周内行NAAT检查可能出现假阳性结果,因为此时尚有无活性病原体可以被检测到。

由于伴侣未行治疗者复发率高及反复感染者PID的发生率高,沙眼衣原体感染的青少年在治疗结束后3~4个月时应再次复查。

(4)治疗:多数治疗方案推荐阿奇霉素或多西环素。过去,鉴于合并淋球菌感染的概率高,普遍推荐同时治疗衣原体和淋球菌。现在由于NAATs的高度敏感性,使得沙眼衣原体阳性而淋球菌阴性的患者只需要治疗衣原体即可。如果行其他非 NAATs 的检测或淋球菌感染不能排除时,应用联合抗感染治疗。结果未回者可以行经验治疗。治疗方法见表 70-1。

在 60d 内与患者发生性接触的伴侣,在出现症状或诊断前即需评估、检测并治疗。直到患者及伴侣结束治疗 1 周后才可发生性接触。

2.淋病

(1)病因:淋病是由革兰阴性双球菌,即淋病奈瑟球菌引起。在美国每年有大约 600 000 的新发感染者。在女性中淋球菌感染常是无症状的,但由于其能引起 PID、输卵管瘢痕形成及随后的输卵管性不孕症或异位妊娠,对小于 25 岁的年轻女性进行筛查是至关重要的。

(2)临床特征:月经初潮前的女性,主要感染部位在阴道,但在初潮后的女性中,可以引起子宫内膜炎、尿道炎、前庭大腺炎、肝周炎或上生殖道疾病。共同表现包括阴道分泌物、排尿困难、阴唇肿胀、阴道异常出血或腹痛。淋球菌感染的女性中只有 50%是有症状的。

男性可出现尿道炎、前列腺炎或附睾炎。

男女均可出现生殖道外的感染,包括咽炎、结膜炎或播散性感染如脑膜炎、化脓性关节炎、骨髓炎或感染性休克。尽管非常少见,淋球菌心内膜炎和心包炎也曾被发现过。青少年通常会出现游走性关节炎或腱鞘炎。关节炎包括关节炎皮炎综合征、单关节关节炎两种类型。关节炎皮炎综合征以发热、寒战、关节炎或腱鞘炎为特点,50%的患者中伴有皮肤损害,表现为四肢远端的小丘疹或脓疱。其余患者为单关节受累,根据关节受累的频率由高到底依次为膝关节、肘关节、距小腿关节、腕关节及手足的小关节。

(3)评估:细菌培养和革兰染色曾是诊断淋球菌感染的主要方法,但现已应用 NAATs 检测生殖道淋球菌感染。诊断需要明确感染情况及部位。

在男性中,尿道分泌物的革兰染色(呈典型的革兰染色阴性的细胞内双球菌)可以确诊淋球菌感染,尿道无分泌物者需行尿液或前尿道拭子细菌培养或者 NAAT 检测。

在女性中,子宫内膜分泌物培养及血液检查是必要的。否则,NATT 可以应用。子宫内膜革兰染色对诊断无意义。

在淋球菌关节炎皮炎综合征患者中,血培养可以呈阳性。

在淋球菌单关节炎患者中,关节液细菌培养可以呈阳性;血培养常呈阴性。

(4)治疗:鉴于沙眼衣原体及淋球菌合并感染的概率较高,对淋球菌感染的经验治疗的同时也行简单的抗衣原体治疗。疾病预防与控制中心的最新推荐仍是两者联合治疗,即便沙眼衣原体检测呈阴性。

3.盆腔炎性疾病(PID)

(1)病因:长期 PID 指女性上生殖道的一系列感染,包括子宫内膜炎、输卵管炎、输卵管卵巢囊肿、盆腔腹膜炎。尽管淋球菌及沙眼衣原体是引起 PID 的最常见的病因,但它是多种病原体多重感染的结果,如阴道菌群中的厌氧菌(阴道毛滴虫、流感嗜血杆菌、肠道革兰阴性杆菌)、无乳链球菌及其他微生物(如人型支原体、分枝杆菌支原体、解脲支原体)。

PID 的危险因素包括年龄(15～19 岁高发)、性伴侣过多、既往曾患 PID、性伴侣患有 STD,以及社会经济因素,如吸烟、有行为和情绪问题及弱势青少年。

(2)临床特征:临床表现多样且许多患者无症状,使得诊断比较困难。PID 更容易在月经周期的前半期出现。双侧下腹痛是最常出现。其他可能出现的症状包括阴道异常分泌物、子宫异常出血、排尿困难、性交疼痛、恶心、呕吐及发热。需排除其他引起下腹疼痛的疾病(如异位妊娠、卵巢扭转、急性阑尾炎、尿道感染、功能性疼痛)。

(3)评估:若 PID 未经治疗会遗留严重后遗症,因此,任何在生育年龄的女性有盆腔疼痛时都需要考虑到 PID 的可能。正如之前所述,病史非常重要,应询问既往 PID 的发作情况(PID 复发危险性增高)及末次月经周期的时间。通过腹腔镜检查盆腔内炎症不够实际,所以一般依靠临床证据诊断,包括有黏液脓性分泌物或阴道分泌物盐水制备中查到白细胞,大多数女性还有盆腔触痛。表 70-2 列出了急性 PID 的诊断标准。

重要的实验室检查包括妊娠试验(排除妊娠或妊娠并发症)、全血细胞计数(CBC)及分类、红细胞沉降率(ESR)、CRP、NAAT(或培养)检查沙眼支原体及淋球菌、尿常规及尿培养。存在临床症状的患者应行血培养。在所有患有 PID 的青少年都应行盆腔超声检查(怀疑卵巢扭转应行多普勒检查),因为输卵管卵巢脓肿(TOA)在检查中不易查到,体格检查和实验室检查对诊断 TOA 的敏感性和特异性均不高。超声检查也能帮助排除急性阑尾炎和扭转。经阴道超声可以显示增厚的充满积液的输卵管,伴或不伴盆腔积液或输卵管卵巢复合体。腹腔镜只有当 PID 无法确诊或 PID 患者反复发作腹痛时进行。

表 70-2　急性 PID 的诊断标准

最低诊断标准(如果符合以下情况而且无其他因素可开始经验治疗)
子宫或附件压痛
或宫颈举痛
支持 PID 诊断的附加标准
宫颈或阴道异常黏液脓性分泌物
阴道分泌物生理盐水涂片镜检发现白细胞
ESR 升高
CRP 升高
实验室检查发现宫颈感染淋病奈瑟菌或沙眼衣原体
口腔温度>38.3℃

(4)治疗:尽管病变轻微,也可能产生长期的后遗症。因此,临床医师应该降低诊断的门槛,尽早开始治疗。

PID 的治疗必须根据经验选择广谱抗菌药覆盖可能的病原菌。抗菌药应覆盖包括淋球菌、沙眼衣原体、厌氧菌、革兰阴性兼性菌及链球菌。表 70-3 显示了 PID 的抗生素治疗方案。

疾病预防控制中心推荐具有以下情况者均需住院治疗,包括诊断不明确、不能排除外科急症的可能(如阑尾炎、异位妊娠)、妊娠、患有 TOA、患有严重疾病(严重的恶心、呕吐或发热),或对门诊治疗不耐受或无效(72h 后)。目前还没有证据显示青年女性或感染 HIV 的患者从住院治疗中受益。所有门诊治疗的患者 72h 后应从新评估,以确保临床症状改善。

表 70-3 青少年 PID 的抗生素治疗

门诊治疗方案
头孢曲松 250mg,im,1 次
或头孢西丁 2g im 1 次+丙磺舒每次 1g,po
或肠外应用其他三代头孢菌素(如头孢唑肟或头孢噻肟)
联合
多西环素每次 100mg,po,每日 2 次,用 14d,联用或不联用甲硝唑每次 500mg,po,每日 2 次,用 14d
住院治疗方案
A 方案
头孢西丁每次 2g,iv,每 6h 1 次
或头孢替坦每次 2g,iv,每 12h 1 次
联合多西环素每次 100mg,po/iv,每 12h 1 次
B 方案
克林霉素每次 900mg,iv,每 8h 1 次
联合庆大霉素 首剂负荷量 2mg/kg,iv,随后 1.5mg/kg,每 8h 1 次

肠外治疗在临床症状改善 24h 后,可改为口服多西环素每次 100mg,每日 2 次,或口服克林霉素每次 400mg,每日 4 次(输卵管卵巢脓肿首选),疗程 14d

im.肌内注射;iv.静脉注射;po.口服

三、性传播疾病的评估

(一)病史

问诊要点包括如下。

1.有无与感染相关的症状(如阴道异常分泌物或出血、排尿困难、腹痛、生殖器病变)?

2.有无睾丸疼痛或肿胀?

3 用什么方式节育?

4 最近是否准备妊娠?

5.既往有无 STDs 病史或暴露于已感染的性伴侣?

6.上次月经周期的第一天是什么时间?

7.有无妊娠或流产史?

8.上次盆腔检查是什么时间?

(二)体格检查

在所有患者中,当怀疑患有 STD 时,必须检查外生殖器。在性生活活跃的青少年女性中,应该行双合诊检查内生殖器;如果需要行宫颈分泌物培养须应用内镜。在男性中,应该检查阴茎、睾丸、阴囊和直肠。需注意检查阴道或尿道分泌物、皮损、撕裂伤、挫伤,附睾或睾丸触痛及腹股沟淋巴结。

提示:应用内镜应避免使用润滑油,因润滑油可能干扰培养和(或)NAAT 结果。检查前可以用温水冲洗内镜代替。

(三)实验室检查

1.培养或 NAAT　如果怀疑沙眼衣原体或淋球菌感染,应取宫颈管、阴道或尿液(女性)、尿道或尿液(男性)的标本进行细菌培养或 NAAT 检查。

2.湿涂片　在女性中如果怀疑毛滴虫感染应该行湿涂片检查。一些中心使用快速滴虫聚合酶链反应测试,比直接观察具有更高的灵敏度。

3.阴道分泌物革兰染色　怀疑念珠菌阴道炎或细菌性阴道炎患者行此检查,并检查血液中白细胞。

4.尿道分泌物革兰染色　对诊断男性患者的淋菌性尿道炎具有一定作用。

5.血液检查　怀疑上生殖道疾病的女性,应考虑查全血细胞计数、ESR 或 CRP。

6.尿液检查　男性均应行尿液检查。白细胞酯酶试验阴性对判断沙眼衣原体感染具有较好的负性指示作用(97%)。

四、性传播疾病的治疗

(一)女性

对有黏液脓性宫颈或阴道分泌物的患者,在细菌培养和 NAAT 结果未出时，应按照经验进行抗淋球菌及沙眼衣原体治疗。此外，如果性伴侣(或涉嫌性虐待的罪犯)已被确诊患有 STD，需进行经验治疗。其他患者可以待检查结果出来后再予以治疗，需行适当的随访。

(二)男性

对异常尿道分泌物的男性患者，应按经验针对淋球菌及沙眼衣原体治疗。当患者存在排尿困难或尿液检查异常时，在治疗之前有必要进一步检测 STD。

(三)筛查、预防及防止 STD 发生

性活跃的青少年或年轻成年人发生 STD 的概率较大，因此，筛查、预防和讨论如何防止 STD 发生具有重要意义。

1.筛查　所有确诊 STD 的患者都应筛查梅毒及 HIV 抗体。CDC 推荐年龄在 13～64 岁的成年人常规进行 HIV 筛查，不需提交书面申请。

所有性生活活跃的男性和女性，都应每年行细菌培养或 NAAT 检查，以筛查沙眼支原体或淋球菌感染。对有 STD 病史的女性，应该筛查的更频繁(每 3～4 个月 1 次)。

最近推荐对免疫系统完整的青少年，无论何时开始性生活，均应在 21 岁时开始应用传统方法或液基细胞学试验行宫颈细胞学筛查。这个年龄阶段的人群最常感染 HPV，而且常常自己解决。小于 21 岁的女性宫颈癌发病率极低，而且筛查似乎并未起到预防宫颈癌发生的作用。同样不建议青少年和年轻成年人做 HPV 检测。当发现存在 STD 时不应行宫颈细胞学检查，无论传统方法或液基细胞学试验。常规宫颈细胞学检查需待阴道炎或宫颈炎症状缓解后方可进行。尽管目前尚未有正式的指南建议肛门细胞学筛查，一些机构对 MSMs 和 HIV 感染者提供这些检查。肛门细胞学检查是通过将一个涤纶拭子经肛门插到直肠壁，然后向侧壁施压的同时旋转着退出拭子。检查宫颈标本的细胞学技术，如传统方法或液基细胞学试验均能应用于肛门细胞学检查。

2.预防

(1)HBV：有效的预防乙型肝炎的方法是完成乙肝疫苗的接种。所有性生活活跃的个体中，之前未感染乙型肝炎或未行疫苗接种者，都应该接种乙肝疫苗。

(2)HIV:对曾性暴露于 HIV 或怀疑 HIV 感染,而 HIV 阴性的个体,是否应用抗病毒反转录药物治疗尚未达成共识。但是在某些情况时,暴露后的预防可以降低 HIV 的传播。

(3)HPV:四价 HPV 疫苗可预防具有高危险性的 HPV16,18 型,以及与生殖器疣相关的 6 型和 11 型感染。建议所有 9～26 岁的男女性,无论性生活状态如何,均应接种四价疫苗。二价 HPV 疫苗可以预防 HPV 16 和 18 型感染,建议用于 9～26 岁的女性。

(4)HAV:疫苗接种对预防性接触时的粪-口途径传播很重要,多见于 MSMs。

3.防止发生　关于 STDs 的相关知识,均应向所有年轻人及患有 STD 的人提供。

(1)使用避孕套的正确方法和作用:教育所有诊断为 STD 的患者或有性行为人群,包括男性和女性,正确使用避孕套可以防止意外妊娠和 STDs。也应该向其说明避孕套的有限性,不能预防一些 HPV、HAV 及部分 HSV 感染。医师应该提倡双重避孕。

(2)性伴侣的治疗:沙眼衣原体、淋球菌、梅毒及阴道毛滴虫患者的性伴侣的治疗是预防疾病的有效途径。它也可以降低患者复发的危险及将来其他性伴侣感染的风险。了解 STDs 疾病的发生发展和生物学问题,是向青少年提供性和生殖健康服务的第一步。

(王　琦　张建军　译)

第 71 章

矮 小 症

Dorit Koren, Adda Grimberg

线性生长是儿童生长发育的组成部分。人类生长过程一般按照一个可预测的模式进行。

1.宫内快速生长。胎儿的生长取决于母亲的健康和营养。

2.婴儿期较快生长。遗传因素逐渐超越宫内条件的作用,开始成为决定胎儿大小的重要因素,事实上,不论高矮,这意味它们都要跨越到更符合他们遗传潜力的生长百分比上。生长速度逐步放慢,出生后第1年平均生长 25cm、第 2 年 10cm。

3.儿童早、中期以缓慢、相对恒定的速度生长。从 2 岁到青春期开始,每年增长 4～6cm。

4.青春期中期加速生长,也被称为青春期“井喷式生长”,女孩通常在青春期早期(Tanner 分期 3～4 期)出现,男孩则在青春期晚期(Tanner 分期 4～5 期)出现。生长高峰的平均速率为:女孩每年 9cm,男孩每年 10.3cm[生长速度的差异、青春期男孩晚于女孩(因此骨骺生长板融合晚),使得男女最终身高中位数相差平均 13cm]。

5.骨骺(生长板)融合,生长停止。

该模式的偏差表示一系列不同的可能性,包括从正常生长的良性变异到广泛的异常因素引起的异常生长,如潜在的遗传异常、心理或营养匮乏、内分泌异常或全身性疾病。早期发现任何此类的生长偏差,及时诊断和治疗潜在疾病(如果有的话),对最大限度提高成年终身高具有重要意义。因此,对每个来访儿童均应准确评估生长间隔,任何偏差都应进一步评估。识别生长的正常变异和生长异常至关重要,即一个矮小的儿童是健康、正常的娇小,还是有潜在的全身性疾病和(或)其他异常生长。

提示:距正常生长模式的偏差越大,具有潜在疾病的可能性越大。

(一)重要的名词解释

1.身材矮小症(short stature)　身高是一个连续性变量,因此“矮小”的定义涉及选择范围,广泛被接受的定义是,身高低于同年龄同性别儿童平均身高的 2 个标准差(SD)以上。但鉴于钟形曲线和标准差的性质,2%的儿童(包括一些健康的儿童)被强制性划分为身材矮小。因此,矮小症不一定是病理性的。综合评估儿童身高和生长速度,涉及下面的变量。

2.身高/增长速率(height/growth velocity)　线性增长的年增长率。

3.生长障碍(growth failure)　儿童期和青春期身高增长速率低于同年龄、性别、遗传潜力(通过父母的身高确定,见下文)的预计值;也定义为交叉向下低于主要身高两个或更多百分数(超过 2 岁)和(或)低于第 3 百分位点。

提示:生长障碍是病理性的定义。

4.实足年龄(chronological)　自出生后的年龄。

5.骨骼骨龄(bone/skeletal age)　通过 X 线评定的骨骼发育或成熟的阶段。

(二)生长的评价

1.身长/身高　身长/身高的测量必须精确,可复制,以便正确评估生长程度。测量时<2 岁的儿童选择仰卧位,>3 岁的儿童选择站立位,2～3岁两种测量方式均可,根据儿童站立能力和测量时间选择。卧位测得的身长(出生至 36 个月)记录于身长图表,站立位测得的身高(2～20 岁)记录于身高图表,两者略有不同。卧位测量时将儿童头部固定在平板上,处于法兰克福平面(躯干长轴垂直于双眼下缘与外耳道上部的连线),双腿完全伸直,双脚垂直置于可移动的踏板上。测量身高时,固定于墙面的测距仪最为准确。测量时,儿童双脚并列,足跟、臀部、脊椎、头后部均沿测距仪的垂直轴,且需完全直立,足跟接触地面,头部必须在法兰克福平面(见上文)。

2.生长曲线表　评价一个孩子目前身高和整体增长模式应以具有代表性的人群为标准。大多数儿科和儿童内分泌科均使用疾病控制中心(CDC)的生长曲线图——百分位曲线,来描述美国儿童身长或身高、体重、头围(出生至 36 个月)和体重指数[BMI=体重(kg)/身高^2(m^2),

2～20岁]的分布。用于绘制2000年生长曲线的数据来自于国家健康和营养调查。CDC的生长曲线均来自于横断面人群调查,而不是随访相同的孩子数年,观察他们随着时间推移身高的变化的纵向调查。因此,一个个体的增长模式可能与标准化模式有所不同,特别是在快速生长期(婴儿期和青春期"井喷式生长")。

2006年4月,世界卫生组织(WHO)发布了0～59月龄儿童新的国际生长曲线表。类似于2000年CDC的生长曲线表,描述了相应年龄的体重、身长(身高)、BMI及相应身长(身高)的体重,但婴儿生长曲线表的研究方法不一样。0～24个月婴儿采用纵向调查法,虽然在年龄较大儿童的生长数据(至满71月龄)使用横断面调查获得。因此,WHO的0～24月龄儿童的生长曲线表,描述了健康儿童在最佳条件下的线性增长,更贴近儿童真实的生长标准。2010年9月,CDC推荐美国临床医师使用2006年WHO生长曲线图,替代2000年的CDC生长曲线图,来追踪0～24月龄儿童的线性增长。

WHO生长曲线图可登录 www.who.int/childgrowth/standards/en 获得。

提示:使用基于适合相应人群参考标准的生长曲线图[种族、年龄,甚至遗传综合征(如果有的话)]。

3.父母身高　遗传因素在决定发育成熟的速度、成年最终身高中发挥重要作用,因此,为了解儿童目前身高是否在合适范围及预测未来身高,要充分考虑到儿童亲生父母的身高。显著偏离家族生长模式应考虑到存在病理过程的可能。

4.身体比例　一些生长异常导致身体增长不成比例(如SHOX基因缺失、骨骼发育不良、软骨发育不全者四肢较躯干短小)。因此,下列身体比例的测量有助于诊断潜在疾病。

(1)枕额头围。

(2)下部量:耻骨联合上缘至地面的距离。

(3)上部量:头顶至耻骨联合上缘的距离。

(4)臂展:双臂完全伸展后两中指指尖的距离。

公布的标准中每一年龄段均有相应的测量标准。

5.骨骼发育成熟(骨龄)　骨龄测定的前提是骨化中心的出现和发

展是可预测的，因此，可摄 X 线片与标准进行比较。骨龄是唯一的定量测定躯体成熟的指标，它反映了生长发育的速度，并可以预测剩余的生长潜力。一旦过了婴儿期，即可摄左手和腕部前后位 X 线片检查，和已公布的标准进行比较(Greulich-Pyle 或 Tanner-Whitehouse 法)。手及腕部显示不出时，可摄膝关节平片。影响骨骼成熟的因素，包括遗传因素、甲状腺激素、生长激素(GH)、胰岛素样生长因子(IGF-1)、糖皮质激素和雌激素(男女均包含)。将测出的骨龄与儿童目前身高，输入常用的几种算法(Bayley-Pinneau，Roche-Wainer-Thissen，或 Khamis-Roche 法)之一，可得到成年后终身高的预测值。然而，发表在 2010 年 10 月儿科学杂志的一项研究表明，由这些不同方法计算出的预测身高之间存在相当大的变异。因此，这样的预测可能不像以前认为的那么可靠。

提示：评估儿童目前身高需综合考虑其父母身高、身高和体重线性增长的既往模式、既往史或查体存在或不存在的异常、骨骼成熟度等。这些将帮助评估目前的生长模式是病理性的还是正常生长的变异。

一、鉴别诊断列表

(一)正常变异

1.家族性(遗传性)身材矮小(除外引起家族连续几代人身材矮小的常染色体显性遗传病)。

2.体质性生长和青春期延迟。

(二)宫内发育迟缓(IUGR)

1.代谢或遗传因素

(1)骨疾病：骨软骨发育不全、软骨和(或)骨遗传性发育异常，如软骨发育不全和季肋发育不全、软骨成长不全、肢中部发育不全、骨骺和干骺端发育不全、成骨不全。

(2)染色体的异常：唐氏综合征；特纳综合征；8、13、18-三体综合征；18q 缺失。

(3)其他遗传性疾病：X 或 Y 染色体 SHOX 基因缺失、染色体多形性(1q12，2q36，6q24，12q11)、拉塞尔—西尔弗(Russell-Silver)综合征、普拉德—威利(Prader-Willi)综合征、努南综合征，其他，如德朗热综合征(Cornelia de Lange syndrome)、胰岛素受体基因突变[矮妖精貌综合征(leprechaunism)或"Donovan"综合征]、鲁宾斯坦－泰比(Rubinstein-Taybi)综合征、阿斯科格综合征(Aarskog syndrome)、布卢姆(Bloom)综合征、科凯恩(Cockayne)综合征、早老症、塞克尔(Seckel)综合征。

(4)先天性代谢性疾病:糖原贮积症;半乳糖血症;黏多糖贮积症;糖蛋白质贮积症;黏脂贮积症。

(三)营养不良

蛋白质-热量不足(kwashiorkor,恶性营养不良);全身性(消瘦);神经性厌食症;神经性贪食症、营养不良性身材矮小、微量元素缺乏(特别是铁和锌)。

(四)社会心理性侏儒

(五)医源性

长期应用糖皮质激素(严重的哮喘、过敏性疾病);兴奋药治疗注意力缺陷多动障碍。

(六)慢性系统性疾病

1.肾脏疾病　范科尼综合征、肾小管酸中毒、尿毒症/慢性肾衰竭。

2.心脏疾病　先天性(特别是青紫型)、充血性心力衰竭。

3.吸收不良　乳糜泻、炎性肠病(IBD)、短肠综合征。

4.肝脏疾病　慢性肝病和(或)肝衰竭。

5.肺部疾病　囊性纤维化。

6.血液系统疾病　严重的贫血、珠蛋白生成障碍性贫血(特别是输血依赖)、含铁血黄素沉着症。

7.肿瘤疾病　原发恶性肿瘤、继发于化疗、继发于放疗。

8.胶原血管病　获得性免疫缺陷综合征或人类免疫缺陷病毒感染(未治疗)、肺结核、肠道寄生虫。

9.内分泌疾病　①糖尿病(Mauriac 综合征)。②糖皮质激素过多(cushing 综合征)。③甲状腺功能减退症。④生长激素缺乏症(GHD)。⑤原发性 IGF 缺乏:GH 不敏感(Laron 侏儒)或 GH 受体缺陷。⑥假性甲状旁腺功能减退症。⑦佝偻病。⑧垂体和(或)下丘脑功能障碍:结构异常,伴有其他中线缺陷(如前脑无裂畸形、视-隔发育不全);孤立的下丘脑或垂体畸形(如空鞍综合征、异位神经垂体)。⑨创伤:大脑广泛损伤或下丘脑、垂体柄、垂体前叶等特定部位损伤；手术切除垂体和（或）垂体柄；垂体或下丘脑的炎症；大脑和（或）下丘脑肿瘤（如颅内生殖细胞瘤、神经胶质瘤）；垂体肿瘤（如颅咽管瘤、X 组织细胞增生症）；大脑和（或）下丘脑接受放射。⑩遗传因素：特发性 GHD、生长激素释放激素受体（GHRH）突变；孤立的包括特发性 GH1 和 GH2 突变、CSHP1 突变、CSH1 和 CSH2 突变、GH 促分泌素受体突变；多种垂体激素不足包括 HESX1 突变、PROP1 突变、POU1F1 突变。

二、鉴别诊断讨论

全面讨论引起矮小症的所有原因超出本章的范围，以下选取几种矮小症的正常变异和异常因素进行讨论（见“鉴别诊断列表”一节）。

（一）家族性矮小

家族性矮小（FSS）是指身高始终位于人群身高标准的低限，但符合儿童的遗传潜力，这通常是一个正常的变异。但是一些引起矮小的异常因素，如生长激素基因缺失，也可在家族中呈显性遗传，因此，即便有身材矮小的家族史，也要仔细询问病史，包括父母、兄弟姐妹和大家庭成员的身高及青春期时间，有针对性地进行体格检查非常重要。

1.临床特征　父母双方的身高通常均位于较低的百分位，往往低于第 10 百分位。儿童的生长模式与他/她父母一致（通常其兄弟姐妹也如此）。儿童的生长速度是正常的，因此，其生长曲线与正常儿童的曲线平行，但始终在低限。预测的成年终身高与其父母靶身高中值相一致。若家族史中无青春期延迟，青春期的时间与正常儿童一样。

2.评估　既往史、现病史、体格检查均无显著异常，儿童及其父母的身材比例正常。由于骨骼生长不会延迟，骨龄在正常范围内。实验室检查，包括生长因子和血生化检查，均无异常。异常的病史、体格检查或实验室检查都应该促使研究者寻找引起身材矮小的其他原因。

3.治疗　使儿童及其家人明白，这并不是一种疾病，儿童进入青春期的时间与他或她的同龄人相同，身高可能会与家族相一致。这不是一种疾病，故不需治疗。

(二)体质性生长延迟(也称为体质性生长和青春期延迟或体质性生长发育延迟)

青春期延迟是指男女青春期第二性征出现的时间推迟,其年龄超过正常青春期开始年龄平均值的2～2.5SD。女孩超过12岁仍无乳房发育,男孩超过13岁仍无青春期迹象或女孩超过16岁仍无月经初潮(原发性闭经)。体质性生长和青春期延迟(CDGP)代表了青春期出现时间谱的末端。CDGP儿童进入青春期的时间比大多数同龄儿晚,青春期井喷式生长也会延迟,当他们同龄儿的生长速度增快时,这些儿童仍然会以青春期前的速度生长,4～6cm/年,从而导致CDGP儿童与其他同龄儿的身高差距——暂时性相对的身材矮小。

1.*临床特征* 这些儿童出生时身长通常是正常的,较早就会出现身高百分数的交叉,到两岁时即出现位于较低的身高百分位。从两岁起到其同伴出现青春期时,这些儿童的生长速度均位于正常生长曲线的低缘(位于或有时低于第5～10百分位),因此,当同龄儿进入青春期井喷式成长、生长曲线斜率增加时,CDGP儿童的生长速度降至低于第5百分位。他们以晚于正常的年龄自发地进入青春期,最终成年身高达到正常范围,虽然可能达不到预期的成年身高。通常其母亲和(或)父亲的亲属会有类似的青春期延迟的家族史。CDGP通常会合并FSS,导致显著的身材矮小。

2.*评估* 既往史、现病史和体格检查通常无异常,除了相对于年龄标准的身材矮小和青春期延迟。详细询问病史、全面回顾儿童的生长曲线是确立诊断的重要步骤;仅根据受访时生长曲线上的点来确立诊断是不充分的。CDGP的鉴别诊断包括卡尔曼(Kallman)综合征和部分促性腺激素缺乏;无嗅觉缺失可以排除前者,但只有时间可以帮助鉴别后者和CDGP。骨龄显著延迟,足以使预测的成年身高正常。任何查体或实验检查异常均提示其他诊断。

3.*治疗* 经过综合评估已排除引起青春期延迟/异常增长的其他原因,从而消除儿童及其家庭的疑虑,告知其能够自发进入青春期并达到预期的成年身高。然而,青春期延迟及随之而来的身材矮小,对儿童可能会产生重要的社会心理影响,因此,也可以给予短疗程、小剂量的雄激素(男孩)/雌激素(女孩)来帮助启动青春期。小剂量、短疗程可以避免骨骼的加速成熟，防止由于生长时间缩短而使成年终身高减低。这种干预仅仅能够使儿童提早进入青春期，并不会增加成年身高。目前尚无数据表明GH治疗能够增加CDGP患者的成年身高。

提示：FSS与CDGP对比如下。

(1)FSS：青春期时间为正常平均值，预期成年身高低，骨龄正常。

(2)CDGP：青春期时间延迟，预期成年身高在正常范围，骨龄延迟。

(3)有时两者可同时发生。

(三)宫内发育迟缓(IUGR)/小于胎龄儿

IUGR为出生体重和(或)身长低于相同胎龄平均值的2SD以上。小于胎龄儿(SGA)为胎龄满37周，出生体重小于2500g或身长低于同胎龄第3百分位。这是多种因素影响的结果，母体、胎盘、环境和胎儿内在因素等异常均会导致IUGR/SGA，包括如下。

(1)母体因素：营养不良、高血压或先兆子痫、子宫畸形。

(2)胎盘异常：两条血管的脐带、血管功能不全或梗死、异常植入。

(3)遗传因素：Russell-Silver综合征、德朗热综合征、其他。

(4)先天性感染：风疹、水痘

(5)宫内暴露于药物、毒品或毒素：安非他明(苯丙胺)、可卡因、尼古丁、乙醇、普萘洛尔、甲氨蝶呤。

(6)IGF缺乏或抵抗。

1.临床特征　大多数婴儿在出生后最初几年都会经历足够的追赶生长(如经过一段时间的发育迟缓以后，体重增长及线性生长以超过该年龄统计上限的速度增长)达到正常身高水平。然而，10%～25%的个体并无追赶生长，终身位于第5百分位以下。经历追赶生长，尤其是快速体重增加的IUGR患儿，罹患儿童肥胖的风险比适于胎龄儿更高。由基因异常引起IUGR(如Russell-Silver综合征)的患儿出生后仍生长缓慢，这种情况为“原始侏儒症”。

2.评估　IUGR患儿的评估首先应仔细询问病史和进行体格检查。如果病史或体格检查提示有内在异常，需再进行相应的评估来确诊[如染色体分析和(或)转诊于遗传学家以评估可能的综合征]。如果四肢不成比例，应进行骨骼X线检查。

3.治疗　两个大型多中心对出生时为SGA的矮小患儿的研究显

示,GH 能够改善终身高预后,另外最近一项对出生时为 SGA 青春期前患儿的研究发现,GH 能够提高成年人身高。另一项对 GH 治疗的研究显示,出生时为 SGA 且一直发育迟缓的 2～5 岁患儿,GH 治疗后生长速率明显增高,而无明显的骨龄加速或不良反应。但是小于胎龄儿应用 GH 治疗应谨慎,原因如下。

(1)这些 SGA 患儿非常多样化,引起 SGA 的原因很多,并不是对 GH 治疗都反应良好。

(2)GH 是反调节激素之一,GH 治疗可以增加胰岛素耐受,对 SGA 这是一个需要关注的地方。研究已证明,SGA 比适于胎龄儿患肥胖症及随后出现胰岛素抵抗的风险增加。

(3)每个患儿都应该仔细评估是否可以进行 GH 治疗,同时要将治疗的风险和优势向其家属解释清楚。

(四)骨软骨发育不良

骨软骨发育不良是一组多样化的疾病,共同点是软骨和(或)骨的遗传因素异常。

1.临床特征　该病包括 100 多种不同情况,根据具体的骨骼、非骨骼异常及 X 线片特征进行定义。三大类如下。

(1)管状骨、扁平骨和(或)中轴骨缺陷(如软骨发育不良)。

(2)骨骼的软骨、纤维成分无序的生长。

(3)特发性骨溶解。

几乎所有骨骼发育不良患儿均生长缓慢。如果不是这样,他们的生长通常是不成比例的,如身体上下部量比(U∶L)异常,从而导致短的四肢和(或)躯干,部分肢体不成比例的生长(肢根、肢中部或肢端)也常见到。

2.评估　骨软骨发育不良具有遗传倾向(如软骨发育不良是一种常染色体显性遗传疾病),因此,仔细询问家族史非常重要。但是很多病例为新发突变,所以家族病史无异常并不能排除该病的可能性,应仔细测量身体各部比例。临床和放射学检查确定受累及的主要部位,如长骨、椎骨和(或)颅骨、骨骺、干骺端或骨干。

3.治疗　已有研究对骨发育不良者应用 GH 治疗。一些研究发现,软骨发育不良和季肋发育不良患儿采用 GH 治疗后身高增长速率增加

(一项研究显示第 1 年生长速率从每年 3.8cm 提高到每年 6.6cm,随后几年增长速度略减低)。GH 治疗后四肢和躯干的长度比例更加失衡。

(五)特纳综合征

特纳综合征是由于女性的一条 X 染色体部分或完全缺失所致疾病,是一种较常见的疾病。基于广泛的基因筛查,该病在活产女婴中的比例为 50/100 000,产后临床诊断病例为 32/100 000。此差异表明特纳综合征患儿表型可以轻微甚至是正常的。身材矮小是特纳综合征在儿童和成年人中最常见的表型。SHOX 的(身材矮小,同源性相关)基因编码的转录因子在生长板上表达,调节软骨细胞的增殖分化。SHOX 基因位于 X 和 Y 染色体(Xp22.3 和 Yp11.3)末端的拟常染色体区(PAR)1。拟常染色体区的基因不发生 X 染色体失活,所以健康的 46,XX、46,XY 个体者两组基因均表达。患有纳特综合征的患儿缺少部分或全部的第 2 个 X 染色体,因此(在大多数情况下),只有一个 SHOX 基因表达,称为“SHOX 基因单倍剂量不足”。这种单倍剂量不足使特纳综合征妇女比其他同族正常妇女身高平均低 20cm。

1.临床特征　特纳综合征可在婴儿期由于特征性的颈蹼(囊性淋巴管瘤消退形成)和(或)四肢淋巴水肿而被诊断出来。婴儿期以外,最常见的两个特征是身材矮小、性发育不全。除身材矮小,可出现其他骨骼异常,如相对较大的手和脚、身材宽、颈短、肘外翻、膝外翻、第四掌骨短。偶见手腕马德隆(Madelung's)畸形是偶尔可以看到的(桡骨向掌侧和尺侧偏斜、尺骨远端背侧半脱位)。特纳综合征的女孩在婴儿期出现髋关节发育不良及以后出现脊柱侧弯的风险均较高。

体格检查其他发现可能包括上睑下垂、斜视、耳位低或畸形、小颌畸形、高腭弓、牙齿畸形、后发际线低、盾状胸和乳头发育不全。特纳综合征的女孩合并一系列多器官系统异常的风险更大(表 71-1)。

表 71-1　特纳综合征的并发症

心脏疾病(见于 1/3 的患儿)
主动脉缩窄(10%)
二瓣叶型主动脉瓣(出生时有残留颈蹼者合并该病风险大)

续表

主动脉瓣狭窄
部分性肺静脉异位引流
传导和复极化异常(如长 QT 间期)
主动脉根部进行性扩张,最终成为主动脉瘤的风险增加——需终身认真监测
泌尿系统疾病
双肾盂或肾盂裂
马蹄肾
肾脏位置或排列异常
复发性尿路感染风险增加
生殖系统
未发育的子宫、输卵管
条状性腺
虽然大多数特纳综合征妇女不孕,但有高达 10%的患者有自发青春期发育,2%~5%能自发怀孕
感觉神经性听力损失
儿童早期复发性中耳炎致传导性听力损失
自身免疫病:甲状腺炎、腹腔疾病、克罗恩病

2.评估　仔细的体格检查会发现特纳综合征的一些表型特征。然而,不是所有患儿均会显示出经典的表型,因此,对任何一个不明原因矮小的患儿都应考虑到该病,并采集一套标准的染色体型(30 个外周淋巴细胞的染色体分析)进行评估。由于合并其他系统问题的可能,应进行全面评估,包括但不限于以下内容。

(1)超声心动图评估是否有心脏异常,终生监测心脏磁共振成像(MRI)查看有无主动脉弓和降主动脉的异常(特纳综合征合并主动脉夹层者有较高的死亡率)。

(2)肾和盆腔超声评估泌尿生殖系统。

(3)听觉评估诊断,每隔 1~5 年寻找有无感觉神经性听力损失。

3.治疗　GH 治疗是增加特纳综合征患儿成年身高的标准疗法。一旦检测出发育迟缓，建议立即开始 GH 治疗。若不自发进入青春期，开始外源性雌激素治疗，治疗目标为尽可能反映正常青春期的过程。如果生长激素治疗足够及时，在青春期前几年可生长足够的高度，雌激素治疗不需要拖延。

(六)GH/IGF 轴异常

1.背景　人类生长激素(GH)是由垂体前叶的促生长激素细胞产生和分泌的，受 GHRH 和生长抑制素调节，他们分别刺激或抑制生长激素的释放。另外，一种参与 GH 释放的激素是脑钠肽，它是由胃(主要)和下丘脑产生的 GH 促分泌素。合成脑钠肽类似物的应用可引起 GH 快速、大量释放，然而，目前还不太清楚其调节 GH 释放的机制。IGF-1 和游离脂肪酸从垂体和下丘脑水平抑制 GH 释放。

按照生长调节素假说，许多虽然不是全部，但是生长激素的作用是通过 IGF 多肽介导的。IGF-1(即促生长因子-C)是人类主要的 IGF，在血液循环中主要与 IGF 结合蛋白(尤其是 IGFBP-3)相结合。IGF-1 与受体结合，激活第二信使系统和多个下游反应，包括骨骼外组织的胰岛素样活性、促进硫酸盐整合到软骨、加速 DNA 的合成等。生长系统中的其他角色还包括胰岛素和 IGF-2，IGF-2 与 IGF-1 是调节胎儿生长的主要介质；雄激素和雌激素可引发青春期井喷式生长和(男女均只有雌激素)骨骺融合；甲状腺激素对 GH 分泌的影响很广泛，对生长板产生直接作用。

2.GH 缺乏及相关状态　功能障碍可沿 GH/IGF 轴的多个水平出现，包括以下内容。

(1)下丘脑及更高级中枢：先天性下丘脑畸形、GHRH 受体基因突变、大脑和(或)下丘脑的创伤或炎症、中枢神经系统和(或)下丘脑肿瘤、脑和(或)下丘脑放疗、化疗及 GH 神经分泌功能障碍。

(2)垂体：垂体缺失(空蝶鞍综合征)或其他结构缺陷、垂体瘤(如颅咽管瘤)、下垂体炎、生长激素产生或分泌的基因异常(如 PROP1 或 POU1F1 基因突变产生无生物活性的 GH)、垂体创伤、特发性 GHD。

(3)GH 不敏感(Laron 综合征)：由于 GH 受体缺陷导致高 GH、低 IGF-1 并常出现低 GHBP 水平。

(4)受体后信号缺陷(原发性 IGF-1 缺乏症):如 STAT5b 基因突变。

对美国矮小症患儿一项研究发现 GHD 发病率为 1/3500。引起 GHD 的可疑因素包括以下内容。

(1)婴儿:有黄疸时间延长、低血糖症、小阴茎,或创伤性分娩的病史。

(2)颅中线异常(如视隔发育不全、全前脑畸形、上颌中央门齿缺如)。

(3)近亲或家族中类似病史。

(4)蝶鞍上肿瘤病史(如颅咽管瘤)。

(5)颅脑放疗、头部创伤或中枢神经系统感染/梗死病史。

3.临床特征 由于胰岛素对胎儿宫内发育起主要作用,先天性孤立性 GHD 者出生时身长和体重正常,他们可能会有黄疸时间延长、低血糖症、小阴茎病史,出生后的生长明显异常;严重者第 1 个月即出现发育迟缓,不严重者后期会出现线性增长缓慢。先天性 GHD 的其他特点与获得性 GHD 相同,包括内容如下。

(1)骨骼比例相对正常,与骨龄的符合度比实际年龄更高。

(2)肥胖增加(尤其是躯干)。

(3)生长减速和(或)障碍。

(4)站立身高明显低于正常人群或父母目标身高。

(5)出牙延迟。

(6)青春期开始的平均年龄延迟。

(7)面中部低、前额突出。

4.GHD 的诊断 疑似 GHD 者应转诊到小儿内分泌专家处进行评估。由于生长激素的分泌具有昼夜节律,没有单一的实验可以明确诊断 GHD,因此涉及多项测试,包括生长因子和生长激素激发试验。一旦确诊 GHD,需对其他垂体激素功能进行评估(如甲状腺、肾上腺,如果年龄适合,还应包括性腺功能);未明确和未治疗的中央肾上腺皮质功能不全(CRI)的 GHD 患儿死亡风险较高。行颅脑 MRI(有/无对比),在垂体、下丘脑的特殊切面(必须特别要求)寻找有无颅内肿瘤或结构异常。

5.重组人 GH 和 IGF-1 治疗 GH 和 IGF-1 的替代治疗应由儿科

内分泌医师进行，剂量和制剂因人而异。重组人生长激素（rhGH）夜间皮下注射给药。应用 rhGH 或 rhIGF-1 治疗时应注意其潜在的不良反应（表 71-2）。

6.FDA 批准可应用 GH 治疗的非-GHD 适应症如下。

①慢性肾功能不全。

②特纳综合征。

③艾滋消瘦症候群。

④Prader-Willi 综合征。

⑤SGA/IUGR。

⑥特发性身材矮小。

⑦SHOX 基因单倍剂量不足。

⑧努南综合征。

表 71-2　rhGH 或 rhIGF-1 治疗可能的不良反应

rhGH 治疗可能的不良反应
假性脑瘤（颅内压增高）
股骨头骨骺滑脱
胰岛素抵抗增加
色素痣大小和数量增多（恶化的风险不增高）
暂时性男子女性型乳房
脊柱侧凸更严重
rhGH 或 rhIGF-1 治疗可能的不良反应
腺样体肥大
低血糖症
恶性肿瘤：近来证据支持 GH 和 IGF-1 在恶性肿瘤的发展中起到一个许可的作用，而不是呈因果关系

（七）慢性系统性疾病

许多慢性疾病都与矮小症有关。主要机制包括：厌食/食欲缺乏/

摄入不足、营养物质吸收不良、慢性酸中毒、贫血、慢性低氧血症、能量需求增加、药物治疗(如糖皮质激素)。

与发育迟缓有关的慢性疾病的一些通用分类包括以下内容。

(1)吸收不良性疾病:热量或蛋白质吸收不足导致发育迟缓。换句话说,即使既往史、现病史和体格检查正常,身高和(或)体重百分位下降也可以是严重的全身性疾病的首要表现,如乳糜泻、IBD及囊性纤维化。

提示:生长异常的出现可早于其他疾病表现。

(2)慢性肾功能不全(CRI):CRI引起生长障碍的原因有代谢性酸中毒、生长必需的电解质流失、蛋白质浪费、热量摄入减少、慢性贫血、1,25-二羟基维生素 D_3 缺乏和心功能不全。如Fanconi综合征及肾小管性酸中毒,现已证明对慢性肾衰竭的患儿,生长激素比肾移植更能促进增长,是FDA批准的一种GH治疗的适应证。

(3)心血管疾病:充血性心力衰竭和发绀型心脏病由于能量需求增加和慢性低氧血症,也会导致发育迟缓。有时会合并一些畸形综合征。

(4)肺部疾病:慢性低氧血症与发育迟缓有关。经典例子是囊性纤维化。严重哮喘本身可致发育障碍,但也与这些患儿长期全身应用糖皮质激素有关。

(5)慢性贫血:导致发育迟缓的原因有组织缺氧;心脏负荷增加,以维持心排血量;造血需要增加,消耗更多能量;输血依赖性疾病,如珠蛋白再生障碍性贫血或严重的镰状细胞病,由慢性输血造成的铁超负荷。

(6)慢性炎性和感染:这些情况下的发育迟缓可能与炎性介质介导有关,如IL-6介导血清IGF-1的减少,以及AIDS和肺结核(在全世界引起发育迟缓的两个主要的慢性疾病)、肠道寄生虫(如钩虫)。发育迟缓可作为HIV感染患儿的首发症状。

(7)DM:糖尿病长期控制不佳引起的发育迟缓常合并肝大,是由过多糖原贮积而造成,这种情况被称为Mauriac综合征。胰岛素抑制肝脏中IGF结合蛋白-1(IGFBP-1)的转录。在胰岛素缺乏的情况下,IGFBP-1合成增加,从而使血清IGF-1的生物利用度降低。

(8)其他:脂质、蛋白质或糖类的先天性代谢异常。

1.临床特征 许多由慢性疾病引起的矮小症,体重降低程度大于身高，或身高增长减慢出现时间晚于体重降低。骨龄延迟，接近于身高相应年龄。

2.评估　仔细的回顾病史和查看生长曲线是非常重要的。典型生长模式是一段时间正常生长之后，出现生长减速甚至停止，这往往提示疾病的发生。既往史可帮助揭示既往所患有的慢性疾病，病史可发现疾病的一些线索(如 IBD 的便血和慢性腹痛)。要牢记发育迟缓可能是某些慢性疾病的表现，如乳糜泻或 IBD。因此，对矮小症患儿，即便现病史或体格检查无异常发现，临床医师也应该考虑到慢性疾病的可能，并进行评估。

实验室检查包括全血细胞分类计数、红细胞沉降率、C-反应蛋白、血生化(包括肌酐和肝酶)、血清白蛋白水平、腹腔自身免疫和尿液分析。通过这些检查进行初筛，提示需要进行确诊的检查，如内镜、小肠活检或肾活检。

3.治疗　一旦基础疾病得到治疗，身高将会追赶生长。如果治疗不及时或不完全，将会造成永久性的身高缺陷。

(八)营养不良

最理想的线性生长需要最佳营养条件，众所周知，营养不良是导致生长缓慢的最常见原因。营养不良会影响 GH/IGF 系统。总热量和(或)蛋白质-热量营养不良会导致肝脏产生 IGF-1 减少，从而降低IGF-1介导的下丘脑和垂体的负反馈，从而使 GH 产生和分泌，因此，血清 GH 高于正常基线和受刺激后的水平。

营养不良的原因包括社会因素(如贫困、疏忽、社会动荡)、心理因素(如神经性厌食)、自我强加的严重的饮食限制(如高胆固醇血症恐惧)、慢性疾病、口咽部畸形(如 Pierre Robin 畸形、唇裂或腭裂)、口腔运动功能异常(如全面发育延迟或重度脑性麻痹)或某些药物因素(如治疗注意缺陷多动障碍的兴奋药或化疗药物)。孤立的营养素缺乏，如锌、铁和维生素 D(缺乏导致佝偻病)，也可引起矮小症。

1.临床特征　体重增加缓慢通常先于线性生长减慢，最终迟缓而出现。骨龄落后，查体可见体格消瘦，青春期延迟。

2.评估　详细询问饮食习惯对确立诊断必不可少，常用方法为 3d 饮食日志。患儿所有的摄入应定量且有记录，通过该记录可以分析摄入的总热量、营养素和微量营养素(如维生素和矿物质,包括维生素 D、钙、铁、锌)。24h 饮食回忆可以在初诊时提供一些线索,但仅根据饮食回忆确诊是不充分的,因为它并不准确。查体时应寻找有无上述的青春期延迟、营养不良或全身性疾病的证据。实验室评估应包括所有引起营养不良的慢性疾病(见上一节)。

3.治疗　治疗方案是补足营养,经口无法摄入足量热量的儿童可以给予肠内(经鼻饲胃管或胃造瘘管)或肠外(部分或全部肠外营养)营养。长期营养不良的患儿补充足够的热量后,会出现追赶生长。

提示:营养不良性发育迟缓的治疗是保证足够的营养摄入,而 GH 治疗无效。

(九)甲状腺功能减退症

发育迟缓是先天性和获得性儿童甲状腺功能减退症最常见、最有意义的表现之一。出生后前 3 年的甲状腺功能减退会造成显著的认知障碍,新生儿期筛查可以帮助在症状出现之前早期诊断和治疗。因此,发育迟缓现在一般见于获得性甲状腺功能减退症,后者最常见的病因是自身免疫性桥本(慢性淋巴细胞性)甲状腺炎或碘缺乏。发育迟缓需数年时间才能发现,但一旦表现明显时,往往较为严重且呈进行性发展。

1.临床特征　未确诊或者未经治疗的先天性甲状腺功能减退症患儿会出现明显地发育迟缓、婴儿期囟门闭合延迟及智力发育迟缓(克汀病)。幸运的是,大多数患儿通过新生儿筛查即可被确诊并得到适当治疗,因此上述情况并不常见。获得性甲状腺功能减退症的患儿随时间推移,身高并不随体重呈线性生长。他们的身材比例不成熟,身体上下部量比(U∶L)增加,出牙延迟,骨龄远远落后。通常青春期延迟,但也会出现性早熟。

2.评估　原发性甲状腺功能减退症的诊断依据为促甲状腺激素升高;甲状腺功能减退代偿者总甲状腺素(T_4)正常,失代偿者 T_4 降低。抗甲状腺球蛋白和(或)抗甲状腺过氧化物酶抗体阳性即可诊断为自身免疫性甲状腺炎。二级和三级甲状腺功能减退(分别由垂体及下丘脑原因引起)常合并其他垂体激素缺乏,最好筛查游离 T_4 水平。

3.治疗　治疗方法是每日应用左旋甲状腺素替代。甲状腺激素替代治疗后可快速追赶生长。

三、矮小症的评估

(一)病史

详细询问病史可以发现矮小症的危险因素、潜在疾病的症状或体征。

1.妊娠史　询问的具体要点包括：是否应用药物、毒品（如酒精、烟草）或毒物；妊娠期疾病或者妊娠并发症，特别是感染或高血压；任何围生期并发症（如创伤性分娩、围生期窒息史）；出生体重和身长（是否是小于胎龄儿）。

2.生长曲线　年生长速率及任何变化，身高百分位数的改变。

3.饮食习惯。

4.既往史　慢性/全身性疾病史或经常住院的疾病史（如囊性纤维化、IBD、需输血的贫血）、用药史（如全身应用糖皮质激素治疗）、儿科肿瘤病史和治疗。

5.现病史　提示潜在疾病的症状（如慢性腹泻、腹痛、头痛或视觉障碍、气短或下肢肿胀等）、行为问题或在学校的表现改变，必要时询问青春期启动时间和进程（寻找有无青春期延迟）。

6.家族史　父母或者其他亲属的身高[兄弟姐妹、(外)祖父/祖母、叔伯、姑姨]、家族中是否有人存在生长延迟和(或)青春期延迟。计算父母身高中值的方法如下。

女孩：[母亲身高(cm)＋父亲身高(cm)－13]/2。

男孩：[母亲身高(cm)＋13＋父亲身高(cm)]/2。

7.社会史　任何涉嫌虐待或疏忽的环境。

(二)体格检查

1.准确测量并绘制目前及既往身高和体重，计算身高/体重比（较小儿童）和 BMI（较大儿童），明确有无身高、体重不成比例。

2.一般体格检查：寻找有无潜在遗传异常的迹象（如畸形特征）、中线缺陷预示下丘脑或垂体畸形（如上颌中切牙）或全身疾病（如阿弗他溃疡、躯干肥胖、佝偻病肋骨串珠）

3.牙齿检查。牙齿发育与骨骼发育有良好的相关性，故出牙延迟是骨龄延迟的线索。

4.Tanner 分期，寻找有无青春期延迟（如 CDGP、特纳综合征）。

5.上下部量比例（正常比例：出生时 1.7，3 岁时 1.3，7 岁时 1.0）。

6.比例异常，可能存在佝偻病或骨骼发育不良。

7.臂展，8 岁之前小于身高，8～12 岁等于身高，12 岁以上大于身高。

8.检查有无脊柱侧弯。

（三）实验室检查

1.完整的血细胞分类计数，是否有贫血或者其他异常。

2.血沉和 CRP，炎症时升高。

3.血清电解质、尿素氮和肌酐、钙、磷和碱性磷酸酶，筛选有无肾功能不全和钙代谢失衡。

4.总蛋白、白蛋白、前白蛋白、转氨酶，评估有无潜在合成代谢缺陷、炎性/损伤和胆汁淤积。

5.组织谷氨酰胺酶和抗肌内膜抗体 IgA，排除腹腔疾病。

6.TSH 和总 T_4 水平。

7.IGF-1 和 IGFBP-3 水平，筛选 GHD 和营养不良。

8.尿液分析。

9.核型为女性者评估特纳综合征。

10.根据临床诊断选择其他相应的检查，如 25-羟基维生素 D 评估维生素 D 缺乏性佝偻病、汗液氯离子分析，以排除囊性纤维化、结核菌素试验或 PPD 筛查肺结核、HIV 检测或筛查有无 SHOX 基因缺失或突变。

（四）影像学检查

1.骨龄的确定　左手及腕部正位片，膝关节正侧位片（＜2 岁）。

2.骨骼检查　疑似骨骼发育不良时。

3.颅脑 MRI　明确有无垂体柄阻断（如果有神经系统症状或垂体功能减退）。

（五）矮小症的社会心理影响

许多患儿家长前来寻求矮小症的评估和治疗，以避免对患儿身材矮小的歧视，这种现象称为身高歧视。虽然普遍认为矮小症与社会心理压力有关，但是矮小是否显著地影响其社会心理功能仍存在争议。对矮小症患儿社会功能研究的结果根据研究人群的差异而不同；从身材矮小的样本中抽样比以普通人群为基数的抽样更容易表现出问题。斯蒂芬·霍尔全面论述了矮小对患儿在心理、人类学、历史和生物等方面的影响。在美国，身高造成的社会压力对男性的影响似乎要多于女性，造成对矮小症评价的偏差。然而，由于发育迟缓可以是一个潜在疾病的唯一表现，因此，在对矮小症的评估时，不论男女均应给予同等重视，评估的主要任务是区分健康的变异和病理性生长。

（六）矮小症的处理方法

矮小症是儿科相对常见的主诉，也被推荐到儿科内分泌医师处就诊的最常见原因之一。详细询问病史，包括家族史，在许多情况下可以发现病因。必须对生长曲线进行评估来确定生长模式，并确定身高和体重是否成比例改变。评估的其他重要内容包括：通过详细的饮食习惯来评估营养不良，全面的体格检查（包括评估牙列、青春期和身体比例），实验室检查和骨龄 X 线片。被归为某类生长障碍的儿童（如特纳综合征、慢性肾衰竭和 GHD）应交由儿科内分泌医师来进行 rhGH 治疗。临床医师应了解 rhGH 治疗可能带来的不良反应（包括假性脑瘤、股骨头骨骺滑脱、胰岛素抵抗增加和脊柱侧弯），当接受 rhGH 治疗的患儿出现不适时，应及时进行排查。

（王　琦　张建军　译）

第 72 章

咽　痛

Esther K. Chung

咽痛是儿童最常见的疾病之一，平均每年发病 5～7 次，医务人员必须熟悉其诊断和治疗。咽痛通常属于上呼吸道感染的一部分。此外，某些细菌导致的咽痛若误诊或治疗不当会导致严重的并发症。

一、鉴别诊断列表

1.感染性因素　①鼻咽炎。②咽炎。③扁桃体周脓肿或蜂窝织炎。④咽后脓肿或蜂窝织炎。⑤咽旁脓肿。⑥扁桃体炎。⑦喉炎。⑧悬雍垂炎。⑨会厌炎。⑩Lemierre 综合征。⑪喉气管支气管炎（假膜性喉炎）。⑫疱疹性咽峡炎。⑬疱疹性龈口炎。⑭手足口病。⑮颈淋巴结炎（牵涉痛）。⑯急性中耳炎（牵涉痛）。⑰牙脓肿（牵涉痛）。⑱猩红热。⑲川崎病。⑳兔热病（土拉弗朗西斯菌感染）。

2.中毒因素　①误食腐蚀剂或刺激物（如酸碱性液）。②吸入刺激物（如吸烟）。

3.肿瘤因素　①白血病。②淋巴瘤。③横纹肌肉瘤。

4.创伤因素　①异物。②管腔撕裂。③胃食管反流。④声线滥用（如大喊大叫）。⑤颈部外部创伤（如勒颈、虐待儿童）。

5.先天性或血管因素　①鳃裂囊肿。②甲状舌管囊肿。

6.炎性因素　①自身免疫性疾病。②过敏。③放疗后。

7.社会心理因素　心因性疼痛（癔球症）。

8.其他因素　①中性粒细胞减少症。②周期性发热、阿弗他口炎、咽炎、颈淋巴结炎（PFAPA）综合征。③维生素 A、复合维生素 B、维生素 C 缺乏。④脱水。⑤呼吸干热空气刺激咽部。

二、鉴别诊断讨论

(一)鼻咽炎

1.病因　鼻咽炎绝大多数情况下是由病毒感染引起的,也被称为普通感冒或上呼吸道感染。病原体有 200 多种血清学种类。最常见的是鼻病毒、冠状病毒、副流感病毒、肠道病毒(柯萨奇病毒 A 和 B、艾柯病毒、脊髓灰质炎病毒)、腺病毒、流感病毒 A 和 B、呼吸道合胞病毒。

2.临床特征　典型临床表现包括发热、打喷嚏、鼻塞、流清涕或脓涕、咽痛,病程 4～10d,为自限性。A 组 β 溶血性链球菌引起的感染(GABHS)在幼儿可能会出现血清类黏蛋白性过敏性鼻炎。

其他相关症状有易怒、烦躁不安、肌肉疼痛、咳嗽、眼睛分泌物增多、呕吐或腹泻。可能出现分泌性中耳炎、喉气管支气管炎或细支气管炎。

并发症包括鼻窦炎、颈淋巴结炎、乳突炎、扁桃体周和眶周蜂窝织炎、急性中耳炎、肺炎等,通常是由于细菌二重感染导致。

3.评估　询问患儿或家长相关症状及接触史。进行完整的体格检查,特别要关注患儿的整体状况及有无脱水表现。

4.治疗　治疗包括卧床休息、多饮水,发热和疼痛时应用对乙酰氨基酚或布洛芬。由于阿司匹林可致 Reye 综合征,应避免使用阿司匹林及含阿司匹林的药物。口服减轻充血药(如伪麻黄碱)、抗组胺药,以及静脉滴注去氧肾上腺素适用于≥6 岁的儿童。婴幼儿鼻塞可用生理盐水滴鼻、鼻腔吸痰。加湿器和喷雾器可以用于防止过度干燥。

(二)咽炎

1.病因　急性咽炎大多数由病毒感染引起,最常见是腺病毒。其他病毒包括流感病毒 A 和 B、副流感病毒 1,2,3、EB 病毒(EBV)、巨细胞病毒、人类疱疹病毒 6 型、人类免疫缺陷病毒、人偏肺病毒和肠道病毒。细菌包括 A 组 β 溶血性链球菌(GABHS)(15%～30%的儿童急性咽炎)、C 组链球菌、G 组链球菌、肺炎支原体、白喉棒状杆菌、溶血隐秘杆菌、淋病奈瑟菌、脑膜炎奈瑟菌、小肠结肠炎耶尔森菌、鼠疫杆菌和土拉弗朗西斯菌。

2.临床特征　病毒性咽炎(EB 病毒以外的病毒感染)的特征是逐渐

出现咽痛、发热、声音嘶哑、咽红,伴或不伴分泌物增多,一些患儿可有口臭。口腔滤泡和溃疡、轻度咳嗽、流鼻涕、结膜炎、腹泻、黏膜疹、皮疹提示为病毒感染。还可出现颈部淋巴结肿大(伴或不伴触痛)、吞咽固体食物困难、食欲缺乏等表现。临床过程是自限性的,持续 1～5d。

传染性单核细胞增多症在 4 岁之前的儿童中较为罕见,但婴幼儿可患 EB 病毒性咽炎。临床表现包括发热、咽痛,咽部充血,伴或不伴渗出。其他如饮食差、疲劳、上腭瘀斑、颈后甚至全身淋巴结肿大、肝脾大均可出现。

许多专家认为 A 组 β 溶血性链球菌感染所致咽炎和风湿热在 3 岁以下的儿童中并不常见,但仅 3 个月大但具有典型症状的婴儿中已检出 A 组 β 溶血性链球菌。表现为突然出现的咽痛、高热达 40℃(104℉)、扁桃体红肿(伴或不伴渗出)、软腭瘀点、头痛。恶心、呕吐、胃痛往往是伴随症状。查体可见颈前淋巴结肿大伴触及细砂纸样皮疹。并发症包括急性中耳炎、鼻窦炎、扁桃体周和咽后脓肿、急性肾小球肾炎、风湿热和化脓性颈淋巴结炎。

3.评估　家长要询问患儿的相关症状,以及在家、学校是否接触过有以下疾病的患者,如咽痛、单核细胞增多症、链球菌咽炎、猩红热或风湿热。

查体应仔细检查扁桃体、咽部、软腭、皮肤、颈部、肝、脾、淋巴结和脉搏。评估患儿总体情况、呼吸状况及有无脱水。

对所有咽部发炎的患者应行快速链球菌测试(快速抗原检测试验),若试验结果为阴性,需进一步培养查找 A 组 β 溶血性链球菌。

4.治疗　无论什么原因引起的咽炎治疗措施均包括:疼痛和发热者使用对乙酰氨基酚和布洛芬(避免使用阿司匹林)、补液、非处方含片和漱口液缓解疼痛。用盐水漱口(8 盎司温水加 1/4 茶匙的盐)、多喝温水可以帮助缓解症状。病情严重者,特别是传染性单核细胞增多症患儿,需要住院治疗,进行静脉补液,并预防呼吸道梗阻。传染性单核细胞增多症,短期应用糖皮质激素可减少疼痛和肿胀;在以下情况下也可以考虑应用糖皮质激素,如显著的扁桃体炎、即将发生气道梗阻或有其他严重并发症(如溶血性贫血或血小板减少)。通常咽炎不推荐常规使用糖皮质激素。表 72-1 列举了在诊断链球菌咽炎中有价值的临床表现。

表 72-1 在诊断链球菌咽炎中有价值的临床表现

下列表现提示可能为病毒性咽炎
接触有上呼吸道感染症状的患者
主要表现为咳嗽、流涕、眼睛分泌物增多
下列表现提示为链球菌咽炎
接触链球菌性喉炎、猩红热或风湿热的患者
以咽痛为主要表现
发热、头痛、胃痛
查体可见咽喉部发炎
下列表现提示可能为链球菌咽炎
上腭瘀斑、扁桃体有渗出
相关的头痛和腹痛
躯干和身体其他部位细砂纸样的皮疹、草莓舌

GABHS 咽炎使用抗生素的主要目的是预防风湿热，而 C 组和 G 组链球菌咽炎无此要求。抗生素治疗可以缩短病程，减少化脓性并发症的发生率，避免传染。青霉素 V 400 000U，儿童一次 250mg，青少年和成年人 500mg，每天 2～3 次，口服给药 10d。阿莫西林因其依从性好是常用的。青霉素过敏者给予红霉素替代，40mg/(kg・d)，分 2～4 次使用，疗程 10d。其他大环内酯类包括阿奇霉素(连用 5d)、克林霉素及头孢菌素类，对治疗 A 组 β 溶血性链球菌也是有效的。四环素类、磺胺类、甲氧苄啶-磺胺甲噁唑对链球菌感染无效。若口服依从性差，可给予苄星青霉素 G，儿童小于 60 磅(27kg)者 600 000U、较大的儿童和成年人1 200 000U，一次性肌内注射(最大不超过 1 200 000U)。使用抗生素治疗 24h 后，患者可以回到学校或儿童护理中心。鼓励养成良好的洗手习惯，避免共用餐具和毛巾。密切接触后若无症状，不推荐进行经验性治疗。

非 GABHS 性细菌性咽炎，由于不会导致风湿热，且治疗效果不明或作用很小，因此，不需应用抗生素治疗。C 组和 G 组链球菌对青霉素敏感，然而治疗的有效性尚不明确。肺炎支原体、肺炎衣原体常引起下呼吸道感染，须及时治疗。

扁桃体切除术对反复发作咽喉炎者可能是有益的，最近的一个系统综述显示扁桃体切除术可降低咽喉炎的复发，是否行扁桃体切除术应咨询耳鼻喉科医师。

(三)疱疹性咽峡炎

1.病因 疱疹性咽峡炎的病原体是病毒，包括非脊髓灰质炎肠道病毒、柯萨奇病毒A和B、艾柯病毒。

2.临床特征 各年龄段均可发病，典型的临床表现为咽腭弓、软腭、悬雍垂及咽后部离散的、伴疼痛的疱疹和溃疡；咽痛、食欲缺乏、高热达41℃(105.8°F)。恶心、呕吐、腹痛也可存在。通常是自限性，1周内缓解。

3.评估 根据溃疡位置可鉴别疱疹性咽峡炎和单纯疱疹病毒性龈口炎。疱疹性咽峡炎的溃疡往往位于后咽，而单纯疱疹病毒性龈口炎病变部位在前口咽。必须评估患儿有无脱水状况。

4.治疗 发热及疼痛者应用对乙酰氨基酚和布洛芬。口痛可局部应用镇痛药，有些医师将2%利多卡因凝胶、抗酸药和苯海拉明液等量混合(通常被称为“神奇的漱口水”)局部应用。注意补充足够的水分和营养。病情严重者，尤其是伴脱水的患儿，需要住院治疗，给予静脉输液。

(四)扁桃体周蜂窝织炎、扁桃体周脓肿

1.病因 扁桃体周感染源于急性扁桃体咽喉感染或位于扁桃体窝上极的韦伯腺梗阻或感染。扁桃体周脓肿常见于>10岁的儿童，是由多种细菌感染引起，包括厌氧菌或需氧菌。需氧菌包括A组β溶血性链球菌、α和γ溶血性链球菌、D组链球菌、凝固酶阴性葡萄球菌和流感嗜血杆菌。

2.临床特征 临床表现为发热、吞咽困难、声音变化(如语言含糊不清或声音低沉)、张口困难、流涎。查体发现单侧扁桃体或扁桃体周的肿胀(通常是扁桃体上极)、悬雍垂偏向对侧、牙关紧闭、同侧颈部淋巴结肿大。脱水、上气道梗阻或脓肿破裂误吸等严重并发症时有发生。

3.评估 扁桃体周蜂窝织炎无脓液流出，咽旁脓肿为涉及咽壁的炎症，由此可与扁桃体周脓肿相鉴别。需评估患儿的呼吸及循环状况。鼓励患儿张口说话，从而评估声音状况。详细检查咽壁、扁桃体，查看是否有双侧不对称的肿胀、悬雍垂的偏移。疑有会厌炎时避免使用压舌板。

4.治疗 需要咨询小儿耳鼻喉科专家以明确诊断，必要时行脓肿针吸术。年龄较大的儿童和青少年尚可行针吸术，吸出的脓液不需培养，

除非为免疫功能不全的患儿。

门诊患者应用青霉素 VK[15～40mg/(kg·d),每 6～8h 1 次,连续应用 10～14d]治疗;住院患者可静脉应用水溶性青霉素 G[100 000～250 000U/(kg·d),每 4～6h 1 次,24h 内不超过 480 万 U]。如果单独使用青霉素无效,可联合应用半合成青霉素或克林霉素。青霉素过敏者,给予克林霉素[25～40mg/(kg·d),每 6～8h 1 次,连续应用 10～14d]替代。

发热、疼痛者应用对乙酰氨基酚,仔细监控有无脱水。病情严重者、脓肿针吸术和抗生素治疗效果不佳者、复发性扁桃体周脓肿者需行扁桃体切除术。

(五)咽后蜂窝织炎和咽后脓肿

1.病因　咽后的感染发生于咽后壁和椎前筋膜之间的间隙,主要继发于咽炎、异物或贯通伤及椎体骨髓炎。

2.临床特征　包括高热、严重的咽痛、吞咽困难,有些患儿会出现拒食,可见流涎和呼吸功增加。查体可见颈部过伸,呼吸有鼾音,或伴喘鸣音;脑膜炎刺激征可能阳性(由椎旁韧带发炎引起)。并发症包括呼吸道梗阻、脓肿破裂误吸、炎症沿着筋膜扩散至纵隔,导致纵隔炎及大血管糜烂。

3.评估　流涎及呼吸困难、咽后壁可见半圆形突起者考虑该病。谨慎使用压舌板,因为可能致脓肿破裂。

4.治疗　咨询耳鼻喉科医师意见。半合成青霉素用于覆盖产青霉素酶金黄色葡萄球菌。青霉素过敏者给予克林霉素[25～40mg/(kg·d),每 6～8h 1 次,连续应用 10～14d]替代。由于患儿有呼吸道梗阻的风险,应进行心肺监测。疼痛者应用对乙酰氨基酚(含或不含可待因),慎用麻醉药品。

三、咽痛的评估

(一)病史

以下病史可以为诊断提供重要线索。

(1)并发上呼吸道症状(如咳嗽、流涕)提示为病毒性。

(2)分泌物浓稠提示为感染性。

(3)家庭和其他密切接触者症状相似,提示病因为感染性。

(4)症状随季节变化且有相关的过敏症状,如眼睛发痒,提示为过敏性。

(5)每3~6周复发,考虑为中性粒细胞减少症或PFAPA。

(6)针眼出血或易出现瘀斑提示为肿瘤性。

(7)声音变化提示为喉炎,低沉的声音也可能是扁桃体周及咽后脓肿。

(8)流涎、疼痛、吞咽困难提示为溃疡性病变或组织增生。

(二)体格检查

查体需注意以下方面。

(1)一般情况,有无流涎或呼吸困难(如鼻翼扇动、喘鸣音)。

(2)生命体征,包括体温。

(3)口呼吸或声音改变。

(4)鼓膜发红或中耳分泌物提示急性中耳炎,往往伴随咽炎发生。

(5)鼻黏膜发红提示为感染或过敏性。

(6)口腔疱疹提示为病毒感染引起(如单纯疱疹病毒、肠道病毒、柯萨奇病毒)。

(7)双侧扁桃体对称性肿大者可能是鼻咽炎或咽炎。

(8)单侧扁桃体炎症提示扁桃体周蜂窝织炎或脓肿或肿瘤。

(9)扁桃体分泌物在病毒或细菌感染中均可见。

(10)上腭瘀斑者可能是链球菌性咽喉炎或单核白细胞增多症。

(11)颈后三角淋巴结肿大见于单核细胞增多症。

(12)颈前淋巴结肿大伴触痛通常见于链球菌性咽喉炎。

(13)颈部肿胀、压痛,外表异常疑为发生并发症,包括淋巴结脓肿和Lemierre综合征。

提示:当检查口腔/咽脓肿时应小心谨慎;患儿有因脓肿破裂而发生误吸的可能。

(三)实验室检查

应该做快速链球菌测试试验。这需要用力抽吸扁桃体弓和后咽分泌物,通过特异性抗血清识别有无GABHS糖类的存在,但不检测C组和G组链球菌。避免抽吸悬雍垂,这样做可能导致样品的稀释。快速链球菌测试有高度的特异性和敏感性,结果阴性者需行喉部分泌物培养，阳性结果提示存在 GABHS 感染。

喉部分泌物培养是诊断链球菌性咽喉炎的“金标准”。未经治疗的咽喉炎患者数周到数月内的培养均可为阳性。怀疑淋球菌、白喉杆菌、真菌感染时，需通知实验室以使用适当的培养基。

扁桃体周脓肿、咽后脓肿及其他细菌感染者，血常规显示白细胞计数升高。轻度贫血和轻度血小板减少症见于病毒感染性疾病。非典型淋巴细胞增多达 10%～25%往往提示 EB 病毒感染，EB 病毒滴度和单点测试(monospot test)有助于确认 EBV 感染。

(四)诊断方法

咽后脓肿时行颈部侧位片，可用于评估气道口径、腺样体和会厌大小及下咽部的肿胀。咽后脓肿表现为软组织前椎体 C_1～C_4 加宽。通常情况下，软组织测量不到相邻椎体一半的宽度。空气在正常颈椎前凸咽后壁或损失，应提高一个咽后脓肿的怀疑。

颈部强化计算机断层扫描可帮助外科治疗方法的选择。这也有助于鉴别咽后蜂窝织炎及咽后脓肿。

(五)对患者的处理方法

对急性咽痛患者，应首先排除可危及生命的疾病(如会厌炎，详见第 66 章)，扁桃体周脓肿、咽后脓肿、白喉、严重的扁桃体肥大和 Lemierre 综合征(详见第 54 章)。表 72-2 显示急性咽痛危及生命时的临床表现。呼吸困难者及时吸氧。

表 72-2　急性咽痛危及生命时的临床表现

外观欠佳
呼吸急促
三凹征阳性
喘鸣音
流涎
吞咽困难
语言含糊不清、声音低沉
颈强直

检查患者有无扁桃体周脓肿或异物的证据，如果怀疑会厌炎，应避免使用压舌板和其他侵入性操作（如静脉置管、静脉切开术）。患者应立即转交给麻醉师、急救护理专家和耳鼻喉科医生。怀疑有咽后脓肿者行颈部侧位 X 线片。

图 72-1 为咽痛的鉴别诊断方法流程。

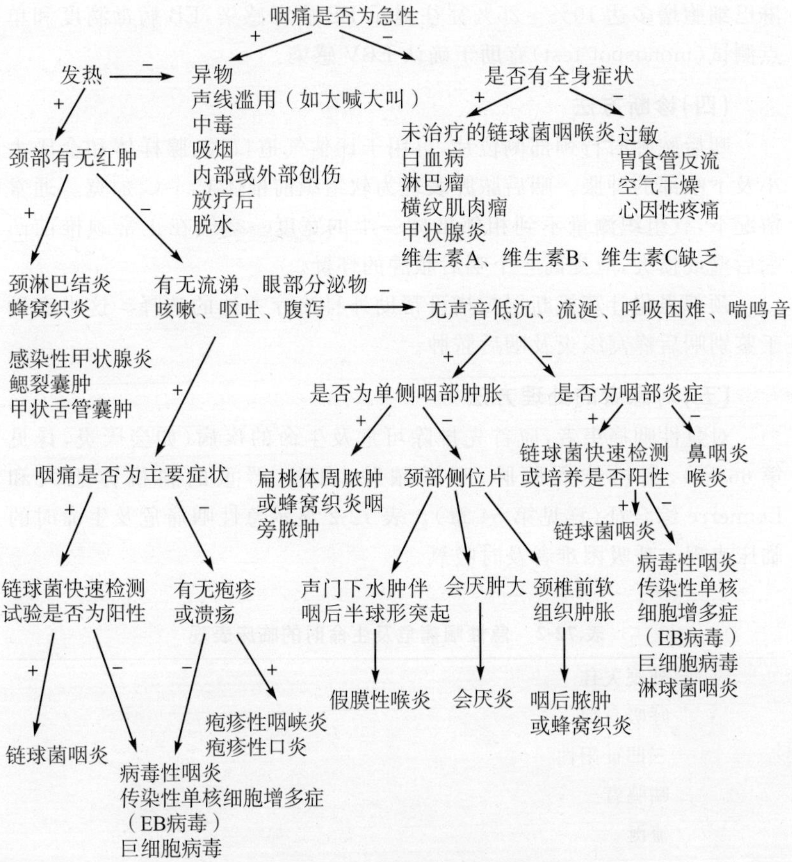

图 72-1 咽痛的鉴别诊断方法

（王 琦 张建军 译）

第 73 章

脾　　大

Matthew J. Ryan

脾大可见于良性病毒感染、严重的全身感染、血液病、肿瘤和代谢紊乱。脾大和脾功能亢进不能混淆。脾大是脾体积增大，而脾功能亢进是指脾功能亢进，从而导致循环血细胞数量减少。脾功能亢进通常伴随着脾大，但并非总是如此。

脾尖可触及并不一定是病理变化。大约 3% 年龄较大的青少年和成年人可触及脾。大多数早产儿和 30% 的足月儿可触及脾。成年人正常脾位于第 9～11 肋，长 12cm，宽 7cm，厚 3cm。正常的脾质软，位于锁骨中线，无触痛，且仅在深吸气时可触及。脾压痛或脾边缘位于肋下 2cm 以上都是异常的。肺过度膨胀可使正常大小的脾下移，导致假性的脾大。

提示：叩诊可评估脾大小。检查人员从中腹部左侧腋前线的鼓音区开始向上叩诊，直到叩击到浊音，以确定脾尖下缘。确定脾上缘是从胸腔中部左侧腋中线开始向下叩诊直到叩击到浊音。腹部放松进行适当的腹部查体对于触及肿大的脾很关键。查体时需要从左下腹开始（从左上腹开始检查可能导致漏诊）。站在患者右侧，用右手进行触诊，并用左手托住肋区。

一、鉴别诊断列表

1.感染性疾病

(1)病毒感染：①病毒。②单核细胞增多症（EB 病毒感染）。③CMV感染。④柯萨奇病毒。⑤HIV。⑥风疹。⑦疱疹。⑧甲型肝炎、乙型肝炎、丙型肝炎。

(2)细菌感染：①肺炎。②败血症。③心内膜炎。④布氏菌病。⑤兔热病。⑥脾脓肿。⑦猫抓病：巴尔通体。⑧结核病。⑨梅毒。

⑩钩端螺旋体病。⑪落基山斑疹热(RMSF):立克次体。⑫沙门菌感染。⑬链球菌感染。⑭埃立克体病。

(3)其他感染:①疟疾。②弓形体病。③巴贝虫病。④组织胞浆菌病。⑤血吸虫病。⑥锥虫病。

(4)肿瘤:①白血病。②淋巴瘤。③淋巴肉瘤。④错构瘤。⑤转移性肿瘤(神经母细胞瘤)。

(5)创伤:①脾裂伤。②血肿。③创伤性囊肿。

2.代谢及遗传性疾病

(1)脂类代谢障碍:①戈谢病。②尼曼－皮克(NieMann-Pick)病。③神经节苷脂贮积症。④黏脂贮积病。⑤白质营养不良。⑥沃尔曼病。

(2)黏多糖贮积症:①Hurler 综合征。②亨特(Hunter)综合征。

3.血液系统疾病

(1)红细胞膜缺陷:①遗传性球形红细胞增多症。②遗传性椭圆形红细胞增多症。③遗传性口形红细胞增多症。

(2)红细胞酶缺陷:①葡萄糖-6-磷酸脱氢酶(G-6-PD)缺乏。②丙酮酸激酶缺乏。

(3)血红蛋白缺陷:①镰状细胞贫血(SCD)。②珠蛋生成障碍性贫血。

(4)外源性溶血性贫血:①自身免疫学溶血性贫血。②胎儿成红细胞增多症。

4.充血性疾病 ①充血性心力衰竭。②缩窄性心包炎。③慢性肝病合并门静脉高压。④脾周解剖异常。⑤脾静脉栓塞。⑥脾动脉瘤。⑦门静脉海绵样变性。

5.其他原因 ①血清病。②脾血管瘤。③慢性肉芽肿病。④幼年型类风湿关节炎(JRA)。⑤系统性红斑狼疮(SLE)。⑥自身免疫性肝炎。

6.组织细胞异常 ①朗格汉斯细胞增多症。②嗜血细胞综合征。③恶性组织细胞病。④贝维综合征。⑤淀粉样变性。⑥结节病。⑦先天性脾囊肿。

提示:不是所有的左上腹肿块都和脾有关。其他疾病,如肾肿大、腹膜后肿瘤、肾上腺肿瘤、卵巢、胰腺或肠系膜囊肿都可导致左上腹肿块。如果病史与实验室检查和体格检查不一致，那么影像学检查，如超声、CT或MRI可帮助诊断。

二、鉴别诊断讨论

（一）良性感染

很多良性感染，尤其是上呼吸道感染，可导致轻微的一过性脾大。常见病原体包括腺病毒、柯萨奇病毒和链球菌。

（二）EB病毒感染（传染性单核细胞增多症）

传染性单核细胞增多症详见第50章。众多周知，脾大在单核细胞增多症治愈后可持续数月。脾大治愈后运动员才可恢复身体对抗性运动。

（三）巨细胞病毒感染

1.流行病学　CMV无处不在，大多数人在成年期感染该病毒。CMV通过体液传播，包括血液、尿液、母乳、唾液和粪便。CMV可水平传播（人与人之间）也可垂直传播（母婴传播）。CMV是最常见的先天性病毒感染。

2.临床特征　CMV感染在不同个体中表现也不同。

（1）新生儿可表现为宫内发育迟缓、小头畸形、瘀斑或紫癜、脉络膜视网膜炎及神经系统表现。

（2）对于免疫功能健全的儿童或成年人，CMV感染通常没有症状。但是，患者可表现为发热、心神不定、厌食、咽炎、头痛、肌痛、腹痛及肝脾大。

（3）在免疫功能不全的儿童及成年人中，最初的临床表现可为视网膜炎、肺炎和肠炎。

3.评估　最好通过对体液（或器官）中微生物的培养和PCR检测进行诊断。也可进行血清学检测。对于先天性CMV感染的患者，头颅CT可证明是否有脑内钙化。

4.治疗　通过支持治疗，免疫功能健全的患者可在几周内痊愈；免疫功能不全的患者可用更昔洛韦或缬更昔洛韦治疗。

（四）疟疾

1.病原学　疟疾由热带和亚热带按蚊传播。当宿主的红细胞受到疟原虫属蚊虫传播的寄生虫侵袭时即可得此病。4 种疟原虫可引起疟疾：恶性疟、间日疟、卵形疟、三日疟。疟疾的潜伏期为 1～2 周。

2.临床特征　疟疾患者的全身症状是相同的，但是根据感染的疟原虫种类不同，临床表现也不同。如间日疟和卵形疟尤其与脾功能亢进和脾破裂有关。

3.评估　可通过检测血液中的疟原虫进行诊断。特殊染色方法可提高检出率。可用厚薄血液涂片进行检测。

4.治疗和预防　治疗上，需要抗菌疗法（如氯喹）和支持疗法（如补充液体和电解质，输注红细胞）。对氯喹及其他药物耐药普遍存在，很多抗生素已用于抗疟疾治疗（如阿托伐醌/氯胍、奎宁、奎尼丁、伯氨喹、甲氟喹、多西霉素、四环素、克林霉素）。氯喹、阿托伐醌/氯胍、甲氟喹或多西霉素可用于进入疟区人群的药物预防。

（五）巴贝虫病

1.病原学　如同疟疾，巴贝虫病是一种累及红细胞的寄生虫感染，多发于美国东北部沿海地区。巴贝虫的主要宿主是白足鼠，肩突硬蜱传播病原体。潜伏期为 1 周到数月。

2.临床特征　临床症状包括发热、寒战、盗汗、心神不定、肌痛、恶心、呕吐。也可出现黄疸、小便黄赤、肾衰竭。巴贝虫病和疟疾的临床表现有时可相同。

3.评估　实验室检查可显示溶血性贫血和肝酶升高。血液涂片和血清学检测可明确诊断。

4.治疗　病情平稳或严重的患者均可用克林霉素合并奎宁，或阿托伐醌合并阿奇霉素治疗。

（六）血液系统异常

遗传性球形红细胞增多症、G-6-PD 缺乏、SCD 和珠蛋生成障碍性贫血详见第 40 章。

（七）淋巴瘤

淋巴瘤：非霍奇金淋巴瘤和霍奇金淋巴瘤详见第 50 章。

（八）创伤

脾损伤的原因包括汽车交通事故、自行车意外事故、运动和坠落导致的创伤。病人自述弥漫性左上腹疼痛。CT 可明确诊断。

撕裂伤和血肿通常可观察和支持疗法保守治疗。有时则必须进行外科脾切除术。极少数情况下,创伤性囊肿需要吸引术、硬化和外科手术治疗。

(九)戈谢病

1.病因学　β-葡糖苷酶缺乏导致葡糖脑苷脂在网状内皮系统的病理性堆积。

2.临床特征　戈谢病可分为 3 种类型。

(1)第一类:经典型,是犹太人最常见的遗传性疾病之一。可在任何年龄发病,但多见于青春期和成年人。其特点是神经损害少见。

(2)第二类:幼稚型,以发育迟缓或不发育、吞咽困难和角弓反张为特点。神经系统进行性退行性变,导致患儿在 2 岁前死亡。

(3)第三类:青少年型,见于婴幼儿和儿童,表现为行为改变、癫痫及锥体束外和小脑症状。

这 3 种类型均可见脾大。

3.评估　骨髓穿刺发现充满葡糖脑苷脂的戈谢细胞即可诊断。

4.治疗　脾切除术可用于治疗脾功能亢进导致的血液系统异常。重组葡糖脑苷脂酶注射剂(健赞),每 2 周用 1 次,可有效逆转病情。

三、脾大的评估

(一)病史

1.患者近期是否有上呼吸道感染病史或接触史?良性病毒感染常导致轻度脾大。

2.患者有何旅游史?至热带地区旅游且出现全身症状,可考虑疟疾的诊断可能性。出现这些相同的症状,且有至美国东北部沿海地区旅游历史,可考虑巴贝虫病。

3.是否有蜱虫接触史?蜱虫传播携带巴贝虫病、RMSF、埃里希体病和兔热病的病原体。

4.是否有接触动物的病史?接触牛或其他农场动物(饮用未高温消毒的牛奶)可导致布鲁氏菌病。接触兔子可能会导致兔热病。被猫抓伤可能会导致猫抓病;弓形虫病通常也和接触猫有关。钩端螺旋体病可通过狗、鼠或家畜的尿液传播。

5.患者是否有免疫功能缺陷？脾大且有全身症状的免疫功能不全患者可能存在 CMV 感染。

6.患者是否有体重减轻的病史？体重减轻可见于传染性单核细胞增多症、CMV 感染、HIV/布鲁菌病、埃里希体病、疟疾或巴贝虫病的患者，也可见于肿瘤疾病，尤其是淋巴瘤和白血病。

7.患者有何药物治疗史？脾大且有皮疹的患者，对氨苄西林治疗有效，可考虑单核细胞增多症。G-6-PD 缺乏患者，使用氧化剂类药物可导致溶血和脾大。脾大伴随关节疾病和皮疹可以考虑药物导致的血清病。

8.是否有血液系统或免疫系统疾病的家族史？很多血液系统疾病具有遗传性，兄弟姐妹、表兄弟姐妹或直系亲属有相关家族病史有利于诊断。

9.是否有创伤史？脾创伤是最常见的腹腔脏器损伤。

(二)体格检查

1.小头畸形的婴儿发育迟缓需要检测 CMV。

2.渗出性咽炎合并脾大应考虑单核细胞增多症。

3.手掌和足底皮疹应考虑 RMSF 或梅毒。RSMF 的皮疹通常首先发生在腕关节和距小腿关节，可呈斑丘疹或瘀斑。先天性和后天性梅毒均以斑丘疹为特点。水疱也常见于先天性梅毒。全身红晕或靶心状皮疹应考虑血清病。JRA 和 SLE 也有特征性皮疹。

4.黄疸可见于很多传染性疾病，但是更多见于溶血性疾病（如 G-6-PD 缺乏、球形红细胞增多症、自身免疫性溶血性贫血）。黄疸也可见于晚期肝病或合并胆囊疾病。

5.肝大可见于原发性肝病、贮积病或其他代谢性疾病。肝充血导致的脾大也应考虑。肝前血管受损可导致脾大，且无肝大（如门静脉血栓形成），因此，需要注意是否有消化道出血或扩张的腹腔静脉。

6.淋巴结肿大合并脾大通常考虑单核细胞增多症，但是也应考虑淋巴瘤。腋下和颈部淋巴结肿大是猫抓病中最常见的淋巴结肿大。虽然查体可发现猫科动物抓痕，但是皮疹通常可说明疾病发展程度。

7.腹痛（弥漫性或局限性左上腹痛）提示创伤原因，如脾裂伤或血肿。此外，脾破裂是传染性单核细胞增多症的合并症之一，可导致急性腹痛。发热说明有脾脓肿。

(三)实验室和影像学检查

在具有典型临床表现的时候,下列检查有助于疾病的诊断。

(1)“传染性单核细胞增多症检测试剂盒”:针对嗜异性抗体的单核细胞增多症快速玻片凝集试验是对针对传染性单核细胞增多症的快速检测方法,但是小于6岁患儿易出现假阴性。

(2)EB病毒血清学检测:EB病毒血清学检测是诊断任何年龄急性和既往感染的有效方法。

(3)全血细胞计数:非典型的淋巴细胞增多是单核细胞增多症的特征性表现。全血细胞减少常见于脓毒症、AIDS、埃里希体病及肿瘤疾病。血小板减少症可见于RMSF和巴贝虫病。溶血性贫血的表现(如镰状细胞、靶细胞、裂细胞、球形红细胞)应考虑常见的血液学疾病(SCD、珠蛋白生成障碍性贫血、G-6-PD缺乏和球形红细胞增多症),以及某些传染性疾病(如疟疾、巴贝虫病)。白细胞减少或血小板减少症常见于与慢性肝病和门静脉高压相关的脾功能亢进。

(4)网织红细胞计数:网织红细胞增多是溶血性贫血的确定表现。

(5)胆红素水平及肝酶:高胆红素血症可见于溶血性贫血,也可见于原发性肝病。肝酶升高说明肝脏有原发性或继发性的病理改变。常见原因有感染、肿瘤、解剖异常、代谢异常、创伤及中毒。

(6)直接抗体检测:自身免疫性溶血性贫血通常抗体呈阳性。

(7)常规血涂片:周围血涂片也可作为溶血的诊断证据。此外,疟疾和巴贝虫病等感染性疾病在实验室检查怀疑为该疾病时,可通过血涂片明确诊断。

(8)尿液分析:血红蛋白尿常见于溶血性贫血。尿检测异常也可见于一些代谢性疾病。

(9)多普勒超声检查:可用于直接观察门静脉血流及解剖学异常。

四、脾大的治疗

大部分表现为脾大的疾病需要支持治疗及观察并发症。

(1)脾破裂:无论是否和单核细胞增多症有关,均须立即行手术治疗。

(2)脾脓肿:需要要静脉应用抗生素,可行手术排脓。

(3)溶血性贫血:溶血性贫血患者一般需要输注红细胞,直到溶血被纠正或缓解。血清病及 G-6-PD 缺乏的患者需要停止药物治疗。

五、对患者的处理方法

1.对于脾大的婴儿,细菌感染应首先排除。如果非细菌因素是单一的,病毒感染应积极考虑。如果的确不是感染,应考虑溶血性疾病。如果确定不是溶血性疾病,应考虑脾脏解剖异常。

2.对于脾大的年长幼儿及儿童,应首先考虑创伤,其次可考虑感染和溶血。如果这些疾病均可排除,应考虑肝脏疾病。如果患者有全身症状,应考虑肿瘤;在极少数情况下,代谢异常也可出现这些表现。

3.脾大患者需避免身体对抗性运动。对于脾大患者,创伤可导致脾破裂和无法控制的出血。慢性脾大患者需对脾脏进行保护措施,并定期检查以确定保护措施在患者站立时至少在脾下缘下 1cm。

图 73-1 概括了非急性脾大患者的处理流程。

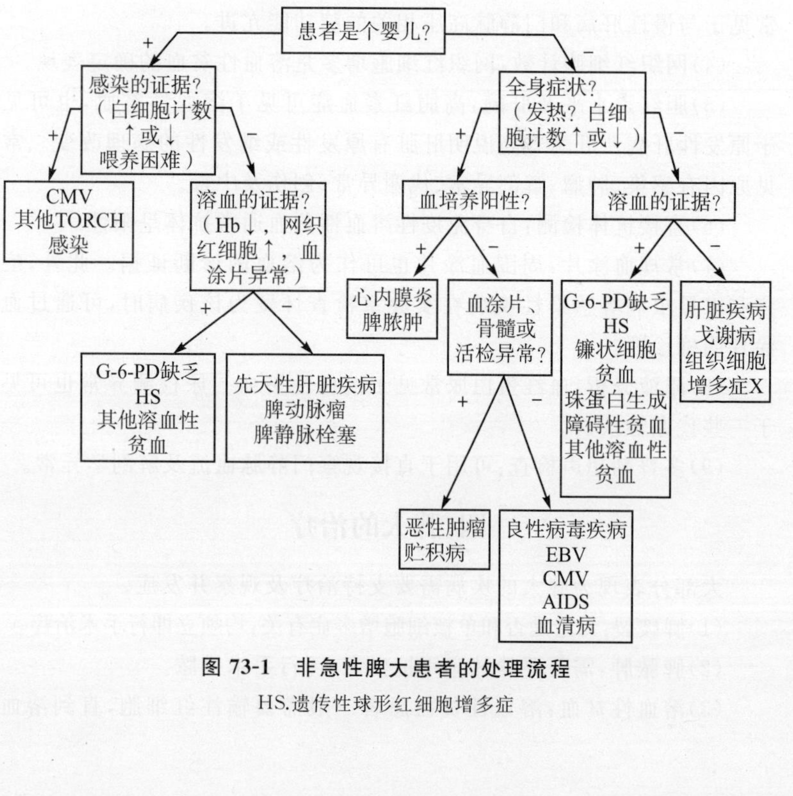

图 73-1 非急性脾大患者的处理流程

HS.遗传性球形红细胞增多症

图 73-2 概括了急性脾大患者的处理流程。

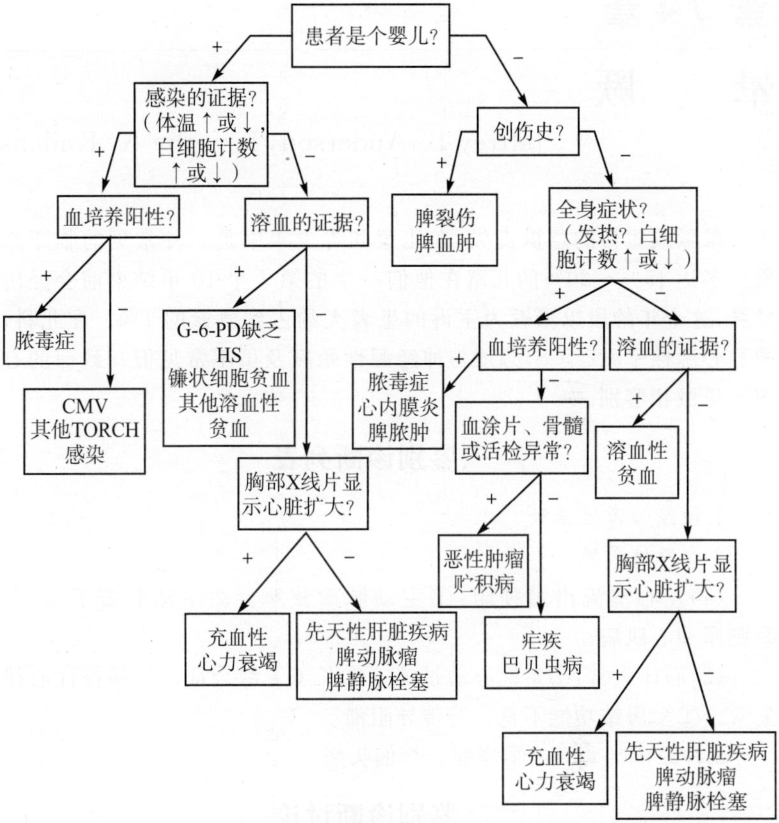

图 73-2　急性脾大患者的处理流程

HS.遗传性球形红细胞增多症

（吕建利　张建军　译）

第 74 章

晕　　厥

Jeffrey B. Anderson, Timothy K. Knilans

晕厥或短暂的意识丧失，在儿童和青少年中是一种常见的临床现象。多达 15%～20%的儿童在他们一生的第 2 个 10 年结束前会经历晕厥，这个年龄段以晕厥为主诉的患者大约占到急诊的 1%。在儿科，神经心源性晕厥(NCS)必须与神经源性晕厥及虽不常见但却致命的心源性晕厥相鉴别。

一、鉴别诊断列表

1.神经心源性晕厥

2.心源性晕厥

(1)左心室流出道梗阻：①主动脉瓣狭窄。②主动脉瓣下狭窄。③肥厚型心肌病。

(2)心律失常：①室性心动过速。②长 QT 综合征。③缓慢性心律失常。④窦房结功能不良。⑤传导阻滞。

3.神经源性晕厥　①癫痫。②偏头痛。

二、鉴别诊断讨论

(一)神经心源性晕厥

NCS，又称单纯性晕厥，是儿童时期意识丧失最常见的原因。它的特点是不适当的血管舒张导致神经介导的全身性低血压引起脑灌注压力和脑血流不足。这种全身性低血压源于迷走神经的刺激，往往和疼痛、恐惧、兴奋、体位变化和长时间的站立有关，尤其是在一个温暖的环境中。在这种情况下，因长期处于直立位置、脱水或外部的刺激(如疼痛或情绪低落)，导致迷走神经张力增加，从而引起心率下降、外围血管舒张和全身性低血压。反复发作的儿童可能会经常被送往医院进行心血管评估。

评估包括详尽的病史、心血管检查和12导联心电图(ECG)。获取直立位的生命体征也有助于诊断。首先记录患者仰卧位的血压和心率,然后站立10min后重新测量。如果站立时收缩压下降≥15mmHg或心率上升≥20次/分,则符合神经介导的低血压的诊断,此种情况可能会导致NCS。如果心电图异常或心血管检查异常需进行超声心动图检查,以排除严重心脏疾病。很少情况下,晕厥的发生虽考虑为NCS所致,但症状不典型,此时需做倾斜试验或分级运动试验。倾斜试验是指患者被平放在一张桌子上,然后倾斜70°,同时监测心电图和血压。如果出现心率和(或)血压下降,具有诊断意义。运动试验也可以得出相似的结论。分级运动后,患者被要求站立10min,随后测量他们的血压和心率,如果出现心率和(或)血压下降,也具有诊断意义。倾斜试验或分级运动试验阳性的患者(如NCS),试验后要注意多饮水。如果晕厥持续,可用盐皮质激素治疗,以帮助扩张血管内血容量。

(二)心源性晕厥

心源性晕厥是由于心排血量的突然减少,导致全身性低血压、脑灌注下降、意识丧失。心源性晕厥的鉴别诊断包括左心室流出道梗阻和心律失常。

1.左心室流出道梗阻 左心室流出道梗阻的解剖原因(如主动脉瓣狭窄、主动脉瓣下狭窄、肥厚型心肌病等)可被视为心源性晕厥的一个单独因素。所有这些疾病均导致心排血量下降,特别是在运动时,体格检查都有收缩期喷射性杂音。有晕厥史和明显的喷射性杂音的儿童,均应想到左心室流出道梗阻的可能,应交由儿科心脏病专家来处理。虽然胸部X线片和心电图可提示左心室肥大,但超声心动图仍是识别和描述左心室流出道梗阻最好的方法。

有症状的主动脉瓣狭窄的治疗包括球囊扩张成形术和(或)外科瓣膜切开术。主动脉瓣下狭窄需要外科切除治疗。但主动脉瓣下狭窄切除后,有一个小而有限的再狭窄率。肥厚型心肌病可通过使用β受体阻滞药(如普萘洛尔)、钙通道阻滞药和(或)手术切除(肌切开术和肌瘤切除术)来治疗。

对于梗阻未解除和一些已解除梗阻的患者,要限制参加竞技体育活动，尤其是那些包含等长运动的体育项目，如足球、摔跤、举重等。决定参与什么样的体育运动需要向儿科心脏病专家咨询。

2.室性心动过速（VT） VT（详见第75章）患者可表现为心悸、胸痛或晕厥。VT是指宽QRS心动过速，属于医疗紧急情况，因为这个节律可以迅速恶化成心室颤动。血流动力学稳定的患者，可尝试静脉注射药物转换成窦性心律，而对血流动力学不稳定或精神状态改变的患者，心脏电复律可作为治疗的选择。

VT可能是特发性的，或由于先天或后天性心脏病导致的心室扩张或肥大、右心室发育不良、左冠状动脉起源于肺动脉、心肌桥、电解质紊乱或毒品摄入所引起。紧急评估VT应包括评价和纠正电解质紊乱如低钙血症、低钾血症和（或）低镁血症。对青少年应进行毒物筛查，因为非法药物滥用（如可卡因）可能导致室性心律失常。新发VT可能由心肌炎造成的心肌损害所引起。患者刚做了先天性心脏病矫形手术，尤其是法洛四联症，可能有室性心律失常的风险。VT的其他原因包括先天性长QT综合征或其他引起QT间期延长的疾病。患者疑有VT病史需要由儿科心脏病专家进行评价。

3.先天性长QT综合征 对于晕厥和有猝死家族史的患者，排除先天性长QT综合征引起的晕厥是至关重要的。校正的QT间期（QTc）可通过体表心电图测量的QT间期（从Q波开始至T波终末的时间除以RR间期的平方根）。QTc不依赖于心率，除了婴儿期之外的正常上限为440ms。

先天性长QT综合征的患儿可能有危及生命的阵发性VT发作，特别是一种被称为尖端扭转型室速的多形性VT。如果一名儿童被发现QTc延长，其整个家庭包括所有的一级亲戚都应进行筛查，因为这种疾病可以遗传的形式存在。指定的评估包括12导联心电图（主要看QTc间期），Holter监测不同心率时各个时间点的QTc，评估有无隐匿的室性心律失常。运动试验可用来计算运动中QTc的变化。正常的患者，在运动中QTc保持不变或略有缩短，而先天性长QT综合征的患者，运动中QTc可能延长。

4.缓慢性心律失常 病态窦房结综合征或完全性心脏传导阻滞引起的症状性心动过缓可导致心脏性晕厥。这种情况最常见于经历了心脏手术的儿童。心房转位术后的大动脉转位患者（Mustard 或 Senning 手术）或 Fontan 姑息治疗术后的患者，有很高的房性心动过速和病态窦房结综合征的发生率。室间隔缺损关闭术后或 L-型大动脉转位患者（先天性纠正性大动脉转位），可能出现晚发性的完全性心脏传导阻滞。这些患者通常要由心脏病专家来照顾，每年例行随访检查，包括 24h 动态心电监测以评估这些心律失常。先天性心脏病术后窦房结功能障碍或传导阻滞的症状性心动过缓患者，可能需要安装起搏器。心动过缓也可由炎症或感染性疾病（如风湿热、心肌炎、莱姆病或心内膜炎）所导致的完全性心脏传导阻滞所引起，这种情况也可能发生晕厥。

（三）神经源性晕厥

意识丧失可见于癫痫发作。在晕厥发作时有无抽搐或大小便失禁对于排除癫痫是非常重要的。偏头痛也与晕厥有关。头晕、晕厥可能是抑郁、焦虑、恐慌、躯体化和物质滥用的症状。不明原因晕厥也可能有精神病病因。如果怀疑有偏头痛或癫痫发作的可能，患者应该接受神经科医师进一步的诊断和管理。脑 MRI 和记录脑电活动的脑电图可能是必要的。

三、晕厥的评估

美国心脏协会（AHA）、美国心脏病学会（ACC）和欧洲心脏病学会（ESC）创造了晕厥的评估指南。这些指南以现有的晕厥患者的诊断和管理为依据，目的是为了提高临床实践质量和卫生保健资源的利用率。这些指南推荐晕厥儿童评价的主要内容包括全面的医疗和家庭病史、体格检查和心电图检查，而进一步的诊断方法包括血液和成像检查不被推荐。

（一）病史

以晕厥为主诉的患者，重点应询问儿童在何种情况下晕厥，彻底了解患者的医疗情况和家族史。

1.有无可解释的诱因，如持久站立、脱水、情绪激动或迷走神经刺激？

2.晕厥发作前有无心悸？

3.在晕厥发作过程中或之后有无抽搐或大小便失禁？

4.有无晕厥、心律失常或心脏性猝死的家族史？

5.对 NCS 的疑似病例，详细的饮食情况是很重要的，特别是儿童一天平均喝多少水？

（二）体格检查

体格检查主要是倾向于心血管评估以帮助排除心脏性晕厥。

1.是否有明显的收缩期杂音？

2.心音是否正常？

3.有无奔马律提示是否有心脏功能障碍？

4.在年幼的儿童，有无肝大的证据？

（三）实验室检查

晕厥的每个儿童都应该有一个心电图。这个测试是随手可得的、可靠的。心电图可以帮助描记那些可危及生命的延长的 QTc。任何怀疑由心律失常导致的晕厥的儿童都应进行 Holter 监测或事件记录，包括心悸、晕厥后心律失常或在运动中发生晕厥的儿童。任何有明显杂音的晕厥患者都应检查超声心动图。

四、晕厥诊断流程

儿童晕厥最常见原因是 NCS。儿童的症状符合 NCS 应该筛查心电图，一般不需要进一步检查，除非晕厥反复发作。对于不与 NCS 症状相符的患者，心电图主要是用来评价 QTc。如果晕厥发作考虑与心律失常有关，则应进行 Holter 监测或事件记录，以证明心律失常为可能的原因。晕厥反复发作和有猝死家族史的儿童，应由儿科心脏病专家评估有无长 QT 综合征。如果晕厥发生在运动当中，或听诊有明显的杂音，也应由儿科心脏病专家进行评估，并应进行超声心动图检查。如果怀疑为癫痫发作，则应至神经科专家门诊就诊。

（吕建利　张建军　译）

第 75 章

心动过速

Richard J. Czosek，Timothy K. Knilans

心动过速可以被定义为心房或心室率超过相应年龄的正常范围。表 75-1 描述了正常值的上限。

心动过速的产生有以下两个主要机制。

(1)自律性心动过速的机制是由于心内某一部位自律性增强而产生。自律性心动过速在起始和结束阶段呈现典型的“逐渐上升和逐渐下降”趋势。

(2)折返性心动过速是由于心内存在的电生理环路导致的。折返性心动过速具有典型的突发突止的特点。

心动过速基于起源位置可分为两大类。

(1)室上性心动过速(SVT)是由心室肌以上的部位引起的。

(2)室性心动过速(VT)起源于希氏束以下部位的心室肌。

表 75-1 各年龄段心率上限

年龄(岁)	心率上限(次/分)
0～1	180
1～3	160
4～7	130
7～15	120
＞15	100

一、鉴别诊断列表

(一)阵发性室上性心动过速

1.窦性心动过速

(1)非心源性的窦性心动过速:①运动。②发热。③贫血。④甲状腺功能亢进症。⑤过量的儿茶酚胺:应激、嗜铬细胞瘤。⑥动静脉畸形。⑦药物:治疗用量、非法使用。⑧癫痫发作。

(2)心源性:①心力衰竭/心肌功能障碍。②先天性心脏病。③心脏压塞。④窦房结异常所致心动过速。

2.异位(非窦性)自律性异常　①自律性(异位)房性心动过速。②多源性房性心动过速。③交界性异位心动过速。

3.折返性室上性心动过速　①心房扑动。②房室结折返性心动过速。③房室折返性心动过速。

(二)室性心动过速

1.室性心动过速的自律性机制　①加速的室性自主节律。②右心室流出道性心动过速。

2.室性心动过速的折返性机制　①左束支室性心动过速:Belhassen 心动过速。②瘢痕相关的折返性室性心动过速:与缺血或心脏手术相关。

3.其他　①心室颤动。②扭转型室性心动过速:长 QT 间期综合征、电解质紊乱、药物毒性。③儿茶酚胺敏感性多形性室性心动过速。

二、鉴别诊断讨论

(一)室上性心动过速

1.室上性心动过速的自律性机制

(1)窦性心动过速

①病因:窦房结为心脏的正常起搏点,位于右房的上部侧面。窦性心动过速发生在某些生理状态下,机体通过提高起搏心率做出反应。正常生理消耗增多(如运动、发热、贫血)及某些病理状态时(如甲状腺功能亢进症、嗜铬细胞瘤、动静脉畸形)会使交感神经兴奋性增强及副

交感神经兴奋性减弱。各种药物的滥用可以使交感神经或拟交感神经输出增多，并减弱副交感神经兴奋性，以提高静息时的窦性心率（表 75-2）。兴奋药、血管扩张药、咖啡因及 β 受体阻滞药均能使心率提高。当代谢需求提高，交感神经兴奋性提高时，正常的生理反应是提高心排血量。心排血量通过提高每搏输出量和（或）提高心率达到增强。在婴儿期，心脏很少能够提高每搏输出量，所以心排血量主要依靠心率的提高而提高。能够引起窦性心动过速的心脏异常包括使心肌功能下降的情况（如心肌炎、心包炎、感染性心内膜炎）或需要心排血量提高的情况包括导致充血性心力衰竭的各种心肌病变、大的左向右分流、房室瓣反流，或左心室流出道阻塞（主动脉瓣狭窄或主动脉缩窄）。不适当窦性心动过速是继发于窦房结组织本身的自律性增强，与外部的代谢或药理学刺激无关。它是窦性心动过速中一种少见的类型，是一个排除性诊断。

表 75-2　药物导致的心率过快

处方药
兴奋药[右苯丙胺（如右旋安非他明）、苯丙胺（安非他明）、盐酸哌醋甲酯]
β 受体拮抗药（如沙丁胺醇）
甲基黄嘌呤（如茶碱）
三环类抗抑郁药（如丙米嗪）
抗胆碱能药（如阿托品、莨菪碱）
抗组胺药（如特非那定）
非处方药
减轻充血药（如伪麻黄碱）
获得性免疫缺陷综合征饮食（如苯丙醇胺）
吸入支气管扩张药（如沙丁胺醇）
含咖啡因的药物
药物滥用
尼古丁

续表

可卡因
苯丙胺(安非他明)
乙醇
大麻
迷幻药
苯环己哌啶
硝酸戊酯

②临床特征:窦性心动过速的患者可能无症状或症状轻微,伴有心悸或头晕、直立性眩晕。症状因患者年龄及窦性心动过速的潜在病因不同而不同。

③评估:应该做一个12导联心电图以观察P波幅度。在窦性心动过速时,P波轴为0°~90°,QRS波较窄,排除可导致传导延迟的情况(如束支传导阻滞或与心率有关的差异性传导)。尽管在大多数可导致窦性心动过速的生理状态时心率变异性已经减低,伴随心率变化仍有典型的"上升"和"下降"趋势出现。

应该做一个包括血压检测、全血细胞计数、葡萄糖水平、甲状腺功能及24h尿儿茶酚胺检测的查体,以评估与窦性心动过速相关的疾病过程。对患者的短期观察常能帮助诊断。

④治疗:对非生理性的窦性心动过速常通过治疗原发病(如发热、贫血或甲状腺功能亢进症)等来治愈。在某些相似的窦性心动过速中,可使用β受体阻滞药或钙通道阻滞药以控制心率。

(2)自律性(异位)房性心动过速

①病因:异位房性心动过速是一种来自心房肌内窦房结外区域的自主性心动过速。在以往的心电图上可以发现在窦性心律时有典型的P波轴异常或P波形态异常。如果异位起搏点位于右房较高位置(靠近窦房结)且P波形态正常,鉴别窦性心动过速和异位房性心动过速是较困难的。在某些情况发生PR间期延长或房室传导阻滞时,表明可能是异位起搏点对抗窦性心律所导致。与其他自主机制相似,房性心动过

速异位起搏点具有典型的“渐升”和“渐降”期。

②治疗：对异位房性心动过速治疗的必要性及方案的选择很大程度上依靠其相应的临床特征、对心功能的影响及患者发生房性心动过速时间的比例。因为异位房性心动过速常常具有自限性，可以自发消失，如患者很少发作且心功能正常，可以不用服药，仅检测患者情况即可。对有较多持续发作或对心功能有影响的患者，应服用抗心律失常药，或行导管射频消融以控制房性心动过速。

2.室上性心动过速的折返机制

(1)心房扑动

①病因：心房扑动是由折返电路引起的，是由心房完全控制，不需要房室结或心室来维持心率。从定义来看，心房扑动通路环绕三尖瓣，经三尖瓣峡的慢径传播。在儿科患者中心房扑动较少见，因为类似的心动过速常常伴有继发于心脏手术后的心房瘢痕。在心脏手术后，切口和前缝合线可以形成瘢痕。缝合线可能成为心动过速中心房通路的中心障碍。因为心动过速不是必须通过三尖瓣或峡，这些通常被称为心房内的房性心动过速。房内心动过速常见于马斯塔德(Mustard)/森宁(Senning)术后的大动脉转位患者或丰唐(Fontan)手术后的单心室患者。心房率因患者年龄和体型不同而不同。在婴儿期，扑动波在 350～450 次/分，在成年人为 250～350 次/分。在患有严重心房疾病的患者中，扑动波可以较同龄人明显减慢。因房室传导阻滞程度不同及心房波传导至心室的程度不同，心室率有很大变化。在下壁导联(Ⅱ、Ⅲ和 aVF)中可见经典的“锯齿状”扑动波，尽管在有心脏瘢痕或服用抗心律失常药的患者中这是非典型的。

②治疗：长期抗心律失常药物治疗或经静脉射频消融。可使用腺苷用于诊断而非治疗。应用直流电复律可立即终止发作。

(2)房室结折返性心动过速

①病因：潜在机制是房室结处的两条电通路。一条“慢”径，另一条“快”径。电通路同时通过快慢通路来形成电路环。整个电环路是在房室结及结周组织内，不需要心房或心室来参与维持心动过速。

②临床特征：心动过速症状通常出现在青少年期进入到成年期，在高代谢状态如运动时易发生。其发作频率及持续时间受外源性药物和

咖啡影响。患者主诉心悸能持续数分钟至数小时是较典型的症状。在心动过速发作时患者常主诉头晕或轻微眩晕。

(3)房室折返性心动过速

①病因:在新生儿及学龄期儿童中,AVRT是折返性心动过速中最常见的类型。其机制是在心房与心室间存在一条异常通路(电路)。电通路通过旁路和正常AV通路共同形成。极少的患者含有多条旁路,电通路可能由任何一条旁路和(或)房室结形成。旁路能将电信号从心房传导至心室(顺行),从心室传导至心房(逆行)或两者皆有。在窦性心律时电信号从心房经旁路顺行传导至心室可能导致心室提早激动(心室预激),在ECG上表现为δ波。心室预激和心动过速结合后称为预激综合征(WPW综合征)。冲动逆传的通路通常较隐蔽,静息ECG上表现正常。

提示:流行病学调查显示高发年龄段有两个:新生儿期和学龄期。

②临床特征:患者症状轻微或仅有心悸、胸痛或头晕。症状程度因患者年龄或发作持续时间而不同,在休息或运动时均能发作。在健康婴儿中,心动过速很难辨识,常常直到心功能受影响时才被发现。心动过速持续发作超过24～48h的婴儿,可能出现四肢发凉、皮肤苍白,表明心排血量低。婴儿常表现为营养不良或呕吐。心室预激的患者发生心房颤动时危险性增高。如果在心房颤动时,有冲动从心房经旁路快速传导到心室,可能诱发心室颤动和猝死。

除此之外,还应检查患者的心率、血压及血管内的状态。在发作时应该做一个12导联心电图和心律图。这对解答以下问题很重要:RR间期是否规则?能否辨别P波及其与QRS波群的关系?该心电图与患者正常状态下的ECG有何不同?静息ECG上心室预激出现时表现为短PR间期并有一个"δ波"(即心室预激使QRS波群的起始段变形)。

提示:如果患者主诉心悸,但12导联ECG上未发现异常,那么做一个24h动态心电图、电话传输记录或运动试验可能帮助诊断。

(4)AVNRT/AVRT的治疗

①紧急处理

a.刺激迷走神经:迷走神经兴奋能够引起副交感反应,能够使患者心率降低。刺激迷走神经的方法包括Valsalva动作、让患者倒立,向限制的吸管内吹气或者在患者面部放一袋冰水诱发潜水反射。

b.腺苷：腺苷能够延长房室结不应期，阻滞冲动从心房传导至心室。当 12 导联心电图显示正发作时，应该快速静脉给予腺苷(0.1～0.3mg/kg，最大剂量不超过 12mg)。

c.直流电复律：如果患者发生血流动力学改变，应用同步直流电复律(0.5～1J/kg)是终止 SVT 最有效的方法。

d.经食管或静脉心房/心室调搏：也是紧急情况时的有效手段。这些程序只能由经验丰富的心脏病专家来操作。

②SVT 的长期治疗

a.地高辛：有可能成为由隐匿的旁路或房室结引起的房室折返性心动过速的一线用药。其理论上可导致顺行旁路传导性增强，故地高辛对存在心室预激的患者而言是禁忌用药。

b.β 受体阻滞药：如普萘洛尔、阿替洛尔、纳多洛尔。可作为伴有心室预激患者的一线用药，也可以作为其他类型 AVRT 和 AVNRT 患者的一线用药。β 受体阻滞药的不良反应包括疲劳、支气管痉挛、低血糖和(或)不能耐受运动。

c.普鲁卡因、氟卡尼、索他洛尔和胺碘酮：是治疗 SVT 的二线用药，也可以作为难治性心动过速的一线用药。应用这些药物时应注意监测心肌功能、心律失常及肝功能、甲状腺功能等指标。

d.经静脉导管射频消融：是根治的治疗方法。对婴儿及小于 15 岁的儿童，其手术并发症发生的危险性增大，只有在药物控制无效或症状显著时才可行射频消融。对存在心室预激及经旁路快传高风险的患者，应该建议行射频消融，即使患者没有心动过速病史，因为手术的风险比心房颤动而导致猝死的风险低。

(二)室性心动过速

1.病因　连续 3 个及 3 个以上的室性期前收缩即称为室性心动过速。心室率低于相应年龄的心率，但高于固有心率，称为加速性心室自主心律。

(1)孤立型发作：在心脏正常的儿童中可以发现孤立的 VT，常常形态单一，运动后可以被抑制。在健康儿童中可见右心室流出道型室性心动过速和左心室分支型室性心动过速。

(2)心脏结构性缺陷：VT 可与心脏结构性异常有关(表 75-3)，且常被运动及其他儿茶酚胺刺激诱发。

(3)尖端扭转型室性心动过速：是多形性室性心动过速的一种变异类型，其 QRS 波形态随时间变化。尖端扭转型室性心动过速与长 QT 间期有关(表 75-4)。

(4)心室颤动：在儿童中少见，其特点是快速、波形奇特、混乱的电活动，无任何有效心排血量。在患有长 QT 间期综合征、心肌病、心脏手术后的患儿中常可见心室颤动，其余较少见的有心房颤动伴顺行性旁路(心室预激)。

表 75-3 与心动过速有关的器质性心脏疾病

缺陷	心动过速类型
先天性心脏病	
二尖瓣脱垂	SVT
主动脉瓣狭窄或反流	VT
三尖瓣发育异常	通常是 SVT(WPW)，少数是 VT
法洛四联症	VT 和 SVT
D-TGA 经 Mustard 或 Senning 术后	SVT(尤其是心房扑动)
单心室经 Fontan 术后	SVT(尤其是心房扑动)
心肌病	
肥厚型心肌病	SVT，VT
扩张型心肌病	SVT，VT
致心律失常的右心室发育不良	VT(形态单一，左束支传导阻滞)
其他原因	
艾森门格综合征(肺血管疾病及肺高压)	VT
心脏肿瘤(心房黏液瘤，横纹肌肉瘤)	SVT，VT(取决于肿瘤位置)

表 75-4　引起 QT 间期延长的病因

引起 QT 间期延长的病因
先天性疾病
遗传病
长 QT 间期综合征
Brugada 综合征
右心室发育不良
散发
获得性疾病
电解质异常
低钙血症
低镁血症
代谢紊乱
营养不良
液体蛋白质饮食
药物
吩噻嗪类(如氟哌啶醇)
三环类抗抑郁药(如丙米嗪)
抗组胺药(如特非那定)
Ⅰ类抗心律失常药(如奎尼丁)
Ⅲ类抗心律失常药(如胺碘酮)
中枢神经系统损伤
心脏病变
心肌梗死
二尖瓣脱垂
心肌炎
室内传导异常
束支传导阻滞

2.临床特征　症状一般取决于患者年龄及心室率及 VT 持续时间。患者一般表现为轻微心悸、晕厥、低心排血量的表现、休克或猝死。

3.评估　对于一个临床状况稳定的患者，应该获得完整的病史及体格检查，应注意观察患者的生命体征及各种心脏结构疾病。注意 QT 间期及有关猝死、先天性心脏病病史和耳聋（有些综合征表现为长 QT 间期和耳聋）的详细家族史。应该做 12 导联心电图以观察 QRS 间期的时间、形态、电轴及房室关系。如果之前曾做过心电图，应该对两个心电图相比较。起源于希氏束以下的室性心动过速常有宽大畸形的 QRS 波，即使婴儿和儿童的 QRS 波通常较窄。可能出现房室分离。心室率通常在 100～350 次/分。加速性心室自主心律（“慢 VT”）的心电图形态与 VT 类似，而心室率慢（80～120 次/分）。所有怀疑室性心律失常的患者，都必须咨询心脏病专家的意见。

4.治疗　室性心动过速的治疗与 SVT 类似，都是根据其发生机制制订治疗方案，且应在制订前与具有丰富经验的心脏病专家商讨。

对血流动力学有影响的 VT。如果患者血流动力学发生改变，应使用同步直流电复律 1～4J/kg（成人 100～360J），且应开始准备行心肺复苏。发生心室颤动时应紧急使用非同步电除颤，并启动高级心脏生命支持。在使用电除颤的同时应用胺碘酮或利多卡因。在伴有长 QT 间期综合征和尖端扭转室性心动过速的患者中，应联合应用镁剂。

急性、无症状性室性心动过速。应当在经验丰富的心脏病专家指导下进行临床决策，且应持续监测患者血流动力学体征有无改变。如果发生血流动力学改变的证据，应该对患者行电除颤。VT 患者中病情稳定的，可以根据发病机制应用胺碘酮、利多卡因、β 受体阻滞药、维拉帕米或其他抗心律失常药物来控制心率。

VT 的长期治疗。应根据 VT 患者的发病机制进行长期治疗。对于良性病因导致室性心动过速的患者，可以在密切监测患者状况的同时，选择服用或不服用抗心律失常药。同 SVT 一样，大多数良性 VT 可以通过射频消融，获得成功的长期疗效。

在患有长 QT 间期综合征的患者中，β 受体阻滞药被用作慢性药物治疗方法。β 受体阻滞药是目前经研究证实唯一可以降低长 QT 间期综合征死亡率的药物。

患有器质性心脏病的患者一般需要行电生理检查。可以单一或联合应用的药物包括美西律、苯妥英钠、β受体阻滞药及胺碘酮。对曾经历过猝死事件的患者和那些通过电生理或病史认为属于高危因素的患者，通常需置入永久性心律转复除颤器。

（吕建利　张建军　译）

第 76 章

热 烧 伤

Andrew Hashikawa, Marc H. Gorelick

热烧伤在儿童不仅涉及皮肤,还有呼吸、循环、免疫和中枢神经系统。成功治疗小儿热烧伤需要进行全面的评估和管理。烧伤的管理取决于对烧伤严重程度的评估,包括损伤的机制、深度和程度。

一、鉴别诊断列表

1.热力所造成的烧伤:直接的火焰伤、接触伤、烫伤。

2.化学烧伤。

3.电烧伤。

4.辐射烧伤。

二、鉴别诊断讨论

(一)热烧伤

热烧伤是儿童烧伤中最常见的一种类型,可能由于接触热的液体(烫伤)、热的表面或火焰所造成。烫伤比接触伤往往更广泛且表浅,而火焰伤通常与吸入性损伤有关。

(二)化学烧伤

化学烧伤是由于接触腐蚀性物质引起。接触酸引起凝固性坏死,而接触碱则引起液化坏死。碱烧伤创面通常比酸烧伤更深,更严重。化学烧伤需要用大量水或生理盐水冲洗来去除腐蚀剂和防止进一步的损伤。

(三)电烧伤

电烧伤是由于直接与电流接触或身体附近的电弧引起。电烧伤通常会产生一个下陷的“入口伤”和一个“出口伤”,看上去就像“曝光过度”。如果电压过高(>1000V),深部组织受损的程度会远比皮肤表面显现的要重。低电压和高电压电流都可以导致心律失常,即使表面看不到明显的烧伤。

所有明确接触到电流的患者都应该做心电图,监测有无心律失常。

提示:交流电通常比直流电更危险。大多数家庭中使用的交流电,每秒钟都在迅速变化方向,大约为每秒 60 周期。如果接触到这种快速交变电流,儿童的肌肉由于不能放松以致无法脱离,导致增加接触的时间和造成更大的伤害。

(四)辐射烧伤

儿童最常见的辐射烧伤为晒伤。多表现为Ⅰ度烧伤,少见浅Ⅱ度烧伤。

三、热烧伤的评估

1.病史　(需要明确以下信息):①损伤的机制。②暴露的时间。③如果损伤的原因是火,是否发生在一个封闭的空间。④有无意识丧失。⑤破伤风免疫状态。

2.体格检查　烧伤根据其深度和面积进行分类(表 76-1)。根据临床表现,烧伤的深度分为表浅(Ⅰ度)、局部(浅Ⅱ度)、全层(深Ⅱ度、Ⅲ度、Ⅳ度)。首先,烧伤体表面积(BSA)的百分比由"九分法"来估计(表 76-2)。患者稳定后,则由更加详细的伦德-布劳德表(Lund-Browder chart)对烧伤程度进行评价。

提示:一定要想到故意伤害的可能,以下特征可能会有所提示:不一致的或令人难以置信的解释(报告的原因是否与儿童的发育年龄相符);有无其他虐待等情况存在;伤及通常会受到保护的部位(如手背或颈背部);"袜子-手套"区域烧伤,特别是没有飞溅的液体存在时;臀部或外阴部烧伤或多处的香烟烙印。

表 76-1 烧伤的分类

烧伤类型	受影响的皮层	临床表现
Ⅰ度	表皮	红斑,超敏
Ⅱ度		
浅	真皮上层(乳头层)	红斑,水疱,毛发完整,疼痛剧烈
深	真皮深层(网状层)	创面发白或呈杂色,水疱、潮湿,疼痛有或无,毛发容易拔除
Ⅲ度	真皮全层	干燥、蜡白甚至炭化;硬如皮革,无痛感,无毛发
Ⅳ度	皮下组织	同Ⅲ度,有时可见到暴露的肌肉和骨骼

表 76-2 九分法

身体部分	BSA 百分比		
	婴幼儿	儿童	青少年/成年人
头部	18	13	9
躯干前部	18	18	18
躯干后部	18	18	18
上肢(一侧)	9	9	9
下肢(一侧)	14	16	18
会阴部	1	1	1

小的烧伤,可用手掌法进行粗略估计,其手掌面积大约为 BSA 的 1%。BSA.体表面积

所有患者应该评估有无吸入性损伤(表 76-3)。明显的吸入损伤可能存在没有任何表面烧伤的患者,因此,当面对提示性的病史时应保持高度怀疑(如在一个封闭的空间发生的火伤)。

提示:早期出现肺损伤的表现是一个预后不良的指标。

表 76-3 吸入性损伤的标志

肺	中枢神经系统	皮肤
呼吸急促	意识模糊	面部烧伤
喘鸣	头晕	鼻毛烧焦
声音嘶哑	头痛	发绀
肺部啰音	幻觉	樱桃红
哮喘	躁动	
咳嗽	昏迷	
三凹征	惊厥	
鼻翼扇动		
碳粒痰		

提示：在烧伤后 30～60min 出现症状明显的休克是非常少见的，一旦出现，我们应当寻找导致休克的其他可能原因（如腹外伤合并隐匿性失血，或脊髓损伤）。

3.实验室检查　轻度烧伤的患儿，不需要常规进行实验室检查。在特殊情况下以下检查可能会有所帮助。

(1)动脉血气：动脉血气检测必须谨慎解释，在临床表现存在时即使动脉血气正常也不能使人放心。动脉血氧分压（PaO_2）和计算出的血氧饱和度有时是不受影响的，甚至是明显的一氧化碳中毒。在有吸入性损伤的患者中，存在代谢性酸中毒提示可能为氰化物中毒。

(2)碳氧血红蛋白水平：碳氧血红蛋白水平升高有助于一氧化碳中毒的诊断，但其正常也不排除诊断，特别是有测量延迟时。

(3)血液分析：一个完整的血细胞计数和血型、血交叉可能表明患者伴随有外伤或大面积烧伤。

(4)电解质、血尿素氮、肌酐和血清肌酸激酶：如果有大量液体丢失，血清电解质、尿素氮和肌酐有助于提示大面积烧伤。血清肌酸激酶水平可用来评估电损伤患者深部组织损伤和横纹肌溶解的程度。

4.诊断方法　X 线胸片对烟雾吸入的初步评估是没有帮助的，因为阳性发现通常会推迟 24～36h 才出现。诊断主要是基于临床评估。

四、热烧伤的治疗

适当的治疗取决于损伤的严重程度。美国烧伤协会制定了需要转诊至烧伤中心的重度烧伤标准(表 76-4)。

表 76-4 烧伤中心转诊标准(美国烧伤协会标准)

重度烧伤:烧伤中心转诊
儿童局部烧伤面积>10%BAS
全层烧伤
烧伤涉及面部、眼、耳、手、足、生殖器、会阴或重要关节,导致功能或美观损伤
有关的吸入性损伤
重大的化学烧伤
电损伤
烧伤合并基础疾病或重要创伤

(一)重度烧伤的应急管理

1.首先,必须保持气道通畅。烧伤患者伴有复合外伤很常见,如果怀疑颈椎损伤应保持颈椎固定。如有明显的上气道热烧伤的证据,应及早考虑气管插管,因为快速的水肿形成会使气道的管理变得困难。

2.如果存在以下任何一项应考虑高压氧治疗。碳氧血红蛋白水平>30%,神经系统症状(意思模糊和定向障碍、视野缺失及意识丧失),或心脏活动障碍。

3.考虑推测疗法,硫代硫酸钠(25%溶液)1.65ml/kg 静脉注射 30～60min 以上,以中和氰化物毒性。

4.覆盖较大表面积的烧伤可引起大量液体丢失和转移,需要特殊的液体管理,越小的孩子需要相对越多的液体(图 76-1)。乳酸林格液建议用于第 1 个 24h 的液体复苏。图 76-1 中给出的数据为第 1 个 24h 的总液量:前 8h 给总量的一半,后 16h 给总量的另一半。

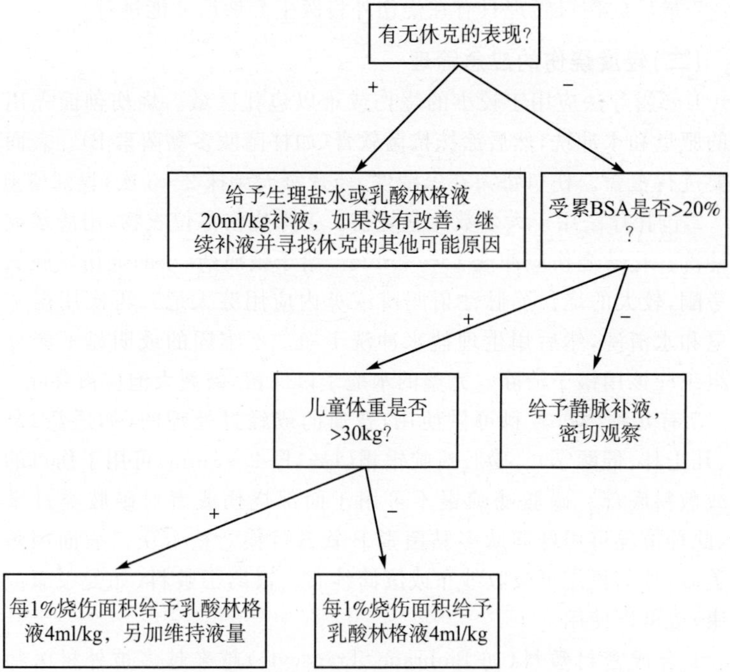

图 76-1　重度烧伤患者补液治疗

BSA.体表面积

提示:补充维持液量与 5 岁或 30kg 以下儿童补充右旋糖酐相似，需要监测液体状态,保持尿量不小于 1ml/(kg・h)。

5.重度烧伤的辅助治疗包括去除烧伤处的所有衣物。附着熔融物(如沥青、金属)应予以冷却但保留在原处。所有烧伤都应用水或盐水冲洗。化学烧伤需要大量清水冲洗(15～30min),若患儿较小可放置在水池中。冲洗后,可用盐浸湿的纱布覆盖烧伤处,如果烧伤面积较大,可改用干燥无菌床单覆盖。

6.镇痛药应及早使用(如吗啡,0.05～0.1mg/kg,静脉注射;芬太尼,1.5～2μg/kg,鼻内)。破伤风免疫接种应根据需要进行。尽量避免使用类固醇激素和预防性应用抗生素。一些损伤严重患者可能需要采用胃肠减压及留置导尿管。

7.最后的伤口管理只有在烧伤外科医生会诊后才能进行。

(二)轻度烧伤的应急管理

1.暴露疗法应用于较小的烧伤或难以包扎区域。烧伤创面先用温和的肥皂和水冲洗,然后涂抹抗菌软膏(如杆菌肽多黏菌素 B)。表面不需要进行覆盖。伤口每天在家清洗,药膏每天涂抹 2～3 次,直到痊愈。

2.包扎疗法用于大多数儿童烧伤。去除烧伤部位衣物,用清水或盐水冲洗。化学烧伤应冲洗 15～30min。给予镇痛药(小的烧伤口服氨酚羟考酮,较大的烧伤静脉注射吗啡或鼻内应用芬太尼),再次用温和的肥皂和水清洗,然后用生理盐水冲洗干净。不牢固的或明显不能存活的组织应该用镊子清除。完整的水疱予以保留,破裂大泡应被移除。

3.有几种纱布敷料可供使用,普通的或经过处理的(如适意、塞洛纺、凡士林、催醒宁)。磺胺嘧啶银霜(1%,厚 2～3mm)可用于伤口的表面或敷料底部。磺胺嘧啶银不可用于面部烧伤或者对磺胺类过敏孩子,此种情况可用杆菌肽多黏菌素 B 软膏替换。整个伤口表面用敷料覆盖后,外部再用可吸收纱布或滚筒纱布。银离子敷料(如爱银康或美皮康)也可以使用。

4.合成密封敷料(如 Biobrane、Transcyte)越来越多被外科医师使用,在最初 6～12h 使用可减少焦痂形成,减少换药次数,加快愈合时间。

5.如果一名患儿为Ⅱ度或Ⅲ度烧伤,且其破伤风免疫状态不是最近的,应该进行破伤风免疫预防。

烧伤患者应在 24～48h 重新评估以了解治疗效果和有无感染迹象。在家每日换药 1～2 次直到痊愈,通常需要 10～14d。镇痛药(如氨酚羟考酮)在最初几天应提供。

提示:以下情况考虑住院或转诊:担心功能丧失(如手或关节烧伤),有毁容后果(如较大的面部烧伤)或不能很好地遵守治疗方案。最终结果在很大限度上取决于精细地烧伤护理。

五、患者处理流程

处理烧伤患者的流程图见图 76-2。

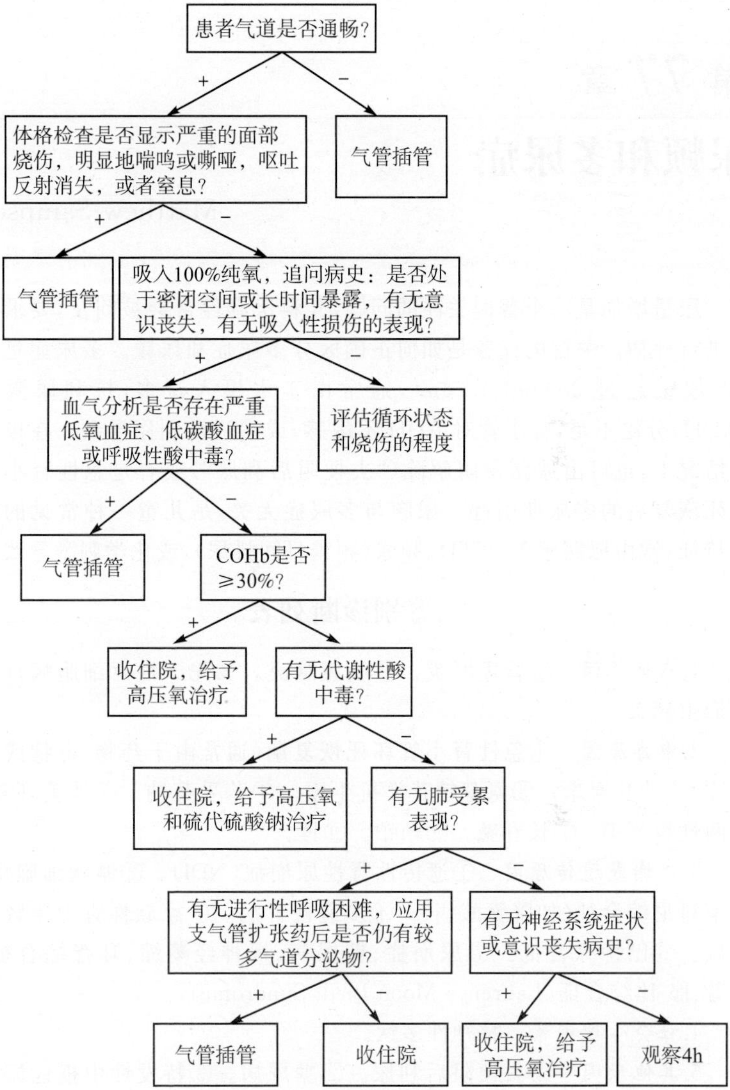

图 76-2 重度烧伤患者处理流程

COHb.碳氧血红蛋白

（吕建利 张建军 译）

第77章

尿频和多尿症

Matthew Sampson

尿量增加是一个普遍关注的问题，儿科医师经常会被问及，要求对此进行评估。关键的任务是如何正确区分多尿症和尿频。多尿症是指24h尿量超过2000ml/1.73m^2，通常由于水摄入过多，抗利尿激素(ADH)分泌不足，肾小管对ADH不敏感，或渗透性利尿导致。在极少数情况下，也可由尿路梗阻解除（“去梗阻后利尿”）或者是急性肾小管坏死恢复后的多尿期引起。尿频与多尿症无关，是儿童一种常见的临床特征，常由尿路感染(UTI)、频尿（频繁日间排尿），或化学刺激导致。

一、鉴别诊断列表

1.感染原因　①肾盂肾炎。②脑膜脑炎。③先天性巨细胞病毒或弓形虫感染。

2.中毒原因　①急性肾小管坏死恢复期（通常由于药物/毒物或低灌注）。②呋塞米。③氨基糖苷类抗生素。④苯妥英钠。⑤地美环素。⑥两性霉素B。⑦长春碱。⑧顺铂。⑨锂。

3.代谢或遗传原因　①遗传性肾性尿崩症(NDI)。②镰状细胞病。③范科尼综合征（如胱氨酸病）。④多囊性肾病。⑤家族性青少年肾消耗病。⑥巴特综合征。⑦尿崩症、糖尿病、视神经萎缩、耳聋综合征。⑧劳-穆-比综合征(Laurence-Moon-Biedl Syndrome)。

4.社会心理因素　精神性多饮。

5.其他原因　①去梗阻后利尿。②糖尿病。③特发性中枢性尿崩症。④韩-薛-柯病。⑤类肉瘤病。⑥Sjögren综合征。

6.肿瘤原因　①颅咽管瘤。②脑(脊)膜瘤。③神经胶质瘤。④转移瘤：淋巴瘤，白血病。

7.创伤原因　①严重头部创伤。②垂体切除术后。

8.先天或血管原因　①梗阻性肾病。②脑出血。

9.尿频　①膀胱炎。②尿道炎。③便秘。④频尿。⑤高钙尿症。⑥神经源性膀胱。

二、鉴别诊断分析

(一)中枢性尿崩症

1.病因　中枢性尿崩症是由于中枢神经系统血管升压素(ADH)分泌不足,多尿造成水分异常丢失,可能是特发性、继发性或遗传性。大约 1/3 的患病婴儿和儿童病因为特发性(原发性)。继发原因包括创伤、肿瘤(尤其是颅咽管瘤)、出血、中枢神经系统感染、缺氧、朗格汉斯细胞组织细胞增生症。常染色体显性遗传的中枢性尿崩症十分少见。

2.临床特征　儿童表现为突然出现的多尿、夜尿、烦渴、偏爱冷水。如果口渴机制完整和有足够的水分供应,高钠血症和脱水一般不会发生。先天性中枢性尿崩症没有异常的阳性体征。

3.评估　实验室检查显示尿渗透压降低,但对于没有脱水的患者,很难与 NDI 和精神性多饮鉴别。禁水试验可用于诊断中枢性尿崩症,严格的禁水后,血浆渗透压增高,尿渗透压和血管升压素浓度持续不升,而给予外源性 ADH 后,尿渗透压明显增高。

头部放射成像对排除继发性原因是有必要的。

4.治疗　治疗包括醋酸去氨加压素替代疗法,是一种合成的血管升压素类似物,可口服或鼻内给药。剂量根据患者的需要调整。如果治疗时不恰当饮水可发生低钠血症。根据继发原因不同采取不同的治疗措施。

(二)遗传性肾性尿崩症

1.病因　NDI 是由于远端肾小管对精氨酸血管升压素不敏感,导致肾无法浓缩尿液。NDI 通常继发于肾脏疾病,其次是药物摄入(锂、四环素)或系统性疾病,如镰状细胞病等。相对少见的原因是血管加压素 V_2 受体或水通道蛋白 2 基因突变引起。

2.临床特征　婴儿最初表现为脱水、嗜睡、体重不增或原因不明的发热。年长儿童表现为烦渴、多尿与生长发育障碍,可能是由于对水的喜爱超过了富含热量的配方奶和食物。反复发作的脱水和快速补水产生的有害作用可能影响精神运动发育。

3.评估 一个脱水婴儿伴有多尿症及高钠血症提示遗传性 NDI。确诊依据是尿渗透压降低和脱水期对外源血管升压素无反应。脱水可能需要禁水试验来诱发。为了做出明确诊断在家里不应限制液体入量。血清血管升压素水平通常正常或略高。如果有 NDI 家族史可以避免进行这项试验。有必要排除药物和系统性疾病(如镰状细胞性贫血、肾小管间质疾病)导致的获得性 NDI。

4.治疗 治疗包括提供足量的游离水,防止与脱水有关的并发症。限制钠的摄入可以减少尿量。噻嗪类利尿药可减少血管外的容量,增加近端小管钠的重吸收,从而减少尿量。阿米洛利及非甾体类消炎药,尤其是吲哚美辛,也是有益的。

(三)原发性烦渴症

1.病因 原发性烦渴是指水摄入量远大于维持水平衡的需要量。它可能是行为异常(精神性多饮或强迫性饮水)或影响口渴机制的下丘脑生理异常(神经源性烦渴)。

2.临床特征 临床上很难区分原发性烦渴和尿崩症,因为它们症状相似。原发性烦渴一般没有夜尿症,不喜饮冷水,因有大量的游离水摄入,所以患者没有脱水症状。

3.评估 原发性烦渴患者血清钠浓度稍低于正常。禁水试验可用于鉴别尿崩症。为了安全起见,做此试验应该住院进行。诊断精神性烦渴之前必须进行彻底的神经和心理检查。

4.治疗 如果烦渴、多尿影响到了患者的日常生活,建议进行心理咨询以逐步减少饮水。

(四)尿路感染(UTI)

尿路感染是一种常见的疾病,可发生于小儿各个时期,它的长期并发症包括肾脏瘢痕形成、高血压和终末期肾衰竭,因此认识本病非常重要。年长儿可表现出 UTI 的典型症状,如排尿困难、尿频或耻骨上、侧腹或腹部疼痛。相比之下,年幼儿特别是婴儿往往只表现为发热(详见第 33 章发热章节的关于隐秘性 UTI 的讨论)。

确诊 UTI 需要通过尿培养。尿液标本在受过良好大小便训练的儿童可收集中段清洁尿,年幼孩子可通过膀胱插管或耻骨上穿刺来获取。

尿培养阳性是指单一病菌的菌落形成单位(CFUs)>10^5(中段清洁尿),>10^4(膀胱插管)或>100(耻骨上穿刺)。在等待尿培养结果的24~48h,有一些快速测试可用来决定是否应用抗生素。尿白细胞数和亚硝酸盐测定有很好的敏感性和特异性,相似于标准实验室尿液分析。非离心尿白细胞数>10个/mm^3 或革兰染色阳性有较高的准确性。

大多数UTI是由革兰阴性菌,如大肠埃希菌引起的;只有5%~10%是由革兰阳性菌引起。越来越多的细菌开始对阿莫西林和其他抗生素产生耐药性,经验治疗需根据当地的耐药状况来制订。适当的选择包括复方磺胺甲嘧唑或头孢菌素,如头孢地尼或头孢克肟。在复杂医疗条件或多药耐药情况下选用喹诺酮类药物对儿科患者是有效和安全的。尿培养结果出来后,抗生素需根据具体的敏感试验来调整。

所有年轻的儿童诊断尿路感染后,应进一步进行尿路解剖的检查,包括肾脏超声、排泻性膀胱尿路造影,或二巯基丁二酸扫描。首次患UTI是否常规进行排泻性膀胱尿路造影检查以排除膀胱输尿管反流尚存争议。

(五)频尿

1.病因　频尿或者突然出现排尿频率增加,可能与压力有关,最常见于4~6岁的儿童。

2.临床特征　频尿的孩子主要表现为非同寻常的尿频,每次尿量较少,多者白天可达1h 15次。无尿失禁,受累孩子通常夜间睡眠良好,没有觉醒或尿床。

3.评估　建议查尿常规和尿培养排除隐匿性肾脏疾病、糖尿病和尿路感染。彻底的获知有可能导致压力产生的潜在因素(如婚姻不和、最近的举动、家庭疾病等)。

4.治疗　为自限性疾病,治疗主要使患者安心和放松。

三、多尿症和尿频的评价

(一)病史

关键的并发症包括烦渴、夜尿症、尿失禁、尿床、尿急和排尿困难。如果与中枢神经系统肿瘤有关,患者可能有头痛或视觉障碍。NDI患者多有家族史。询问既往有无尿路梗阻、急性肾衰竭、脑手术、肿瘤、全身性疾病、脱水或尿路感染史，以及近期服用过何种药物。最后，询问有无导致压力增加的社会因素。

(二)体格检查

注意有无脱水体征，特别是婴幼儿，如果尿量超过水分摄入量。检查生长参数，NDI或肾功能不全患者往往生长发育比较落后。眼科和神经系统检查有助于发现颅内肿瘤。

(三)实验室检查

1.尿常规、尿培养、尿渗透压、血浆渗透压和血生化(包括血清肌酐浓度)检查以排除糖尿病、大部分肾脏疾病和UTI。低比重尿应考虑尿崩症或原发性烦渴。脱水患者存在高钠血症要注意尿崩症。如果怀疑镰状细胞贫血应考虑做血红蛋白电泳。尿钙增加特别是合并尿频的患者提示高钙尿症。

2.肾脏超声检查可以排除肾实质疾病和阻塞性肾病，同时可看到由高输出的状态引起的肾盂积水的程度。

3.禁水试验可用于鉴别中枢性尿崩症、NDI和原发性烦渴。

四、多尿症和尿频的治疗

一般来说，多尿症在作出诊断之前不需要治疗，除非存在高钠性脱水。尿崩症患者因有基于游离水丢失的高钠血症而需要更换低盐溶液(血容量衰竭除外)。认识到有无持续的水分丢失非常重要。经典的计算维持量的方法通常是偏低的，尿量必须被考虑在内。频繁的血清电解质测定、体重测量、生命体征的状况及严格出入量测定，对评价治疗效果很有必要。

五、患者处理流程

多尿症患者的诊断流程见图77-1。

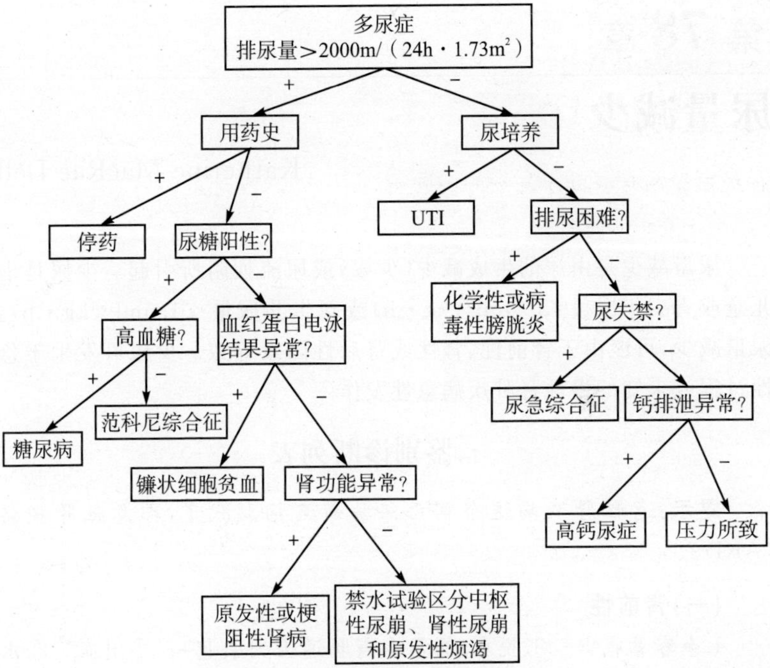

图 77-1　多尿症和尿频的诊断流程

（吕建利　张建军　译）

第 78 章

尿量减少

Katherine MacRae Dell

尿量减少是由尿的生成减少(少尿)或尿流梗阻所引起。少尿是指儿童或青少年尿量<0.5ml/(kg・h)或新生儿尿量<1.0ml/(kg・h)。尿量减少,可能由于肾前性、肾性或肾后性因素导致。少尿可发生于急性过程或未知的慢性肾脏疾病急性发作。

一、鉴别诊断列表

提示:急性肾衰竭这个词已经被新名词取代了,即急性肾损伤(AKI)。

(一)肾前性

1.血容量减少 ①脱水(通常由胃肠道丢失引起)。②出血。③水分摄入不足。④脓毒症(伴有毛细血管渗漏)。

2.无效的血管内血液容量("水肿状态") ①低白蛋白血症/胶体渗透压下降。②肾病综合征。③肝功能损害。

3.受损的心血管状态 ①充血性心力衰竭。②脓毒症[伴有外周血管扩张和(或)心脏抑制]。

(二)肾性

1.肾小球性 ①原发性肾小球肾炎(如急性感染后、膜增生性)。②继发性肾小球肾炎,与系统性疾病相关(如狼疮肾炎)。

2.肾小管间质性 ①急性肾小管坏死(ATN)。②长期的肾前性氮质血症或缺血。③药物。④中毒。⑤色素沉着:肌红蛋白或血红蛋白。⑥急性间质性肾炎(如药物、感染)。

3.血管性 ①溶血性尿毒症综合征(HUS)。②肾静脉或动脉血栓形成。

（三）肾后性

1.先天性或解剖异常 ①先天性梗阻性尿路病（如后尿道瓣膜）。②尿路结石。③创伤。④腹部肿块。

2.功能性 ①急性尿潴留。②神经源性膀胱。

3.其他 抗利尿激素不适当综合征。

二、鉴别诊断讨论

（一）肾前性病因

1.脱水 脱水是小儿最常见少尿的原因。其病因、临床特征和评价在第 25 章中详细讨论。治疗主要是恢复血容量。如果脱水是轻度的，可以尝试口服补液。如果患者不能耐受口服补液或者脱水较严重，首先要应用生理盐水进行液体复苏，然后是口服或静脉补液。大多数患者使用这些简单的处理措施后，尿量可在几小时内提高。

2.水肿状态 各种各样的疾病可以导致低白蛋白血症，继而引起胶体渗透压下降（如肾病综合征，详见第 62 章）。在这些情况下，虽有足够的体液总量（实际上增加了），但是由于胶体渗透压下降，肾脏无法感知身体状态，导致与脱水患者相似的内环境平衡失调表现，包括过多的盐和水潴留。这可通过实验室检查反映出来，如血尿素氮（BUN）与肌酐比值升高，尿比重增高，尿钠降低。然而，与脱水不同的是，其治疗不涉及补液（这将加重水肿）。相反，治疗水肿状态通常使用利尿药，限制液量和（或）白蛋白输入（根据临床情况）。

提示：因为肾脏功能是代偿的，肾前性氮质血症可迅速恢复，如果其基本病因被去除（如脱水患者恢复血管内液量）。但肾性原因引起的通常不会迅速恢复。

（二）肾性病因

1.急性肾小球肾炎（特别是链球菌感染后） 详见第 39 章。

2.急性肾小管坏死

(1)病因：急性肾小管坏死是肾损害终末期的共同途径，包括长期肾前缺血、脓毒症、中毒和色素沉积。ATN 在重症监护病房重病患者非常常见，这些患者通常有多种原因导致 ATN（如脓毒症伴有低血压及氨基糖苷类药物应用)。

(2)临床特征:ATN传统上分3个阶段。

①少尿期:少尿期可能持续数天或数周。这一阶段的特征为尿量减少、肾浓缩功能丧失,导致高尿钠水平和低尿液比重。在AKI的其他形式,可能出现高血压。

②多尿期:在多尿期,尿量显著增加,尿钠和水的丢失比较明显。

③恢复期:在恢复期,尿量恢复正常水平,尿浓缩功能恢复。

(3)评估:ATN患者的评估主要包括两点,即评估临床状态(包括血容量和电解液状态)和确定基础病因(可能不会立即查明)。

相关的问题主要是药物使用情况(特别是抗生素,如氨基糖苷类、万古霉素和两性霉素B)、最近造影剂检查和毒素暴露(如铅)。血红蛋白尿或肌红蛋白尿患者可能有创伤、肌肉疼痛或苍白等病史。因为任何原因引起的长时间肾前缺血均可以导致ATN,因此,应该询问最近有无胃肠道或血液丢失的问题。

ATN患者的尿液分析通常显示低比重尿和不同程度的血尿或蛋白尿。少尿期尿钠水平通常是升高的(>40mEq/L)。根据病史可进行一些特殊检测(如抗生素水平和血清肌酸激酶水平)。

(4)治疗:ATN的治疗类似于其他原因引起的AKI。大部分的ATN患者需要透析,特别是那些危及生命的情况,如感染性休克。ATN很难迅速恢复,因为肾小管损害已经发生。然而,大部分儿科患者,甚至那些长期少尿患者,肾功能可完全或部分恢复。

3.溶血性尿毒症综合征 溶血性尿毒症综合征(HUS)是一种微血病性溶血性贫血、血小板减少和肾衰竭的综合征。有两个主要类别,即腹泻相关(D+或“典型”)和非腹泻相关(D+或“非典型”)。大多数情况下HUS属于前一类。

(1)病因:腹泻相关的HUS是由于感染产志贺毒素的大肠埃希菌所致,特别是菌株O157∶H7。其他致病原也可引起,包括沙门菌和志贺菌。感染通常是由于摄入受污染的食物,尤其是绞细的牛肉,或通过人与人的接触。

(2)临床特征:D+HUS患者往往有腹泻病史,通常是血便。腹泻减轻时少尿通常开始变得明显。患者还可出现苍白,偶见瘀斑。高血压比较常见。

HUS 可影响除肾脏和胃肠道以外的器官。患者可有相关的中枢神经系统症状(易怒、嗜睡和昏迷),胰腺功能障碍(导致高血糖症)和心肌病变(导致充血性心力衰竭)。

提示:随着肾衰竭患者支持治疗的改善,中枢神经系统并发症已经成为 HUS 患者死亡的主要原因。

(3)评估:评估 HUS 包括详细的病史以确定是暴露于污染食物还是接触患者。

体格检查是为了评估容量状态,以及神经功能状态。

实验室检查包括血清电解质、BUN 和肌酐水平、葡萄糖和胰酶水平、肝功能测试、尿液分析和完整的血细胞计数及涂片以查找裂红细胞和破碎的红细胞的证据。尿液分析可见蛋白尿、血尿和细胞管型。

(4)治疗:D+HUS 的治疗主要是支持治疗。早期诊断对在疾病过程中避免一些并发症(如容量超负荷)至关重要。与其他形式的肾衰竭一样,积极纠正电解质紊乱可能是必需的。输红细胞只有在血红蛋白<6g/dl 时进行,输注要慢,以避免高血压。输血小板应尽量避免,除非有活动性出血。超过 50%的 HUS 患者需要透析。强烈建议在病程早期咨询儿科肾脏病专家。

(三)肾后性病因

后尿道瓣膜

(1)病因:后尿道瓣膜(PUVs)是男性婴儿尿道梗阻的最常见原因,是由尿道发育异常引起的,由于黏膜褶皱的形成,类似于瓣膜,妨碍尿液的流出。

(2)临床特征:患者通常在生后第 1 周即出现少尿、尿线无力、排尿中断、膀胱扩张。随着产前超声的广泛使用,大部分患者在子宫内即可诊断,表现为双侧肾盂积水,伴或不伴羊水过少。年长患者偶可出现尿路感染和尿线无力。尿液浓缩功能障碍常见,导致肾脏水和盐丢失。有严重的羊水过少病史的患者可能有肺发育不全和呼吸窘迫。

(3)评估:对于怀疑 PUV 患者具体评估包括肾脏超声检查,以明确梗阻和肾盂积水及排泄性膀胱尿路造影。血清电解质和肌酐也应该被测量。出生后 24h 内血清肌酐水平检测是没有帮助的,因为它很大程度上反映母亲的肾功能。

如有尿路感染,应进行尿液分析和尿培养。

(4)治疗:当怀疑PUV时应该咨询小儿泌尿外科医师。最初的治疗包括放置气囊导尿管促进膀胱引流。膀胱减压后,重点要密切监测血清电解质和容量状态。因为肾脏浓缩功能减退和梗阻后利尿,高钠或低钠血症、高钾血症和代谢性酸中毒就会随之发生。一旦电解质异常被纠正,即可进行瓣膜消融(通常在出生后1周内)。尽管梗阻被矫正,但PUV患者可能发展为慢性肾衰竭,这是由于宫内梗阻导致的肾发育不良所引起。因此,当有证据提示肾功能不全或代谢性酸中毒时,建议转给小儿肾病学专家诊治。

三、尿量减少的评价

(一)病史

病史应集中于少尿的发病和严重程度,以及确定可能的原因,包括以下几方面的评估。

(1)液体摄入和丢失(如腹泻、呕吐和失血)。

(2)喂养不良、苍白、发绀或用力困难(可能提示潜在的心脏病)。

(3)生长缓慢、近期体重下降、多尿、疲劳或"不明原因"贫血(可能提示慢性肾脏病)。

(4)伴随症状,如肉眼血尿或侧腹部痛(可能提示肾盂肾炎、尿石病、肾静脉血栓形成)。

(5)毒物暴露(如铅和汞)和最近使用的药物(如非甾体类消炎药)。

(6)最近的疾病和环境因素(如最近皮肤或咽部感染,或接触未煮熟的肉类)。

(7)产前超声结果(如果能获得)。

(二)体格检查

体格检查结果取决于以下原因。

(1)黏膜干燥,眼窝凹陷,皮肤弹性差,心动过速提示脱水。

(2)低血压和灌注不足可见于感染性休克或心功能障碍。

(3)如果有明显的容量超负荷,可能出现第三心音(S_3)、奔马律。

(4)水肿和高血压在继发于肾小球疾病的AKI患者中很常见。

(5)关节症状、皮疹在系统性红斑狼疮或血管炎疾病患者可能出现。

(6)横纹肌溶解患者有弥漫性肌肉压痛，尤其是腿和手臂的大肌群。

(7)腹部肿块可能预示着一个阻塞性恶性肿瘤。

提示：一个非常巨大的、梗阻性膀胱可能被误认为是一个腹部肿块。

(三)实验室检查

任何少尿患者最初的实验室检查包括以下几点。

血清电解质、BUN 和肌酐水平应该首先获得。如果肾功能异常，钙、磷和尿酸也应化验。BUN 与肌酐比率＞20 提示肾前性疾病。

显微镜下尿液分析是必需的。

完整的血细胞计数在几乎所有的 AKI 患者中都应进行检查，除了某些明确的情况下，如药物介导的急性尿潴留。

尿钠水平和钠的排泄分数(FENa)。测定尿钠水平在确定肾前性和肾性疾病中是有用的。尿钠水平＜20mEq/L 提示肾前性原因，而＞40mEq/L 则表明肾性原因，介于两者中间无诊断价值。另外，FENa 正式的计算可由以下公式得出。

FENa＝[(尿钠/血钠)/(血肌酐/尿肌酐)]×100

FENa＜1%表明肾前性原因，＞2%提示肾性原因。

提示：如果 24h 内应用过利尿药，则尿钠和 FENa 对于诊断是不可靠的。

提示：测量 BUN 与肌酐比率和尿钠/FENa 无法区分肾前性病因，因为不管是血容量不足(如脱水)或血容量无效(如充血性心力衰竭)，身体的生理反应是相同的(钠和水潴留)。管理肾前性氮质血症的关键是准确的评估患者的整体容量状态，由此制订适当的治疗方案(如脱水补液和充血性心力衰竭利尿)。

其他的实验室检查需根据肾衰竭的可疑原因来安排进行，其中包括对过去或目前的感染、药物浓度、尿肌红蛋白、血清肌酸激酶(如果怀疑横纹肌溶解)的实验室检查。补充(C3、C4)和血清学水平，包括抗核抗体和抗中性粒细胞胞质抗体，在所有疑似肾小球肾炎患者都应考虑。

(四)诊断方法

肾脏超声检查适用于所有怀疑梗阻和大部分 AKI 患者，尤其是原因不明时。放射学检查主要根据怀疑的 AKI 病因选用。肾活检对于确定肾小球肾炎的类型和难以解释的肾衰竭可能是必要的。

四、尿量减少的治疗

任何原因引起的 AKI 其最初的治疗主要针对潜在的可能危及生命的并发症，包括容量不足或超负荷、电解质失衡和高血压。

容量不足可给予生理盐水治疗，20ml/kg 静脉注射 20～30min，可以重复两次，直到患者的生命体征稳定[心率和(或)血压]和患者排尿。后续补液可以口服或静脉注射完成。是否给予浓缩红细胞输血或心脏强心药，根据临床情况决定。生理盐水不应给予无效的血管内容量患者，除非他们也有血容量不足的临床证据。

如果患者对液体复苏无反应或那些明显水肿的患者可以应用利尿药。静脉注射呋塞米(2mg/kg)一次性给药。如果治疗有效，可每 3～4h 重复给药。如果没有反应，继续追加剂量是没有益处的，并且可能引起耳毒性和肾毒性不良反应。

持续少尿患者应该限制液体量，不显性失水(维持量的 25%～30%，用 5%～10%葡萄糖)加上尿量(1ml 尿量用 1ml 1/4～1/2 生理盐水代替)。

电解质紊乱的具体治疗在第 32 章中有详细概述。

五、患者处理流程

尿量减少患者的处理流程见图 78-1。

提示：如果血管内容量已恢复，但仍少尿或无尿，应考虑其他诊断，如 ATN。这种患者继续补液往往是无益的，可能造成容量超负荷。

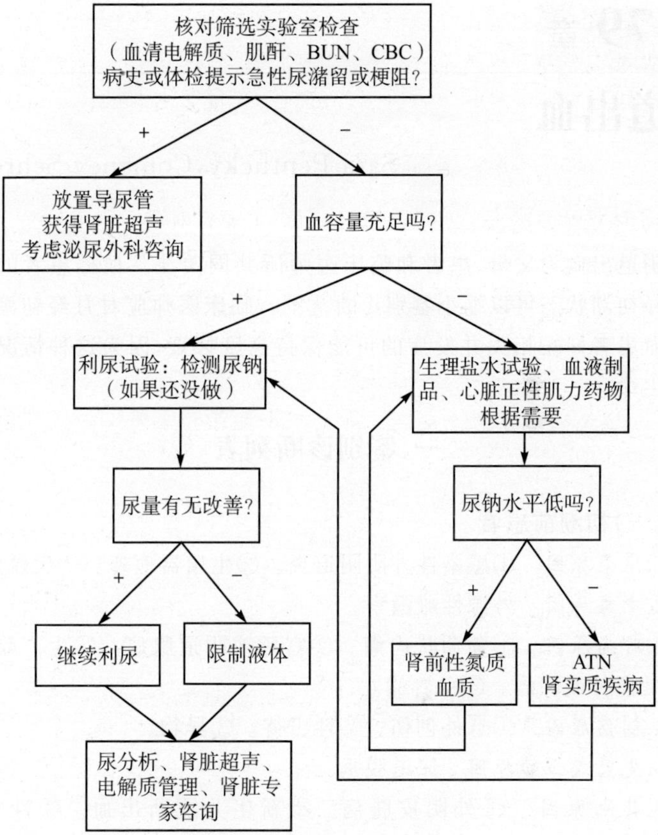

图 78-1　尿量减少患者的管理

ATN.急性肾小管坏死；BUN.血尿素氮；CBC.全血细胞计数

（吕建利　张建军　译）

第79章

阴道出血

Sara Pentlicky,Courtney Schreiber

阴道出血为父母、患者和临床医师所共同关注。根据患者的年龄和月经初潮状态可以缩小鉴别诊断范围。临床医师应对月经初潮后阴道出血患者妊娠相关并发症的可能保持高度怀疑,因为这种情况可以危及生命。

一、鉴别诊断列表

(一)初潮前患者

1.感染原因　①感染性外阴阴道炎。②生殖器疱疹。③尖锐湿疣。

2.中毒原因　外源性雌激素。

3.肿瘤原因　①葡萄状肉瘤。②宫颈或阴道腺癌。③生产雌激素的卵巢囊肿或肿瘤。④血管瘤。

4.创伤原因　①意外创伤。②性虐待。③异物。

5.先天或血管原因　尿道脱垂。

6.其他原因　①外阴皮肤病。②新生儿戒断出血。③性早熟。④纤维性骨营养不良综合征。

(二)初潮后患者

1.感染原因　①感染性外阴阴道炎。②宫颈炎。③盆腔炎。

2.肿瘤原因

3.创伤原因　①意外创伤。②性虐待。③异物。

4.代谢或遗传原因　①甲状腺功能亢进症或甲状腺功能减退症。②高催乳素血症。

5.妇科原因　①功能失调性子宫出血。②流产:先兆、不全、完全、稽留流产。③异位妊娠。④多囊卵巢综合征。

6.血液系统原因　①特发性血小板减少些紫癜。②血管性血友病。

7.其他原因　慢性系统性疾病(如肝脏疾病、结缔组织病)。

二、鉴别诊断讨论

(一)外阴阴道炎

外阴阴道炎在第80章阴道分泌物(外阴阴道炎)中详细讨论。出血量通常较小,微带血性的分泌物在严重病例中是很常见的。志贺菌和A组β-溶血性链球菌是引起外阴阴道炎血性阴道分泌物最常见的原因。

(二)外阴血管瘤

1.病因　外阴血管瘤创伤可导致出血。外阴血管瘤较常见,一般在儿童期即消失。

2.临床特征　患者通常表现为无痛性出血和外阴血管瘤的病史。出血通常是自限性的,然而,对于海绵状血管瘤或患有已知或未知的出血性疾病的患儿可以出现大量出血。仔细检查外生殖器鉴别出血的来源。阴道镜检查不是必须的,如果出血仅限于外生殖器。

3.治疗　如果出血不影响到血压,手术结扎即可。

(三)创伤

1.发病率和病因　外阴创伤是一种非常严重和常见的阴道出血的原因。4～12岁的儿童发病率最高。大多数外阴创伤为骑跨损伤(如一名儿童骑跨在自行车的中心杆上),但是性虐待、意外的穿入、突然的下肢外展和骨盆骨折也必须加以考虑。

2.临床特征和评估

(1)对于骑跨伤患者(一种钝挫伤),一个小瘀斑或一个大外阴血肿可能被注意到。血肿是柔软的、紧张的,如果出血持续可能会有扩大的圆形肿胀。处女膜或阴道撕裂伤可能同时发生在骑跨伤中,然而,它们存在时应该提醒医师其他可能的创伤来源。

(2)钢笔和其他小物件的意外穿入在2～4岁小儿很常见。伤口可以表浅的或较深的,也可以扩展到腹膜腔。单独的处女膜损伤比较少见,需仔细检查阴道,通常是在麻醉下进行。

(3)阴道撕裂伤也可由于腿部突然外展引起,就像体操或滑水。这些伤害难以与继发于性虐待相区别。但这些伤害往往缺乏其他伤害,可帮助鉴别。

(4)骨盆骨折的患者,泌尿系统的损伤比阴道撕裂伤更普遍。然而,在复合骨折中,阴道撕裂伤比较广泛,可出现明显的失血。进行彻底的检查是很有必要的,包括泌尿系统和直肠的评估。

如果出血来自于阴道,在麻醉下进行阴道镜检查时可应用直接压力止血。

3.治疗

(1)对于会阴部表浅的擦伤和撕裂伤,如果不是活动性出血,可给予清洗,等待愈合。

(2)小的外阴血肿,无继续扩大时可用冰袋和压力非手术治疗。

(3)大的或扩展性的血肿应手术清除和结扎出血血管。有时,活动性出血血管难以定位,在这种情况下,可放置阴道填充物,几小时后移除。围术期抗生素是必需的。

(四)异物

异物放入阴道占小儿妇科访问量的5%。大多数儿童会不记得或不承认在阴道中放置过物体。儿童发病率最高的年龄为2～4岁。卷筒卫生纸是最常见的发现之一。

1.临床特征　可有污秽的气味,往往是血腥的,类似于阴道分泌物。阴道出血通常是鲜红色,少量,断断续续的。强烈的气味可能是最麻烦的症状。

2.评估　体格检查可见阴道红斑,有污秽气味的分泌物存在。大的异物可通过直肠触诊轻易触及。小物品(如卫生纸)则难以辨别。影像学研究用处不大,因为大多数异物是可以透过射线的。

3.治疗　阴道镜检查可帮助诊断和去除异物。然而,小物品只需盐水冲洗即可清除。去除较大的异物经常需要全身麻醉。对存在时间>1周的异物,去除之前建议给予抗生素治疗。

(五)尿道脱垂

脱垂被认为是由于咳嗽、便秘等引起的腹压增加所致。一些胶原蛋白缺陷的儿童可有脱垂倾向。

1.临床特征　尿道周围出现一个小的出血性、脆性肿块是最常见的临床特征。与尿道脱垂相关的出血通常是无痛的(因为尿道和阴道是如此接近,尿道出血可能被认为来自于阴道)。平均诊断年龄为 5 岁。

病变很容易与尖锐湿疣混淆。如果诊断不明,可用 3%醋酸鉴别,尖锐湿疣可出现醋酸白现象。

2.治疗　如果排空不受限制,局部治疗(如局部用雌激素和坐浴)即可。脱垂的症状通常经过 4 周的治疗可恢复。如果存在尿潴留或坏死,则需手术切除和导管插入治疗。

(六)外阴皮肤病

大部分外阴部皮肤病主要累及大阴唇和小阴唇,而不会扩展到阴道或肛周区域。皮脂溢、银屑病和湿疹是最常见的诊断。这些病变往往比较瘙痒,不断抓挠与随后的感染会导致类似于阴道炎的血性分泌物。阴唇凝集或阴唇粘连也可导致偶发出血。在青春期前发生粘连是由于缺乏雌激素所致。通常无症状,但可能会引起过敏、出血(如果受到创伤分离)、感染或尿道阻塞。如果粘连伴有症状,可采用局部雌激素治疗。如果患者存在泌尿系统症状,导管也可能是必要的。

(七)新生儿戒断出血

产后来自母体的雌激素撤退可导致部分新生儿生理性出血。出血是自限性的,通常在 1 周之内停止。父母可能会注意到新生儿阴道有少量增加的血性分泌物。一般无须治疗,除非出血持续＞10d。在这种情况下,应该进行彻底检查。

(八)功能失调性子宫出血

功能失调性子宫出血是指非结构异常引起的子宫异常出血。月经周期的平均间隔时间为 28d,平均持续时间 4d。平均失血每周期 30ml,正常上限 80ml。如果一个月经周期的间隔时间＜21d,月经期＞7d,或失血＞80ml 是不正常的。

1.病因　大于 75%的功能失调性子宫出血是由于下丘脑垂体轴不成熟导致排卵停止所引起。由于不排卵,故无黄体形成,也就没有孕酮按周期或按月产生。而孕酮周期性产生和撤退是正常周期的保证。不排卵导致雌激素持续的刺激子宫内膜,导致子宫内膜不断增厚、不稳定，以及不规则脱落。初潮后下丘脑垂体轴不成熟可以持续多达18个月。McDonough和Ganett发现55%～82%青少年在月经初潮和初潮后2年是不排卵的。这些比例随时间推移下降。

停止排卵也可由于肥胖、甲状腺功能亢进症、甲状腺功能减退症、肾上腺功能亢进、高催乳素血症、糖尿病、多囊卵巢综合征、慢性系统性疾病、药物滥用、饮食失调、身体或情绪压力及过度运动引起。

2.临床特征　临床特征非常不同，可以是闭经，也可表现为大量的无规律的阴道出血。通常情况下，患者可能会经历几个月的闭经，随后的是大量出血，出血可能会持续数周，与痉挛有关。此外，大量的月经出血与凝块可能会导致明显的骨盆疼痛。

3.评估　功能失调性子宫出血是一个排除性诊断。脏器病变、妊娠、凝血障碍必须被排除。病史和体格检查应着重于常见和危及生命的疾病，应首先考虑凝血障碍和妊娠并发症。如果患者肥胖、多毛或有胰岛素抵抗的迹象，如黑棘皮病，应想到多囊卵巢综合征。

有诊断价值的检查包括血清促甲状腺激素、空腹催乳素、促卵泡激素、促黄体激素、游离睾酮、硫酸脱氢表雄酮、雄烯二酮和17-羟孕酮水平。

4.治疗　青少年功能失调性子宫出血的管理取决于出血的严重程度，重点在于控制出血和防止反复发作（表79-1）。

（1）轻度出血（即20～60d的出血时间间隔不伴贫血），随着下丘脑-垂体轴的成熟和随后的排卵，多于1～2年自愈。如果患者有轻度的功能失调性子宫出血和避孕的愿望，可建议口服单相避孕药，同时还能为建立规律的月经周期提供好处。

（2）对于严重的或反复的伴有贫血的功能失调性子宫出血患者，可采用激素疗法。单相联合的口服避孕药可作为一线治疗，即使患者没有性生活。此外，也可应用促孕药物（表79-1）。治疗应持续6～8个月，然后停药。大多数患者停药后有自发下丘脑垂体轴成熟，表现出规律的月经周期。如果患者停药后仍有持续不规则出血，必须重新进行评估。对于那些渴望避孕的青少年，临床医师可考虑左炔诺孕酮宫内系统（LNG-IUS）、依托孕烯植入剂（Implanon®）或甲羟孕酮®（DMPA）。

（3）病情稳定患者急性发作出血，可给予联合口服避孕药35～

50mg(表 79-1)。如果出血 5d 内没有停止,必须考虑其他原因,如凝血障碍。出血减少时,药物可逐渐减量见表 79-1。患者应维持用药至少 3 个月,如果性生活活跃则需更长时间。同样,一旦急性出血已经停止,如果需要长效避孕,患者可以选择改用 LNG-IUS,Implanon© 或DMPA。

(4)患者经历了大量的出血导致血容量减少或贫血应住院治疗和进行凝血功能检查。每 4～6h 静脉注射雌激素,通常在开始治疗后 24～48h 出血停止。一旦出血已停止,患者可开始口服避孕药(表 79-1)。青少年尽量避免刮宫术,然而,当药物治疗失败时,刮宫术对于明确诊断可能是必要的。除刮宫术外,子宫镜检查可能也有助于诊断。

表 79-1　功能失调性子宫出血的治疗

轻度功能失调性子宫出血
安慰
月经日历
口服避孕药
严重的或反复的伴有贫血的功能失调性子宫出血
醋酸甲羟孕酮,10mg,每月用 14d
炔诺酮,5～10mg,每月用 14d
口服避孕药
左炔诺孕酮宫内系统(LNG-IUS,Mirena®),持续 5 年
依托孕烯植入剂(Implanon®),持续 3 年
长效醋酸甲羟孕酮,持续 3 个月
病情稳定的患者急性无排卵性出血
口服避孕药(35μg,每 6h 1 片,直到出血停止)
出血停止后逐渐减量
每 8h 1 片,用 3d
然后每 12h 1 片,再用 3d
然后每日 1 片,用完 21d

续表

继续口服避孕药3～6个月或改用长效可逆的黄体酮(LNG-IUS,Implanon® 或DMPA)
急性或大量出血伴有贫血和低血压
住院治疗
如果病情不稳定,输血
静脉注射结合雌激素(每4～6h 25mg),直到出血停止
开始单相结合口服避孕药(35μg):
每6h 1片,用3d
然后每8h 1片,用3d
然后每12h 1片,再用3d
然后每天1片,用完21d
继续口服避孕药3～6个月或改用长效可逆的黄体酮(LNG-IUS,Implanon® 或DMPA)

(九)妊娠

妊娠早期出血是常见的。在大多数情况下,出血量很少,几乎没有临床意义。然而,出血可能是异位妊娠的征兆,这可能危及生命。因此,所有青少年阴道出血必须排除妊娠出血,无论病史如何。图79-1展示了一个妊娠试验阳性伴阴道出血的患者的处理方法。患者在妊娠期间出血必须进行妇科咨询。

三、阴道出血的评估

(一)病史

病史对于评估儿童阴道出血总是有用的。然而,医师必须意识到很多信息可能被患者和父母故意隐瞒。孩子们通常不提供关于异物、操纵或性虐待的信息。同样的,父母通常也不会承认性虐待。当一个孩子存在阴道出血时,无论病史如何,必须寻求其他虐待的证据(详见第69章)。

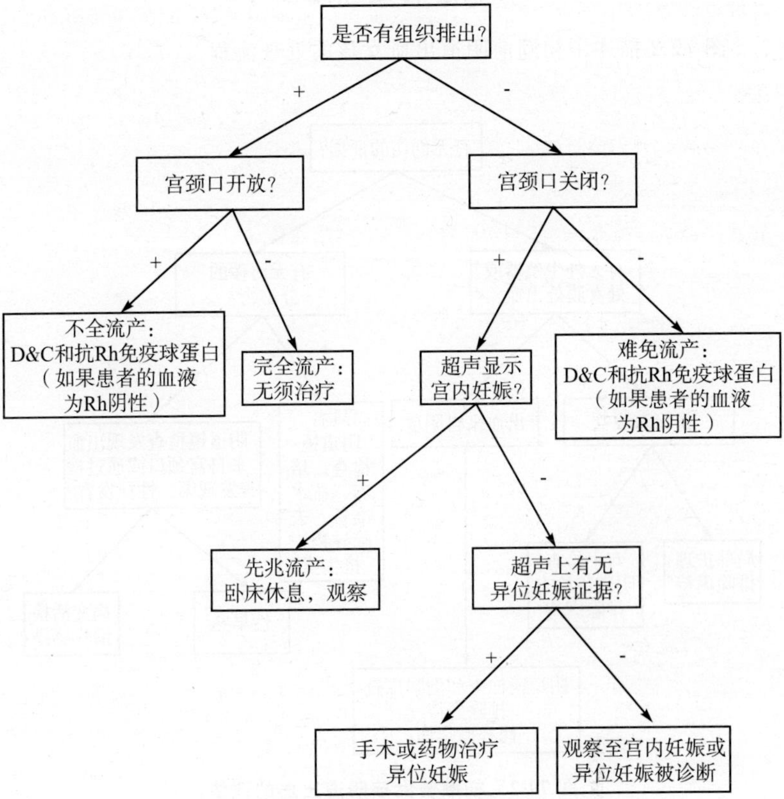

图 79-1　妊娠试验阳性伴阴道出血患者的处理方法

D&C.刮宫术

(二)体格检查

进行仔细和彻底的体格检查和妇科检查,必要时可在镇静后进行。咨询妇科医师或青少年医学专家是至关重要的。

四、患者处理流程

图 79-2 描述了初潮前阴道出血女孩的处理流程。

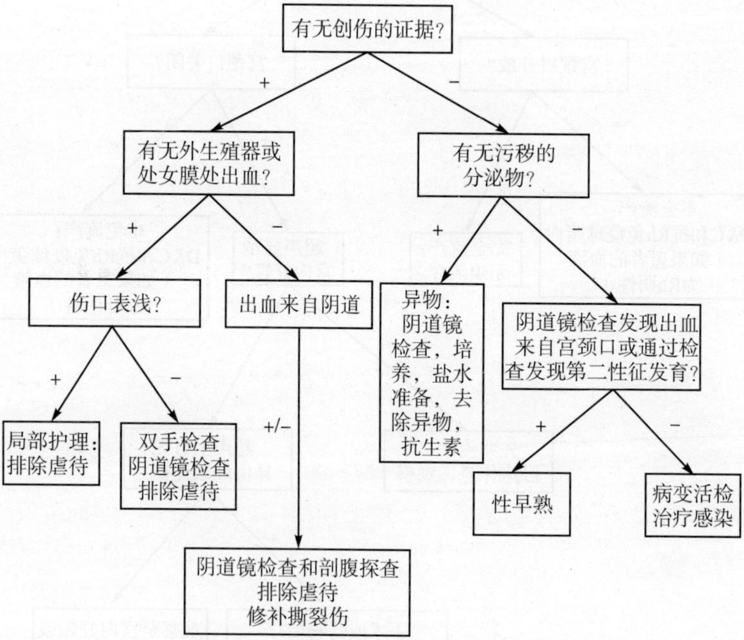

图 79-2 初潮前女孩阴道出血的评估

（吕建利 张建军 译）

第 80 章

阴道分泌物(外阴阴道炎)

Sara Pentlicky,Courtney Schreiber

外阴阴道炎是儿童和青少年患者常见的问题,是一种与阴道分泌物相关的包含阴道和外阴的刺激症状。雌激素可保护和加固外阴部皮肤,缺乏时可使初潮前女孩特别容易患外阴阴道炎。卫生状况差,是年轻女孩的一个常见问题,也容易引起外阴阴道炎。外阴阴道炎的一些病因在青少年中是非常普遍的(如外阴阴道念珠菌病)。

一、鉴别诊断列表

1.感染原因

(1)细菌感染:①A 组 β-溶血性链球菌。②金黄色葡萄球菌。③阴道加德纳菌。④肺炎链球菌。⑤淋球菌、脑膜炎奈瑟菌。⑥沙眼衣原体。⑦福氏志贺菌。⑧小肠结肠炎耶尔森菌。⑨流感嗜血杆菌。

(2)真菌感染:①白念珠菌。②光滑念珠菌。

(3)寄生虫感染:①阴道毛滴虫。②蠕形住肠蛲虫(蛲虫)。

(4)病毒感染:单纯疱疹病毒(HSV)。

2.肿瘤原因　葡萄状肉瘤。

3.创伤原因　①性虐待。②局部刺激:泡泡浴、粗糙的香皂、紧身衣、尼龙内衣、对洗衣粉或布料柔软剂过敏。

4.先天或血管原因　①血管瘤。②输尿管异位。

5.其他原因　①非特异性阴道炎。②异物。③阴唇粘连。④青少年生理性白带。⑤易患因素:糖尿病、免疫抑制药。⑥系统性疾病:玫瑰疹、水痘、猩红热、史-约综合征、川崎病。⑦皮肤疾病:皮脂溢、湿疹、牛皮癣、萎缩硬化性苔藓。⑧新生儿生理性分泌物。⑨尿道脱垂。

二、鉴别诊断分析

(一)A 组 β-溶血性链球菌感染

A 组 β-溶血性链球菌可引起外阴阴道炎,可导致血性阴道分泌物。外阴阴道炎通常发生在上呼吸道感染或咽痛后 7～10d。检查可发现牛肉样会阴部红斑。诊断主要通过阴道分泌物培养。治疗可给予青霉素 VK(125～250mg,每日 4 次,10d)或阿莫西林。

(二)细菌性阴道病

1.病因　细菌性阴道病是由于正常的细菌包括厌氧菌、阴道加德纳菌和解脲支原体过度繁殖引起。这种异常增生导致正常的乳酸菌和厌氧菌失去平衡,并可通过性交或阴道灌洗等方式使阴道环境碱性化,从而加速这种失衡。阴道加德纳菌感染或细菌性阴道病在儿童中意义不明,但应该考虑到性虐待的可能。

2.临床特征　患者主诉可能为阴道分泌物增加或性交后或月经期有“鱼腥”臭味,体格检查可见阴道分泌物呈灰色或黄色,薄而均匀。

3.评估　根据 Amsel 诊断标准,患者必须有以下 4 个标准中的 3 条才能诊断。

(1)稀薄、均匀的分泌物。

(2)在生理盐水制片中见到线索细胞(占所有上皮细胞的 20%以上)。

(3)胺试验阳性[分泌物玻片中加入氢氧化钾(KOH)之前或之后闻到鱼腥臭味]。

(4)阴道分泌物 pH>4.5。

4.治疗　治疗细菌性阴道病可用甲硝唑,500mg 口服,每日 2 次,连用 7d;0.75%甲硝唑阴道凝胶,一次阴道内给药(5g),每晚睡前,连用 5d;2%克林霉素霜,一次阴道内给药(5g)每晚睡前,连用 7d;或克林霉素,300mg 口服,每日 2 次,连用 7d。

(三)淋病

淋病奈瑟菌感染的讨论详见第 70 章。

(四)衣原体

沙眼衣原体感染的讨论详见第 70 章。

(五)志贺菌外阴阴道炎

1.病因　主要由福氏志贺菌引起,儿童罕见。

2.临床特征和评估　可见黏脓性的阴道分泌物,40%～50%的患者分泌物为血性。小于 25%的患者有相关的腹泻。阴道分泌物培养可以确诊。

3.治疗　感染可给予甲氧苄啶和磺胺甲噁唑治疗,每日 2 次,连用 7d。

(六)念珠菌外阴阴道炎

1.病因　最常见的病原体是白念珠菌。然而,对于难治病例,应该想到光滑念珠菌。本病在青少年比青春期前的女孩更常见。

诱发因素包括糖尿病、抗生素和类固醇使用、免疫抑制、妊娠、口服避孕药和穿紧身衣服。

2.临床特征和评估　患者通常表现为强烈的外阴阴道瘙痒,稠厚的白色分泌物及排尿困难。检查可见外阴及肛周红斑、发炎,有时可见抓痕。白色卫星样念珠菌斑块可能被发现,厚厚的“白奶酪”分泌物通常存在。KOH 涂片显示菌丝和出芽酵母可以确诊为白念珠菌感染,而光滑念珠菌 KOH 显微镜检查则不易发现。

3.治疗

(1)对青春期前的女孩,可用抗真菌乳膏(如咪康唑、克霉唑、制霉菌素)外生殖器给药。一般不用给药器以免损伤处女膜。如果治疗不成功,可于阴道内给予制霉菌素液体或温柔的插入切成一半的阴道栓剂。外用类固醇乳膏可以用来缓解局部炎症。

(2)青少年可用抗真菌药物治疗(如咪康唑或特康唑),剂型可用乳膏或阴道栓剂,疗程 3～7d。口服氟康唑一次剂量有效,但是,症状缓解可能需要 72h。

(七)阴道滴虫病

1.病因　这种感染是由于阴道毛滴虫引起,属原生生物。初潮前女孩由于缺乏雌激素,一般对这种生物有抵抗力。然而,围生期传播可以持续 1 年以上。

2.临床特征　有些患者无症状,但经典的主诉是灰色、黄色或绿色难闻的阴道分泌物及阴道刺激症状。患者可能发现性交后沾上污渍。

3.评估 检查可见会阴部红斑。在阴道穹窿可见丰富的、绿色泡沫样分泌物。由宫颈表面出血点形成的“草莓红”样改变是经典描述但并不常见。生理盐水涂片可显示带鞭毛的原生生物以及多形核粒细胞浸润。为明确诊断，应送培养。由于滴虫病可通过性传播，患者应该进行淋病、衣原体测试，并建议同时测试人类免疫缺陷病毒、肝炎和梅毒。

4.治疗 滴虫是通过性接触获得的病原体，因此，儿童感染阴道毛滴虫应该由专门机构来评估孩子是否曾被性侵犯。

对于有性生活的青少年，首选的治疗方法是甲硝唑单剂量口服(2g)。性伴侣也必须接受治疗，并且鼓励禁欲直到双方治愈。

(八)蠕形住肠蛲虫感染(蛲虫)

1.临床特征 典型的病史包括肛周和会阴瘙痒，尤其是在夜间。

2.评估 检查可见肛周抓痕和会阴部红斑。父母可在晚上用手电筒检查儿童的肛门，可能看到蛲虫。早晨用透明胶粘住儿童的肛门可能显示特征性虫卵。

3.治疗 蛲虫感染治疗可用单剂甲苯咪唑(100mg)，2 周后重复 1 次。家庭成员也应考虑治疗。

(九)单纯疱疹病毒

1.病因 感染单纯疱疹病毒的准确时间难以辨别。因为潜伏期长，分娩时感染可能在产后数年才会变得明显。其中 2 型更常见，与性传播有关。性虐待必须考虑。

2.评估 排尿困难、生殖器红斑和水肿等症状是最常见的主诉。儿童也可表现为非特异性症状，如疲劳、腺病和发热。检查可见成簇的疱疹。

病毒培养是很重要的，因为其他病毒也可能会导致黏膜溃疡，如柯萨奇病毒。

3.治疗 治疗主要是对症为主。必须确保儿童排尿通畅，因为水肿和疼痛可引起尿潴留，则需要插入导尿管。温水浴可以缓解排尿疼痛。阿昔洛韦可用于缩短病程和加快病变的恢复。

(十)非特异性阴道炎

1.病因 非特异性阴道炎占所有儿科外阴阴道炎的 25%～70%，

是由阴道菌群变化所致。这种变化最常见的原因是会阴部卫生不良。

2.临床特征　非特异性阴道炎主要特征是阴道分泌物增加，有臭味，外阴和阴道刺激，排尿困难。

3.评估　询问病史应包括下列问题。

(1)大便或排尿后，孩子会从后到前擦她的会阴吗？

(2)孩子小便时，膝盖并在一起吗？

(3)孩子是否暴露于局部的刺激物，如粗糙的肥皂、泡沫剂、沐浴液？

(4)她在浴缸里洗她的头发吗？

(5)孩子的衣服是用低过敏性的肥皂来洗吗？

(6)使用衣物柔软剂(一种可能的局部刺激物)吗？

(7)孩子穿紧身的衣服(如泳衣、紧身裤、形体服)吗？

(8)孩子穿白色的棉内衣和使用白色无味的卫生纸吗？

体格检查通常显示会阴部红斑和炎性改变。阴道分泌物可能存在也可能不存在。盐水湿片主要显示白细胞(WBCs)和细菌。KOH 涂片显示无真菌感染的证据。如果局部治疗失败，应当送检阴道酵母菌和细菌培养。通常情况下，非特异性阴道炎患者培养显示正常阴道菌群。

4.治疗　应用 1%氢化可的松乳膏、A&D 药膏或护臀霜可以减轻痛苦。患者也可采用坐浴，每天 3 次(艾维诺燕麦片或苏打粉可以添加到浴盆中)。外阴应该轻轻拍干或也可使用电吹风冷风挡吹干。

如果局部治疗症状没有改善，阴道培养有主要的病原体存在时，可以选用合适的抗生素治疗。如果培养没有明确的病原体，且外阴阴道炎对局部治疗无反应，可以尝试经验性抗生素治疗(例如阿莫西林、阿莫西林-克拉维酸或头孢氨苄，连用 7～10d)。

预防需要注意外阴部卫生，包括正确的排尿和擦拭技巧，避免泡泡浴、粗糙的香皂和紧身衣。孩子们应该穿白色棉质内衣。

(十一)生理性白带

1.病因和临床特征　生理性白带，是由于受雌激素影响的上皮细胞脱落导致的，通常为白色，黏液状的，没有臭味。可见于新生儿(继发于母体雌激素)和青少年。有时在第一次月经前几个月亦可见到。

2.评估和治疗　体格检查显示丰富的白色、黏液状的阴道分泌物，没有臭味。盐水和 KOH 涂片仅显示上皮细胞，而没有酵母、毛滴虫或 WBCs。不需要治疗。

(十二)硬化性苔藓

1.病因和临床特征　硬化性苔藓的特点为外阴瘙痒和刺激。其原因不明。患者也常常抱怨阴道分泌物增加、便秘(继发于里急后重)及排尿困难。慢性溃疡和炎症可能存在于外阴瘀斑和继发感染的区域。

2.评估　诊断主要是根据其典型的临床特征，外阴及会阴处变白的丘疹和斑块，呈“八字形”或“沙漏状”分布在肛门口及阴道口。小的象牙白色部分连接融合成凸起的斑块。有的部位中心可能包含黄色。病损典型的描述似皱缩的薄纸。有些患儿可能很难与白癜风鉴别。必要时可行外阴活检。

3.治疗　患儿应该交由熟悉本病的皮肤科医师或妇科医师处理。为改善会阴部卫生，可适当使用软膏(如 A&D 药膏，护臀霜)和避免粗糙的肥皂。局部涂搽类固醇乳膏可能是有益的。

(十三)异物

阴道异物详见第 79 章。

三、阴道分泌物的评估

阴道分泌物在女人的一生中是随生理变化的。在婴儿期，来自母亲的雌激素影响婴儿的生理功能，因此，她的处女膜是苍白和增厚的，她可能会有与青春期相似的白色分泌物。这些激素撤除时可能会导致粉红色或血性的分泌物排出。当母体激素被完全清除后，一般不再有阴道分泌物。在青春期，由于激素水平上升，处女膜再次变得苍白、增厚。阴道黏膜产生生理性白带。

(一)体格检查

盆腔检查必须缓慢完成，医师应该告诉女孩，她或他不会伤害她。如果女孩太痛苦或有其他不适，医师必须准备放弃检查。检查应根据女孩症状的严重程度和她的年龄量身定做，严重的症状需要更彻底的检查。

女孩可能被要求采取“蛙腿”位、截石位(在箍筋的帮助下)或膝胸位。膝胸位可引起处女膜张口,有利于观察阴道和宫颈。

医师应该首先检查外生殖器,特别要注意是否存在会阴部损伤或外阴炎症。让患者咳嗽可引出阴道分泌物。

双合诊检查对于检测阴道内异物和盆腔肿块及表述阴道分泌物很有帮助。

检查处女膜应该检查有无外伤或撕裂的迹象及穿孔的情况。如果处女膜开放不够,可轻柔牵引大阴唇同时压低会阴,可使处女膜开放延伸,以观察下面的阴道。

观察初潮前女孩上部的阴道和宫颈可以通过使用下列方法之一。

(1)在麻醉(如 2%黏性利多卡因)外阴和处女膜后,使用儿科耳镜、膀胱镜或阴道镜。

(2)使用窄的阴道窥器。

(3)使用宫腔镜。

提示:当外阴阴道炎复发或为血性时,需行阴道镜检查排除异物或肿瘤。

(二)实验室检查

显微镜检查　如果存在阴道分泌物,显微镜下观察。如果阴道口不存在分泌物,可用湿棉拭子轻轻插入阴道收集标本。要注意避免触碰处女膜,从而引起不适。首先检测分泌物的 pH,随后用拭子将分泌物转移到包含 2～3 滴无菌生理盐水的试管中。盐水和 KOH 玻片的制备如下。

(1)盐水(湿片)制备:在载玻片上用包含样品的饱和拭子接触,盖上盖玻片。在显微镜下检查阴道毛滴虫、细菌、白细胞、红细胞和线索细胞的存在。

(2)KOH 制备:在载玻片上用少量的 10% KOH 与拭子接触,使充分混合进行"胺试验"。盖上盖玻片,在显微镜下检查菌丝和出芽酵母。

在某些情况下,可能需要进行以下微生物检查。

(1)阴道培养:对初潮前非特异性阴道炎的女孩,阴道细菌培养可能确定一种主要致病菌。复发性外阴阴道酵母菌感染应进行酵母菌培养。

(2)淋球菌和沙眼衣原体核酸扩增技术(NAATs):有些试剂是可用

的。标本可以从尿样或宫颈腔内(初潮后女孩)获得。对性虐待评估，一些部门推荐顺序检验(如 NAAT 后对阳性结果进行培养)。顺序检验与单独进行培养或 NAAT 相比,可减少假阴性和假阳性结果。

(3)病毒培养:如果存在溃疡病变,拭子病毒培养可以帮助诊断。

(吕建利　张建军　译)

第 81 章

眩晕(头晕)

Lawrence W. Brown

头晕是由于空间定向障碍所致。视觉、前庭功能、关节位置觉、触压觉和听觉这些基础的感觉形式，在中枢神经系统(CNS)快速集成复合感觉，使人意识到身体在空间中的位置。不正确或不充足的感觉信息，或在感觉的集成中出现错误，会产生定向障碍，从而导致头晕。

眩晕则是一种旋转或自转的感觉，表现为一种摇晃的感觉或模糊的头晕。患者可能描述房间在围绕他们旋转而不是移动。通常情况下，眩晕发病突然，平衡丧失，恶心，眼球震颤，也可出现发汗和苍白。这种感觉可能令儿童感到恐惧。

眩晕可由集成基础传入感觉的中枢神经系统功能障碍引起，也可由前庭系统的周围感觉神经功能障碍所致。

一、鉴别诊断列表

1.周围性眩晕　①前庭神经炎。②迷路炎。③良性阵发性位置性眩晕(BPPV)。④梅尼埃病。⑤药物。⑥头部创伤。

2.中枢性眩晕　①良性阵发性眩晕(BPV)。②偏头痛。③癫痫。④其他。

3.晕厥前状态

4.失衡

二、鉴别诊断讨论

病史可以帮助鉴别诊断。以下情况是很重要的，如发病过程(急性、复发性或慢性)、诱发事件(位置变化、创伤或感染)、听力变化(耳鸣或听力障碍)、药物接触、心血管疾病和偏头痛家族史。

(一)周围性眩晕

1.病因和临床特征　多达85%的儿童眩晕是由周围性病因引起的。提示周围性原因的表现包括反复发作或急性发病,视线固定或保持头部静止可改善,伴有听力障碍,而缺乏其他脑神经功能障碍表现(如吞咽困难、复视、流涎)。

(1)前庭神经炎:常发生于上呼吸道感染后数天,最常见于青少年,一般没有听力丧失。前庭神经炎是自限性疾病,感染后的神经病变,病程一般7～14d。

(2)迷路炎:迷路炎是一种常见的引起眩晕的炎症性疾病。也有前驱感染史,但存在听力障碍。此外,迷路炎与前庭神经炎相比,常见于年龄更小的儿童(学龄前至学龄期)。作为位置觉的组成部分,眩晕可因运动而加重。病程是自限性的,仅持续数天。急性化脓性迷路炎是由中耳炎或乳突炎扩展所致,慢性中耳炎可导致胆脂瘤的形成,反过来引起迷路的损害。

(3)BPPV:BPPV是成年人周围性眩晕中最常见的原因,但它在儿童是一种罕见的疾病。儿科BPPV最常见于头部创伤后、头部运动过程中、脱落的耳石引起异常的前庭输入。因此,受影响的患者改变头的位置就可引起眩晕。症状通常是周期性的,每次发作持续数周。尽管重新复位方法效果立竿见影,但也可在1年之内自发消退。

(4)梅尼埃病:儿童罕见,但多达5%的患者可在儿童期发病。它是一种特发性的内耳疾病,是由于耳蜗的蜗管内淋巴过多所致。梅尼埃病临床特征为反复发作的耳鸣、眩晕、听力下降。

(5)药物:药物进入中枢神经系统可引起共济失调、不协调和前庭功能异常,但在抗惊厥和抗精神病药物毒副作用中,眩晕是一个相对少见的症状。其他药物,特别是氨基糖苷类,毒性损害外周前庭器官可以产生眩晕。

(6)头部创伤:头部创伤可导致持续眩晕。创伤导致外淋巴瘘,引起的眩晕往往发病突然,且伴有听力下降。在气压伤中这种情况比较多见。当孤立的创伤后眩晕不伴有听力下降时,它更有可能是由于耳石从囊斑移位所致(见BPPV)。迷路的震荡会导致严重和持久的眩晕。身体向一侧倾斜,症状通常持续6周。

2.治疗　治疗周围性眩晕主要是对症处理。美克洛嗪(氯苯甲嗪)和地西泮或劳拉西泮(氯羟去甲安定)对一些儿童可能有所帮助,东莨菪碱经皮给药对青少年可能有效。注意,慢性眩晕通常是自限性的,因为周围神经受损后中枢可以代偿。长期使用药物治疗可能损害或推迟这种代偿,甚至可能影响永久性的复苏。昂丹司琼和吩噻嗪类药物可用于治疗恶心、呕吐。抗生素用于治疗急性化脓性迷路炎,鼓膜切开术和静脉注射抗生素适用于急性中耳炎导致的浆液性迷路炎。大多数梅尼埃病患者可通过低钠饮食控制,用或不用利尿药。

(二)中枢性眩晕

1.病因和临床特征　虽然症状可能比较严重,但周围性眩晕一般很少有危险。然而,中枢性眩晕却可以危及生命,特别是内部的脑肿瘤,儿童最常发生于颅后窝。可以帮助判断中枢性眩晕的关键点是脑神经功能障碍(如复视、吞咽困难、流涎、面部感觉异常),撤除视线固定(如闭眼)眩晕可改善,而保持头部静止则无明显改善。幸运的是,中枢性眩晕的大部分病因很少预后不良。

(1)BPV:是眩晕发作的常见原因,主要发生于幼儿期和学龄早期的儿童。患者表现为突然发生的剧烈眩晕,持续几秒钟,少数可持续几分钟。年幼的儿童可能主要表现为哭泣或跌倒,尽管报道有眼球震颤,但通常不被观察者注意到,苍白和出汗比较明显。症状往往自行消失,而没有发作后表现或残留损伤。许多人认为 BPV 为偏头痛先兆。虽然没有相应的头痛症状,患者却很可能有偏头痛家族史,在以后发展成偏头痛(注意:BPV 与前面所述的 BPPV 无关)。

(2)偏头痛:可发生在年龄较大的儿童和青少年,作为眩晕的伴随症状,持续几分钟至几小时。这些发作通常有一个明显的家族史。头晕和眩晕可以是所有的偏头痛综合征的一部分,尤其在基底动脉型偏头痛中更为突出,这些症状与视觉障碍包括复视和共济失调通常出现于头痛发作之前。与大多数偏头痛不同,基底动脉型偏头痛的疼痛主要局限于枕叶区域。

(3)癫痫:眩晕作为癫痫发作的唯一表现比较少见,通常会有一些意识改变。如果考虑眩晕由癫痫引起,仔细询问可能会有精神运动发作、自动症或复杂部分发作的其他症状。

(4)其他原因：其他罕见的中枢性眩晕的原因包括脑卒中(Wallenberg延髓外侧综合征，伴随霍纳综合征)、桥小脑角区肿瘤、神经纤维瘤Ⅱ型、影响颅后窝的脱髓鞘疾病(如多发性硬化)。

2.治疗 BPV一般不需要治疗，因为其病程简短且呈自限性。偏头痛的预防疗法(如赛庚啶、托吡酯)可应用于频繁发作提示可能为偏头痛的患者。治疗着重于引起中枢性眩晕的基础病因(如癫痫)。

(三)晕厥前状态

平卧立起时出现的晕倒、眼花、头晕目眩(包括视物模糊、耳鸣、出汗)等症状。如果症状持续时间短，发病突然，症状最有可能是心血管起源。如果症状持续，必须考虑低血糖症、换气过度或情绪障碍(如抑郁、焦虑)。

(四)失衡

失衡是指失去平衡而头部没有异常感觉。失衡可能是由于小脑、周围神经系统或双侧前庭病变所致。

三、眩晕(头晕)的评价

(一)病史

通过询问以下问题，努力弄清头晕的类型。

1.症状是急性、慢性或反复发生的？

2.事情发生前有无诱因(如位置的变化、运动、创伤、感染)？

3.头晕的性质是什么？对大一点的儿童，可以这样问："不用'晕'这个词，描述一下你的感受"。对年幼的患儿，询问是否像抽陀螺或荡秋千(提示真正的眩晕)，或者感觉很困或混乱(提示头晕)。

4.有没有相关的症状？听力下降、耳痛、耳鸣，提示内耳或第Ⅷ脑神经功能障碍，而恶心和呕吐表明外周前庭器官障碍。

5.有无心血管疾病的家族史、药物接触，或偏头痛，以及共济失调家族史？

(二)体格检查

1.耳朵检查 寻找有无穿孔、感染、出血或肿瘤性病变。向外耳道吹气产生眩晕可发生于迷路圆窗或卵圆窗瘘的患者。

2.神经系统检查

3.眼前庭和脑神经测试　前庭测试包括眼球震颤的评估、视动试验,或其他脑神经功能障碍的证据。许多正常的儿童当向远处侧方凝视时会出现“凝视性”(或生理性)眼球震颤。然而,在正常的视野内出现自发的或诱发的眼球震颤是不正常的。单向性、水平性或旋转性眼球震颤提示周围性眩晕。垂直性、不规则性和变异性眼球震颤提示中枢性眩晕。伴有听力下降提示周围性原因。年长儿可能会被要求进入某地,在前庭系统存在周围性病变的情况下,儿童可能向身体的同侧旋转。

4.小脑测试　小脑测试可以帮助鉴别是否有导致眼球震颤的中枢性原因。龙贝格征用于评估本体感受,可能导致一种不平衡的感觉。

5.其他　虽然神经检查应该专注于前庭和小脑的功能,但仍需要一个完整的评估来检查有无其他异常。感觉下降、轻度偏瘫,或其他神经功能缺失表明可能有一个潜在的中枢病变。

6.直立位血压　记录躺、坐、站立时血压以评估可能的直立性低血压。

7.Valsalva 动作　患者先蹲 30s,然后站立起来,尽力对抗关闭的声门。检查者应该注意观察是否出现相应的症状(提示血管迷走性晕厥或近乎晕厥)。

8.快速的深呼吸　通过快速深呼吸或在 3min 内出现相同的症状表明换气过度综合征。

9.Hallpike 动作　检查者在背后扶住患者的头,从坐位到仰卧位,头越过桌子的边缘,向一侧悬挂 45°。眩晕伴眼球震颤提示 BPPV,当患耳转向下时眼球震颤加重。

(三)实验室检查

实验室检查根据呈现的症状和体征进行。完整的血细胞计数和电解质分析,包括血糖、血尿素氮和肌酐水平等。贫血会导致晕厥前头晕。肾衰竭、高血糖症和低血糖症也与眩晕有关。

四、对患者的处理方法

1.如果有长时间的眩晕或额外的神经症状进行磁共振成像(图

81-1）。

2.寻找小脑、脑干或迷路肿瘤或出血的证据。

3.眩晕与意识改变有关时行脑电图检查。

4.当有听力下降、耳痛或耳鸣时行听力图检查。

5.眼震电图可用来区分中枢性眩晕和周围性眩晕。

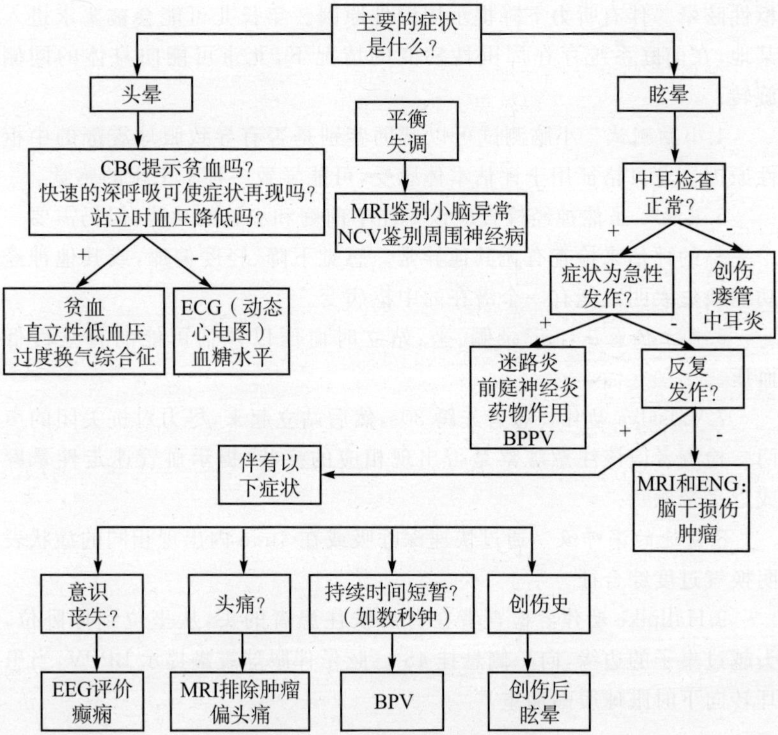

图 81-1　儿童头晕或眩晕诊断流程

BPV.良性发作性眩晕；CBC.全血细胞计数；ECG.心电图；ENG.眼震电图；MRI.磁共振成像；NCV.神经传导速度；BPPV.良性阵发性位置性眩晕

（吕建利　张建军　译）

第82章

呕　吐

Amanda Muir,Chris A. Liacouras

呕吐即胃内容物经口腔排出。在儿童,呕吐是上消化道疾病常见的症状之一。呕吐表现各异,可表现为有力的喷射性呕吐,不费力的反流及看不见的反刍。

一、鉴别诊断列表

1.感染性原因　①脓毒症。②脑膜炎。③尿路感染。④寄生虫感染:贾第虫病、蛔虫病。⑤幽门螺杆菌胃炎。⑥中耳炎。⑦胃肠炎:病毒性、细菌性。⑧食物传染性疾病:沙门菌、志贺菌。⑨甲型肝炎:A、B或C型。⑩百日咳杆菌感染。⑪肺炎。⑫鼻窦炎。⑬链球菌性咽炎。

2.中毒性原因　①药物:阿司匹林、催吐药、茶碱类药物、地高辛、麻醉药、抗惊厥药、巴比妥类药物。②金属:铁、铅。③腐蚀性物质。④乙醇。

3.肿瘤性原因　颅内占位性病变。

4.创伤性原因　①十二指肠血肿。②胰腺损伤。

5.先天性、解剖性或血管性原因　①食管狭窄或阻塞。②肥厚性幽门狭窄。③胃网状性重复。④十二指肠闭锁。⑤肠扭转不良。⑥肠套叠。⑦先天性巨结肠症。⑧肛门闭锁。⑨肠系膜上动脉综合征。

6.新陈代谢或遗传性原因　①半乳糖血症。②遗传性果糖不耐受症。③其他新陈代谢性先天性障碍:氨基酸或有机酸紊乱、鸟氨酸循环缺陷、脂肪酸氧化紊乱。④糖尿病。⑤肾上腺功能不全。

7.炎症性原因　①胆囊炎或胆石症。②嗜酸性粒细胞肠炎。③牛奶(大豆)蛋白过敏。④炎性肠病。⑤阑尾炎。⑥坏死性小肠结肠炎。⑦腹膜炎。⑧腹泻病。⑨消化性溃疡。⑩胰腺炎。

8.胃肠性原因　①胃食管反流病(GERD)。②嗜酸性粒细胞食管炎(EE)。③贲门失弛缓症。④假性梗阻。⑤阻塞:肠套叠、肠扭转、嵌顿疝。⑥异物。⑦结石。

9.社会心理学原因 ①反刍。②暴食症。③精神性呕吐。④饮食过多。

10.功能性原因 ①循环呕吐综合征。②胃轻瘫。

11.其他原因 ①妊娠。②中枢神经系统紊乱:脑积水、脑性假瘤、偏头痛、晕动症、晕厥。③肾脏性疾病:肾盂输尿管阻塞、尿路阻塞、肾结石、肾小球肾炎、肾小管酸中毒。

二、鉴别诊断讨论

(一)幽门螺杆菌感染

在年长儿童及成年人中,幽门螺杆菌(一种革兰阴性杆菌,产尿素酶的细菌)是胃炎和十二指肠溃疡的最主要原因。尽管感染率随着年龄增长而增加,幽门螺杆菌的感染一般发生在童年时期。在美国,幽门螺杆菌的感染率逐步下降,但是在全世界尤其是发展中国家,它仍是一个普遍存在的病原体。此外,根据社会收入、地位的不同,幽门螺杆菌的感染率可以从低收入家庭中的>60%到高收入家庭中的<15%变化。

幽门螺杆菌通过几个机制促进疾病的发展:尿素酶和氨的产生,对胃黏膜的黏附以及对胃黏膜的蛋白水解。所有的以上机制,都可以导致胃上皮细胞的破坏。

1.临床特征 患者一般表现为上腹部疼痛、呕吐、胃灼热及胃部反流。有时还可出现吐血。

2.评估 目前,上腹部内镜的活组织检查被认为是诊断幽门螺杆菌感染的"金标准",我们也可以检测血清中的幽门螺杆菌抗体,然而,这种检测特异性低,因为尽管没有胃炎的临床证据,以前被感染的患者仍可能存在血清抗体阳性。幽门螺杆菌抗原检测及尿素呼气试验可以代替上腹部内镜检查。

3.治疗 在文献上报道过很多治疗方案,但是没有一种治疗能百分之百的根除幽门螺杆菌。目前,推荐的治疗方案,包括抑酸药(奥美拉唑)、克拉霉素及甲硝唑或阿莫西林两者选其一,联合应用。在过去,治疗方案一般为水杨酸泌钾和抗生素(阿莫西林和甲硝唑)的联合应用。

(二)胃食管反流病

1.病因　胃食管反流是胃内容物通过食管下括约肌反流到食管。它的主要原因是胃排空的延迟或食管下括约肌短暂的松弛。

2.临床特征　许多新生儿在饮食后可出现食物的反流,这种现象可以在 3～6 个月的时候缓解。胃食管反流的一般表现为胃内容物以一种毫不费力的方式频繁到达口腔。并未发现存在用力气的呕吐。这种现象被称为吐口水或呃逆。那些临床表现严重的新生儿可能存在食管裂孔疝(桑迪弗综合征),并且有与喂养有关系的过敏。那些年长儿一般表现为胃痛、胸或上腹部疼痛、吞咽困难、胃灼热(口腔中存在酸味),或阻塞感(觉得有食物堵塞在了喉咙)。

在许多报道中,GERD 可存在许多严重的症状,如体重下降、反复发生的哮喘和咳嗽、经常发生的吸入性肺炎,或明显的威胁生命的表现。许多情况下,还可发生食管炎(已证实与婴儿过敏有关)。在许多病例中,并没有明显的吐口水的症状,但后都被证实存在胃食管反流。

最近,存在 GERD 症状的越来越多的儿童也被证实存在嗜酸细胞性食管炎。嗜酸细胞性食管炎的表现与 GERD 类似,然而这些患者对于抗反流性药物并不敏感。这种疾病是由于食物过敏引起的,并且以食管上皮嗜酸性粒细胞增多为主要特征,尽管用抑酸药进行治疗。

GERD 的并发症包括呕血、吸气困难及生长发育迟缓。

3.评估　GERD 主要依靠临床诊断,但是有一些临床测试可以帮助临床评估。

(1)对比研究(上消化道出血)可以为上消化道的解剖提供信息。

(2)上消化道内镜检查在评估反流程度及并发症(如食管炎)上有重要意义,并且对儿童中疾病的最后诊断也有重要影响。

(3)射线技术可为胃排空及可能存在的呼吸困难提供帮助。

(4)24h pH 检测对于尝试结合那些存在不典型症状的酸性物质反流(如咳嗽、声音嘶哑、支气管痉挛)有重要意义。在非典型的疾病中,阻抗调查可以同 pH 检测一同应用。

4.治疗　非手术疗法包括饮食后或睡觉时的改良姿势(垂直俯卧位头部抬高 45°),喂养婴儿黏稠的食物,禁食辛辣的食物及包含咖啡因或薄荷类的食品。

医学治疗主要为抑制胃酸的分泌及促进胃肠动力(如甲氧氯普胺、红霉素)。抑酸药(如雷尼替丁、法莫替丁)在改善胃灼热和治愈食管炎方面有明显的疗效。质子泵抑制药可用于儿童的一些难治性疾病。抗酸药也可替代它们的治疗,然而必须大剂量应用,并且它们的持续时间较短。

(三)嗜酸细胞性食管炎

1.病因　嗜酸细胞性食管炎是在临床病理基础上的一种食管过敏紊乱性疾病,包括与食管正常结构不同的大量组织嗜酸性粒细胞的存在。

2.临床特征　在儿童,嗜酸细胞性食管炎的症状与胃食管反流病类似。这些症状包括呕吐、反流、上腹部疼痛、喂养困难及生长发育迟缓。年长的儿童一般表现为胃灼热、反酸、恶心和吞咽困难。对于青少年来说,通常有吞咽固体食物困难或有间歇性的食物嵌顿。

3.评估

(1)上消化道内镜活检对于疾病诊断是十分必要的。超过15例的嗜酸细胞性食管炎病例必须在高倍镜下观察,以排除胃食管反流病。

(2)目前,没有任何其他非侵袭性的检查可以被应用。

提示:胃食管反流病的患者通常也被证实存在嗜酸细胞性食管炎,那些怀疑存在嗜酸细胞性食管炎的患者在进行上消化道内镜检查前,最好应用质子泵抑制药。

提示:当患者存在不能解释的食物嵌顿时,我们必须考虑嗜酸细胞性食管炎的存在。

4.治疗　对于嗜酸细胞性食管炎的治疗有多种方案。治疗包括对食管狭窄进行扩张、饮食的调整及药物治疗。对于患有嗜酸细胞性食管炎的患者,我们必须进行饮食限制,因为在确定引起嗜酸细胞性食管炎的食物存在困难,我们必须参考儿科过敏病医师及胃肠专家的意见。有效的药物治疗包括皮质类固醇激素及质子泵抑制药。食用皮质类固醇激素可有效地减轻食管局部炎症,然而当这些药物停止以后,疾病又会复发。抗酸药在对抗酸性物质中有重要作用,但是对于嗜酸细胞性食管炎的治疗中,该药物不能作为首要治疗方法。

(四)贲门失弛缓症

1.病因　贲门失弛缓症是食管上平滑肌神经节细胞的异常，表现为食管下括约肌松弛及食管蠕动能力下降。食管可变的异常扩大，就像储存食物的容器，可以在摄取食物数小时或数天呕吐出来。

2.临床特征　贲门失弛缓症在青少年时期很少发展，在每10 000名儿童中仅有不到1例的患者。呕吐和吞咽困难为主要症状。患者一般表现为进食速度慢，并且常常抱怨食物堵塞在了喉咙里。

哽噎、咳嗽、作呕和吸入性肺炎在患有贲门失弛缓症的婴儿和幼儿经常发生。

3.评估　尽管纵隔X线片的气液平面，提示贲门失弛缓症的诊断，但目前诊断主要依靠上消化道症状或食管测压法进行：①上消化症状表现为扩张的食管，在下食管括约肌呈鸟嘴状。②食管测压法表现为食管平滑肌的异常功能。

4.治疗　食管下括约肌的球囊扩张是可供选择的治疗方法。不幸的是，这种症状经常复发，需要再次进行球囊扩张术。

另一些治疗方法，包括食管肌扩张术和在食管黏膜末梢注射肉毒杆菌。

(五)肥厚性幽门狭窄

1.病因　肥厚性幽门狭窄是在儿童中常见的先天性畸形。它是由于胃幽门部的平滑肌肥大或增生引起的。这种肥大可使贲门部黏膜或黏膜下层的平滑肌突出。

2.临床特征　幽门狭窄的发病率大约为1∶1000，一般在4周或7周的时候开始出现症状。

强有力的呕吐通常为婴儿幽门狭窄的首要症状。并且还可发生脱水、体重减轻及生长发育迟缓。如果并未作出诊断，但仍持续性呕吐，婴儿可发展为低钾低氯性碱中毒，与此有关的黄疸可占患病婴儿的5%。

3.评估　体格检查可显示为“橄榄样”表现，或在上腹部右上限有明显的蠕动波，然而在多数病例中，物理检查并不能作为诊断标准。当前，腹部超声波检查(提示幽门部平滑肌明显增厚)可作为特别的诊断试验。上消化道系列检查在幽门部可表现为细长的双重钡剂显影。

4.治疗　具有严重脱水及代谢性碱中毒的婴儿需要补液。一旦患者的病情稳定,即可进行幽门肌切开术来纠正这种缺陷。

(六)肠扭转不良

1.病因　肠扭转不良是胎儿肠扭转到正常位置的失败。肠系膜韧带的缩短(Treitz 韧带)可能会导致肠扭转或影响血液供应,从而导致肠扭结、肠梗阻或肠缺血。

2.临床特征　大多数受影响的婴儿通常为肠梗阻的表现,包括呕吐胆汁、腹痛和肠鸣音异常,然而这些症状可以持续很多年。

年长儿童可表现为间歇性的呕吐和腹痛,吸收不良和腹泻少有发生。

3.评估　上消化道的射线照相对比研究可以定位 Treitz 韧带的位置。如果该韧带的位置发生问题,我们需要进入到空肠、回肠、盲肠来确定肠扭转的位置。

4.治疗　外科手术可以阻止肠扭转不良的并发症,包括肠梗阻和肠扭转。

(七)食管闭锁

1.病因　食管闭锁是在胚胎的发育中,由于食管隔膜的畸形引起的食管末端盲管。尽管可以发现不同类型的食管闭锁,最常见的为存在末端食管瘘的近端食管闭锁(80%的患者)、孤立的食管闭锁(10%的患者)及单纯的食管瘘(不足 5%的患者)。

2.临床特征　食管闭锁在生后数小时内即可被诊断。婴儿大部分表现为咳嗽、窒息及呕吐出所有液体,有时甚至出现吸入性肺炎。

3.评估　这种现象可以通过鼻胃管迅速诊断,如果鼻胃管在 3~5cm 处遇到阻力,我们可以怀疑食管闭锁。普通的胸部平片可以发现食管盲端。单纯的食管瘘因为食管是完整的可能会被忽视。我们也可应用射线照射技术,然而需要应用少量水溶性的对比剂来阻止肺水肿或吸入性肺炎。

4.治疗　最初的非手术治疗,包括直坐式、频繁的鼻咽冲洗及静脉输液。婴儿口中不能放置任何东西。

外科手术重新矫正食管到胃的结构,并修复一些与其有关的食管瘘。有时,食管和胃不能重新连接,这种情况下需要结肠的干预(如应用一部分结肠连接到食管和胃)。

患者需要长期应用抗反流药物来改善食管的低蠕动状态。

(八)胃肠结石

1.病因 胃肠结石是外界物质在胃部或小肠累积导致的。其类型包括毛石(毛团)、植物石(食物粪石)、乳酸杆菌结石(牛奶或配方喂养婴儿)及异物胃石。

提示:虽然乳酸杆菌结石常发生在婴儿期,但是其他种类的胃石常发生在10～19岁个体发育迟缓者。胃石常见于教养院儿童。

2.临床特征 患儿的典型表现有呕吐、腹胀、疼痛、严重口臭及体重减轻,并且他们可能有异食癖的特点。不协调的脱发通常提示毛石。一般情况下,上腹部或左上腹部可触及肿块。

3.评估 腹部平片及影像造影可显示肿块;但是胃镜是诊断及治疗疾病最有效的方法。有胃石病史的患儿应考虑异食癖、缺铁性贫血和铅中毒。

4.治疗 乳酸杆菌结石需要禁食48h。毛石需要手术移除。其他胃石清除可以通过胃镜;但是,很多情况下必须进行手术清除。

(九)胆囊炎

1.病因 胆囊炎,即胆囊的炎症,由胆囊内胆汁淤积导致。儿童期胆汁淤积的原因包括胆石症(最常见病因)、先天性胆管异常、外界压迫胆管及创伤。

2.临床特征 典型表现有放射到背部的右上腹痛、黄疸、寒战、发热。恶心、呕吐发生在饮食后。症状通常发展迅速,但是患者也可在数年内仅有轻微症状。

3.评估 常表现有墨菲征(吸气时触及右侧肋缘时明显)、高胆红素血症、γ-谷氨酰转移酶水平升高,以及白细胞增多可提示胆囊炎。

虽然腹部立位平片可确诊钙化性结石,以及腹部超声可明确显示胆囊壁增厚、胆总管扩张或者梗阻性结石,但有时胆管闪烁显像提示胆汁异常填充胆囊(应用缩胆囊素有助于诱发产生临床症状)。

4.治疗 非手术治疗包括住院治疗应用静脉补液、抗生素(应用于高热或临床症状严重的患者)及禁食。在一些无结石胆囊炎患者中,非手术治疗可缓解临床症状,但是,大部分患者(所有胆石症患者)需要进行胆囊切除术。

(十)中枢神经系统疾病

颅内肿瘤、先天性囊肿、脑积水或感染刺激脑干呕吐中枢可导致严重呕吐;儿童呕吐通常应考虑神经系统病因。

呕吐常发生在清晨,与头痛相关。其他症状和体征,包括患儿性格改变、疲劳、共济失调、复视、眼球震颤、视盘水肿、头部倾斜及视力丧失。

(十一)肾盂输尿管连接处狭窄

1.病因　在儿童期,不常见但是很重要的呕吐病因是肾盂输尿管连接处狭窄,是肾盂输尿管连接处结构异常,可导致尿液流出受阻及继发性肾盂积水。

2.临床特征　患儿可频繁出现右侧或左侧腹部疼痛和呕吐,疼痛常呈间断性,可导致诊断困难。有时患者可出现血尿,或尿道感染的表现。

3.评估　腹部超声可协助诊断。由于肾脏在病情发作间期表现正常,所以应在患儿有临床症状时行超声检查。极少数情况下,需要行静脉肾盂造影。

4.治疗　需要行外科矫正术。

(十二)暴食症

1.病因　青春期患者呕吐应考虑精神心理因素,尤其是表现很好且没有其他呕吐病因的青春期女孩。

2.临床特征和评估　应仔细询问病史,寻找神经性厌食症、暴食症或滥用轻泻药和吐根酊的证据。应询问有关日常饮食习惯、自我价值观、锻炼、月经、清除和滥用药物的信息。暴食症的诊断标准包括反复发作性暴食、发作性自我诱导的呕吐、持续的自我形象贫乏(如超重),以及进餐时无法控制进食。

检查指甲、牙齿和牙龈确定有无营养不良。实验室检查可表现出电解质紊乱(持续呕吐的后果)及提供患者营养健康状况的证据(如铝、钙、磷、储存铁),严重影响的患者可有心电图异常。

3.治疗　应首先注意预防威及生命的急性并发症(如脱水、心脏病变、电解质紊乱）。患者需要治疗饮食疾病的心理治疗师会诊。

三、呕吐评估

（一）病史

探究呕吐病因时需要询问以下问题。

（1）患者是否有发热？发热说明存在感染。

（2）患者是否有异食癖病史？异食癖提示存在胃肠结石。

（3）患者是否自述胃灼热、意球症、反酸或和饮食有关的上腹痛？考虑 GERD 和食管炎。

（4）患者是否是婴儿，是否有异味？异味可能是代谢性疾病的特征。

（5）呕吐发生时间。频繁晨吐可考虑妊娠或神经系统疾病。

（6）患者年龄。一些呕吐病因普遍存在于某一年龄群体（表 82-1）。

（7）是否呕吐胆汁或呕血？呕吐胆汁样物说明存在解剖异常（如肠扭转、肠套叠、嵌顿性疝）。

表 82-1　不同年龄呕吐的常见病因

婴儿	解剖性梗阻、代谢性疾病、感染、GERD、过敏、过度喂养、胃肠结石
幼儿	感染、药物、GERD、肠套叠、异物、胃肠道结石、肠扭转不良
儿童	GERD、周期性呕吐、肠扭转不良、感染
青少年	妊娠、暴食症、感染、溃疡、肠扭转不良、腹腔疾病、假性肠梗阻、药物滥用、胰腺炎、GERD、周期性呕吐

（二）体格检查

体格检查时需注意以下要点。

（1）头颈：牙齿畸形、反流、前囟隆起。

（2）腹部：右上腹肿块、胆囊体表标志、上腹部压痛（考虑胰腺炎、胃炎或食管炎）、右上腹压痛（考虑肝脏或胆囊疾病）、肠鸣音异常（考虑可能存在肠梗阻）。

(3)直肠:大便亚铁血红素阳性(考虑肠黏膜疾病)。

(4)神经系统体检:脑神经异常、步态异常、视盘水肿(考虑脑神经系统疾病)。

(三)实验室检查

可采用下列检查。

(1)全血细胞计数及差异比较:嗜酸性粒细胞增多提示嗜酸性肠炎或过敏性疾病。

(2)红细胞沉降率和C-反应蛋白:红细胞沉降率和CRP异常提示存在炎症,可能是肠道炎症。

(3)电解质检测:丙氨酸转氨酶、γ-谷氨酰转肽酶、胆红素水平升高提示胆囊或肝脏疾病。

(4)淀粉酶和脂肪酶水平:淀粉酶和胰脂肪酶升高提示胰腺炎。

(5)抗肌内膜抗体和组织谷氨酰胺转移酶抗体:此类抗体升高提示腹腔疾病。

(6)粪便样本:大便隐血提示肠道黏膜疾病;病毒或细菌病原体检测。

(四)诊断方法

可选用下列诊断方法。

(1)对比影像学检查可用于诊断胃肠道解剖异常。

(2)内镜是确诊很多食管、胃和十二指肠异常最重要的方法。

(3)钡剂灌肠造影可确诊消化道远端梗阻。

(4)腹部超声有利于诊断肝胆疾病、幽门狭窄、胰腺炎、肾脏疾病。

(5)腹部计算机断层扫描可明确腹腔解剖(当应用肠道和静脉对比剂时)。对于大多数患者,CT可提供比超声更明确的影像。

(吕建利　张建军　译)

第 83 章

毒 理 学

James F. Wiley Ⅱ，Diane P. Calello

一、胃 净 化

活性炭的应用是洗胃的首选方式。灌肠及洗胃在中毒患者治疗中发挥的作用逐渐减轻，但在部分患者治疗选择上仍有一定优势。大多数毒物中毒时不推荐使用吐根糖浆。

（一）活性炭

1.适应证和禁忌证　活性炭适用于所有进食 1h 内发生的食物中毒，并除外禁忌证。禁忌证包括如下。

(1)气道损伤。

(2)消化道出血或穿孔。

(3)腐蚀性物质摄入（活性炭会阻碍内镜检查）。

(4)脂肪烃摄入（可能会促进呕吐及误吸）。

提示：不是所有毒素均与活性炭结合（表 83-1）。

表 83-1　与活性炭部分结合或者不确定是否结合的物质

铁
锂
重金属
砷
汞
铅
铊

续表

醇类
甲醇
乙醇
异丙醇
乙二醇
烃类
煤油
汽油
矿物质油
腐蚀剂
氢氧化钠(碱液)
氢氧化钾
氯化氢(盐酸)
硫酸
低分子量化合物
氰化物
农药
有机磷农药
氨基甲酸酯

2.*治疗* 活性炭剂量为1g/kg,最高剂量为60g。活性炭混合有味道的糖浆并放在一个有盖的杯子里,有利于口服。鼻胃管插管时需警惕不配合的患者,尤其是增加活性炭有误吸的危险性。有精神异常的患者不应该接受活性炭治疗,除非他们的呼吸道首先得到保护。

3.*并发症* 活性炭使用的并发症包括呕吐和误吸、便秘或顽固性便秘、活性炭吸收的毒物毒性作用释放,以及延迟胃肠蠕动的患者后期的吸收(如服用抗胆碱作用的药物)。曾经造成一名吸入含镁泻药及活性炭患儿的死亡。

(二)灌肠

全肠灌洗是指通过鼻饲管大量的灌入液体,从而迫使毒性物质迅速通过胃肠道,尤其是在胃肠道吸收之前作用显著。使用的溶液为等渗的聚乙二醇(golytely)3500MW,灌肠时肠道没有显著的液体或电解质的丢失。

1.适应证和禁忌证　到目前为止,潜在的适应证一直局限于不被活性炭吸附的药物或有潜在上部胃肠道吸收的,如铁、重金属(铅、锂)和缓释制品(如许多抗心律失常药物、茶碱)。其他情况下,可进行全肠灌洗,并辅助应用活性炭,如部分药物中毒和高致死毒物中毒的延迟表现。此外,全肠灌洗用于治疗体包装(摄入大量的包裹在乳胶避孕套的可卡因或二醋吗啡(海洛因)的人群)。全肠灌洗的禁忌证是指患有肠梗阻或肠穿孔的患者。

2.治疗　聚乙二醇(golytely)的使用剂量幼儿为500ml/h,青春期儿童或成年人为2L/h。

患者在接受治疗时采用坐位姿势。全肠灌洗停止的标志是清洁的直肠废水并且中毒后恢复。

3.并发症　主要的并发症报道有呕吐和腹痛。此外,患者不能自主"摄入"全肠灌洗液每小时需要量的,治疗将会失败。

(三)洗胃

洗胃可以去除30～60min内摄入的10%～25%毒素。

1.适应证与并发症　洗胃在毒性药物摄入1h后效果欠佳,除非毒性物质在胃内延迟排空。它已被证明对于昏迷患者在60min进行洗胃治疗可以改善预后。而对于其他的患者,其洗胃的潜在风险大于其利益。

洗胃应保留中毒的危重患者或可能处于快速失代偿的患者。接受输液治疗的患者可能在30～60min进行胃灌洗的治疗效果较好。

洗胃不应在患者行气道气管插管术之前。其他的禁忌证包括碱性腐蚀性的物质或少量的酸,或烃类的物质摄取,以及食管解剖畸形和出血性疾病。

2.治疗　洗胃时需要一个直径24～36Fr的胃管,反复灌注和回收等量50～200ml的生理盐水。灌洗前必须确保已保护气道:患者左侧卧位,头低位,并确定胃管位置正确。

3.并发症 并发症包括呕吐造成肺吸入、胃或食管穿孔、咽下气道损伤出血、喉痉挛、意外气管插管造成的肺灌洗。

(四)吐根糖浆

吐根糖浆,由吐根类植物提取,可对中央髓质中趋化触发区直接作用,刺激胃引起呕吐,93%的患者接受吐根糖浆后30～60min呕吐。

1.适应证与并发症

(1)适应证:只限于患者摄入有重大危险毒性物质后的30～90min,并且无吐根糖浆的禁忌证(接受紧急治疗前已超过1h,或应用吐根糖浆可能会对正确有效的治疗产生延迟作用或不利影响)。除农村居民,这些指导方针严重限制了吐根糖浆的用途,美国儿科学会不再建议使用吐根糖浆作为儿童保健常规,它在医院几乎是没有使用。

(2)禁忌证:包括精神状态改变(无论是现有的或即将发生的嗜睡、昏迷、癫痫发作)和摄入腐蚀性物质、脂肪烃,或高效、快速且有严重影响的药物(如周期性抗抑郁药、抗心律失常药、可乐定、异烟肼、锂、乙醇)。此外,已经自发地呕吐患者不会从吐根糖浆获得治疗效果。

2.治疗 剂量根据年龄用量:6个月至1岁的儿童为10ml(2茶匙);1～12岁为15ml(1汤匙);大于12岁为30ml(2汤匙)。儿童剂量10ml/kg的水,高达240ml(8盎司)。如果给予治疗后30min未发生呕吐可重复剂量。

3.并发症 包括过度呕吐、Mallory-Weiss撕裂、纵隔气肿、活性炭或其他口服解毒药的延迟反应。吐根糖浆的慢性应用或其提取物的集中应用造成了心肌和神经肌肉毒性。

(五)泻药

1.适应证与并发症 泻药在毒物的治疗中未被证明有明确的疗效。在12岁以上的患儿合用活性炭的泻药可以防止便秘。泻药的禁忌证是肠穿孔、肠梗阻或腹泻。

2.治疗 药物与活性炭合用时作为一个单一剂量给药;多剂量的药物应避免“清除增强”。给予泻药时首选的药物为起效迅速的35%山梨醇。35%山梨醇剂量为1g/kg(3ml/kg)。

3.并发症 包括电解质紊乱和脱水。山梨醇还会增加已应用活性炭患者呕吐的可能性。现已报道，超过 24h 并接受 4～6 倍剂量山梨醇治疗的数例患者死亡。

二、加强清除

毒素的体外清除可以通过施用多剂量活性炭达到，包括碱性物质利尿及进行血液透析或血液灌流。

(一)大剂量活性炭

多剂量活性炭帮助清除茶碱、卡马西平、苯妥英钠、苯巴比妥和一些循环抗抑郁药。与泻药同时使用的初始剂量为 1g/kg，未使用泻药时为每隔 4h 给予 0.5～1g/kg，直到患者血浆中达到无毒的水平，临床改善，并达到活性炭负荷。

(二)碱化利尿

碱化利尿可以增强弱酸的毒物排泄，尤其是水杨酸盐和苯巴比妥(而不是其他巴比妥类)。该机制是利用其药物的离子形式在近端肾小管和远端肾小管重吸收(离子捕集)。静脉注射碳酸氢钠至尿液 pH＞7 时可实现。同时必须注意避免碱性尿时液体的超负荷、高钠血症、低钾血症、低钙血症、低镁血症。

(三)血液透析

血液透析可以清除低分子量(200Da)、低血浆蛋白结合，以及低组织结合的毒素。其中低组织结合以分布容积(VD)表示。

分布容积(L/kg)＝吸收剂量(mg/kg)/血浆浓度(mg/L)

血液透析对分布容积＜1L/kg 的药物是最有效的(表 83-2)。

表 83-2　血液透析去除毒素

毒素	血液透析所需的测量水平[a]
对乙酰氨基酚	与解毒药结合时≥1000μg/ml
砷	只有同时存在肾衰竭
溴化物	≥150mg/dl 及严重临床症状

续表

毒素	血液透析所需的测量水平[a]
乙醇	500mg/dl
乙二醇[b]	25mg/dl
异丙醇	400mg/dl
锂	急性过量时 4mEq/L
	同时也适用于长期过量造成的严重症状治疗
甲醇	25mg/dl
水杨酸盐	急性过量中毒时 100～120mg/dl
	慢性过量中毒时 60～80mg/dl
茶碱	急性过量中毒时 80～100mg/dl
	慢性过量中毒时 60～80mg/dl

(四)血液灌流

血液灌流是指将患者的血液经过活性炭过滤器循环从而使血液中的毒素与活性炭相结合而清除毒素。活性炭的血液灌流技术比血液透析更难且有效性相对较差。再者,对于茶碱和苯巴比妥药物的中毒,去除此类药物最适合的方式为血液灌流,但是现在更常使用的为多剂量活性炭的应用或血液透析的使用。

提示:<1%的中毒患儿需要血液透析或血液灌注。

三、中毒患者的处理

(一)稳定病情

必须对气道、呼吸、循环和伤残进行评估,并且及时关注各方面并妥善处理。作为快速评估患者病情时需全面的暴露其毒物接触史,生命体征(包括体温、持续心电监护、呼吸、血压、脉搏、血氧饱和度)均应包括在内。浓度为100%的氧气吸入应当被应用。

(二)底物与解毒药治疗

1.葡萄糖和维生素 B_1　利用快速试剂测血糖水平可以决定中毒患儿意识水平状态。低血糖提示某些食物不耐受(表 83-3)并需要 0.5～1g/kg 的葡萄糖静脉补给。患儿曾服用口服降糖药应给予奥曲肽治疗(表 83-4)。维生素 B_1(100mg 肌内注射或静脉给药)应在疑似酒精中毒患者输注葡萄糖之前应用。

表 83-3　超剂量可导致儿童低血糖物质

乙醇
水杨酸类药物
口服降血糖药
普萘洛尔
胰岛素

提示:低血糖症是一种代谢性异常疾病,可引起局灶性神经症状。

2.纳洛酮　纳洛酮(2mg 静脉给药、肌内注射,或通过气管内给药)可以逆转阿片类药物造成的昏迷。它也利于一些服用可乐定患者的治疗。它应在每个郁闷状态患儿中应用,原因是其可减少有创性干预(比如气管插管)的应用率。人机体对纳洛酮的反应需要 1～2min。30min 后机体会代谢掉纳洛酮并可能恢复至稳定的状态。重复或连续静脉注射纳洛酮纳往往用于防止精神状态进一步低迷。

提示:儿童服用可待因、右美沙芬、LAAM(长效乙酰吗啡、羟考酮)或美沙酮时可能需要 10mg 的纳洛酮才能完全恢复阿片类药物造成的影响。

3.氟马西尼　氟马西尼是一种苯二氮䓬受体拮抗药,其可逆转苯二氮䓬类药物造成的成年人患者嗜睡和昏迷。氟马西尼也可能引起应用循环抗抑郁药治疗或苯二氮䓬受体阻滞药控制的癫痫患者的癫痫发作;其也可能会导致服用水合氯醛的患者产生心律失常。其他的不良反应包括呕吐、焦虑。氟马西尼的应用还可以帮助区分是否为苯二氮䓬类药物过量的造成的患儿昏迷。

鉴于其潜在的风险，氟马西尼现只应用于苯二氮䓬类摄入过量造成严重中毒症状且没有抗抑郁药过量体征(如宽 QRS)及癫痫症状的患儿。目前推荐的剂量是 0.01mg/kg，超过 1min 增加到 0.5mg 每次，最大总量为 1mg。大多数情况下，1min 内均出现反应，患者状态恢复稳定。

表 83-4 常见毒物及解毒剂

毒物	解毒剂	用法
对乙酰氨基酚	乙酰半胱氨酸(NAC)	负荷剂量 140mg/kg，然后 17h 剂量为 70mg/kg。20%药物与 5%～10%的果汁或苏打提高口感 或者 静脉用乙酰半胱氨酸每小时为 150mg/kg，然后 4h 为 50mg/kg，最后 16h 为 100mg/kg；儿童则使用儿童的推荐浓度
抗胆碱能药物	毒扁豆碱类	见相应章节
苯二氮䓬类药物	氟马西平	见相应章节
β受体阻滞药	升糖素	1～10mg 静脉推注，随后 3～6mg/h
钙离子通道阻滞药	升糖素	同β受体阻滞药治疗
	10%葡萄糖酸钙	0.3～0.6ml/kg(钙 8～16mEq/kg)
	胰岛素	胰岛素先用 1U/kg 静注，然后 0.5～1U/kg 维持，同时给予葡萄糖，先用 0.25g/kg，然后用 0.2%糖盐水，每 4g 糖加 1U 胰岛素
一氧化碳	高压氧	
	25%硫代硫酸钠	见氰化物中论述
氰化物	羟钴胺	静脉注射 70mg/kg 7min 以上

续表

毒物	解毒剂	用法
	3%硝酸钠	剂量取决于血红蛋白(见氰化物解毒剂说明书)。不要超过推荐的剂量。不要让患者经历像一氧化碳中毒那样的痛苦
	25%硫代硫酸钠	剂量取决于血红蛋白(参见氰化物解毒剂说明书)
洋地黄	洋地黄 Fab 片段	如果急性过量摄入的剂量为 10 瓶,如慢性过量为 5 瓶
乙二醇	乙醇	负荷量 0.6g/kg 且需超过 1h,之后输注 100mg/(kg·h)
	甲吡唑	负荷剂量 15mg/kg,之后每 12h 10～15mg/kg,直到乙二醇水平<25mg/dl。甲吡唑治疗期间每 4h 给予血液透析 1 次
	维生素 B_6	2mg/kg
	维生素 B_1	0.5mg/kg
甲醇	乙醇	同乙二醇
	甲吡唑	同乙二醇
	叶酸	1mg/kg 每 4h 1 次
铁	去铁胺	5～15mg/(kg·h)静脉输注
异烟肼	维生素 B_6	3～5g 静脉注射或剂量等同于可以中和异烟肼
铅	铅水平 45～69μg/dl	
	二巯基丁二酸	10mg/kg,口服,每日 3 次;5d 后,每日改为 2 次,共 14d

续表

毒物	解毒剂	用法
	钙螯合剂	50～75mg/(kg·d)，每6h肌内注射或缓慢静脉滴注(静脉用药不是FDA批准)
	铅水平70μg/dl	
	钙螯合剂	如前所述
	二巯丙醇	每隔4h 3～5mg/kg，肌内注射用5d
	δ-青霉胺	10mg/(kg·d)用药1周，如果能耐受，逐渐增加至30mg/(kg·d)或直到出现类似巯基丁二酸钙或钙螯合剂的严重不良反应
高铁血红蛋白血症	1%亚甲蓝	1～2mg/kg(0.1～0.2ml/kg)
阿片类	纳洛酮	2mg静脉注射或肌内注射，必要时重复给药
口服降血糖药	葡萄糖	按0.5～1g/kg静脉注射
	奥曲肽	每6h 1～1.5μg/kg(直到达到150μg)
有机磷酸类	阿托品	初始剂量0.1～0.5mg/kg及需要抵消黏液的额外剂量
	解磷定	25～50mg/kg(直到达到1g)；对于严重的情况下，考虑输注10～15mg/(kg·h)
吩噻嗪类	苯海拉明	1～2mg/kg肌内注射或静脉注射
(肌张力障碍)	苯托品	1～2mg/kg肌内注射或静脉注射

4.水杨酸毒扁豆碱　毒扁豆碱、胆碱酯酶抑制药可逆转抗组胺药(如苯海拉明、多西拉敏、东莨菪碱)、某些植物(曼陀罗、颠茄和莨菪)，

抗帕金森病药物、扩瞳作用的滴眼液和骨骼肌松弛药引起的严重躁动和癫痫发作中枢抗胆碱能作用。毒扁豆碱的应用需在摄入抗抑郁药患者心搏骤停及死亡之前，且要避免应用于以下疾病的患者，如哮喘、胃肠道梗阻或泌尿系梗阻。儿童应用毒扁豆碱的剂量是 0.5～1mg，静脉给药，注射时间需大于 5min，获得阿托品化的胆碱能作用症状。毒扁豆碱反应起效可发生在几分钟之内，其有效作用可能会持续到较长时间(毒扁豆碱的半衰期为 60min)。

5.吡哆醇(维生素 B_6)　吡哆醇可以通过阻止 γ-氨基丁酸的消耗而终止摄入异烟肼引起的癫痫。剂量为 3～5g 或相当于摄入异烟肼的等效剂量。通常这个剂量比治疗剂量大而且需要较多维生素 B_6 的输入。

6.N-乙酰半胱氨酸　N-乙酰半胱氨酸(NAC)可以防治对乙酰氨基酚过量(8h 以内)引起的肝衰竭，同时超过其窗口期时也可改善预后。它可以防止无毒的对乙酰氨基酚转为直接引起肝细胞损伤的有毒代谢产物。可供选择的有两种剂型：一种为口服用药(乙酰半胱氨酸)，另一种为静脉注射(acetadote)。对两种制剂疗效进行比较，静脉用药制剂过敏性反应的风险更小。口服制剂剂量为负荷量：140mg/kg，随后 4h 为 70mg/kg。静脉滴注剂量是 150mg/kg，输注须超过 1h，随后 4h 为 50mg/kg，最后 16h 为 100mg/kg，如有必要可以以此速度持续输注。患者治疗适宜时间长短可由毒理学家或毒物控制中心指导确定。

7.碳酸氢钠　碳酸氢钠是挽救抗抑郁药或其他心脏钠通道阻滞药造成中毒患者生命的干预措施。通过中和这些药物的酸碱毒性代谢产物，碳酸氢钠阻止癫痫的发作及缩小 QRS 波，减少室性心律失常发生的可能性。另外，静脉注射碳酸氢钠碱化血清，可以使组织中的水杨酸钠脱离其靶组织(如脑和心肌)回到血浆通过肾脏过滤排泄。静脉注射起始剂量为成年人每安瓿 50mEq，儿童 1～2mEq/kg。必要时可重复给药，但需要注意避免血清过度碱化(pH>7.55)。

表 83-4 列出了最常用的解毒药。不熟悉解毒药的使用者应向区域毒物控制中心咨询(1-800-222-1222)或之前管理的毒理学家咨询。

提示：解毒药可以帮助 3%的中毒患者。

8.净化　洗胃在上一节中已描述的。外部净化要求患者脱除任何服装，用室温的生理盐水冲洗皮肤和眼睛。

提示:某些中毒患者外部净化(如摄入农药的)可能在社区卫生保健发生的风险较大。应采用一些预防措施。

9.支持治疗　只有3%的毒物暴露的患者采用临床治疗特异性抗体改变。预后良好的取决于毒理学准则的遵循和较好的医疗护理,主要是快速评估和对气道、呼吸及循环的干预。

提示:支持性的护理对中毒患者的抢救至关重要。

(三)毒素的鉴别

1.假设性诊断　毒物、药物中毒的假设性诊断可以指导最终临床诊断及治疗。绝大多数情况下,可以从病史中知道确切的毒物,但是,一些患儿中毒时往往不能从病史中获取线索,必须从临床体征中寻找具体线索。结合临床症状、体征(中毒综合征)可提示药物的特定种类,如瞳孔反射、神经功能状态、呼吸和身体的气味及皮肤的变化(表83-5,表83-6)。

表83-5　儿童常见的中毒症状

药物		毒性症候群
阿片类	血管系统	体温降低,呼吸减慢,心动过缓,低血压
	中枢系统	松弛性昏迷
	瞳孔	缩瞳
	其他	眼外肌麻痹,延迟性胃肠蠕动
镇静药	血管系统	体温降低,呼吸减慢,心动过缓,低血压
	中枢系统	昏迷,长时间或周期性的;眼球震颤
	瞳孔	缩瞳(早期),扩瞳(晚期)
	其他	延迟性胃肠蠕动

续表

药物		毒性症候群
乙醇	血管系统	体温降低，呼吸减慢，心动过缓
	中枢系统	昏迷，眼球震颤
	瞳孔	缩瞳
	皮肤	潮红
	气味	病态的甜味
	其他	低血糖症，间隙增大
抗胆碱能制药	血管系统	体温升高，心律失常，高血压
	中枢系统	躁动，谵语状态，癫痫
	瞳孔	扩瞳
	皮肤	潮红，干燥，温暖
	其他	胃肠蠕动减少，尿潴留，心律失常
拟交感神经药	血管系统	发热，心律失常，高血压
	中枢系统	躁动，谵语状态，癫痫
	瞳孔	扩瞳
	皮肤	发汗，冷，湿冷
	其他	胃肠蠕动增强，立毛
胆碱能制药	血管系统	心动过缓或心动过速，低血压，支气管痉挛造成的呼吸急促
	中枢系统	昏迷，癫痫
	瞳孔	缩瞳
	皮肤	发汗

续表

药物		毒性症候群
	其他	肌肉震颤,虚弱,乏力,呕吐,流涎,流泪,大小便失禁
血清素症候群	血管系统	发热,心律失常,高血压
	中枢系统	躁动,昏迷
	瞳孔	扩瞳
	皮肤	发汗
	其他	肌阵挛,肌力极度下降

表 83-6 中毒症状的常见原因

阿片类
丁丙诺啡(吗啡的一种产物)
止咳糖浆(右美沙芬)
可待因
美沙酮(吗啡的一种产物)
氧可酮(处方药滥用)
镇静药
苯二氮䓬类
巴比妥类
羟基丁酸
抗胆碱能制药
抗组胺药
抗抑郁药
抗精神病药
植物
骨骼肌松弛药

续表

拟交感神经药
减充血药(α-肾上腺素制药)
可卡因
苯丙胺
胆碱能制药
杀虫剂(组织磷酸盐、氨基甲酸酯)
蕈类
血清素症候群
血清特殊再吸收抑制药
单胺氧化抑制药
MDMA(忘形)

提示:病史和体格检查可以对摄入的可能的毒物提供有价值的线索,即使患者未提供一个明确毒物。

2.床旁试验　床边试验可以提供摄入毒物的额外信息,而明确诊断则需要实验室研究。快速血糖检测试剂可以证实低血糖的存在(小儿低血糖症的常见毒性原因见表 83-3)。此外,高血糖是在可疑钙通道阻滞药摄入导致中毒的有效指标。

在尿液试纸酮变成紫色反映有乙酰乙酸(硝普钠反应)。尿酮在水杨酸和异丙醇的摄入后更为常见。

与某些教学相反,利用紫外线将尿液进行荧光测试不利于乙二醇中毒者的诊断。对于尿液荧光而言,并不是所有的防冻液或其他摄入的乙二醇产品必含有荧光素,阴性的结果可更使人放心。

患者的外观和脉搏血氧饱和度之间的不一致表明存在碳氧血红蛋白或高铁血红蛋白血症(脉搏血氧仪读数出现高于预期值,表明存在发绀),这种现象可在静脉或动脉血碳氧血红蛋白和高铁血红蛋白的直接检测结果中证实。

3.实验室检查　中毒患者的初步研究可包括动脉或静脉血气,以及与阴离子间隙的相关电解质计算(表 83-7)、血糖、血尿素氮(BUN)、肌酐水平，并用凝固点降低法计算血清渗透压的渗透压间隙。

渗透压间隙＝测量渗透性(凝固点下降)－[(2 × Na)＋血尿素氮/2.8＋血糖/18]

通常情况下，其渗透压间隙＜10mOsm。高渗透压的离子间隙提示醇的存在(如乙醇、甲醇、异丙醇、乙二醇)。

特定的药物浓度是有用的、可显示剂量依赖性的毒性药物，当一个特定的干预，如体外去除，用解毒药治疗时考虑是有帮助的(表83-8)。

表 83-7 毒物导致异常的阴离子间隙

阴离子间隙增加与代谢性酸中毒
一氧化碳
氰化物
乙醇
乙二醇
铁
异烟肼
甲醇
水杨酸盐
茶碱
阴离子间隙减少
溴化物
锂
高镁血症
高钙血症
阴离子间隙＝ $Na^+ - (Cl^- + CO_2)$

表 83-8　有益的特殊的药物水平

药物	达到峰值血水平的时间(h)	潜在干预
对乙酰氨基酚	4	应用 NAC
卡马西平	2～4	—
碳氧血红蛋白	立刻	高压氧疗法
地高辛	2～4	Fab(地高辛抗体)片段
乙醇	1/2～1	—
乙二醇	0.5～1	乙醇输液或甲吡唑和血液透析
铁	2～4	去铁胺应用
丙醇	0.5～1	—
铅	5 周	螯合和环境治理
锂	2～4	血液透析
甲醇	0.5～1	乙醇输液或甲吡唑和血液透析
高铁血红蛋白症	立刻	亚甲蓝管理
镇静催眠药	2～4	碱性利尿,多剂量活性炭
苯妥英钠	1～2	多剂量活性炭
水杨酸盐	6～12	碱性利尿,多剂量活性炭,血液透析
茶碱	1～36	多剂量活性炭,灌肠,活性炭血液灌流,血液透析

滥用药物的快速尿筛和全面的药物筛选(“毒物筛查”)在中毒儿童中的管理是有限的。假阳性和假阴性的药物可能导致患者体征和症状误诊。与其他情况相反(如中枢神经系统感染或创伤),为确认中毒或儿童刻意摄入、怀疑虐待时,毒理学筛查是十分必要的。

提示:全面的毒物筛查的结果一般需要 6～24h,很少会影响到对患者的紧急处理。

提示：中毒患者的测试应该从非特殊毒物到特殊毒物，重点首先要清楚识别是否有需要解毒药的毒素的存在，或其他需要启动特殊程序来防止发病率或死亡率的毒物。

4.诊断方法 12导联心电图在明确患儿严重中毒中十分重要。需密切关注心电图节律、QRS间期及QT间期。QRS间期延长（>0.10ms）说明室性心律失常危险性增加，通常暗示服用了周期性抗抑郁药、选择性应用抗精神病药、奎尼丁及Ia类抗心律失常药。QT间期延长可伴随服用精神病药物产生，且严重时可出现尖端扭转性室性心律失常。伴有房室传导阻滞的心率过缓说明服用了洋地黄类药物、β受体阻滞药及钙通道阻滞药。

腹部平片有助于发现一些毒性药物［如铁剂、钙盐、钾盐、重金属（铅）、氯化碳氢化物］。胸部X线片可表现为碳化氢肺炎、不透射线的异物，或阿片类药物、水杨酸盐类药物和其他毒物导致的急性肺损伤。颈部软组织平片可帮助诊断腐蚀性气道损伤。

（吕建利　张建军　译）

第 84 章

心脏病学检查方法

Timothy M. Hoffman

一、血 压 测 量

精确的血压测量取决于血压计袖带的尺寸。按照惯例，一个合适的含有气囊的袖带宽度至少是肩峰和鹰嘴之间中点处上臂围的 40%，袖带长度应该覆盖整个臂围的 80%～100%，基于此袖带的宽度与长度之比至少为 1∶2。如果袖带过小，血压就会比正常值高；如果袖带过大，血压就会比正常值低。

舒张压的听诊展现了两个终点分别是 Korotkoff Ⅳ和Ⅴ期，通常认为儿童期 Korotkoff Ⅳ期（Korotkoff 音减弱或逐渐低沉的声音）能较准确的代表舒张压，如果在 Korotkoff Ⅳ期，汞柱下降 6mmHg 以内，Korotkoff Ⅴ期（Korotkoff 音消失）就被认为舒张期结束。

奇脉

吸气时收缩压下降大于 10mmHg 称为奇脉，心包积液等导致的心脏压塞、缩窄性心包炎、严重呼吸障碍（如反应性气道疾病恶化）可导致奇脉。

提示：奇脉不能与交替脉（即心脏交替收缩时收缩压下降，提示左心室衰竭）混淆。

测量血压时，袖带应充气至高于收缩压 20mmHg，然后慢慢放气直至听到与呼吸周期无关的 Korokoff Ⅰ期音，这是第一记录点。继续慢慢放气，直至 Korokoff Ⅰ期音在整个呼吸周期都可以闻及（包括呼气相及吸气相），这是第二记录点。两者的差值被认为是吸气所导致的收缩压降低值，如果此值大于 10mmHg 被认为是不正常（奇脉）。图 84-1 概括地描述了奇脉。

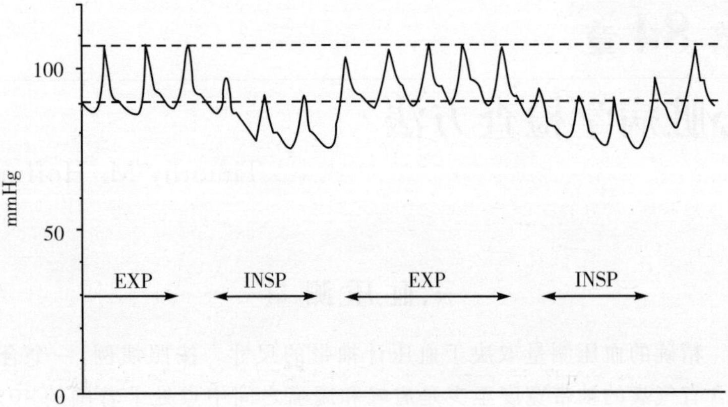

图 84-1 奇脉

EXP.呼气;INSP.吸气

二、高氧试验

高氧试验可以用来区分心源性和肺源性发绀，是第一个评估新生儿发绀的方法。对于血红蛋白正常的儿童而言，如果毛细血管中脱氧血红蛋白的浓度＞3.0g/dl 时，血氧饱和度相对应为 70%～80%，此时发绀就很明显了。

患有发绀型先天性心脏病（大动脉转位，肺血流受限的病变，如三尖瓣闭锁合并肺动脉狭窄或闭锁、室间隔完整的肺动脉闭锁或严重狭窄或法洛四联症）和低氧血症的婴儿，在吸入 100%浓度氧气时，动脉氧分压一般小于 50mmHg。对合并有混合型肺血流受限疾病的发绀型先天性心脏病（动脉干、完全的肺静脉异常回流、室间隔缺损的大动脉转位、单心室心脏、左心发育不全综合征、不合并肺动脉狭窄或闭锁的三尖瓣闭锁）的婴儿，当吸入 100%浓度氧气时，动脉氧分压通常小于 150mmHg。对于有肺源性因素发绀的婴儿，在吸入上述浓度氧气时，动脉氧分压明显大于 150mmHg。在患有先天性心脏病的患儿中，此种现象是由右向左分流（氧合血液及去氧合血液在循环系统中混合）所致。右向左分流可以在心脏内及心脏外（通气血流不匹配导致的肺内分流)发生。

三、生物标志物

BNP(脑利钠肽)和 N 端脑钠肽前体(NT-proBNP)用于指导成年人急性和慢性心力衰竭的诊断和治疗。BNP 具有生物活性,其半衰期为 20min,然而 NT-proBNP 不具有活性,其半衰期为 60～120min。他们的检验结果与方法相关,因此,需要谨慎的解释这些结果,不同化验室的结果通常不可直接比较。在儿童组中不同的先天性心脏病种类,迄今为止并没有绝对的 BNP 和 NT-proBNP 标准。成年人和儿童心力衰竭病因的异质性促使了关于 BNP 和 NT-proBNP 临床相关性的研究。在儿童,由于血流负荷及神经激素的活性,心脏疾病加强了钠肽的表达。参考值范围很难确定,依赖于年龄、性别及潜在的病理生理(尤其是单心室生理学)。鉴于此因,有研究证明,BNP 和 NT-proBNP 可随着下列情况的临床严重度增加而升高:①扩张型心肌病患者左右心室的血流动力学负荷;②动脉导管未闭的过度分流;③右心室容量超负荷;④右心室压力超负荷;⑤累及心脏的川崎病。有一些研究建议,对心脏移植术后出现排斥反应的患者辅以此类检测,尽管该检测的绝对值仍然没有确定。在个体患者中纵向检测这些指标可能对监控疾病的进程及心力衰竭治疗的反应有帮助。最后,在化疗后患者中这些指标升高预示着心功能不全的进展。

提示:BNP 和 NT-proBNP 的绝对值的临界值尚未确定。然而,这些数值的纵向评估(即患者本身作为对照)对决定治疗的反应及疾病的严重程度是有帮助的。

肌钙蛋白是一种串联肌动蛋白及肌球蛋白收缩的重要的蛋白,心脏收缩是钙离子通过原肌球蛋白类似的蛋白因子调节,该因子是由原肌球蛋白与肌钙蛋白组成的复合体。肌钙蛋白是钙离子受体蛋白,是心肌收缩和舒张必不可少的。肌钙蛋白 I 和肌钙蛋白 T 只存在于心肌中。在儿童中,不论是在术后或者应用心脏毒性药物之后(包括化疗),肌钙蛋白的水平已经用来预测心肌损害的程度,并且通过纵向评估肌钙蛋白的水平可以帮助预测康复或者死亡。在新生儿中,肌钙蛋白的水平可以帮助评估窒息导致的心肌损害程度。肌钙蛋白的水平对类似于活动性心肌炎等多种疾病及儿童少见的冠状动脉异常引起的心肌缺血所致的心肌损害均有帮助。

四、心 电 图

心电图可以提供以下相关数据。

(一)心率

心率由60除以RR间期(以秒计算)决定,例如,如果RR间期为0.4s(10个小方格),心率就是60除以0.4或者150次/分。

(二)心律

心律的诊断不在此章节(详见第74章的晕厥及第75章的心动过速)。

(三)电轴

冠状轴是由肢体导联(Ⅰ、Ⅱ、Ⅲ、aVR、aVL、aVF)的P、QRS及T波决定的。六轴参考系统(图84-2)是常用的。正常电轴介于0°~90°,特定的电轴与最大除极的方向相同。电位的复合体及坐落其上的两个垂直面能够粗略决定冠状轴,最大正向偏移的垂直面即电轴的方向。

(四)P波电轴

P波电轴的位置决定房性心律的起源。

0°~90°=高位右侧房性心律(正常的窦性心律)。

90°~180°=高位左侧房性心律(异位房性心律)。

180°~270°=低位左侧房性心律(异位房性心律)。

270°~0°=低位右侧房性心律(异位房性心律)。

提示:经典的镜面右位心P波电轴为90°~180°,并伴有右胸导联高振幅、左胸导联低电压(V_{4R}振幅高于V_4导联的振幅)。

(五)QRS电轴

QRS电轴数值与年龄相关(表84-1),并且在特定的临床环境中可能与先天性心脏病有关。例如,一个西北电轴或者电轴左偏(-30°~-120°)与心内膜垫缺损或三尖瓣闭锁有关。在新生儿中电轴左偏是异常的。

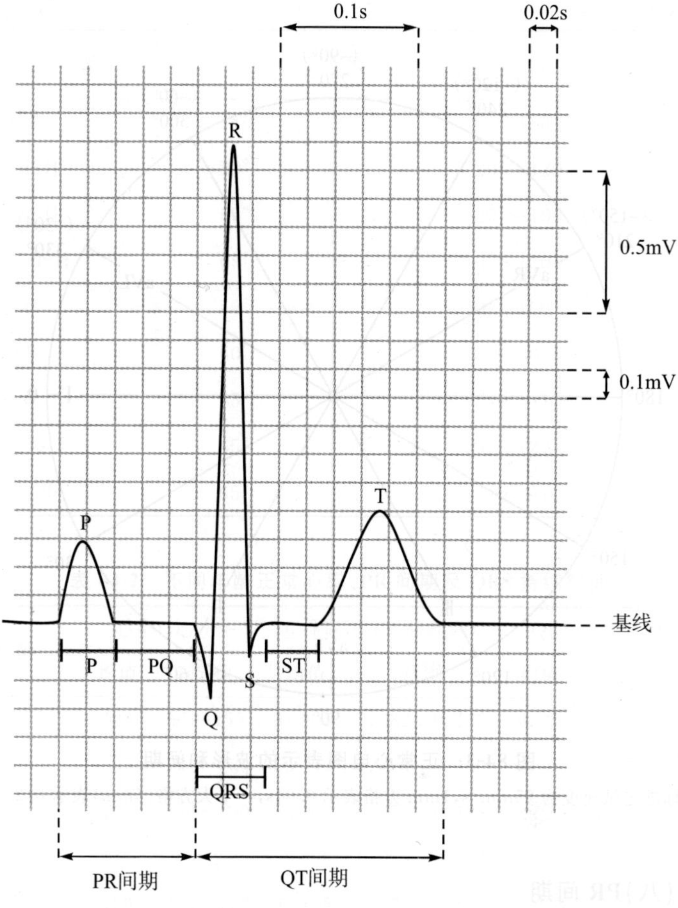

图 84-2　六轴参照系统(额面),阴影区域代表正常电轴

(六)T 波电轴

T 波电轴的应变能帮助诊断心室肥厚,如果 T 波电轴与 QRS 波电轴相差 90°提示应变模式。

(七)间期

标准的间期计算包括 PR、QRS 和校正的 QT 间期(图 84-3),正常的心率、PR 间期及 QRS 间期随着年龄变化(表 84-2)。

(九)QRS 间期

QRS 持续时间代表心室内传导的时间,正常情况下<0.09s(年龄<4 岁)或 0.1s(年龄>4 岁)。QRS 时限延长视为束支传导阻滞。

1.左束支传导阻滞标准

(1)相对于患者年龄电轴左偏。

(2)QRS 时限大于患者年龄组正常上限。

(3)V_5、V_6 导联 Q 波消失。

(4)QRS 波群向左后方转位:Ⅰ、aVL、V_5、V_6 出现顿挫而宽 R 波;V_1、V_2 导联出现宽 S 波。

(5)V_4~V_6 导联 ST 段压低及 T 波倒置。

(6)因为每个心室的除极不同步,QRS 电压可能会高于正常。当出现左束支传导阻滞时,我们不应该认为是心室肥大。

2.右束支传导阻滞标准　标准为Ⅰ、V_6 导联出现宽 S 波、电轴右偏,V_1 导联 QRS 波呈 M 型(RSR′)。

(1)电轴右偏。

(2)QRS 时限大于患者年龄组正常上限。

(3)QRS 波群终末顿挫向右转位,经常但不总是向前转位。

①Ⅰ、V_5、V_6 导联宽且顿挫的 S 波。

②右胸前导联(V_{4R}、V_1、V_2)出现末端顿挫的 R′。

(4)ST 段压低及 T 波倒置在成年人的右束支传导阻滞中比较常见,但不常见于儿童。

(5)每个心室的正常反电动势的不同步可能导致更加明显的两个心室的电势。因此,当出现右束支或左束支传导阻滞时就诊断心室肥厚是不恰当的。

3.左前分支阻滞　可根据右束支传导阻滞相关的电轴左偏来诊断。

左后分支阻滞表现为明显的电轴右偏及正常的 QRS 间期。左后分支在儿童很少见。

(十)QT 间期

QT 间期通过心率利用下面的公式来校正。

$$QTc = QT测量值(s)/\sqrt{RR间期(s)}$$

年龄小于 6 个月婴儿校正的 QT 间期<450ms;儿童的 QT 间期

<440ms。

(十一)肥大

1.*右心房肥大*　右心房肥大的心电图表现为任何导联 P 波峰值为 3.0mm。在Ⅱ导联最常见，V_1、V_2 导联偶见。

2.*左心房肥大*　在Ⅱ导联 P 波出现切迹且时限<0.08s 可诊断左心房肥大，如 V_1 导联出现双相波或 V_{3R} 导联出现一个 1mm×1mm 终末反向部分亦可诊断。

3.*右心室肥大*　表 84-3 总结了不同年龄段 V_1 和 V_6 导联 R 波和 S 波的测量值。如出现以下任何一项即可诊断右心室肥大。

(1)V_1 导联 R 波>同年龄组第 98 百分位数。

(2)V_6 导联 S 波>同年龄组第 98 百分位数。

(3)V_1 导联 T 波直立超过 4d。

(4)V_{3R} 或 V_1 导联出现纯 qR。

(5)V_{3R} 或 V_1 导联出现 RSR′波形，R′波比 R 波高 15mm(<1 岁儿童)或高 10mm(>1 岁儿童)。

表 84-3　R 波和 S 波数值在 V_1 和 V_6 导联(第 5～95 百分数)的正常范围

年龄	V_1 导联		V_6 导联	
	R 波(mm)	S 波(mm)	R 波(mm)	S 波(mm)
<1d	7.0～20.0	2.5～27.0	2.3～7.0	1.6～10.3
1～7d	9.0～27.4	4.6～18.8	2.2～13.1	0.8～9.9
8～30d	4.2～19.8	2.5～12.8	1.7～20.5	0.6～9.0
1～3 个月	3.6～17.9	2.0～17.4	3.6～12.9	0.8～5.8
3～6 个月	6.1～16.7	2.1～11.8	5.0～15.8	0.6～4.9
6～12 个月	4.0～16.0	1.9～14.4	5.5～17.6	0.7～3.3
1～3 岁	3.6～15.0	2.2～20.5	5.0～17.5	0.6～3.4
3～5 岁	2.6～15.6	5.0～24.8	5.4～20.6	0.6～2.4
5～8 岁	2.6～13.5	5.3～21.0	7.9～20.5	0.6～2.9
8～12 岁	3.6～11.3	4.8～22.3	8.4～19.2	0.6～2.8
12～16 岁	2.1～11.1	5.5～22.3	7.9～17.4	0.7～3.1

SF 正常值大概范围 28％～40％，且与年龄无相关性。儿童 SF 用于估计左心室收缩功能。

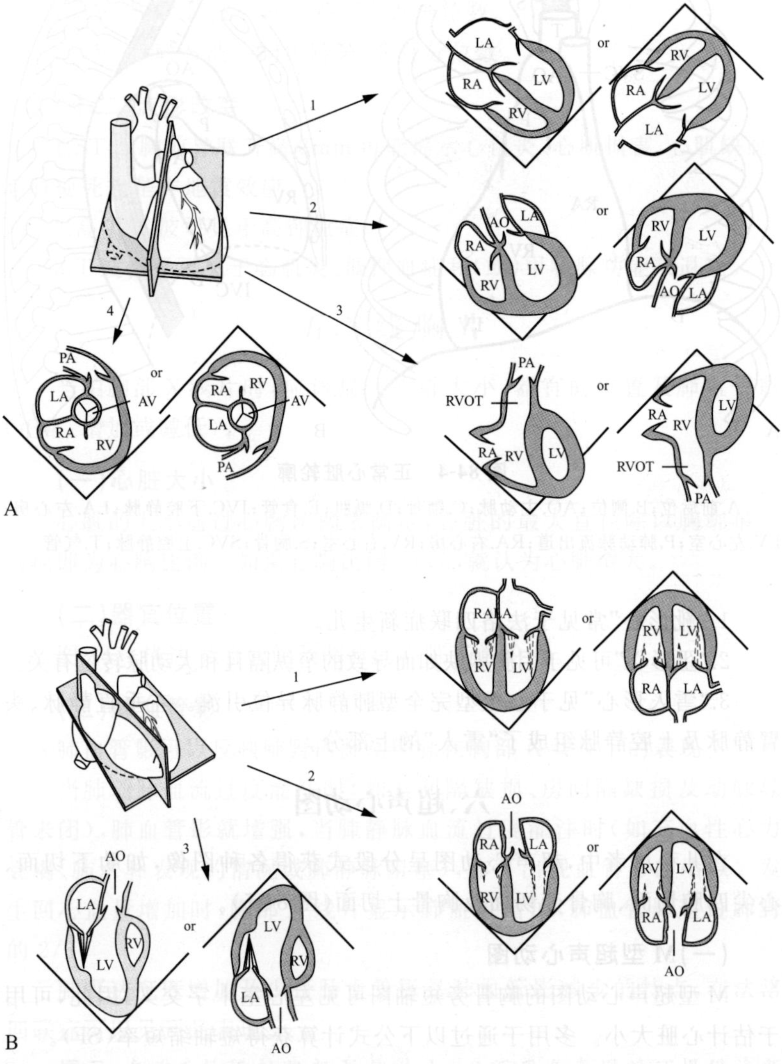

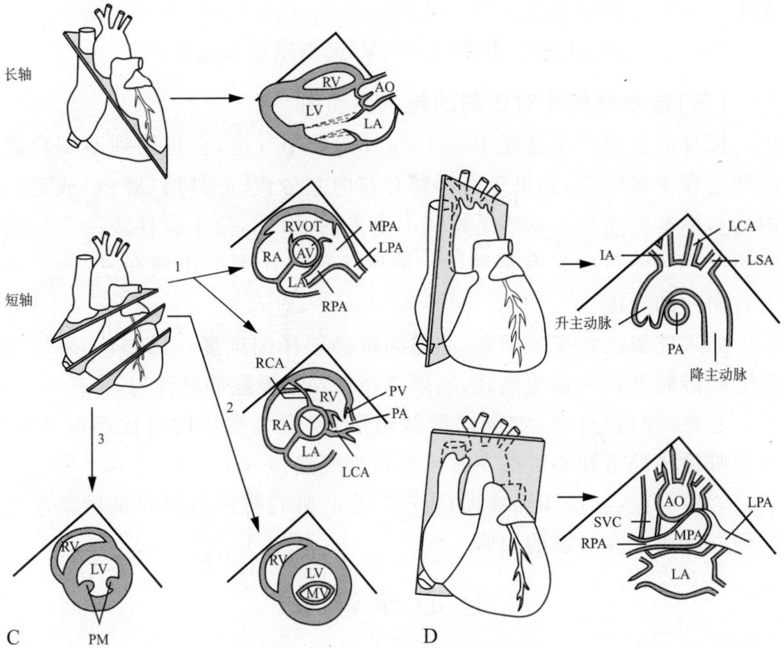

图 84-5　超声心动图系列

这些数字代表超声心动图探头扫面的不同位面。A.肋下切面；B.心尖切面；C.胸骨旁切面；D.胸骨上切面；AO.主动脉；AV.主动脉瓣；IA.头臂干；LA.左心房；LCA.左冠状动脉；LPA.左肺动脉；LSA.左锁骨下动脉；LV.左心室；MPA.中肺动脉；MV.二尖瓣；PA.肺动脉；PM.乳头肌；PV.肺动脉瓣；RA.右心房；RCA.右冠状动脉；RPA.右肺动脉；RV.右心室；RVOT.右心室流出道；SVC.上腔静脉

提示：更准确的估计左心室功能的方式为计算射血分数。EF 正常值为 54％～75％，EF 的估测通过测量容量使用以下公式获得。

$$EF=\frac{\text{左心室舒张末直径}-\text{收缩末直径}}{\text{左心室舒张末容量}}\times 100\%$$

（二）多普勒超声心动图

多普勒超声心动图通过描计频移来反映血流的速度及方向。多普勒超声心动图用于观察瓣膜关闭不全或是狭窄及异常的血流方式。通过血流方式的样式利用伯努利方程计算压力阶差。伯努利方程可简化如下。

$$\Delta P(\text{跨瓣压力差}) = 4 \times V(\text{远离阻塞口速度})^2$$

(三)盐水搅拌液对比剂的超声心动图

搅拌的盐水产生直径 10～100μm 的微小气泡,在运输到毛细血管床的过程中被吸收,如果患者怀疑有右向左分流[心外的(肺内)或是心内的],标准的超声心动图是检测不出来的,因此,盐水搅拌液为对比剂的超声心动图对此是有帮助的。静脉注射对比剂后出现在左心室,即为右向左的分流。

如果要解决特定的问题,注射部位必须仔细选择。比如,如果研究左上腔静脉潜在的血流模式,必须选择在左上极端静脉注射。

心外(肺内)分流(如肺动静脉畸形)表现为在注射对比剂后 3～4 个心脏循环即可在心脏的左侧出现微小气泡。

心内分流(如房间隔缺损)表现为在心脏右侧注射对比剂后微小气泡便立即出现在心脏的左侧。

七、心导管术

心导管可获得血氧及血流动力学数据。图 84-6 描述了儿童正常的血压和血氧饱和度。心导管检查具有侵袭性,通常和血管造影一起用来确定诊断后天和先天性心脏病的生理改变。该技术亦具有治疗的作用,如动脉导管未闭弹簧圈封堵、主肺动脉侧支弹簧圈封堵、肺动脉成形及支架置入术和半月瓣狭窄的球囊扩张术。

(一)分流

从心脏导管获得的数据可以用来计算心内分流及心外分流的程度和方向,这种基于菲克原理的计算方法,以氧作为指示物。

氧含量通常是由溶解氧(通常可以忽略不计),以及氧容量[血红蛋白(g/dl)×1.36mlO_2/dl×10]乘以氧饱和度(一个百分数)相加组成。

流量 Q 等于耗氧量除以动静脉氧含量差。

$$Qp = \frac{VO_2}{PV - PA} \quad Qs = \frac{VO_2}{AO - MV}$$

Qp＝肺循环血流量

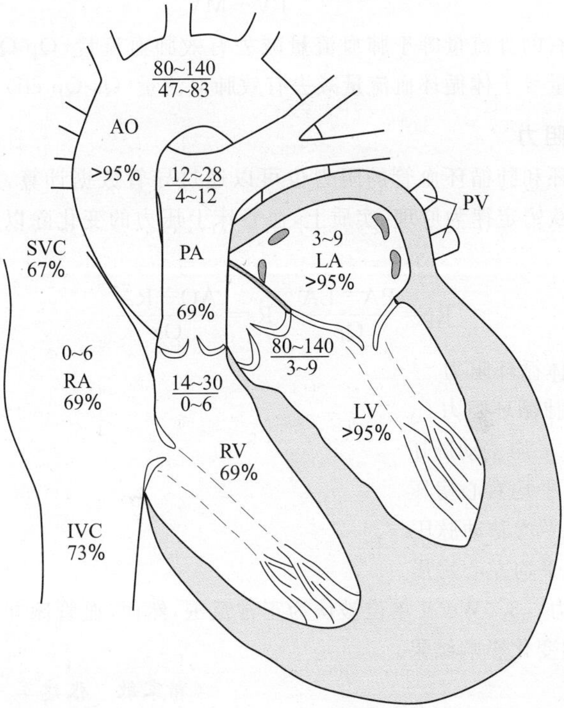

图 84-6　儿童的正常压力(收缩压在舒张压上面,单位 mmHg)、平均压及血氧饱和度

这些数据来自年龄在 2 个月至 20 岁之间的健康儿童。AO.主动脉;IVC.下腔静脉;LA.左心房;LV.左心室;PA.肺动脉;PV.肺静脉;RA.右心房;RV.右心室;SVC.上腔静脉

Qs=体循环血流量

VO_2=每单位时间内氧耗量

PV=肺静脉氧含量

PA=肺动脉氧含量

MV=混合静脉氧含量

AO=主动脉氧含量

要计算一个分流量,就需要计算有效的肺血流量(Qp eff)

$$Qp\ eff=\frac{VO_2}{PV-MV}$$

左向右的分流量等于肺血流量减去有效肺血流量(Qp-Qp eff),右向左分流量等于体循环血流量减去有效肺血流量(Qs-Qp eff)。

(二)阻力

体循环和肺循环血管的阻力也可以通过导管数据计算,这种计算方法基于欧姆定律为原理(实质上,血管床上压力的变化除以血流等于阻力)。

$$Rp=\frac{PA-LA}{Qp}\quad Rs=\frac{AO-RA}{Os}$$

Rs=体循环阻力

Rp=肺循环阻力

AO=平均主动脉压

RA=平均右心房压

PA=平均肺动脉压

LA=平均左心房压

肺阻力≤3.0Wood 单位被认为正常范围,然而,血管床并不是僵硬的,血流的变化影响结果。

(郭家敏 张建军 译)

第 85 章

外科术语

1.主动脉固定术　主动脉固定在前胸壁的手术方法，治疗气管软化。

2.Bishop-Koop 手术　切除胎粪性肠梗阻的近端肠袢，对近端肠管及阻塞的肠袢进行近端端侧吻合及末端造瘘，治疗胎粪性肠梗阻。

3.膀胱扩大术　用腹腔内消化道一部分来增加膀胱容量的一种手术。

4.Blalock-Taussing 分流术　锁骨下动脉与肺动脉吻合的方法，用来暂时性的治疗法洛四联症。

5.Boix-Ochoa 手术　恢复腹腔内食管长度，修复食管裂孔，将食管固定在食管裂孔处，修复 His 角，治疗下食管括约肌功能不全。

6.尿道纤维粘连矫正术　尿道海绵体移至腹侧，阴茎海绵体向背侧接近，治疗尿道粘连(因尿道上裂或尿道下裂所致的阴茎异常弯曲)。

7.Clatworthy 肠腔分流术　分流髂总静脉，端侧吻合肠系膜下静脉及左肾静脉，治疗门静脉高压症。

8.Cohen 术　三角形输尿管再植，治疗膀胱输尿管反流。

9.结肠改道术　该手术包括两步：①用一结肠段来改道；②并端侧吻合结肠段和胃肠道。

10.结肠代食管术　用一段结肠代替食管，治疗不能通过游离胃来治疗的食管闭锁或狭窄。

11.膈折叠术　外科手段缩短膈肌(经腹腔、胸腔及或两入路)的手术，治疗膈膨升。

12.远端脾肾分流术　见 Warren 分流。

13.Drapanas 肠腔分流术　在肠系膜下静脉与下腔静脉之间移植人工血管，治疗门静脉高压症。

14.Duckett 横行岛状包皮皮瓣术　通过使用包皮皮瓣来延长尿道

结扎肺动脉，利用近端肺动脉重建主动脉，建立人工的主肺动脉分流。②创建Glenn分流。③进行改良的Fontan手术。治疗左心发育不良综合征。

46.覆盖岛状皮瓣术　使用包皮皮瓣来延长尿道，用来治疗尿道下裂。

47.睾丸固定术　将睾丸下降并固定，用来治疗隐睾。

48.白膜整形术　来治疗阴茎过度弯曲的外科矫形手术。

49.寄生盲肠补片　见Kimura手术。

50.Pena手术　后矢状位肛管直肠成形术，通常在婴儿1～6个月时实施，用来治疗肛门闭锁。

51.腹部横弧形切线　一种腹部切口，用来暴露更多的下腹部及盆腔器官，可以避免分开肌肉组织。

52.咽部成形术　在基本的腭裂修补术后，将咽喉壁上提(来缩窄咽腔)。用来治疗腭咽闭合不全

53.Potts分流术　将降主动脉与肺动脉吻合作为永久性治疗法洛四联症的方法。

54.近端脾肾静脉分流术　脾切除后将脾静脉与肾静脉进行端侧吻合，来治疗门静脉高压症。

55.肾盂成形术　切除闭锁的输尿管后与肾盂吻合。

56.Ramstedt手术　松解幽门括约肌，来治疗幽门狭窄。

57.气囊导管撑裂房隔术(Rashkind)手术　囊导管撑裂房间隔，大动脉转位的姑息治疗。

58.Rastelli手术　包括通过补片关闭室间隔缺损，建立远端肺动脉到右心室的通道，用来治疗大动脉转位。

59.Ravitch手术　包括切断胸骨柄与肋软骨，胸骨柄不完全骨折，临时(6～12个月)植入一个稳定的支撑棒，用来治疗漏斗胸或鸡胸。

60.右结肠袋术　手术过程包括切断双侧输尿管，与新膀胱(由游离的右半结肠肠段形成)吻合，远端空肠(与右半结肠相连的)造瘘，近端空肠与横结肠吻合。

61.右半肝切除术　切除右侧肝叶(前、后肝段)。

62.屋顶形(双侧肋缘下)切口　腹部切口用来显露肝脏及肝门

结构。

63.R-Y 吻合术　将空肠在屈氏韧带远端切断,将十二指肠与空肠远端行端侧吻合,近端空肠与胆管吻合。

64.Santulli-Blanc 肠造瘘术　Bishop-Koop procedure 手术的改良手术,包括切除远端扩张的肠管,与近端造瘘的肠管行端侧吻合术,用来治疗胎粪性肠梗阻。

65.Senning 手术(静脉转换术)　手术包括心房内静脉改道,使体循环腔静脉血经二尖瓣分流之左心室,肺血回流经三尖瓣回流至右心室,用来治疗大动脉转位。

66.门体静脉侧侧分流术　将门静脉与下腔静脉吻合,来治疗门静脉高压症。

67.脾肾静脉侧侧分流术　脾肾静脉侧侧吻合,来治疗门静脉高压症。

68.Sistrunk 手术　甲状舌管/骨囊肿完整切除术。

69.Soave 手术　经肛门结肠拖出术,作为直肠切除后的矫正手术。

70.回肠 S 形储袋(S-pouch)术　在结肠切除术后在回肠远端利用一个 S 形的装置制作回肠储袋。

71.Stamm 胃造瘘术　放置一个开放的胃造瘘管,当移除造瘘管后造瘘口可以自然的闭合。

72.Sting 手术　内镜下注射 Teflon 软膏,膀胱输尿管反流的内镜下矫形手术。

73.Sugiura 手术　包括下段食管横断再吻合,下段食管、胃断流及脾切除,用来治疗食管静脉曲张。

74.Swenson 手术　切除直肠后壁至齿状线(无神经节区域),用来治疗先天性巨结肠。技术难度高,应用较少。

75.Syme 截肢术　足部截肢,计算后使残端在成熟后高于对侧膝盖水平,来治疗近端股骨灶性缺损。

76.Thal 手术　将胃底前壁 180°围绕胃食管结合部进行上翻折叠,保留患者的呕吐及嗳气功能,来治疗食管下段括约肌功能不全。

77.Thiersch 手术　远端直肠段脱垂出后形成近似于外括约肌功能,用来治疗直肠脱垂。

78.三段肝切除术　切除肝右叶，肝方叶（右后段、右前段和中间段）。

79.输尿管肾盂成形术　对重复的输尿管部分切除并且部分进行侧侧吻合。

80.输尿管与下肾盏吻合术　治疗尿路梗阻的技术，通过切开输尿管（梗阻远端），当肾下极被切除，肾盂不足以用来吻合时，将输尿管与最依赖的肾盏进行肾内吻合。

81.阴道换位手术　包括将阴道从泌尿道分离，用来治疗阴道重复畸形。

82.Van Ness 旋转成形术　股骨切开后旋转 180°，将足踝置于健侧膝关节水平，用来附着人工义肢来治疗股骨缺损。

83.静脉转流术　见 Senning 手术。

84.脑室分流术　通过在侧脑室放置硅胶导管，经皮下隧道引流到中心静脉系统获腹腔，来治疗脑积水。

85.Warren（远侧脾肾静脉）分流术　将脾静脉吻合到左侧肾静脉，来治疗门静脉高压症。

86.Waterston 主肺动脉吻合术　将升主动脉与右肺动脉吻合，作为法洛四联症的临时治疗措施。

87.Whipple 手术　切除胰头、十二指肠及胆囊，进行胃空肠吻合，肝空肠吻合及胰腺空肠吻合。

（郭家敏　张建军　译）

第 86 章

综合征术语

1. 4p 综合征　以圆脸、鼻尖突出、多指畸形及脊柱侧弯为特点。

2. 5p 综合征　巨头、小下颌骨、手指细长，蹞趾、肛管直肠畸形和肾畸形。

3. 13q 综合征　典型的包括大脑、心脏、肾脏和手指畸形，通常是致命性的。

4.Aagenaes 综合征　遗传性（常染色体隐性遗传），特点是反复肝内胆汁淤积，伴有淋巴水肿。

5.Aarskog 综合征　是一种病因不明的，以身材短小、肌肉骨骼与生殖系统异常的 X-染色体连锁隐性遗传。体格检查特征包括身材短小（90％）、眼距增宽、小鼻子、鼻孔前倾、宽人中和鼻梁、耳郭异常、美人尖（额头 V 型发尖）、短指弯曲（80％）、足宽并球状趾（75％）、断掌（70％），上睑下垂（50％）、并指（60％）、“围巾状”阴囊（80％）、隐睾（75％）、腹股沟疝（60％），以及远视散光、大角膜、眼肌麻痹、斜视、青春期延迟、轻微的漏斗胸、肚脐突出，X 线显示骨骼发育迟缓。

6.无 β 脂蛋白血症　隐性遗传，该病特点：进行性小脑共济失调和视网膜色素脱失（以脂肪吸收障碍及进行性共济失调起病）；脂蛋白缺乏或减少，胡萝卜素、维生素 A 及胆固醇含量低及出现棘红细胞（红细胞上面有尖的突出）。

7.肠病性肢端皮炎　常染色体隐性遗传，该病特点：锌缺乏，会阴部、口周、面颊、颈部及肘部出现大疱样及湿疹样皮肤病变，畏光、结膜炎及角膜营养不良，以及慢性腹泻、舌炎、甲营养不良、发育迟缓及双重感染和念珠菌感染。

8.埃迪（Adie）综合征　特征为瞳孔散大，对光有微弱或无反射。瞳孔可能对调节反射有反应，反射亢进。

9.胼胝体发育不良　原因不清（少见，X-连锁隐性遗传），连接左右大脑半球的主要通道缺失，通常伴有脑积水、癫痫、发育迟缓、头大小异常及眼距宽。

10.Alagille 综合征（动脉肝脏发育不良） 特点为进行性胆管破坏，肝内胆管极少或缺失。患者前额宽大，发育不全的眼球凹陷，眼距增宽，下颌尖小，心脏病变，椎弓缺陷，肾小管及肾间质改变。

11.Albers Schonberg 病（骨硬化病，大理石骨病） 大部分为常染色体显性遗传，少部分为常染色体隐性遗传；患者很容易发生骨折，有轻度的贫血，颅面部比例失调；放射学改变包括皮质骨密度增高、长骨端出现纵向和横向的密集条纹、椎骨出现透明致密带、颅骨底部增厚。

12.Albright 综合征 见 McCune-Albright 综合征。

13.Alexander 病 发病机制不明，特点为婴儿巨脑、痴呆、痉挛、共济失调；在年幼儿可能出现癫痫发作；患者接下来出现哑巴、不动及不能独立；透明嗜酸性包涵体出现在软膜下和室管膜下的星形胶质细胞的脚板上。

14.Alport 综合征（奥尔波特综合征） 有几种形式是男传男的常染色体显性遗传，X-连锁形式也有；特点为神经感应性耳聋及进行性肾衰竭。

15.Anderson 病（糖原贮积病，Ⅳ型） 由于糖原分支酶 1,4-α-糖原分支酶缺陷造成的；该病特点为肝大，生后的早几个月死亡，进行性肝硬化和脾大。

16.阿佩尔（Apert）综合征（尖头并指畸形） 常染色体显性遗传。特点为高变的前额骨，脸的中间 1/3 未发育，眼距宽，眼球突出，窄高弓腭，短的鹰钩鼻及手（足）并指（趾）。

17.先天性多关节挛缩症 特点为中间关节固定挛缩，出生后即可出现。

18.Asperger 综合征 是一种发展性功能障碍，在高功能孤独症一端。这些患者通常被认为是杰出的、反常的及身体笨拙，人际交往障碍，行为重复、刻板，通常伴有手部运动。

19.Bart 综合征 常染色体显性遗传，皮肤先天性发育不全。特点为甲缺陷及皮肤黏膜反复起疱。

20.Bartter 综合征 肾小球球旁器增生。特点为低钾血症、低氯血症、高醛固酮，患者血压正常，但是肾素水平升高，可能导致精神发育迟缓及身材矮小。

21.Beckwith-Wiedemann 综合征　特点为低血糖症、巨大儿及内脏肥大。患者脐带异常及肾髓质发育不良。

22.Behcet 综合征　病因不明，包括复发性虹膜睫状体炎及复发性口腔和生殖器溃疡，50%患者患有关节炎。

23.盲袢综合征　小肠内容物在肠腔内停滞，常继发不完全肠梗阻或是肠动力问题。

24.Bloch-Sulzberger 综合征（色素失调症）　特点为精神发育迟缓，1/3 患者有癫痫及眼部畸形。

25.Bloom 综合征　常染色体隐性遗传。特点为蝶形分布的红斑及毛细血管扩张，光敏感及矮小症。

26.Blount 病（胫骨内翻）　特点为不规则的胫骨干骺端的内侧面毗邻骨骺，弓形腿以成角始于干骺端。

27.蓝尿布综合征　色氨酸吸收障碍；特点为尿布染成蓝色、消化功能紊乱、发热及视觉困难。

28.Brill 病（Brill-Zinsser 病）　复发型斑疹伤寒，由立克次体引起。

29.闭塞性细支气管炎　始于病毒（腺病毒、流感病毒、麻疹病毒）感染、肺结核或是吸入烟气、滑石粉、锌导致的坏死性肺炎，包括被纤维组织阻塞的小支气管和细支气管。

30.Byler 病　常染色体隐性遗传的家族性胆汁淤积。特点为肝大、瘙痒、脾大、胆汁酸高及胆结石。

31.Caroli 病　常染色体隐性遗传，肝内胆管囊性扩张。特点为反复发作的胆管炎和继发于胆汁淤积和胆结石的胆汁脓肿。

32.猫眼综合征　常染色体显性遗传。特点为眼组织缺损、向下倾斜的眼、先天性心脏病及肛门闭锁。

33.Charcot-Marie-Tooth 病（腓骨肌萎缩症）　大多数起因于慢性周围神经病。特点为足下垂、高足弓，患者可有手套、袜套样感觉缺失。

34.Chediak-Higashi 综合征　常染色体隐性遗传疾病，包括部分眼、皮肤白化病、易感性增高，缺乏自然杀伤细胞，很多组织中有溶酶体样颗粒。患者有脾大、脾功能亢进、肝大、淋巴结病、眼球震颤、畏光及果糖-1,6-二磷酸酶缺乏。特征是呕吐、腹泻、低血糖发作和黄疸。

59.Gardner 综合征(遗传性肠息肉综合征) 特点是多发的具有恶变倾向的消化道息肉、皮样囊肿和多发骨瘤。

60.戈谢病 葡糖神经酰胺在网状内皮系统内异常蓄积所致。分为三型:①成人型获慢性;②急性神经性或婴儿型;③亚急性神经性或青年型。特点是脾大、肝大、发育迟缓、斜视、吞咽困难、喉痉挛、角弓反张和骨痛。

61.Gianotti-Crosti 综合征(小儿丘疹性肢端皮炎) 丘疹性肢端皮炎和乙肝病毒感染;通常是良性,有自限性。

62.Gilles de la tourette 综合征(抽动秽语综合征) 具有部分外显率的显性遗传。特征是多发性抽动症(如眨眼、抽动、扮鬼脸),累及吞咽和呼吸肌;患儿可能表现为咒骂行为及学习障碍。

63.Glanzmann 病(血小板无力症) 常染色体隐性遗传,原发性而血小板聚集缺陷(血小板的大小及存活率正常)。

64.Goldenhat 综合征(戈尔登哈尔综合征) 特点是眼、耳、脊椎发育不良和下颌发育不全;患者还有颧弓发育不全,畸形、移位的外耳及听力丧失。

65.Goltz 综合征(灶性皮肤发育不良) 灶性皮肤发育不良,脂肪在变薄的真皮下突出形成棕褐色的乳头状瘤,并伴有其他皮肤缺陷(如并指/趾、多指/趾畸形和脊柱畸形);患者还患有眼组织残缺、斜视和眼球震颤。

66.Gradenigo 综合征(格拉代尼戈综合征) 继发性的展神经麻痹及三叉神经分布区域疼痛,通常在中耳炎后发病,导致复视、眼部和面部疼痛、畏光和流泪。

67.Hand-Schüller-Christian Disease(韩-薛-柯病) 见朗格汉斯细胞组织细胞增生症。

68.Hartnup 病(哈特纳普病) 常染色体隐性遗传病,肠黏膜和肾小管细胞对单胺类和一元羧类氨基酸转运缺陷;特点是光敏感和糙皮病样皮疹,患者可还有小脑共济失调。

69.组织细胞增生症 X 见朗格汉斯细胞组织细胞增生症。

70.Hunter 综合征(黏多糖贮积症Ⅱ型) X-染色体连锁隐性遗传。

特点是硫酸乙酰肝素和硫酸皮肤素蓄积及艾杜糖醛酸硫酸酯酶缺乏。可以引起多种症状，如智力迟滞、耳聋、肝脾大和心脏病。

71.Hurler 综合征（黏多糖贮积症 I-H 型） 常染色体隐性遗传。特点是硫酸乙酰肝素和硫酸皮肤素蓄积及 α_1-艾杜糖醛酸苷酶缺乏。可以引起多种症状，如智力迟滞、耳聋、肝脾大和心脏病。

72.高 IgE 综合征 特征是深部组织和皮肤反复金黄色葡萄球菌感染，患者有嗜伊红细胞过多并且 IgE 水兵超过正常人的 10 倍。

73.色素失调症 见 Bloch-Sulzberger 综合征。

74.窒息性胸骨发育不良综合征 特点是呼吸窘迫、四肢短小，可能进展至肾功能不全。

75.Job 综合征（高免疫球蛋白 E 综合征） 特点是严重的葡萄球菌感染、慢性皮肤病及寒性脓肿，患者 IgE 水平可能升高。

76.Kallmann 综合征（卡尔曼综合征） 家族性。特点是单独的促性腺激素不足和嗅觉丧失症。

77.Kartagener 综合征（卡塔格内综合征） 特点是鼻窦炎、支气管扩张症和纤毛不动症。

78.Kasabach-Merritt 综合征（卡萨巴赫一梅里特综合征） 特点是血管瘤、消耗性凝血病、血小板捕集和微血管溶血性贫血。

79.Kleine-Levin 综合征（克莱恩一莱文综合征） 特点是不正常的饥饿、嗜睡及行为异常。

80.克兰费尔特（Klinefelter）综合征（先天性曲细精管发育不全综合征） XXY 染色体组型。特点是输精管发育不全、睾丸萎缩、类无睾身材和男性乳房发育。

81.Klippel-Feil 综合征（克利佩尔一费尔综合征） 特点是颈短、颈部活动受限及后发际低平。

82.Krabbe 脑白质营养不良 常染色体隐性遗传。特点是大脑白质中脑苷脂贮积和髓磷脂缺乏，通常在 1 岁左右发病；患者有反射亢进、僵硬、吞咽困难和发育不良。

83.朗格汉斯细胞组织细胞增生症（网状内皮组织增殖） 原来称为嗜酸细胞肉芽肿、韩-薛-柯病或者 Letterer-Siwe 病（莱特勒-西韦病）。患者可能有少量的单独的骨骼病变或者头皮脂溢性皮炎、淋巴结病、肝

109.普拉德—威利(Prader-Willi)综合征 特点为肌张力低、智能障碍、性腺功能减退、肥胖、双额径窄,患者可能为15号染色体缺失。

110.原发性小头畸形 面部特征包括三角面孔、下巴小而后缩、宽阔并且有时扁平的鼻梁。随着儿童长大,鼻梁逐渐变窄并且经常突出,从侧面看和前额形成一个连续的线。鼻尖经常是宽大、圆的或尖的,眼距过宽,眼裂短并且可能倾斜,眼睑下垂,额头高而倾斜,头发和眉毛稀疏,耳朵畸形。

111.儿童早衰症 特点是过早老化、严重的生长不足、动脉硬化、秃头、指甲营养不良。

112.梨状腹综合征(prune-belly综合征) 见Eagle-Barrett综合征。

113.Rieger综合征 散发的常染色体显性遗传。特点是角膜小并浑浊、虹膜发育不良、虹膜前粘连,牙发育不全及上颌骨发育不全。

114.赖利—戴(Riley-Day)综合征 家族性自主神经失调症,影响感觉和自主神经功能;患者患有吞咽困难、误吸、无泪、痛阈升高、明显的反射下降、光面舌、味觉受损和不稳定的血压及体温。

115.Rotor综合征 常染色体隐性遗传。特点是结合胆红素升高,尿中粪卟啉和粪卟啉均升高,肝活检正常。

116.鲁宾斯坦—泰比(Rubinstein-Taybi)综合征 特点是宽大的拇指和足趾、身材矮小、智力迟滞、鹰钩鼻、下颌骨发育不全及先天性心脏缺损。

117.Russell-Silver dwarf综合征 特点是子宫内发育迟滞,生长速度减慢、三角面孔,指弯曲,断掌和泌尿生殖系统畸形。

118.Sandhoff GM 2-神经节苷脂贮积症Ⅱ型 特点为己糖胺酶活性不足致的皮肤樱桃红斑,运动技能发展受限,失明,营养不良和癫痫。

119.Sanfi lippo A型综合征(黏多糖贮积症ⅢA) 常染色体隐性遗传。特点为肝素、皮肤素及硫酸酯酶聚集。

120.Sanfilippo B型综合征(黏多糖贮积症ⅢA) 常染色体隐性遗传,特点为肝素、皮肤素及α-N-乙酰葡糖胺酶聚集。

121.Scheie综合征(黏多糖贮积症IS) 常染色体隐性遗传。特点为肝素及皮肤素聚集及一种酶缺乏影响a-L-艾杜糖醛苷酸酶。

122.弯刀综合征 特点为体循环动脉供血的右肺发育不良,右肺静脉异常及右位心。

123.塞克尔(Seckel)综合征 特点为宫内发育迟缓、小头畸形、下巴未完全发育的下尖的面部特征及智力发育迟缓。

124.Shwachman 综合征 特点为胰腺功能障碍、身材矮小、骨髓功能障碍及骨骼畸形。

125.silo filler 病 因吸入二氧化氮而导致的急性肺炎,患者可出现寒战、发热、咳嗽、呼吸困难、发绀,死亡率高。

126.史一莱一奥(Smith-Lemli-Opitz)综合征 特点为身材矮小、小头畸形、上睑下垂、鼻孔前倾、小颌畸形、并指及精神发育迟缓。

127.Sotos 综合征 特点为头巨大,全身巨大,下颌突出,精神发育迟缓及协调性差。

128.斯蒂克勒(Stickler)综合征 常染色体显性遗传,特点为高度近视、白内障及视网膜脱离。

129.斯德奇一韦伯(Sturge-Weber)综合征 特点为在三叉神经第一分叉处见葡萄酒色素痣,患者有癫痫发作及精神发育迟缓。

130.Swyer-James 综合征 特点为单侧肺组织透亮度增加伴有闭塞性细支气管炎。

131.Tourette 综合征 见 Gilles de la Tourette 综合征。

132.特雷彻·柯林斯(Treacher Collins)综合征 常染色体显性遗传具有不完全外显率。特点为下颌骨颜面发育不全,患者下颌骨发育不全、颧弓发育不全、耳郭畸形、眼裂倾斜及高腭穹伴或不伴腭裂。

133. 9-三体综合征 特点为眼睛深陷、球状鼻尖及焦虑面容及唇裂。

134. 13-三体综合征(Patau 综合征) 特点为唇裂、小眼球、多指及心血管异常。

135. 18-三体综合征 特点为脸小、高鼻梁、短眼裂、小颌畸形、小嘴、手指重叠、甲发育不良,患者有精神发育迟缓及胎儿功能发育迟缓。

136.结节性硬化 特点为结节硬化,患者可有癫痫发作、精神缺陷、颅内钙化灶的皮脂腺瘤、色素脱失斑、灰叶状斑、结缔组织色素痣(鲛鱼皮样斑块)、皮脂腺瘤及血管纤维瘤。

137.特科特(Turcot)综合征 特点为腺瘤样结肠息肉伴有恶心脑

肿瘤,尤其是恶性角质细胞瘤。

138.特纳(Turner)综合征　特点为性腺发育不良(条索样性腺有XO染色体核型所致),身材矮小、幼稚性腺、不典型面貌、发际线低、蹼颈、四肢末端淋巴水肿、主动脉弓缩窄及提携角增加。

139.Usher 综合征　常染色体隐性遗传,特点为视网膜色素病变、白内障及感音神经性耳聋。

140.无睾综合征　双侧性腺功能障碍,有正常男性外生殖器及正常的46,XY核型,无男性青春期。

141.VATER 联合征　该综合征包括脊柱畸形、肛门闭锁、气管食管闭锁、桡骨发育不良、肾发育不良及先天性心脏病。

142.伏格特一小柳(Vogt-Koyanagi-Harada)综合征　特点为白癜风、葡萄膜炎、听觉不良及无菌性脑膜炎。

143.von Gierke 病(Ⅰ型糖原病)　肝脏、肾脏及肠黏膜缺少葡萄糖-6-磷酸脱氢酶。特点为应激性低血糖(如饥饿)、肝大及癫痫发作。

144.视网膜血管瘤病(von Hippel-Lindau 病)　常染色体显性遗传(3号染色体)。特点为小脑和视网膜血管瘤,患者有囊性小脑肿瘤是颅内压增高。

145.Waardenburg 综合征　常染色体显性遗传。特点为白色额发、虹膜异质、内眦异位、鼻根宽及并眉。

146.韦格纳肉芽肿病　坏死性肉芽肿性动静脉炎,累及气道、肺、肾,从而导致鼻漏、鼻溃疡、咯血及咳嗽,患者出现因坏死性血管炎引起的血尿。

147.沃纳(Werner)综合征　常染色体隐性遗传。特点为身材矮小、青年型白内障、性腺功能减退及在第2个10年头发变灰。

148.Williams 综合征　特点为精神发育迟缓、指(趾)甲发育不良、主动脉瓣上狭窄、眶周饱满、发育迟缓及星状虹膜。

149.Wilson-Mikity 综合征　特点为肺发育不成熟,发生在早产儿,缓慢出现的呼吸窘迫、肺泡萎陷、窒息,几周内变得明显。

150.Wiskott-Aldrich 综合征　特点为血小板减少、严重的湿疹及反复的皮肤感染。

151.Wolff-Parkinson-White 综合征　特点为PR间期缩短,有缓慢

上升的 QRS-δ 波，通常出现在心脏正常的患者中，但也有可能穿线在 Ebstein 畸形及心肌病的患者中。

152.酸性脂酶缺乏症(Wolman 病)　具有致命性，特点为原发性黄瘤病、肾上腺功能不全、呕吐、死亡、脂肪泻、肝大、肾上腺钙化。

153.脑肝肾(Zellweger)综合征　脑肝肾综合征。特点为肝纤维化和肝硬化，患者可有癫痫发作、精神发育迟缓、肌张力低、青光眼、先天性点状骨骺及肾皮质囊肿。

154.佐林格—埃利森(Zollinger-Ellison)综合征　特点为导致十二指肠及空肠溃疡的胰岛细胞肿瘤，患者胃泌素水平高及胃酸过度分泌。

（郭家敏　张建军　译）